AF765515

Thieme

Ich widme dieses Buch
meinen über alles geliebten Kindern
Finn-Ole, Lara Maria und Moritz Hinkelthein.

Edgar Hinkelthein
Arndt Weitendorff

Biomechanik in Osteopathischer und Manueller Medizin

Physiologie – Dysfunktion – Behandlung

2., aktualisierte Auflage

336 Abbildungen

Georg Thieme Verlag
Stuttgart • New York

Bibliografische Information der Deutschen Nationalbibliothek
Die Deutsche Nationalbibliothek verzeichnet diese Publikation in der Deutschen Nationalbibliografie; detaillierte bibliografische Daten sind im Internet über http://dnb.d-nb.de abrufbar.

Anschriften
Dr. med. Edgar Hinkelthein
Satower Weg 29
24357 Fleckeby
Deutschland

DM Arndt Weitendorff
de les Parrés 90
07570 ARTÀ
Spanien

Ihre Meinung ist uns wichtig! Bitte schreiben Sie uns unter:
www.thieme.de/service/feedback.html

1. Auflage erschienen 2020

© 2022 Thieme. All rights reserved.
Georg Thieme Verlag KG
Rüdigerstr. 14, 70469 Stuttgart, Deutschland

www.thieme.de

Printed in Germany

Covergestaltung: © Thieme
Bildnachweis Cover: © Thieme/verwendete Grafik von © liuzishan/stock.adobe.com
Fotos: Thomas Möller, Ludwigsburg
Zeichnungen: Karin Baum, Paphos, Zypern; Malgorzata & Piotr Gusta, Rottenburg; Markus Voll, München; Karl Wesker, Berlin
Mit Übernahmen aus: Schünke M, Schulte E, Schumacher U. Prometheus. LernAtlas der Anatomie. Illustrationen von M. Voll und K. Wesker. Stuttgart: Thieme
Satz: Schneider Druck GmbH, Rothenburg
Druck: Aprinta Druck GmbH, Wemding

DOI 10.1055/b000000606

ISBN 978-3-13-244386-0 1 2 3 4 5 6

Auch erhältlich als E-Book:
eISBN (PDF) 978-3-13-244387-7
eISBN (epub) 978-3-13-244388-4

Wichtiger Hinweis: Wie jede Wissenschaft ist die Medizin ständigen Entwicklungen unterworfen. Forschung und klinische Erfahrung erweitern unsere Erkenntnisse, insbesondere was Behandlung und medikamentöse Therapie anbelangt. Soweit in diesem Werk eine Dosierung oder eine Applikation erwähnt wird, darf der Leser zwar darauf vertrauen, dass Autoren, Herausgeber und Verlag große Sorgfalt darauf verwandt haben, dass diese Angabe **dem Wissensstand bei Fertigstellung des Werkes** entspricht.
Für Angaben über Dosierungsanweisungen und Applikationsformen kann vom Verlag jedoch keine Gewähr übernommen werden. **Jeder Benutzer ist angehalten**, durch sorgfältige Prüfung der Beipackzettel der verwendeten Präparate und gegebenenfalls nach Konsultation eines Spezialisten festzustellen, ob die dort gegebene Empfehlung für Dosierungen oder die Beachtung von Kontraindikationen gegenüber der Angabe in diesem Buch abweicht. Eine solche Prüfung ist besonders wichtig bei selten verwendeten Präparaten oder solchen, die neu auf den Markt gebracht worden sind. **Jede Dosierung oder Applikation erfolgt auf eigene Gefahr des Benutzers.** Autoren und Verlag appellieren an jeden Benutzer, ihm etwa auffallende Ungenauigkeiten dem Verlag mitzuteilen.

Geschützte Warennamen (Warenzeichen ®) werden nicht immer besonders kenntlich gemacht. Aus dem Fehlen eines solchen Hinweises kann also nicht geschlossen werden, dass es sich um einen freien Warennamen handelt.

Das Werk, einschließlich aller seiner Teile, ist urheberrechtlich geschützt. Jede Verwendung außerhalb der engen Grenzen des Urheberrechtsgesetzes ist ohne Zustimmung des Verlages unzulässig und strafbar. Das gilt insbesondere für Vervielfältigungen, Übersetzungen, Mikroverfilmungen oder die Einspeicherung und Verarbeitung in elektronischen Systemen.

Geleitwort

Der Bitte, ein Geleitwort zu dem vorliegenden Buch zu schreiben, bin ich aus mehreren Gründen sehr gerne nachgekommen. Beide Autoren kenne ich seit vielen Jahren, Arndt Weitendorff aus meiner Zeit als Anatomiedozent an der Schule für Physiotherapie am Lubinus Clinicum in Kiel und Edgar Hinkelthein als ärztlichen Kollegen, der mich vor Jahren als Patient wegen einer sehr schmerzhaften ISG-Dysfunktion osteopathisch in seiner Praxis in Fleckeby behandelt hat. Beide waren mir vom ersten Moment an ausgesprochen sympathisch und ich spürte sofort die ungeheure Energie, die von ihnen ausging.

Bei Arndt Weitendorff war es der Anatomieunterricht während seiner Ausbildung zum Physiotherapeuten, den er wie kein anderer mit großer Begeisterung, Neugier und maximaler Wissbegierde absolvierte. Das simple Lernen von anatomischen Begriffen genügte ihm nicht, schon damals waren es die funktionellen biomechanischen Zusammenhänge, die früh sein Interesse weckten und für das Verständnis des Bewegungssystems von so grundlegender Bedeutung sind. Sein ungewöhnlich großes Interesse an anatomischen Strukturen und Zusammenhängen, seine Art, Fragen zu stellen, sowie sein Engagement bei Diskussionen, zeichnen seine Persönlichkeit aus.

Bei Edgar Hinkelthein war es seine ruhige, einfühlsame und unglaublich souveräne Art der osteopathischen Behandlung, die mich nachhaltig beeindruckte – war sie doch so fundamental unterschiedlich zu all dem, was ich bis dahin bei diversen Therapeuten erlebt hatte. Aber nicht nur die effiziente und erfolgreiche Behandlung überzeugte mich, ich war vor allem von seinem speziellen anatomischen Wissen, von seiner funktionellen Betrachtungsweise und seiner unglaublich großen Erfahrung auf dem Gebiet der Osteopathie tief beeindruckt. Zum ersten Mal ahnte ich, wie viel effektiver eine ganzheitliche osteopathische Behandlung im Vergleich zu einer eher symptomorientierten orthopädischen Behandlung sein konnte.

Darüber hinaus durfte ich später – leider nur für eine kurze Zeit – beide als Dozenten an der Akademie für Osteopathie und Naturheilkunde in Kiel erleben. Ihre brillante Art zu unterrichten, ihre Begeisterungsfähigkeit, ihre Kompetenz und ihre fachliche Souveränität sind Eigenschaften – und dies weiß ich aus langer eigener Erfahrung als Hochschullehrer –, mit denen man die Zuhörer fesselt und die fast immer einen vollen Hörsaal garantieren. Wenn jemand, so wie die beiden Autoren, für eine Sache „brennt" und dann noch die Lust zum Schreiben, eine große Portion didaktisches Geschick und vor allem fachliche Kompetenz hinzukommen, dann entsteht daraus so etwas wie das vorliegende Buch.

Wenn es um funktionelle Zusammenhänge innerhalb unseres Bewegungssystems geht, dann ist die Biomechanik sehr häufig der Schlüssel, der fast alle Türen öffnet. Zusammen mit der Anatomie und der Physiologie ist die Biomechanik die Basis für sämtliche Untersuchungsgänge und Behandlungstechniken von manualtherapeutisch tätigen Personen wie Ärzten, Physiotherapeuten, Osteopathen, Heilpraktikern und Chiropraktikern. Vor allem die schulmedizinisch ausgebildeten und häufig symptomorientierten Ärzte werden von den in diesem Buch beschriebenen Zusammenhängen, beispielsweise den „Ursache-Folge(n)-Ketten", in ihrer täglichen praktischen Arbeit am Patienten in starkem Maße profitieren. Die Herleitung funktioneller Störungen anhand auf- und absteigender Ketten sowie die Anleitung zur Untersuchung und Behandlung sind hierbei von fundamentaler Bedeutung.

Als Herausgeber und Autor des *Prometheus – LernAtlas der Anatomie* freut es mich natürlich ganz besonders, eine Vielzahl dieser bestechenden und herausragenden Prometheus-Abbildungen von Karl Wesker und Markus Voll in dem vorliegenden Buch wiederzufinden. Zusammen mit den didaktisch anspruchsvollen schematischen Zeichnungen und den instruktiven Fotos zu den einzelnen Behandlungssituationen wird in dem Buch eine wohlstrukturierte „Lernumgebung" geschaffen, die den Leser fesselt und dem Therapeuten das nötige Handwerkszeug für eine solide und patientenorientierte Behandlung zur Verfügung stellt.

Ich wünsche Eurem Buch, lieber Edgar und lieber Arndt, eine große Zahl von interessierten und begeisterten Lesern!

Kronshagen, im Juni 2019
Prof. Dr. Dr. Michael Schünke

Geleitwort

In meiner langjährigen Arbeit als Neurochirurg habe ich in Arztbriefen meiner Patienten zur Beschreibung ihrer Beschwerden oft von muskulärer Dysbalance als Störung der Struktur und myofaszialer Dysfunktion als Funktionsstörung im Bewegungsablauf der Patienten geschrieben. Ohne die zentralen Lehrsätze des Gründungsvaters der Osteopathie, Dr. Andrew Taylor Still, zu kennen, habe ich damals den prinzipiellen Zusammenhang, dass die Funktion der Struktur folgt und auch andersherum die Struktur der Funktion, in diese Arztbriefe einfließen lassen und in meiner praktischen Tätigkeit verinnerlicht.

Dieser zentrale Gedanke durchzieht als Grundsatz dieses vorliegende Buch und ermöglicht die heutzutage so oft gewünschte ganzheitliche Betrachtungs- und Arbeitsweise.

Der interessierte Leser wird – unabhängig von seiner beruflichen Ausrichtung – zu dem Thema der Osteopathie in diesem Buch einen Zugang zu den Grundgedanken der Form und Struktur finden. Daraus kann er zu ihm wohlbekannten Pathologien eine vollständig neue Herangehensweise zur Diagnostik und Therapie entwickeln. Bei der Erfassung der Störung eines Patienten kann er auf ein tief fundiertes anatomisches, physiologisches, neurologisches und embryologisches Grundwissen zurückgreifen. Je nachdem, was gestört ist, kann er z. B. in der Therapie strukturelle oder funktionelle Techniken oder Kombinationen aus beiden einsetzen. Das osteopathische Therapieergebnis ist nachfolgend durch die korrektive Behandlung auf neuronaler Ebene zu finden.

Dieses Lehrbuch soll auch eine Hilfe und ein Nachschlagewerk für praktizierende Kollegen darstellen. Es stellt zudem eine wunderbare Herausforderung dar, sich als Neurochirurg, Orthopäde, Unfallchirurg, Physiotherapeut oder z. B. als Hebamme diesen strukturellen, funktionellen und biomechanischen Erkenntnissen auszusetzen und sie in die tägliche Behandlung zum Wohle des Patienten mit einfließen zu lassen.

Gerade in einer Zeit, in der die moderne Medizin immer mehr den Kategorien des Marktes folgt, stellt die Osteopathie eine Methode dar, bei der der Patient die angewandte Behandlung als personale Zuwendung und ganzheitlich erfährt.

Die Krankheitssituationen, in die der Patient gerät, sind immer einzigartige Situationen. Sie sind letztendlich Bestandteile einer Zeitachse und eines Lebensvollzuges, sodass eine jeweilige individuelle Behandlung des kranken Menschen nach ausführlicher Anamnese und Diagnostik osteopathischen Kriterien folgend vertrauensvoll ansteht.

Diese Vorgehensweise steht der aktuellen medizinischen Entwicklung diametral entgegen.

Dem interessierten Leser wird diese integrative Grundhaltung über die einzelnen Kapitel hinweg nicht entgehen. Ich wünsche Ihnen viel Erfolg bei der interdisziplinären Arbeit und Freude an diesem fundierten Buch.

Kiel, im Juni 2019
Dr. med. Dipl.-Psych. Zoran Mihajlovic

Danksagung

Die Autoren möchten Frau Sylvia Weiss für ihre unermüdliche Geduld und Genauigkeit beim Korrekturlesen des Buches danken. Sie hat sehr dabei geholfen, vorhandene Fehler zu eliminieren.

Vorwort

Das vorliegende Buch kommt dem oft an die Autoren herangetragenen Wunsch nach, ein Lehrbuch bzw. ein Nachschlagewerk der mechanischen Zusammenhänge des menschlichen Körpers zusammenzustellen, welches übersichtlich ist, aber gleichzeitig auch „medizinischen Tiefgang" bietet, um die mechanischen Gesetzmäßigkeiten und Zusammenhänge einerseits besser verstehen, andererseits aber auch den Patienten und Mitbehandlern tiefgründig verständlich erläutern zu können. Dabei sollen die medizinischen und mechanischen Grundlagen (Physiologie, spezielle Anatomie und Biomechanik) vollständig dargestellt und verständlich verknüpft sein.

Die Autoren haben dieses Buch als Herausforderung begriffen, den Spagat zwischen einem sehr breit gestreuten Spektrum von gegenseitigen Verknüpfungen und Ansätzen zu einem wohlbegründeten Konzept mit im einzelnen beschriebenen Techniken so zusammenzubringen, dass sich für den Leser ein roter Faden im Praxisalltag ergibt und ebenso die Möglichkeit, bei Bedarf schnell und fundiert spezielles Wissen/spezielle Untersuchungs- und Behandlungstechniken für den Patienten wiederzufinden.

Um dieser Aufgabe gerecht zu werden, haben sich die Autoren entschieden, entgegen ihrer jahrzehntelangen Dozentenerfahrung, in der stets alle Systeme parallel berücksichtigt und unterrichtet werden, die großen Gebiete Bewegungsapparat (= parietales System), kranio-sakrales System und viszerales System (= innere Organe) mit ihrer Verbindung durch das fasziale System in getrennte Kapitel zu gliedern, weil es den Nachschlagecharakter ebenso erleichtert wie das Verständnis der einzelnen Systeme. Gleichzeitig haben die Autoren in **jedem** Kapitel darauf geachtet, die Beziehungen der einzelnen System zueinander zu besprechen, und entsprechende Verweise auf die anderen Systeme integriert.

Bei dieser übergeordneten Gliederung haben die Autoren, wie in der täglichen Ausbilderpraxis, das Ilio-Sakral-Gelenk (ISG) als Einstieg in den Gesamtkomplex der mechanischen Betrachtung von Störungen der Gesundheit gewählt und folgen dann gleich mit den Beckenorganen, um für das 2. Kapitel (Ilium) gleich den Zusammenhang mit und die Beziehungen zu den Beckenorganen „praktisch beim Lesen" aufzubereiten. Danach werden die Zusammenhänge (UFK = Ursache-Folge[n]-Kette[n]) des Iliums mit dem Fuß besprochen, um dann weiter anatomisch von unten nach oben voranzuschreiten.

Diese Vorgehensweise entspricht der täglichen praktischen Erfahrung der Autoren, dass ein Problem nur dann erfolgreich gelöst werden kann, wenn die (primäre) Dysfunktion erfolgreich korrigiert wurde, und dass die meisten Probleme bereits Dysfunktionen des Fußes bzw. ISG beinhalten. Für Patienten hilft dabei oft die Erklärung: „Der schiefe Turm von Pisa steht vom Fundament aus schief, er wurde nicht krumm gebaut", um Patienten den Zusammenhang zwischen Beschwerden beispielsweise in der Schulter-Nacken-Region mit Auslöser im Becken-Fuß-Bereich anschaulich zu erklären. Natürlich gibt es auch Patienten, bei denen Füße, Becken usw. ohne Störungen funktionieren, dann gibt es auch keinen Grund, dort zu behandeln. Aber wenn dort eine primäre Störung vorliegt, kann deren Einfluss am „Locus dolendi" (Schmerzpunkt) **nicht** behoben werden.

Nach der Satzung der Weltgesundheitsorganisation (WHO, Stand: 8. Mai 2014) ist **Gesundheit** wie folgt definiert [26]:

> *„Die Gesundheit ist ein Zustand des vollständigen körperlichen, geistigen und sozialen Wohlergehens und nicht nur das Fehlen von Krankheit oder Gebrechen. Der Besitz des bestmöglichen Gesundheitszustandes bildet eines der Grundrechte jedes menschlichen Wesens, ohne Unterschied der Rasse, der Religion, der politischen Anschauung und der wirtschaftlichen oder sozialen Stellung."*

Der Schulmedizin wird oft vorgeworfen, sich nur um Krankheiten zu kümmern und auf diese fokussiert zu sein, ohne die „Gesundheit" des Patienten im Blick zu haben. Nun liegt es an zahlreichen Faktoren, die diesen Fokus beeinflussen: das Gesundheitssystem (Kosten, Erstattungspraxis, Ausbildung der Therapeuten), die Gesundheitspolitik, die Patienten, das Volksbewusstsein. Methoden der Alternativmedizin reklamieren oft für sich, die Gesundheit zu fördern, anstatt sich um die Krankheit zu kümmern, um sich damit von der „Schulmedizin" abzugrenzen. Bei genauerer Betrachtung liegt der Fokus jedoch oft ebenfalls auf den Symptomen, also der „Krankheit" des Patienten. Ohne den Patienten „im Boot" kann der Therapeut aber keine Gesundheit für seinen Patienten bewirken. Der Patient ist, neben dem Können des Therapeuten, der zentrale Teil der Behandlung. Nach Erfahrung der Autoren kommen viele Patienten mit einem umschriebenen Problem in die Praxis, für welches sie eine (möglichst einfache und schnelle) Lösung wollen, ansonsten aber keine Veränderung ihrer Lebenssituation wünschen. Es gehört selbstverständlich eine Beratung und, wenn vom Patienten gewünscht, Behandlung mit dem Ziel, Gesundheit zu erlangen, zur Aufgabe des Therapeuten, aber wenn vom Patienten lediglich das Beheben einer Symptomatik gewünscht ist, hat der Therapeut auch zu respektieren, dass der Patient (zurzeit) keine weitergehende Intervention wünscht! Diese **anzubieten**, sie dem Patienten aber **nicht gegen dessen Willen aufzudrängen**, ist wesentlicher Bestandteil seriöser Arbeit des Therapeuten.

Fleckeby, Artà, im Juni 2019
Edgar Hinkelthein, Arndt Weitendorff

Inhaltsverzeichnis

Teil 1

Einführung

Teil 2

Parietales System mit viszero-parietalen Relationen

Teil 3

Kranio-sakrales System

Teil 4

Viszerales System

Teil 5

Nervensystem, Faszien und Safety-Tests sowie weitere Behandlungsstrategien

Teil 6
Anhang

Autorenvorstellung

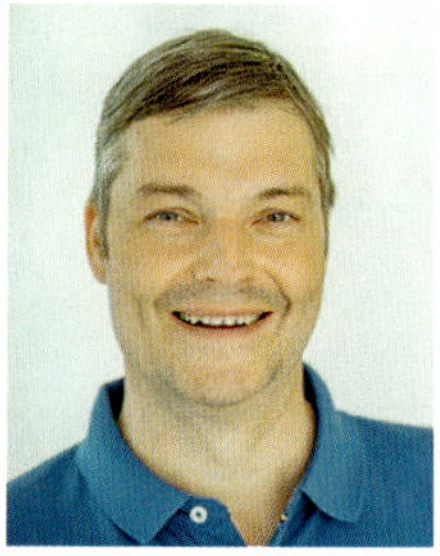

Dr. med. Edgar Hinkelthein, B.Sc. (Hons) Osteopath. Med. (GB), Osteopath D.O. M.R.O.®

- Medizinstudium an der Universität Hamburg, dort viele naturheilkundliche Vorlesungen besucht.
- Während des Studiums viermal als Vorpräparant am Anatomischen Institut gearbeitet.
- Famulaturen im Bereich Unfallchirurgie/Orthopädie.
- PJ/AiP in der Orthopädischen Klinik des AK Barmbek, Hamburg.
- Dann Stationen der Facharzt-Weiterbildung in der Unfallchirurgie Westerland/Sylt, Naturheilverfahren in Alsbach-Hähnlein, Orthopädie in Damp. Während der Facharzt-Weiterbildung parallel Osteopathiestudium zuerst an der IAO in Belgien, dann B.Sc. in Osteopathie an der Westminster-University, London über das BCNO (British College for Naturopathy and Osteopathy).
- Seit 2002 Facharzt für Orthopädie, niedergelassen in einer Privatpraxis für Osteopathie, Naturheilverfahren und Orthopädie in Fleckeby.
- Aufbau einer zunächst fünfjährigen, später vier- und mehrjährigen Osteopathieausbildung zunächst für die Akademie Damp, seit 2009 für die AON gGmbH in Kiel, deren Gründungsmitglied und Geschäftsführer er ist.
- Gastdozent u.a. bei der DAOM in Hamm, TAO in Hattersheim, mehrfach Referent auf dem VOD-Kongress, mehrjähriger 2. Vorsitzender der VOD e.V.
- Im Jahr 2001 Autor des Lehrbuches *Diagnose- und Therapiekonzepte in der Osteopathie* Springer Verlag, das mittlerweile in 2. Auflage erschienen ist.
- Zahlreiche Fachpublikationen in Osteopathiezeitschriften.

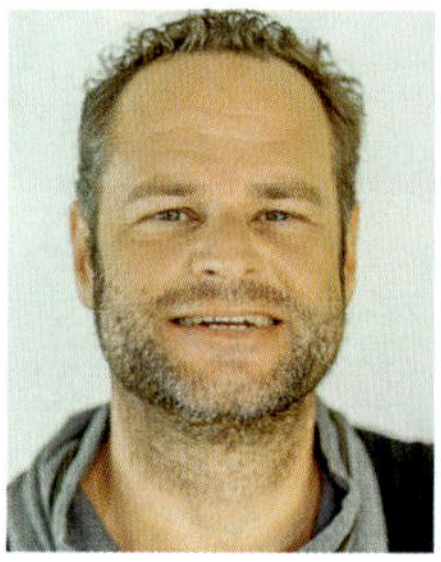

Arndt Weitendorff, MSc D.O. (A), D.O.® M.R.O.®

Jahrgang 1973, absolvierte seine Physiotherapieausbildung an der Lubinusschule Kiel, an der sein Anatomielehrer Prof. Dr. Dr. Michael Schünke (Autor des Prometheus) war. 2004 machte er sich mit einer Praxis für Krankengymnastik selbstständig. Von 2002 bis 2007 studierte er Osteopathie an der Akademie in Damp bei Herrn Dr. med. Hinkelthein. Nach Beendigung der Osteopathieausbildung wurde er Dozent an der gleichen Schule. Ferner wirkte er an der Hebammenausbildung in Celle mit. Seit 2009 ist er Gründungsmitglied und Dozent an der Akademie für Osteopathie und Naturheilverfahren (AON) in Kiel, die er nach wie vor mit seinem ehemaligen Lehrer und Freund Dr. med. Hinkelthein zusammen betreibt. In dieser Zeit absolvierte er eine zweijährige Master-of-Science-Ausbildung an der Wiener Schule (WSO) und erlangte den M.Sc.-Titel an der Universität in Krems (Österreich). Bei der Akademie für Osteopathie (AfO) absolvierte er eine wissenschaftliche Arbeit über Knieschmerz und Osteopathie, deren Ergebnisse er beim Osteopathie-Kongress des VOD e.V. 2018 präsentierte.
Seit 2007 lebt und arbeitet er in einer eigenen Praxis für Osteopathie in Arta auf Mallorca.

Teil 1
Einführung

1 Einleitung

1.1 Allgemeine Bemerkungen

Im Folgenden werden wichtige Begriffe erläutert und prinzipielle Zusammenhänge dargestellt.

1.1.1 Begriffe und Prinzipien

Ursache-Folge(n)-Kette(n)

Die Zusammenhänge zwischen den Symptomen, mit denen ein Patient in der Praxis zur Behandlung erscheint, und deren Ursachen gilt es zu verstehen und zu erkennen, um dem Patienten nachhaltig helfen zu können. Diese Zusammenhänge beschreiben die UFK = sog. **„Ursache-Folge(n)-Kette(n)"**. Es gilt, das sprichwörtliche „*Übel von der Wurzel her anzugehen*"!

Exemplarisch seien hier einige Beispiele für UFK gegeben:

1. Ein Patient leidet am **„Reizdarm"**, seit er in seiner Firma aufgestiegen ist und nun einen besonders stressigen Posten bekleidet.
   - **Ursache:** Stress
   - **Folge(n):** Das vegetative Nervensystem (VNS) wird beeinflusst und reagiert sympathikoton, daraufhin kontrahieren sich die Sphinkter des Darmtrakts (angefangen bei den Kaumuskeln), und die Peristaltik sinkt (im Stress wird die Verdauung zurückgefahren, um das Überleben zu sichern). Da der schulmedizinische Lokalbefund am Darm unauffällig ist, wird vom Hausarzt die Diagnose „Reizdarm" gestellt.
   - **Kette:** Die Problematik des „Reizdarms" lässt sich am Darm nicht in den Griff bekommen, sondern muss an der Stresssituation ansetzen (Kap. 30.1.13). Ob dies nun psychotherapeutisch, mit faszialen Release-Techniken (Kap. 32.8) oder über soziale Faktoren (Arbeitsplatzhygiene, familiäre Stärkung etc.) geschieht, muss im Einzelfall nach den individuellen Gegebenheiten entschieden werden.
2. Ein Patient leidet an **Kniescheibenschmerzen**, die ca. 2 Monate nach einem Supinationstrauma des rechten Fußes begannen und inzwischen ständig vorhanden sind, außerdem hat er gelegentliche an tief sitzenden Rückenschmerzen. Der Fuß war bereits 6 Tage nach dem Trauma wieder beschwerdefrei einsetzbar, wegen der Knieschmerzen kann der Patient nun aber nicht mehr joggen.
   - **Ursache:** Supinationstrauma rechtes OSG (oberes Sprunggelenk)
   - **Folge(n):** Das rechte OSG supiniert und kaudalisiert dabei die rechte Fibula, welche über den rechten M. biceps femoris Zug auf die ischiokruralen Muskeln rechts ausübt und darüber das ISG (Ilio-Sakral-Gelenk) in eine Dysfunktion Ilium Posterior rechts bringt. Diese kranialisiert die rechte SIAS (Spina iliaca anterior superior) und SIAI (Spina iliaca anterior inferior), und der Zug auf den rechten M. rectus femoris erhöht den Anpressdruck der rechten Patella, gleichzeitig bringt der M. sartorius Spannung auf den rechten Pes anserinus, was häufig für eine mediale Knieschmerzsymptomatik sorgt (aber nicht bei diesem Patienten). Durch die entstandene muskuläre Dysbalance und Reizungen rund um das Knie ist forcierte Bewegung (Joggen, Treppensteigen, Kniebeugen etc.) dann meist nicht mehr (beschwerdefrei oder überhaupt noch) möglich. Die UFK kann sich noch weiter nach kranial fortsetzen, dies wird beim Lesen des Buches deutlich.
   - **Kette:** Die Problematik lässt sich am Knie nicht in den Griff bekommen, sondern muss an der Ursache (Blockade OSG/Fibulargelenke) ansetzen. Welche Techniken dabei zum Einsatz kommen, hängt vom Lokalbefund an OSG und den Fibulargelenken ab, es muss in jedem Einzelfall nach den individuellen Gegebenheiten entschieden werden.
3. Eine Patientin entwickelt **lumbale Rückenschmerzen**, nachdem sie 4 Jahre zuvor wegen Fehlstellung der Frontzähne kieferorthopädisch mit einer Bissschiene versorgt wurde. Allerdings besteht bei der Patientin seit ihrer Kindheit eine (beschwerdefreie) okzipitale Kopfdeformierung, seit sie als Dreijährige von der Schaukel gefallen und mit dem rechten Hinterkopf aufgeschlagen ist.
   - **Ursache:** Okziput
   - **Folge(n):** Das Kiefergelenk (TMG, Temporo-Mandibular-Gelenk) wird beeinflusst und reagiert mit kontrahierten Kaumuskeln. Diese muskuläre Fehlhaltung wird vom Kieferorthopäden in die Schienenversorgung „mit eingebaut" und so der falsche Muskeltonus verstärkt. Dies reizt u. a. über die Verbindung Temporale – Ilium (Kap. 18.3) und HWS (Halswirbelsäule) – LWS (Lendenwirbelsäule; Gesetz von Lovett; Kap. 7.5) die Muskulatur von LWS und Becken, welche verspannt und so die Bewegung der Lenden-Becken-Hüft-Region schmerzhaft verschlechtert.
   - **Kette:** Die Problematik lässt sich am Rücken nicht in den Griff bekommen, sondern muss an der Ursache ansetzen: Zunächst muss die Spannung des Okziputs (Kap. 20.2.1) und des TMG mit den Kaumuskeln korrigiert werden, dabei die kieferorthopädische Versorgung kontrolliert und ggf. korrigiert werden (Kap. 23.5) sowie möglicherweise ein Ab-

bau der lokalen Folgen im LWS-Becken-Bereich erfolgen. Welche Techniken konkret zum Einsatz kommen, muss im Einzelfall nach den individuellen Gegebenheiten entschieden werden.

Grundsätzliches zu UFK

Da jeder Patient aufgrund seiner körperlichen und psychosozialen/emotionalen Individualität einzigartig ist, reagiert auch jeder Patient in unterschiedlichem Ausmaß auf ursächliche Dysfunktionen.

Je mehr der Patient in seiner Balance ist, desto besser kann er Störreize kompensieren, wodurch die von einer ursächlichen Dysfunktion ausgelösten Folgestörungen sehr umfassend vorhanden sein oder auch völlig fehlen können.

Beispielsweise kann ein Supinationstrauma im günstigsten Fall auf das OSG beschränkt bleiben, oder sich – ungünstigerweise – bis zur Schulter-Nacken-Region über den ganzen Körper verteilt sein.

Muskuläre Dysbalance

Es gibt verschiedene Gründe für einen veränderten Muskeltonus:

- Die Innervation des Muskels wird gestört (Bandscheibenvorwölbung [Protrusion] oder -vorfall [Prolaps] oder ein Impingement [jeglicher Art] drückt auf den Nerven) und verändert so den Muskeltonus, entweder als Parese mit Hypotonus oder als Spasmus mit Hypertonus. Die Tonuserhöhung des Muskels lässt ihn sich verkürzen, er liegt dann **hyperton-verkürzt** vor. In diesem Fall muss man die Ursache (hier: Innervation) beheben.
- Der Muskel wird (durch Stellung oder Dysfunktion seiner beteiligten Gelenke) mechanisch gedehnt und erhöht reaktiv seinen Tonus, um einem Faser- oder Bündelriss vorzubeugen. Er liegt dann **gedehnt-hyperton** vor. In diesem Fall muss man die Ursache (hier: Gelenk-Dysfunktion) behandeln.
- Aufgrund von Stoffwechselbelastungen, z. B. durch Übertraining oder Nährstoff-/Sauerstoffmangel, kann der Muskel ebenfalls **hyperton** sein.

Läsion/osteopathische Dysfunktion

A. T. Still (1828–1917) prägte den Satz [19]:

> *„Find the lesion, treat the lesion, and leave it alone."*

Dabei meinte Still mit **„the lesion"** nicht nur die Bewegungseinschränkung (osteopathische Dysfunktion, s. u.), sondern auch alle dadurch verursachten Störungen für den Körper, also die **gesamte UFK**. Nach Still zählte hierzu insbesondere die Versorgung des Gewebes, was er in seinem „arterial rule" (mit den damaligen anatomischen Kenntnissen) so formulierte [19]:

> *„The rule of the artery must be absolutely universal and unobstructed, or disease will be the result!"*

! Beachte

Aus heutiger Sicht gehört dazu die gesamte (arterielle, venöse, lymphatische und neurologische) Infrastruktur (Ver-/Entsorgung) des Gewebes, insbesondere auch der Matrix (Kap. 27.2), welche jede Zelle und die Flüssigkeiten des Gesamtkörpers einbindet und somit die Infrastruktur des gesamten Körpers reguliert.

Osteopathische Dysfunktion

Eine osteopathische Dysfunktion beschreibt eine Bewegungseinschränkung in **eine** Richtung bei frei beweglicher Gegenrichtung. Je nach Ausmaß der Einschränkung handelt es sich um eine (myofasziale oder kapsulo-ligamentäre) **Restriktion** oder einen kompletten Bewegungsverlust (durch intraartikuläre **Blockade**).

Die Dysfunktion wird stets nach der **freien Richtung** benannt, wie folgende Beispiele verdeutlichen:

- Kniebeugekontraktur: Das Knie kann weiter frei beugen, aber nicht (vollständig) strecken.
- Dysfunktion Fibula kaudal: Die Fibula kann sich nach kaudal bewegen, aber nicht mehr nach kranial.

Zusammengefasst:

- Restriktion = Bewegungseinschränkung (myofaszial/kapsulo-ligamentär)
- Blockade = Bewegungsverlust (intraartikulär)

! Beachte

Eine Läsion ist die Summe aller Störungen der Körperphysiologie aufgrund einer oder mehrerer osteopathischer Dysfunktionen. Die Läsion zu behandeln bedeutet also, die physiologische Funktionalität des Körpers wiederherzustellen.

Subluxationen des Körpers

Subluxationen sind massive Störungen des betroffenen Gelenks und seiner vernetzten Strukturen. Es handelt sich nicht um osteopathische Dysfunktionen, da die normale Biomechanik **vollständig aufgehoben** ist und nicht nur eine Bewegungsrichtung betroffen ist (osteopathische Dysfunktion, s. o., und Bewegungsebenen, s. u.). Jede dieser Subluxationen stört die physiologische Bewegung in zahlreichen Bereichen des Körpers, weil sie die normale Biomechanik verhindert und so viele Ausweichbewegungen provoziert.

Es handelt sich um folgende Subluxationen:

- **Atlas-Shift:** Subluxation des Atlas in seitliche Richtung gegenüber dem Axis
- **Ilium Upslip:** Subluxation des Iliums nach kranial gegenüber dem Sakrum

- **Depressed Sacrum:** Subluxation des Sakrums nach antero-inferior gegenüber den beiden Ossa ilii

Subluxationen sind vergleichbar mit einem Eisenbahnwaggon, der „aus dem Gleis gesprungen ist“ und so die Beweglichkeit des gesamten Zuges stört. Er ist nicht komplett entgleist, lediglich sind die Räder des einen Waggons neben dem Gleis positioniert.

1.1.2 Bewegungen und Positionen

Definition von Bewegungen/Positionen

Die ▸ Abb. 1.1 zeigt eine Übersicht der Lage- und Richtungsbezeichnungen am menschlichen Körper.

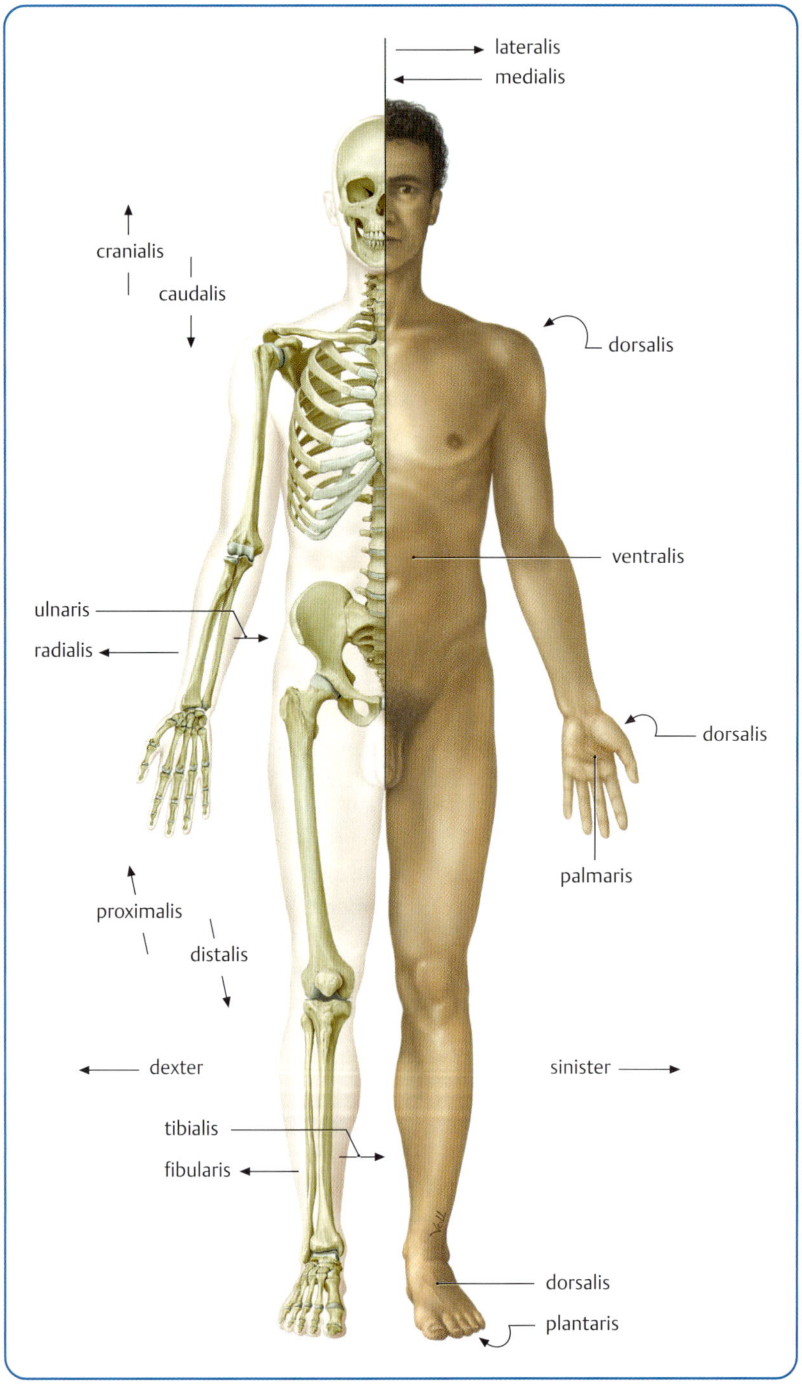

▸ **Abb. 1.1** Lage- und Richtungsbezeichnungen am menschlichen Körper in der anatomischen Normalposition. (Schünke M, Schulte E, Schumacher U. Prometheus. LernAtlas der Anatomie. Allgemeine Anatomie und Bewegungssystem. Illustrationen von M. Voll und K. Wesker. 4. Aufl. Stuttgart: Thieme; 2014: 26, Abb. 3.1B)

Richtungen/Bewegungen nach

- oben (kopfwärts): kranial/superior/rostral
- unten (beckenwärts): kaudal/inferior
- vorne/bauchseits: anterior/ventral
- hinten/rückenseits: posterior/dorsal
- zur Mitte hin: medial
- genau mittig: median
- zur Seite hin: lateral
- zum Körper hin: proximal
- vom Körper weg: distal
- oberflächlich: superfizial
- in die Tiefe: profund
- von vorne nach hinten durchlaufend (wie ein Pfeil): sagittal/antero-posterior/ventro-dorsal
- von links nach rechts durchlaufend (wie ein Pfeil): transversal/latero-lateral
- von oben nach unten durchlaufend (wie ein Pfeil): kranio-kaudal
- aufsteigend: aszendierend
- absteigend: deszendierend
- zur Handfläche: palmar/volar
- zur Fußsohle: plantar
- zum Hand-/Fußrücken: dorsal
- X-Bein-Stellung von Hüfte/Knie/Fuß: valgus
- O-Bein-Stellung von Hüfte/Knie/Fuß: varus
- Auswärtsdrehung, AR (Außenrotation); an Hand/Fuß: Supination
- Einwärtsdrehung, IR (Innenrotation); an Hand/Fuß: Pronation
- Varus des USG (unteres Sprunggelenk): Inversion
- Valgus des USG: Eversion
- Horizontalisierung des Sakrums um MTA (mittlere transversale Achse): Nutation
- Vertikalisierung des Sakrums um MTA: Kontranutation

Begriff „Flexion“ und „Extension“

Bei jeder **Flexion** nähern sich (per Definition) dem Gelenk benachbarte Knochenpunkte an, bei jeder **Extension** entfernen sie sich voneinander. Somit entspricht bei Bewegungen am Fuß definitionsgemäß eine Flexion einer Annäherung von Unterschenkel- und Fußknochen (Dorsal-Flexion), hingegen eine Extension einer Entfernung von Unterschenkel- und Fußknochen (Plantar-Extension). Die Autoren benutzen stets eine genaue Bezeichnung (z. B. Plantar-Extension), die (durch die Richtungsangabe plantar) eindeutig und (durch die Bewegungsbezeichnung Extension = Entfernung der benachbarten Knochenpunkte) biomechanisch korrekt ist. Das erleichtert das Verständnis der Biomechanik des Körpers.

Bewegungsebenen

Die Bewegungsebenen am Körper (► **Abb. 1.2**) sind:

- **Extension/Flexion:** Streckung (Ext.) und Beugung (Flex.) um eine transversale (von einer zur anderen Seite verlaufenden) Achse in sagittaler Ebene
- **Seitneigung links/rechts:** Seitneigung (nach links oder rechts) um eine antero-posteriore (= ventro-dorsale) Achse (auch sagittale Achse genannt) in einer frontalen Ebene
- **Rotation links/rechts:** Drehung (nach links oder rechts) um eine kranio-kaudale Achse in einer transversalen Ebene

! Beachte

Für die Richtung der *Rotation* ist entscheidend, ob sich der Referenzpunkt für die Bewegung vor oder hinter der kranio-kaudalen Achse befindet. An der Wirbelsäule liegt der Referenzpunkt ventral am Wirbelkörper, deswegen dreht bei einer Wirbel-Rotation nach links der zugehörige Proc. spinosus (= Dornfortsatz) nach rechts.

Gelenkfreiheitsgrade

Die Gelenke können dabei ein, zwei oder drei Freiheitsgrade haben, also:

- **ein Freiheitsgrad** (Bewegung um eine Achse in einer Ebene):
  - Extension/Flexion oder
  - Seitneigung links/rechts oder
  - Rotation links/rechts
- **zwei Freiheitsgrade** (Bewegung um zwei Achsen in zwei Ebenen):
  - Extension/Flexion **mit** Seitneigung links/rechts oder
  - Extension/Flexion **mit** Rotation links/rechts oder
  - Seitneigung links/rechts **mit** Rotation links/rechts
- **drei Freiheitsgrade** (Bewegung um drei Achsen in drei Ebenen):
  - Extension/Flexion **mit** Seitneigung links/rechts **und** Rotation links/rechts

Einige Bereiche (z. B. die Wirbelsäule) führen dabei stets **gekoppelte Bewegungen** aus, also eine Kombination aus Seitneigung und Rotation (wobei diese einer bestimmten Gesetzmäßigkeit, der sog. Biomechanik, folgen). Hier genügt es prinzipiell, eine der beiden Bewegungsrichtungen zu untersuchen, um eine Dysfunktion zu diagnostizieren.

! Beachte

Insbesondere an der HWS, welche bei Vorschäden sehr empfindlich auf Rotationsbewegungen reagieren kann, sollte der Therapeut zur Diagnose einer Dysfunktion auf die (ungefährlicheren) Seitneigungs-Bewegungen zum Testen zurückgreifen.

Dabei ist bei einer osteopathischen Dysfunktion in einer Bewegungsebene nur **eine Bewegungsrichtung** innerhalb der Bewegungsebene eingeschränkt, die andere Bewegungsrichtung funktioniert störungsfrei.

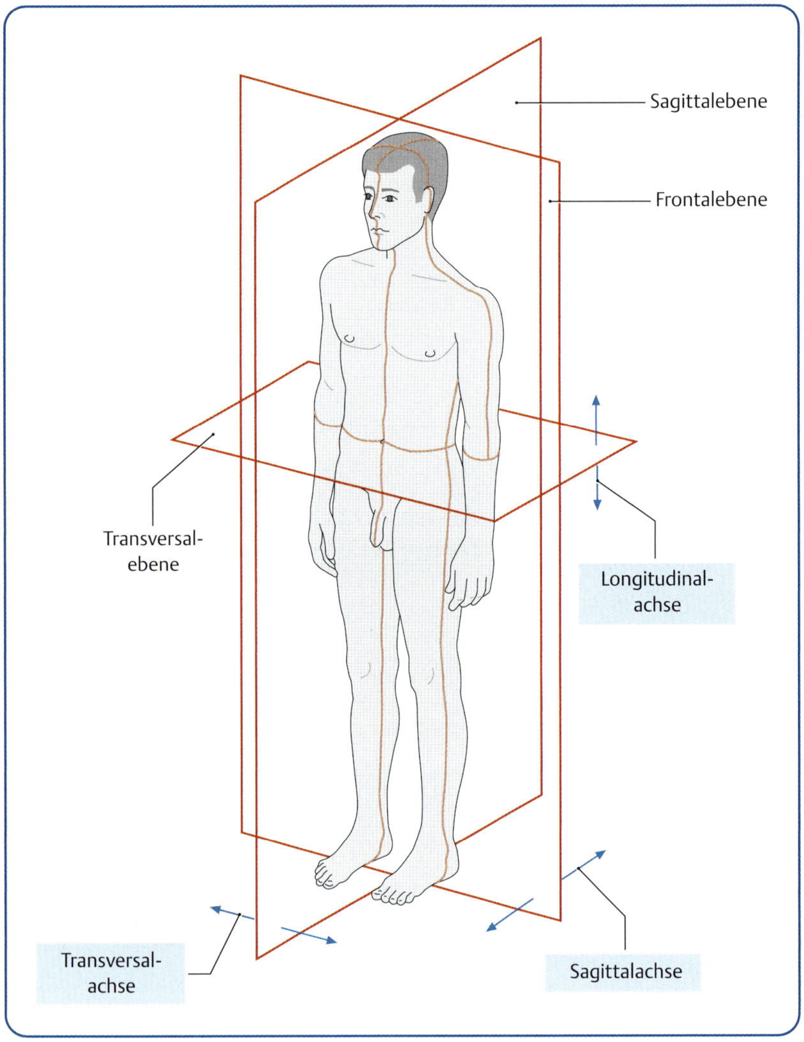

▶ **Abb. 1.2** Hauptebenen und -achsen am Körper des Menschen (Neutral-Null-Stellung in der Ansicht von links). (Schünke M, Schulte E, Schumacher U. Prometheus. LernAtlas der Anatomie. Allgemeine Anatomie und Bewegungssystem. Illustrationen von M. Voll und K. Wesker. 4. Aufl. Stuttgart: Thieme; 2014: 27, Abb. 3.1D)

Beachte

Allerdings können gekoppelte Bewegungen bedeuten, dass in mehreren Bewegungsebenen bei einer osteopathischen Dysfunktion jeweils nur eine Bewegungsrichtung möglich ist, weil die Gegenrichtung aufgrund der Dysfunktion gestört ist.

Posturologie

In der Posturologie beobachtet der Therapeut die **Fehlhaltung des Körpers** und bestimmt, welche **Bewegungsebene** die Hauptabweichung zeigt. So können schnell die relevanten Gelenkbereiche herausgefiltert werden, in denen eine ursächliche Dysfunktion liegen kann.

Gelenke, die sich in dieser Bewegungsebene (z. B. Seitneigung) nicht bewegen können, brauchen zunächst nicht weiter untersucht zu werden, scheiden also als Ursache dieser Fehlhaltung aus (etwa das Knie). Beispiel: Wenn der Patient z. B. in einer Rotationsfehlhaltung steht, brauchen OSG und Knie nicht weiter untersucht zu werden.

Gelenkspiel

Das Gelenkspiel beschreibt das **Bewegungsausmaß eines Gelenks**, also die Winkelgrade vom einen zum anderen Bewegungsende des Gelenks, und zwar unabhängig in jedem seiner Freiheitsgrade.

So hat etwa die Schulter in jedem Freiheitsgrad ein großes Gelenkspiel, das Kniegelenk in Extension/Flexion ein großes Gelenkspiel (0/0/140°), **aber** in seiner AR/IR (bei Knie-Flexion um 90°) ein nur sehr geringes Gelenkspiel (30/0/10°). Bewegungen der „kleinen Wirbelgelenke" (= Facettengelenke) sind insgesamt nur klein, die Bewegungen beispielsweise des kranio-sakralen Rhythmus („cranial rhythmic impulse" = CRI) noch viel kleiner (Kap. 17.2.4).

Beachte

Man kann festhalten: Je kleiner das physiologische Gelenkspiel ist, umso wichtiger ist es für die beschwerdefreie Funktion des Körpers! Im Kniegelenk z. B. treten bei fehlender Rotationsfähigkeit rasch Beschwerden (und strukturelle Schäden am Meniskus) auf; reduziert sich die Beugefähigkeit auf 90–100°, kann der Patient hingegen noch die meisten Bewegungen beschwerdefrei ausführen.

1.2

Anamnese und Untersuchung

Das Ziel der Anamnese und Untersuchung besteht zum einen darin, die **Struktur** zu identifizieren, welche die Beschwerden des Patienten auslöst, und zum anderen die **Ursache** für die Reizung der beschwerdeverursachenden Struktur herauszufinden. Nur wenn diese beiden Fragen geklärt sind, wird die darauf basierende Therapie erfolgreich für den Patienten sein können.

Beachte
Vor eine gute Therapie gehört eine erstklassige Diagnose!

Außerdem dient die Anamnese dazu, andere Erkrankungen, Risikofaktoren, Kontraindikationen für bestimmte Interventionen, soziale, psychische und familiäre Belastungen, Lebensgewohnheiten, Genussgifte, bisherige Therapieversuche, Wechselbeziehungen von Erkrankungen oder mechanischen Dysfunktionen sowie Umweltfaktoren und nicht zuletzt die Individualität dieses Patienten kennenzulernen, um ihn dort „abholen zu können", wo er sich „gesundheitlich befindet".

Es empfiehlt sich, **offene Fragen** zu stellen, z. B.: „Was kann ich für Sie tun?", „Was führt Sie zu mir in die Praxis?" oder „Was haben Sie für Kummer?", weil der Patient hierauf sehr differenziert antworten kann, was (in der Beschreibung, was den Patienten bekümmert) schon einen Teil der Anamnese ausmacht:

Humpelt ein Patient beispielsweise in die Praxis und beklagt dann seinen Reizdarm, stellt sich die Frage, ob er entweder den Reizdarm als extreme Einschränkung seiner Lebensqualität wahrnimmt und wegen einer (bei ihm bekannten) Grunderkrankung (etwa Zustand nach Poliomyelitis als Kind) das Humpeln als für ihn normal empfindet und in sein Leben integriert hat oder ob er durch sein Humpeln stark beeinträchtigt wird und die sozio-psychologische Verarbeitung dieses (chronischen) Symptoms nicht abgeschlossen hat, was wiederum eine Reizdarmsymptomatik nach sich ziehen könnte.

Die Anamnese beinhaltet also die **Akutanamnese**, in der es um die Beschwerden geht, die den Patienten veranlasst haben, die Praxis aufzusuchen, um mögliche Auslöser, beeinflussende Beschwerden und (verbessernde/verschlechternde) Ereignisse, weitere damit in Zusammenhang stehende Beschwerden bzw. Abhängigkeiten (Auswirkungen möglicher UFK mit erfragen!) zu finden sowie Fragen nach möglichen Kontraindikationen und anderen akut behandlungsbedürftigen Erkrankungen (z. B. Tumoren, Schilddrüsenentgleisungen, Apoplex, akute bakterielle Entzündungen usw.), die auch als **„Red-Flag-Fragen"** bezeichnet werden, zu stellen.

Daran schließt die **allgemeine Anamnese** an, in der Größe, Gewicht, Alter, aktuelle Erkrankungen/Behandlungen (Zahnarzt/Kieferorthopäde), bekannte Vorerkrankungen, Medikamente und Genussgifte, Traumata und operative Eingriffe, psychische, soziale und familiäre Belastungssituationen, Vorbehandlungen, insbesondere auch vom Zahnarzt/Kieferorthopäden, familiäre Vorerkrankungen (Blutsverwandte, Geschwister, Kinder) und Umfeld (Be-/Entlastung), Vorsorgeuntersuchungen sowie bei Frauen gynäkologische Fragen (Menses, Regelmäßigkeit des Zyklus bzw. Status der Menopause, Schwangerschaften, Aborte und [Fehl-]Geburten, Beschwerden im Zusammenhang mit dem gynäkologischen System) abgeklärt werden.

1.3

Allgemeines zu den Behandlungstechniken

1.3.1 Anpassung der Behandlungstechniken (an den Patienten)

Im Buch werden Behandlungstechniken jeweils unter optimalen Bedingungen beschrieben, sodass der Therapeut den Patienten möglichst effektiv und sicher behandeln kann. Weist die individuelle Physiologie des Patienten eine Einschränkung auf, muss der Therapeut den Behandlungsgriff entsprechend nach seiner Erfahrung und den Möglichkeiten des Patienten an diese anpassen:

Normalerweise (optimal) wird die ISG-Mobilisation in Rückenlage (Kap. 2.6.2 und Kap. 2.6.3) so beschrieben, dass der Therapeut die im Knie maximal gebeugten Beine mit seinem Arm umgreift und dann eine Mobilisation des ISG ausführt. Dabei bekommt der Therapeut einen optimalen, fein justierbaren Hebel, weil er mit seinem Arm die Beine des Patienten gegen seinen Rumpf fixiert und dann gut mit seinem Körper die mobilisierende Bewegung ausführen kann.

Nun hat der Patient vor etlichen Jahren einen Verkehrsunfall erlitten und ein in 10°-Beugung versteiftes rechtes Kniegelenk, welches er nicht mehr bewegen kann. Zur Mobilisation des rechten ISG muss der Therapeut die Technik **anpassen**:

- Er nutzt stattdessen die Technik in Seitenlage.
- Er mobilisiert das ISG mit dem (versteiften) rechten Knie in Streckstellung.

Beide Varianten sind möglich, der Therapeut muss individuell entscheiden, mit welcher Lösung er diesem Patienten besser helfen kann.

1.3.2 Hebelaufbau und Einstellung

Der Therapeut muss bei allen Einstellungen, ob zur Mobilisation/Manipulation oder für fasziale, viszerale oder kranio-sakrale Techniken, stets darauf achten, dass der Aufbau eines Hebels meist **mehrstufig** erfolgt und innerhalb des Hebelaufbaus die Technik nur dann korrekt ausgeführt werden kann, wenn alle Teile des Hebels auch beibehalten werden:

Für die ISG-Mobilisation einer Dysfunktion Ilium Anterior rechts wird in Rückenlage der Hebel mit dem im Knie maximal flektierten Bein, welches der Therapeut mit seinem Arm an seinem Rumpf fixiert, so mobilisiert, dass im rechten Hüftgelenk nacheinander jeweils bis zum vom Therapeuten gespürten Gewebswiderstand oder dem Spannungsgefühl des Patienten unter palpatorischer Kontrolle des rechten Sakrums und Iliums (SIPS, Spina iliaca posterior superior)

- zuerst eine Hüft-Flex. (bis 115–140°),
  - dann eine Hüft-ABD (Hüft-Abduktion) (bis 25–50°) und
    - danach eine Hüft-AR (bis zur Bewegungsgrenze des ISG)

jeweils **unter Beibehaltung** der zuvor aufgebauten **Gewebespannung** mobilisiert wird.

Verliert der Therapeut beim Einstellen der Hüft-ABD die bereits zuvor eingestellte Hüft-Flex. oder beim Einstellen der Hüft-AR die bereits zuvor eingestellte Hüft-Flex. mit Hüft-ABD, so muss er entweder mehr Hüft-AR einstellen als notwendig oder er hat die Bewegungsgrenze zum Mobilisieren nicht erreicht.

1.3.3 Mid-Range-Techniken

Noch wichtiger ist dieses Beibehalten der eingestellten Hebel, wenn (optimal, weil am schonendsten für die Gewebe) Mid-Range-Techniken benutzt werden:

Hier wird durch Einstellung des Hebels bzw. durch Anspannung bestimmter Muskeln die Bewegungsgrenze für die Mobilisation verlagert, sodass idealerweise in bzw. nahe der Neutralstellung des Gelenks mobilisiert bzw. manipuliert werden kann. Dies setzt voraus, dass die Einstellung der Gewebespannung, an der dann korrigiert wird, exakt und feinfühlig mit höchster Präzision genau so erfolgt, wie sie notwendig ist, und genau dort erfolgt, wo sie nötig ist!

Bei Anwendung dieser Mid-Range-Techniken wird häufig bereits während des Hebelaufbaus ein artikuläres Release erfolgen, sodass es (dann) nicht (mehr) notwendig ist, einen Impuls zu setzen. In bestimmten Situationen jedoch kann es die muskuläre bzw. kapsulo-ligamentäre Gegebenheit erfordern, zusätzlich zur Einstellung einen korrektiven Impuls zu setzen.

! Beachte

Generell ist dieses Verfahren viel schonender, als an der „verriegelten“ Bewegungsgrenze des Gelenks einen Impuls zu setzen.

1.3.4 Arten von Technikbezeichnungen

In verschiedenen Publikationen bzw. auf Lehrgängen werden Begrifflichkeiten für die (v. a. parietalen) Techniken oft unterschiedlich verwendet, insofern hier einige erklärende Worte:

- **Mid-Range-Technik:** Behandlung nicht an der Bewegungsgrenze des Gelenks, sondern in seiner Neutralstellung („mid-range“)
- **direkte Technik:** Behandlung an der Bewegungsgrenze des Gelenks zur eingeschränkten Seite hin
- **indirekte Technik:** Behandlung an der Bewegungsgrenze des Gelenks zur frei beweglichen Seite hin
- **Mobilisation:** Behandlung, bei der mit rhythmischen Bewegungen an der Bewegungsgrenze, um die kapsulo-ligamentären Strukturen zu entspannen und dadurch die Gelenkbeweglichkeit zu verbessern, kleine Rotationen ausgeführt werden
- **Myotensive Technik:** Behandlung, bei der der Patient an der eingestellten Bewegungsgrenze eine muskuläre Anspannung in Richtung der Dysfunktion ausübt, um die muskulären Strukturen zu entspannen und dadurch die Gelenkbeweglichkeit zu verbessern
- **Manipulation:** Behandlung, bei der an der Bewegungsgrenze ein Impuls gesetzt wird, um die intraartikuläre Blockade zu lösen und dadurch die Gelenkbeweglichkeit wiederherzustellen
- **Spontaneous-Release:** Behandlung, bei der sich beim Einstellen der Gewebespannung in Mid-Range-Position (s. o.) die intraartikuläre Blockade ohne zusätzlichen Impuls löst und dadurch die Gelenkbeweglichkeit wiederhergestellt wird
- **Positional-Release:** Behandlung, bei der sich beim Einstellen der Gewebespannung in Richtung Bewegungsgrenze die intraartikuläre Blockade ohne zusätzlichen Impuls löst und dadurch die Gelenkbeweglichkeit wiederhergestellt wird
- **Impuls (HVLA, „high velocity low amplitude“, auch Thrust genannt):** Behandlung, bei der an der Bewegungsgrenze ein Impuls mit hoher Geschwindigkeit und kleinstem Weg (HVLA) in die Manipulationsrichtung gegeben wird, um direkt danach die Spannung zu lösen
- **Recoil:** Behandlung, bei der an einer faszialen bzw. Weichteil-Bewegungsgrenze ein Impuls mit hoher Geschwindigkeit und kleinstem Weg (HVLA) in die korrektive Richtung gegeben wird, um direkt danach die Spannung zu lösen

Die Autoren wünschen dem Leser nun viel Freude und das Entdecken neuer Aspekte bei der Betrachtung von Physiologie, Pathophysiologie und Behandlungsstrategien in den weiteren Kapiteln, um seine Patientenbehandlung weiter ausbauen und verbessern zu können.

Teil 2
Parietales System mit viszero-parietalen Relationen

2 Ilium

2.1 Einleitung

Als Beckengelenke bezeichnet man
- das **linke SIG** (Sakro-Iliakal-Gelenk), vom Sakrum und dem linken Ilium gebildet;
- das **rechte SIG**, vom Sakrum und dem rechten Ilium gebildet;
- die **Symphysis pubica** (kurz: Symphyse), vom linken und rechten Pubis-Ast mit einem Discus interpubicus (senkrecht stehende Knorpelscheibe) gebildet.

Alle 3 Beckengelenke bewegen sich **gemeinsam**, sodass jede Funktionsstörung eines SIG zu einer Problematik an allen 3 Beckengelenken führt:
1. Ein SIG (z. B. links) ist bewegungseingeschränkt (in Dysfunktion).
2. Das kontralaterale SIG (in diesem Beispiel: rechts) wird deswegen hypermobil (weil es für das dysfunktionelle SIG „mitbewegen" muss) und ist oft das schmerzhaftere der beiden SIG.
3. Die Symphyse steht dann sekundär in einer (der vorgenannten Dysfunktion entsprechenden) rotatorischen Fehlhaltung.

Solche Beschwerden werden an der **Ursache** (Dysfunktion) behandelt, nicht am – in der Folge hypermobilen – Schmerzpunkt! Diese UFK erklärt, dass die Schmerzen infolge Gelenküberlastung (bei Hypermobilität) infolge Dysfunktion der Gegenseite (als Ursache) entstehen.

Anatomisch bezeichnet man Gelenke (nach der Terminologica Anatomica von 1998) stets von proximal nach distal, weswegen es sich anatomisch bezeichnet stets um das SIG handelt. Aus **funktioneller Sicht** ist es sinnvoll und logisch – je nach dem bewegenden Gelenkpartner – ISG- und SIG-Bewegungen zu unterscheiden:
- **SIG-Bewegungen:** Das Sakrum bewegt sich gegenüber dem feststehenden (fixierten) Ilium.
- **ISG-Bewegungen:** Das Ilium bewegt sich gegenüber dem feststehenden Sakrum.

Alle ISG- und SIG-Bewegungen finden auf dem langen und kurzen Schenkel des Sakro-Iliakal-Gelenks statt (wie ein Waggon auf den Schienen). Bei SIG-Bewegungen bildet das Ilium die Schiene und das Sakrum den Waggon, bei ISG-Bewegungen bildet das Sakrum die Schiene und das Ilium den Waggon.

Auf jedem (kurzen und langen) Schenkel des SIG findet eine Gleitbewegung entlang des (kurzen bzw. langen) Schenkels statt. Da der kurze und der lange Schenkel nahezu rechtwinkelig zueinander stehen, findet als Summe beider Gleitbewegungen (kurzer und langer Schenkel) eine kleine Kreisbewegung um eine (fiktive) transversale Achse statt, die in ihrer Projektion aufgrund der Begrenzung der kapsulo-ligamentären und muskulären Strukturen entsteht.

ISG und SIG werden durch unterschiedliche Weichteilstrukturen bewegt bzw. gebremst. Deswegen ergeben die Gleitbewegungen – je nach auslösendem Weichteil – eine Bewegung um eine in der vektoriellen Projektion (also fiktive) UTA (untere transversale Achse) bzw. MTA (mittlere transversale Achse):
- **SIG:** Sakrum bewegt sich gegenüber dem feststehenden Ilium um die **MTA**.
- **ISG:** Ilium bewegt sich gegenüber dem feststehenden Sakrum um die **UTA**.

Das SIG/ISG wird von folgenden 3 Muskeln gemeinsam stabilisiert:
- Psoas (ventral)
- M. erector spinae (dorso-medial)
- Glutealmuskulatur (dorso-lateral)

Diese 3 Muskeln verhindern gemeinsam (Sub-)Luxationen des SIG/ISG (Ilium Upslip bzw. Depressed Sacrum) und sorgen für die **aktive Stabilität** der hinteren Beckengelenke (► **Abb. 2.1**).

Tritt ein plötzliches (unerwartetes) Trauma auf, so erreicht dieses Trauma das betroffene Gelenk innerhalb von 70–80 ms, während die gelenksschützenden Muskeln zur reaktiven Tonuserhöhung 320–350 ms benötigen, also etwa 4–5 × so lange. Aufgrund dieser (Patho-)Physiologie kann es bereits durch kleine, aber unerwartete Traumata (Tritt ins Leere, Sturz aufs Gesäß) zu Subluxationen des Iliums gegenüber dem Sakrum (Ilium Upslip, häufig auftretend) oder Subluxationen des Sakrums gegenüber dem Ilium (Depressed Sacrum) kommen. Diese können starke Beschwerden verursachen, weil sie die physiologischen Bewegungsabläufe des Beckens **völlig** aufheben.

An Beckenbewegungen und Dysfunktionen gibt es also:
- SIG (Sakrum bewegt gegenüber Ilium): s. Kap. 7.3
- ISG (Ilium bewegt gegenüber Sakrum): s. Kap. 2.2

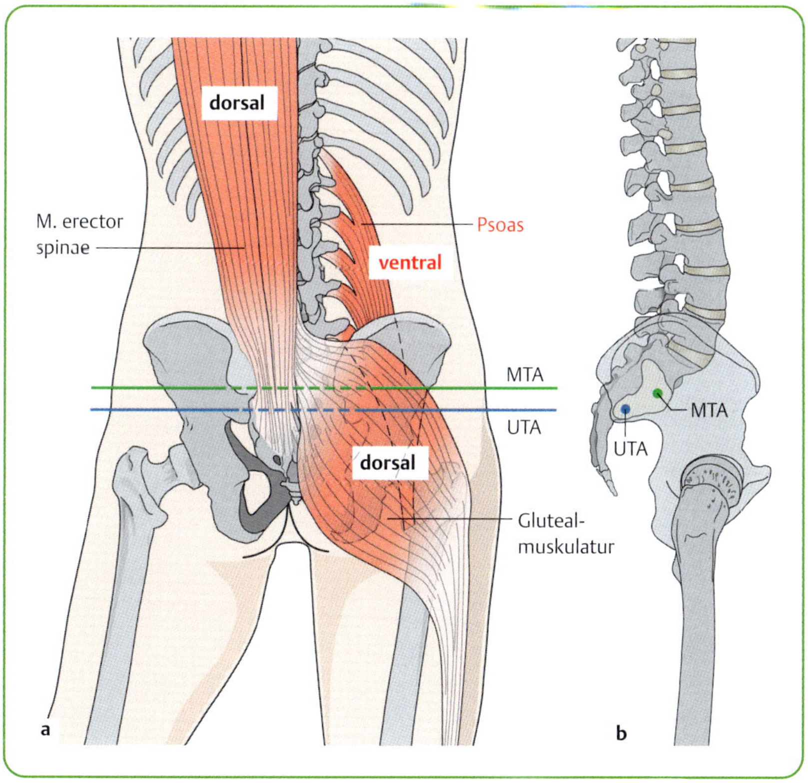

▶ **Abb. 2.1** MTA und UTA des SIG/ISG, **a** mit der beteiligten Muskulatur in der Frontalansicht, **b** auf der Gelenkfläche des ISG in der Seitenansicht.

2.2
Biomechanik

Bei ISG-Bewegungen stellt das Ilium das Punctum mobile und das Sakrum das Punctum fixum dar. Dabei hat das ISG 3 Freiheitsgrade:

1. Extension/Flexion: Bewegung um eine **transversale Achse**
2. Seitneigung links/rechts: Bewegung um eine **antero-posteriore Achse**
3. Rotation links/rechts: Bewegung um eine **kranio-kaudale Achse**

1. Bewegung um eine transversale Achse: Das Ilium bewegt sich in der sagittalen Ebene gegenüber dem feststehenden Sakrum um eine (fiktive, vektoriell berechnete) **UTA (untere transversale Achse)** auf Höhe S 3. Dabei bewegt die Darmbeinschaufel nach anterior (= Extension) bzw. posterior (= Flexion):

- **Bewegung Ilium Anterior:** Das Ilium bewegt sich nach anterior um die UTA, dabei bewegen sich die Referenzpunkte wie folgt:
  - **SIAS:** nach anterior/kaudal/lateral
  - **SIPS:** nach anterior/kranial/medial
  - **Tuber ischiadicum:** nach posterior/kranial/medial
  - **Crista iliaca:** nach kranial
  - **Azetabulum** (Hüftpfanne): nach posterior/kaudal/medial
- **Bewegung Ilium Posterior:** Das Ilium bewegt sich nach posterior um die UTA, dabei bewegen sich die Referenzpunkte wie folgt:
  - **SIAS:** nach posterior/kranial/medial
  - **SIPS:** nach posterior/kaudal/lateral
  - **Tuber ischiadicum:** nach anterior/kaudal/lateral
  - **Crista iliaca:** nach kaudal
  - **Azetabulum:** nach anterior/kranial/lateral

2. Bewegung um eine antero-posteriore Achse: Das Ilium bewegt sich in der frontalen Ebene gegenüber dem feststehenden Sakrum um eine (fiktive, vektoriell berechnete) **antero-posteriore Achse** auf Höhe S 3. Dabei bewegt die Darmbeinschaufel in Seitneigung entweder nach außen (und der Sitzbeinhöcker nach innen) = Outflare bzw. innen (und der Sitzbeinhöcker nach außen) = Inflare:

- **Bewegung Ilium Outflare:** Das Ilium bewegt sich nach außen um die antero-posteriore Achse (und das Tuber ischiadicum nach innen), dabei bewegen sich die Referenzpunkte wie folgt:
  - **SIAS:** nach lateral
  - **SIPS:** nach lateral
  - **Tuber ischiadicum:** nach medial
  - **Crista iliaca:** nach lateral
  - **Azetabulum:** nach medial

- **Bewegung Ilium Inflare:** Das Ilium bewegt sich nach innen um die antero-posteriore Achse (und das Tuber ischiadicum nach außen), dabei bewegen sich die Referenzpunkte wie folgt:
  - **SIAS:** nach medial
  - **SIPS:** nach medial
  - **Tuber ischiadicum:** nach lateral
  - **Crista iliaca:** nach medial
  - **Azetabulum**: nach lateral

3. Bewegung um eine kranio-kaudale Achse: Das Ilium bewegt sich in der transversalen Ebene gegenüber dem feststehenden Sakrum um eine (fiktive, vektoriell berechnete) **kranio-kaudale Achse**. Dabei bewegt die Darmbeinschaufel in Rotation entweder nach außen (= AR [Außenrotation]) bzw. innen (= IR [Innenrotation]). Diese Bewegungen sind stets sekundär auf die Bewegung des Beins bzw. des Rumpfes abgestimmt.

Die Stellung der **Gelenkflächen des SIG** ist nicht sagittal, sondern schräg geneigt:

- kranio-lateral und antero-lateral
- kaudo-medial und posterio-medial

Aufgrund dieser schrägen Stellung der Gelenkflächen sind die **physiologischen** Bewegungen des Iliums stets **kombiniert**:

- Bewegung **Ilium Anterior** und Bewegung **Ilium Outflare** mit Bewegung Ilium AR
- Bewegung **Ilium Posterior** und Bewegung **Ilium Inflare** mit Bewegung Ilium IR

Zusammengefasst macht das Ilium physiologischerweise

- eine **Kombinationsbewegung nach Anterior und Outflare** mit einer kleinen AR-Komponente während einer Extensions-Bewegung des Körpers;
- eine **Kombinationsbewegung nach Posterior und Inflare** mit einer kleinen IR-Komponente während einer Flexions-Bewegung des Körpers.

Im Folgenden werden die Relationen der Ilium-Bewegungen zu den benachbarten Regionen (Hüftgelenk/Sakrum/LWS) und Weichteilen (Muskeln/Bänder) betrachtet:

2.2.1 Bewegung des Iliums nach Anterior mit den beteiligten Weichteilen

Die Bewegung des Iliums nach **Anterior** ist Teil einer Extensions-Bewegung, die folgendermaßen in einen der beiden Bewegungsabläufe eingebettet ist:

- **Aufsteigend**, einer Hüft-Extension (ab ca. 8°) folgend: Zuerst bewegt sich das Hüftgelenk in Extension, danach das Ilium nach Anterior (UTA, Höhe S 3), daraufhin das Sakrum in eine Nutation (MTA, Höhe S 2; Kap. 7.3), und anschließend lordosiert (extendiert) die LWS.

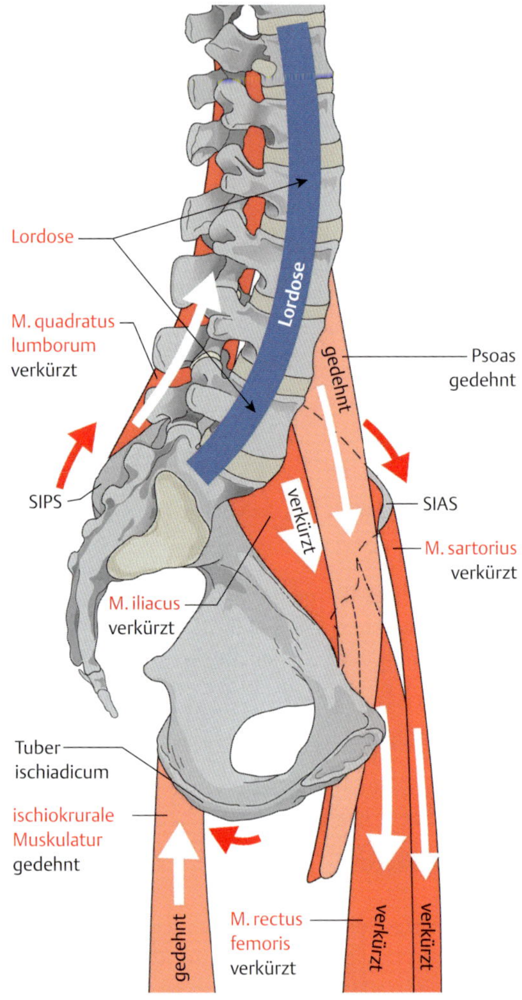

▶ **Abb. 2.2** Bewegung des Iliums nach Anterior mit den beteiligten Weichteilen.

- **Absteigend**, einer Lordosierung der LWS folgend: Zuerst lordosiert (extendiert) die LWS, es folgt eine Nutation des Sakrums, dann eine Anterior-Bewegung des Iliums und schließlich eine Hüft-Extension.

Beachte
Ilium-Anterior-Bewegungsablauf:
LWS-Lordose ⇄ Sakrumnutation ⇄ Ilium Anterior ⇄ Hüftgelenks-Extension

Das Ilium wird durch folgende Muskeln nach Anterior bewegt (▶ **Abb. 2.2**):

- *M. iliacus* (kann auch viszeral beeinflusst sein; Kap. 3.2.1)
- M. quadratus lumborum
- M. rectus femoris
- M. sartorius

- Hüftgelenks-Außenrotatoren, z. B. *M. obturatorius internus*, *M. piriformis* (können auch viszeral beeinflusst sein; Kap. 3.2.2 und Kap. 3.2.3)

Die Muskeln, die das Ilium aktiv nach Posterior bewegen, **bremsen** durch ihren Tonus die Bewegung des Iliums nach Anterior:

- *Psoas*
- M. gluteus maximus
- ischiokrurale Muskulatur
- Bauchmuskeln

Beachte

Physiologisch findet stets eine *Kombinationsbewegung des Iliums nach Anterior und Outflare* statt.

2.2.2 Bewegung des Iliums nach Outflare mit den beteiligten Weichteilen

Die Bewegung des Iliums nach **Outflare** tritt bei folgenden Hüftbewegungen auf (▸ Abb. 2.3):

- Hüftgelenks-Adduktion bei um 0° extendierter Hüfte (im Stand)
- Hüftgelenks-AR bei um 90° flektierter Hüfte (im Sitz)

Das Ilium wird durch folgende Muskeln/Weichteile nach Outflare bewegt/gehalten:

- *Perineum* (kann auch viszeral beeinflusst sein; Kap. 3.2.6)
- LSS (Lig. sacro-spinale)
- LST (Lig. sacro-tuberale)

Die Bänder, die bei einer Kontraktur das Ilium in Inflare halten, **bremsen** durch ihre Spannung die Bewegung des Iliums nach Outflare:

- Lig. iliolumbale

Merke

Physiologisch findet stets eine *Kombinationsbewegung des Iliums nach Outflare und Anterior* statt.

Die gleichzeitige Bewegung beider Ossa ilii nach Outflare wird auch als **Kontinenzbewegung** bezeichnet, weil sie den Beckenboden schließt und somit die Kontinenz sichert.

Für eine **maximale Outflare-Bewegung** muss man folgende Bewegungen ausführen, um die physiologisch gekoppelten Bewegungsanteile optimal zu kombinieren:

1. **Hüftgelenks-Extension** (Ilium bewegt sich nach Anterior): Bei Hüft-Extension (0°) initialisiert eine Hüft-Adduktion die Outflare-Bewegung.
2. **Hüftgelenks-Adduktion** (Ilium bewegt sich nach Outflare): Bei Hüft-Flexion (90°) initialisiert eine Hüft-AR die Outflare-Bewegung.

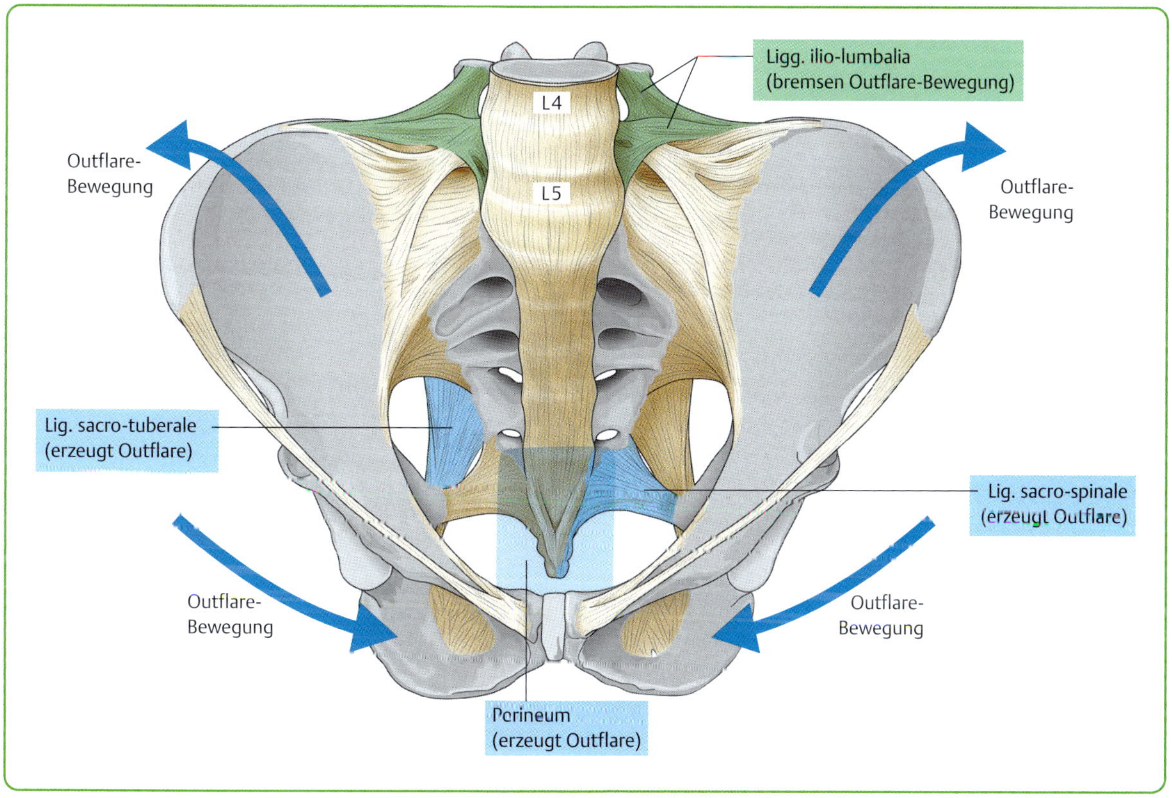

▸ **Abb. 2.3** Bewegung des Iliums nach Outflare mit den beteiligten Weichteilen.

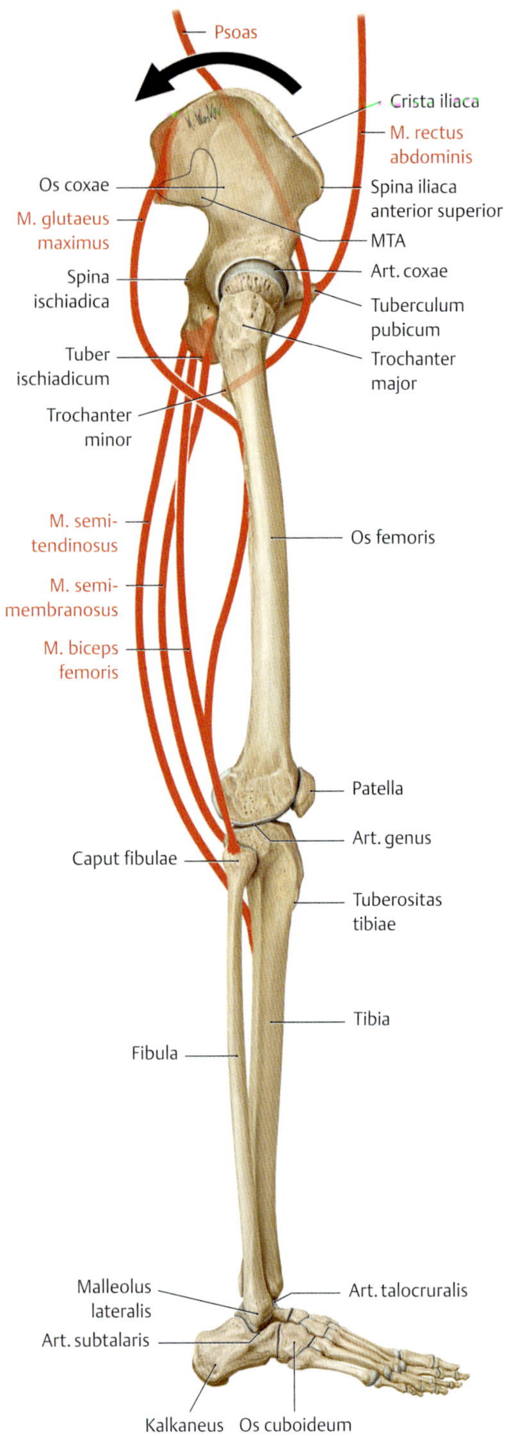

► **Abb. 2.4** Bewegung des Iliums nach Posterior mit den beteiligten Weichteilen. (Schünke M, Schulte E, Schumacher U. Prometheus. LernAtlas der Anatomie. Allgemeine Anatomie und Bewegungssystem. Illustrationen von M. Voll und K. Wesker. 4. Aufl. Stuttgart: Thieme; 2014: 413, Abb. 1.2E)

2.2.3 Bewegung des Iliums nach Posterior mit den beteiligten Weichteilen

Die Bewegung des Iliums nach **Posterior** ist Teil einer Flexions-Bewegung, die folgendermaßen in einen der beiden Bewegungsabläufe eingebettet ist:

- **Aufsteigend**, einer Hüft-Flexion (ab ca. 90°) folgend: Zuerst bewegt sich das Hüftgelenk in Flexion, danach das Ilium nach Posterior (UTA, Höhe S3), darauf das Sakrum in eine Kontranutation (MTA, Höhe S2; Kap. 7.3) und anschließend delordosiert (flektiert) die LWS.
- **Absteigend**, einer Delordosierung der LWS folgend: Zuerst delordosiert (flektiert) die LWS, es folgt eine Kontranutation des Sakrums, dann eine Posterior-Bewegung des Iliums und schließlich eine Hüft-Flexion.

Beachte

Ilium-Posterior-Bewegungsablauf:
LWS-Delordosierung ⇄ Sakrum-Kontranutation ⇄ Ilium Posterior ⇄ Hüftgelenks-Flexion

Das Ilium wird durch folgende Muskeln nach Posterior bewegt (► Abb. 2.4):

- *Psoas* (kann auch viszeral beeinflusst sein; Kap. 3.2.4 und Kap. 3.2.5)
- M. gluteus maximus
- ischiokrurale Muskeln (auch Hamstrings genannt)
- Bauchmuskeln

Die Muskeln, die das Ilium aktiv nach Anterior bewegen, **bremsen** durch ihren Tonus die Bewegung des Iliums nach Posterior:

- *M. iliacus*
- M. quadratus lumborum
- M. rectus femoris
- M. sartorius

Beachte

Physiologisch findet stets eine *Kombinationsbewegung des Iliums nach Posterior und Inflare* statt.

2.2.4 Bewegung des Iliums nach Inflare mit den beteiligten Weichteilen

Die Bewegung des Iliums nach **Inflare** tritt bei folgenden Hüftbewegungen auf (► Abb. 2.5):

- Hüftgelenks-Abduktion bei um 0° extendierter Hüfte (im Stand)
- Hüftgelenks-IR bei um 90° flektierter Hüfte (im Sitz)

Das Ilium wird durch das folgende Band in Inflare gehalten:

- Lig. iliolumbale

Die Muskeln und Bänder, die bei einer Kontraktur das Ilium in Outflare bewegen/halten, **bremsen** durch ihre Spannung die Bewegung des Iliums nach Inflare:

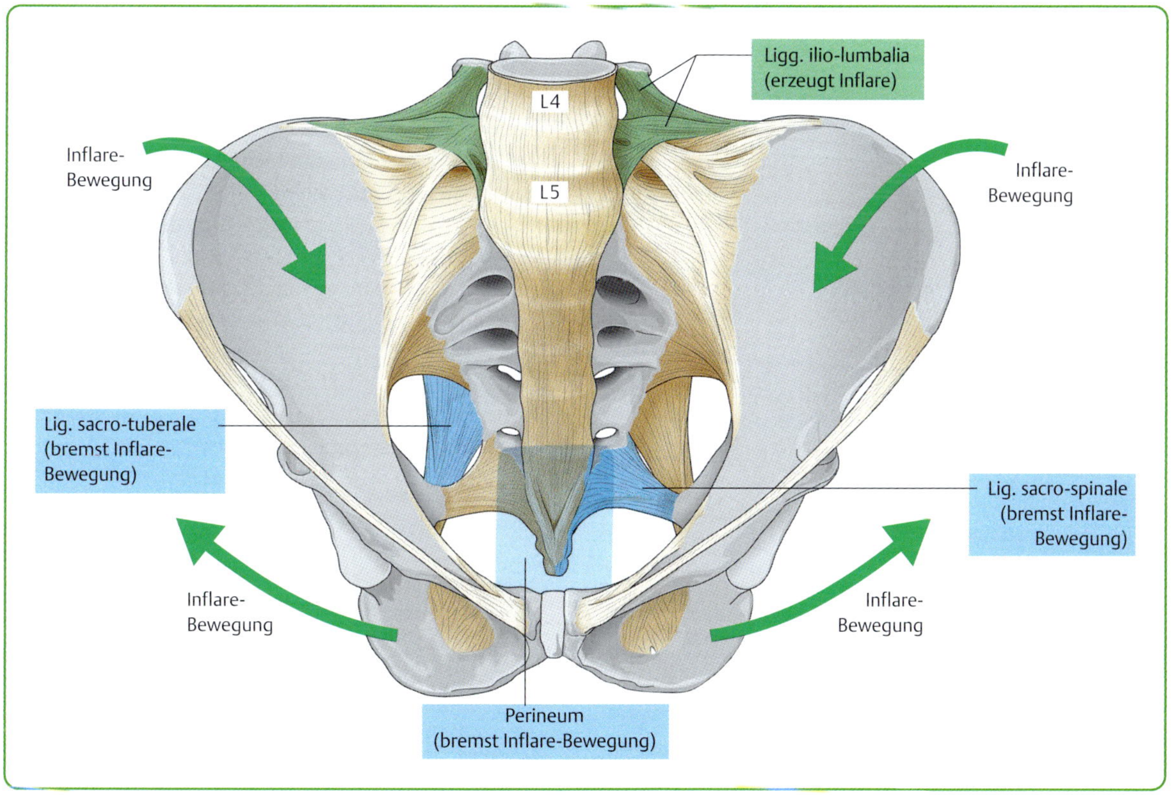

Abb. 2.5 Bewegung des Iliums nach Inflare mit den beteiligten Weichteilen.

- *Perineum* (kann auch viszeral beeinflusst sein; Kap. 3.2.6)
- LSS (Lig. sacro-spinale)
- LST (Lig. sacro-tuberale)

Beachte

Physiologisch findet stets eine *Kombinationsbewegung des Iliums nach Inflare und Posterior* statt.

Die gleichzeitige Bewegung beider Ossa ilii nach Inflare wird auch als **Inkontinenzbewegung** bezeichnet, weil sie den Beckenboden öffnet und somit eine Inkontinenz provoziert. Diese Bewegung ist auch beim Geburtsvorgang in der Austreibungsphase des Kindes sehr wichtig.

Für eine **maximale Inflare-Bewegung** muss man folgende Bewegungen ausführen, um die physiologisch gekoppelten Bewegungsanteile optimal zu kombinieren:

1. **Hüftgelenks-Flexion** (Ilium bewegt sich nach Posterior): Bei Hüft-Extension (0°) initialisiert eine Hüft-Abduktion die Inflare-Bewegung.
2. **Hüftgelenks-IR** (Ilium bewegt sich nach Inflare): Bei Hüft-Flexion (90°) initialisiert eine Hüft-IR die Inflare-Bewegung.

2.2.5 Bewegung des Iliums in Außen- und Innenrotation (AR/IR)

Das Ilium folgt Rotationsbewegungen der Hüftgelenke bzw. des Oberkörpers mit einer IR und AR, die auch Spannungen im Bereich der Symphyse erzeugen können:

- Hüft-AR links/Hüft-IR rechts/Rumpf-Rotation links **erzeugen** Ilium-AR links/Ilium-IR rechts
- Hüft-IR links /Hüft-AR rechts/Rumpf-Rotation rechts **erzeugen** Ilium-IR links/Ilium-AR rechts

Die IR- und AR-Bewegungen des Iliums sind stets sekundär und bedürfen keiner lokalen Behandlung am Ilium.

2.3 Dysfunktionen

Eine „Osteopathische Dysfunktion“ benennt eine Bewegungseinschränkung in **eine Richtung**. Die Gegenrichtung ist frei beweglich. Je nach Ausmaß der Einschränkung handelt es sich um eine myofasziale oder kapsuloligamentäre Restriktion oder einen kompletten Bewegungsverlust durch intraartikuläre Blockade. Die Dysfunktion wird stets nach der **freien Richtung** benannt (z. B. Dysfunktion Ilium Anterior bewegt sich gut nach Anterior, aber nicht nach Posterior; Kap. 1).

Zu den Bewegungsrichtungen des Iliums gibt es jeweils eine entsprechende Dysfunktion (die nur noch in Richtung der Dysfunktion bewegen kann, aber nicht mehr in die Gegenrichtung). Ausgelöst werden Dysfunktionen, wenn ein Weichteil (Muskel/Band), welches die Bewegung des Iliums ausführt, hyperton bzw. verspannt ist oder durch eine „falsche" Bewegung eine intraartikuläre Blockade entstanden ist. Deswegen betrifft eine Dysfunktion auch nur eine Bewegungsrichtung und nicht die physiologische Bewegungskombination, die eingeschränkt ist:

- **Dysfunktion Ilium Anterior:** bewegt gut nach Anterior, nicht mehr nach Posterior
- **Dysfunktion Ilium Outflare:** bewegt gut nach Outflare, nicht mehr nach Inflare
- **Dysfunktion Ilium Posterior:** bewegt gut nach Posterior, nicht mehr nach Anterior
- **Dysfunktion Ilium Inflare:** bewegt gut nach Inflare, nicht mehr nach Outflare

Beachte

Bewegungskomponenten bei den Ilium-Dysfunktionen

In der Physiologie finden Kombinationsbewegungen (Anterior mit Outflare bzw. Posterior mit Inflare) statt. Bei Dysfunktionen ist eine Bewegungsrichtung (die Gegenrichtung zur frei beweglichen Dysfunktionsrichtung) unmöglich, während die korrespondierende Kombinationsbewegung nur endgradig geringfügig eingeschränkt ist (▶ Tab. 2.1, ▶ Tab. 2.2). Grund hierfür ist die Zugrichtung des auslösenden Weichteils, welche nur eine Bewegungskomponente einschränkt, sodass lediglich die Gegenrichtung zur Dysfunktion als 2. physiologische Bewegungskomponente fehlt und somit eine endgradige geringfügige Einschränkung der Kombinationsbewegung erzeugt.

2.3.1 Dysfunktion Ilium Anterior

Bei einer Dysfunktion Ilium Anterior bewegt sich das Ilium gut nach Anterior, aber es bewegt sich **nicht nach Posterior**. Es handelt sich meist um weichteilbedingte Restriktionen, selten um intraartikuläre Blockaden.

Oft ist einer der Muskeln, die das Ilium nach Anterior bewegen, hyperton und erzeugt so eine Dysfunktion Ilium Anterior:

- *M. iliacus* (kann viszeral beeinflusst sein; Kap. 3.2.1)
- M. quadratus lumborum
- M. rectus femoris
- M. sartorius
- Hüftgelenks-Außenrotatoren, z. B. *M. obturatorius internus*, *M. piriformis* (können viszeral beeinflusst sein; Kap. 3.2.2 und Kap. 3.2.3)

Obwohl die Ilium-Bewegung nach Posterior nicht möglich ist, wird die physiologisch damit korrespondierende Inflare-Bewegung nur endgradig minimal eingeschränkt (▶ Tab. 2.1).

Aus der Dysfunktion ergeben sich UFK. Sie entstehen aus den biomechanischen Zusammenhängen der Gelenke, Muskeln und Bänder untereinander (Kap. 2.4.1).

Kurzübersicht der Symptome bei einer Dysfunktion Ilium Anterior

- **medialer Knieschmerz** infolge einer Hypertonie des M. semitendinosus (Zug am Pes anserinus) oder des M. semimembranosus (Zug am Innenmeniskus)
- **lateraler Knieschmerz** infolge einer Hypertonie des M. biceps femoris (Zug am Caput fibulae)
- **lateraler Unterschenkelschmerz** infolge einer Hypertonie des M. biceps femoris (PTFG = proximales Tibio-Fibular-Gelenk/Fibula kranial, Shin-Splint-Syndrom)
- **Fußschmerz** infolge einer Hypertonie des M. peroneus (fibularis) longus (zieht Kuboid in IR)

▶ **Tab. 2.1** Dysfunktion Ilium Anterior/Posterior.

Dysfunktion Ilium Anterior		Dysfunktion Ilium Posterior	
Ilium bewegt nach Anterior	100 %	Ilium bewegt nach **Anterior**	0 %
Ilium bewegt nach **Posterior**	0 %	Ilium bewegt nach Posterior	100 %
Ilium bewegt nach Outflare	100 %	Ilium bewegt nach Outflare	90 %
Ilium bewegt nach Inflare	90 %	Ilium bewegt nach Inflare	100 %

▶ **Tab. 2.2** Dysfunktion Ilium Outflare/Inflare.

Dysfunktion Ilium Outflare		Dysfunktion Ilium Inflare	
Ilium bewegt nach Outflare	100 %	Ilium bewegt nach **Outflare**	0 %
Ilium bewegt nach **Inflare**	0 %	Ilium bewegt nach Inflare	100 %
Ilium bewegt nach Anterior	100 %	Ilium bewegt nach Anterior	90 %
Ilium bewegt nach Posterior	90 %	Ilium bewegt nach Posterior	100 %

2.3.2 Dysfunktion Ilium Posterior

Bei einer Dysfunktion Ilium Posterior bewegt sich das Ilium gut nach Posterior, aber es bewegt sich **nicht nach Anterior**. Es handelt sich meist um weichteilbedingte Restriktionen, selten um intraartikuläre Blockaden.

Oft ist einer der Muskeln, die das Ilium nach Posterior bewegen, hyperton und erzeugt so eine Dysfunktion Ilium Posterior:

- *Psoas* (kann viszeral beeinflusst sein; Kap. 3.2.4 und Kap. 3.2.5)
- M. gluteus maximus
- ischiokrurale Muskeln
- Bauchmuskeln

Obwohl die Ilium-Bewegung nach Anterior nicht möglich ist, wird die physiologisch damit korrespondierende Outflare-Bewegung nur endgradig minimal eingeschränkt (▶ Tab. 2.1).

Aus der Dysfunktion ergeben sich UFK. Sie entstehen aus den biomechanischen Zusammenhängen der Gelenke, Muskeln und Bänder untereinander (Kap. 2.4.2).

Kurzübersicht der Symptome einer Dysfunktion Ilium Posterior

- **ventraler Knieschmerz** infolge einer Hypertonie des M. rectus femoris (Zug an Patellabasis, erhöhter retropatellarer Anpressdruck, Patellaspitzenschmerz, Schmerz am Lig. patellae, Tuberositas-tibiae-Schmerz)
- **medialer Knieschmerz** infolge einer Hypertonie des M. sartorius (Zug am Pes anserinus)
- **lateraler Knieschmerz** infolge einer Hypertonie des M. tensor fasciae latae (Zug am Tractus iliotibialis, Tuberculum gerdyi)

2.3.3 Dysfunktion Ilium Outflare

Bei einer Dysfunktion Ilium Outflare ist die Outflare-Bewegung des Iliums frei, aber es kann sich **nicht nach Inflare** bewegen. Es handelt sich meist um weichteilbedingte Restriktionen, selten um intraartikuläre Blockaden.

Obwohl die Ilium-Bewegung nach Inflare nicht möglich ist, wird die physiologisch damit korrespondierende Posterior-Bewegung nur endgradig minimal eingeschränkt (▶ Tab. 2.2).

Ursächlich ist eine Hypertonie des *gesamten Perineums oder einer Perineumseite* (kann viszeral bedingt sein). Ebenfalls können verkürzte Bänder (Lig. sacro-spinale und/oder Lig. sacro-tuberale) das Ilium in eine Outflare-Dysfunktion bringen.

Das Perineum erhöht seine muskuläre Spannung und verkürzt sich (hyperton verkürzt) z. B. bei Problemen der Beckenorgane (Kap. 3.2.6) bzw. Sakrum-Dysfunktionen (Kap. 7.3 und Kap. 8.2.2) aufgrund von Irritationen der Segmente S 2–S 4.

2.3.4 Dysfunktion Ilium Inflare

Bei einer Dysfunktion Ilium Inflare ist die Inflare-Bewegung des Iliums frei, aber es kann sich **nicht nach Outflare** bewegen. Es handelt sich meist um weichteilbedingte Restriktionen, selten um intraartikuläre Blockaden.

Obwohl die Ilium-Bewegung nach Outflare nicht möglich ist, wird die physiologisch damit korrespondierende Anterior-Bewegung nur endgradig minimal eingeschränkt (▶ Tab. 2.2).

Ursächlich hierfür sind verkürzte Ligg. iliolumbalia.

2.3.5 Ilium Upslip

Hierbei handelt es sich um eine Subluxation des Iliums nach kranial gegenüber dem Sakrum, bei gleichzeitiger Subluxation des Femurkopfes nach kaudal.

Tritt ein plötzliches (unerwartetes) Trauma auf, so erreicht dieses Trauma das betroffene Gelenk innerhalb von 70–80 ms, während die gelenksschützenden Muskeln zur reaktiven Tonuserhöhung 320–350 ms benötigen, also etwa 4–5 × so lange. Insofern kann man diesem Trauma auch durch entsprechendes Muskeltraining nicht vorbeugen.

Aufgrund dieser (Patho-)Physiologie kann es bereits durch kleine, aber unerwartete Traumata (Tritt ins Leere, Sturz auf Knie/Gesäß) zu Subluxationen des Iliums gegenüber dem Sakrum (Ilium Upslip, tritt häufig auf) kommen. Diese können starke Beschwerden verursachen, weil sie die physiologischen Bewegungsabläufe des Beckens **völlig** aufheben.

Korrigiert man diesen funktionellen Beckenschiefstand nicht, bleibt er ein Leben lang bestehen (wie eine Beule im Kotflügel, die nicht ausgebeult wird) und sorgt u. a. für chronischen Rückenschmerz und viele andere Symptome, da keine Spontanremission eintritt.

Die Subluxation führt zu weitreichenden UFK mit sehr vielfältigen Symptomen („von Hack bis Nack"), wobei die Ausprägung der Dysfunktionen und Symptome individuell stark variabel ist (Kap. 2.4.3).

Kurzübersicht der Symptome bei einer Subluxation Ilium Upslip

- **Schwindel/Gleichgewichtsstörungen** und/oder **Ohrgeräusche/Hörstörungen** und/oder **Sehstörungen** infolge funktioneller vertebro basilärer Insuffizienz bei kontrakten kurzen Nackenmuskeln (Kap. 12.1.4)
- **Kopfschmerz** infolge Entrapment der V. jugularis interna bei kontrakten kurzen Nackenmuskeln mit Hyperextension der OAA Region (Okziput-Atlas-Axis-Region) sorgt für einen Rückstau in die venösen Sinus durae matris (Kap. 12.1.4 und Kap. 17.3).

- **TMG-Schmerz** infolge
  - Tonuserhöhung der Kaumuskulatur (1. Kiemenbogen, N. trigeminus [V]) und
  - UFK Ilium-Temporale (Kap. 12.1.4 und Kap. 23.3)
- **Nackenschmerz** infolge Blockade(n) von Th 1–Th 5 mit verstärkter Kyphose und kompensatorischer Hyperextension C 0–C 2 zur Blickausrichtung (Kap. 12.1.4)
- **Schulterschmerz** infolge
  - Blockade der gegenseitigen 1. Rippe mit Protraktions-Fehlhaltung der gleichseitigen Schulter oder
  - Blockade im Bereich Th 1–Th 5 mit beidseitiger verstärkter Kyphose und Protraktions-Fehlhaltung beider Schultern (Kap. 13.10)
- **Ellenbogenschmerz** infolge absteigender UFK der oberen Extremität (Kap. 13.10.1)
- **Handgelenksschmerz** infolge absteigender UFK der oberen Extremität (Kap. 13.10.1)
- **Atembeschwerden** infolge thorakaler Minderbeweglichkeit bei
  - hochthorakaler Kyphose bei Blockaden im Bereich Th 1–Th 5 und
  - Zwerchfell-Dysfunktion infolge Reizung der Körperquerstrukturen (Perineum und Fuß)
- **viszerale Probleme** infolge
  - der hochthorakalen Kyphose bei Blockaden im Bereich Th 1–Th 5 mit neurovegetativer Dysfunktion der Thoraxorgane sowie Th 12 und S 2–S 4 mit neurovegetativer Dysfunktion der Beckenorgane und
  - neurovegetativer Dysfunktionen bei Reizung des Truncus sympathicus im Bereich der 1.–5. Rippe/Psoas/Sakrum und
  - Zwerchfell-Dysfunktion infolge Reizung der Körperquerstrukturen (Perineum und Fuß)
- **Lymphstau Bauch/Bein** infolge Blockade von Th 12 mit
  - Druck auf Cisterna chyli/Ductus thoracicus am Zwerchfelldurchtritt und
  - neurovegetativer Störung der Lymphgefäßperistaltik (Hinkelthein 2001)
- **Rückenschmerz** infolge Ausweichbewegungen der Wirbelsäule mit Blockadeneigung von Th 1–Th 5 sowie Th 12
- **lumbaler Schmerz** infolge Zuges am Lig. iliolumbale auf Höhe L 4, ggf. mit Blockade, dann Bandscheibenprovokation durch gegensinnige Rotation L 4/L 5 und L 3/L 4, oft mit Knochenmarködem L 4/L 5 als radiologisches Zeichen der mechanischen Fehlbelastung
- **Kreuzschmerz** infolge beidseitiger Reizung des ISG (Upslip-Seite: kapsulo-ligamentäre Dehnung, Gegenseite: Hypermobilitätsschmerz)
- **Kokzygodynie** infolge einseitiger Perineum-Hypertonie mit Lateroflexions-Fehlhaltung des Kokzyx zur betroffenen Seite
- **Inkontinenz** infolge Tonusveränderung des Perineums (auf Upslip-Seite meist gedehnt-hyperton)
- **Leistenschmerz** infolge Hüftkapseldehnung bei Subluxation des Femurkopfes nach kaudal (Zug der Schwerkraft am betroffenen Bein)
- **ventraler Knieschmerz** infolge Hypertonie des M. rectus femoris (Zug an Patellabasis)
- **medialer Knieschmerz** infolge
  - Hypertonie des M. semitendinosus
  - Hypertonie des M. sartorius (Zug am Pes anserinus) oder
  - Hypertonie des M. semimembranosus (Zug am Innenmeniskus)
- **lateraler Knieschmerz** infolge
  - Hypertonie des M. tensor fasciae latae (Zug Tractus iliotibialis, Tuberculum gerdyi) oder
  - Hypertonie des M. biceps femoris (Zug am Caput fibulae)
- **dorsaler Knieschmerz** infolge Hypertonie des M. semimembranosus (Zug an Gelenkkapsel)
- **verminderte Knie-Extension** infolge
  - Hypertonie des M. semimembranosus (bremst Innenmeniskus) oder
  - Hypertonie der M. sartorius/M. semitendinosus (bremsen Unterschenkenkel-Schlussrotation)
- **lateraler Unterschenkelschmerz** infolge
  - Hypertonie des M. biceps femoris (PTFG/Fibula kranial, Shin-Splint-Syndrom)
- **Fußschmerz** infolge
  - Hypertonie des M. peroneus longus (zieht das Kuboid in IR) oder
  - Hypertonie der M. peroneus longus/M. tibialis posterior (ziehen den Talus in die Malleolengabel hoch und fixieren ihn dort) mit der Folge einer Gangbildstörung (weil der Talus ventral 4–5 mm breiter ist als dorsal und so die Dorsal-Flexion einschränkt)
- **Achillodynie** infolge Zuges des M. triceps surae (M. gastrocnemius und M. soleus)
- **muskulärer Beinschmerz** infolge Zuges auf alle Oberschenkelmuskeln mit reaktiver Tonuserhöhung der gesamten Beinmuskulatur

2.4 Ursache-Folgen-Ketten (UFK) mit Ilium-Dysfunktionen

In diesem Abschnitt werden die UFK beschrieben, welche von Ilium-Dysfunktionen ausgehen. Häufig sind die Ilium-Dysfunktionen ihrerseits sekundär, sodass diese nicht primär lokal, sondern an ihrer Ursache behandelt werden müssen.

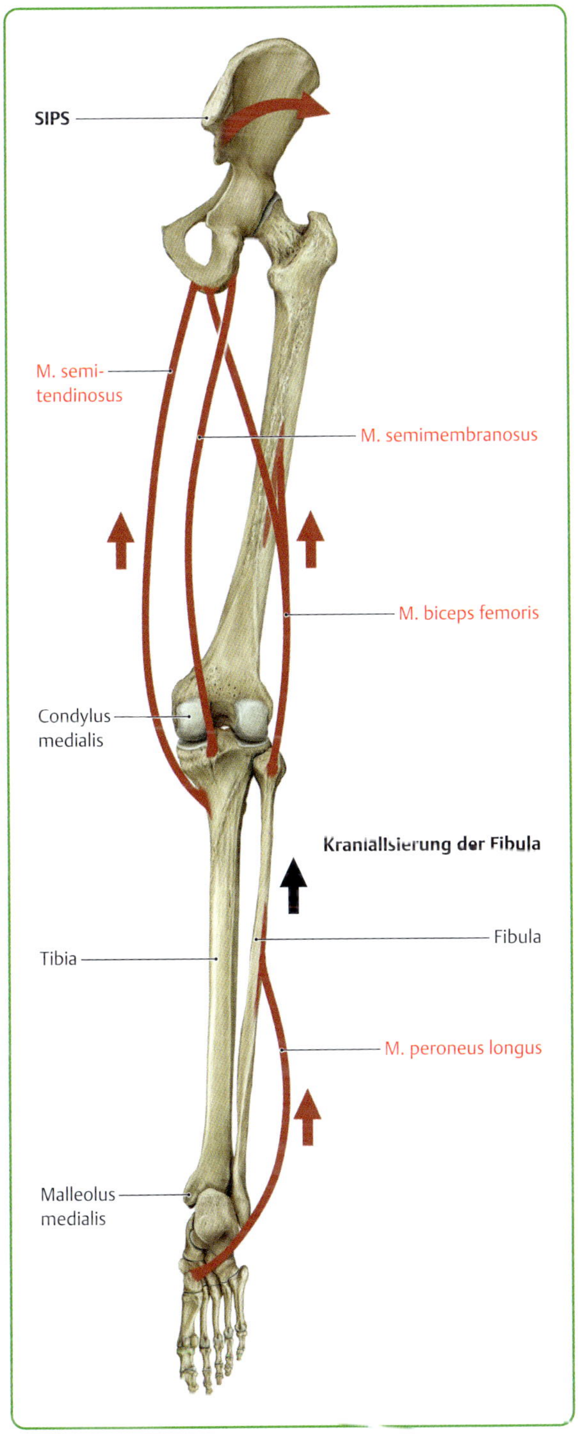

▶ **Abb. 2.6** Absteigende UFK bei Dysfunktion Ilium Anterior, rechtes Bein, Ansicht von hinten. (Schünke M, Schulte E, Schumacher U. Prometheus. LernAtlas der Anatomie. Allgemeine Anatomie und Bewegungssystem. Illustrationen von M. Voll und K. Wesker. 4. Aufl. Stuttgart: Thieme, 2014: 410, Abb. 1.1Bb)

2.4.1 Absteigende UFK bei Dysfunktion Ilium Anterior

Bei einer Dysfunktion Ilium Anterior werden absteigend die Muskeln gedehnt, die ihren Ursprung am Tuber ischiadicum haben. Infolge dieser Dehnung erhöhen sie ihre Muskelspannung, sodass sie nicht nur gedehnt, sondern auch hyperton werden (dies ist eine Schutzspannung, um strukturelle Schäden am Muskel zu vermeiden). Daher können sie in ihrem kompletten Verlauf, lokal am Ansatz, mitten im Muskel oder am Ursprung Schmerzen verursachen. Zur Differenzialdiagnostik ist es essenziell, Schmerzen, die im Verlauf der Muskeln auftreten, von Nervenreizungen bei radikulären oder peripher nervösen Symptomen abzugrenzen (Kap. 33.4.4).

Absteigende UFK bei Dysfunktion Ilium Anterior (▶ Abb. 2.6):

- **M. semitendinosus** (inseriert am Pes anserinus profundus):
  - kann einen medialen Knieschmerz am Pes anserinus auslösen
  - kann die vollständige Knie-Extension mit der dazugehörigen AR (Schlussrotation) limitieren
- **M. semimembranosus** (strahlt in die mediale Kniegelenkskapsel und in die Faszie des M. popliteus ein):
  - kann einen medialen Knieschmerz an der Kapsel verursachen
  - kann die vollständige Kniestreckung mit deren AR limitieren
  - kann den Innenmeniskus nach dorsal ziehen/fixieren. Da bei der Knie-Extension physiologischerweise beide Menisken nach ventral bewegen, kann es zum medialen Knieschmerz bei Kniestreckung kommen, wenn der Innenmeniskus nach dorsal fixiert wird (Kap. 5.3).
- **M. biceps femoris** (hat seinen Ansatz am Caput fibulae):
  - kann das Caput fibulae (mit der gesamten Fibula) kranialisieren → lateraler Knieschmerz am PTFG und am Ansatz des M. biceps femoris
- **M. peroneus (fibularis) longus:**
  - Zug nach kranial:
    - Kuboid-IR (da er das Kuboid als Hypomochlion [Widerlager eines Hebels] nutzt, kann das Kuboid in eine IR gelangen)
    - Navikulare-AR (aufgrund des Zahnradphanomens zwischen Kuboid und Navikulare wird dieses oft in eine AR gedrängt; Kap. 4.1.4)

2.4.2 Absteigende UFK bei Dysfunktion Ilium Posterior

Absteigende UFK bei Dysfunktion Ilium Posterior (▶ Abb. 2.7):

- **M. rectus femoris** (in dessen Ansatzsehne ist die Kniescheibe als Umlenkrolle eingelagert):
  - erhöht den Anpressdruck der Patella an den Femur:
    - Patellabasisschmerz
    - femoropatellares Schmerzsyndrom (FPS)
    - Patellaspitzensyndrom
    - Schmerz des Lig. patellae
    - Tuberositas-tibiae-Ansatztendinose im Sinne eines Morbus Osgood-Schlatter
- **M. sartorius:**
  - medialer Knieschmerz infolge einer Ansatzreizung am Pes anserinus profundus
- **M. tensor fasciae latae:**
  - lateraler Knieschmerz infolge erhöhter Tractus-iliotibialis-Spannung

2.4.3 Auf- und absteigende UFK bei Subluxation Ilium Upslip

Die Subluxation des Iliums nach kranial gegenüber dem Sakrum mit sekundärer Femurkopf-Subluxation nach kaudal führt zu weitreichenden UFK mit sehr vielfältigen Symptomen („von Hack bis Nack"), wobei die Ausprägung der Dysfunktionen und Symptome individuell stark variabel ist.

Absteigende UFK bei Subluxation Ilium Upslip

▶ Abb. 2.8, ▶ Abb. 2.9

Aufsteigende UFK bei Subluxation Ilium Upslip

▶ Abb. 2.10, ▶ Abb. 2.11

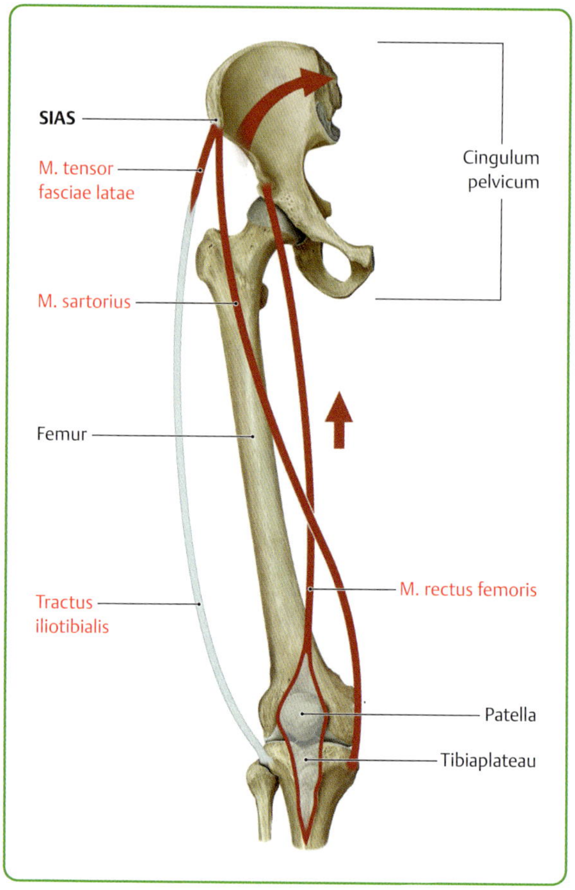

▶ **Abb. 2.7** Absteigende UFK bei Dysfunktion Ilium Posterior, rechtes Bein, Ansicht von vorne. (Schünke M, Schulte E, Schumacher U. Prometheus. LernAtlas der Anatomie. Allgemeine Anatomie und Bewegungssystem. Illustrationen von M. Voll und K. Wesker. 4. Aufl. Stuttgart: Thieme; 2014: 410, Abb. 1.1Ba)

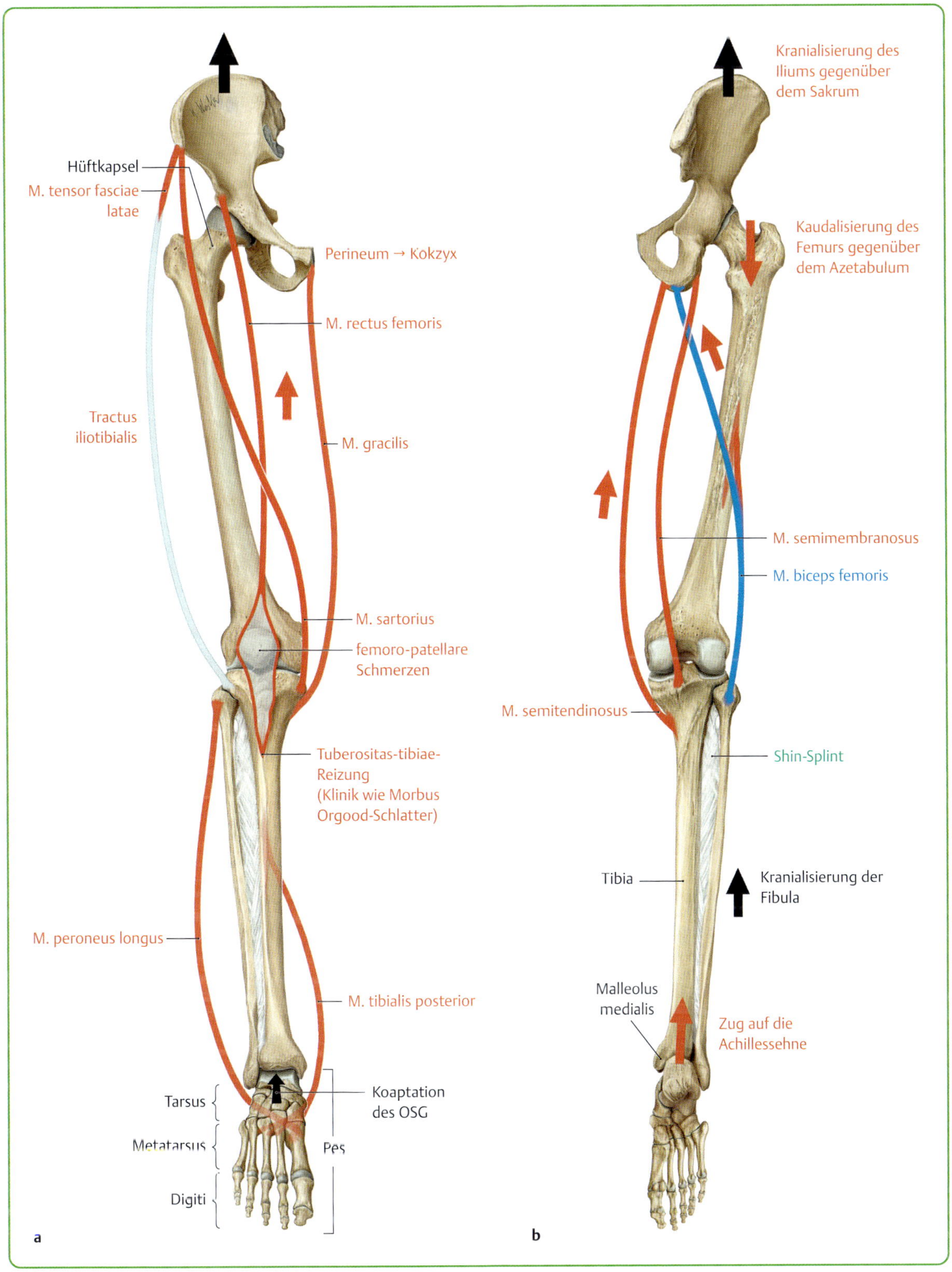

▸ **Abb. 2.8** Absteigende UFK bei Subluxation Ilium Upslip, **a** Ansicht von vorne, **b** Ansicht von hinten. (Schunke M, Schulte E, Schumacher U. Prometheus. LernAtlas der Anatomie. Allgemeine Anatomie und Bewegungssystem. Illustrationen von M. Voll und K. Wesker. 4. Aufl. Stuttgart: Thieme; 2014: 410, Abb. 1.1Ba+b)

- **Zug der Hüftkapsel:**
  - kapsulärer Hüftschmerz (Leistenschmerz und/oder Trochanterschmerz) sowie Bewegungseinschränkung des Hüftgelenks (wie Kapselmuster)

- **Zug an allen (vom Becken ausgehenden) Oberschenkelmuskeln:**
  - reaktive Tonuserhöhung von M. tibialis posterior (MTP) und M. peroneus longus (MPL), die gemeinsam eine Muskelschlinge unter dem Fuß bilden („Steigbügel des Fußes"):
    - Fuß (Talus) wird in die Malleolengabel hinein und gegen die Tibiaunterseite gedrückt (Koaptation des OSG):
      - OSG-Dysfunktion Tibia posterior (eingeschränkte Dorsalflexion) mit OSG-Koaptation (Kap. 4.1.2)
  - M. rectus femoris:
    - Patellabasis-Ansatzschmerz, Femoropatellarschmerz (bei erhöhtem Anpressdruck), Patellaspitzenschmerz, Lig.-patellae-Schmerz, Tuberositas-tibiae-Schmerz, Osgood-Schlatter-Symptomatik
  - M. sartorius:
    - Pes-anserinus-Ansatzschmerz (medialer Knieschmerz):
      - Streckhemmung des Kniegelenks (Muskel bremst die Schlussrotation [AR] des Knies bei Streckung)
  - M. gracilis:
    - Pes-anserinus-Ansatzschmerz (medialer Knieschmerz)
    - Adduktorenschmerz/Adduktoren-Reizung:
      - Streckhemmung des Kniegelenks (Muskel bremst die Schlussrotation [Außenrotation] des Knies bei Streckung)
  - M. tensor fasciae latae:
    - Zug am Tractus iliotibialis/Tuberculum gerdyi (lateraler Knieschmerz)

- **ischiokrurale Muskeln:**
  - M. triceps surae: reaktive Tonuserhöhung (Achillodynie)
  - M. semimembranosus:
    - fixiert den Innenmeniskus nach dorsal (Innenmeniskusschmerz)
    - strahlt in mediale Kniegelenkskapsel und Popliteusfaszie ein (dorsaler Knieschmerz)
  - M. semitendinosus:
    - Pes-anserinus-Ansatzschmerz (medialer Knieschmerz)
    - Streckhemmung des Kniegelenks (Muskel bremst die Schlussrotation [Außenrotation] des Knies bei Streckung)
  - M. biceps femoris:
    - Ansatzschmerz am PTFG (lateraler Knieschmerz)
    - Zug am PTFG: kranialisiert die Fibula und provoziert eine Dysfunktion PTFG kranio-ventro-lateral (Kap. 4.1.1):
      - Entrapment A./V./N. tibialis anterior (Shin-Splint-Syndrom: Kompartment/Ischämie der Tibialis-Anterior-Gruppe)
      - Fibula mit Malleolus lateralis kranialisiert:
        - dehnt Außenband des Sprunggelenks
        - Dysfunktion DTFG (distales Tibio-Fibular-Gelenk) kranio-dorso-medial
        - eingeschränkte Plantarextension des OSG

- **Muskelschmerzen im Bein (erhöhter Muskeltonus als „Schutzspannung" infolge Muskeldehnung aufgrund des Upslip)**

- **Perineum-Hypertonus auf der Upslip-Seite wegen des Zuges der Beckenseite nach kranio-lateral am Perineum:**
  - Irritation der Beckenorgane (mechanisch und reflektorisch über S2–S4)
  - Kokzygodynie infolge Seitneigungsdysfunktion des Kokzyx aufgrund einseitiger Tonuserhöhung des Perineums, kann sakrokokzygeale Schmerzen erzeugen
  - mögliche Inkontinenz bei veränderter Perineum-Spannung

- **Hypermobilität des kontralateralen ISG infolge des kompletten ISG-Bewegungsverlusts auf der Upslip-Seite (mit Kreuzschmerzen):**
  - Gangbildstörung infolge veränderter Beckenbewegung mit muskulären Tonusveränderungen (Kap. 34):
    - Sakrum-Kontranutations-Dysfunktionen möglich (Kap. 7.3)
    - verändertes Abrollverhalten der Füße (Fußschmerzen):
      - verminderte Abdruckkraft (Laufen) infolge einer Blockade des Metatarsale I
    - mit Zehen krallendes Gangbild:
      - Zehen-Grundgelenks-Blockaden
        - Schulter-Nacken-Verspannungen (Fußreflexzonen; Kap. 35.1)

▶ **Abb. 2.9** Absteigende UFK bei Subluxation Ilium Upslip.

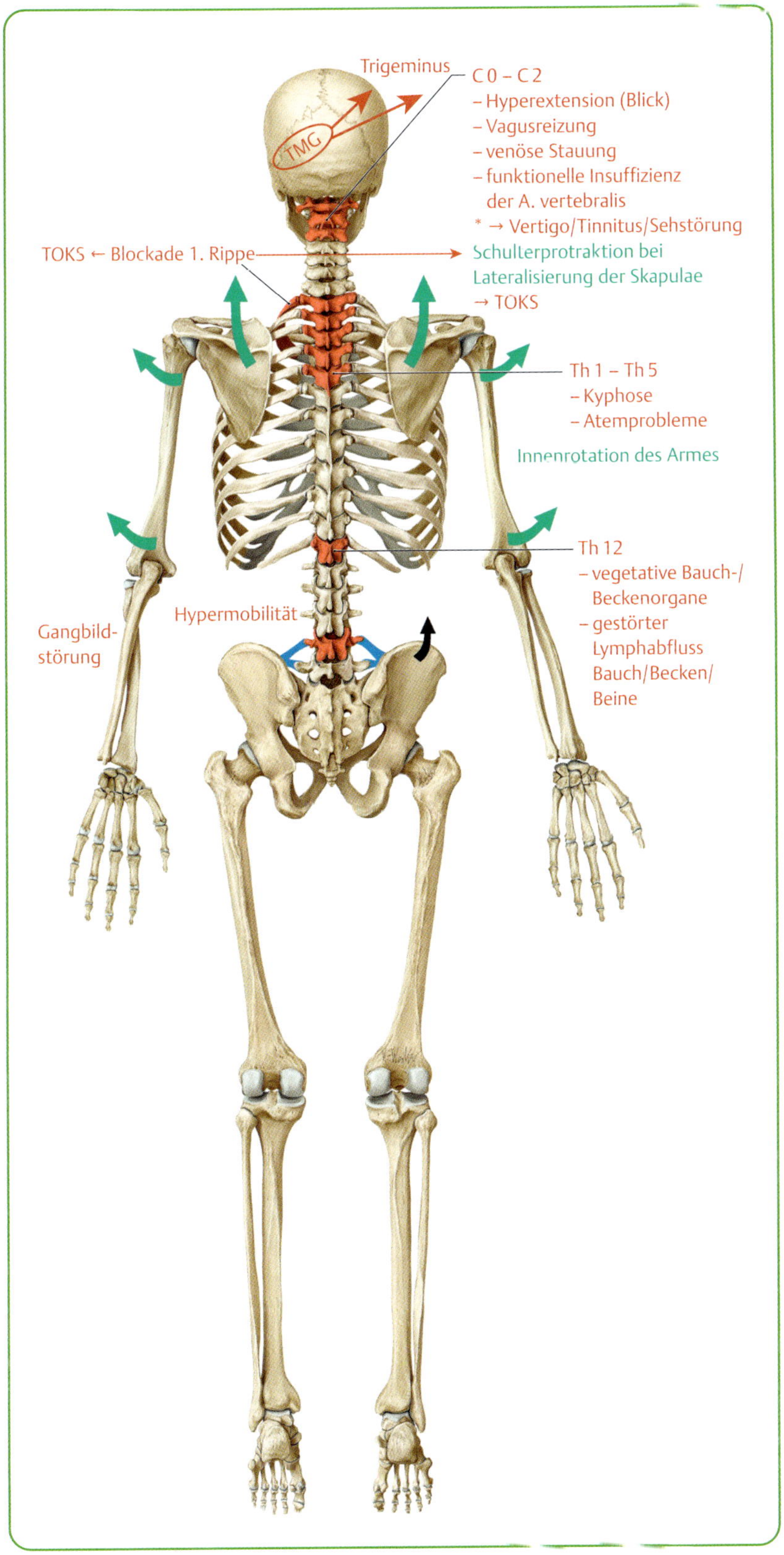

► **Abb. 2.10** Aufsteigende UFK bei Subluxation Ilium Upslip, menschliches Skelett, Ansicht von dorsal. (Schünke M, Schulte E, Schumacher U. Prometheus. LernAtlas der Anatomie. Allgemeine Anatomie und Bewegungssystem. Illustrationen von M. Voll und K. Wesker. 4. Aufl. Stuttgart: Thieme; 2014: 40, Abb. 4.1B)

- **Hypermobilität des kontralateralen ISG infolge kompletten ISG-Bewegungsverlusts auf der Upslip-Seite (mit Kreuzschmerzen):**
  - Gangbildstörung infolge veränderter Beckenbewegung mit muskulären Tonusveränderungen (Kap. 34):
    - Sakrum-Kontranutations-Dysfunktionen möglich (Kap. 7.3)
    - veränderte Wirbelsäulenschwingung aufgrund veränderter Beckenbewegung (s. a. Kap. 34):
      - Blockade der gegenseitigen 1. Rippe:
        - Retraktion der Schulter gegenüber der Upslip-Seite
        - Protraktion der Schulter auf Upslip-Seite:
          - = absteigende UFK zu Ellenbogen (Epicondylitis radialis humeri) und Handgelenk (Kap. 13.10.1)
        - Thoracic-outlet-Kompressions-Syndrom beidseits (eine Seite wegen blockierter 1. Rippe, Gegenseite wegen Klavikula-Tiefstand bei protrahierter Schulter) mit Brachialgien (Kap. 13.8)
      - Blockaden im Bereich Th 1 – Th 5 mit verstärkter hochthorakaler Kyphose:
        - Protraktionsfehlhaltung beider Schultern:
          - = absteigende UFK zu Ellenbogen (Epicondylitis radialis humeri) und Handgelenk (Kap. 13.10.1)
        - Atembeschwerden (eingeschränkte Thoraxatmung)
        - neurovegetative Störungen der Thoraxorgane (Th 1 – Th 5, 1.–5. Rippe)
        - reaktive Hyperextension C 0 – C 2 zur Blickausrichtung:
          - = Kontraktur der kurzen Nackenmuskeln und der langen Halsmuskeln
          - = N.-vagus-Reizung mit neurovegetativen Dysfunktionen
          - = venöse Abflussstörung des Neurokraniums aufgrund von Dysfunktion der V. jugularis interna mit Rückstau in die venösen Sinus durae matris (Kap. 12.1.4 und Kap. 17.3) und Druck- / Spannungskopfschmerzen
          - = funktionelle vertebro-basiläre Insuffizienz (Kap. 12.1.4) mit Schwindel / Gleichgewichtsstörungen, Tinnitus / Hörstörungen sowie Sehstörungen
      - Blockade von Th 12:
        - neurovegetative Störungen der Bauch- / Beckenorgane (Th 12, 12. Rippe)
        - neurovegetativ gestörte Lymphgefäßperistaltik der Bauch- / Becken- / Beinregion (Hinkelthein 2001)
        - gestörter Lymphabfluss der Bauch- / Becken- / Beinregion bei Druck auf Cisterna chyli / Ductus thoracicus
      - Blockade von L 4:
        - mechanische Belastung der Zwischenwirbelräume L 3 / L 4 und L 4 / L 5 (häufig mit Knochenmarködem auf Höhe L 4 / L 5 im MRT [Magnetresonanztomogramm])
        - Risiko für Bandscheiben-Torsionsschaden L 4 / L 5 wegen gegenläufiger Rotation des blockierten Wirbels mit Scherkräften auf die benachbarten Bandscheiben
    - SSB-Dysfunktionen (SSB = Synchondrosis sphenobasilaris), insbesondere SSB-Torsion, infolge Gangbildstörung mit Einfluss auf die SSB sowie weitere kranio-sakrale Dysfunktionen

- **Kiefergelenks-Reizung (TMG = Temporo-Mandibular-Gelenk):**
  - Wegen der Relation zwischen Becken- und Schädelknochen irritiert das Ilium das Temporale (Kap. 23.4).
  - N.-trigeminus-Reizung (Irritation C 0 / C 1 / C 2) erhöht Spannung der Kaumuskulatur.
  - Dysfunktionen Th 1 – Th 5 / Thoracic-outlet-Kompressions-Syndrom) reizt über die Halsfaszien das TMG und die Kaumuskulatur (Kap. 23.4).
  - Über die Körperquerstrukturen werden das Tentorium cerebelli und das Hyoid vom Perineum ausgehend gereizt (Kap. 17.7 und Kap. 32.6).

▶ **Abb. 2.11** Aufsteigende UFK bei Subluxation Ilium Upslip.

2.5 Untersuchung

2.5.1 Inspektion (Posturologie)

Der Therapeut inspiziert den Patienten von hinten im Stand. Dann werden je nach **Hauptabweichrichtung** aus der normalen Position folgende posturologische Typen differenziert.

Rotationstyp

Man zieht 3 Linien zwischen beiden Skapulae, beiden SIPS und beiden Kalkanei. Ist der Winkel zwischen diesen 3 Linien **ungleich** null, so liegt ein Rotationstyp vor. Der Oberkörper beschreibt folglich eine Rotation, in diesen Beispielen nach links (▸ **Abb. 2.12**, ▸ **Abb. 2.13**). In diesem Fall sucht man die ursächliche Dysfunktion in Gelenken, die eine Rotations-Dysfunktion auslösen können (▸ **Tab. 2.3**). Hat man die UFK erfolgreich behandelt, muss anschließend der Winkel der 3 Linien gleich null sein.

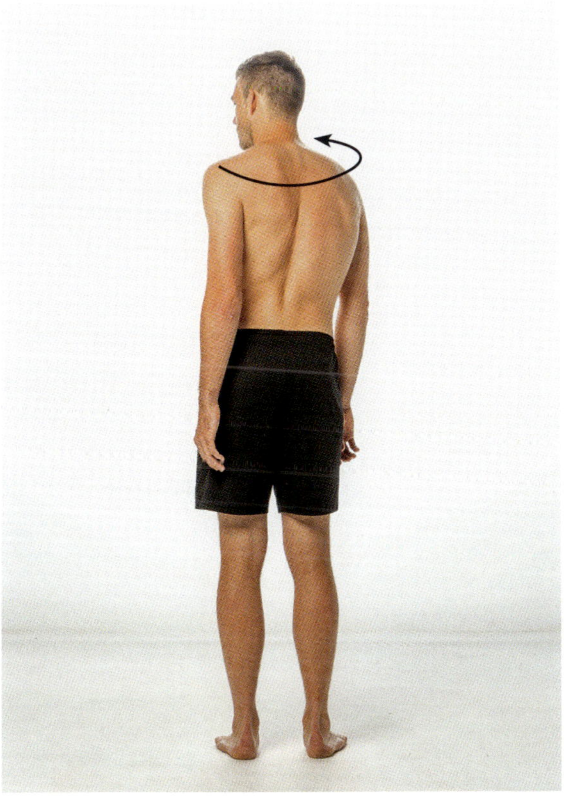

▸ **Abb. 2.12** Rotationstyp in der Ansicht von hinten.

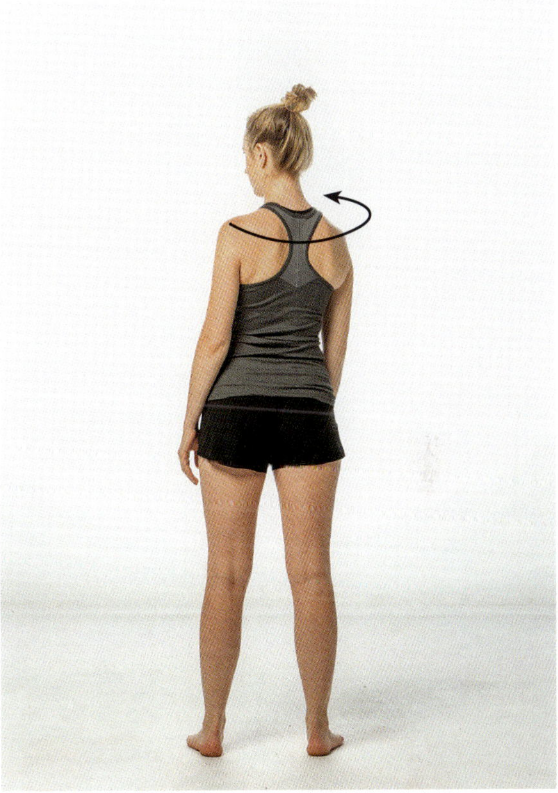

▸ **Abb. 2.13** Rotationstyp in der Ansicht von hinten.

▸ **Tab. 2.3** Posturologische Typen.

Rotationstyp	Extensions-/Flexionstyp	Seitneigungstyp
SSB-Lateral Strain	SSB-Vertical Strain	SSB-Torsion und TMG
C1-Rotation	C0 bilateral	C1/C2-Shift
C2–C7 in Extension	Wirbelsäulenzonen (in Extension oder Flexion)	C2–C7 in Flexion
1.–5. Rippe	Übergang C7–Th1	Übergang Th12–L1
6.–10. Rippe	Übergang Th12–L1	Th11 bis Sakrum (insbesondere Übergang L5 S1)
Symphyse mit Ilium (AR oder IR)	Ilium Anterior/Posterior	Ilium Inflare/Outflare oder Ilium Upslip
Hüftgelenk (AR oder IR)	Hüftgelenk (Flexion/Extension)	Hüftgelenk (Abduktion/Adduktion)
–	Kniegelenk (Flexion/Extension)	–
USG	OSG (Dorsal-Flexion/Plantar-Extension)	Chopart-Gelenk

Extensions- und Flexionstyp

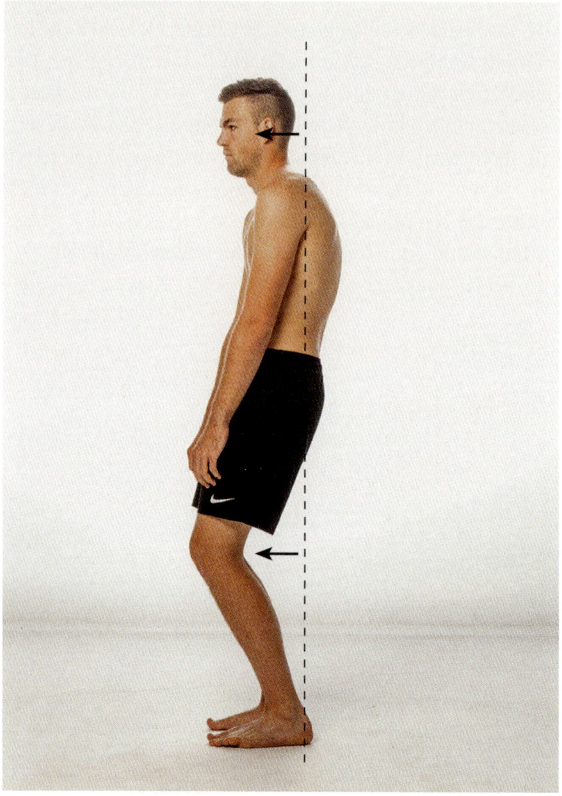

▶ **Abb. 2.14** Extensions- und Flexionstyp in der Seitenansicht.

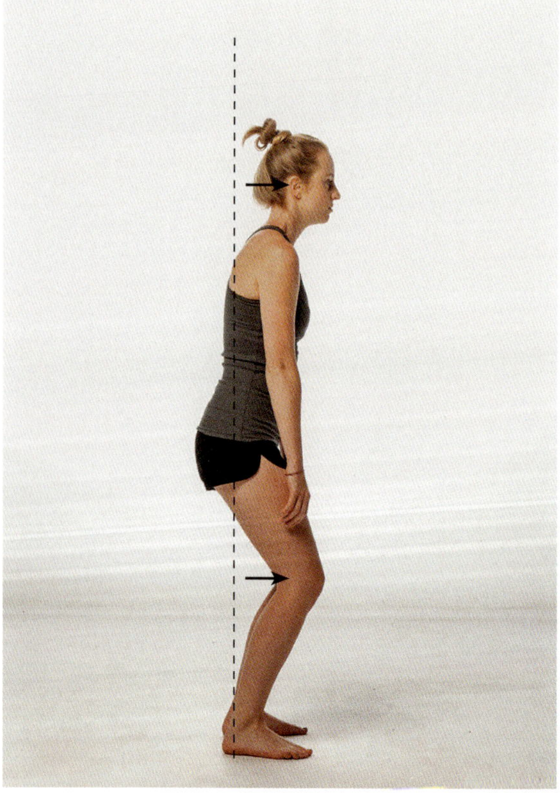

▶ **Abb. 2.15** Extensions- und Flexionstyp in der Seitenansicht.

Man zieht 3 Linien zwischen beiden Skapulae, beiden SIPS und beiden Kalkanei. Ist der Winkel aller 3 Linien **gleich** null, aber die Linien fallen nicht aufeinander (also liegen die beiden Skapulae und/oder die beiden SIPS vor oder hinter den Kalkanei), so liegt ein Extensions- oder Flexionstyp vor (▶ **Abb. 2.14**, ▶ **Abb. 2.15**). Dann sucht man die ursächliche Dysfunktion in allen Gelenken, die eine Extensions-/Flexions-Dysfunktion verursachen können (▶ **Tab. 2.3**). Nach erfolgreicher Behandlung der UFK müssen die Linien aufeinanderfallen.

Seitneigungstyp

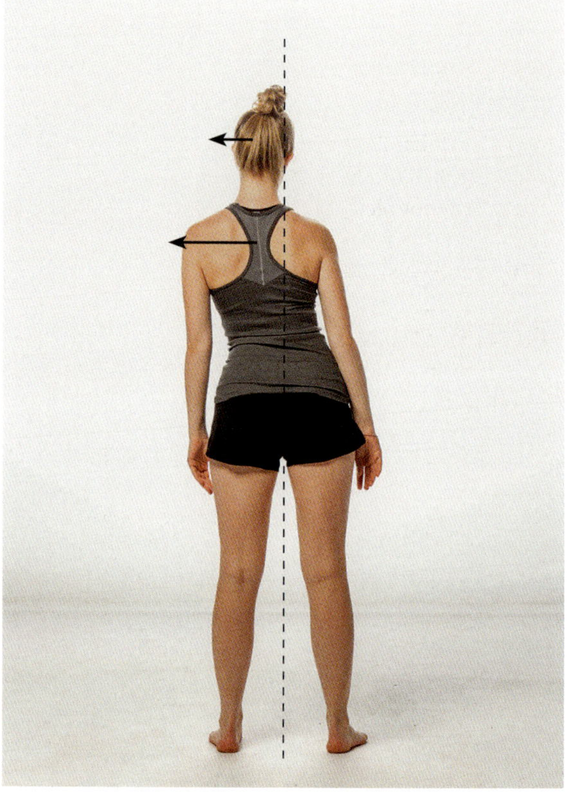

▶ **Abb. 2.16** Seitneigungstyp in der Ansicht von hinten.

Man lässt ein Lot vom Okziput (C 0) auf den Boden fallen und beobachtet, ob folgende Punkte auf der Lotlinie liegen oder von ihr abweichen: C 7, Mittelpunkt zwischen beiden Anguli inferiores scapulae, Th 12, Mittelpunkt zwischen beiden SIPS und Mittelpunkt zwischen beiden Kalkanei (▶ **Abb. 2.16**). Bei einer Abweichung sucht man die ursächliche Dysfunktion in allen Gelenken, die eine Seitneigungs-Dysfunktion erzeugen können (▶ **Tab. 2.3**). Nach erfolgreicher Behandlung der UFK müssen alle oben genannten Punkte auf der Lotlinie liegen.

2.5.2 Palpation

Bei der Palpation beider Ossa ilii liegt das Augenmerk auf jeweils 4 Knochenpunkten:

- Crista iliaca
- SIAS (Spina iliaca anterior superior)
- SIPS (Spina iliaca posterior superior)
- Trochanter major

Während der gesamten Beckenpalpation soll der Patient **unverändert** stehen, der Untersucher bewegt sich um seinen Patienten. Durch Eigenbewegung würde der Patient möglicherweise seine Körperhaltung verändern, sodass das Ergebnis nicht vergleichbar wäre.

Ergebnisbeispiele

- Dysfunktion Ilium Anterior rechts und/oder Dysfunktion Ilium Posterior links (▶ Abb. 2.17, ▶ Tab. 2.4)
- Dysfunktion Ilium Anterior links und/oder Dysfunktion Ilium Posterior rechts (▶ Tab. 2.5)
- Ilium Upslip rechts (▶ Abb. 2.18, ▶ Tab. 2.6)
- anatomische Beinlängendifferenz (▶ Abb. 2.19, ▶ Tab. 2.7) mit kompensatorischer Beckenverwringung (▶ Tab. 2.8)
- anatomische Beinlängendifferenz und Ilium Upslip links (▶ Tab. 2.9)

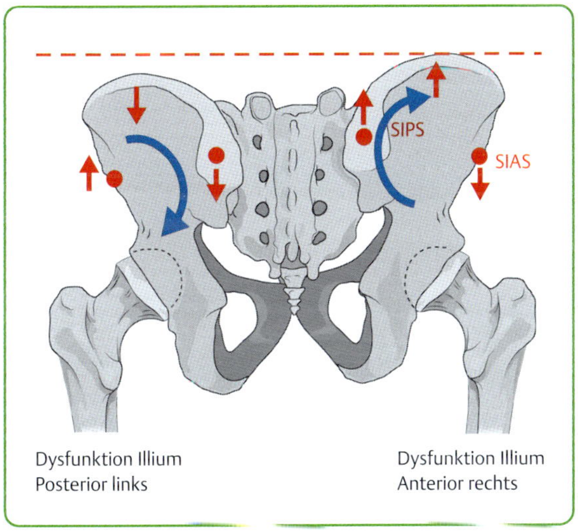

▶ **Abb. 2.17** Dysfunktion Ilium Anterior rechts und/oder Dysfunktion Ilium Posterior links.

▶ **Tab. 2.4** Dysfunktion Ilium Anterior rechts und/oder Dysfunktion Ilium Posterior links.

	links	rechts
Crista iliaca	↓	↑
SIAS	↑	↓
SIPS	↓	↑
Trochanter major	=	=

▶ **Tab. 2.5** Dysfunktion Ilium Anterior links und/oder Dysfunktion Ilium Posterior rechts.

	links	rechts
Crista iliaca	↑	↓
SIAS	↓	↑
SIPS	↑	↓
Trochanter major	=	=

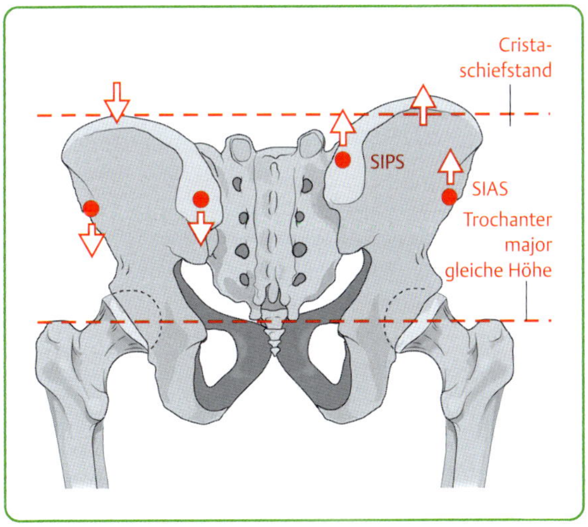

▶ **Abb. 2.18** Ilium Upslip rechts.

▶ **Tab. 2.6** Ilium Upslip rechts.

	links	rechts
Crista iliaca	↓	↑
SIAS	↓	↑
SIPS	↓	↑
Trochanter major	=	=

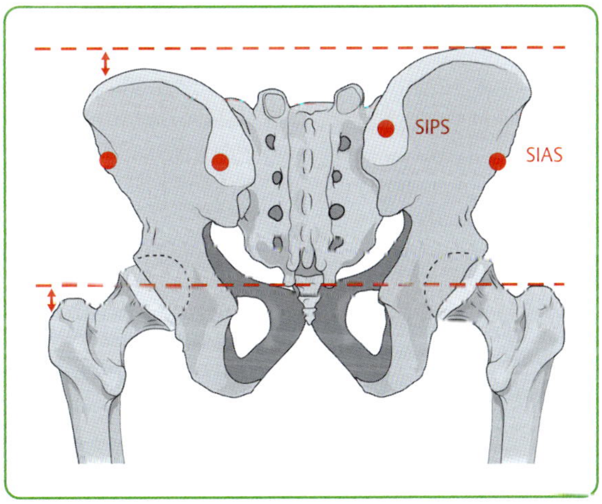

▶ **Abb. 2.19** Anatomische Beinlängendifferenz (in diesem Beispiel: linkes Bein kürzer).

▶ **Tab. 2.7** Anatomische Beinlängendifferenz (in diesem Beispiel: linkes Bein kürzer).

	links	rechts
Crista iliaca	↓	↑
SIAS	↓	↑
SIPS	↓	↑
Trochanter major	↓	↑

▶ **Tab. 2.8** Anatomische Beinlängendifferenz mit kompensatorischer Beckenverwringung.

	Ilium Anterior	Ilium Posterior
linkes Bein verkürzt	links	rechts
rechtes Bein verkürzt	rechts	links

Bei einer **anatomischen Beinlängendifferenz** (in diesem Beispiel ist das linke Bein kürzer) stellt sich normalerweise kompensatorisch eine Beckenverwringung (in diesem Beispiel mit Ilium Anterior links und Ilium Posterior rechts) ein, um den Beckenschiefstand auszugleichen (▶ Tab. 2.8).

Erklärung: Die Extensions-/Flexions-Achse des Iliums gegenüber dem Sakrum ist eine UTA auf Höhe S 3. Das Azetabulum stellt im Stand das Hypomochlion zum Fußboden dar. Bewegt sich das Ilium nach Anterior, vergrößert sich der Abstand zwischen Hypomochlion und UTA, sodass das Bein scheinbar um bis zu 1 cm länger wird. Es handelt sich um eine Beckenschiefe bei **gleichbleibender Beinlänge**.

Bewegt sich das Ilium nach Posterior, dann verkleinert sich der Abstand zwischen Hypomochlion und UTA, sodass das Bein scheinbar um bis zu 1 cm kleiner wird. Es handelt sich um eine Beckenschiefe bei **gleichbleibender Beinlänge**.

Liegt eine kompensatorische Beckenverwringung (Ilium Anterior rechts mit Ilium Posterior links oder Ilium Anterior links mit Ilium Posterior rechts) vor, dann beträgt die scheinbare Beinlängendifferenz bis zu 2 cm, was **keine** Dysfunktion darstellt und nicht mittels Schuherhöhung ausgeglichen werden muss!

Eine **Schuherhöhung** ist nur dann notwendig, wenn

- die Beinlängendifferenz (am Trochanter major) größer als 2 cm ist oder
- eine mangelnde Kompensationsfähigkeit des ISG (Ilium-Dysfunktion) vorliegt.

▶ **Tab. 2.9** Anatomische Beinlängendifferenz (in diesem Beispiel: linkes Bein kürzer) und Ilium Upslip links.

	links	rechts
Crista iliaca	=	=
SIAS	=	=
SIPS	=	=
Trochanter major	↓	↑

2.5.3 Faszialer Beckentest

Der fasziale Beckentest ist der Goldstandard für die Testung der ISG- und SIG-Bewegungen.

Faszialer Beckentest für das ISG

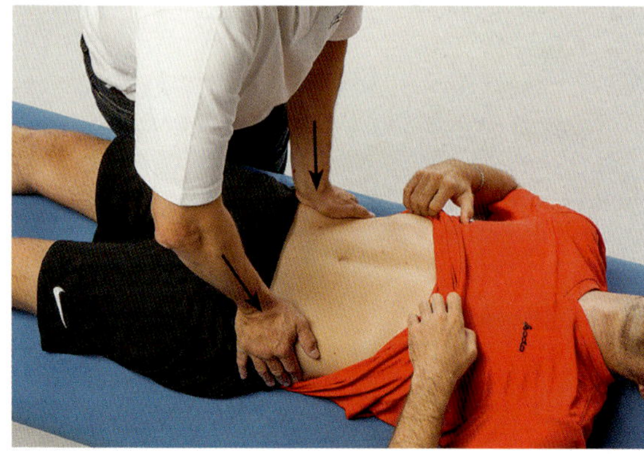

▶ **Abb. 2.20** Faszialer Beckentest für das ISG, Druck in Richtung dorso-medial.

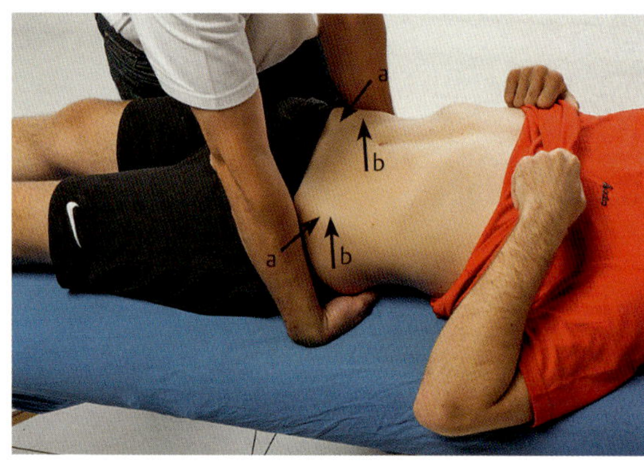

▶ **Abb. 2.21** Faszialer Beckentest für das ISG, abwechselnder Druck in Richtung **a** latero-lateral und **b** antero-lateral.

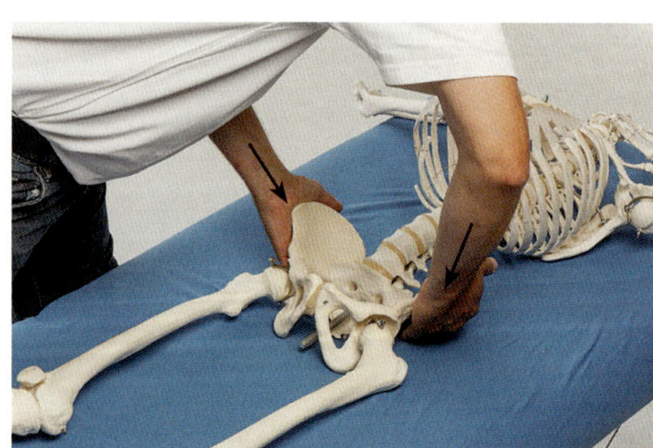

▶ **Abb. 2.22** Faszialer Beckentest für das ISG, Druck in Richtung dorso-medial.

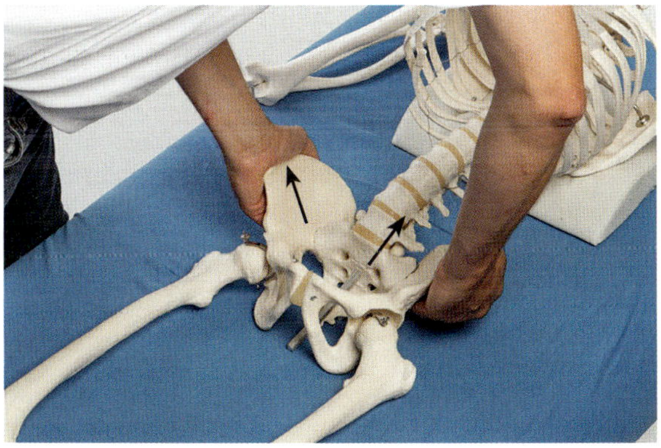

▶ **Abb. 2.23** Faszialer Beckentest für das ISG, Druck in Richtung antero-lateral.

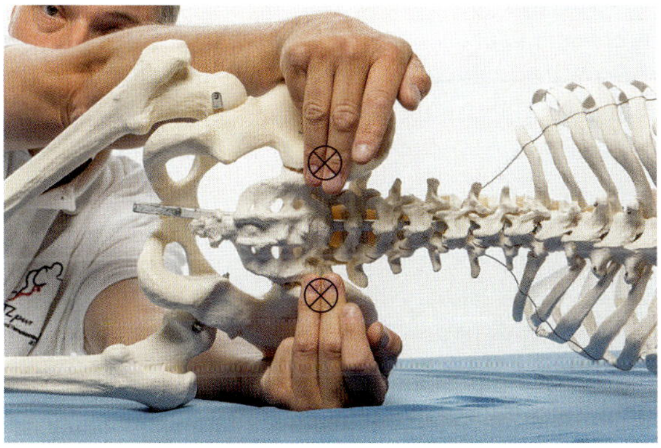

▶ **Abb. 2.24** Faszialer Beckentest für das ISG, Handposition für die antero-laterale Druckrichtung.

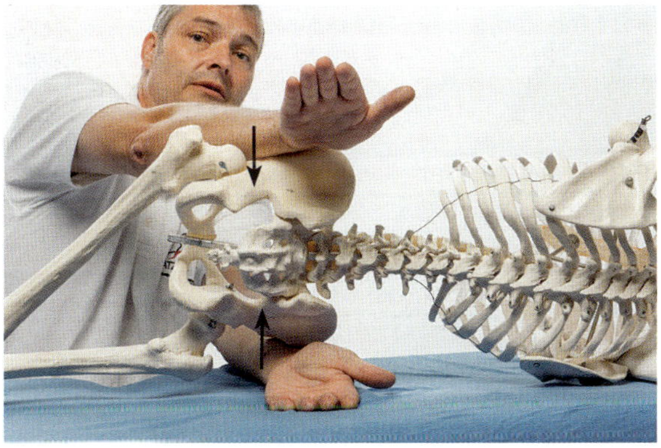

▶ **Abb. 2.25** Faszialer Beckentest für das ISG, abwechselnde latero-laterale Translation (Becken-Shift).

Der Patient liegt in Rückenlage. Der Behandler beugt sich mit in seinen im Ellenbogen flektierten Armen über den Patienten und kontaktiert mit seinem Thenar-Hypothenar-Winkel die Beckenvorderseite im Bereich der SIAS des Patienten. Die Unterarme des Behandlers geben die Druckrichtung vor (im Verlauf der Stellung der SIG von dorso-medial nach ventro-lateral). Es wird abwechselnd ein Druck Richtung **dorso-medial** gegeben (Druckrichtung im Verlauf des Unterarms des Untersuchers; ▶ **Abb. 2.20**, ▶ **Abb. 2.21**, ▶ **Abb. 2.22**).

Findet sich beim Drücken nach dorso-medial ein erhöhter Widerstand, bewegt das Os ilium nicht frei nach Posterior. Das kann folgende Ursachen haben:

- Dysfunktion Ilium Anterior (Ursachen s. Kap. 2.3.1)
- Subluxation Ilium Upslip (Kap. 2.3.5)

Danach legt der Behandler seine Mittel-/Ringfingerspitzen hinter beide SIPS und bewegt diese nach **antero-lateral**, indem er die Mittel- und Ringfinger-Endgelenke bei ansonsten gestreckter Hand flektiert (▶ **Abb. 2.21**, ▶ **Abb. 2.23**, ▶ **Abb. 2.24**).

Findet sich beim Drücken nach antero-lateral ein erhöhter Widerstand, bewegt das Os ilium nicht frei nach Anterior. Das kann folgende Ursachen haben:

- Dysfunktion Ilium Posterior (Ursachen s. Kap. 2.3.2)
- Subluxation Ilium Upslip (Kap. 2.3.5)

Wenn die Bewegung des Iliums sowohl nach Anterior als auch nach Posterior unmöglich ist, liegt entweder eine Subluxation Ilium Upslip (Kap. 2.3.5) oder eine Ankylose bzw. Arthrodese (operative Versteifung) des ISG vor. Zur Unterscheidung eines Ilium Upslip von einer Ankylose/ Arthrodese dient die Palpation beider Cristae iliacae und beider Trochanter majores im Stand (Kap. 2.5.1) zur jeweiligen Höhenbestimmung.

Danach bleibt die Handhaltung gegenüber dem vorigen Testteil unverändert. Jetzt wird mit dem distalen Radius/ Handgelenk eine **latero-laterale Translation (Shift)** des Beckens nach links und rechts durchgeführt (▶ **Abb. 2.25**).

- Shift nach links: Die rechte Seite des Patienten bewegt sich in eine Inflare-Position und die linke Seite in eine Outflare-Position.
- Shift nach rechts: Die rechte Seite des Patienten bewegt sich in eine Outflare-Position und die linke Seite in eine Inflare-Position.

Wenn der Test der Flare-Bewegungen auffällig ist, nutzen wir den Flare-Test im Sitz zur Bestimmung der Dysfunktion (Kap. 2.5.5).

Faszialer Beckentest für das SIG

Dieser Test wird sinnvollerweise direkt im Anschluss an den faszialen Beckentest für die ISG ausgeführt (Kap. 8.3.1).

2.5.4 Alternativer Untersuchungsgang für das ISG

Flexionstest im Stand

Dieser Test ist als Vorlauftest allgemein bekannt. Der Behandler legt beim stehenden Patienten beidseits seine Daumen unter den Unterrand beider SIPS und fordert den Patienten auf, sich vom Kopf beginnend „wie ein Rollo von oben nach unten“ abzurollen. Als Erstes flektiert die HWS, dann die Brustwirbelsäule (BWS), die LWS und schließlich das SIG (▶ **Abb. 2.26**).

Der Flexionstest im Stand wird zusammen mit dem Flexionstest im Sitz ausgewertet (s. u.).

Flexionstest im Sitz

Der Behandler legt beim sitzenden Patienten beidseits seine Daumen unter den Unterrand beider SIPS und fordert den Patienten auf, zunächst den Körper in maximale Aufrichtung zu bringen. Dann soll sich der Patient vom Kopf beginnend „wie ein Rollo von oben nach unten“ abrollen. Als Erstes flektiert die HWS, dann die BWS, die LWS und schließlich das SIG (▶ **Abb. 2.26**).

Beurteilung:

1. Erkennt man einseitig einen Vorlauf im Stand, der auch im Sitz abgeschwächt noch aufzufinden ist, so liegt eine Ilium-Dysfunktion dieser Seite vor.
2. Erkennt man einseitig einen leichten Vorlauf im Stand, der im Sitz deutlicher wird, dann liegt eine SIG-Dysfunktion (Kap. 7.3 und Kap. 8.3) vor.
3. Beide Seiten bewegen sich gleichzeitig. Man weiß nicht, ob es beidseits ein Vorlauf ist oder beidseits frei, deswegen müssen beide Seiten weiter getestet werden, und zwar sowohl das ISG als auch das SIG.

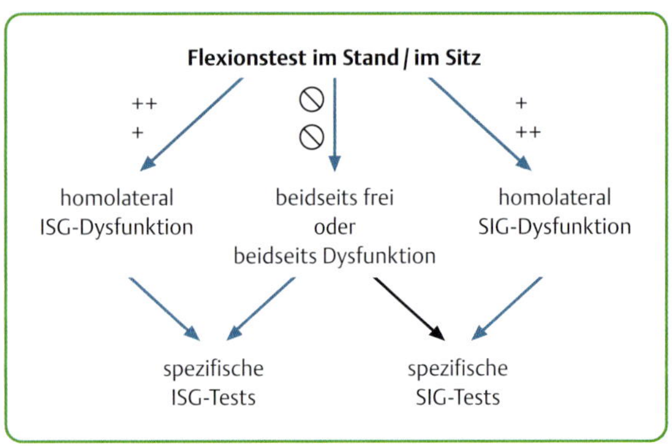

▶ **Abb. 2.26** Flexionstest im Stand/im Sitz.

2.5.5 Spezifische Tests des Ilio-Sakral-Gelenks

Um herauszufinden, ob eine Extensions-/Flexions-Dysfunktion (Anterior- oder Posterior-Bewegung) oder eine Seitneigungs-Dysfunktion (Inflare- oder Outflare-Bewegung) vorliegt, müssen die beiden folgenden Tests durchgeführt werden:

Test Ilium Anterior/Posterior

Bei dem Ilium-Anterior/Posterior-Test stützt sich der Patient an einer Wand ab, um das Gleichgewicht während der Testausführung nicht zu verlieren, deswegen heißt dieser Test auch „An-der-Wand-Test“. Der Untersucher legt einen Daumen auf die Unterkante der zu testenden SIPS und den anderen Daumen an einen knöchernen Referenzpunkt auf dem Sakrum in gleicher Höhe.

- Der Patient **flektiert sein Hüftgelenk**. Die Bewegung findet in 3 Phasen statt:
  1. Hüft-Flexion bis ca. 90°.
  2. Das Ilium bewegt nach Posterior.
  3. Das Sakrum bewegt in Kontranutation, und die LWS delordosiert.

Bei einer **Dysfunktion Ilium Anterior** findet keine Ilium-Bewegung nach Posterior statt, d. h., es fehlt die 2. Phase, und die SIPS und das Sakrum bewegen gleichzeitig nach kaudal.

- Der Patient **extendiert sein Hüftgelenk**. Die Bewegung findet in 3 Phasen statt:
  1. Hüft-Extension bis ca. 8°.
  2. Das Ilium bewegt nach Anterior.
  3. Das Sakrum bewegt in Nutation, und die LWS lordosiert.

Bei einer **Dysfunktion Ilium Posterior** findet keine Ilium-Bewegung nach Anterior statt, d. h., es fehlt die 2. Phase, und die SIPS und das Sakrum bewegen gleichzeitig nach kranial.

Eine Übersicht des Testablaufs zeigt die ▶ **Abb. 2.27**.

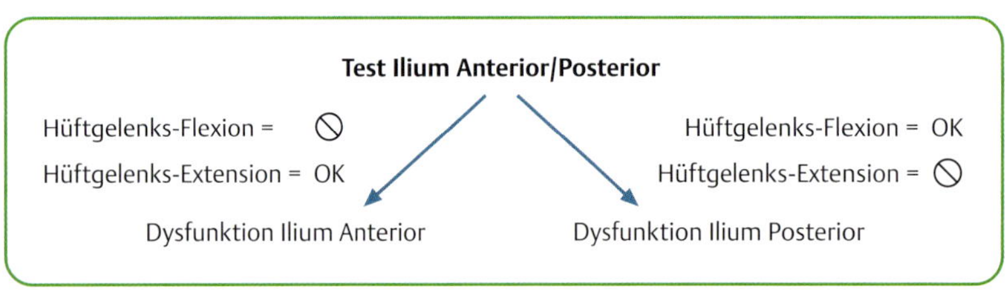

▶ **Abb. 2.27** Test Ilium Anterior/Posterior.

Test Ilium Inflare/Outflare

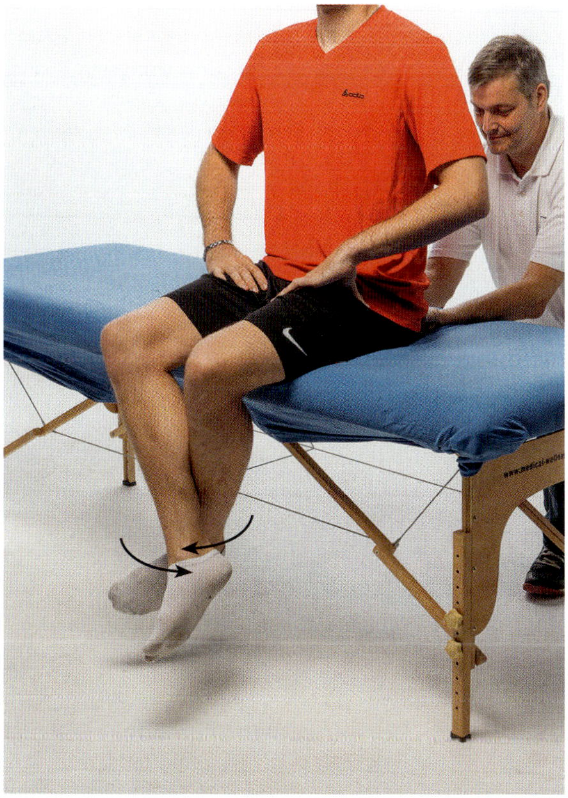

▶ **Abb. 2.28** Test Ilium Inflare/Outflare, Hüft-AR.

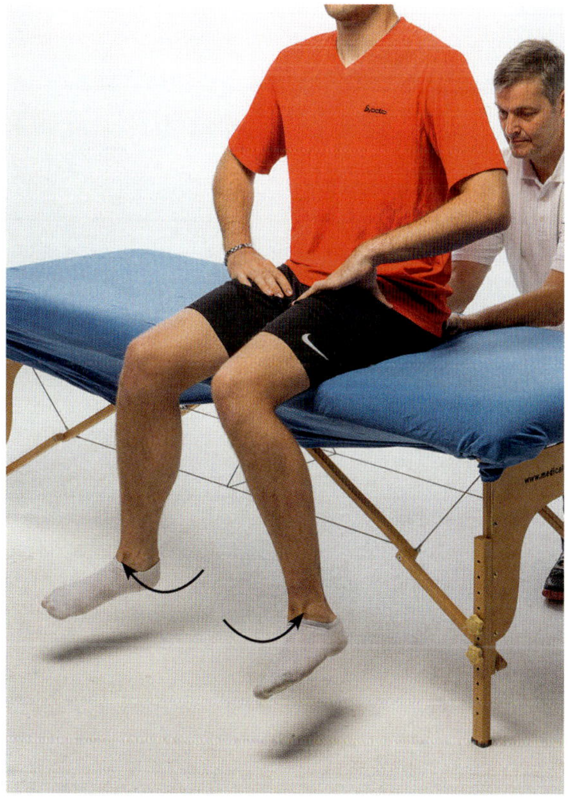

▶ **Abb. 2.29** Test Ilium Inflare/Outflare, Hüft-IR.

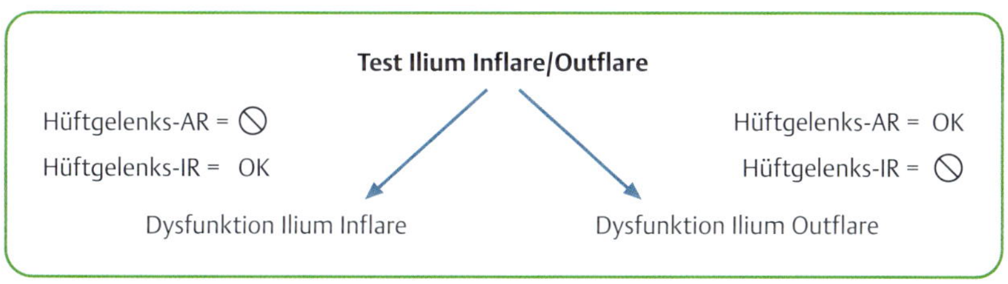

▶ **Abb. 2.30** Testablauf beim Ilium Inflare/Outflare.

Um Flare-Dysfunktionen zu diagnostizieren, führt man den Inflare-/Outflare-Test durch.

Der Patient sitzt mit seinen beiden Tubera ischiadica auf den Händen des Untersuchers auf der Untersuchungsliege. Der Untersucher palpiert mit seinen Mittelfingerspitzen die Tubera des Patienten. Dann führt der Patient eine beidseitige Hüft-AR aus, wodurch sich beidseits das Ilium in eine Outflare-Richtung (die beiden Tubera bewegen zueinander) bewegt (▶ Abb. 2.28). Dann wird eine beidseitige Hüft-IR durchgeführt, sodass sich beidseits das Ilium in eine Inflare-Richtung (die beiden Tubera bewegen sich auseinander) bewegt (▶ Abb. 2.29):

- Hüftgelenks-AR bei 90°-Hüft-Flexion führt zur Outflare-Bewegung.
- Hüftgelenks-IR bei 90°-Hüft-Flexion führt zur Inflare-Bewegung.

Ist eine Richtung unbeweglich, so liegt eine Dysfunktion vor, die nach der freien Richtung benannt wird.

Eine Übersicht des Testablaufs zeigt die ▶ Abb. 2.30.

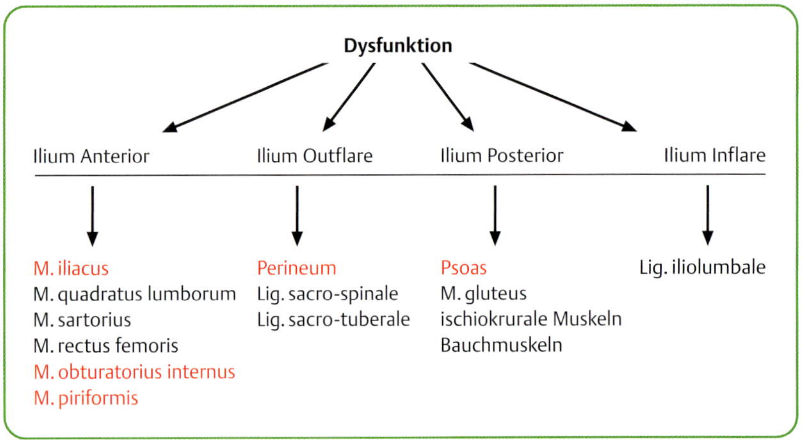

▶ **Abb. 2.31** Testergebnis Ilium Anterior/Posterior und Ilium Inflare/Outflare.

Ergebnis beider Tests

Anhand beider Tests ergibt sich ein differenziertes Bild der vorliegenden Dysfunktion (▶ **Abb. 2.31**). Ursächlich für eine Dysfunktion am ISG können hyperton verkürzte oder gedehnte Muskeln sein. Einige Muskeln (rot hervorgehoben) können auch aufgrund viszeraler Störungen verkürzt sein (Kap. 2.5.7). Darüber hinaus können posttraumatisch intraartikuläre Blockaden vorliegen.

2.5.6 Tests der Muskeln und Bänder

Entsprechend der jeweiligen Dysfunktion müssen die möglicherweise auslösenden Muskeln jeweils auf Verkürzung getestet werden.

M. iliacus

Der Patient liegt in Rückenlage und winkelt ein Bein maximal an, sodass das Becken maximal nach hinten kippt und die LWS delordosiert (Thomas-Handgriff). Der Untersucher fixiert die andere Darmbeinschaufel nach posterior, indem er den Thenar-Hypothenar-Winkel auf die SIAS des Patienten legt und Druck in Richtung Behandlungsbank gibt. Das zu untersuchende Bein des Patienten liegt im Überhang und wird vom Untersucher dosiert losgelassen, sodass die Hüfte extendiert. Bei kontraktem Muskel ist die Extension eingeschränkt.

Der Test wird im Seitenvergleich durchgeführt.

M. quadratus lumborum

Der Patient liegt mit gestreckten Beinen in Rückenlage auf der Bank. Der Untersucher steht am Fußende, umfasst beide Sprunggelenke und übt wechselseitig einen leichten axialen Zug am Bein aus, wodurch eine Seitneigung des Beckens und der LWS ausgeführt wird. Bei einseitiger Verkürzung des Psoas oder des M. quadratus lumborum lässt sich die betroffene Beckenseite nicht frei kaudalisieren.

Die Unterscheidung zwischen Psoas und M. quadratus lumborum ergibt sich aus dem Resultat des Tests Ilium Anterior/Posterior:

- Dysfunktion Ilium Anterior → verkürzter M. quadratus lumborum
- Dysfunktion Ilium Posterior → verkürzter Psoas

M. rectus femoris

Für diesen Test liegt der Patient auf dem Bauch. Der Untersucher flektiert die Knie des Patienten und vergleicht den Abstand von Ferse und Gesäß. Der Muskel auf der Seite des größeren Abstands ist verkürzt, wenn keine Pathologie am Kniegelenk vorliegt.

Hüft-Außenrotatoren (inklusive M. obturatorius internus und M. piriformis)

Der Patient liegt in Rückenlage. Der Untersucher steht am Fußende, umgreift von lateral die Fersen, sodass der Daumen Richtung Metatarsale V zeigt. Dann führt er durch Druck mit den Daumen auf den Fußaußenrand eine Hüft-IR durch und vergleicht das Bewegungsausmaß. Die Seite der eingeschränkten Beweglichkeit weist verkürzte Hüft-Außenrotatoren oder eine kapsulo-ligamentäre Verkürzung des Hüftgelenks auf.

Perineum

Der Patient liegt in Seitenlage mit je um 90° flektierten Hüft- und Kniegelenken. Der Untersucher palpiert medial vom Tuber ischiadicum in Richtung des Perineums mit ventraler (Harnblase), zentraler (Uterus oder Prostata) und dorsaler (Rektum) Tendenz. Bei erhöhtem Widerstand gegen den Palpationsdruck liegt meist eine Perineum-Hypertonie vor. Um eine Hypotonie der Gegenseite auszuschließen, lässt man den Patienten während der Palpation auf der Gegenseite husten. Wenn der Beckenboden hypoton ist, wird der Druck beim Husten nicht durch das Perineum abgefangen und die Finger des Untersuchers werden über das Tuber hinaus aus dem Becken heraus „gehustet".

Lig. sacro-spinale

Ein kontraktes Lig. sacro-spinale kann das Ilium in eine Outflare-Stellung ziehen. Zum Testen wird das Bein um ca. 100° im Hüftgelenk flektiert und um ca. 20° adduziert. Die Druckrichtung geht nach dorso-lateral in Achsrichtung des Patienten-Femurs. Bei erhöhter Spannung im Seitenvergleich liegt ein verkürztes Lig. sacro-spinale vor.

Lig. sacro-tuberale

Ein kontraktes Lig. sacro-tuberale kann das Ilium in eine Outflare-Stellung ziehen. Zum Testen wird das Bein um ca. 130° in dem Hüftgelenk flektiert und um ca. 20° adduziert. Die Druckrichtung geht nach kaudal-dorsal in Achsrichtung des Patienten-Femurs. Bei erhöhter Spannung im Seitenvergleich liegt ein verkürztes Lig. sacro-tuberale vor.

Psoas

Der Test wird durchgeführt wie für den M. iliacus (s. o.), mit dem Unterschied, dass die Darmbeinschaufel vom Untersucher nicht nach posterior fixiert wird. Es wird geprüft, wie gut das zu untersuchende Bein im Seitenvergleich im Überhang extendieren kann.

Außerdem können sowohl der Psoas als auch der M. quadratus lumborum (s. o.) mit einer Becken-Seitneigung getestet werden.

Ischiokrurale Muskeln

Der Patient liegt entspannt in Rückenlage, der Untersucher hebt das gestreckte Patientenbein im Sinne einer Hüft-Flexion an. Im Seitenvergleich wird auf Ausweichbewegungen des Beckens oder kontralateralen Beins geachtet.

2.5.7 Viszeraler Inhibitionstest

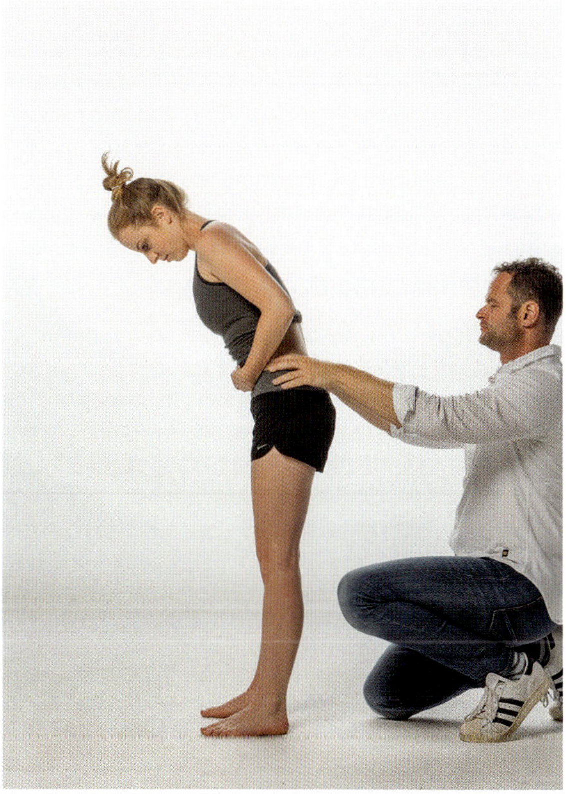

▸ **Abb. 2.32** Viszeraler Inhibitionstest.

Bei folgenden viszeralen Störungen können durch muskuläre Irritationen ISG-Dysfunktionen entstehen (Kap. 3):

- Zäkum → *M. iliacus*
- Rektum → *M. piriformis*
- Harnblase → *M. obturatorius internus*
- Colon sigmoideum, Niere, Nebenniere → *Psoas*
- Beckenorgane → *Perineum*

Bei ISG-Dysfunktionen mit weichteilbedingter Ursache durch die genannten Muskeln wird der viszerale Inhibitionstest ausgeführt, um zu prüfen, ob die ISG-Dysfunktion ursächlich aus den Viszera kommt.

Die Durchführung entspricht der des Flexionstests im Stand (Kap. 2.5.4), mit dem Unterschied, dass der Patient seinen Bauch mit seinen Händen nach kranial stützt. Dann führt der Patient ebenso wie beim Flexionstest eine Wirbelsäulen-Flexion im Stand aus (▸ **Abb. 2.32**). Fällt der zuvor positive Vorlauf des Flexionstests im Stand nun negativ aus, kommt die ISG-Dysfunktion ursächlich aus den Viszera.

2.6 Behandlung

Bei der Behandlung des Iliums ist unter Safety-Aspekten (Kap. 33) insbesondere daran zu denken, dass bei (bakteriellen) Entzündungen eine (relative) Kontraindikation zur mechanischen Behandlung besteht. Es sind mechanische Instabilitäten, vaskuläre und neurologische/neurovegetative Störungen zu berücksichtigen.

2.6.1 Behandlung der Symphyse

Die Symphyse verbindet die beiden Beckenknochen miteinander, zwischen dem linken und rechten Os pubis befindet sich eine senkrecht liegende Bandscheibe. Die Symphyse stellt den Drehpunkt der Beckenbewegung beim Gehen, Schwimmen, Radfahren etc. dar.

Es findet eine gleichzeitige, gegensinnige Bewegung des linken und rechten Iliums um eine transversale Achse statt (Ilium Anterior rechts und Ilium Posterior links sowie umgekehrt; Kap. 34). Sobald eine ISG-Dysfunktion vorliegt, entsteht Spannung an der Symphyse.

Zur Korrektur wird die Symphyse dekoaptiert, also auseinandergezogen.

Dekoaptation der Symphyse

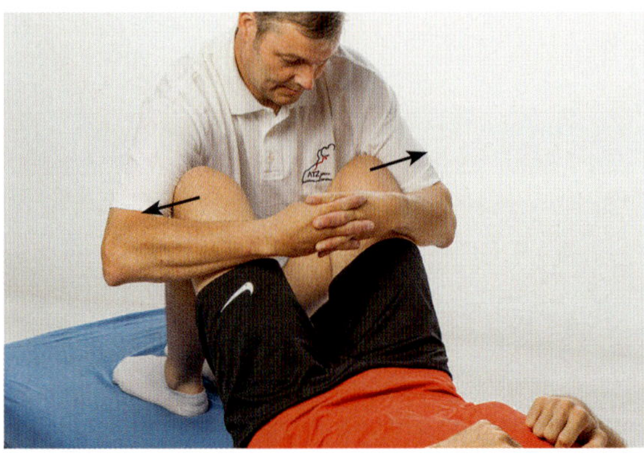

▶ **Abb. 2.33** Dekoaptation der Symphyse, Druck gegen Widerstand nach lateral.

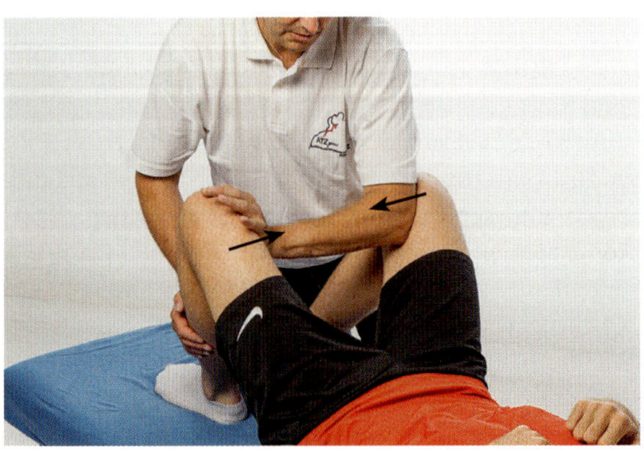

▶ **Abb. 2.34** Dekoaptation der Symphyse, Druck gegen Widerstand nach medial.

Der Patient liegt in Rückenlage mit um 45° flektiertem Hüft- und um 90° flektiertem Kniegelenk. Er soll seine Knie ca. 10 Sekunden nach lateral gegen den Widerstand des Behandlers, d. h. dessen Hände/Unterarme, drücken (▶ Abb. 2.33). Dann lässt der Patient locker, der Behandler abduziert die Oberschenkel des Patienten und legt seinen Unterarm zwischen beide Knie des Patienten, woraufhin der Patient **sofort** mit starker Kraft beide Oberschenkel adduziert, indem er die Knie zusammendrücken soll (▶ Abb. 2.34).

Die Technik nutzt die postisometrische Relaxation der kleinen und mittleren Gesäßmuskeln, damit diese beim anschließenden Zusammendrücken die Bewegung nicht hemmen. Beim kräftigen Adduzieren beider Beine gegen den Widerstand des Behandlers kommt es zur axialen Traktion (Dekoaptation) der Symphyse.

2.6.2 Behandlung einer Dysfunktion Ilium Anterior

Mobilisation einer Dysfunktion Ilium Anterior in Rückenlage

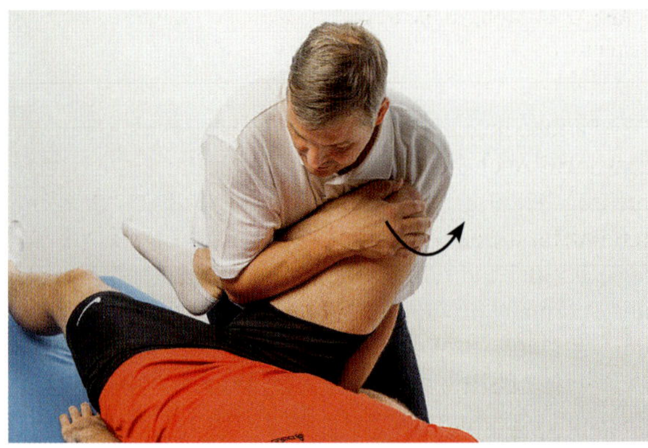

▶ **Abb. 2.35** Mobilisation einer Dysfunktion Ilium Anterior in Rückenlage.

Der Patient liegt in Rückenlage. Der Behandler steht auf der zu behandelnden Seite und flektiert das Hüftgelenk des Patienten auf 90°, führt dann eine Hüft-Adduktion aus und positioniert die Zeige- und Mittelfinger seiner Kontrollhand gleichzeitig auf SIPS und Sakrum (Fingerspitzen auf Sakrum, Fingermittelglieder auf SIPS). Dann bringt er das Becken des Patienten wieder auf die Bank zurück und flektiert das Hüftgelenk weiter bis an die Gewebespannungsgrenze. Unter Beibehaltung dieser Hüft-Flexion wird das Gelenk (ebenfalls bis zur Gewebespannungsgrenze) abduziert. Nun erfolgt an der Gewebespannungsgrenze mit einer (möglichst geringen) Hüft-AR die Mobilisation der Dysfunktion Ilium Anterior nach posterior (▶ Abb. 2.35), indem mit einer rhythmischen rotatorischen Mobilisation an der Gewebespannungsgrenze die Hüft-Flexion/-Abduktion/-AR geringfügig abwechselnd verstärkt und wieder reduziert wird. Hierbei folgt der Behandler der nach posterior verschobenen Bewegungsgrenze.

Die Bewegungsgrenze wird als Summe der 3 Komponenten Hüft-Flexion, -Abduktion und -AR eingestellt. Ist einem Patienten z. B. die forcierte Hüft-Flexion unangenehm, so wird das Hüftgelenk mit weniger Flexion, dafür mehr Abduktion eingestellt und anschließend an der Bewegungsgrenze mobilisiert.

Mobilisation einer Dysfunktion Ilium Anterior in Seitenlage

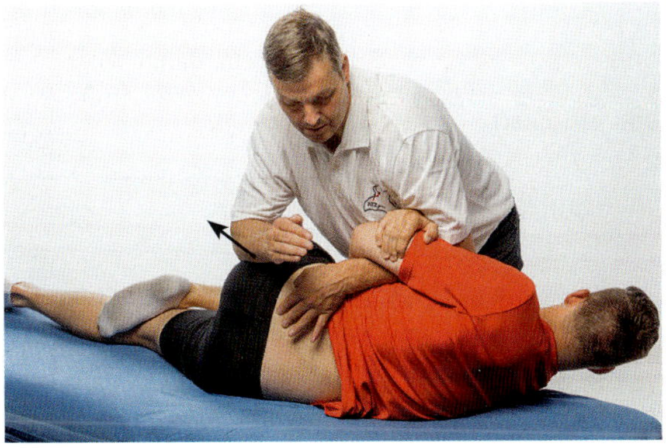

▶ **Abb. 2.36** Mobilisation einer Dysfunktion Ilium Anterior in Seitenlage.

Der Patient liegt in Seitenlage, sodass das zu mobilisierende ISG oben liegt. Hüft- und Kniegelenk sind jeweils um 90° flektiert, der oben liegende Unterarm des Patienten wird mit flektiertem Ellenbogen auf seine Flanke gelegt. Der Behandler greift den unten liegenden Oberarm des Patienten und zieht an diesem, sodass eine Flexion der Wirbelsäule bis S 1 erfolgt. Er hält die Spannung des oberen Hebels in Flexion aufrecht und führt dann einen Zug am Oberarm in Richtung Zimmerdecke aus, wodurch eine verriegelnde Seitneigungs-Rotation der BWS und LWS bis S 1 aufgebaut wird.

Um diesen Hebelaufbau in Flexion **und** Rotation zu stabilisieren, greift der Behandler mit seiner kranialen Hand zwischen Flanke und Ellenbogen hindurch und legt seine Zeige- und Mittelfinger auf die oben liegende SIPS und das Sakrum, um den unteren Hebelaufbau und die anschließende Mobilisation zu kontrollieren (▶ **Abb. 2.36**).

Nun umgreift der Behandler mit seiner kaudalen Hand den unten liegenden distalen Femur von dorsal und hebt ihn so weit Richtung Zimmerdecke, dass das oben liegende ISG in kranio-kaudaler Ausrichtung parallel zur Behandlungsbank liegt. Das Bein wird dann wieder abgelegt und der oben liegende Fuß in die Kniekehle des Patienten eingehakt.

Das oben liegende Knie des Patienten wird zwischen beiden Oberschenkeln des Behandlers positioniert, um die Hüft-Flexion einzustellen. Dann legt der Behandler seinen Unterarm auf das Tuber ischiadicum und rollt den Patienten „en bloc" (in einer Einheit) zu sich, sodass das oben liegende ISG auch in ventro-dorsaler Richtung parallel zur Behandlungsbank positioniert wird.

Wichtig ist, dass beide Ellenbogengelenke des Behandlers jeweils mindestens um 110° flektiert sind und beide Unterarme parallel zur Behandlungsbank liegen.

Nun mobilisiert der Behandler das ISG, indem er mittels leichter Kniebeugen (langsam-kontinuierlicher Body Drop) den Druck auf seine Unterarme repetitiv verstärkt und vermindert.

Manipulation einer Dysfunktion Ilium Anterior aus Seitenlage

Hebelaufbau und Bewegungsausführung entsprechen genau denen der Mobilisation (s. o.). Zur Manipulation gibt der Behandler am Bewegungsende einen Thrust auf das Tuber, indem am Spannungsmaximum ein abrupter Body Drop ausgeführt wird. Alternative Techniken zur Korrektur intraartikulärer Dysfunktionen, insbesondere die Mid-Range-Techniken, sind in Kap. 1.3.3 beschrieben.

2.6.3 Behandlung einer Dysfunktion Ilium Posterior

Mobilisation einer Dysfunktion Ilium Posterior in Rückenlage

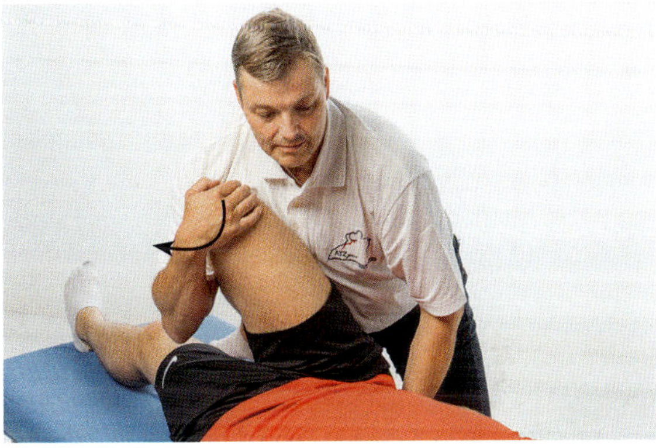

▶ **Abb. 2.37** Mobilisation einer Dysfunktion Ilium Posterior in Rückenlage.

Der Patient liegt in Rückenlage. Der Behandler steht auf der zu behandelnden Seite und flektiert das Hüftgelenk des Patienten um 90°, führt dann eine Hüft-Adduktion aus und positioniert die Zeige- und Mittelfinger seiner Kontrollhand gleichzeitig auf SIPS und Sakrum (Fingerspitzen auf Sakrum, Fingermittelglieder auf SIPS). Dann bringt er das Becken des Patienten wieder auf die Bank zurück und adduziert das Hüftgelenk bis an die Gewebespannungsgrenze. Unter Beibehaltung dieser Hebelkomponenten erfolgt an der Gewebespannungsgrenze mit einer Hüft-IR die Mobilisation der Dysfunktion Ilium Posterior nach anterior (▶ **Abb. 2.37**), indem mit einer rhythmischen rotatorischen Mobilisation an der Gewebespannungsgrenze die Hüft-Extension (ausgehend von 90°-Hüft-Flexion)/-Adduktion/-IR geringfügig verstärkt und wieder reduziert wird. Hierbei folgt der Behandler der nach anterior verschobenen Bewegungsgrenze.

Die Bewegungsgrenze wird als Summe der Komponenten Hüft-Extension (ausgehend von 90°-Hüft-Flexion), -Adduktion und -IR eingestellt. Ist einem Patienten z. B. die forcierte Hüft-Adduktion unangenehm, wird das Hüftgelenk mit weniger Adduktion, dafür mehr IR eingestellt und anschließend an der Bewegungsgrenze mobilisiert. Die Summe der 3 Bewegungskomponenten ergibt die Bewegungsgrenze.

Mobilisation einer Dysfunktion Ilium Posterior in Seitenlage

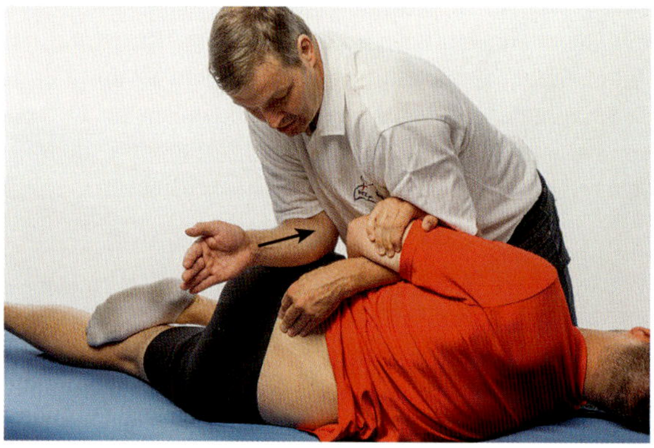

▸ **Abb. 2.38** Mobilisation einer Dysfunktion Ilium Posterior in Seitlage.

Der Patient liegt in Seitenlage, sodass das zu mobilisierende ISG oben liegt. Hüft- und Kniegelenk sind jeweils um 90° flektiert, der oben liegende Unterarm des Patienten wird mit flektiertem Ellenbogen auf seine Flanke gelegt. Der Behandler greift den unten liegenden Oberarm des Patienten und zieht an diesem, sodass eine Flexion der Wirbelsäule bis S 1 erfolgt. Er hält die Spannung des oberen Hebels in Flexion aufrecht und führt dann einen Zug am Oberarm in Richtung Zimmerdecke aus, wodurch eine verriegelnde Seitneigungs-Rotation der BWS und LWS bis S 1 aufgebaut wird.

Um diesen Hebelaufbau in Flexion **und** Rotation zu stabilisieren, greift der Behandler mit seiner kranialen Hand zwischen Flanke und Ellenbogen hindurch und legt seine Zeige- und Mittelfinger auf die oben liegende SIPS und das Sakrum, um den unteren Hebelaufbau und die anschließende Mobilisation zu kontrollieren (▸ **Abb. 2.38**).

Nun umgreift der Behandler mit seiner kaudalen Hand den unten liegenden distalen Femur von dorsal und hebt ihn so weit Richtung Zimmerdecke, dass das oben liegende ISG in kranio-kaudaler Ausrichtung parallel zur Behandlungsbank liegt. Das Bein wird dann wieder abgelegt und der oben liegende Fuß in die Kniekehle des Patienten eingehakt.

Das oben liegende Knie des Patienten wird zwischen beiden Oberschenkeln des Behandlers positioniert, um die Hüft-Flexion einzustellen. Dann legt der Behandler seinen Unterarm auf die Crista iliaca und rollt den Patienten „en bloc" zu sich, sodass das oben liegende ISG auch in ventro-dorsaler Richtung parallel zur Behandlungsbank positioniert wird.

Wichtig ist, dass beide Ellenbogengelenke des Behandlers jeweils mindestens 110° flektiert sind und beide Unterarme parallel zur Behandlungsbank liegen.

Nun mobilisiert der Behandler das ISG, indem er mittels leichter Kniebeugen (langsam-kontinuierlicher Body Drop) den Druck auf seine Unterarme repetitiv verstärkt und verringert.

Manipulation einer Dysfunktion Ilium Posterior in Seitenlage

Hebelaufbau und Bewegungsausführung entsprechen genau denen der Mobilisation (s. o.). Zur Manipulation gibt der Behandler am Bewegungsende einen Thrust auf das Tuber, indem am Spannungsmaximum ein abrupter Body Drop ausgeführt wird. Alternative Techniken zur Korrektur der intraartikulären Dysfunktion, insbesondere die Mid-Range-Techniken, sind in Kap. 1.3.3 beschrieben.

2.6.4 Behandlung einer Dysfunktion Ilium Inflare

Mobilisation Ligg. iliolumbalia

Die Ligg. iliolumbalia werden durch eine lokale, kreisende Kompressionsbewegung entspannt oder über eine myotensive Technik auf den M. quadratus lumborum in Seitenlage korrigiert. Hierzu liegt der Patient auf der zu korrigierenden Seite mit einer Hüft- und Knie-Flexion von je 90°. Der Patient wird aufgefordert, die unten liegende Flanke leicht anzuheben, sodass der Behandler seine Hand zwischen Behandlungsbank und Flanke des Patienten hindurchschieben könnte („bridging" = Brückenbildung). Biomechanisch entspricht das einer Seitneigung der LWS zur betroffenen Seite. Es folgen 5–8 Anspannungs- und Entspannungsphasen hintereinander.

2.6.5 Behandlung einer Dysfunktion Ilium Outflare

Behandlung Perineum

Ursächlich für Perineum-Hypertonie sind

- Dysfunktionen an Harnblase, Uterus bzw. Prostata oder Rektum (zur Behandlung s. Kap. 3.4.2, Kap. 3.4.3, Kap. 3.4.6 und Kap. 3.4.7), die zu einer Irritation auf Höhe von S 2–S 4 (parasympathische Innervation des „linken Kolons" und der Beckenorgane) führen, bzw.
- Sakrum-Dysfunktionen (Behandlung durch Sakrum-Release oder spezifische Sakrumtechnik s. Kap. 8.4).

Mobilisation Lig. sacro-tuberale

Die Mobilisation eines kontrakten Lig. sacro-tuberale geschieht durch repetitive Wiederholung des Tests (Kap. 2.5.5). Der Behandler gibt repetitiven Druck auf das flektierte Knie in Richtung Femurkopf bei um ca. 130° flektiertem Hüftgelenk und leichter Adduktion. Der Druck ist nach dem Verlauf des Bandes (kaudal-dorsal-lateral), entsprechend dem Faserverlauf des Bandes, gerichtet.

Mobilisation Lig. sacro-spinale

Die Mobilisation eines kontrakten Lig. sacro-spinale geschieht durch repetitive Wiederholung des Tests (Kap. 2.5.5). Der Behandler gibt repetitiven Druck auf das flektierte Knie in Richtung Femurkopf bei um ca. 100° flektiertem Hüftgelenk und leichter Adduktion. Der Druck ist nach dem Verlauf des Bandes (dorsal-lateral-kaudal), entsprechend dem Faserverlauf des Bandes, gerichtet.

2.6.6 Behandlung des Ilium Upslip (Subluxation des Iliums nach kranial gegenüber dem Os sacrum, bei gleichzeitiger Subluxation des Femurkopfes nach kaudal)

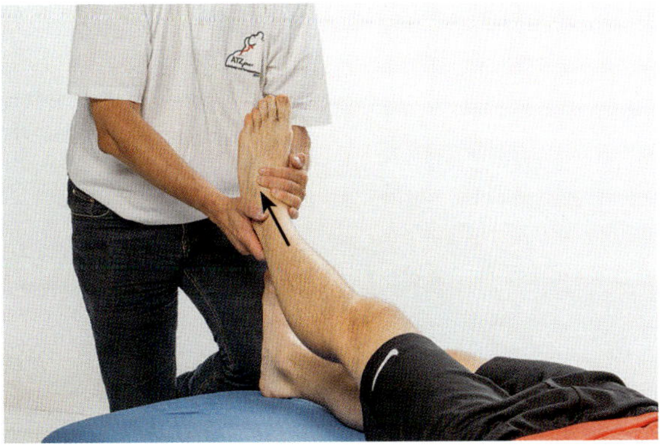

▶ **Abb. 2.39** Behandlung des Ilium Upslip.

Der Patient liegt in Rückenlage. Der Behandler steht am Fußende und umgreift mit seiner lateralen Hand den Kalkaneus der zu behandelnden Seite. Die mediale Hand umfasst mit dem Kleinfinger die Talusvorderkante. Das betroffene Bein wird dann passiv in eine ca. 25°-Hüft-Flexion und eine ca. 15°-Hüft-Adduktion gebracht. Da die SIG-Gelenkflächen nicht sagittal, sondern von kraniolateral nach kaudo-medial und gleichzeitig von dorsomedial nach ventro-lateral geneigt stehen, bestimmt diese Ausrichtung die exakte Zugrichtung (sodass das Ilium auf dem Sakrum gleiten kann wie 2 aufeinanderliegende Glasplatten). Dann wird das Hüftgelenk so weit innenrotiert, dass es kapsulo-ligamentär verriegelt ist und der axiale Zug des Behandlers zu seinem Körper hin (in Richtung Fuß des Patienten) das Ilium erreicht (▶ **Abb. 2.39**). Die Zugrichtung entspricht der Beinachse nach plantar.

> **Cave**
> **Stellt man den Winkel des SIG nicht exakt ein, kann es zu einer sakro-iliakalen Knorpelkontusion mit entsprechender Entzündungsreaktion kommen.**

Bei dieser Behandlungstechnik wird die häufig begleitend auftretende OSG-Koaptations-Blockade (Kap. 4.1.2) in aller Regel mit einem einzigen Impuls mitkorrigiert.

3 Zäkum, Sigmoid, Beckenorgane

3.1 Viszero-parietale Relationen zum Ilio-Sakral-Gelenk (ISG)

Sowohl Extensions- und Flexions-Dysfunktionen (Dysfunktionen Ilium Anterior/Ilium Posterior) als auch Seitneigungs-Dysfunktionen (Dysfunktionen Ilium Inflare/Ilium Outflare) des Iliums können einen viszeralen Ursprung haben. Die viszero-parietale Relationen zum ISG zeigt die ▶ Abb. 3.1.

Wenn man einen (extrem seltenen) Situs inversus ausschließt (bei dem die inneren Organe links-rechts-gespiegelt im Körper liegen), können aufgrund viszeraler Dysfunktionen die in der ▶ Tab. 3.1 aufgeführten parietalen ISG-Dysfunktionen auftreten.

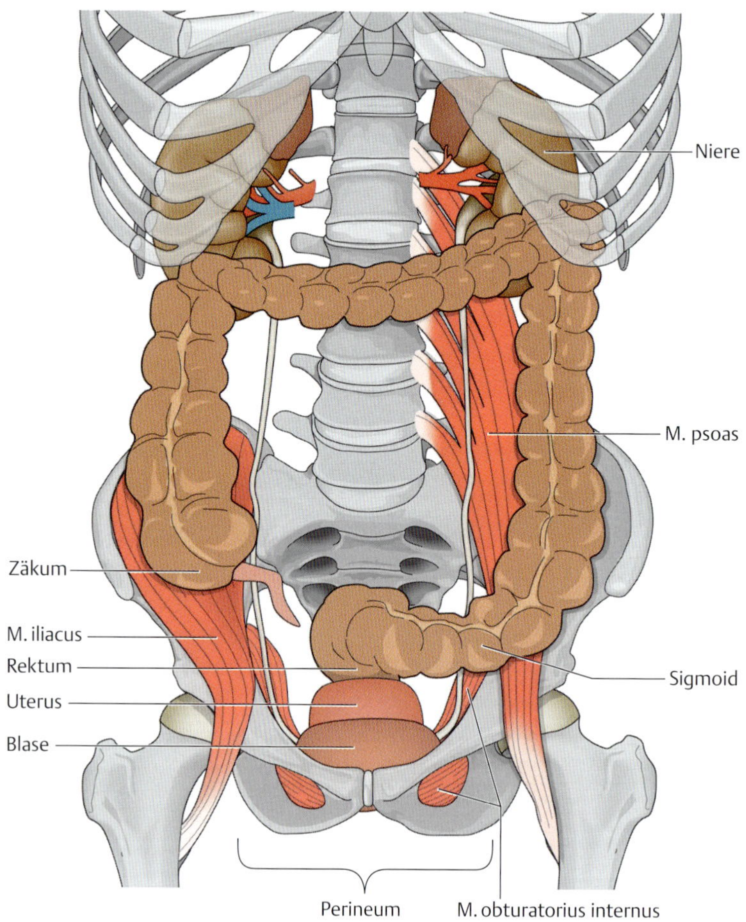

▶ **Abb. 3.1** Viszero-parietale Relationen zum ISG.

▶ **Tab. 3.1** Parietale ISG-Dysfunktionen aufgrund viszeraler Dysfunktionen.

ursächliche Organdysfunktion	viszeral gereizter Muskel	parietale Folge-Dysfunktion
Zäkum	M. iliacus rechts	Ilium Anterior rechts
Harnblase	M. obturatorius internus rechts oder links	Ilium Anterior rechts oder links (durch Hüftgelenks-AR des M. obturatorius internus)
Rektum	M. piriformis rechts oder links	Ilium Anterior rechts oder links (durch Hüftgelenks-AR des M. piriformis)
Colon sigmoideum	Psoas links	Ilium Posterior links
Niere links	Psoas links	Ilium Posterior links
Niere rechts	Psoas rechts	Ilium Posterior rechts
Prostata, Uterus, (Harnblase, Rektum)	Perineum	Ilium Outflare

3.2
Parietale Folge-Dysfunktionen aufgrund viszeraler Dysfunktionen

3.2.1 Dysfunktion Ilium Anterior aufgrund einer Zäkum-Dysfunktion

Ein Überschuss schnell verfügbarer Kohlenhydrate (Glukose, Fruktose, Saccharose, Stärke etc.) kann zu einer Zäkum-Irritation führen. Das Zäkum reagiert auf den alimentär (insbesondere bei zu kohlenhydrathaltiger Ernährung) ausgelösten chemischen Gewebereiz mit einer lokalen Entzündungsreaktion (▶ **Abb. 3.2**; s. a. Kap. 27.1.3 und Kap. 27.2.4).

Dies ist der häufigste Grund einer Dysfunktion des Zäkums und der daraus resultierenden „Verklebung“ mit dem M. iliacus. Weitere Gründe für eine Zäkum-Dysfunktion werden in Kap. 30.1.8 beschrieben.

3.2.2 Dysfunktion Ilium Anterior aufgrund einer Harnblasen-Dysfunktion

Bei Harnblasen-Dysfunktionen (z. B. einer bakteriellen Harnblasenentzündung, Zustand nach Unterleibsoperationen, Blasenentleerungsstörungen etc.) werden Gewebemediatoren an der Mukosa (bei der bakteriellen Harnblasenentzündung) bzw. in der Muskelschicht oder den Haltestrukturen der Harnblase ausgeschüttet und führen zu einer lokalen Entzündungsreaktion (▶ **Abb. 3.3**; s. a. Kap. 27.1.3 und Kap. 27.2.4).

- **Ausschüttung von Gewebemediatoren an der Darm-Mukosa verursacht:**
  - lokale Entzündungsreaktion der Darmschleimhaut (mit Schwellung und dadurch bedingter Gewichtszunahme des betroffenen Darmabschnitts)
  - diffundieren durch die Muskelschichten des Darms hindurch bis zur Organfaszie
    - Gewebemediatoren gelangen so zwischen die Organfaszie (Peritoneum viscerale) des Zäkums und die Faszie des M. iliacus:
      - Adhäsionskräfte in Form von Wasserstoffbrückenbindungen, später auch Sulfatbrücken, verbinden die Organfaszie des Zäkums mit der Faszie des M. iliacus (das Zäkum „verklebt“ mit dem M. iliacus):
        - biochemischer Reiz des Muskels mit reaktiver (hypertoner) Verkürzung:
          - Dysfunktion Ilium Anterior

▶ **Abb. 3.2** Dysfunktion Ilium Anterior aufgrund einer Zäkum-Dysfunktion.

- **Ausschüttung von Gewebemediatoren verursacht:**
  - lokale Entzündungsreaktion von Blasenschleimhaut / Muskelschicht / Haltestrukturen:
    - Gewebemediatoren gelangen so zwischen die Organfaszie der Harnblase und die Faszie des M. obturatorius internus.
      - Adhäsionskräfte in Form von Wasserstoffbrückenbindungen, später auch Sulfatbrücken, verbinden die Organfaszie der Harnblase mit der Faszie des M. obturatorius internus (die Blase „verklebt“ mit dem M. obturatorius internus):
        - biochemischer Reiz des Muskels mit reaktiver (hypertoner) Verkürzung:
          - Dysfunktion Hüft-AR:
            - Zur Korrektur der Fehlhaltung kompensiert der Körper mit einem Ilium Anterior.

▶ **Abb. 3.3** Dysfunktion Ilium Anterior aufgrund einer Harnblasen-Dysfunktion.

Beachte

Durch Kontraktion einer oder mehrerer Hüftgelenks-Außenrotatoren dreht auch der Fuß im Raum nach außen und stört das Abrollverhalten beim Gehen. Der Körper kompensiert diese Fehlhaltung mit einer Ilium-Bewegung der gleichen Seite nach Anterior und IR sowie des Sakrums in Rechtsrotation, was die Position des Fußes korrigiert. Das gilt für alle Organdysfunktionen, bei denen die Hüftgelenks-Außenrotatoren kontrakt sind (Kap. 2.2.5).

Ferner kann die Harnblase über das Perineum eine Dysfunktion Ilium Outflare auslösen. Häufiger findet sich die Dysfunktion Ilium Anterior über den M. obturatorius internus.

Parasympathisch wird die Harnblase von Nervenfasern der Region S 2–S 4 und sympathisch vom thorakolumbalen Bereich Th 12–L 2 versorgt.

3.2.3 Dysfunktion Ilium Anterior aufgrund einer Rektum-Dysfunktion

Eine Reizung des Rektums veranlasst eine Ausschüttung von Gewebemediatoren an der Mukosa bzw. an der Muskelschicht mit einer lokalen Entzündungsreaktion (▶ **Abb. 3.4**; s. a. Kap. 27.1.3 und Kap. 27.2.4).

Ferner kann das Rektum über das Perineum ebenfalls eine Dysfunktion Ilium Outflare auslösen. Häufiger findet sich die Dysfunktion Ilium Anterior über den M. piriformis.

Parasympathisch wird das Rektum von Nervenfasern der Region S 2–S 4 und sympathisch vom thorakolumbalen Bereich Th 12–L 2 versorgt.

3.2.4 Dysfunktion Ilium Posterior aufgrund einer Colon-sigmoideum-Dysfunktion

Das Colon sigmoideum (Sigmoid oder Sigma) ist S-förmig (daher der Name) und ca. 40 cm lang. Es beginnt an der oberen Apertur des Beckens und endet am Rektum. Das Sigmoid liegt intraperitoneal und besitzt ein Mesocolon sigmoideum, in dem alle Nerven und Gefäße dieses Darmabschnitts verlaufen. An seinen Enden am Colon descendens (sekundär retroperitoneal) und am Rektum (infraperitoneal) ist es wegen seines Durchtritts durch das PPP (Peritoneum parietale posterius) relativ fixiert. Dazwischen ist das Sigmoid sehr beweglich.

Funktionen des Kolons sind Wasserentzug und Weiterverdauung. Ein Gewebereiz der Sigmoidmukosa durch zu geringe Trinkmenge (mechanische Reizung durch feste Stuhlkonsistenz) und/oder zu viel tierisches Eiweiß bei der Nahrungsaufnahme (chemische Reizung der Darmwand über Stoffwechselprodukte der Darmbakterien) löst eine lokale Entzündungsreaktion (▶ **Abb. 3.5**; s. a. Kap. 27.1.3 und Kap. 27.2.4) aus.

- **Ausschüttung von Gewebemediatoren an der Darm-Mukosa verursacht:**
  - lokale Entzündungsreaktion der Darmschleimhaut (mit Schwellung und dadurch bedingter Gewichtszunahme des betroffenen Darmabschnitts)
  - diffundieren durch die Muskelschichten des Darms hindurch bis zur Organfaszie:
    - Gewebemediatoren gelangen so zwischen die Organfaszie des Rektums und die Faszie des M. piriformis:
      - Adhäsionskräfte in Form von Wasserstoffbrückenbindungen, später auch Sulfatbrücken, verbinden die Organfaszie des Rektums mit der Faszie des M. piriformis (das Rektum „verklebt“ mit dem M. piriformis):
        - biochemischer Reiz des Muskels mit reaktiver (hypertoner) Verkürzung:
          - Dysfunktion Hüft-AR:
            - Zur Korrektur der Fehlhaltung kompensiert der Körper mit einem Ilium Anterior.

▶ **Abb. 3.4** Dysfunktion Ilium Anterior aufgrund einer Rektum-Dysfunktion.

- **Ausschüttung von Gewebemediatoren an der Darm-Mukosa verursacht:**
  - lokale Entzündungsreaktion der Darmschleimhaut (mit Schwellung und dadurch bedingter Gewichtszunahme des betroffenen Darmabschnitts)
  - diffundieren durch die Muskelschichten des Darms hindurch bis zur Organfaszie und gelangen so zwischen die Organfaszie (Peritoneum viscerale) des Colon sigmoideum und die Faszie des Psoas:
    - Adhäsionskräfte in Form von Wasserstoffbrückenbindungen, später auch Sulfatbrücken, verbinden die Organfaszie des Colon sigmoideum mit der Faszie des Psoas (das Sigmoid „verklebt“ mit dem Psoas):
      - biochemischer Reiz des Muskels mit reaktiver (hypertoner) Verkürzung:
        - Dysfunktion Ilium Posterior

▶ **Abb. 3.5** Dysfunktion Ilium Posterior aufgrund einer Colon-sigmoideum-Dysfunktion.

Dies ist der häufigste Grund einer Dysfunktion des Colon sigmoideum und der daraus resultierenden „Verklebung" mit dem Psoas. Weitere Gründe für eine Sigmoid-Dysfunktion werden in Kap. 30.1.12 beschrieben.

Parasympathisch wird das Sigmoid von Nervenfasern der Region S 2–S 4 und sympathisch vom thorakolumbalen Bereich Th 12–L 2 versorgt.

3.2.5 Dysfunktion Ilium Posterior aufgrund einer Nieren-Dysfunktion

Nierenbeckenentzündung

Die Nieren gleiten bei der Ein- und Ausatmung auf dem **Psoas** nach kaudo-lateral und kranio-medial. Durch eine Nierenbeckenentzündung beispielsweise entstehen chemische Gewebereize, die eine lokale Ausschüttung von Gewebemediatoren zur Folge haben. Diese können durch das Gewebe des Harnleitersystems diffundieren und „Verklebungen" zwischen der Nierenfaszie und der Faszie des Psoas auslösen. Das führt zu einem Hypertonus des Muskels, der sich daraufhin verkürzt und dadurch das Ilium nach posterior zieht.

Beschleunigungs-/Verzögerungstrauma (Schleudertrauma)

Durch ein Beschleunigungs-/Verzögerungstrauma (Schleudertrauma, „whiplash injury") kann es zur mechanischen Reizung der **Nierenfaszie** mit entsprechender „Verklebung" kommen. Grund hierfür ist die Tatsache, dass die Nieren aufgrund ihrer guten Durchblutung sowie des Primärharngehalts die größte Masse (Gewicht pro Volumen) haben. Der Trägheitssatz der Physik (große Massen sind träge) erklärt, dass Körper mit großer Masse bei einer Beschleunigung bzw. Verzögerung länger als die Vergleichskörper mit geringerer Masse ihre ursprüngliche Geschwindigkeit beibehalten. Deswegen „fährt" die Niere mit unveränderter Geschwindigkeit gegen die Nierenfaszie und reizt diese mechanisch, was zu einer Entzündungsreaktion mit anschließender Verklebung führen kann.

Dysfunktion der rechten Niere

Die rechte Niere nennt man auch **„Verdauungsniere"**, weil ein alimentär bedingter Reiz des Duodenums oder Colon ascendens durch Diffusion der Gewebemediatoren von der Mukosa durch die Muskelschichten und – aufgrund der Nachbarschaft der Organe – bis zur Nierenfaszie gelangen können. Diese „verklebt" dann mit den oben genannten Folgen mit der Faszie des Psoas.

Dysfunktion der linken Niere

Die linke Niere wird auch als **„gynäkologische Niere"** bezeichnet, weil durch die besonderen venösen Abflusswege des Ovars/Testikels (die linke V. renalis drainiert die V. testicularis sinistra bzw. die V. ovarica sinistra, die auf der rechten Seite direkt in die V. cava inferior münden) ein Reiz der linken Niere stattfinden kann.

Dies sind häufige Gründe einer Dysfunktion der Niere und der daraus resultierenden „Verklebung" mit dem Psoas. Weitere Gründe für eine Dysfunktion der Niere werden in Kap. 30.1.14 beschrieben.

Parasympathisch wird die Niere vom N. vagus (X) und sympathisch vom unteren thorakalen Bereich Th 9–L 1 versorgt.

3.2.6 Dysfunktion Ilium Outflare aufgrund einer Dysfunktion von Prostata/Uterus, Harnblase und Rektum

- Die gesamten Beckenorgane können das Perineum beeinflussen:
  - Das Perineum stützt die Organe von unten:
    - bei Gewichtszunahme des Organs (z. B. infolge einer Entzündungsreaktion) bekommt das Perineum mehr Druck, wird hyperton und kontrahiert sich, was das Ilium in eine Dysfunktion Ilium Outflare bringt. Weil **Uterus/Prostata** mittig liegen, haben diese den größten Effekt.
    - Das „linke Kolon" und die Beckenorgane werden parasympathisch von S 2–S 4 innerviert. Bei neurovegetativer Reizung kommt es so zur Tonusveränderung des ebenfalls von S 2–S 4 innervierten Perineums.

Prostata bzw. Uterus sowie Harnblase und Rektum werden parasympathisch von Nervenfasern der Region S 2–S 4 und sympathisch vom thorakolumbalen Bereich Th 12–L 2 versorgt.

3.3
Untersuchung der Organe

Generell wird jedes Organ auf seine Mobilität, Lage, Größe, Tonus und Trophik palpiert.

Die neurovegetativen Zonen (Gruppendysfunktionen zwischen Th 10 und L 2 sowie eine S 2–S 4-Reizung sind parietaler Hinweis auf eine viszerale Störung (Kap. 7.4 und Kap. 27.1.1) der Beckenorgane und des „linken Kolons". Für das Zäkum gilt statt S 2–S 4 die Region C 0–C 2 wegen der Relation zum N. vagus (X). Allgemeine Prinzipien der Viszera-Behandlung werden im Kap. 27.4 beschrieben und sind dort nachzulesen.

3.3.1 Zäkum-Dysfunktionen

Auf diese ist insbesondere bei einer Dysfunktion Ilium Anterior zu testen.

Viszeraler Inhibitionstest im Stand

- s. Kap. 2.5.6

Test auf Kongestion des Zäkums

Zäkum-Kongestion bei:
- venöser Abflussstörung
- alimentär bedingter entzündlicher Reizung

Bei direkter Palpation ist die Trophik des Zäkums durch vermehrte Flüssigkeitseinlagerung in Mukosa und Muskelschicht verändert. Daher fühlt sich der Darmabschnitt weicher und „aufgequollen" an.

Test auf Zäkum-Verklebungen

Zäkum gegenüber M. iliacus

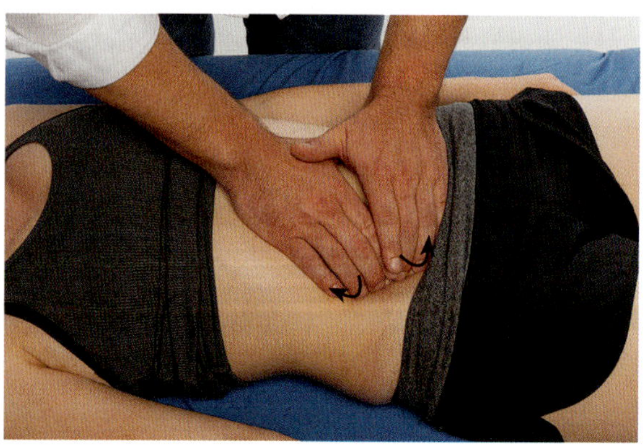

▶ **Abb. 3.6** Test auf Zäkum-Verklebungen.

Der Patient liegt in Rückenlage, der Untersucher steht auf der linken Seite des Patienten und palpiert mit gestreckten Fingern von ventral zwischen Zäkum und M. iliacus. Durch eine Fingerspitzen-Flexion zieht der Untersucher das Zäkum nach medial in Richtung Bauchnabel vom M. iliacus weg (▶ **Abb. 3.6**).

Bei erhöhtem Gewebswiderstand besteht eine Behandlungsindikation zur Mobilisation, sofern keine Kontraindikationen (insbesondere bakterielle Infektionen) vorliegen (Kap. 33.6).

Zäkum gegenüber Dünndarm

Der Patient liegt in Rückenlage, der Untersucher steht auf der linken Seite des Patienten und palpiert mit gestreckten Fingern von ventral zwischen Dünndarm und Zäkum. Durch eine Fingerspitzen-Flexion zieht der Untersucher den Dünndarm nach medial in Richtung Bauchnabel vom Zäkum weg.

Bei erhöhtem Gewebswiderstand besteht eine Behandlungsindikation zur Mobilisation, sofern keine Kontraindikationen (insbesondere bakterielle Infektionen) vorliegen (Kap. 33.6).

Zäkum gegenüber Ovar

Der Patient liegt in Rückenlage, der Untersucher steht auf der linken Seite des Patienten und palpiert mit gestreckten Fingern von ventral zwischen Zäkum und Ovar. Durch eine Fingerspitzen-Flexion zieht der Untersucher das Ovar nach medial in Richtung Becken vom Zäkum weg.

Bei erhöhtem Gewebswiderstand besteht eine Behandlungsindikation zur Mobilisation, sofern keine Kontraindikationen (insbesondere bakterielle Infektionen) vorliegen (Kap. 33.6).

Test des N. vagus (X)

- s. Kap. 12.1 und Kap. 19.2

Aufgrund der parasympathischen Innervation des Zäkums kann eine Irritation an C 0–C 2 oder der Sutura occipito-mastoidea entstehen.

Test von Th 10–Th 12

- s. Kap. 10.2 (aufgrund der sympathischen Versorgung durch das Rückenmarks-Seitenhorn)

Test der 10.–12. Rippe

- s. Kap. 11.4 (aufgrund des Truncus sympathicus)

Test der BWS

- s. Kap. 10.2

Der lymphatische Abfluss ist am Organ negativ beeinflusst bei Blockaden der BWS, insbesondere von Th 12, da die Cisterna chyli in direkter Nachbarschaft liegt (Kap. 2.3.5).

3.3.2 Harnblasen-Dysfunktionen

Auf diese ist insbesondere bei einer Dysfunktion Ilium Anterior oder Ilium Outflare zu testen.

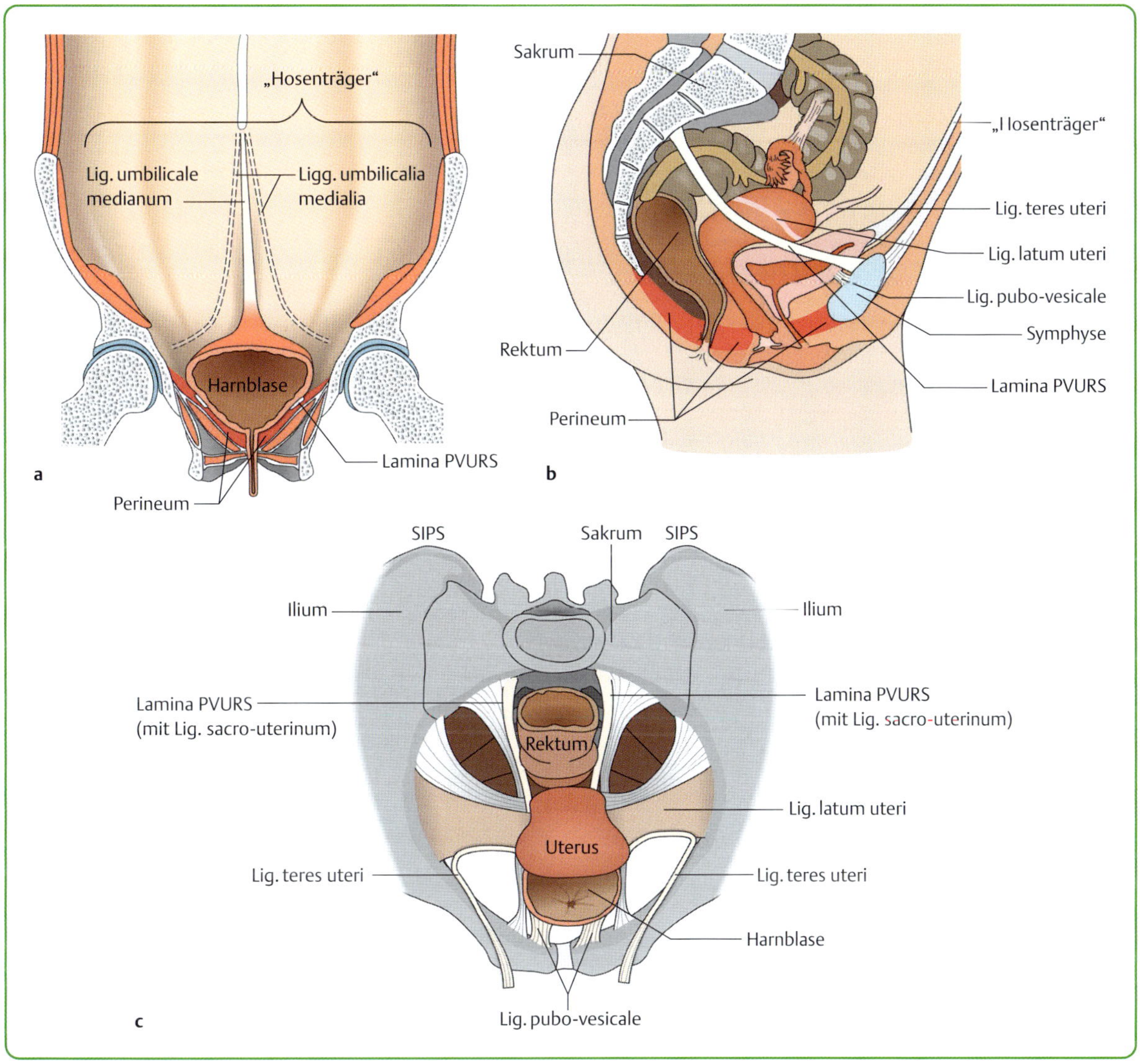

▶ **Abb. 3.7** Haltestrukturen der Beckenorgane, **a** ligamentäre Aufhängung der Harnblase, **b** Seiten- und **c** Frontalansicht mit den umgebenden Strukturen.

Hüft-Innenrotationstest im Liegen

Der Patient liegt mit gestreckten Beinen in Rückenlage. Der Untersucher steht am Fußende des Patienten und umgreift von lateral-dorsal die beiden distalen Unterschenkel. Abwechselnd dreht der Untersucher die Unterschenkel über den Fuß als Hebel so ein, dass das Hüftgelenk eine IR ausführt (▶ **Abb. 3.8**).

Eine eingeschränkte IR der Hüfte(n) kann Folge einer Harnblasen- oder Rektum-Dysfunktion sein.

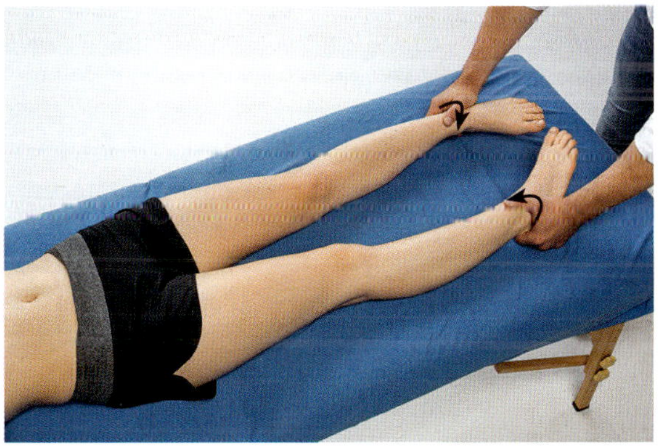

▶ **Abb. 3.8** Hüft-Innenrotationstest im Liegen.

Test der Ligg. pubo-vesicalia

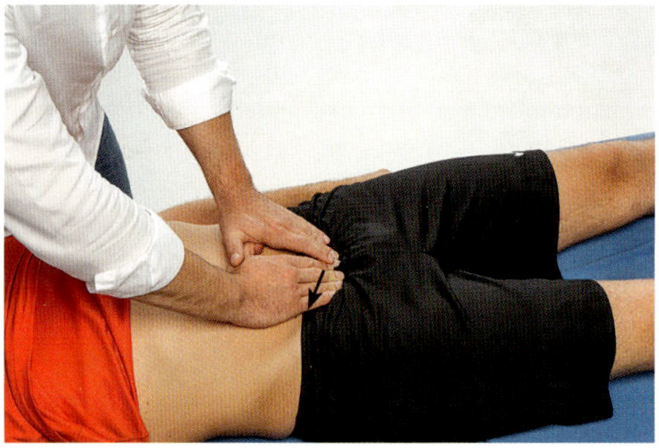

▶ **Abb. 3.9** Test der Ligg. pubo-vesicalia.

Die Ligg. pubo-vesicalia verbinden die Harnblasenvorderseite mit den Ästen des Os pubis (▶ **Abb. 3.7**).

Der Patient liegt in Rückenlage, der Untersucher steht seitlich vom Patienten. Mit den gestreckten Fingern und etwas Hautvorschub palpiert er den Oberrand der Pubis-Äste. Dann zieht er die Fingerspitzen leicht zurück und „taucht" mit den Fingerspitzen unter den Pubis-Ästen in Richtung des kleinen Beckens so ein, dass die Fingerspitzen zwischen Pubis-Ästen und Harnblase zum Liegen kommen. Durch eine Flexion der Finger-Endgelenke wird die Mobilität der Blase in Richtung posterior getestet (▶ **Abb. 3.9**).

Bei erhöhtem Gewebswiderstand besteht eine Behandlungsindikation zur Mobilisation, sofern keine Kontraindikationen vorliegen (Kap. 33.6).

Test des Lig. umbilicale medianum

Das Lig. umbilicale medianum war aus embryologischer Sicht der obere Abschnitt des Urharngangs (Sinus urogenitalis). Diesen Abschnitt, der vom Scheitel der Harnblase bis zum Nabel zieht, nennt man Urachus (Allantoisgang). Er liegt ventral außerhalb des Peritoneums an der vorderen Bauchwand. Der Urachus obliteriert postpartal zum Lig. umbilicale medianum, welches eine anatomische Kontinuität von der Harnblase zum Bauchnabel bildet (▶ **Abb. 3.7**).

Der Patient liegt in Rückenlage, der Untersucher steht seitlich neben dem Patienten. Er steckt seine Zeigefingerkuppe so tief in den Bauchnabel des Patienten, dass die Fingerspitze den Ring des PPA (Peritoneum parietale anterius) erreicht, und zieht dann diesen Ring nach kranial und die Mittellinie hoch zur Fossa jugularis (Drosselgrube). Stellt er dabei einen verstärkten Gewebswiderstand fest, wird mittels abschnittsweiser Quer- und Längsdehnung der betroffene Teil des Lig. umbilicale medianum exakt lokalisiert.

Test der Ligg. umbilicalia medialia

Die Ligg. umbilicalia medialia („Hosenträger" der Harnblase) waren embryologisch gesehen die beiden Aa. umbilicales. Sie haben fetales Blut über die Nabelschnur zur Plazenta transportiert. Nach der Geburt obliterieren die beiden Gefäße zu den Ligg. umbilicalia medialia außerhalb des Peritoneums in der vorderen Bauchwand, links und rechts des Urachus von den äußeren Rändern der Harnblase zum Bauchnabel (▶ **Abb. 3.7**).

Der Patient liegt in Rückenlage, der Untersucher steht seitlich neben dem Patienten. Er steckt seine Zeigefingerkuppe so tief in den Bauchnabel des Patienten, dass die Fingerspitze den Ring des PPA (Peritoneum parietale anterius) erreicht, und zieht dann diesen Ring nach kranial zur gegenüberliegenden Schulter hoch. Stellt er dabei einen verstärkten Gewebswiderstand fest, wird mittels abschnittsweiser Quer- und Längsdehnung der betroffene Teil des Lig. umbilicale mediale exakt lokalisiert.

Test der Lamina PVURS (= Lamina von Delbet)

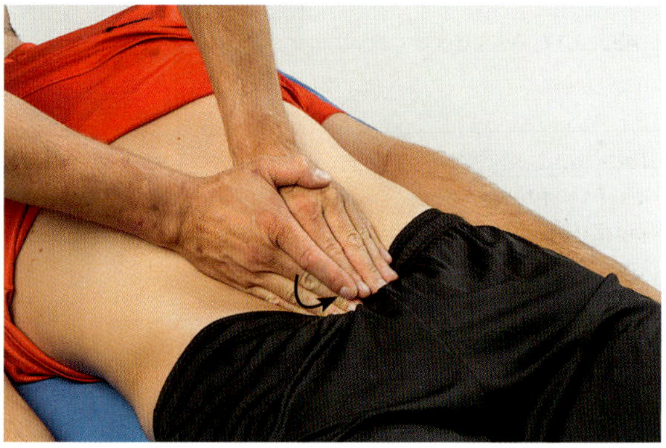

▶ **Abb. 3.10** Test der Lamina PVURS (= Lamina von Delbet).

Die Lamina (Blatt) PVURS (Lamina pubo-vesico-utero-recto-sacralis) ist ein Bindegewebsstrang im Becken, der beidseits vom lateralen Rand der Beckenorgane vom Os pubis zum Os sacrum verläuft. Sie gibt den Organen auf der einen Seite ihren Halt und auf der anderen Seite ermöglicht sie eine gewisse Beweglichkeit. Im dorsalen Abschnitt wird sie gebildet vom Lig. recto-sacrale, Lig. utero-sacrale und dem Lig. recto-uterinum. Der ventrale Abschnitt besteht aus eher lockerem Bindegewebe (▶ **Abb. 3.7**).

Der Patient liegt in Rückenlage, der Untersucher steht seitlich neben dem Patienten. Der Untersucher legt beide Hände aneinander, sodass sie in einem Winkel von ca. 70° zueinander stehen. Dieses „Dach" bringt er mit den Fingerspitzen an den Oberrand der Pubis-Äste, dann zieht er die Finger ca. 1 cm zurück nach kranial, dreht das Dach so, dass für die linke Lamina die linke Untersucherhand sagittal steht. Dann schiebt er das „Dach" (führend die linke Hand) am lateralen Rand der Beckenorgane in Richtung Perineum (▶ **Abb. 3.10**). Nun macht die linke Hand eine Fingerspitzen-Flexion und testet auf Gewebswiderstand. Anschließend wird der Untersuchungsgang auf der rechten Seite ebenso durchgeführt.

Test des Perineums über die Fossa ischiorectalis

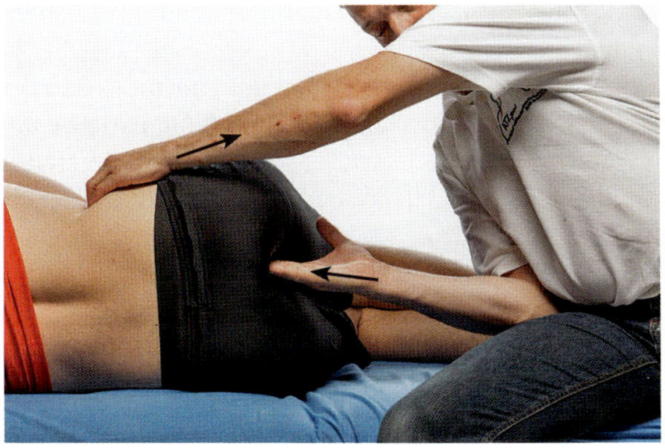

▶ **Abb. 3.11** Test des Perineums über die Fossa ischiorectalis.

Der Patient liegt in Seitenlage mit je um 90° flektierten Hüft- und Kniegelenken. Der Untersucher sitzt kaudal des Patientenbeckens. Er palpiert mit der gestreckten Hand und den Fingern (rechte Fossa = rechte Hand, linke Fossa = linke Hand) das Tuber ischiadicum, zieht die Fingerspitzen etwas zurück und palpiert medial des Tubers nach kranial in Richtung Beckenorgane. Dabei kann er unterstützend mit seiner anderen Hand die Crista iliaca so nach kaudal ziehen, dass das ISG eine Outflare-Bewegung macht (dadurch entspannt sich die Beckenbodenmuskulatur und die untersuchende Hand kann besser nach kranial palpieren; ▶ **Abb. 3.11**). Der Untersucher palpiert den Tonus des Perineums in zentraler (zu Uterus/Prostata), ventraler (zur Harnblase) und dorsaler (zum Rektum) Richtung. Dieser Untersuchungsgang wird auf beiden Seiten durchgeführt.

Beurteilung: Der Beckenboden kann unilateral oder bilateral normo-/hypo- oder hyperton sein.

Nun soll der Patient **husten**, wodurch der intraabdominale Druck erhöht wird und das Perineum kaudalisiert. Hat die Beckenbodenmuskulatur einen ausreichenden Tonus (normo-/hyperton), um dem intraabdominalen Druck Widerstand entgegenzusetzen, werden die gestreckten Finger nicht über das Tuber ischiadicum hinweg aus dem Becken herausgedrückt. Ist der Tonus der Beckenbodenmuskulatur hingegen zu schwach, wird der intraabdominale Druck beim Husten nicht abgefangen, und die Finger werden über das Tuber ischiadicum hinaus in Richtung des Untersuchers aus dem Becken hinausgedrückt.

Test des Foramen obturatum in der Membrana obturatoria

Der Patient liegt in Rückenlage. Auf der zu untersuchenden Seite wird das Bein in 45°-Hüft- und 90°-Knie-Flexion auf die Behandlungsliege gestellt. Der Untersucher macht mit dem angestellten Patientenbein eine leichte Hüft-Abduktion und palpiert mit dem Daumen seiner innen liegenden Hand auf der Ventralseite der Sehne des M. adductor magnus in Richtung Ischium. An der knöchernen Struktur angekommen, gibt er einen Druck in Richtung medial-kranial auf das Foramen obturatum. Durch intermittierenden Druck medial-kranial testet er die Spannung der Membrana obturatoria.

! Beachte

Bei Spannung der Membrana obturatoria treten häufig Adduktorenprobleme aufgrund einer Reizung des N. obturatorius (L 2) im Foramen obturatum auf.

Test auf „Verklebungen" der Harnblase

Harnblase gegenüber Dünndarm

Der Patient liegt in Rückenlage, der Untersucher steht seitlich neben dem Patienten und palpiert mit gestreckten Fingern von ventral zwischen dem Dünndarm und der Harnblase. Durch eine Fingerspitzen-Flexion zieht der Untersucher den Dünndarm nach kranial in Richtung Bauchnabel von der Harnblase weg.

Bei erhöhtem Gewebswiderstand besteht eine Behandlungsindikation zur Mobilisation, sofern keine Kontraindikationen (insbesondere bakterielle Infektionen) vorliegen (Kap. 33.6).

Harnblase gegenüber Uterus

Die Patientin kniet im Vierfüßlerstand, der Untersucher steht seitlich daneben und legt eine Hand mit dem Thenar und Hypothenar auf den Bauchnabel der Patientin, seine Fingerspitzen weisen in Richtung Symphyse. Seine andere Hand kann er stabilisierend über beide SIPS und das Sakrum legen. Die ventrale Hand wird so weit kaudalisiert, dass die Fingerspitzen an die Pubis-Äste stoßen, und dann wieder ca. 1 cm zurück nach kranial geführt. Dann werden die Fingerspitzen flektiert, suchen den Uterus auf und drücken diesen weg von der Harnblase in Richtung Sakrum.

Bei erhöhtem Gewebswiderstand besteht eine Behandlungsindikation zur Mobilisation, sofern keine Kontraindikationen (insbesondere bakterielle Infektionen) vorliegen (Kap. 33.6).

Test des Sakrums (S 2–S 4)

- s. Kap. 8.3

Test von Th 12–L 2

- s. Kap. 10.2 und Kap. 9.2 (aufgrund der sympathischen Versorgung durch das Rückenmarks-Seitenhorn)

Test 12. Rippe/Psoas

- s. Kap. 11.4 (aufgrund des Truncus sympathicus)

Test der BWS

- s. Kap. 10.2

Der lymphatische Abfluss ist am Organ negativ beeinflusst bei Blockaden der BWS, insbesondere von Th 12, da die Cisterna chyli in direkter Nachbarschaft liegt (Kap. 2.3.5).

3.3.3 Rektum-Dysfunktionen

Auf diese ist insbesondere bei einer Dysfunktion Ilium Anterior oder Ilium Outflare zu testen.

Hüft-Innenrotationstest im Liegen

- s. Kap. 3.3.2

Perineumtest in Richtung Rektum über die Fossa ischiorectalis

- s. Kap. 3.3.2

Test der Lamina PVURS (= Lamina von Delbet)

- s. Kap. 3.3.2

Test auf Sakrum-Kontranutations-Dysfunktionen

- s. Kap. 8.3

Sakrum-Kontranutations-Dysfunktionen können aufgrund des Zuges auf das Lig. utero-sacrale (weiblich) bzw. Lig. recto-sacrale (männlich) Rektum-Dysfunktionen erzeugen.

Test des Sakrums (S 2–S 4)

- s. Kap. 8.3

Test von Th 12–L 2

- s. Kap. 10.2 und Kap. 9.2 (aufgrund der sympathischen Versorgung durch das Rückenmarks-Seitenhorn)

Test 12. Rippe/Psoas

- s. Kap. 11.4 (aufgrund des Truncus sympathicus)

Test der BWS

- s. Kap. 10.2

Der lymphatische Abfluss ist am Organ negativ beeinflusst bei Blockaden der BWS, insbesondere von Th 12, da die Cisterna chyli in direkter Nachbarschaft liegt (Kap. 2.3.5).

3.3.4 Colon-sigmoideum-Dysfunktionen

Auf diese ist insbesondere bei einer Dysfunktion Ilium Posterior zu testen.

Viszeraler Inhibitionstest im Stand

- s. Kap. 2.5.6

Test der Verschieblichkeit in Längs- und Querrichtung

Der Patient liegt in Rückenlage. Der Untersucher steht auf der rechten Seite des Patienten und legt seine Fingerkuppen von ventral auf das Sigmoid. Nun führt er eine Bewegung auf dem Sigmoid in der Weise durch, dass die Fingerkuppen auf dem Sigmoid zusammen in die Tiefe (nach profund) und dann die linke und rechte Hand auseinanderbewegt werden. So wird eine Längsdehnung des Sigmoids getestet.

Der Untersucher legt dann die Fingerkuppen lateral an das Sigmoid und die Daumen medial, dann führt er eine entgegengesetzte verschiebende Bewegung seiner beiden Hände durch.

Bei erhöhtem Gewebswiderstand besteht eine Behandlungsindikation zur Mobilisation, sofern keine Kontraindikationen vorliegen (Kap. 33.6).

Test des Sigmoids gegenüber dem Psoas

Der Patient liegt in Rückenlage. Der Untersucher steht auf der rechten Seite des Patienten und greift mit den Fingerkuppen von ventral um das Sigmoid herum, wobei die Daumen auf der anderen Seite des Sigmoids liegen. Dann bewegen beide Hände das auf dem Psoas liegende Sigmoid nach kranial bzw. nach kaudal.

Bei erhöhtem Gewebswiderstand besteht eine Behandlungsindikation zur Mobilisation, sofern keine Kontraindikationen vorliegen (Kap. 33.6).

Test des Sakrums (S 2–S 4)

- s. Kap. 8.3

Test von Th 12–L 2

- s. Kap. 10.2 und Kap. 9.2 (aufgrund der sympathischen Versorgung durch das Rückenmarks-Seitenhorn)

Test 12. Rippe/Psoas

- s. Kap. 11.4 (aufgrund des Truncus sympathicus)

Test der BWS

- s. Kap. 10.2

Der lymphatische Abfluss ist am Organ negativ beeinflusst bei Blockaden der BWS, insbesondere von Th 12, da die Cisterna chyli in direkter Nachbarschaft liegt (Kap. 2.3.5).

3.3.5 Nieren-Dysfunktionen

Auf diese ist insbesondere bei einer Dysfunktion Ilium Posterior zu testen.

Test der Nierenmobilität

Test der latero-lateralen Nierenmobilität

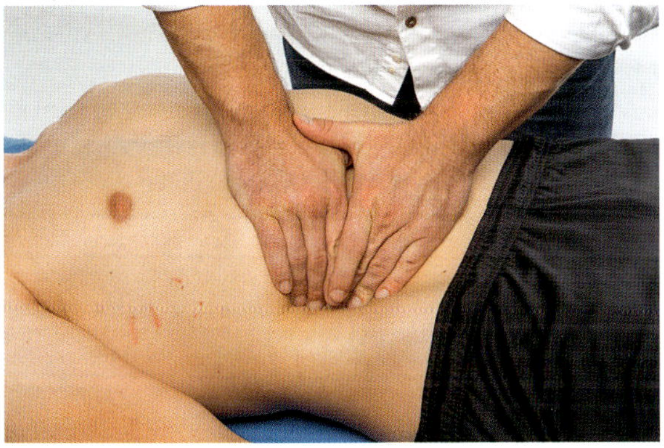

▸ **Abb. 3.12** Test der latero-lateralen Nierenmobilität.

Der Patient liegt in Rückenlage, der Untersucher steht seitlich vom Patienten. Er umgreift mit den Fingern von lateral und den Daumen von medial die gegenüberliegende Niere (▸ Abb. 3.12) und testet die Mobilität nach medial und lateral im Links-rechts-Seitenvergleich.

Bei erhöhtem Gewebswiderstand besteht eine Behandlungsindikation zur Mobilisation, sofern keine Kontraindikationen vorliegen (Kap. 33.6).

Test der kranio-kaudalen Nierenmobilität

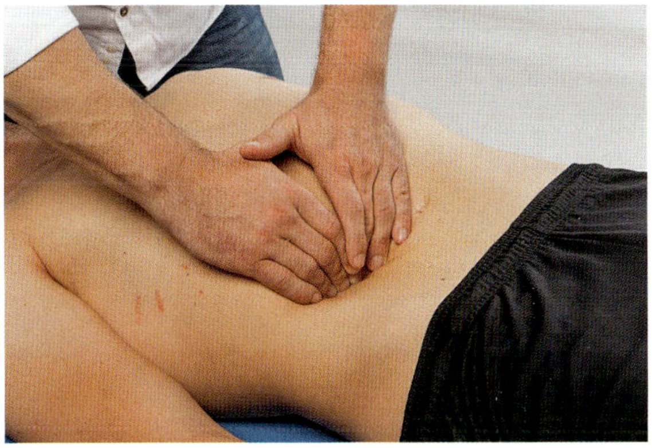

▸ **Abb. 3.13** Test der kranio-kaudalen Nierenmobilität.

Der Patient liegt in Rückenlage, der Untersucher steht seitlich am Kopfende des Patienten. Er greift mit den Fingerspitzen auf der kontralateralen Seite kaudal des unteren Nierenpoles in die Tiefe (nach profund) und verschiebt die Niere durch Finger-Flexion nach kranial (▸ Abb. 3.13).

Bei erhöhtem Gewebswiderstand besteht eine Behandlungsindikation zur Mobilisation, sofern keine Kontraindikationen vorliegen (Kap. 33.6).

Mobilität der Niere gegenüber Ureter und Psoas

Der Patient liegt in Rückenlage und hat das Bein der zu untersuchenden Seite in 45°-Hüft- und 90°-Knie-Flexion angestellt. Der Untersucher steht seitlich am Kopfende des Patienten. Er greift mit den Fingerspitzen auf der kontralateralen Seite kaudal des unteren Nierenpoles in die Tiefe und fixiert die Niere mit den Fingern beider Hände nach kranial. Dann streckt der Patient langsam das gleichseitige Bein, indem die Ferse über die Behandlungsbank geschoben wird. Werden die Fingerspitzen mit der Niere nach kaudal gezogen, liegt eine Pathologie vor.

Mobilität der Niere gegenüber Colon ascendens und Colon descendens

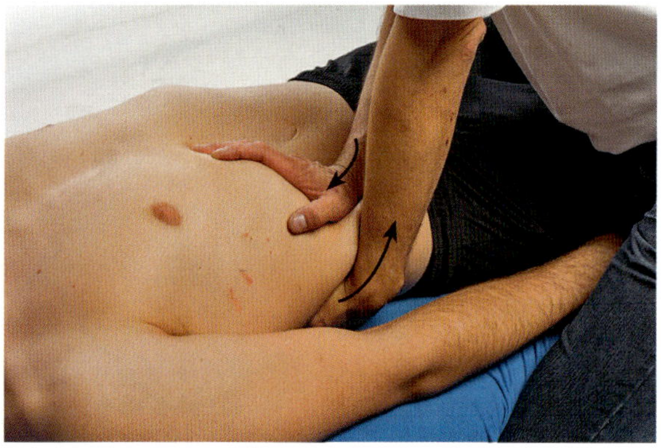

▶ **Abb. 3.14** Mobilität der Niere gegenüber Colon ascendens und Colon descendens.

Der Patient liegt in Rückenlage. Der Untersucher steht seitlich vom Patienten und legt eine Handfläche hinter die Niere und die andere Hand ventral der Niere auf den Bauch. Dann wird durch ein fasziales Listening die Spannung der Faszie von Toldt getestet (▶ **Abb. 3.14**).

Test auf „Verklebung“ von rechter Niere und Duodenum

Der Patient liegt in Rückenlage, der Untersucher steht auf der rechten Seite des Patienten. Er palpiert mit den Fingerkuppen der inneren Hand den vertikalen Teil des Duodenums (Duo IIa und IIb) und mit den Fingerkuppen der äußeren Hand den medialen Rand der rechten Niere. Dann gibt er einen leichten Druck nach dorsal in die Tiefe und versucht, beide Organe durch beidseitige Fingerkuppen-Flexion voneinander zu trennen.

Bei erhöhtem Gewebswiderstand besteht eine Behandlungsindikation zur Mobilisation, sofern keine Kontraindikationen vorliegen (Kap. 33.6).

Test des N. vagus (X)

- s. Kap. 12.1 und Kap. 19.2

Aufgrund der parasympathischen Innervation der Niere kann eine Irritation an C 0–C 2 oder der Sutura occipitomastoidea entstehen.

Test des Sakrums (S 2–S 4)

- s. Kap. 8.3

Test von Th 9–L 1

- s. Kap. 10.2 und Kap. 9.2 (aufgrund der sympathischen Versorgung durch das Rückenmarks-Seitenhorn)

Test der 9.–12. Rippe

- s. Kap. 11.4 (aufgrund des Truncus sympathicus)

Test der BWS

- s. Kap. 10.2

Der lymphatische Abfluss ist am Organ negativ beeinflusst bei Blockaden der BWS, insbesondere von Th 12, da die Cisterna chyli in direkter Nachbarschaft liegt (Kap. 2.3.5).

3.3.6 Uterus-Dysfunktionen

Auf diese ist insbesondere bei einer Dysfunktion Ilium Outflare zu testen.

Test der Lamina PVURS (= Lamina von Delbet)

- s. Kap. 3.3.2

Test des Lig. latum uteri (Lig. cardinale)

Das Lig. latum uteri ist eine Peritonealduplikatur des PPI (Peritoneum parietale inferius). In der Embryonalentwicklung taucht der Uterus mit den Adnexen von unten ins Peritoneum ein. Vom seitlichen Rand des Uterus bis zur seitlichen Bauch- und Beckenwand bildet sich das Lig. latum uteri, in dem die Adnexe verlaufen. Im Lig. latum uteri verlaufen ferner A. ovarica, A. uterina, Ovar, Tuba uterina, Lig. ovarii proprium, Lig. teres uteri und das Frankenhäuser-Ganglion.

Das Lig. latum uteri wird genauso getestet wie die Lamina PVURS (Kap. 3.3.2), mit dem Unterschied, dass die Finger nicht so tief in das kleine Becken eingebracht werden, weil sich das Lig. latum uteri am Oberrand des Uterus befindet.

> **Cave**
> **Heller Schmerz kann hier ein Hinweis auf eine Adnexitis sein.**

Test des Lig. teres uteri

Es entspringt beidseits am Tubenwinkel nach latero-ventral und verläuft im Lig. latum uteri, dann in Richtung der vorderen Bauchwand und zieht durch den Leistenkanal zu den großen Schamlippen. Es entsteht embryologisch aus dem obliterierten Wolff-Gang. Der Ductus deferens des Mannes ist das Äquivalent des Lig. teres uteri.

Die Patientin liegt in Seitenlage. Die zu behandelnde Struktur liegt oben. Der Untersucher steht hinter der Patientin. Er umgreift mit seiner kaudalen Hand von ventral kommend die Innenseite des distalen Femurs. Mit den Fingerspitzen der kranialen Hand wird die oben liegende

Uterusseite kontaktiert und Richtung Behandlungsbank bewegt, um den Uterus zur Gegenseite (zur Behandlungsliege) zu fixieren. Mit der kaudalen Hand wird der distale Oberschenkel nach dorsal bewegt, sodass eine Hüft-Extension stattfindet, bis sich das Ilium nach Anterior bewegt. Diese Bewegung dehnt das Lig. teres uteri vom Leistenkanal bis zum Uterus.

Bei erhöhtem Gewebswiderstand besteht eine Behandlungsindikation zur Mobilisation, sofern keine Kontraindikationen vorliegen (Kap. 33.6).

Cave

Heller Schmerz kann hier ein Hinweis auf eine Adnexitis sein.

Perineumtest in Richtung Uterus über die Fossa ischiorectalis

- s. Kap. 3.3.2

Test auf „Verklebung" von Uterus und Harnblase

Die Patientin kniet im Vierfüßlerstand. Der Untersucher steht seitlich und legt eine Hand mit dem Thenar-Hypothenar-Bereich auf den Bauchnabel der Patientin, mit den Fingerspitzen Richtung Symphyse. Seine andere Hand kann er stabilisierend über beide SIPS und das Sakrum legen. Die ventrale Hand wird so weit kaudalisiert, dass die Fingerspitzen an die Pubis-Äste stoßen, und wieder ca. 1 cm zurück nach kranial geführt. Dann werden die Fingerspitzen flektiert, suchen den Uterus auf und drücken diesen weg von der Harnblase in Richtung Sakrum.

Bei erhöhtem Gewebswiderstand besteht eine Behandlungsindikation zur Mobilisation, sofern keine Kontraindikationen (insbesondere bakterielle Infektionen) vorliegen (Kap. 33.6).

Test des Lig. suspensorium ovarii (faszialer Test)

Über das Lig. suspensorium ovarii erreicht die A. ovarica die Ovarien, die Tuben und den Uterus. Bei einem kontrakten Lig. suspensorium ovarii kann die arterielle Versorgung dieser Organe gestört sein.

Die Patientin liegt in Rückenlage. Der Untersucher steht seitlich von der Patientin. Er legt die dorsale Hand so auf den Rücken der Patientin, dass die ulnare Handkante entlang der Sakrumbasis und die Fingerspitzen im Bereich seitlich der Procc. spinosi liegen. Dadurch bildet diese Handfläche eine Art „Parabolspiegel", der mit der vorderen Hand kommuniziert. Diese liegt ventral im linken bzw. rechten unteren Quadranten des Bauches und fokussiert das Listening der Faszienspannung zuerst auf das Ovar, dann auf das benachbarte Lig. suspensorium ovarii.

Beachte

Die venöse Drainage der Ovarien erfolgt über die V. ovarica, wobei die V. ovarica dextra direkt in die V. cava inferior drainiert und die V. ovarica sinistra zuerst in die V. renalis sinistra drainiert. Das bedeutet, dass eine venöse Stauung an der linken Niere eine Ursache für rezidivierende Adnexitiden sein kann.

Test des Sakrums (S 2–S 4)

- s. Kap. 8.3

Test von Th 12–L 2

- s. Kap. 10.2 und Kap. 9.2 (aufgrund der sympathischen Versorgung durch das Rückenmarks-Seitenhorn)

Test der 12. Rippe

- s. Kap. 11.4 (aufgrund des Truncus sympathicus)

Test der BWS

- s. Kap. 10.2

Der lymphatische Abfluss ist am Organ negativ beeinflusst bei Blockaden der BWS, insbesondere von Th 12, da die Cisterna chyli in direkter Nachbarschaft liegt (Kap. 2.3.5).

3.3.7 Prostata-Dysfunktionen

Auf diese ist insbesondere bei einer Dysfunktion Ilium Outflare zu testen.

Palpation über das Perineum

- s. Kap. 3.3.2

Rektale Palpation

Der Patient liegt in Seitenlage mit um 90° flektierten Hüft- und Kniegelenken. Der Untersucher führt den behandschuhten und vaselinierten Zeigefinger rektal so ein, dass er bei einer Flexion nach ventral zur Prostata (und weiter in Richtung Harnblase) weist. Um die Darmwand nicht zu verletzen, wird mit der Zeigefingerkuppe vorsichtig die Prostata aufgesucht und palpiert. Dabei wird zunächst der Prostatarand ringsum abgetastet, anschließend die Prostataoberfläche insgesamt. Es wird auf Druckdolenz, Verhärtung, Knoten, Vergrößerung und Kongestion geachtet.

Test des Sakrums (S 2–S 4)

- s. Kap. 8.3

Test von Th 12–L 2

- s. Kap. 10.2 und Kap. 9.2 (aufgrund der sympathischen Versorgung durch das Rückenmarks-Seitenhorn)

Test der 12. Rippe

- s. Kap. 11.4 (aufgrund des Truncus sympathicus)

Test der BWS

- s. Kap. 10.2

Der lymphatische Abfluss ist am Organ negativ beeinflusst bei Blockaden der BWS, insbesondere von Th 12, da die Cisterna chyli in direkter Nachbarschaft liegt (Kap. 2.3.5).

3.4 Behandlung der Beckenorgane

Bei der Behandlung der Beckenorgane ist unter Safety-Aspekten (Kap. 33) insbesondere daran zu denken, dass bakterielle Entzündungen vorliegen können, die durch eine mechanische Einwirkung streuen würden. Es sind mechanische Instabilitäten, vaskuläre und neurologische/ neurovegetative Störungen zu berücksichtigen.

3.4.1 Behandlung des Zäkums

Behandlung einer Kongestion des Zäkums

Bei der Behandlung des Zäkums müssen zuerst die venös-lymphatischen Abflusswege freigemacht werden.

Der Patient liegt in Rückenlage. Der Untersucher steht auf der linken Seite des Patienten und schiebt seine Finger zwischen die ventrale Seite des Zäkums und den M. iliacus, um dann durch eine repetitive Flexion der gestreckten Finger in den Grundgelenken den lokalen venös-lymphatischen Abfluss anzuregen.

Bei einer alimentär bedingten Kongestion des Zäkums müssen **zusätzlich** Ernährungshinweise gegeben werden.

Behandlung einer „Verklebung" des Zäkums

Mobilisation des Zäkums gegenüber dem M. iliacus

Der Patient liegt in Rückenlage, der Behandler steht auf der linken Seite des Patienten und palpiert mit gestreckten Fingern von ventral zwischen Zäkum und M. iliacus. Durch eine Fingerspitzen-Flexion zieht der Behandler repetitiv das Zäkum nach medial in Richtung Bauchnabel vom M. iliacus weg.

Mobilisation des Zäkums gegenüber dem Dünndarm

Der Patient liegt in Rückenlage, der Behandler steht auf der linken Seite des Patienten und palpiert mit gestreckten Fingern von ventral zwischen Dünndarm und Zäkum. Durch eine Fingerspitzen-Flexion zieht der Behandler repetitiv den Dünndarm nach medial in Richtung Bauchnabel vom Zäkum weg.

Mobilisation des Zäkums gegenüber dem Ovar

Der Patient liegt in Rückenlage, der Behandler steht auf der linken Seite des Patienten und palpiert mit gestreckten Fingern von ventral zwischen Zäkum und Ovar. Durch eine Fingerspitzen-Flexion zieht der Behandler repetitiv das Ovar nach medial in Richtung Becken vom Zäkum weg.

Behandlung des N. vagus (X)

- s. Kap. 12.3 (Irritation an C 0–C 2/Sutura occipito-mastoidea)

Behandlung von Th 10–Th 12

- s. Kap. 10.3

Behandlung der 10.–12. Rippe

- s. Kap. 11.5

Behandlung der gesamten BWS

- s. Kap. 10.3

3.4.2 Behandlung der Harnblase

Behandlung der Ligg. pubo-vesicalia

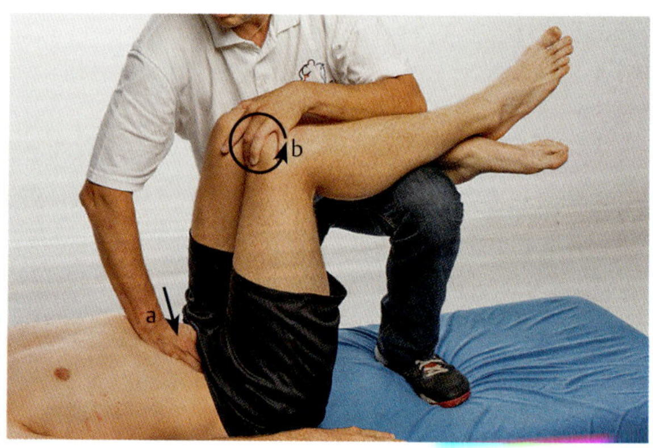

▶ **Abb. 3.15** Behandlung der Ligg. pubo-vesicalia, **a** nach dorsal fixierte Harnblase, **b** Rotation um Bewegungsgrenze (bei fixierter Harnblase).

Die pubo-vesikalen Bänder werden entweder durch die repetitive Ausführung des Tests (Kap. 3.3.2) oder durch eine **Technik mit Beinhebel** behandelt.

Der Patient liegt in Rückenlage, der Behandler steht auf der homolateralen Seite des Patienten. Der Behandler hebt die Beine des Patienten an, stellt sein distales Bein ca. 40 cm kaudal vom Patienten auf die Behandlungsbank und legt dann die beiden um 90° knie-flektierten Unterschenkel des Patienten überkreuzt mit der Achillessehnen-Region auf seinen distalen Oberschenkel.

Der Behandler legt den proximalen Unterarm des kaudalen Arms auf die Region der Sprunggelenke und umfasst mit der kaudalen Hand die Kniegelenke des Patienten. Indem er die Beine des Patienten von sich wegschiebt, führt er auf der betroffenen Seite über eine Hüft-Adduktion eine Ilium-IR aus, wodurch der betroffene Pubis-Ast in Richtung Behandlungsbank gebracht wird. Danach legt er seine kraniale Hand mit den Fingerspitzen proximal des Pubis-Astes auf den Bauch des Patienten, „taucht“ unter dem Pubis-Ast ein und gibt mit den Fingerspitzen einen Druck auf die Harnblase, um diese zu fixieren. Die fixierende kraniale Hand wird jetzt nicht mehr bewegt.

In kleinen kreisenden Bewegungen mobilisiert der Behandler die Knie des Patienten auf sich zu, um mit der entstehenden Hüft-Abduktion auf der betroffenen Seite eine Ilium-AR zu erzeugen (▸ **Abb. 3.15**). Diese hebt den Pubis-Ast zimmerdeckenwärts und dehnt somit das kontrakte Ligament, weil die Harnblase fixiert ist.

Behandlung des Lig. umbilicale medianum und der Ligg. umbilicalia medialia („Hosenträger“ der Harnblase)

Mobilisation

Der Patient liegt in Rückenlage. Der Behandler steht seitlich neben dem Patienten. Er steckt seine Zeigefingerkuppe so tief in den Bauchnabel des Patienten, dass die Fingerspitze den Ring des PPA (Peritoneum parietale anterius) erreicht, und mobilisiert nach kranial, entlang der Mittellinie bzw. zur gegenüberliegenden Schulter mit einer repetitiven Flexion des Zeigefinger-Endglieds.

Quer- und/oder Längsdehnung

Der Patient liegt in Rückenlage. Der Behandler steht seitlich vom Patienten und palpiert mit seinen Fingerkuppen das Lig. umbilicale medianum und die Ligg. umbilicalia medialia. Dort, wo er Verhärtungen spürt, geben die Fingerkuppen beider Hände zusammen einen Druck in die Tiefe, nach dorsal und auseinander, sodass eine Dehnung zustande kommt. Dieser Griff wird repetitiv ausgeführt.

Behandlung der Lamina PVURS (= Lamina von Delbet) mit Hebel

Der Patient liegt in Rückenlage. Der Behandler steht auf der kontralateralen Seite des Patienten, hebt die Beine des Patienten an, stellt sein distales Bein ca. 40 cm kaudal vom Patienten auf die Behandlungsbank und legt dann die beiden um 90° knie-flektierten Unterschenkel des Patienten überkreuzt mit der Achillessehnen-Region auf seinen distalen Oberschenkel.

Der Behandler legt den proximalen Unterarm des kaudalen Arms auf die Region des Sprunggelenks und umfasst mit der kaudalen Hand die Kniegelenke des Patienten. Indem er die Beine des Patienten von sich wegschiebt, führt er auf der betroffenen Seite über eine Hüft-Adduktion eine Ilium-IR aus. Danach legt er seine kraniale Hand sagittal ausgerichtet zwischen die kontralaterale Lamina PVURS und die Beckenorgane. Dann bringt er die gestreckte Hand in seine Richtung und fixiert somit die Organe zu sich hin.

In kleinen kreisenden Bewegungen mobilisiert der Behandler die Knie des Patienten von sich weg, um mit der entstehenden Hüft-Abduktion auf der betroffenen Seite eine Ilium-AR zu erzeugen. Diese entfernt die Lamina PVURS von den Organen.

Behandlung des Perineums

Um Dysfunktionen des Beckenbodens zu behandeln, müssen seine Relationen zuerst korrigiert werden. Dies sind

- Innervation (S 2–S 4), spezifische Sakrum-Techniken, Sakrum-Release;
- Körperquerstrukturen (Kap. 17.7) und
- viszerale Zusammenhänge (linkes Kolon, Beckenorgane).

Darüber hinaus kann durch eine repetitive Wiederholung des Tests eine Mobilisation durchgeführt werden.

Behandlung des Foramen obturatum mit der Membrana obturatoria

Um ein Problem im Bereich das Foramen obturatum erfolgreich zu behandeln, muss zuerst eine normale Mobilität der Harnblase sichergestellt sein, dann müssen ggf. über eine Hüftmobilisation die Mm. obturatorii korrigiert und, falls notwendig, eine lokale Technik an der Membrana obturatoria durchgeführt werden.

Der Patient liegt in Rückenlage. Auf der zu behandelnden Seite wird das Bein in 45°-Hüft- und 90°-Knie-Flexion auf die Behandlungsliege gestellt. Der Behandler macht mit dem angestellten Bein eine leichte Hüft-Abduktion und palpiert mit seinem Daumen der innen liegenden Hand auf der Ventralseite der Sehne des M. adductor magnus in Richtung Ischiumast. An der knöchernen Struktur angekommen, gibt er einen Druck Richtung medial-kranial auf das Foramen obturatum. Durch einen repetitiven Druck in Richtung medial-kranial wird die Membrana obturatoria mobilisiert.

Behandlung einer „Verklebung" der Harnblase

Mobilisation des Dünndarms gegenüber der Harnblase

Der Patient liegt in Rückenlage. Der Behandler steht seitlich neben dem Patienten. Mit den Fingerkuppen beider gestreckter Hände und etwas Hautvorschub palpiert er zwischen Dünndarm und Harnblase. Nun gibt er einen Druck in die Tiefe und zieht mit den Fingerkuppen den Dünndarm nach kranial. Dies wird repetitiv ausgeführt.

Mobilisation des Uterus gegenüber der Harnblase

Der Patient liegt in Rückenlage. Der Behandler steht seitlich neben dem Patienten. Der Behandler palpiert mit den Fingerkuppen seiner gestreckten Hände die Grenze zwischen Uterus und Harnblase. Mit den Fingerkuppen palpiert er zwischen den beiden Strukturen mit einem Druck in die Tiefe nach dorsal (profund) und zieht den Uterus repetitiv nach kranial.

Behandlung des Sakrums (S 2–S 4)

- s. Kap. 8.4

Behandlung von Th 12–L 2

- s. Kap. 10.2 und Kap. 9.2

Behandlung der 12. Rippe

- s. Kap. 11.5

Behandlung der gesamten BWS

- s. Kap. 10.3

3.4.3 Behandlung des Rektums

Rektumbehandlung über die Fossa ischiorectalis

Der Patient liegt in Seitenlage mit je um 90° flektierten Hüft- und Kniegelenken. Der Behandler sitzt kaudal des Patientenbeckens. Er palpiert mit der gestreckten Hand (rechte Fossa = rechte Hand, linke Fossa = linke Hand) das Tuber ischiadicum, zieht die Fingerspitzen etwas zurück und palpiert medial vom Tuber nach kranial. Dabei kann er unterstützend mit seiner anderen Hand die Crista iliaca nach kaudal ziehen, sodass das ISG eine Outflare-Bewegung macht (daraufhin entspannt sich die Beckenbodenmuskulatur, sodass die behandelnde Hand besser nach kranial palpieren kann). Dann führt der Behandler einen repetitiven Druck mit der Hand in zentraler (zu Uterus/Prostata), ventraler (zur Harnblase) und dorsaler (zum Rektum) Richtung durch.

Behandlung der Lamina PVURS (= Lamina von Delbet)

- s. Kap. 3.4.2

Behandlung der Kontranutation am Sakrum

- s. Kap. 8.4.3

Behandlung von Th 12–L 2

- s. Kap. 10.2 und Kap. 9.2

Behandlung der 12. Rippe

- s. Kap. 11.5

Behandlung der gesamten BWS

- s. Kap. 10.3

3.4.4 Behandlung des Colon sigmoideum

Längs- und Querdehnung

Der Patient liegt in Rückenlage, der Behandler steht auf der rechten Seite des Patienten und greift mit den gestreckten Fingern beider Hände auf das Sigmoid. Dann führt er eine Bewegung auf dem Sigmoid in der Weise durch, dass die Fingerkuppen auf dem Sigmoid zusammen in die Tiefe und auseinandergedrückt werden. So kommt eine Längsdehnung des Sigmoids zustande, die Behandlung wird repetitiv ausgeführt.

Der Behandler legt die gestreckten Fingerkuppen quer zum Faserverlauf des Sigmoids auf und führt eine entgegengesetzte Bewegung beider Hände durch, wobei das Sigmoid quer gedehnt wird. Diese Behandlung wird repetitiv ausgeführt.

Mobilisation des Colon sigmoideum gegenüber dem Psoas

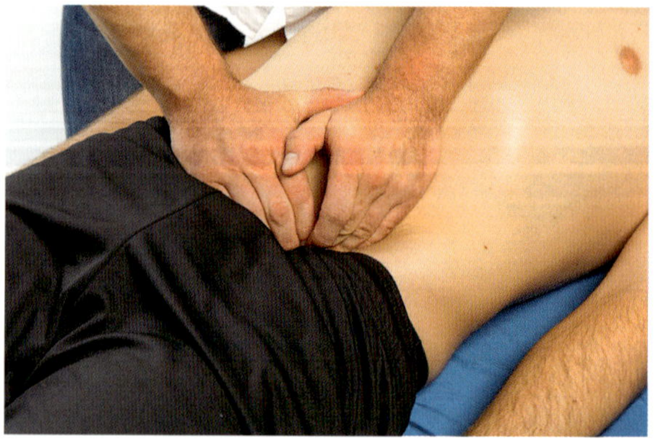

▶ **Abb. 3.16** Mobilisation des Colon sigmoideum gegenüber dem Psoas.

Der Patient liegt in Rückenlage. Der Behandler steht auf der rechten Seite des Patienten und greift mit den Fingerkuppen von ventral um das Sigmoid herum, wobei die Daumen auf der anderen Seite des Colon sigmoideum liegen (▶ **Abb. 3.16**). Dann bewegen beide Hände das auf dem Psoas liegende Sigmoid mit einer repetitiven Bewegung nach kranial bzw. nach kaudal.

Behandlung des Sakrums (S 2–S 4)

- s. Kap. 8.4

Behandlung von Th 12–L 2

- s. Kap. 10.2 und Kap. 9.2

Behandlung der 12. Rippe

- s. Kap. 11.5

Behandlung der gesamten BWS

- s. Kap. 10.3

3.4.5 Behandlung der Nieren

Behandlung der Mobilität der Niere

Latero-laterale Mobilisation

Der Patient liegt in Rückenlage. Der Behandler steht seitlich vom Patienten. Er umgreift mit den Fingern von lateral und den Daumen von medial die Niere und gibt einen repetitiven Druck nach medial und lateral auf die Niere.

Kranio-kaudale Mobilisation

Der Patient liegt in Rückenlage. Der Behandler steht seitlich am Kopfende des Patienten. Er greift mit den Fingerspitzen auf die kontralaterale Seite der Niere, kaudal des unteren Nierenpoles, und verschiebt sie durch Finger-Flexion repetitiv nach kranial.

Mobilisation der Niere gegenüber dem Ureter

Der Patient liegt in Rückenlage und hat das Bein der zu behandelnden Seite mit 45°-Hüft- und 90°-Knie-Flexion angestellt. Der Behandler steht seitlich am Kopfende des Patienten. Er greift mit den Fingerspitzen auf die kontralaterale Seite der Niere, kaudal des unteren Nierenpoles, und fixiert sie mit den Fingern beider Hände nach kranial. Nun streckt der Patient langsam das Bein, indem die Ferse über die Behandlungsbank geschoben wird. Dies wird ca. 5 × wiederholt.

Mobilisation der Niere gegenüber dem Colon ascendens und Colon descendens

Der Patient liegt in Rückenlage. Der Behandler steht seitlich vom Patienten. Er legt eine Handfläche hinter die Niere und die andere Hand auf den Bauch, ventral der Niere. Durch ein fasziales Unwinding (Kap. 32.8) wird die „Verklebung" aufgehoben.

Behandlung einer „Verklebung" von rechter Niere und Duodenum

Der Patient liegt in Rückenlage. Der Behandler steht auf der rechten Seite des Patienten. Er palpiert mit den Fingerkuppen der innere Hand den vertikalen Teil des Duodenums (Duo IIa und IIb) und mit den Fingerkuppen der äußeren Hand den medialen Rand der rechten Niere. Dann gibt er einen leichten Druck nach dorsal in die Tiefe und trennt mit einer repetitiven Bewegung beide Organe durch Fingerkuppen-Flexion voneinander.

Behandlung des N. vagus (X)

- s. Kap. 12.3 (Irritation an C 0–C 2/Sutura occipito-mastoidea)

Behandlung des Sakrums (S 2–S 4)

- s. Kap. 8.4

Behandlung von Th 9–L 1

- s. Kap. 10.2 und Kap. 9.2

Behandlung der 9.–12. Rippe

- s. Kap. 11.5

Behandlung der gesamten BWS

- s. Kap. 10.3

3.4.6 Behandlung des Uterus

Behandlung der Lamina PVURS (= Lamina von Delbet)

Die Patientin liegt in Rückenlage. Der Behandler steht auf der homolateralen Seite der Patientin. Der Behandler hebt die Beine der Patientin an, stellt sein distales Bein ca. 40 cm kaudal von der Patientin auf die Behandlungsbank und legt dann die beiden um 90° im Knie flektierten Unterschenkel überkreuzt mit der Achillessehnenregion auf seinen distalen Oberschenkel. Der Behandler legt den proximalen Unterarm des kaudalen Arms auf die Region der Sprunggelenke und umfasst mit der kaudalen Hand die Kniegelenke der Patientin. Indem er die Beine der Patientin von sich wegschiebt, führt er auf der betroffenen Seite über eine Hüft-Adduktion eine Ilium-IR aus, wodurch der betroffene Pubis-Ast in Richtung Behandlungsbank gebracht wird. Danach legt er seine kraniale Hand mit den Fingerspitzen proximal des Pubis-Astes auf den Bauch der Patientin, „taucht" unter dem Pubis-Ast ein und gibt mit den Fingerspitzen einen Druck auf den Uterus, um diesen zu fixieren. Die fixierende kraniale Hand wird jetzt nicht mehr bewegt. In kleinen kreisenden Bewegungen mobilisiert der Behandler die Knie der Patientin auf sich zu, um mit der entstehenden Hüft-Abduktion auf der betroffenen Seite eine Ilium-AR zu erzeugen. Diese hebt den Pubis-Ast zimmerdeckenwärts und dehnt somit das kontrakte Ligament, weil der Uterus fixiert ist.

Behandlung des Lig. latum uteri (Lig. cardinale)

Das Lig. latum uteri wird genauso behandelt wie die Lamina PVURS (s. o.), mit dem Unterschied, dass die Finger nicht so tief in das kleine Becken eingebracht werden, weil sich das Lig. latum uteri am Oberrand des Uterus befindet.

Behandlung des Lig. teres uteri

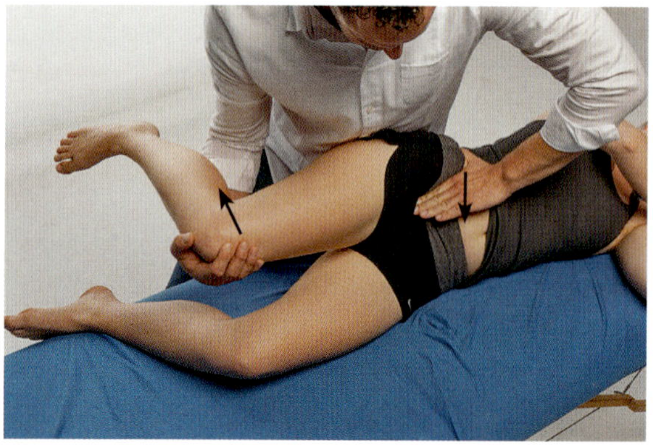

▶ **Abb. 3.17** Behandlung des Lig. teres uteri.

Die Patientin liegt in Seitenlage. Die zu behandelnde Struktur liegt oben. Der Behandler steht hinter der Patientin. Er umgreift mit der kaudalen Hand die Innenseite des um 90° flektierten Knies, sodass der gesamte Unterschenkel auf seinen Unterarmen liegt. Die kraniale Hand wird maximal proniert und mit der Zeigefingerseite zwischen Uterus und Ilium gebracht. Dann wird der Uterus zur Gegenseite (zur Behandlungsliege) fixiert. Der Behandler führt eine passive und repetitive Hüft-Extension durch (▶ **Abb. 3.17**), durch die das Lig. teres uteri gedehnt wird.

Behandlung über die Fossa ischiorectalis

- s. Kap. 3.4.3

Behandlung einer „Verklebung" des Uterus

- s. Kap. 3.4.2

Behandlung des Lig. suspensorium ovarii (fasziale Korrektur)

Die Patientin liegt in Rückenlage. Der Untersucher steht seitlich von der Patientin. Er legt die dorsale Hand so auf den Rücken der Patientin, dass die ulnare Handkante entlang der Sakrumbasis und die Fingerspitzen im Bereich der Procc. spinosi liegen. Dadurch bildet diese Handfläche eine Art „Parabolspiegel", die mit der vorderen Hand korreliert. Diese liegt ventral im linken bzw. rechten unteren Quadranten des Bauches und fokussiert die Faszienspannung zuerst auf das Ovar, dann auf das benachbarte Lig. suspensorium ovarii. Durch ein fasziales Unwinding (Kap. 32.8) wird die Gewebespannung korrigiert.

Behandlung des Sakrums (S 2–S 4)

- s. Kap. 8.4

Behandlung von Th 12–L 2

- s. Kap. 10.2 und Kap. 9.2

Behandlung der 12. Rippe

- s. Kap. 11.5

Behandlung der gesamten BWS

- s. Kap. 10.3

3.4.7 Behandlung der Prostata

Rektale Behandlung

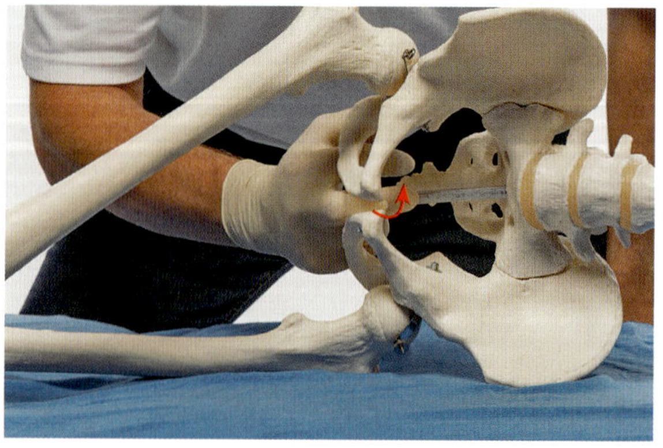

▶ **Abb. 3.18** Rektale Behandlung.

Der Patient liegt in Seitenlage mit um 90° flektierten Hüft- und Kniegelenken. Der Behandler führt den behandschuhten und vaselinierten Zeigefinger rektal so ein, dass er bei einer Flexion nach ventral zur Prostata (und weiter in Richtung Harnblase) weist. Um die Darmwand nicht zu verletzen, wird mit der Zeigefingerkuppe vorsichtig die Prostata aufgesucht und durch eine kreisende Bewegung massiert (► **Abb. 3.18**).

Behandlung des Sakrums (S 2–S 4)

- s. Kap. 8.4

Behandlung von Th 12–L 2

- s. Kap. 10.2 und Kap. 9.2

Behandlung der 12. Rippe

- s. Kap. 11.5

Behandlung der gesamten BWS

- s. Kap. 10.3

4 Fuß

Funktionell beginnt der Fuß 1 cm unterhalb des Kniegelenksspalts am PTFG (proximales Tibio-Fibular-Gelenk).

Zu den Fußgelenken gehören systematisch geordnet:

- Tibio-Fibular-Gelenke (Schienbein-Wadenbein-Gelenke):
  - PTFG (proximales Tibio-Fibular-Gelenk)
  - DTFG (distales Tibio-Fibular-Gelenk)
- OSG (oberes Sprunggelenk) = Tibio-Talär-Gelenk
- USG (unteres Sprunggelenk) = Talo-Kalkanear-Gelenk
- Chopart-Gelenklinie:
  - Talo-Navikular-Gelenk (Sprungbein-Kahnbein-Gelenk)
  - Kalkaneo-Kuboidal-Gelenk (Fersenbein-Würfelbein-Gelenk)
  - Zwischen beiden beteiligten Knochen artikuliert das Navikulo-Kuboidal-Gelenk (Kahnbein-Würfelbein-Gelenk)
- Navikulare-Kuneiforme-Gelenk (I–III) (Kahnbein-Keilbein-Gelenk)
- Lisfranc-Gelenklinie:
  - Kuneiforme(-I/-II/-III)/Kuboid-Metatarsale(-I-V)-Gelenke (Keilbein/Würfelbein-Mittelfußknochen-Gelenke)
- Zehen-Grundgelenke (I–V)
- proximale Interphalangeal-Gelenke (I–V)
- distale Interphalangeal-Gelenke (II–V)

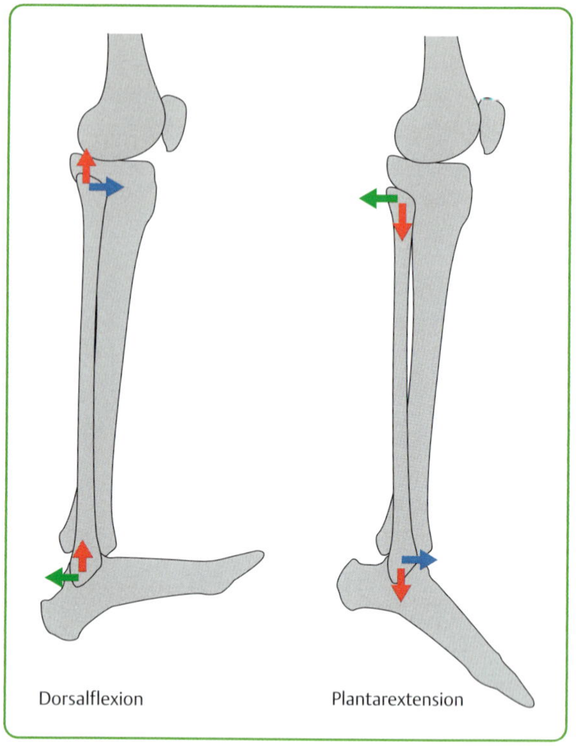

▶ **Abb. 4.1** Biomechanik der Fibula, **a** Dorsal-Flexion, **b** Plantar-Extension.

4.1

Biomechanik der Fußgelenke

Das Zusammenspiel der Fußgelenke mit den übrigen Gelenken der unteren Extremität, des Beckens und der Wirbelsäule ist im Kap. 34 zur Ganganalyse ausgeführt.

4.1.1 Fibula, proximales und distales Tibio-Fibular-Gelenk (PTFG/DTFG)

Bei einer Bewegung des OSG nach dorsal (**Dorsal-Flexion**), also des Fußes zum Unterschenkel hin, bewegt sich die Fibula nach kranial. Dabei bewegt sich das PTFG nicht nur nach kranial, sondern auch nach ventral und lateral. Das DTFG bewegt sich dabei nach kranial, dorsal und medial (▶ **Abb. 4.1a**).

Bei einer Streckung des OSG nach plantar (**Plantar-Extension**) bewegt sich die Fibula nach kaudal. Dabei bewegt sich das PTFG nach kaudal, dorsal und medial. Das DTFG bewegt sich nach kaudal, ventral und lateral (▶ **Abb. 4.1b**).

Die Bewegungen von Fibula, Tibio-Fibular-Gelenken in Bezug zum OSG zeigt die ▶ **Tab. 4.1**.

▶ **Tab. 4.1** Bewegungen von Fibula, Tibio-Fibular-Gelenken in Bezug zum OSG.

OSG	Dorsal-Flexion	Plantar-Extension
Fibula	kranial	kaudal
PTFG	kranial/ventral/lateral	kaudal/dorsal/medial
DTFG	kranial/dorsal/medial	kaudal/ventral/lateral

Dysfunktionen

Im Sinne der UFK kommt der Fibula eine Indikator-Funktion zu, sie ist der „Zeiger zur ursächlichen Dysfunktion“:

- Wenn die ursächliche Dysfunktion von „oben“ kommt, also vom ISG oder SIG ausgeht, ist die Fibula kranial fixiert und kann sich bei maximaler Plantar-Extension des OSG nicht mehr nach kaudal bewegen (**Dysfunktion Fibula superior/kranial**). Das PTFG befindet sich dann häufig in ventro-latero-kranialer Dysfunktion, das DTFG gelegentlich in dorso-medio-kranialer Dysfunktion. Oft ist dann auch die Plantar-Extension des OSG endgradig eingeschränkt.

- Kommt die ursächliche Dysfunktion von „unten", also vom Fuß, dann steht die Fibula kaudal und bewegt sich bei maximaler Dorsal-Flexion des OSG nicht mehr nach kranial (**Dysfunktion Fibula inferior/kaudal**). Das PTFG befindet sich dann häufig in dorso-medio-kaudaler Dysfunktion, das DTFG gelegentlich in ventro-latero-kaudaler Dysfunktion. Oft ist dann auch die Dorsal-Flexion des OSG endgradig eingeschränkt.

4.1.2 Oberes Sprunggelenk (OSG)

Das OSG bildet sich aus der Tibia (Schienbein), der Fibula (Wadenbein) und dem Talus (Sprungbein). Die Bewegungsachse des OSG verläuft durch die beiden Knöchelspitzen und ist deswegen in der Transversalebene um ca. 15° im Sinne einer Tibia-AR (= Talus-IR) verdreht.

Die (vektoriell resultierende) Bewegungsachse des OSG verläuft von **medial/kranial/ventral** nach **lateral/kaudal/dorsal**.

Bei einer **Dorsal-Flexion** des OSG bewegt sich der Fuß in Richtung des Unterschenkels, beide Gelenkpartner nähern sich einander an (▸ **Abb. 4.2a**):

- Talus nach posterior (mit IR gegenüber der Tibia)
- Tibia nach anterior (mit IR gegenüber dem Fuß bei AR gegenüber dem Talus)
- Die Fibula lateralisiert im DTFG, die Syndesmose wird gespannt.

Da der Talus ventral breiter ist als dorsal und die Malleolengabel kaudal breiter als kranial, wird der Talus bei einer Dorsal-Flexion des OSG gegenüber der Tibia-Unterkante kaudalisiert und entfernt sich von dieser, was als **Dekoaptations-Bewegung** bezeichnet wird.

Bei der **Plantar-Extension** des OSG streckt sich der Fuß in Richtung Fußsohle (▸ **Abb. 4.2b**; s. a. Kap. 1.1.2):

- Talus nach anterior (mit AR gegenüber der Tibia)
- Tibia nach posterior (mit AR gegenüber dem Fuß bei IR gegenüber dem Talus)
- Die Fibula medialisiert im DTFG, die Syndesmose wird entspannt.

Dabei gleitet der Talus in die Malleolengabel zurück (aus der Dekoaptation bei einer Dorsal-Flexion) nach kranial.

Die Bewegung von Tibia und Talus in Bezug zum OSG zeigt die ▸ **Tab. 4.2**.

▸ **Tab. 4.2** Bewegung von Tibia und Talus in Bezug zum OSG.

OSG	Dorsal-Flexion	Plantar-Extension
Tibia	anterior (mit IR gegenüber Fuß, AR gegenüber Talus)	posterior (mit AR gegenüber Fuß, IR gegenüber Talus)
Talus	Dekoaptation	Koaptation

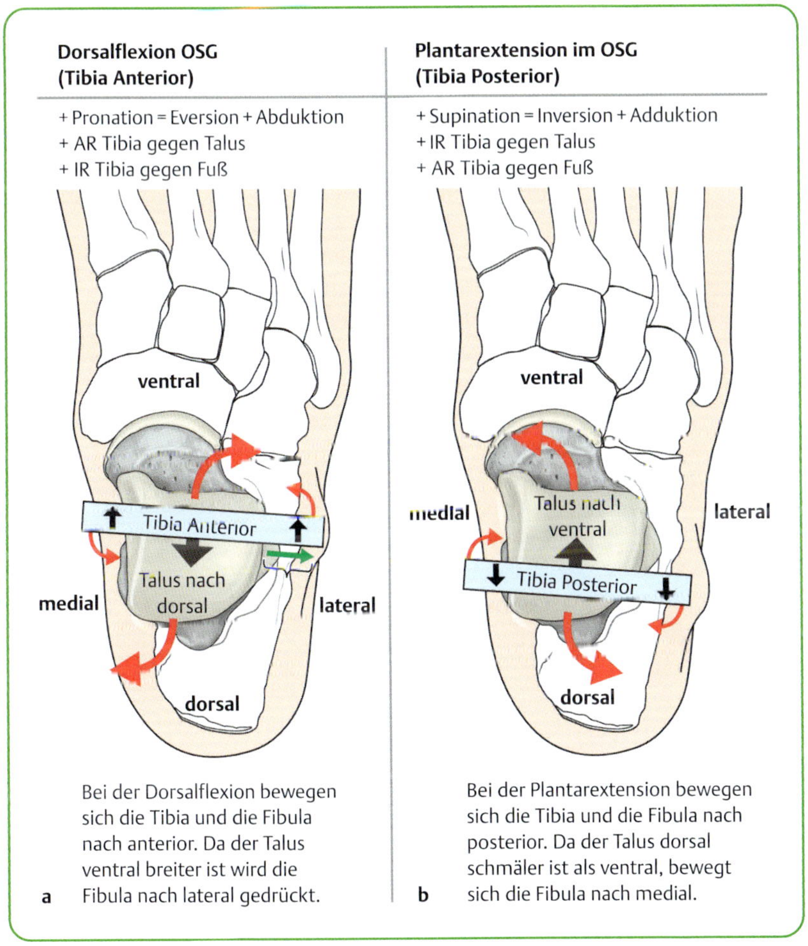

▸ **Abb. 4.2** **a** Dorsal-Flexion (Tibia Anterior) und **b** Plantar-Extension (Tibia Posterior) des OSG.

▶ **Tab. 4.3** Ursachen einer Tonuserhöhung des M. tibialis posterior und M. peroneus longus.

Tonuserhöhung	innervatorisch, segmental	peripher bedingt	reflektorisch bei osteopathischen Dysfunktionen	Muskeldehnung, Umknicktrauma des OSG
M. tibialis posterior	L4–S1	N. ischiadicus, N. tibialis	USG in Valgus-Position, Upslip	Pronationstrauma
M. peroneus longus	L5–S1	N. ischiadicus, N. fibularis superficialis	USG in Varus-Position, Upslip, Dysfunktion Ilium Anterior mit entsprechender UFK	Supinationstrauma

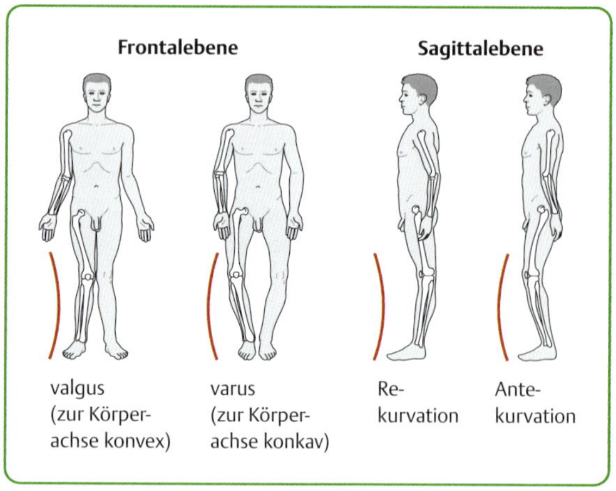

▶ **Abb. 4.3** Achsabweichungen an der unteren Extremität, Frontalebene. Valgus und Varus-Position. (Schünke M, Schulte E, Schumacher U. Prometheus. LernAtlas der Anatomie. Allgemeine Anatomie und Bewegungssystem. Illustrationen von M. Voll und K. Wesker. 4. Aufl. Stuttgart: Thieme; 2014: 27, Abb. 3.1E)

Dysfunktionen

Dysfunktionen des OSG werden nach dem kranial liegenden Knochen, also der Tibia, bezeichnet. Somit ergeben sich 3 Dysfunktionen am OSG:

- **Dysfunktion Tibia Anterior:** Tibia steht anterior (= Dorsal-Flexion) und bewegt sich nicht nach posterior. Dabei steht der Talus posterior, sodass die Plantar-Extension (endgradig) eingeschränkt ist.
- **Dysfunktion Tibia Posterior:** Tibia steht posterior (= Plantar-Extension) und bewegt sich nicht nach anterior. Dabei steht der Talus anterior, sodass die Dorsal-Flexion (endgradig) eingeschränkt ist.
- **Koaptation des Talus:** Durch eine Tonuserhöhung des M. tibialis posterior und/oder M. peroneus longus (primär innervatorisch oder sekundär reflektorisch durch Dehnung des Muskels; ▶ **Tab. 4.3**) wird der Fuß innerhalb der Malleolengabel kranialisiert, sodass der Talus nicht mehr gegenüber der Tibia dekoaptieren kann und die Bewegung der **Tibia nach anterior** (Dorsal-Flexion) eingeschränkt ist.

4.1.3 Unteres Sprunggelenk (USG)

Das USG besteht aus 2 separaten Gelenkkammern:

- Art. subtalaris (hintere Gelenkkammer)
- Art. talo-calcaneo-navicularis (vordere Gelenkkammer)

Das USG bewegt sich in 2 Richtungen (▶ **Abb. 4.3**):

- Valgus (Eversion)
- Varus (Inversion)

Die vektoriell resultierende Bewegungsachse des USG (Henke'sche Achse) verläuft von **medial/kranial/ventral** nach **lateral/kaudal/dorsal**.

Dysfunktionen

Am USG gibt es 2 Dysfunktionen:

- **Dysfunktion USG valgus:** Hierbei steht der Kalkaneus in einer **Eversions-Position** und kann sich nicht in die Inversion bewegen. Diese Dysfunktion ist Teil einer Pronationsposition.
- **Dysfunktion USG varus:** Hierbei steht der Kalkaneus in einer **Inversions-Position** und kann sich nicht in die Eversion bewegen. Diese Dysfunktion ist Teil einer Supinations-Position.

4.1.4 Chopart-Gelenklinie

Die Chopart-Gelenklinie besteht aus 2 Gelenken:

- Art. talo-navicularis
- Art. calcaneo-cuboidea

Darüber hinaus artikulieren die beiden beteiligten Knochen die Art. cuboideo-navicularis.

Bei einer **Dorsal-Flexion** des Fußes bewegt sich das

- **Navikulare** in AR,
- **Kuboid** in IR.

Diese Bewegung an der Chopart-Gelenklinie senkt das Fußgewölbe ab.

Bei der **Plantar-Extension** des Fußes bewegt sich das

- **Navikulare** in IR,
- **Kuboid** in AR.

Diese Bewegung an der Chopart-Gelenklinie unterstützt das Fußgewölbe.

Dysfunktionen

Meist blockiert entweder das Kuboid (isoliert) in IR gegen den Kalkaneus bzw. das Navikulare (isoliert) in AR gegen den Talus. In seltenen Fällen können auch beide Knochen (Navikulare in AR **und** Kuboid in IR) blockiert sein.

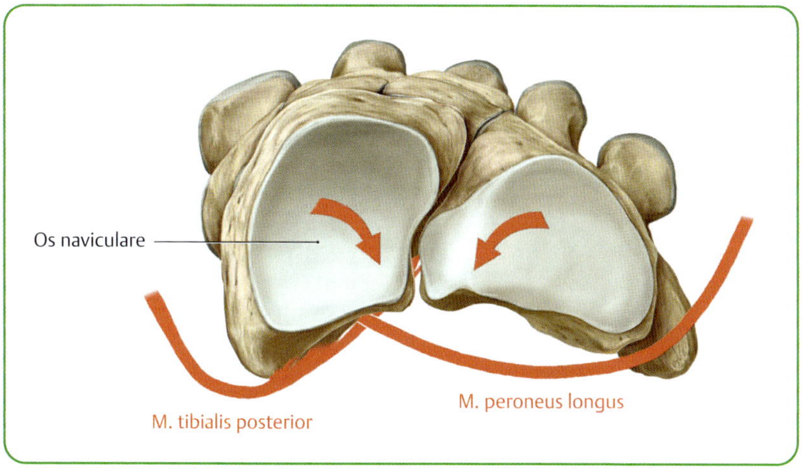

▶ **Abb. 4.4** Biomechanik Navikulare und Kuboid. (Schünke M, Schulte E, Schumacher U. Prometheus. LernAtlas der Anatomie. Allgemeine Anatomie und Bewegungssystem. Illustrationen von M. Voll und K. Wesker. 4. Aufl. Stuttgart: Thieme; 2014: 460, Abb. 1.26Ad)

Beachte

Biomechanisch bewegen sich das Navikulare und Kuboid wie zwei Zahnräder gegeneinander, weswegen das Pendant zum blockierten Knochen selbst restriktiv ist:

- **Eine Blockade des Kuboids in IR erzeugt eine Restriktion des Navikulare in AR.**
- **Eine Blockade des Navikulare in AR erzeugt eine Restriktion des Kuboids in IR.**

Steht die Fibula nach kranial (Ursachen s. Kap. 2.3.1), wird der **M. peroneus longus** gedehnt (▶ Abb. 4.4). Er hat seinen Ursprung breitflächig an der Fibula und nutzt das Kuboid als Hypomochlion (Widerlager eines Hebels), die Ansätze befinden sich am Metatarsale I und Kuneiforme I. Wird der Muskel infolge der kranial stehenden Fibula gedehnt, erhöht er zum Eigenschutz seinen Tonus und bringt so das Kuboid in eine IR. Aufgrund des Zahnradmechanismus bewegt sich das Navikulare dann in eine AR.

Gleiches kann über den **M. tibialis posterior** geschehen (▶ Abb. 4.4). Sein Ursprung liegt an der Membrana interossea cruris sowie der angrenzenden Fibula und Tibia. Er zieht um das Navikulare und setzt dort plantarseitig an. Ferner gehen die Ansätze zu den Kuneiformia I–III und an die Basen der Metatarsalia II–IV.

Gemeinsam bilden beide Muskeln den sog. „Steigbügel des Fußes“.

4.1.5 Kuneo-Navikular-Gelenk

Die Art. cuneo-navicularis wird gebildet vom Navikulare und den Kuneiformia I–III. Zum Fußrücken hin liegt die breite Seite, die Keilspitze zeigt nach plantar.

Aufgrund dieser anatomischen Gegebenheit blockieren die Kuneiformia in Richtung des Fußrückens.

4.1.6 Lisfranc-Gelenklinie

Die Lisfranc-Gelenklinie ist keine glatte Linie zwischen dem Rück- und dem Mittelfuß. Durch die unterschiedliche Länge der Kuneiformia I–III ergibt sich am Lisfranc-Gelenk eine Verzahnung der Knochen ineinander, was für eine erhöhte Stabilität sorgt.

Die Fußreflexzonen der Wirbelsäule liegen entlang des medialen Fußrandes auf dem ersten Strahl (Kap. 35.1). Am Tarso-Metatarsal-Gelenk I befindet sich die Fußreflexzone des thorako-lumbalen Übergangs (TLÜ). Dieses ist neben der Gangmechanik (Kap. 34, Abrollverhalten des Fußes) einer der Gründe für das häufige Auftreten von Blockaden des Tarso-Metatarsal-Gelenks I.

Bei einer Blockade steht das betroffene Metatarsale nach dorsal.

4.1.7 Zehen-Grundgelenke I–V

Die Artt. metatarso-phalangeae bilden den Übergang vom Mittel- zum Vorfuß. Bei vielen Patienten liegen Hammer- und Krallenzehen vor, was die hohe klinische Relevanz dieses Bereichs zeigt.

Die Phalangen blockieren nach plantar gegenüber den Metatarsalia (▶ Abb. 4.5).

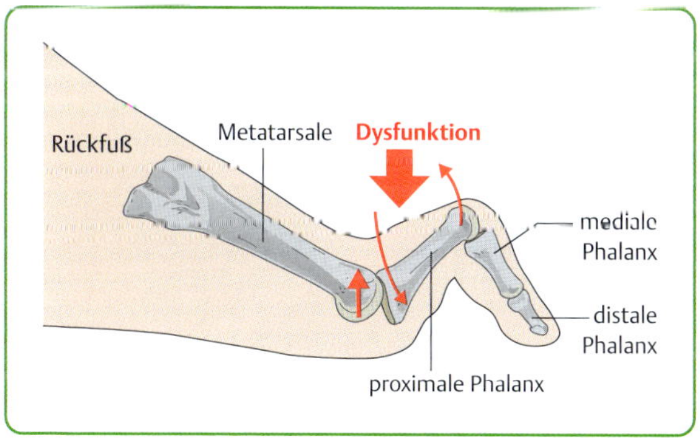

▶ **Abb. 4.5** Blockade der Zehen-Grundgelenke.

Ursachen für Zehen-Grundgelenks-Blockaden sind:

- verkürzte Zehen-Streckersehnen
- Tarso-Metatarsal-Blockaden (Kap. 4.1.6)
- Gangbildstörungen
- Relationen der Fußreflexzonen:
  - Großzehen-Grundgelenk – zerviko-thorakaler Übergang (CTÜ)
  - alle Zehen-Grundgelenke – M. trapezius und ATS (Apertura thoracis superior, obere Thoraxapertur; Kap. 13.9)

4.1.8 Interphalangeal-Gelenke I–V

Bei vielen Patienten liegen Hammer- und Krallenzehen vor, was die hohe klinische Relevanz dieses Bereichs zeigt. Die Phalangen blockieren nach dorsal.

4.2 Untersuchung

4.2.1 Dysfunktionen der Fibula und der Tibio-Fibular-Gelenke (PTFG/DTFG)

Test der kranio-kaudalen Bewegung der Fibula

Beidseitiger Test der Fibula-Bewegung in Rückenlage

Der Patient liegt in Rückenlage, der Untersucher steht am Fußende. Für die beidseitige Untersuchung liegen die Füße des Patienten auf den Oberschenkeln des Untersuchers. Durch eine Verlagerung des Körperschwerpunkts nach vorne bringt der Untersucher beidseits die Füße in eine OSG-Dorsal-Flexion, während er diese Bewegungen mit beiden Händen an den jeweiligen Fibulaköpfchen palpiert. Ist eine Richtung restriktiv, so liegt eine Dysfunktion vor.

Einseitiger Test der Fibula-Bewegung in Rückenlage

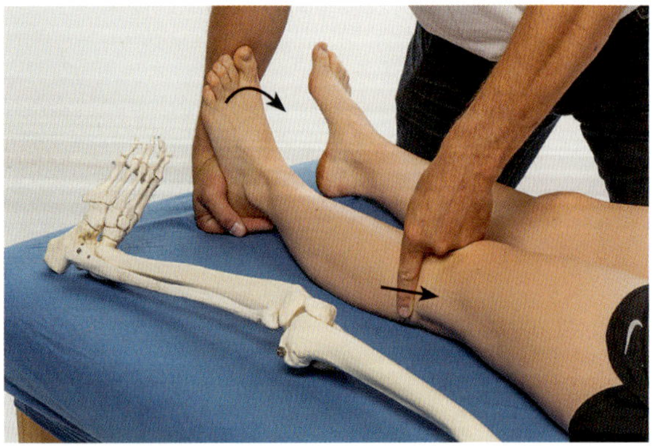

▶ **Abb. 4.6** Test der kranio-kaudalen Bewegung der Fibula.

Der Patient liegt in Rückenlage, der Untersucher steht seitlich auf der zu untersuchenden Seite neben dem Unterschenkel des Patienten. Für die einseitige Untersuchung palpiert die kraniale Hand das Fibulaköpfchen, und die kaudale Hand umgreift den Fuß von plantar und bringt ihn in eine OSG-Dorsal-Flexion, wobei sich das Fibulaköpfchen normalerweise nach kranial bewegt (▶ **Abb. 4.6**). Bewegt der Untersucher den Fuß in eine OSG-Plantar-Extension, bewegt sich das Fibulaköpfchen physiologischerweise nach kaudal. Ist eine Richtung restriktiv, so liegt eine Dysfunktion vor.

Test der Fibula-Bewegung nach kranial in Seitenlage

Der Patient liegt in Seitenlage. Der Untersucher steht seitlich neben dem Unterschenkel des Patienten. Das zu untersuchende Bein liegt oben und ist im Hüft- und Kniegelenk um 90° gebeugt und im Hüftgelenk adduziert, sodass der zu untersuchende Unterschenkel komplett auf der Behandlungsbank aufliegt. Die kraniale Hand fixiert den Malleolus medialis nach kaudal. Die kaudale Hand schiebt den Malleolus lateralis nach kranial. Daraufhin bewegt sich die Fibula nach kranial. Ist diese Richtung restriktiv, so liegt eine Dysfunktion vor.

Test der Fibula-Bewegung nach kaudal in Seitenlage

Ausgangsstellung s. o. Die kaudale Hand fixiert den Malleolus medialis nach kranial. Die kraniale Hand schiebt den Malleolus lateralis nach kaudal. Daraufhin bewegt sich die Fibula nach kaudal. Ist diese Richtung restriktiv, so liegt eine Dysfunktion vor.

Test des PTFG

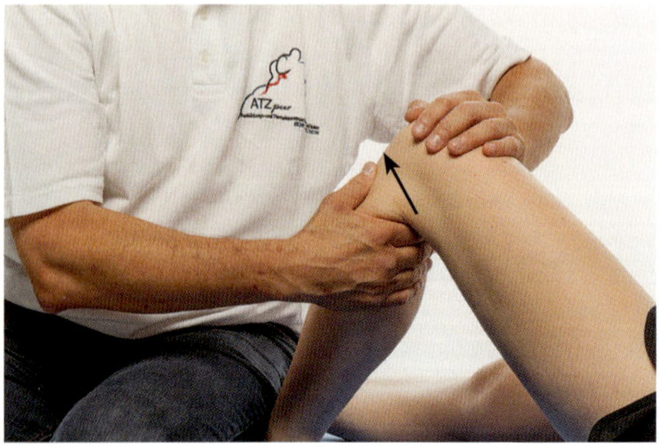

▶ **Abb. 4.7** Test des PTFG.

Test des PTFG mit gebeugtem Bein

Der Patient liegt in Rückenlage. Das zu untersuchende Bein wird in Hüft- und Kniegelenk jeweils um ca. 90° gebeugt. Der Untersucher palpiert mit seinen Fingern der lateralen Hand das Fibulaköpfchen und bewegt es nach ventro-lateral (▶ **Abb. 4.7**) und dorso-medial. Ist eine Richtung restriktiv, so liegt eine Dysfunktion vor.

Test des PTFG mit gestrecktem Bein

Der Patient liegt in Rückenlage. Der Untersucher palpiert mit seinen Fingern der lateralen Hand das Fibulaköpfchen und bewegt es nach ventro-lateral und dorso-medial. Ist eine Richtung restriktiv, so liegt eine Dysfunktion vor.

Test des DTFG

Der Patient liegt in Rückenlage. Der Behandler steht am Fußende und unterlagert mit der medialen Hand den Fuß am Kalkaneus. Mit dem Daumenballen der lateralen Hand schiebt er das DTFG nach ventro-lateral und dorso-medial. Ist eine Richtung restriktiv, so liegt eine Dysfunktion vor.

Mobilitätstest von PTFG und DTFG

Im Folgenden werden zeitgleich das PTFG und DTFG untersucht:

- PTFG nach dorsal und DTFG nach ventral
- PTFG nach ventral und DTFG nach dorsal

Der Patient liegt in Seitenlage. Das zu untersuchende Bein liegt oben und ist im Hüft- und Kniegelenk um 90° gebeugt und im Hüftgelenk adduziert, sodass der Unterschenkel komplett auf der Behandlungsbank aufliegt. Der Untersucher steht am Fußende und kontaktiert mit der medialen Hand (mit Thenar und Hypothenar) das PTFG von medial. Mit der lateralen Hand kontaktiert er (mit Thenar und Hypothenar) das DTFG von lateral. In einer gegenläufigen Bewegung beider Arme des Untersuchers werden gleichzeitig das PTFG nach lateral und das DTFG nach medial bewegt. Dann wechselt der Untersucher die Hände, sodass die laterale Hand das PTFG nach medial und die mediale Hand gleichzeitig das DTFG nach lateral bewegt. Bei eingeschränkter Beweglichkeit liegt eine Dysfunktion vor.

4.2.2 Dysfunktionen des oberen Sprunggelenks (OSG)

Test auf Koaptations-Dysfunktion des Talus

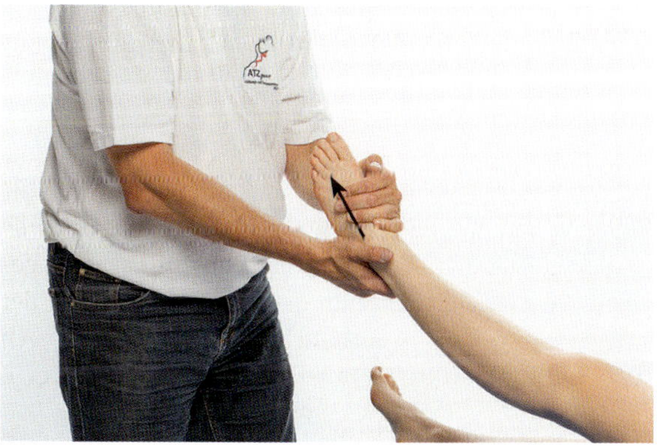

▸ **Abb. 4.8** Test auf Koaptations-Dysfunktion des Talus.

Der Patient liegt in Rückenlage, der Behandler steht am Fußende und umgreift mit seiner lateralen Hand den Kalkaneus der zu behandelnden Seite. Die mediale Hand umfasst mit dem Kleinfinger die Talusvorderkante (▸ **Abb. 4.8**). Nun zieht er den Rückfuß nach kaudal, indem er sich bei gestrecktem Körper zurücklehnt (wie ein Surfer „ins Trapez“). Liegt eine Koaptation des Talus vor, so lässt sich dieser nicht aus der Malleolengabel dekoaptieren.

Test auf Dysfunktion Tibia Anterior (Talus Posterior)

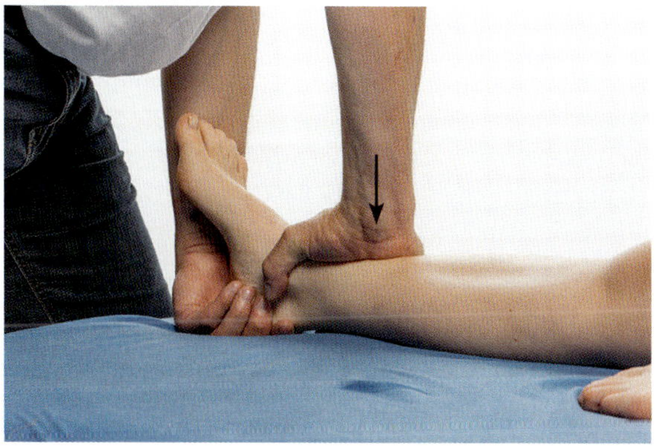

▸ **Abb. 4.9** Test auf Dysfunktion Tibia Anterior (Talus Posterior).

Der Patient liegt in Rückenlage, der Untersucher steht am Fußende. Mit der lateralen Hand wird der Kalkaneus unterlagert. Mit der medialen Hand wird ein flächiger Druck auf die distale Tibia nach posterior gegeben (▸ **Abb. 4.9**). Bei Widerstand liegt eine Dysfunktion Tibia Anterior (gegenüber dem Talus) vor.

Test auf Dysfunktion Tibia Posterior (Talus Anterior)

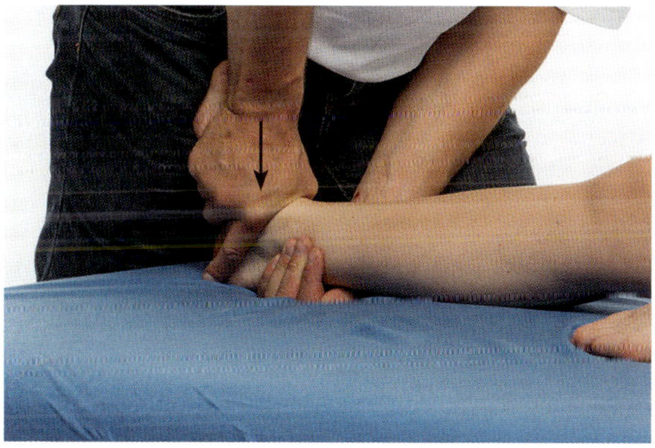

▸ **Abb. 4.10** Test auf Dysfunktion Tibia Posterior (Talus Anterior).

Der Patient liegt in Rückenlage, der Untersucher steht am Fußende. Der Fuß hängt über die Kante der Behandlungsbank hinaus. Der Untersucher umgreift mit beiden Händen den Fuß, die Daumen liegen nebeneinander auf dem Talus. Dann drückt er mit beiden Daumen den Talus nach posterior (▶ **Abb. 4.10**). Bei Widerstand liegt eine Dysfunktion Tibia Posterior (gegenüber dem Talus) vor.

Test auf Instabilität der Bänder

Eine Dysfunktion muss gegenüber einem kapsulo-ligamentären Reizzustand differenziert werden. Wurde mit den vorherigen Tests (s. o.) keine Dysfunktion des OSG gefunden, so liegt „nur" ein kapsulo-ligamentärer Reizzustand vor. Die weitere Differenzierung erfolgt durch Palpation (Tonus, Trophik, Schmerz) und einen Instabilitätstest für die Innen- bzw. Außenbänder. Die Bandinstabilität kann sowohl Folge einer artikulären Hypermobilität als auch einer traumatischen Bandruptur sein. Zur Differenzierung sind hier bildgebende Verfahren (Sonografie oder MRT) durchzuführen.

Beachte

Da es sich beim Test Tibia Anterior/Posterior um eine reine Translationsbewegung handelt, welche die Seitenbänder nicht maßgeblich stresst, können die oben beschriebenen Tests mit der gebotenen Vorsicht auch bei Patienten mit akutem Supinationstrauma ausgeführt werden.

4.2.3 Dysfunktionen des unteren Sprunggelenks (USG)

Test auf Dysfunktion USG valgus

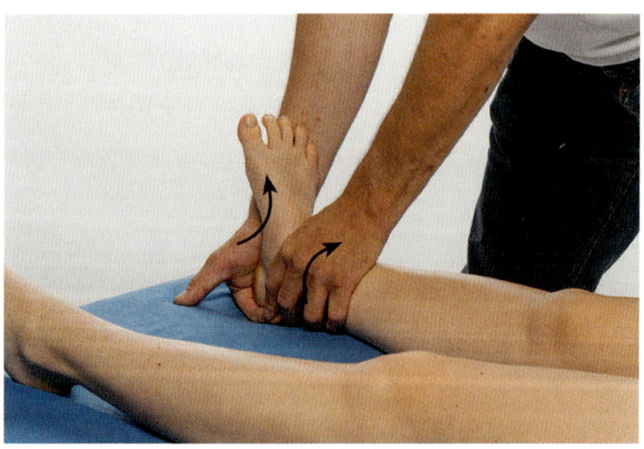

▶ **Abb. 4.11** Test auf Dysfunktion USG valgus.

Der Patient liegt in Rückenlage, der Untersucher steht am Fußende. Mit der lateralen Hand fixiert er den Talus. Mit der medialen Hand umgreift er den Kalkaneus und bewegt diesen in Varus-Richtung (Inversion; ▶ **Abb. 4.11**). Bei Widerstand liegt eine Dysfunktion USG valgus (in Eversion) vor.

Test auf Dysfunktion USG varus

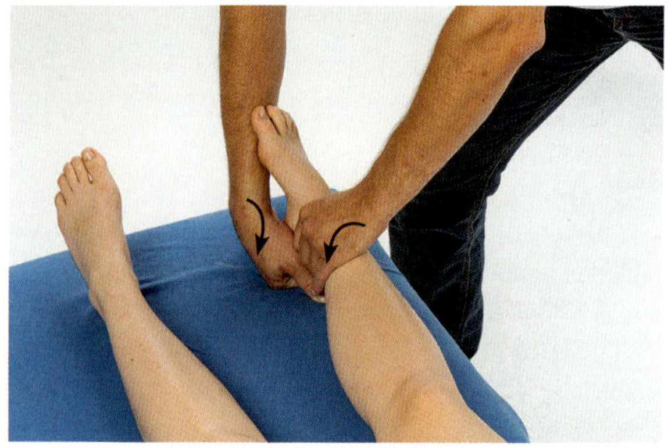

▶ **Abb. 4.12** Test auf Dysfunktion USG varus.

Der Patient liegt in Rückenlage, der Untersucher steht am Fußende. Mit der lateralen Hand fixiert er den Talus. Mit der medialen Hand umgreift er den Kalkaneus und bewegt diesen in Valgus-Richtung (Eversion; ▶ **Abb. 4.12**). Bei Widerstand liegt eine Dysfunktion USG varus (in Inversion) vor.

4.2.4 Dysfunktionen von Navikulare/ Kuboid (Chopart-Gelenklinie)

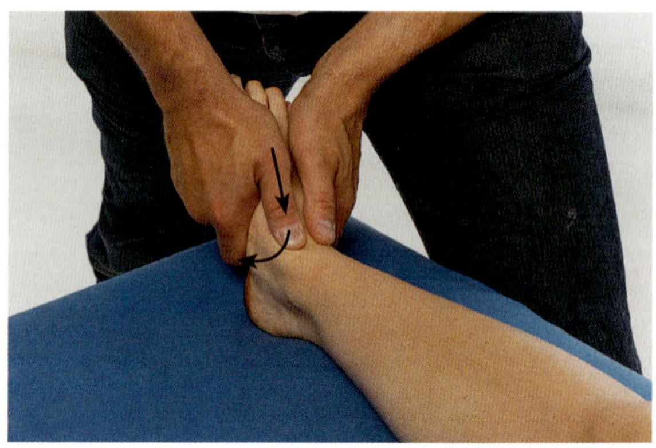

▶ **Abb. 4.13** Test des Navikulare.

Der Fuß wird beim Testen in 2 Bereiche eingeteilt:

- medialer Teil: **Navikulare**, Kuneiformia I–III, Metatarsalia I–III
- lateraler Teil: **Kuboid**, Metatarsalia IV–V

Der Patient liegt in Rückenlage. Der Untersucher steht am Fußende und umgreift mit seiner lateralen Hand den lateralen Fußrand des Patienten sowie mit seiner medialen Hand den medialen Fußrand.

Test des Navikulare

Der Untersucher gibt mit der medialen Hand axialen Druck in Richtung Behandlungsbank und bewegt dann mit einer Supinationsbewegung seiner medialen Hand das Navikulare in IR (▶ **Abb. 4.13**). Bei Widerstand liegt eine Dysfunktion Navikulare in **AR** vor.

Test des Kuboids

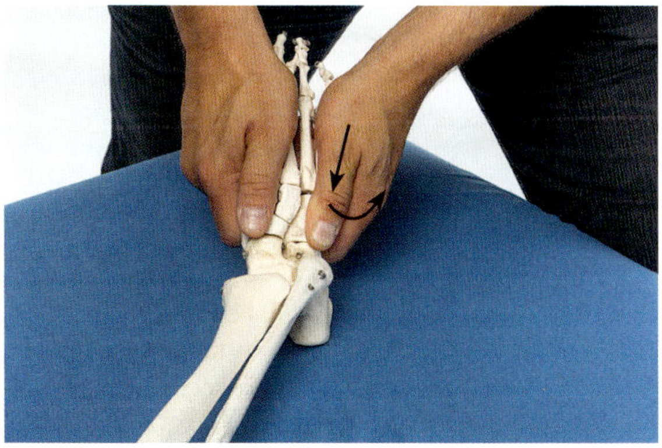

▶ **Abb. 4.14** Test des Kuboids.

Dann gibt der Untersucher mit der lateralen Hand axialen Druck in Richtung Behandlungsbank und bewegt dann mit einer Supinationsbewegung seiner lateralen Hand das Kuboid in AR (▶ **Abb. 4.14**). Bei Widerstand liegt eine Dysfunktion Kuboid in **IR** vor.

4.2.5 Dysfunktionen der Kuneiformia I–III

Test auf Dysfunktion der Kuneiformia I–III

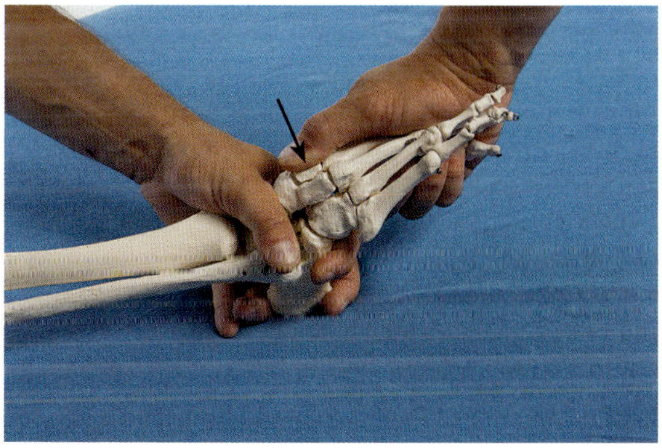

▶ **Abb. 4.15** Test auf Dysfunktion der Kuneiformia I–III.

Der Patient liegt in Rückenlage, der Untersucher steht seitlich am Fußende. Seine kraniale Hand fixiert das Navikulare, seine kaudale Hand fasst von medial das Metatarsale I mit dem Kuneiforme I, um dessen dorsale bzw. plantare Bewegung zu überprüfen (▶ **Abb. 4.15**). Dann greift der Untersucher das Metatarsale II mit dem Kuneiforme II und bewegt es ebenfalls gegenüber dem Navikulare in planto-dorsale Richtung. Sodann führt er den Test des Metatarsale III mit dem Kuneiforme III aus. Bei Widerstand liegt eine Dysfunktion Kuneiforme **dorsal** vor.

4.2.6 Dysfunktionen der Metatarsalia (Lisfranc-Gelenklinie)

Test auf Dysfunktion der Metatarsalia I–III gegenüber den Kuneiformia I–III

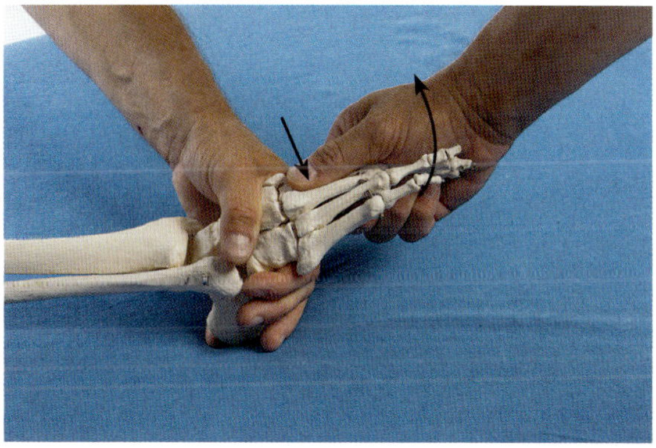

▶ **Abb. 4.16** Test auf Dysfunktion der Metatarsalia I–III gegenüber den Kuneiformia I–III.

Der Patient liegt in Rückenlage, der Untersucher steht seitlich am Fußende. Die kraniale Hand fixiert die Kuneiformia I–III. Die kaudale Hand greift von medial das jeweils zu testende Metatarsale. Die Testrichtung ist planto-dorsal (▶ **Abb. 4.16**). Bei Widerstand liegt eine Dysfunktion Metatarsale **dorsal** vor.

Test auf Dysfunktion der Metatarsalia IV–V gegenüber dem Kuboid

Der Patient liegt in Rückenlage, der Untersucher steht kontralateral seitlich am Fußende. Die kraniale Hand fixiert das Kuboid. Die kaudale Hand greift von lateral das jeweils zu testende Metatarsale. Die Testrichtung ist planto-dorsal. Bei Widerstand liegt eine Dysfunktion Metatarsale **dorsal** vor.

4.2.7 Dysfunktionen der Zehen-Grundgelenke I–V

Test auf Dysfunktion der Zehen-Grundgelenke I–V

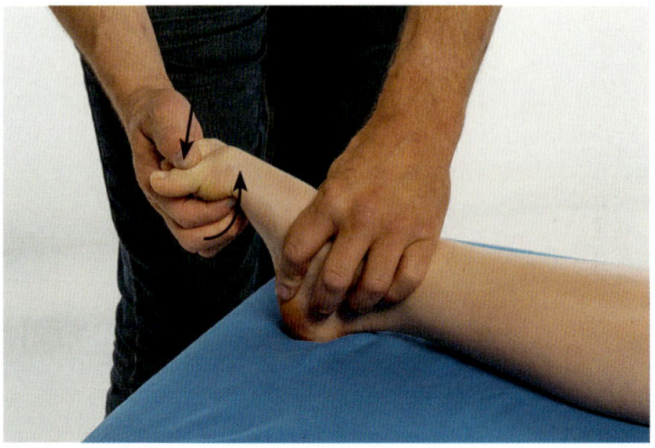

▶ **Abb. 4.17** Test auf Dysfunktion der Zehen-Grundgelenke I–V.

Der Patient liegt in Rückenlage, der Untersucher steht seitlich am Fußende des Patienten. Er legt seine Zeigefingerkuppe phalangealseitig unter das jeweilige Zehen-Grundgelenk und seinen Daumen an das distale Ende der jeweiligen Grundphalanx. Seine Daumenkuppe drückt die Grundphalanx nach plantar, während die Zeigefingerkuppe das Zehen-Grundgelenk nach dorsal drückt (▶ **Abb. 4.17**). Bei Widerstand liegt eine **Dysfunktion Zehen-Grundgelenk plantar** vor.

4.2.8 Dysfunktionen der Interphalangeal-Gelenke I–V

Test auf Dysfunktion der Interphalangeal-Gelenke I–V

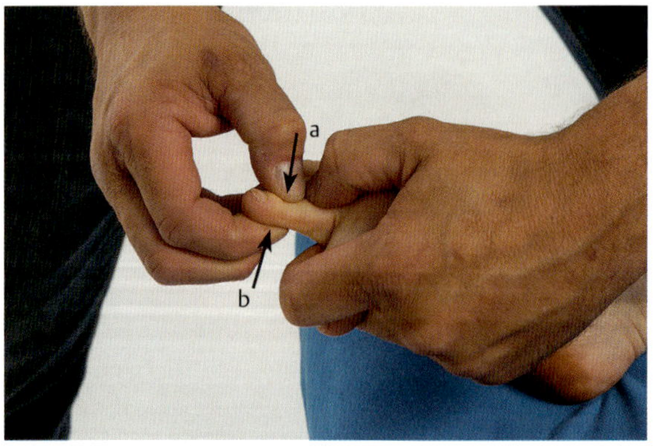

▶ **Abb. 4.18** Test auf Dysfunktion der der Interphalangeal-Gelenke I–V, abwechselnde Bewegung des Zehengelenks **a** nach unten und **b** nach oben.

Der Patient liegt in Rückenlage, der Untersucher steht seitlich am Fußende des Patienten. Er legt seine Zeigefingerkuppe phalangealseitig unter das jeweilige Zehengelenk und seinen Daumen entsprechend dorsalseitig auf das jeweilige Zehengelenk. Seine Daumen- und Zeigefingerkuppe bewegen die Zehe abwechselnd nach plantodorsal (▶ **Abb. 4.18**). Bei Widerstand liegt eine **Dysfunktion Zehengelenk** vor.

4.3 Behandlung

Bei der Behandlung der Fußgelenke ist unter Safety-Aspekten (Kap. 33) insbesondere daran zu denken, dass häufig sowohl **posttraumatische strukturelle Veränderungen** (z. B. Bandinstabilitäten, Sehnenschäden, Ermüdungsfrakturen, Thrombosen etc.) als auch **neurologische Auffälligkeiten** (Kap. 31.7) vorliegen und (relative) Kontraindikationen für die mechanische Behandlung darstellen können. Es sind mechanische Instabilitäten, vaskuläre und neurologische/neurovegetative Störungen zu berücksichtigen.

4.3.1 Behandlung Fibula und Tibio-Fibular-Gelenke (PTFG/DTFG)

Mobilisation/Manipulation der kranio-kaudalen Fibula-Bewegung

Dysfunktion Fibula kaudal

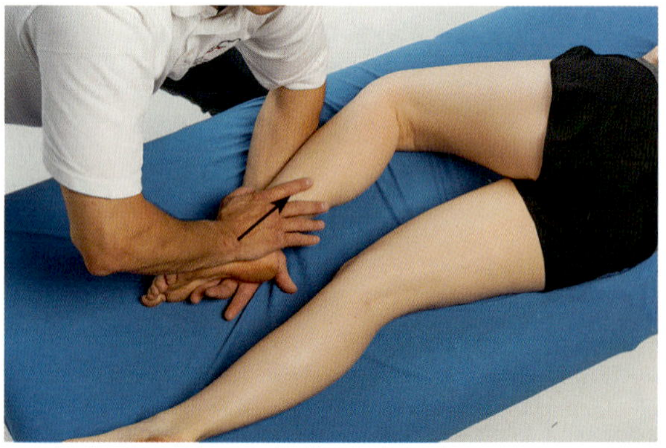

▶ **Abb. 4.19** Dysfunktion Fibula kaudal.

Der Patient liegt in Seitenlage, das zu behandelnde Bein liegt oben und wird in Hüft- und Kniegelenk jeweils um 90° gebeugt und im Hüftgelenk adduziert, sodass der zu behandelnde Unterschenkel auf der Behandlungsbank liegt. Der Behandler steht am Fußende, seine mediale Hand fixiert mit dem Thenar-Hypothenar-Winkel den Malleolus medialis nach kaudal. Die laterale Hand schiebt ebenfalls mit dem Thenar-Hypothenar-Winkel den Malleolus lateralis repetitiv nach kranial (▶ **Abb. 4.19**). Für die Manipulation wird am Bewegungsende ein Thrust nach kranial gegeben.

Dysfunktion Fibula kranial

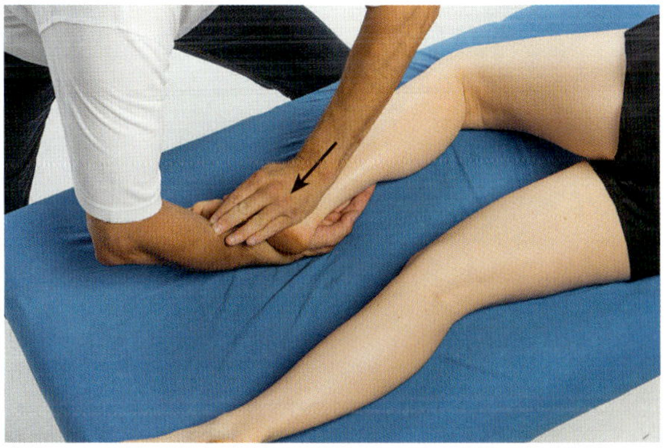

▶ **Abb. 4.20** Dysfunktion Fibula kranial.

Ausgangsstellung s. o. Die mediale Hand fixiert den Malleolus medialis nach kranial. Die laterale Hand schiebt repetitiv den Malleolus lateralis nach kaudal (▶ Abb. 4.20). Für die Manipulation wird am Bewegungsende ein Thrust nach kaudal gegeben.

Mobilisation/Manipulation einer Dysfunktion PTFG dorso-medial

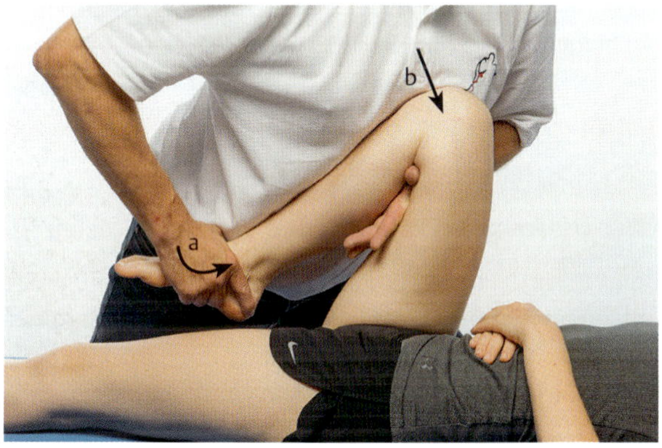

▶ **Abb. 4.21** Mobilisation/Manipulation einer Dysfunktion PTFG dorso-medial, **a** ventro-laterale Mobilisation bei **b** fixiertem Knie.

Der Patient liegt in Rückenlage. Der Behandler steht auf der Seite des zu behandelnden Beins. Er umgreift mit der kaudalen Hand die distale Tibia und dreht sie in eine IR. Die kraniale Hand umfasst von lateral kommend mit dem Zeigefinger-Grundgelenk von dorsal das PTFG. Mit der kaudalen Hand flektiert der Behandler das Knie. Mit der kranialen Hand zieht er gleichzeitig das PTFG (welches vor dem Zeigefinger-Grundgelenk eingehakt ist) nach ventro-lateral (▶ Abb. 4.21). Für die Manipulation wird am Gelenkende ein Thrust nach ventro-lateral gegeben.

Mobilisation/Manipulation DTFG

Dysfunktion DTFG dorso-medial

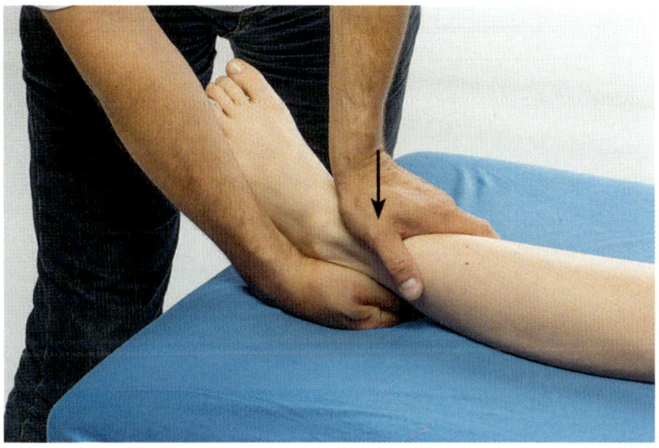

▶ **Abb. 4.22** Dysfunktion DTFG dorso-medial.

Der Patient liegt in Rückenlage, der Behandler steht am Fußende des zu behandelnden Beins. Er unterlagert mit der lateralen Hand den Malleolus lateralis, sodass dieser auf dem Thenar des Behandlers liegt. Die mediale Hand gibt nun einen repetitiven Druck auf die distale Tibia nach posterior (▶ Abb. 4.22). Dadurch bewegt sich die distale Fibula nach ventro-lateral. Für die Manipulation wird an dem Bewegungsende ein Thrust auf die distale Tibia nach posterior gegeben.

Dysfunktion DTFG ventro-lateral

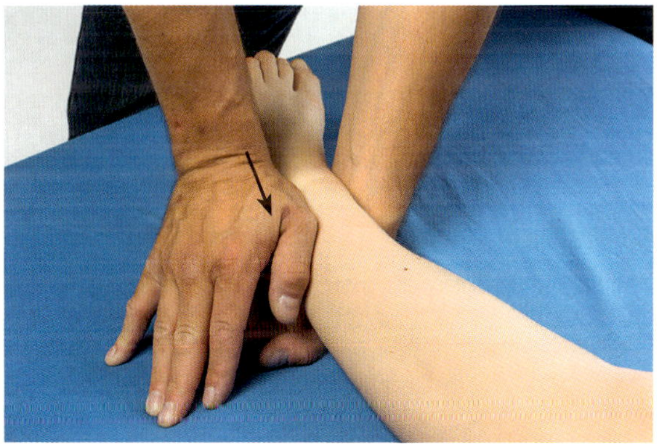

▶ **Abb. 4.23** Dysfunktion DTFG ventro-lateral.

Ausgangsstellung s. o. Die mediale Hand unterlagert die distale Tibia von posterior. Die laterale Hand gibt einen repetitiven Druck auf die distale Fibula im Bereich des Malleolus lateralis (▶ Abb. 4.23), sodass sich diese nach dorso-medial bewegt. Für die Manipulation wird am Bewegungsende ein Thrust auf die distale Fibula nach dorso-medial gegeben.

Mobilisation/Manipulation beider Tibio-Fibular-Gelenke (PTFG/DTFG)

Dysfunktion PTFG dorso-medial und DTFG ventro-lateral

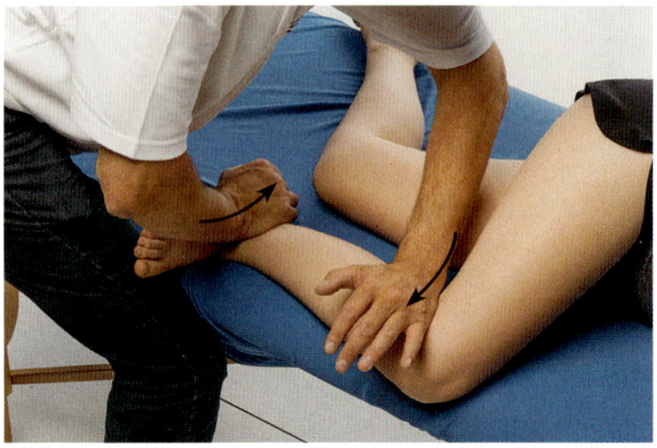

▶ **Abb. 4.24** Dysfunktion PTFG dorso-medial und DTFG ventro-lateral.

Der Patient liegt in Seitenlage. Das zu behandelnde Bein liegt oben und ist im Hüft- und Kniegelenk um ca. 90° gebeugt und im Hüftgelenk adduziert, sodass der Unterschenkel komplett auf der Behandlungsbank aufliegt. Der Behandler steht am Fußende und kontaktiert mit seiner medialen Hand (mit Thenar und Hypothenar) das PTFG von medial. Mit seiner lateralen Hand kontaktiert er (mit Thenar und Hypothenar) das DTFG von lateral. Der Behandler steht in Schrittstellung, sodass sein äußeres Bein vorne steht. Dadurch wird der Fuß des Patienten auf dem Oberschenkel des Behandlers in maximale Dorsal-Flexion gebracht. Gemäß der Fibula-Biomechanik (Kap. 4.1.1) werden das PTFG und DTFG in dieser OSG-Stellung optimal für die Behandlung vorpositioniert. Der Behandler beugt sich mit seinem Oberkörper über den zu behandelnden Unterschenkel und gibt repetitiven Druck auf das PTFG nach ventro-lateral und gleichzeitig auf das DTFG nach dorso-medial (▶ **Abb. 4.24**). Für die Manipulation wird am Bewegungsende ein gleichzeitiger Thrust mit der jeweiligen Hand auf beide Gelenke gegeben.

Dysfunktion PTFG ventro-lateral und DTFG dorso-medial

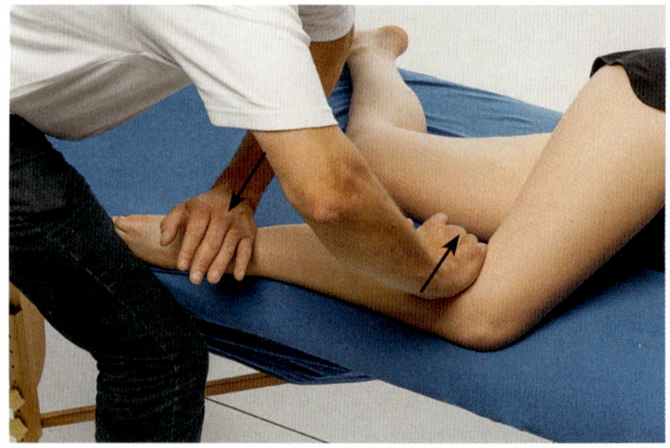

▶ **Abb. 4.25** Dysfunktion PTFG ventro-lateral und DTFG dorso-medial.

Ausgangsstellung s. o. Die laterale Hand des Behandlers umgreift das PTFG von lateral und das DTFG von medial. Der Fuß wird in Plantar-Extension vorpositioniert. Der Behandler beugt sich über den Unterschenkel und gibt einen repetitiven Druck auf das PTFG nach dorso-medial und gleichzeitig auf das DTFG nach ventro-lateral (▶ **Abb. 4.25**). Für die Manipulation wird am Bewegungsende ein gleichzeitiger Thrust mit der jeweiligen Hand auf beide Gelenke gegeben.

4.3.2 Behandlung des oberen Sprunggelenks (OSG)

OSG-Dekoaptation über den Talus

Der Patient liegt in Rückenlage, der Behandler umgreift mit seiner lateralen Hand den Kalkaneus und mit seiner medialen Hand den Talus. Nun führt er einen Zug nach kaudal aus, indem er sich mit dem gesamten Oberkörper zurücklehnt. Dadurch wird der Talus aus der Malleolengabel gezogen (dekoaptiert). Am Bewegungsende kann ein Thrust gegeben werden, indem der Behandler seine Unterarme im Ellenbogen rasch flektiert und so den Fuß zu sich heranzieht.

Mobilisation/Manipulation einer Dysfunktion Tibia Anterior

Der Patient liegt in Rückenlage, der Behandler steht am Fußende. Mit seiner lateralen Hand wird der Kalkaneus unterlagert. Mit seiner medialen Hand wird ein flächiger repetitiver Druck nach posterior auf die distale Tibia ausgeübt. Für die Manipulation wird am Bewegungsende ein Thrust auf die distale Tibia nach posterior gegeben.

Mobilisation/Manipulation einer Dysfunktion Tibia Posterior

Der Patient liegt in Rückenlage, der Behandler steht am Fußende. Der Fuß hängt über die Kante der Behandlungsbank hinaus. Der Behandler umgreift mit beiden Händen den Fuß, die Daumen liegen nebeneinander auf dem Talus. Dann drückt er den Talus so nach posterior, dass sich die Tibia nach anterior bewegt. Diese Bewegung wird repetitiv ausgeführt. Für die Manipulation wird am Bewegungsende ein Thrust auf den Talus nach posterior gegeben, sodass die Tibia nach anterior korrigiert wird.

4.3.3 Behandlung des unteren Sprunggelenks (USG)

Mobilisation/Manipulation einer Dysfunktion USG valgus (Eversion)

Mobilisation/Manipulation einer Dysfunktion USG valgus in Dorsal-Flexion

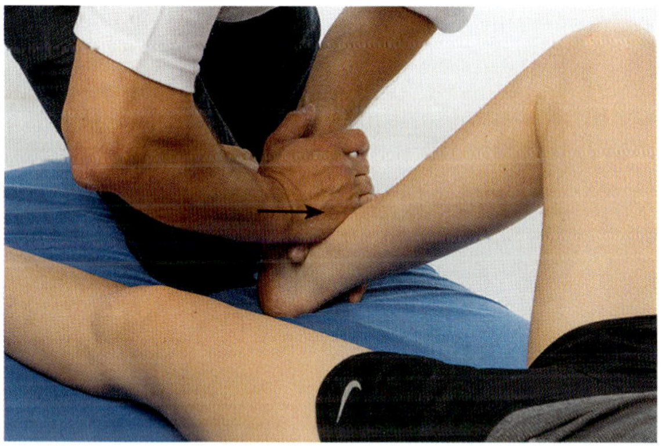

► **Abb. 4.26** Mobilisation/Manipulation einer Dysfunktion USG valgus in Dorsal-Flexion.

Der Patient liegt in Rückenlage, der Behandler steht seitlich am Fußende und stützt das Knie des kaudalen Beins auf die Behandlungsbank. Der Patient stellt den Fuß in maximaler Dorsal-Flexion gegen den Oberschenkel des Behandlers. In dieser Position ist das OSG verriegelt. Mit der „Schwimmhaut" (Bereich zwischen maximal abduziertem Daumen und Zeigefinger) der kaudalen Hand fixiert der Behandler den Talus. Er bringt das Bein des Patienten in eine Hüft-Abduktion und legt das Pisiforme seiner kranialen Hand auf den Zeigefinger seiner kaudalen Hand. Nun bewegt er mit dem Pisiforme das USG des Patienten nach varus (Inversion), d. h. auf sich zu (► **Abb. 4.26**). Für die Manipulation wird am Bewegungsende ein Thrust auf das USG gegeben.

Mobilisation/Manipulation einer Dysfunktion USG valgus mit gestrecktem Bein

Der Patient liegt mit gestrecktem Bein in Rückenlage, der Behandler steht seitlich am Fußende und umgreift mit seiner kranialen Hand im Schwimmhautgriff den Talus. Die kaudale Hand umfasst von medial kommend den Kalkaneus des Patienten und führt durch eine Ulnar-Abduktion seiner kaudalen Hand eine Varusbewegung (Inversion) des USG durch. Für die Manipulation wird am Bewegungsende ein Thrust auf das USG gegeben.

Mobilisation/Manipulation einer Dysfunktion USG varus (Inversion)

Mobilisation/Manipulation einer Dysfunktion USG varus in Dorsal-Flexion

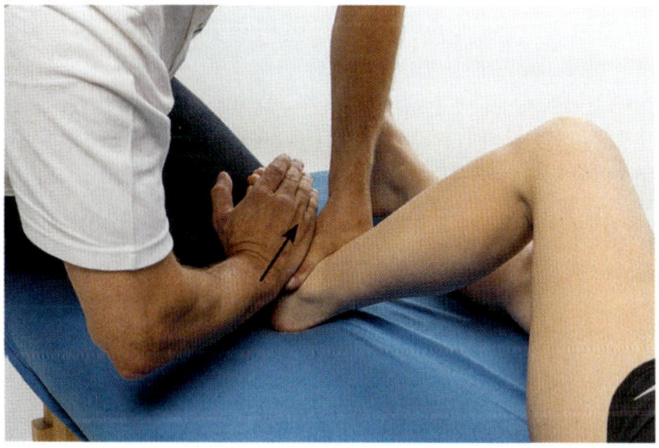

► **Abb. 4.27** Mobilisation/Manipulation einer Dysfunktion USG varus in Dorsal-Flexion.

Der Patient liegt in Rückenlage, der Behandler steht seitlich am Fußende und stützt das Knie des kaudalen Beins auf die Behandlungsbank. Der Patient stellt den Fuß in maximaler Dorsal-Flexion gegen den Oberschenkel des Behandlers. In dieser Position ist das OSG verriegelt. Mit der „Schwimmhaut" (Bereich zwischen maximal abduziertem Daumen und Zeigefinger) der kaudalen Hand fixiert der Behandler den Talus. Er bringt das Bein des Patienten in eine Hüft-Adduktion und legt das Pisiforme seiner kranialen Hand auf den Daumen seiner kaudalen Hand. Nun bewegt er mit dem Pisiforme das USG des Patienten nach valgus (Eversion), d. h. von sich weg (► **Abb. 4.27**). Für die Manipulation wird am Bewegungsende ein Thrust auf das USG gegeben.

Mobilisation/Manipulation einer Dysfunktion USG varus mit gestrecktem Bein

Der Patient liegt mit gestrecktem Bein in Rückenlage, der Behandler steht seitlich am Fußende und umgreift mit seiner kranialen Hand im Schwimmhautgriff den Talus. Die kaudale Hand umfasst von medial kommend den Kalkaneus des Patienten. Die kraniale Hand des Behandlers führt eine Ulnar-Abduktion durch, wodurch der Daumen der kranialen Hand das USG des Patienten in eine Valgus-Position (Eversion) bringt. Für die Manipulation wird am Bewegungsende ein Thrust auf das USG gegeben.

4.3.4 Navikulare-/Kuboid-(Chopart-) Dysfunktionen

Mobilisation/Manipulation des Navikulare

Mobilisation/Manipulation des Navikulare in Rückenlage

Der Patient liegt in Rückenlage, der Behandler steht am Fußende. Mit seiner lateralen Hand umgreift er den lateralen Fußrand (Metatarsalia IV–V und Kuboid) des Patienten und mit der medialen Hand den medialen Fußrand (Metatarsalia I–III, Kuneiformia I–III und Navikulare). Der Behandler gibt mit seiner medialen Hand einen axialen Druck in Richtung Behandlungsbank und führt mit einer Supinationsbewegung seiner medialen Hand eine repetitive Bewegung des Navikulare in IR aus. Für die Manipulation wird am Bewegungsende ein Thrust gegeben.

Mobilisation/Manipulation des Navikulare in Bauchlage

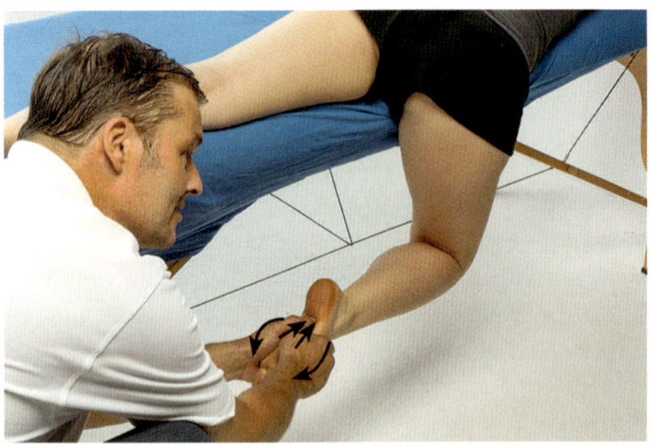

▸ **Abb. 4.28** Mobilisation/Manipulation des Navikulare in Bauchlage.

Der Patient liegt in Bauchlage. Das zu behandelnde Bein liegt im seitlichen Überhang. Der Behandler umgreift mit beiden Händen den Fuß. Beide Daumen liegen gedoppelt auf dem Navikulare an der Art. cuboideo-navicularis. Dann führt der Behandler mit beiden Händen eine Bewegung von sich weg aus und bringt dabei den Fuß in eine maximale Plantar-Extension. Am Bewegungsende wird ein Thrust auf die betroffene Fußwurzel in Richtung des Fußrückens gegeben („Peitschenschlagtechnik"; ▸ **Abb. 4.28**).

Mobilisation/Manipulation des Kuboids

Mobilisation/Manipulation des Kuboids in Rückenlage

Der Patient liegt in Rückenlage, der Behandler steht am Fußende. Mit seiner lateralen Hand umgreift er den lateralen Fußrand (Metatarsalia IV–V und Kuboid) des Patienten und mit der medialen Hand den medialen Fußrand (Metatarsalia I–III, Kuneiformia I–III und Navikulare). Dann gibt der Behandler mit der lateralen Hand einen axialen Druck in Richtung der Behandlungsbank und führt dann mittels einer Supinationsbewegung seiner lateralen Hand eine repetitive Bewegung des Kuboids in AR aus. Für die Manipulation wird am Bewegungsende ein Thrust gegeben.

Mobilisation/Manipulation des Kuboids in Bauchlage

Der Patient liegt in Bauchlage. Das zu behandelnde Bein liegt im seitlichen Überhang. Der Behandler umgreift mit beiden Händen den Fuß. Beide Daumen liegen gedoppelt auf dem Kuboid an der Art. cuboideo-navicularis. Dann führt der Behandler mit beiden Händen eine Bewegung von sich weg aus und bringt dabei den Fuß in eine maximale Plantar-Extension. Am Bewegungsende wird ein Thrust auf die betroffene Fußwurzel in Richtung des Fußrückens gegeben.

4.3.5 Mobilisation/Manipulation der Kuneiformia I–III

Mobilisation/Manipulation der Kuneiformia I–III mit gestrecktem Bein

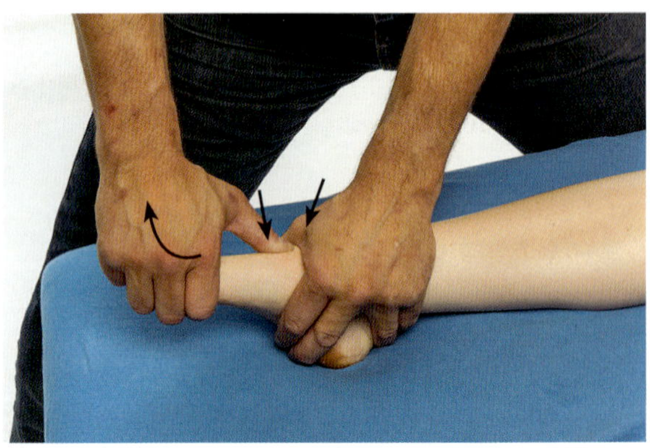

▸ **Abb. 4.29** Mobilisation/Manipulation der Kuneiformia I–III mit gestrecktem Bein.

Der Patient liegt in Rückenlage, der Behandler steht seitlich am Fußende. Seine kraniale Hand fixiert das Navikulare, die kaudale Hand greift von medial gemeinsam das Metatarsale I und Kuneiforme I, mobilisiert das Kuneiforme I mit dem Daumen nach plantar und bewegt das in der Hand liegende Metatarsale I im Bereich des Zehen-Grundgelenks nach dorsal (▸ **Abb. 4.29**). Gleiches passiert mit dem 2. und 3. Strahl. Am Bewegungsende kann ein Thrust nach plantar erfolgen.

Mobilisation/Manipulation der Kuneiformia I–III mit gebeugtem Bein

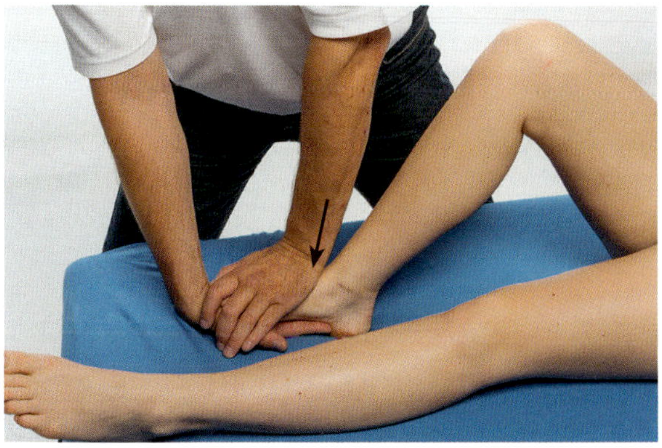

▸ **Abb. 4.30** Mobilisation/Manipulation der Kuneiformia I–III mit gebeugtem Bein.

Der Patient in Rückenlage stellt das zu behandelnde Bein in 90°-Knie- und 45°-Hüft-Flexion auf. Sein Fuß wird auf die kaudale Hand des Behandlers, die mit dem Handrücken auf der Behandlungsbank liegt, gestellt. Der Behandler nimmt mit dem Pisiforme seiner kranialen Hand Kontakt mit dem zu behandelnden Kuneiforme auf. Dann führt er mit der kaudalen Hand einen Zug in Richtung seines Ellenbogens aus und gibt mit dem Pisiforme der kranialen Hand Druck auf das zu behandelnde Kuneiforme (▸ **Abb. 4.30**). Diese Bewegung kann repetitiv wiederholt oder mit einem Thrust ausgeführt werden.

4.3.6 Behandlung der Metatarsalia I–V (Lisfranc-Gelenklinie)

Mobilisation/Manipulation Metatarsalia I–III

Mobilisation/Manipulation der Metatarsalia I–III mit gestrecktem Bein

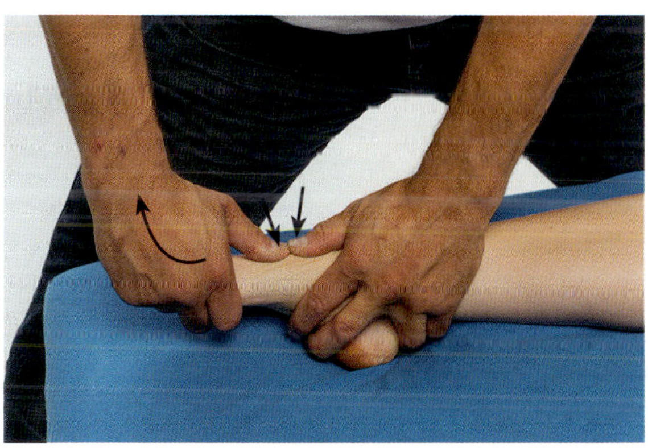

▸ **Abb. 4.31** Mobilisation/Manipulation der Kuneiformia I–III und Metatarsalia I–V mit gestrecktem Bein.

Der Patient liegt in Rückenlage, der Behandler steht seitlich am Fußende. Seine kraniale Hand fixiert die Kuneiformia I–III, die kaudale Hand fasst von medial das Metatarsale I, II oder III und mobilisiert mit dem Daumen das jeweilige Metatarsale gegenüber dem entsprechenden Kuneiforme nach plantar (▸ **Abb. 4.31**). Ebenso wird die Technik am 2. oder 3. Strahl angewandt. Am Bewegungsende kann ein Thrust nach plantar erfolgen.

Mobilisation/Manipulation der Metatarsalia I–III mit gebeugtem Bein

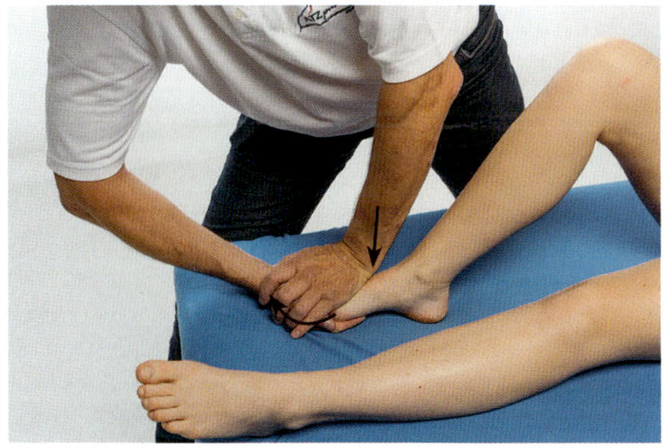

▸ **Abb. 4.32** Mobilisation/Manipulation der Kuneiformia I–III und Metatarsalia I–V mit gebeugtem Bein.

Der Patient in Rückenlage stellt das zu behandelnde Bein in 90°-Knie- und 45°-Hüft-Flexion mit dem Fuß auf die kaudale Hand des Behandlers, die mit dem Handrücken auf der Behandlungsbank liegt. Der Behandler nimmt mit dem Pisiforme der kranialen Hand Kontakt mit dem zu behandelnden Metatarsale am Tarso-Metatarsal-Gelenk auf. Dann führt er mit seiner kaudalen Hand einen Zug in Richtung seines Ellenbogens aus und gibt mit dem Pisiforme der kranialen Hand Druck auf das zu behandelnde Metatarsale (▸ **Abb. 4.32**). Diese Bewegung kann repetitiv wiederholt oder mit einem Thrust ausgeführt werden.

Mobilisation/Manipulation der Metatarsalia IV–V

Mobilisation/Manipulation der Metatarsalia IV–V

Der Patient liegt in Rückenlage, der Behandler steht kontralateral seitlich am Fußende. Seine kraniale Hand fixiert das Kuboid, die kaudale Hand fasst von lateral das Metatarsale V bzw. IV und mobilisiert mit dem Daumen das jeweilige Metatarsale gegenüber dem Kuboid nach plantar. Am Bewegungsende kann ein Thrust nach plantar erfolgen.

Mobilisation/Manipulation der Metatarsalia IV–V mit gebeugtem Bein

Der Patient in Rückenlage stellt das zu behandelnde Bein in 90°-Knie- und 45°-Hüft-Flexion mit dem Fuß auf die kaudale Hand des Behandlers, die mit dem Handrücken auf der Behandlungsbank liegt. Der Behandler nimmt mit dem Pisiforme der kranialen Hand Kontakt mit dem zu behandelnden Metatarsale am Kuboid-Metatarsale-Gelenk auf. Dann führt er mit seiner kaudalen Hand einen Zug in Richtung seines Ellenbogens aus und gibt mit dem Pisiforme der kranialen Hand Druck auf das zu behandelnde Metatarsale. Diese Bewegung kann repetitiv wiederholt oder mit einem Thrust ausgeführt werden.

4.3.7 Behandlung der Zehen-Grundgelenke I–V

Mobilisation/Manipulation der Zehen-Grundgelenke I–V

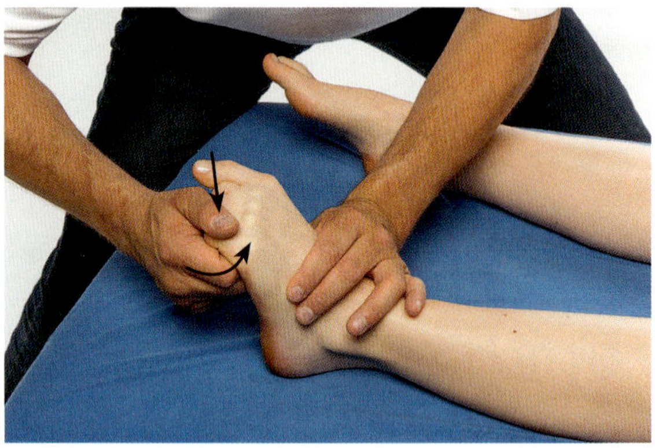

▶ **Abb. 4.33** Mobilisation/Manipulation der Zehen-Grundgelenke I–V.

Der Patient liegt in Rückenlage, der Untersucher steht seitlich am Fußende des Patienten. Er legt seine Zeigefingerkuppe phalangealseitig unter das jeweilige Zehen-Grundgelenk und seinen Daumen an das distale Ende der jeweiligen Grundphalanx. Seine Daumenkuppe drückt die Grundphalanx nach plantar, während die Zeigefingerkuppe das Zehen-Grundgelenk nach dorsal drückt (▶ **Abb. 4.33**). Diese Bewegung kann repetitiv wiederholt oder mit einem Thrust ausgeführt werden.

4.3.8 Behandlung der Interphalangeal-Gelenke I–V

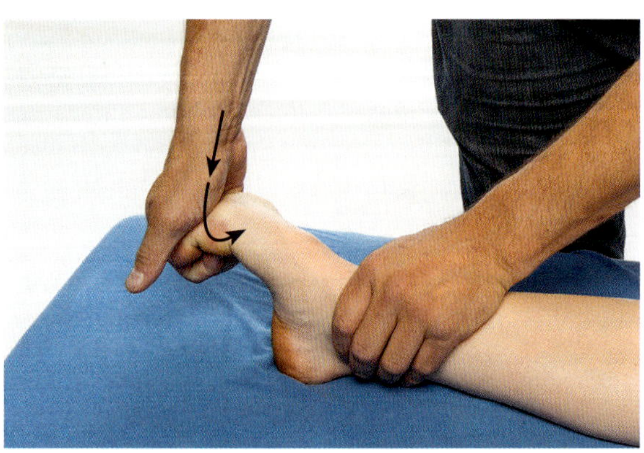

▶ **Abb. 4.34** Mobilisation/Manipulation der Interphalangealgelenke I–V.

Der Patient liegt in Rückenlage, der Untersucher steht seitlich am Fußende des Patienten. Er legt seine Zeigefingerkuppe phalangealseitig unter das jeweilige Zehengelenk und seinen Daumen entsprechend dorsalseitig auf das jeweilige Zehengelenk. Seine Daumen- und Zeigefingerkuppe bewegen die Zehe abwechselnd nach plantodorsal (▶ **Abb. 4.34**). Diese Bewegung kann repetitiv wiederholt oder mit einem Thrust ausgeführt werden.

4.4 Aufsteigende Ursache-Folgen-Ketten (UFK), ausgehend vom Fuß

Beim Supinationstrauma befindet sich das betroffene OSG abhängig von der Gangbildphase, in der das Trauma auftritt, entweder in **Neutral- bis Plantar-Extensions-Stellung** (mit freiem OSG) oder in **Dorsal-Flexions-Stellung** (mit verriegeltem OSG). Die meisten Supinationstraumata entstehen beim Beginn der Standbeinphase durch unerwartet unebenen Boden. Daraus ergeben sich verschiedene Folgen-Muster:

- **Supinationstrauma OSG (frei):**
  - Dehnung (mit reaktiver Hypertonie) des M. peroneus longus:
    - Fibula-Kaudalisierung
    - Dehnung (mit reaktiver Hypertonie) des M. biceps femoris
    - Dysfunktion Ilium Posterior
    - absteigende Kette vom Ilium Posterior (Kap. 2.3.2)
  - Dysfunktion Kuboid-IR (Kuboid ist Hypomochlion für den M. peroneus longus):
    - AR des Navikulare (Dysfunktion oder Position) aufgrund des Zahnradmechanismus
- **Supinationstrauma OSG (verriegelt):**
  - USG varus (vermehrte Belastung des Fußaußenrandes)
  - Knie varus
  - Hüft-AR (Kap. 2.2.5)
  - Annäherung der hinteren Bündel der Mm. glutei medius und minimus
  - Dysfunktion Ilium Posterior
  - absteigende Kette vom Ilium Posterior (Kap. 2.3.2)
- **Pronationstrauma OSG:**
  - USG valgus (vermehrte Belastung des Fußinnenrandes)
  - Tibia-IR (wegen der beim Trauma geschlossenen Bewegungskette)
  - Knie valgus (wegen der beim Trauma geschlossenen Bewegungskette)
  - Hüft-IR (Kap. 2.2.5)
  - Annäherung der vorderen Bündel der Mm. glutei medius und minimus
  - Dysfunktion Ilium Anterior
  - absteigende Kette vom Ilium Anterior (Kap. 2.3.1)

4.5 Fußreflexzonen und Akupunkturmeridiane am Fuß

Die Behandlung von Dysfunktionen des Fußes stellt nicht nur aufgrund der Biomechanik und der UFK eine wichtige Indikation dar, sondern auch wegen der bilateralen Einflüsse von mechanischen Dysfunktionen des Fußes und Störungen der Fußreflexzonen und der Akupunkturmeridiane (Kap. 35.1).

5 Kniegelenk (Articulatio genus)

Mehr als 95 % der Knieprobleme entstehen sekundär durch eine UFK (aufsteigend von Fuß-Dysfunktionen oder absteigend von Becken-Dysfunktionen). Nur weniger als 5 % der Kniesymptome sind Folge einer traumatischen Dysfunktion am Knie! Grund für die häufige Fortleitung von Dysfunktionen mit resultierenden Kniebeschwerden ist die Einbettung des Kniegelenks in die langen Muskeln, die vom Fuß/Unterschenkel bzw. vom Becken/Oberschenkel kommen.

5.1 Übersicht der Kniegelenke

Das Kniegelenk besteht aus **5 Gelenken**:

1. Femoro-Patellar-Gelenk:
   - suprameniskale Gelenke:
     1. mediales Femoro-Meniskal-Gelenk
     2. laterales Femoro-Meniskal-Gelenk
   - inframeniskale Gelenke:
     1. mediales Menisko-Tibial-Gelenk
     2. laterales Menisko-Tibial-Gelenk

In der geschlossenen Kette, also bei relativ fixiertem Talus, bewegt sich der Talus (bei einer **OSG-Plantar-Extension**) nach innen (IR). Dabei rotiert gleichzeitig die Tibia nach außen: Eine Talus-IR hat eine **Tibia-AR** zur Folge. Es entsteht im Kniegelenk (Tibia gegenüber Femur) ebenfalls eine AR, verbunden mit einer Knie-Extension.

In der geschlossenen Kette, also bei relativ fixiertem Talus, bewegt sich der Talus (bei einer **OSG-Dorsal-Flexion**) nach außen (AR). Dabei rotiert gleichzeitig die Tibia nach innen: Eine Talus-AR hat eine **Tibia-IR** zur Folge. Es entsteht im Kniegelenk (Tibia gegenüber Femur) ebenfalls eine IR, verbunden mit einer Knie-Flexion.

Ohne Vorliegen von Knie- und OSG-Dysfunktionen ergeben sich folgende physiologische Bewegungen:

- Tibia-IR (zwischen Femur und Talus) bei Knie-/OSG-Dorsal-Flexion
- Tibia-AR (zwischen Femur und Talus) bei Knie-/OSG-Plantar-Extension

Beachte

Bei einer OSG-Dysfunktion kommt es in der geschlossenen Bewegungskette v. a. zu einer medialen Kapselreizung am Knie, weil das OSG nicht mehr rotiert.

5.2 Bewegungen im Kniegelenk

Das Kniegelenk bewegt sich hauptsächlich in **Flexion** und **Extension**. Dabei findet immer eine Kombination von infra- und suprameniskalen sowie femoropatellaren Bewegungen statt (▶ **Tab. 5.1**).

Die Gründe für das Zusammenspiel der 3 Bewegungskomponenten sind:

- **Muskulär:** Die Kniegelenksflexoren setzen überwiegend medial an der Tibia an (z. B. Pes anserinus) und liegen medial der Rotationsachse zwischen Tibia und Femur. Bei einer Knie-Flexion wird die Tibia somit nicht nur nach posterior, sondern auch in eine IR gezogen.
- **Ligamentär:** Bei einer vollständigen Knie-Extension spannt bei den letzten 10° der Streckung das Lig. cruciatum anterius an, sodass die Tibia um 5–10° nach außen rotiert (sog. Schlussrotation).
- **Knöchern:** Der laterale Kondylus des Femurs ist größer als der mediale. Die Cavitas glenoidalis tibiae ist medial nach allen Richtungen konkav, weswegen der mediale Kondylus weniger Mobilität hat. Die laterale Seite des Tibiaplateaus ist in antero-posteriorer Richtung konkav und in latero-lateraler Richtung konvex. Deshalb hat der Condylus lateralis eine größere Beweglichkeit.

5.2.1 Suprameniskale Bewegung

Suprameniskal gibt es 2 Bewegungen (▶ **Tab. 5.1**). Sie werden nach der Tibia benannt:

- **Tibia Anterior:** Innen-/Außenmeniskus stehen „mit der Tibia" anterior.
- **Tibia Posterior:** Innen-/Außenmeniskus stehen „mit der Tibia" posterior.

▶ **Tab. 5.1** Bewegungen im Kniegelenk.

	Knie-Flexion	Knie-Extension
femoropatellar	Patella Inferior (kaudal)	Patella Superior (kranial)
suprameniskal (femoromeniskal)	Tibia Posterior	Tibia Anterior
inframeniskal (meniskotibial)	Tibia-IR	Tibia-AR

▶ **Tab. 5.2** Spannung der Kollateral- und Kreuzbänder während der Knie-Flexion/-Extension.

	Kollateralbänder	Kreuzbänder
um 10–15° flektiertes Knie	locker	locker
extendiertes Knie	gespannt	locker
um 90° flektiertes Knie	locker	gespannt

5.2.2 Inframeniskale Bewegung

Inframeniskal gibt es 2 Bewegungen (▶ **Tab. 5.1**). Sie werden ebenfalls nach der Tibia benannt:

- **Tibia-AR:** ca. 30–40°
- **Tibia-IR:** ca. 10°

Gründe für die **Tibia-Rotation im Kniegelenk** sind:

- Bei komplett extendiertem Kniegelenk ist keine Tibia-Rotation möglich, weil die Eminentia intercondylaris die Bewegung verriegelt. Ferner sind beide Kollateralbänder maximal gespannt (▶ **Tab. 5.2**), was an den unterschiedlichen Krümmungsradien (transportable Achse = Evolute) der femoralen Kondylen liegt. Dabei spannt das mediale Kollateralband schneller an als das laterale.
- Bei einer Kniegelenks-Flexion um 10–15° sind **alle** Ligamente entspannt (▶ **Tab. 5.2**). Daher besteht in dieser Kniegelenksstellung das größte Verletzungsrisiko, z. B. beim Skifahren.
- Bei um 90° flektiertem Kniegelenk gibt es die beste Tibia-Rotation. Das liegt daran, dass sich die Kreuzbänder bei der Tibia-IR spiralisieren und so die Bewegung limitieren, während sich die Kreuzbänder bei der Tibia-AR entspiralisieren, was eine doppelt so weite AR ermöglicht (▶ **Tab. 5.2**). Die meisten Kreuzbandrupturen geschehen in einer Tibia-IR-Stellung, wobei meist das vordere Kreuzband betroffen ist.

5.3 Biomechanik der Menisken

Der laterale Meniskus bewegt sich stärker als der mediale Meniskus.

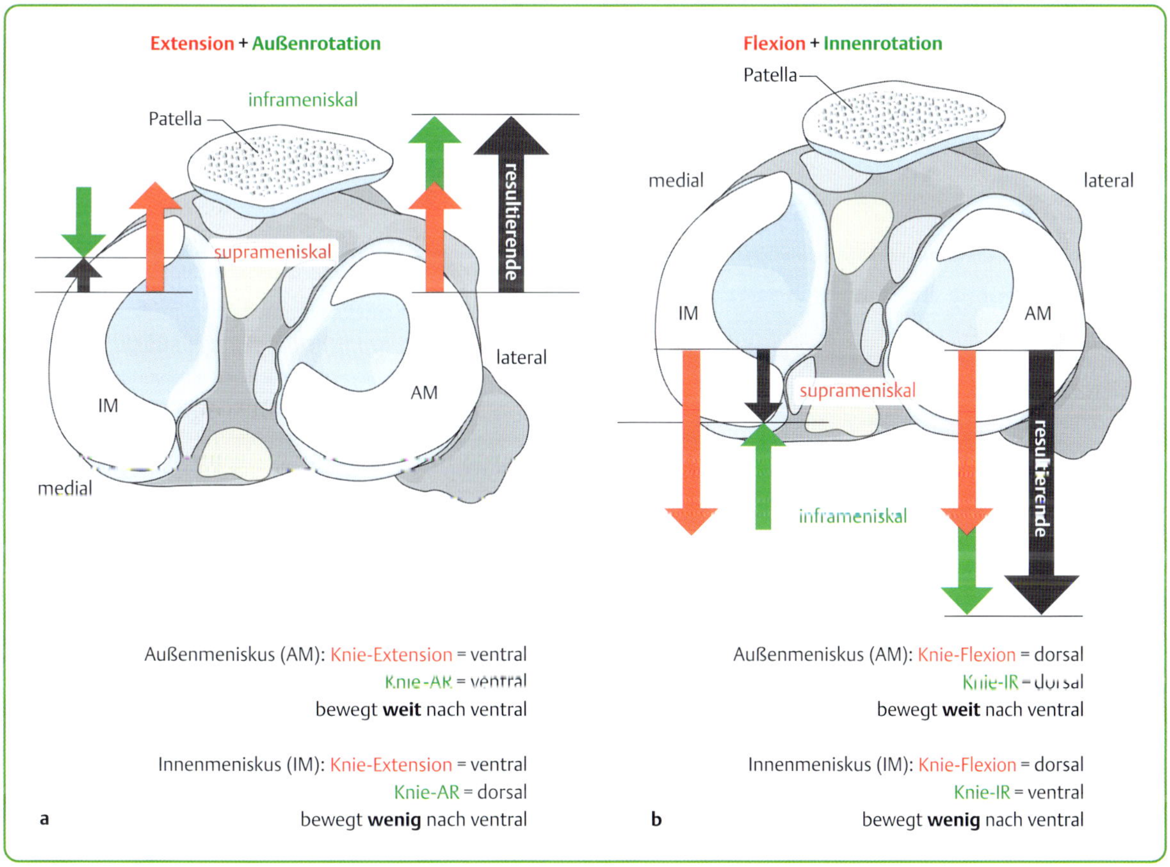

▶ **Abb. 5.1** Biomechanik der Menisken. **a** Extension und AR (Innenmeniskus bewegt sich wenig nach ventral, Außenmeniskus bewegt sich weit nach ventral), **b** Flexion und IR (Innenmeniskus bewegt sich wenig nach dorsal, Außenmeniskus bewegt sich weit nach dorsal).

► **Tab. 5.3** Biomechanik der Menisken.

	Bewegung	Beschreibung
suprameniskale Bewegung	Extension	Beide Menisken bewegen sich nach vorne, wobei der Außenmeniskus eine größere Bewegung macht als der Innenmeniskus.
	Flexion	Beide Menisken bewegen sich nach hinten, wobei der Außenmeniskus eine größere Bewegung macht als der Innenmeniskus.
inframeniskale Bewegung	Außenrotation	Bei der Tibia-AR bewegen sich der Außenmeniskus nach ventral und der Innenmeniskus nach dorsal.
	Innenrotation	Bei einer Tibia-IR bewegen sich der Außenmeniskus nach dorsal und der Innenmeniskus nach ventral.
Kniebewegung	Extension mit *Außenrotation* (► **Abb. 5.1a**)	Außenmeniskus: Knie-Extension: ventral; *Knie-AR: ventral*
		Innenmeniskus: Knie-Extension: ventral; *Knie-AR: dorsal*
		Patella bewegt sich nach kranial.
	Flexion mit *Innenrotation* (► **Abb. 5.1b**)	Außenmeniskus: Knie-Flexion: dorsal; *Knie-IR: dorsal*
		Innenmeniskus: Knie-Flexion: dorsal; *Knie-IR: ventral*
		Patella bewegt sich nach kaudal.

Ursächlich dafür sind 5 Gründe:

- Form des Tibiaplateaus (Kap. 5.2)
- Der Innenmeniskus ist verwachsen mit dem Lig. collaterale mediale, der Gelenkkapsel und dem M. semimembranosus.
- Der Außenmeniskus ist verwachsen mit dem M. popliteus.
- Die Rotationsachse des Kniegelenks ist nach medial verschoben.
- Biomechanik der inframeniskalen Bewegung

Eine Übersicht zur Biomechanik der Menisken zeigt ► Tab. 5.3.

5.4 Untersuchung des Kniegelenks

Das Kniegelenk ist ein kompensierendes Gelenk, bei Knieschmerzen muss man den Fuß mit seinen aufsteigenden UFK und das Becken mit seinen absteigenden UFK genau untersuchen und diese Erkenntnisse in die Behandlung mit einbeziehen.

Es liegen 5 Dermatome (L3–S2) rund um das Kniegelenk, von denen jeweils Kniebeschwerden ausgehen können.

5.4.1 Tests struktureller Knieprobleme (Provokationstests)

Tanzende Patella

Der Patient liegt in Rückenlage. Der Untersucher steht seitlich neben dem Patienten und drückt mit der Schwimmhaut der kranialen Hand von ventral auf den Recessus des zu untersuchenden Kniegelenks. Dann gibt er mit einem Finger der kaudalen Hand einen Druck von ventral auf die Patella.

Beurteilung: Bei einem Kniegelenkserguss federt die Patella auf Druck zurück, d. h., sie „tanzt", da sie auf der Ergussflüssigkeit schwimmt.

Zohlen-Zeichen

Der Patient liegt in Rückenlage. Der Untersucher steht seitlich neben dem Patienten und schiebt mit der Schwimmhaut der kranialen Hand von kranial den oberen Patellapol nach kaudal. Dann soll der Patient den M. quadriceps femoris anspannen, sodass die Patella an die Femurkondylen gedrückt wird.

Beurteilung: Bei einem retropatellaren Knorpelschaden werden bei erhöhtem Anpressdruck Schmerzen ausgelöst.

Traktionstest

Gelenkkapsel/Kollateralbänder

Der Patient liegt in Rückenlage. Der Untersucher nimmt das im Kniegelenk maximal extendierte Bein und klemmt den Unterschenkel zwischen seiner dem Patienten zugewandten Flanke (kranial der Crista iliaca) und seinem Arm ein. Dann lehnt sich der Untersucher leicht zurück, sodass eine Traktion des Kniegelenks entsteht. Diese Spannung muss etwa 30 Sekunden gehalten werden, um die anfängliche Schutzspannung der Muskulatur aufzuheben.

Beurteilung: Ein entstehender Schmerz kann ein Hinweis auf eine Läsion des Kapsel-Band-Apparats des Kniegelenks sein.

Kreuzbandtests

Schubladentest

Der Patient liegt in Rücklage und flektiert das zu untersuchende Knie um 90°, sodass die Fußsohle flach auf der Behandlungsbank liegt. Der Untersucher fixiert den Fuß, indem er sich leicht mit seinem Oberschenkel auf den

Fuß des Patienten setzt. Der Untersucher umgreift mit beiden Händen von dorsal den Tibiakopf und zieht die Tibia nach ventral (vordere Schublade) bzw. drückt den Tibiakopf von ventral nach dorsal (hintere Schublade).

Beurteilung:

- Eine abnormale Verschieblichkeit des Tibiakopfes nach ventral (vordere Schublade) kann ein Hinweis für eine Schädigung des vorderen Kreuzbandes sein.
- Eine abnormale Verschieblichkeit des Tibiakopfes nach dorsal (hintere Schublade) kann ein Hinweis für eine Schädigung des hinteren Kreuzbandes sein.

Lachman-Test

Der Patient liegt in Rückenlage und flektiert das zu untersuchende Kniegelenk um ca. 20–30°, sodass seine Ferse Kontakt mit der Behandlungsbank hat. Der seitlich stehende Untersucher fixiert mit der kranialen Hand den distalen Oberschenkel von lateral. Die kaudale Hand umgreift von medial den Tibiakopf, sodass die Finger in der Kniekehle liegen. Mit der kaudalen Hand wird der Tibiakopf nach ventral gezogen.

Beurteilung: Ist bei der ventralen Verschiebung des Tibiakopfes **kein** harter Anschlag zu spüren, kann das ein Hinweis auf eine Ruptur des vorderen Kreuzbandes sein.

Meniskustests

Steinmann-I-Test

Der Patient liegt in Rückenlage. Der Untersucher beugt passiv das zu untersuchende Kniegelenk um 90° und fixiert es mit der kranialen Hand am lateralen Kniegelenk. Mit der kaudalen Hand umgreift er die Ferse und führt eine passive IR und AR am Kniegelenk durch.

Beurteilung:

- Gibt der Patient bei der AR einen medialen Knieschmerz an, kann das ein Hinweis auf eine Schädigung des Innenmeniskus sein.
- Gibt der Patient bei der IR einen lateralen Knieschmerz an, kann das ein Hinweis auf eine Schädigung des Außenmeniskus sein.

Steinmann-II-Test

Der Patient liegt in Rückenlage. Der Untersucher nimmt das im Kniegelenk maximal extendierte Bein und klemmt den Unterschenkel zwischen seiner dem Patienten zugewandten Flanke (kranial der Crista iliaca) und seinem Arm ein. Er umfasst von medial und lateral das Kniegelenk, sodass die Finger in der Kniekehle liegen. Mit den Daumen palpiert er den Gelenkspalt ventro-lateral und ventro-medial. Durch eine Vorwärtsbewegung des Körpers beugt der Untersucher passiv das Kniegelenk, damit sich die Menisken gemäß der Biomechanik nach dorsal bewegen.

Beurteilung: Liegt eine Druckdolenz auf einer der beiden Seiten vor und wandert dieser Schmerz während der Kniebeugung nach dorsal, kann dies ein Hinweis auf eine Schädigung des jeweiligen druckdolenten Meniskus sein.

Apley-Grinding-Test

Der Patient liegt in Bauchlage und flektiert das zu untersuchende Kniegelenk um 90°. Der Untersucher gibt einen axialen Druck auf die Fußsohle in Richtung des Kniegelenks und dreht den Fuß ein- und auswärts.

Beurteilung:

- Gibt der Patient während der Einwärtsdrehung des Fußes einen Schmerz im Kniegelenk an, kann das ein Hinweis auf eine Schädigung des Außenmeniskus sein.
- Gibt der Patient während der Auswärtsdrehung des Fußes einen Schmerz im Kniegelenk an, kann das ein Hinweis auf eine Schädigung des Innenmeniskus sein.

Cri du ménisque

Der Patient liegt in Rückenlage. Der seitlich stehende Untersucher fasst das betroffene Bein mit der kranialen Hand von lateral an der Kniekehle, mit der kaudalen Hand umgreift er von medial den distalen Unterschenkel. Dann flektiert er leicht das Bein im Hüft- (ca. 30°) und Kniegelenk (ca. 20°). Nun nimmt er die kraniale Hand aus der Kniekehle weg, sodass das Kniegelenk eine schnelle passive Extension ausführt.

Beurteilung: Gibt der Patient einen Schmerz bei der Extension des Kniegelenks an, kann dies ein Hinweis auf eine Schädigung des Vorderhorns eines Meniskus sein.

Springing-Bloc-Test

Der Patient liegt in Rückenlage. Der Untersucher umfasst mit der kaudalen Hand den distalen Unterschenkel von ventral. Er beugt maximal passiv das Hüft- und Kniegelenk des Patienten. Dann gibt er einen Druck mit der Hand von ventral auf den distalen Unterschenkel, sodass eine verstärkte Knie-Flexion zustande kommt.

Beurteilung: Gibt der Patient einen Schmerz bei der verstärkten Flexion des Kniegelenks an, kann das ein Hinweis auf eine Schädigung des Hinterhorns eines Meniskus sein.

5.4.2 Test auf Dysfunktion Tibia Anterior

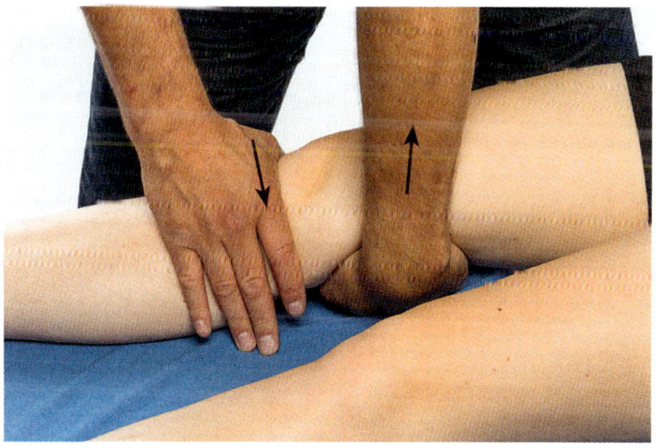

▶ **Abb. 5.2** Test auf Dysfunktion Tibia Anterior.

Der Patient liegt mit gestreckten Beinen in Rückenlage, der Untersucher steht seitlich vom Patienten und umfasst mit seiner kranialen Hand von medial kommend den distalen Femur von dorsal. Seine kaudale Hand greift mit der Schwimmhaut über die Tuberositas tibiae und gibt einen Druck nach dorsal (▸ **Abb. 5.2**). Ist die Beweglichkeit eingeschränkt, so liegt eine Dysfunktion Tibia Anterior vor. Der Test wird stets im Seitenvergleich ausgeführt.

5.4.3 Test auf Dysfunktion Tibia Posterior

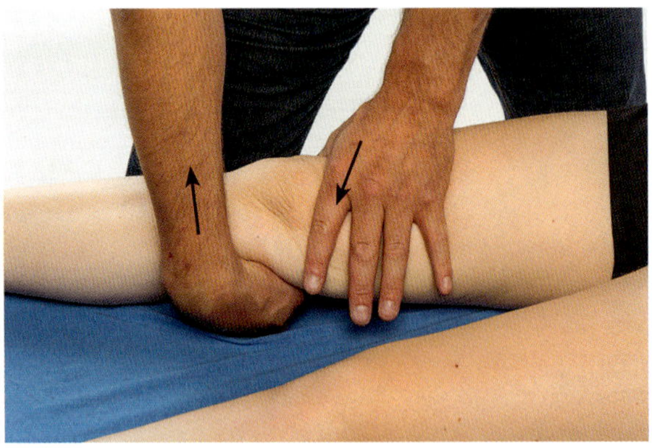

▸ **Abb. 5.3** Test auf Dysfunktion Tibia Posterior.

Der Patient liegt mit gestreckten Beinen in Rückenlage, der Untersucher steht seitlich vom Patienten und umfasst mit seiner kaudalen Hand von medial kommend die proximale Tibia von dorsal. Seine kraniale Hand greift mit der Schwimmhaut auf den distalen Femur, direkt oberhalb der Patella. Es wird ein Druck nach dorsal gegeben (▸ **Abb. 5.3**). Ist die Bewegung eingeschränkt, so liegt eine Dysfunktion Tibia Posterior vor. Der Test wird stets im Seitenvergleich ausgeführt.

5.4.4 Test auf Dysfunktion Tibia-AR

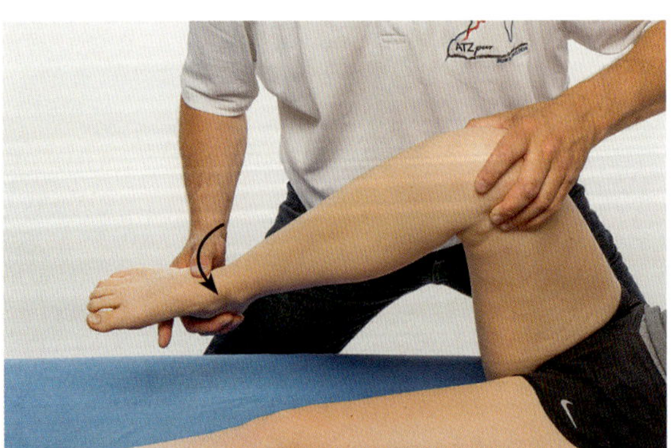

▸ **Abb. 5.4** Test auf Dysfunktion Tibia-AR.

Der Patient liegt in Rückenlage, das zu untersuchende Bein ist im Hüftgelenk um 45° und im Kniegelenk um 90° gebeugt. Der Untersucher steht seitlich vom Patienten und umfasst mit seiner kranialen Hand die Ventralseite des distalen Femurs und mit seiner kaudalen Hand von plantar kommend den Rückfuß. Mit dem Fuß dreht er den Unterschenkel in eine Tibia-IR (▸ **Abb. 5.4**). Ist die Beweglichkeit eingeschränkt, so liegt eine Dysfunktion Tibia-AR vor. Der Test wird stets im Seitenvergleich ausgeführt.

5.4.5 Test auf Dysfunktion Tibia-IR

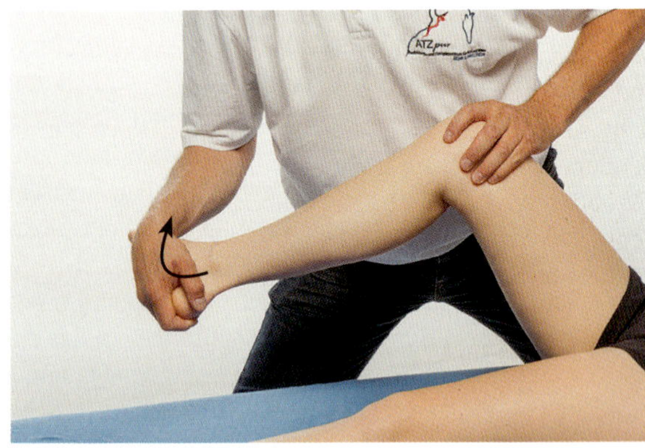

▸ **Abb. 5.5** Test auf Dysfunktion Tibia-IR.

Der Patient liegt in Rückenlage, das zu untersuchende Bein im Hüftgelenk um 45° und im Kniegelenk um 90° gebeugt. Der Untersucher steht seitlich vom Patienten und umfasst mit seiner kranialen Hand die Ventralseite des distalen Femurs und mit seiner kaudalen Hand von plantar kommend den Rückfuß. Mit dem Fuß dreht er den Unterschenkel in eine Tibia-AR (▸ **Abb. 5.5**). Ist die Beweglichkeit eingeschränkt, so liegt eine Dysfunktion Tibia-IR vor. Der Test wird stets im Seitenvergleich ausgeführt.

5.4.6 Test auf Dysfunktion Patella kranial

Der Patient liegt in Rückenlage, der Untersucher steht seitlich vom Patienten und umfasst mit Daumen und Zeigefinger der kranialen Hand die Patella vom Oberschenkel und mit Daumen und Zeigefinger der kaudalen Hand die Patella vom Unterschenkel aus. Mit der kranialen Hand schiebt er die Patella nach kaudal. Ist die Beweglichkeit eingeschränkt, so liegt eine **Dysfunktion Patella kranial** vor. Der Test wird stets im Seitenvergleich ausgeführt.

5.4.7 Test auf Dysfunktion Patella kaudal

Der Patient liegt in Rückenlage, der Untersucher steht seitlich vom Patienten und umfasst mit Daumen und Zeigefinger der kranialen Hand die Patella vom Oberschenkel und mit Daumen und Zeigefinger der kaudalen Hand die Patella vom Unterschenkel aus. Mit der kaudalen Hand schiebt er die Patella nach kranial. Ist die Beweglichkeit eingeschränkt, so liegt eine **Dysfunktion Patella kaudal** vor. Der Test wird stets im Seitenvergleich ausgeführt.

5.4.8 Test auf eine kontrakte Kniegelenkskapsel

Der Patient liegt in Rückenlage, das Hüftgelenk um 30° und das Kniegelenk um 60° flektiert. Der Untersucher steht seitlich vom Patienten und umgreift mit beiden Händen von medial und lateral die Wadenmuskulatur des Patienten. Dann streckt er den Unterschenkel des Patienten so weit, dass dessen Kniegelenk etwa um 20–30° flektiert bleibt. Aus dieser Position gibt er einen axialen Zug in Richtung des Fußes und prüft die Distraktionsfähigkeit der Kniegelenkskapsel. Ist diese eingeschränkt, so liegt eine kontrakte Kniegelenkskapsel vor. Der Test wird stets im Seitenvergleich ausgeführt.

5.5 Behandlung des Kniegelenks

Bei der Behandlung des Knies ist unter Safety-Aspekten (Kap. 33) insbesondere daran zu denken, dass strukturelle Vorschäden bestehen können, die eine (relative) Kontraindikation zur mechanischen Behandlung darstellen können. Es sind mechanische Instabilitäten, vaskuläre und neurologische/neurovegetative Störungen zu berücksichtigen.

5.5.1 Mobilisation/Manipulation Dysfunktion Tibia Anterior

Der Patient liegt in Rückenlage, der Behandler steht seitlich vom Patienten und umfasst mit seiner kranialen Hand von medial kommend den distalen Femur von dorsal. Seine kaudale Hand greift mit der Schwimmhaut über die Tuberositas tibiae und übt repetitiven Druck nach dorsal aus. Am Bewegungsende kann ein Thrust gegeben werden.

5.5.2 Mobilisation/Manipulation Dysfunktion Tibia Posterior

Der Patient liegt in Rückenlage, der Behandler steht seitlich vom Patienten und umfasst mit seiner kaudalen Hand von medial kommend die proximale Tibia von dorsal. Seine kraniale Hand greift mit der Schwimmhaut auf den distalen Femur, direkt oberhalb der Patella, und übt repetitiven Druck nach dorsal aus. Am Bewegungsende kann ein Thrust gegeben werden.

5.5.3 Mobilisation/Manipulation Dysfunktion Tibia-AR

Der Patient liegt in Rückenlage, das zu behandelnde Bein im Hüftgelenk um 45° und im Kniegelenk um 90° gebeugt. Der Behandler steht seitlich vom Patienten und umfasst mit seiner kranialen Hand die Ventralseite des distalen Femurs und mit seiner kaudalen Hand von plantar kommend den Rückfuß. Mit dem Fuß dreht er den Unterschenkel repetitiv in Tibia-IR. Am Bewegungsende kann ein Thrust gegeben werden.

5.5.4 Mobilisation/Manipulation Dysfunktion Tibia-IR

Der Patient liegt in Rückenlage, das zu behandelnde Bein im Hüftgelenk um 45° und im Kniegelenk um 90° gebeugt. Der Behandler steht seitlich vom Patienten und umfasst mit seiner kranialen Hand die Ventralseite des distalen Femurs und mit seiner kaudalen Hand von plantar kommend den Rückfuß. Mit dem Fuß dreht er den Unterschenkel in eine Tibia-AR. Am Bewegungsende kann ein Thrust gegeben werden.

5.5.5 Mobilisation/Manipulation Dysfunktion Patella kranial

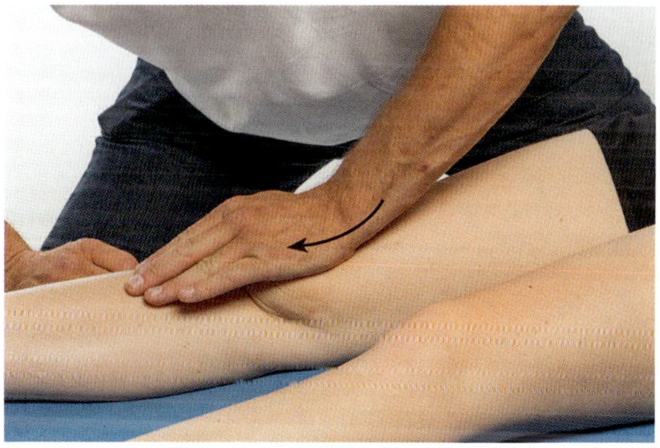

▶ **Abb. 5.6** Mobilisation/Manipulation Dysfunktion Patella kranial.

Der Patient liegt in Rückenlage, der Behandler steht seitlich vom Patienten und kontaktiert mit dem Thenar-Hypothenar-Bereich der kranialen Hand die Patellabasis und mobilisiert sie mit einer „Hobelbewegung" repetitiv nach kaudal (▶ **Abb. 5.6**).

5.5.6 Mobilisation/Manipulation Dysfunktion Patella kaudal

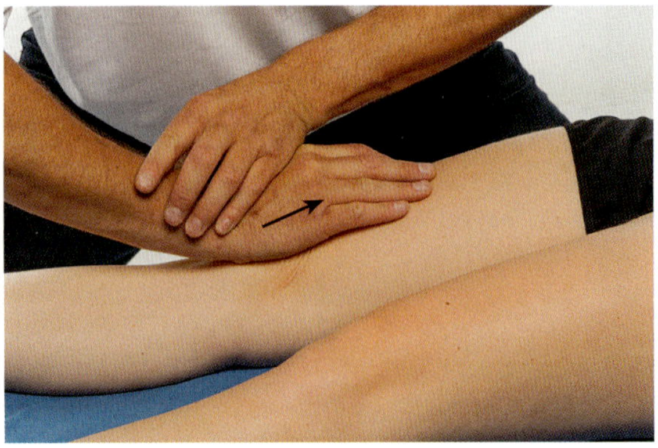

► **Abb. 5.7** Mobilisation/Manipulation Dysfunktion Patella kaudal.

Der Patient liegt in Rückenlage, der Behandler steht seitlich vom Patienten und kontaktiert mit seinem Thenar-Hypothenar-Bereich der kaudalen Hand die Spitze der Patella und mobilisiert sie mit einer „Hobelbewegung" repetitiv nach kranial (► Abb. 5.7).

5.5.7 Behandlung einer kontrakten Kniegelenkskapsel

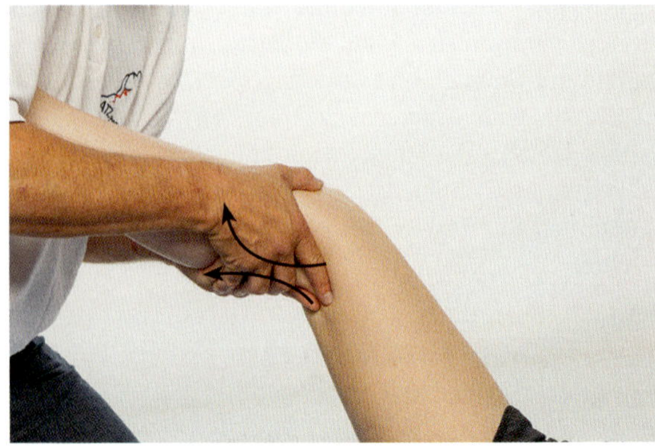

► **Abb. 5.8** Behandlung einer kontrakten Kniegelenkskapsel.

Der Patient liegt in Rückenlage, das Hüftgelenk 30° und das Kniegelenk 60° flektiert. Der Behandler steht seitlich vom Patienten. Er umgreift mit beiden Händen von medial und lateral die Wadenmuskulatur des Patienten. Dann streckt er den Unterschenkel des Patienten so weit, dass dessen Kniegelenk in einer 20°- bis 30°-Flexion verbleibt. Aus dieser Position übt er repetitiven Zug auf die Kniegelenkskapsel aus, indem er den Unterschenkel fußwärts zieht (► Abb. 5.8).

6 Hüftgelenk (Articulatio coxae)

6.1 Spezielle Anatomie

6.1.1 Innervation

- Die Innervation der Hüftkapsel erfolgt aus der Region Th 12–L 1.
- Alle Hüftgelenksmuskeln werden aus den Segmenten L 1–S 1 innerviert.
- Das Dermatom von L 1 liegt in der Leistengegend.

6.1.2 Mechanische Beziehung

Es gibt **keine** primären Dysfunktionen am Hüftgelenk, da es ein Kugelgelenk ist. Häufig sind Hüftbeschwerden sekundär auf andere Dysfunktionen zurückzuführen bzw. eingebettet in UFK. Sind Hüftprobleme also sekundär, d. h. Folge von anderen Dysfunktionen, so sind die Ursachen zu behandeln.

Beispiele für UFK mit Hüftbeschwerden

- **Niere, links und/oder rechts – Colon sigmoideum – Psoas – Hüftgelenk:** Sowohl die linke und rechte Niere als auch das Colon sigmoideum können eine Dysfunktion Ilium Posterior auslösen (Kap. 3.2.4 und Kap. 3.2.5). Das hat wiederum zur Folge, dass das Hüftgelenk in einer Flexions- und IR-Position steht.
- **Zäkum – M. iliacus – Hüftgelenk:** Das Zäkum kann über den M. iliacus eine Dysfunktion Ilium Anterior auslösen (Kap. 3.2.1). Das hat auf der einen Seite zur Folge, dass die Dysfunktion Ilium Anterior mit einer Hüft-Extension einhergeht. Auf der anderen Seite zieht ein verkürzter M. iliacus (da Teil des M. iliopsoas) das Hüftgelenk in eine Flexions-Position.
- **Harnblase – M. obturatorius internus – Hüftgelenk:** Die Harnblase kann über den M. obturatorius internus das Hüftgelenk in eine AR ziehen. Das geht wiederum mit einer Dysfunktion Ilium Anterior (Kap. 3.2.2) einher.
- **Rektum – Sakrum-Dysfunktion – M. piriformis – Hüftgelenk:** Das Rektum kann über den M. piriformis das Hüftgelenk in eine AR ziehen (Kap. 3.2.2). Eine Sakrum-Dysfunktion um die schrägen Achsen (Kap. 7.3 und Kap. 8.2.2) kann über den M. piriformis das Hüftgelenk in eine AR ziehen.

6.1.3 Biomechanik

Das Hüftgelenk hat **3 Bewegungsachsen**:

- **Transversale Achse/sagittale Ebene:** Das Hüftgelenk macht eine Flexion (bis ca. 140°, ab 90° gibt es eine weiterlaufende Bewegung mit Ilium, danach Sakrum und LWS) und eine Extension (bis ca. 20°, ab 8° mit ISG, danach Sakrum und LWS). Die Begrenzung erfolgt durch das Lig. iliofemorale. Bei gebeugtem Knie verbessert sich die Hüft-Extension, weil die Wirkung der ischiokruralen Muskeln auf die Hüfte inaktiviert wird.
- **Antero-posteriore Achse/frontale Ebene:** Hier erfolgen die Abduktion (ca. 50°) und die Adduktion (ca. 30°). Der Tractus iliotibialis und die Mm. glutei medius und minimus stabilisieren den Einbeinstand und die Einbeinphase beim Gehen, sodass das Becken nicht zur Spielbeinseite abkippt.
- **Kranio-kaudale (longitudinale) Achse/transversale Ebene:** Hier erfolgen die IR (ca. 40°) und die AR (ca. 30°, im Sitz 50°). Im Sitz ist die Bewegung größer, da die Ligg. iliofemorale und pubofemorale entspannt sind.

6.2 Untersuchung des Hüftgelenks

6.2.1 Beidseitiger Test der Hüft-IR (Dysfunktion in Hüft-AR)

Der Patient liegt in Rückenlage mit gestreckten Beinen. Der Untersucher steht am Fußende und umgreift von lateral jeweils den Kalkaneus, sodass die Daumen lateral am Rück-/Mittelfuß liegen. Es wird einseitig oder beidseitig eine Hüft-IR ausgeführt. Bei Widerstand liegt eine **Dysfunktion Hüft-AR** oder ein Kapselmuster vor.

> **Beachte**
> **Mit dem Begriff „Kapselmuster" gibt man die typische Bewegungseinschränkung an, wenn die gesamte Gelenkkapsel aufgrund eines Krankheitsbildes betroffen ist. Als Erstes und am stärksten ist die Hüft-IR betroffen, gefolgt von der Hüft-Flexion, -AR und -Extension.**

6.2.2 Einseitiger Test der Hüft-IR (Dysfunktion in Hüft-AR)

Der Patient liegt in Rückenlage. Der Untersucher steht seitlich vom Patienten, das zu untersuchende Bein in Hüfte- und Kniegelenk jeweils um 90° gebeugt. Nun führt der Untersucher eine Hüft-IR durch. Bei Widerstand liegen eine **Dysfunktion Hüft-AR** oder ein Kapselmuster vor. Es wird stets im Seitenvergleich getestet.

> **Beachte**
> **Dysfunktionen Hüft-AR können sekundär nach Dysfunktionen von Harnblase/Rektum/Fuß/ISG sowie durch Gangbildstörungen auftreten, wenn diese mit kontrakten Hüft-Außenrotatoren einhergehen.**

6.2.3 Test der Hüft-Außenrotatoren (Dysfunktion in IR)

Der Patient liegt in Rückenlage. Der Untersucher steht seitlich vom Patienten, das zu untersuchende Bein in Hüft- und Kniegelenk jeweils um 90° gebeugt. Nun führt der Untersucher eine Hüft-AR durch. Bei Widerstand liegt eine **Dysfunktion Hüft-IR** vor. Es wird stets im Seitenvergleich getestet.

Beachte
Diese Dysfunktion ist sehr selten. Von den 4 Hüft-Innenrotatoren, M. adductor magnus (sehniger Ansatz), Mm. glutei medius und minimus (ventrale Muskelbündel) und M. tensor fasciae latae, verursacht der M. tensor fasciae latae hauptsächlich eine Tractus-iliotibialis-Spannung. Die Mm. glutei medius und minimus können beim Pronationstrauma betroffen sein. Der M. adductor magnus kann durch eine Reizung am Foramen obturatum (z. B. durch die Harnblase) irritiert werden.

6.2.4 Test auf Dysfunktion in Hüft-Adduktion/-Abduktion

Der Patient liegt in Rückenlage, die Beine sind gestreckt. Der Untersucher steht seitlich vom Patienten. Seine kraniale Hand palpiert die SIAS (um die weiterlaufende Bewegung ins ISG nicht versehentlich der Hüfte zuzuordnen) und umfasst mit seiner kaudalen Hand den distalen Unterschenkel des Patienten. Nun hebt er das Patientenbein an und führt ein Adduktions-/Abduktionsbewegung durch. Bei Widerstand liegt eine **Dysfunktion Hüft-Abduktion/-Adduktion** vor. Es wird stets im Seitenvergleich getestet.

Beachte
Ein einseitiges TMG-Problem führt in der Regel zu einer gleichseitig eingeschränkten Hüft-Abduktion um 10–15°. Insofern kann die Hüft-Abduktion ein guter Parameter für die optimale Passform einer Bissschiene im Rahmen der Therapie einer kraniomandibulären Dysbalance (CMD = „cranio-mandibular dysfunction"; Kap. 23.5) verwendet werden: Wird die knöcherne Zentrik des TMG muskulär verhindert (sitzt die Schiene nicht gut), so ist die Hüft-Abduktion eingeschränkt.
Dysfunktionen in Hüft-Abduktion/-Adduktion können auch infolge eines Beinachsenfehlers (varus oder valgus) auftreten.

6.2.5 Test auf Dysfunktion in Flexion

Der Patient in Rückenlage. Das nicht zu untersuchende Bein wird vollständig angewinkelt (Thomas-Handgriff). Das zu untersuchende Bein liegt im seitlichen Überhang. Der Untersucher bewegt das im Überhang liegende Bein weiter in die Extension. Bei Widerstand liegt eine **Dysfunktion Hüft-Flexion** vor. Es wird stets im Seitenvergleich getestet.

Beachte
Bei einer Dysfunktion Ilium Posterior erscheint die gleichseitige Hüft-Extension eingeschränkt, dabei muss nicht zwingend eine Hüft-Dysfunktion vorliegen.

6.2.6 Test auf Dysfunktion in Extension

Der Patient liegt in Rückenlage. Der Untersucher beugt passiv das Hüftgelenk. Gibt es eine Abweichung der Hüft-Flexion im Seitenvergleich, steht das betroffene Hüftgelenk in einer Dysfunktion in Extension oder es liegt ein Kapselmuster vor. Bei fortgeschrittener Koxarthrose sind die Hüft-Flexion und -IR deutlich eingeschränkt.

6.2.7 Provokationstests

Zum Begriff „Kapselmuster" s. Kap. 6.2.1.

Fersen-Fall-Schmerz

Der Patient steht beidseits auf den Fußspitzen und lässt sich auf die Ferse fallen. Löst er damit einen Hüftschmerz aus, so ist das ein Hinweis auf ein Kapsulitis des Hüftgelenks durch mechanischen Reiz oder aktivierte Arthrose. Man kann die Provokation noch verstärken, indem sich der Patient aus dem Einbeinzehenstand auf die Ferse fallen lässt.

Fersen-Klopf-Schmerz

Der Patient liegt in Rückenlage. Der Untersucher steht seitlich am Fußende und klopft mit dem Handballen seiner kaudalen Hand von plantar gegen die Ferse des Patienten, sodass eine Stauchung des betroffenen Hüftgelenks ausgelöst wird.

Kompression aus Seitenlage

Der Patient liegt in Seitenlage. Der Untersucher nimmt mit beiden Händen Kontakt mit dem oben liegenden Trochanter major auf. Er lehnt sich auf die Hände und gibt so Druck entlang des Schenkelhalses auf das Hüftgelenk.

Beurteilung dieser 3 Tests:

- Löst der Provokationstest einen hellen, länger anhaltenden (nachklingenden) Schmerz aus, muss zunächst eine laborchemische Abklärung auf Entzündungen, ggf. eine bildgebende Diagnostik erfolgen.
- Wird ein kurzzeitiger Hüftschmerz (Leistenschmerz) erzeugt, spricht das für eine Entzündungsreaktion aufgrund einer Fehlbelastung, welche eine Behandlungsindikation darstellt.

6.3 Behandlung des Hüftgelenks

Da Hüftgelenksprobleme sekundär sind, wird zunächst die ursächliche Störung behandelt. Anschließend kann man das Hüftgelenk mobilisieren.

7 Biomechanik des axialen Systems

Die Bewegungsebenen am Körper sind:

- **Extension/Flexion:** Streckung (Extension) und Beugung (Flexion) um eine transversale (von einer zur anderen Seite verlaufenden) Achse in sagittaler Ebene
- **Seitneigung links/rechts:** Seitneigung (nach links oder rechts) um eine antero-posteriore (= ventro-dorsale) bzw. sagittale Achse in einer frontalen Ebene
- **Rotation links/rechts:** Drehung (nach links oder rechts) um eine kranio-kaudale Achse in einer transversalen Ebene

7.1 Allgemeine Biomechanik

Als axiales System (auch Achsenorgan) bezeichnet man die Wirbelsäule, welche embryologisch aus 42–44 Somiten entsteht und die (Längs-)Achse des Embryos/Fetus bildet.

Zum axialen System gehören (von kranial nach kaudal):

- Okziput (aus 4 okzipitalen Somiten)
- 7 Halswirbel (aus 8 zervikalen Somiten)
- 12 Brustwirbel (aus 12 thorakalen Somiten)
- 5 Lendenwirbel (aus 5 lumbalen Somiten)
- Sakrum (aus 5 sakralen Somiten)
- Kokzyx (aus 8–10 kokzygealen Somiten)

Die Stellung der Gelenkflächen der Facettengelenke (= kleine Wirbelgelenke) variiert in den verschiedenen Abschnitten der Wirbelsäule und ist (mit) verantwortlich für die Bewegungsmöglichkeiten dieser Abschnitte:

- HWS: Facetten stehen horizontal, bis 45° geneigt von ventral-kranial nach kaudal-dorsal
- BWS: Facetten stehen vertikal-frontal, dachziegelartig übereinander
- LWS: Facetten stehen vertikal-sagittal, nur 1° Rotation je Segment!

Die Gelenkflächen der oberen Facettengelenke überdecken die Gelenkflächen der unteren Facettengelenke, in der LWS sind die Gelenkflächen des kranialen Wirbels innen und die Gelenkflächen des kaudalen Wirbels außen (was zusätzliche Stabilität beim aufrechten Stand und Gang bietet).

Beachte

In den Facettengelenken liegen meniskoide Synovialfalten, welche die Inkongruenz der Facettengelenksflächen ausgleichen sollen. Diese können bei mechanischer Fehlbelastung (Dysfunktionen) entzündlich anschwellen und dann erhebliche Schmerzen der Wirbelgelenke verursachen.

Zunächst werden Betrachtungen zum Aufbau der Wirbelsäule und daraus folgende biomechanische Grundlagen besprochen, um danach von kaudal nach kranial die spezielle Biomechanik des gesamten axialen Systems Abschnitt für Abschnitt zu erklären.

7.1.1 Allgemeine Biomechanik Wirbelsäule

Tripodales Modell

Die Biomechanik der Wirbelsäule lässt sich gut an einem tripodalen (3-füßigen) Modell (▶ Abb. 7.1) erklären, welches von C 2–L 5 gilt:

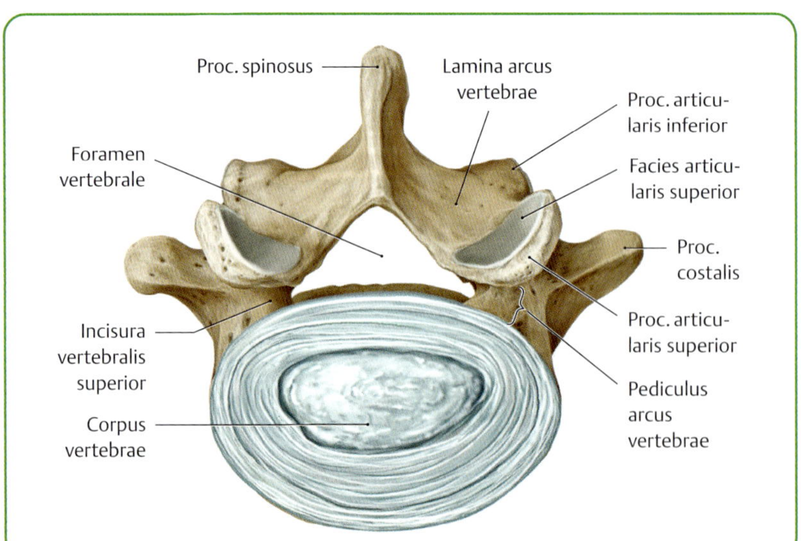

▶ **Abb. 7.1** Tripodales Modell: Die Facettengelenke bilden die beiden dorsalen Pfeiler, das Intervertebralgelenk (Wirbelkörper und Bandscheibe) den ventralen Pfeiler. (Schünke M, Schulte E, Schumacher U. Prometheus. LernAtlas der Anatomie. Allgemeine Anatomie und Bewegungssystem. Illustrationen von M. Voll und K. Wesker. 4. Aufl. Stuttgart: Thieme; 2014: 115, Abb. 1.7Cc)

- **ein ventraler Pfeiler**, das Intervertebralgelenk (es besteht aus 2 benachbarten Wirbelkörpern und der dazwischen liegenden Bandscheibe)
- **zwei dorsale Pfeiler**, die beiden Facettengelenke und der Arcus vertebrae

Von C0–C2 gibt es nur die 2 dorsalen Pfeiler, die Stabilität wird vom Überhang (⅓ des Kopfgewichts liegt hinter den Okziput-Kondylen, ⅔ liegen davor) und der Nackenmuskulatur mit ihrem Haltetonus sichergestellt. Diese Kombination sorgt dafür, dass das Kinn nicht nach vorne sackt, sondern der Blick geradeaus gerichtet wird und bleibt, und gibt dem Kopf und Hals eine mobile Stabilität.

Das tripodale Modell entspricht einem Hocker oder Tisch, der auf 3 Beinen steht und deswegen auf jedem Untergrund stabil steht (erst mit 4 Beinen fängt ein Stuhl/Tisch an zu wackeln, sobald der Untergrund uneben ist). Dieser tripodale Aufbau unserer Wirbelsäule sichert also größtmögliche Stabilität bei „leichter" Bauweise.

Bewegungen der Wirbelsäule

Die Bewegungen der Wirbelsäule werden von den Pfeilern folgendermaßen initiiert:

- **HWS und obere BWS:** An der HWS und der oberen BWS (von C2–Th4) leitet stets der **dorsale Pfeiler** die Bewegungen des Wirbelsegments ein, weil immer Druck (der Nackenmuskulatur) auf die Facettengelenke wirkt und diese deshalb die Bewegungsrichtung vorgeben.
- **Untere BWS und LWS:** In bestimmten Bereichen (Th5–L5) ist normalerweise der **ventrale Pfeiler** belastet und leitet deshalb die Bewegungen des Wirbelsegments ein, die beiden dorsalen Pfeiler folgen dann der Bewegung. Liegt zwischen Th5 und L5 allerdings eine (intraartikuläre) Blockade vor, so ist eines der beiden Facettengelenke endgradig geöffnet (F-Blockade) bzw. geschlossen (E-Blockade), und der blockierte dorsale Pfeiler leitet die Bewegung des Wirbelsegments ein, weil er keine alternative Bewegungsmöglichkeit hat.

Die Bewegungen der Wirbelsäule sind stets gekoppelte Bewegungen, also eine **Kombination aus Seitneigung und Rotation** (wobei diese Kombinationen einer bestimmten Gesetzmäßigkeit, der sog. Biomechanik, folgen). Die Bewegung des Wirbelsegments geht von dem Pfeiler (ventral bzw. dorsal) aus, der mechanisch belastet ist (C2–Th4 immer der dorsale Pfeiler bzw. Th5–L5 physiologisch der ventrale Pfeiler, bei Blockaden ebenfalls der dorsale Pfeiler; ▶ **Tab. 7.1**). Bewegungsinitiator ist entweder der ventrale oder die dorsalen Pfeiler (s. o.):

1. ventraler Pfeiler: folgt biomechanisch der **Seitneigung-Rotation** (SR-Biomechanik) – N-$S_XR_{(Y)}$, kurz: **NS_XR**
2. dorsaler Pfeiler: folgt biomechanisch der **Rotation-Seitneigung** (RS-Biomechanik) – E/F-$R_{(X)}S_X$, kurz: **E/F-RS_X**

Beachte
Dabei ist bei einer osteopathischen Dysfunktion in einer Bewegungsebene nur *eine Bewegungsrichtung* innerhalb der Bewegungsebene eingeschränkt, die andere Richtung funktioniert störungsfrei. Allerdings können gekoppelte Bewegungen bedeuten, dass in mehreren Bewegungsebenen bei einer osteopathischen Dysfunktion jeweils nur eine Bewegungsrichtung möglich ist, weil die Gegenrichtung aufgrund der Dysfunktion gestört ist!

Bewegungsmöglichkeiten/-störungen

Ein Wirbel hat folgende Bewegungsmöglichkeiten/-störungen:

Der betroffene (getestete) Wirbel bewegt:

- **frei = physiologisch**:
  - Es sind alle Bewegungen ohne Einschränkung möglich.
- **Gruppendysfunktion = Restriktion:**
  - Diese liegt entweder in Seitneigung links oder in Seitneigung rechts vor, die gegenseitige Seitneigung ist nicht möglich. Gruppendysfunktionen betreffen immer mehrere (mindestens 3) nebeneinanderliegende Wirbel, die sich in Richtung der Dysfunktion gemäß ihrer Physiologie, in die Gegenrichtung aber nicht bewegen:
    - von C2 bis Th4: RS-Biomechanik
    - von Th5 bis L5: SR-Biomechanik

▶ **Tab. 7.1** Bewegungen der Wirbelsäule nach dem tripodalen Modell (E/F = Extension/Flexion; N = Neutralstellung; S = Seitneigung).

	Biomechanik	Erläuterung
ventraler Pfeiler N-$S_XR_{(Y)}$, kurz: **NS_XR**	SR-Biomechanik = **S_XR** 1. S_X 2. R_Y mit $S \neq R$	Der Wirbel bewegt sich zuerst in eine Lateralflexion (= Seitneigung) (**S**) in eine Richtung (**X**) und danach in eine Rotation (**R**) in die Gegenrichtung (**Y**).
dorsaler Pfeiler E-$R_{(X)}S_X$/F-$R_{(X)}S_X$, kurz: **ERS_X/FRS_X**	RS-Biomechanik = **RS_X** 1. R_X 2. S_X mit $R = S$	Um sich in Seitneigung zu bewegen, macht der Wirbel zuerst eine Rotation (**R**) in die eine Richtung (**X**), um sich danach bei der Seitneigung (**S**) in die gleiche Richtung (**X**) zu bewegen.

- Auslöser von Gruppendysfunktionen der Wirbelsäule:
  - *muskulär:* seitliche Halsmuskeln, Psoas, M. iliocostalis u. a.
  - *Fehlhaltung:* Aus einer Fehlhaltung heraus handelt es sich um eine kapsulo-ligamentäre Verkürzung, welche die Seitneigung zur Gegenseite einschränkt.
  - *Viszeral:* Viszerale Dysfunktionen können die Mm. rotatores breves der dazugehörigen vegetativen Segmente irritieren (z. B. kann die Leber eine Dysfunktion von Th 6–Th 9 in NS_RR erzeugen). Bei viszeralen Ursachen liegen die Gruppendysfunktionen zwischen C 8 und L 2 (weil dort sympathische Kerngebiete [vegetatives Seitenhorn] vorhanden sind; Kap. 31.3).
- **intraartikuläre Blockade:** Eine Blockade ist ein monolytischer (einen einzelnen Wirbel betreffend) intraartikulärer (Facettengelenke = kleine Wirbelgelenke) Bewegungsverlust in eine Richtung (die Gegenrichtung ist noch beweglich):
  - **Blockade in Flexion:**
    - FRS_L: Das rechte Facettengelenk ist offen, schließt nicht.
    - FRS_R: Das linke Facettengelenk ist offen, schließt nicht.
    - Eines der beiden Facettengelenke ist maximal geöffnet und kann sich nicht mehr schließen, das gegenüberliegende Facettengelenk ist frei beweglich.
  - **Blockade in Extension:**
    - ERS_L: Das linke Facettengelenk ist geschlossen, öffnet nicht.
    - ERS_R: Das rechte Facettengelenk ist geschlossen, öffnet nicht.
    - Eines der beiden Facettengelenke ist maximal geschlossen und kann sich nicht mehr öffnen, das gegenüberliegende Facettengelenk ist frei beweglich.
- **totaler Bewegungsverlust** = Ankylose/Arthrodese:
  - Eine Ankylose/Arthrodese ist eine (von der Natur/vom Arzt) „ausgeführte" Versteifung eines Wirbels mit dem darunterliegenden Wirbel, die die Bewegungen des Wirbels in alle Richtungen aufhebt.

Bewegungsebenen (Freiheitsgrade)

Die Wirbel haben 3 Bewegungsebenen (Freiheitsgrade):

- Extension (**E**)/Flexion (**F**)
- **R**otation$_{\text{Links}}$ (**R_L**) bis **R**otation$_{\text{Rechts}}$ (**R_R**)
- **S**eitneigung$_{\text{Links}}$ (**S_L**) bis **S**eitneigung$_{\text{Rechts}}$ (**S_R**)

Dabei bezeichnen E (Extension) und F (Flexion) den Endpunkt der Bewegung, also die maximal mögliche E/F. Das Facettengelenk ist maximal geschlossen (E) bzw. geöffnet (F) und kann **nur noch in eine (Gegen-)Richtung** bewegen:

- Facettengelenk ist maximal geschlossen (**E**): kann nur noch öffnen (Richtung F bewegen).
- Facettengelenk ist maximal geöffnet (**F**): kann nur noch schließen (Richtung E bewegen).

Zwischen maximal geschlossener (E) und geöffneter (F) Facettengelenksstellung gibt es (unendlich viele) Zwischenstellungen. Dies gilt für alle Gelenke, insbesondere für alle Facettengelenke. Diese Zwischenstellungen von Th 5–L 5 werden auch als **Neutralposition (N)** bezeichnet:

- **Th 5–L 5 NS_XR** bedeutet, dass sich die Wirbel im Bereich Th 5–L 5 nicht am Endpunkt des Facettengelenks, sondern in Neutralposition befinden und deswegen die Bewegung vom ventralen Pfeiler (Intervertebralgelenk) eingeleitet werden kann, da sich die Facettengelenke sowohl *Richtung E schließen* als auch *Richtung F öffnen* können. Somit **bestimmt der ventrale Pfeiler die Bewegung** und es findet eine **SR-Biomechanik** statt, bei welcher für die Seitneigung der Wirbel zuerst eine Seitneigung und dann eine Rotation in die Gegenrichtung ausführt.
  - **Diese Bewegung ist Physiologie Th 5–L 5, wenn sie in beide Richtungen möglich ist, oder Gruppendysfunktion, wenn sie nur in eine Richtung möglich ist.**
- **C 2–L 5 ERS_X** bedeutet, dass sich im Bereich C 2–L 5 **ein** Wirbel am Endpunkt des Facettengelenks befindet und deswegen die Bewegung nicht vom ventralen Pfeiler (Intervertebralgelenk) eingeleitet werden kann, da das/die Facettengelenk(e) maximal geschlossen ist/sind und nicht mehr öffnen kann/können. Somit **bestimmt der dorsale Pfeiler die Bewegung** und es findet eine **RS-Biomechanik** statt, bei welcher für die Seitneigung der Wirbel zuerst eine Rotation und dann eine Seitneigung in die gleiche Richtung ausführt.
  - **Diese Bewegung ist eine Blockade zwischen C 2 und L 5.**
- **C 2–L 5 FRS_X** bedeutet, dass sich im Bereich C 2–L 5 **ein** Wirbel am Endpunkt des Facettengelenks befindet und deswegen die Bewegung nicht vom ventralen Pfeiler (Intervertebralgelenk) eingeleitet werden kann, da das/die Facettengelenk(e) maximal geöffnet ist und nicht mehr schließen kann. Somit **bestimmt der dorsale Pfeiler die Bewegung** und es findet eine **RS-Biomechanik** statt, bei welcher für die Seitneigung der Wirbel zuerst eine Rotation und dann eine Seitneigung in die gleiche Richtung stattfindet.
  - **Diese Bewegung ist eine Blockade zwischen C 2 und L 5.**
- **C 2–Th 4 RS_X** bedeutet, dass sich im Bereich C 2–Th 4 die Wirbel nicht am Endpunkt des Facettengelenks, sondern in einer Zwischenposition befinden. Die Bewegung kann dennoch *nicht* vom ventralen Pfeiler (Intervertebralgelenk) eingeleitet werden, da die Facettengelenke aufgrund der **Spannung der Nackenmuskeln** ständig belastet sind und *somit die Bewegung einleiten*, obwohl sich die Facettengelenke sowohl *Richtung E schließen* als auch *Richtung F öffnen* können.

Somit **bestimmt der dorsale Pfeiler die Bewegung** und es findet eine **RS-Biomechanik** statt, bei welcher für die Seitneigung der Wirbel zuerst eine Rotation und dann eine Seitneigung in die gleiche Richtung stattfindet. Diese Bewegung wird **nicht** mit **N** (Neutralposition) bezeichnet, um Verwechslungen mit der Biomechanik von Th 5–L 5 auszuschließen, sondern als „RS_X" ohne Angabe einer Bewegungsrichtung in E/F.

- **Diese Bewegung ist Physiologie C 2–Th 4, wenn sie in beide Richtungen möglich ist, oder Gruppendysfunktion, wenn sie nur in eine Richtung möglich ist.**

7.1.2 Anschauungsmodelle zur Biomechanik der Wirbel

Zur Anschaulichkeit der Biomechanik der Wirbelsäule kann man zum Verständnis der Bewegungsausmaße (-möglichkeiten) ein Fußballfeld heranziehen, zum Verständnis der Facettengelenks-Beweglichkeiten einen Schrank mit Schubladen:

Bewegungsausmaß – Modell des Fußballfeldes

Die 3 Bewegungsmöglichkeiten

- frei = physiologisch,
- Restriktion = Gruppendysfunktion,
- Bewegungsverlust = intraartikuläre Blockade

lassen sich gut am Beispiel eines Fußballfeldes erläutern (▶ Abb. 7.2).

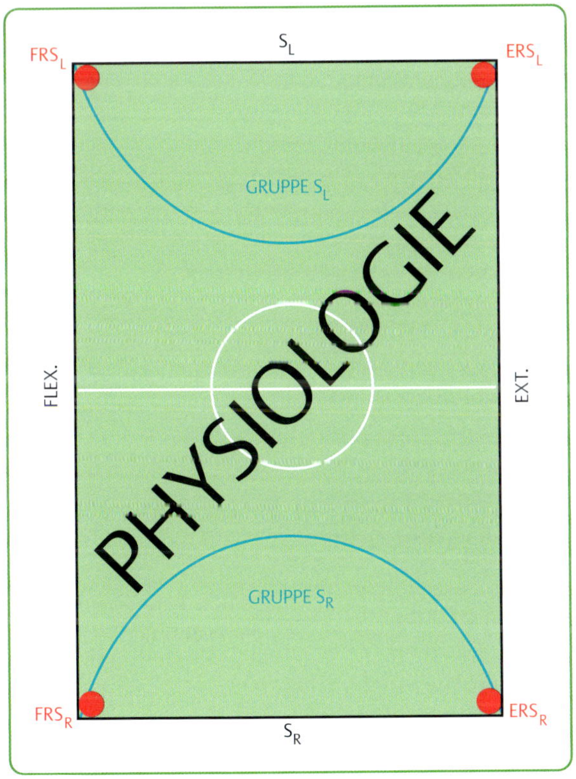

▶ **Abb. 7.2** Modell des Fußballfeldes.

Frei = physiologisch

Der Wirbel kann sich frei in alle Richtungen bewegen.

Im Modell des Fußballfeldes steht ihm „das ganze Spielfeld" zur Verfügung (so wie dem Schiedsrichter oder jedem Spieler).

Gruppendysfunktion = Restriktion

Eine Gruppendysfunktion ist die Bewegungseinschränkung in eine Richtung. Bei einer Dysfunktion Seitneigung links (**S_L**) kann der Wirbel noch gut in eine Seitneigung links bewegen, aber nicht mehr in eine Seitneigung rechts (**S_R**), weil er von den linksseitigen Weichteilen (kontrakte Muskeln oder retrakter Kapsel-Band-Apparat) an einer Seitneigung nach rechts gehindert wird. Abhängig von der Intensität der Kontraktion/Retraktion ist die Bewegungseinschränkung mehr oder weniger stark ausgeprägt. Entsprechendes gilt für eine Gruppendysfunktion Seitneigung rechts.

Im Modell des Fußballfeldes kann sich der Wirbel nur in der „eigenen Spielfeldhälfte" bewegen, die „gegnerische Spielfeldhälfte" kann nicht erreicht werden. Zur Anschauung kann man sich vorstellen, dass der Torwart mit einem flexiblen Gummiband an seinem Tor festgebunden ist.

Bewegungsverlust = intraartikuläre Blockade

Bei einer intraartikulären Blockade ist eines der beiden Facettengelenke an seinem Endpunkt vollständig geöffnet (F-Blockade) oder geschlossen (E-Blockade). Dadurch kann es sich nicht mehr bewegen (totaler Bewegungsverlust), weswegen der Wirbel in dieser (Blockade-)Position fixiert ist. Es handelt sich um die 4 Blockaden **ERS_L**, **FRS_L**, **ERS_R** und **FRS_R**.

Im Modell des Fußballfeldes entspricht dies den 4 „Eckpfosten".

Beweglichkeit der Facettengelenke – Modell der Schubladen eines Kleiderschranks

Zur Veranschaulichung von Extension (= E), Flexion (= F) oder Neutral (N) dient der Vergleich mit einem Kleiderschrank.

Obere Schublade

Die oberste Schublade bzw. die linke Schublade auf der ▶ **Abb. 7.3** ist komplett geschlossen. Sie kann sich nur noch öffnen, also nur in eine Richtung bewegen (d. h., die Schublade ist an ihrem Endpunkt und kann deshalb nur in eine Richtung bewegen). Deshalb folgt dies einer **RS-Biomechanik**, da die Facettengelenke die Bewegung einleiten.

Falls sie verklemmt ist, ist die Öffnung nicht mehr möglich. Dies ist eine monolytische Blockade, eine **E-Blockade**, da die Schublade (Facettengelenk) maximal geschlossen ist und sich nicht öffnen lässt. Es ist ein intraartikuläres Problem. Diese intraartikulären Blockaden werden mit artikulären Techniken (Kap. 1.3), bevorzugt mit **Mid-Range-Techniken**, behandelt.

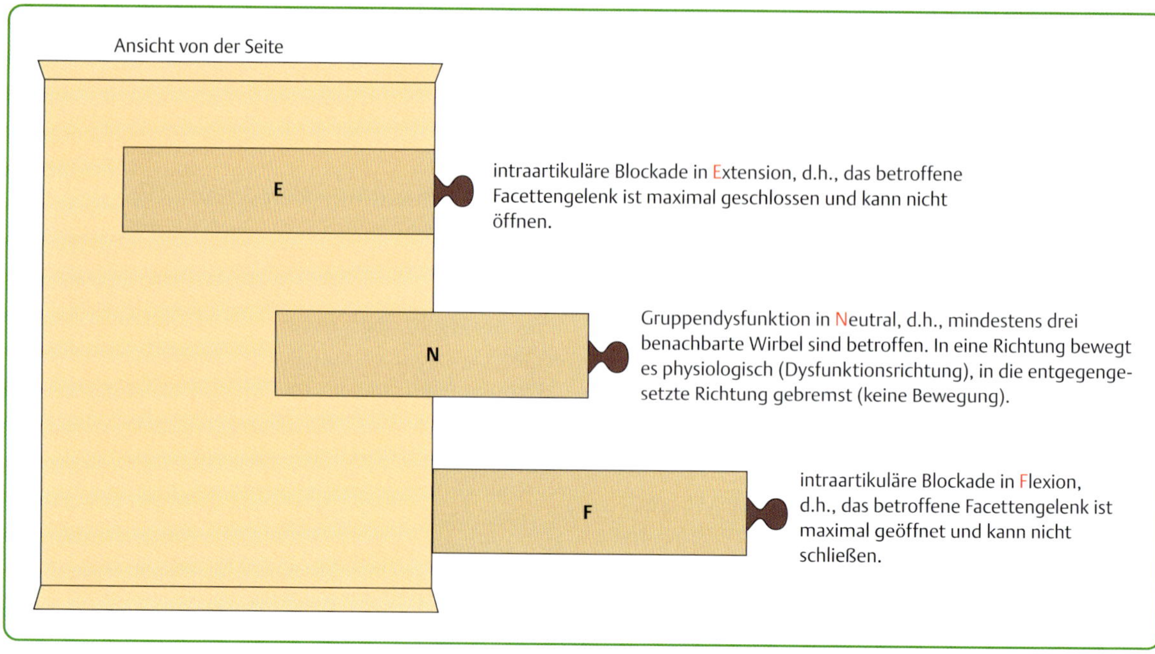

▶ **Abb. 7.3** Modell der Schubladen eines Kleiderschranks.

Untere Schublade

Die unterste Schublade bzw. die rechte Schublade auf der ▶ Abb. 7.3 ist komplett geöffnet. Sie kann sich nur noch schließen, also nur in eine Richtung bewegen (d. h., die Schublade ist an ihrem Endpunkt und kann deshalb nur in eine Richtung bewegen). Deshalb folgt dies einer **RS-Biomechanik**, da die Facettengelenke die Bewegung einleiten.

Falls sie verklemmt ist, ist das Schließen nicht mehr möglich. Dies ist eine monolytische Blockade, eine **F-Blockade**, da die Schublade (Facettengelenk) maximal geöffnet ist und sich nicht schließen lässt. Es ist ein intraartikuläres Problem. Diese intraartikulären Blockaden werden mit artikulären Techniken (Kap. 1.3), bevorzugt mit **Mid-Range-Techniken**, behandelt.

Mittlere Schublade

Die mittlere Schublade kann sich in beide Richtungen (öffnen und schließen) bewegen. Da sie sich nicht an einem Endpunkt, sondern in einer Zwischenposition befindet, kann die Bewegungsrichtung (Th 5–L 5) vom Intervertebralgelenk bestimmt werden, wenn die Facetten nicht unter Spannung der Nackenmuskeln stehen (C 2–Th 4). Deshalb folgt dies einer **SR-Biomechanik**.

Wenn die Schublade (Facette) in eine Richtung allerdings nicht so gut beweglich, also eingeschränkt ist, dann spricht man von einer **Restriktion**. Die Restriktionen in den Facettengelenken kommen immer in Gruppen von mindestens drei nebeneinanderliegenden Wirbeln vor. Die Ursachen können muskulär, viszeral oder aus einer Fehlhaltung entstanden sein und müssen dort, nicht an der Wirbelsäule, behandelt werden.

7.1.3 Lovett'sche Regel (1905) und Fryette'sches Gesetz (1918)

Ausgehend von einer Publikation aus dem Jahre 1905, in welcher der amerikanische Orthopäde R. W. Lovett die physiologische Biomechanik der Wirbelsäule beschrieben hat [12], entwickelte der amerikanische Osteopath Harrison Fryette im Jahre 1918 [4] folgende 2 Prinzipien („principles"):

1. Typ-I: **N**eutral **S_XR**: Bei einer Bewegung in Neutralposition bewegt sich der Wirbel erst in eine Lateralflexion (bzw. Seitneigung) und dann in die Rotation in die Gegenrichtung = **NS_XR_Y**.
2. Typ-II: **E**xtension/**F**lexion **RS_X**: Bei einer Bewegung in Extension oder Flexion bewegt sich der Wirbel erst in eine Rotation und dann in eine Lateralflexion (Seitneigung) in die gleiche Richtung = **R_XS_X**.

Rotation und Seitneigung (Lateralflexion) sind assoziierte Bewegungen der Wirbelsäule. Zahlreiche Faktoren haben einen Einfluss, z. B. innere und äußere Kräfte, Gelenkform, Muskulatur, Kapsel-Band-Apparat etc.

7.1.4 Wirbelsegment bei Bewegung bzw. Dysfunktion

Um das Niveau einer physiologischen Bewegung bzw. einer Dysfunktion zu bezeichnen, wird der benannte Wirbel gegenüber dem darunterliegenden Wirbel benannt: Bei einer Dysfunktion von L 2 ist L 2 also **nicht** frei beweglich gegenüber L 3!

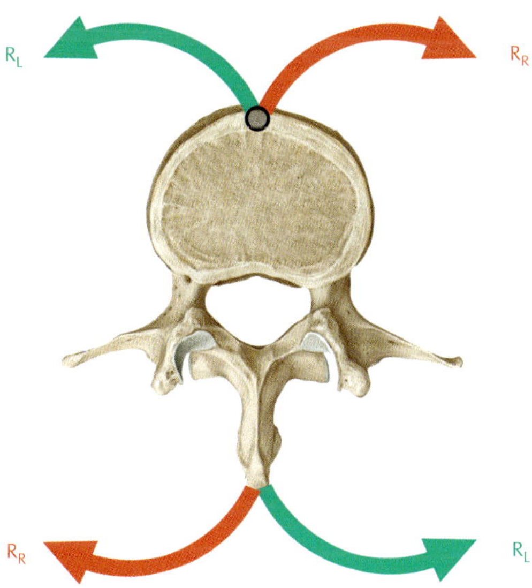

▸ **Abb. 7.4** Rotationsbezeichnung. (Schünke M, Schulte E, Schumacher U. Prometheus. LernAtlas der Anatomie. Allgemeine Anatomie und Bewegungssystem. Illustrationen von M. Voll und K. Wesker. 4. Aufl. Stuttgart: Thieme; 2014: 115, Abb. 1.7Ca)

7.1.5 Rotationsbezeichnung

Hierbei ist für die Richtung der Rotation entscheidend, ob sich der Referenzpunkt für die Bewegung vor **oder** hinter der kranio-kaudalen Achse befindet.

Beachte

An der Wirbelsäule liegt der Referenzpunkt ventral am Wirbelkörper, deswegen dreht bei einer Wirbel-Rotation nach links dessen Proc. spinosus (= Dornfortsatz) nach rechts.

Da die Palpation aber am Proc. spinosus erfolgt, muss der Untersucher bei seiner Palpation stets bedenken, dass sich der Proc. spinosus nach links bewegt, wenn der Wirbel eine Rotation nach rechts macht und umgekehrt (▸ Abb. 7.4).

7.2 Biomechanik Sakro-Kokzygeal-Gelenk (SC_XG)

Das Kokzyx besteht aus 2–4 Wirbelanlagen, welche miteinander verknöchert sind. Häufig findet die Verknöcherung nicht zwischen allen Wirbelanlagen vollständig statt, sodass eine radiologische Linie des Kokzyx verbleibt, welche bei oberflächlicher Betrachtung häufig als Kokzyx-Fraktur fehlgedeutet wird. Meist wird ein Röntgenbild des Kokzyx erst nach einem Trauma angefertigt und dann diese physiologische Linie (aus einer inkompletten Verknöcherung) falsch interpretiert.

Auf der Ventralseite des Kokzyx endet der Truncus sympathicus mit dem unpaaren Ggl. impar, welches bei sakro-kokzygealen Dysfunktionen häufig eine vegetative Begleitsymptomatik auslöst.

Biomechanisch bewegt sich das Kokzyx in sagittaler und frontaler Ebene, sodass es sich physiologisch von $\mathbf{FS_L}$ bis $\mathbf{FS_R}$ bis $\mathbf{ES_L}$ bis $\mathbf{ES_R}$ bewegen kann.

Das Kokzyx ist in das Perineum eingebettet und ligamentär mit diesem verbunden. Dadurch sind **einseitige** Tonusveränderungen des Perineums, **einseitige** ISG-Dysfunktionen sowie **einseitige** Sakrum-Dysfunktionen häufige Ursachen für sekundäre sakro-kokzygeale Dysfunktionen im Sinne einer Restriktion ($\mathbf{S_L}$ oder $\mathbf{S_R}$).

Kranio-sakrale Dysfunktionen, **bilaterale** Sakrum-Dysfunktionen oder **bilaterale** Tonusveränderungen des Perineums gehen mit sakro-kokzygealen Dysfunktionen im Sinne einer Restriktion (**E** oder **F**) einher. Hier muss die primäre Ursache behandelt werden, eine direkte (rektale) Technik führt nicht zum Erfolg.

In seltenen Fällen kann das Kokzyx auch in Flexion ($\mathbf{FS_L}$ oder $\mathbf{FS_R}$) blockieren, wenn ein direktes Trauma auf das Kokzyx einwirkt. Aufgrund der anatomischen Gegebenheiten ist es beim männlichen Patienten unmöglich, direkt auf das Kokzyx zu stürzen, und beim weiblichen Patienten extrem unwahrscheinlich. Vielmehr führt der „Sturz" auf eine Stange, z. B. beim Herrenfahrrad, Reck- oder Barrenturnen bzw. beim unvollständigen Überspringen einer Absperrung (Sportplatzumrandung), zu direktem Kontakt mit dem Kokzyx: Hier sind männliche Patienten deutlich häufiger betroffen als weibliche. Diese Dysfunktion muss mit einer direkten Technik behandelt werden.

Beachte

Die häufig auftretenden Kokzygodynien sind fast immer Folgen anderer Dysfunktionen (wie oben beschrieben).

7.3 Biomechanik Sakrum

Wie bereits in Kap. 2 beim Ilium besprochen, gibt es anatomisch „nur" ein SIG, weil anatomisch die Gelenke immer von proximal nach distal bezeichnet werden. Alle Bewegungen des ISG und SIG (s. u.) sind Gleitbewegungen auf dem kurzen und langen Schenkel des SIG; allerdings sind die beiden Knochen und die jeweils bewegungsauslösenden Weichteile verschieden, und durch ihre unterschiedliche Zugrichtung bewegt sich das Ilium um eine andere Achse als das Sakrum (▸ **Abb. 7.5**, ▸ **Abb. 7.6**, ▸ **Abb. 7.7**).

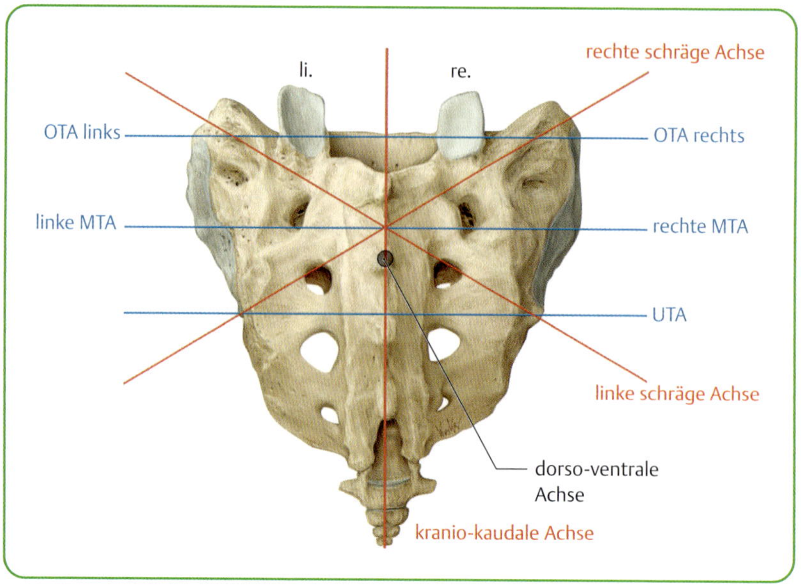

▸ **Abb. 7.5** Sakrum mit allen 3 Achsen: OTA (obere transversale Achse), MTA, UTA. (Schünke M, Schulte E, Schumacher U. Prometheus. LernAtlas der Anatomie. Allgemeine Anatomie und Bewegungssystem. Illustrationen von M. Voll und K. Wesker. 4. Aufl. Stuttgart: Thieme; 2014: 116, Abb. 1.8B)

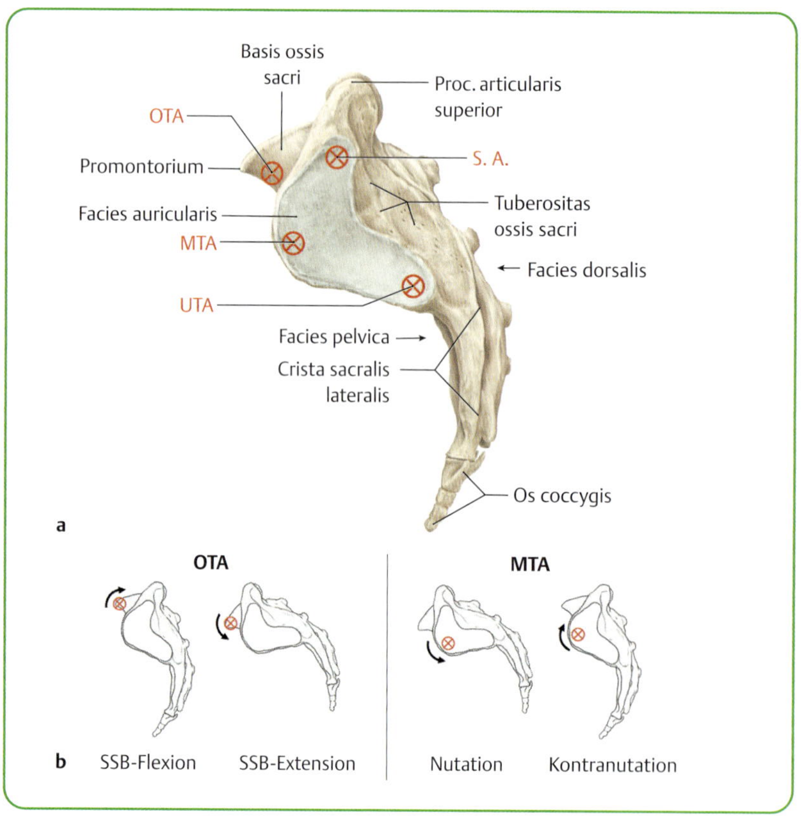

▸ **Abb. 7.6** Transversale Achsen des Sakrums, **a** OTA (SSB-F, SSB-E), **b** MTA (Nutation, Kontranutation). (Schünke M, Schulte E, Schumacher U. Prometheus. LernAtlas der Anatomie. Allgemeine Anatomie und Bewegungssystem. Illustrationen von M. Voll und K. Wesker. 4. Aufl. Stuttgart: Thieme; 2014: 117, Abb. 1.8C)

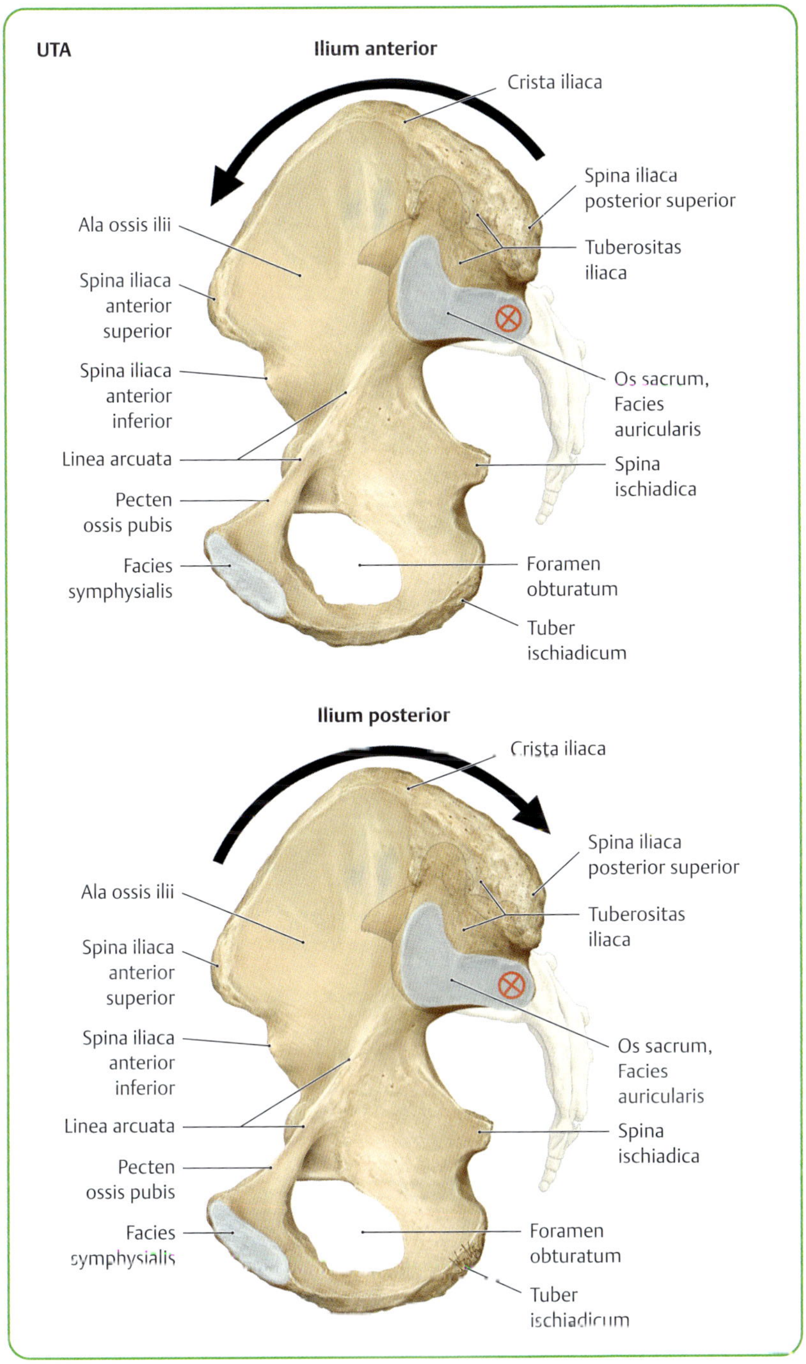

▸ **Abb. 7.7** UTA des Sakrums, **a** Ilium Anterior, **b** Ilium Posterior. (Schünke M, Schulte E, Schumacher U. Prometheus. LernAtlas der Anatomie. Allgemeine Anatomie und Bewegungssystem. Illustrationen von M. Voll und K. Wesker. 4. Aufl. Stuttgart: Thieme; 2014: 144, Abb. 1.22Aa)

Aus funktioneller Sicht hat es sich bewährt, die unterschiedlichen Bewegungen (abhängig davon, ob sich das Ilium um das fixierte Sakrum bewegt oder umgekehrt) zu trennen, sodass sich folgende funktionelle Beziehungen ergeben:

- **ISG:** Das Ilium bewegt sich um das feststehende Sakrum. Diese Bewegungen finden alle um intraartikuläre Achsen statt. Folgende Bewegungen sind möglich:
  - Ilium Anterior um die UTA
  - Ilium Outflare um die antero-posteriore Achse
  - Ilium Posterior um die UTA
  - Ilium Inflare um die antero-posteriore Achse
- **SIG:** Das Sakrum bewegt sich um das feststehende Ilium. Diese Bewegungen finden alle um intraartikuläre Achsen statt. Folgende Bewegungen sind möglich:
  - Sakrum Anterior Bilateral (SAB) um die MTA
  - Sakrum Anterior Unilateral links (SAU li.) um die linke MTA
  - Sakrum Anterior Unilateral rechts (SAU re.) um die rechte MTA
  - Sakrum L/L_{SA} um die linke Schräge Achse (SA)
  - Sakrum R/R_{SA} um die rechte SA
  - Sakrum Posterior Bilateral (SPB) um die MTA
  - Sakrum Posterior Unilateral links (SPU li.) um die linke MTA
  - Sakrum Posterior Unilateral rechts (SPU re.) um die rechte MTA
  - Sakrum R/L_{SA} um die linke SA
  - Sakrum L/R_{SA} um die rechte SA

Hinzu kommen die Bewegungen des Sakrums innerhalb des **kranio-sakralen Systems**, die sich über die Dura mater auf das Sakrum fortleiten und um extraartikuläre Achsen stattfinden (Kap. 17.6):

- **Kranium/Sakrum**: Das Sakrum bewegt sich im kraniosakralen Rhythmus. Folgende Bewegungen sind möglich:
  - Sakrum-SSB-E (bilateral) um die OTA
  - Sakrum-SSB-E Unilateral links um die linke OTA
  - Sakrum-SSB-E Unilateral rechts um die rechte OTA
  - Sakrum-SSB-F (bilateral) um die OTA
  - Sakrum-SSB-F Unilateral links um die linke OTA
  - Sakrum-SSB-F Unilateral rechts um die rechte OTA

7.3.1 Entstehung der Bewegungsachsen am Sakrum

Die verschiedenen Bewegungen des Beckens werden von unterschiedlichen Strukturen (Muskeln/Faszien) eingeleitet. Deswegen sind auch die **fiktiven, vektoriell berechneten Bewegungsachsen** je nach auslösender Struktur unterschiedlich lokalisiert (▶ **Abb. 7.8**).

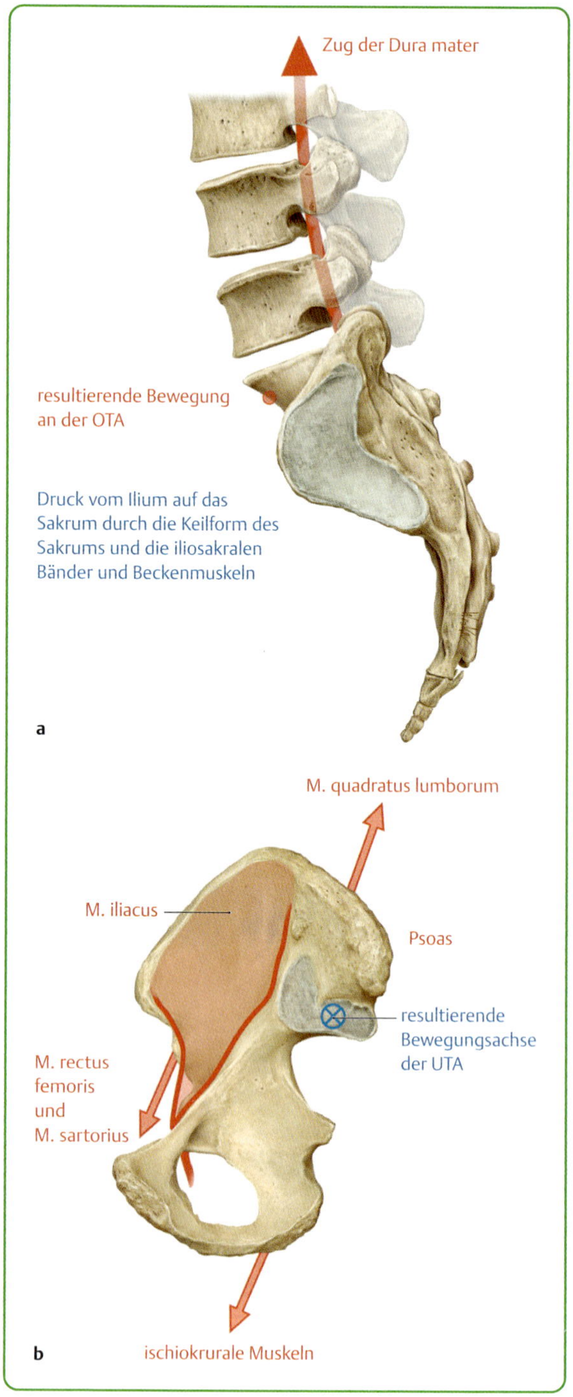

▶ **Abb. 7.8** Entstehung der **a** OTA und **b** UTA. (Schünke M, Schulte E, Schumacher U. Prometheus. LernAtlas der Anatomie. Allgemeine Anatomie und Bewegungssystem. Illustrationen von M. Voll und K. Wesker. 4. Aufl. Stuttgart: Thieme; 2014: 117, Abb. 1.8c und 414, Abb. 1.3B)

Auch funktionell gehören die Bewegungen zu verschiedenen Systemen:

- **ISG:** Bewegung der unteren Extremität (UTA):
  - „lange" Rumpf-/Beinmuskeln (M. iliacus, M. quadratus lumborum, M. rectus femoris, M. sartorius, Psoas, M. gluteus maximus, ischiokrurale Muskeln, Bauchmuskeln, Perineum, M. latissimus dorsi, M. iliocostalis, schräge Bauchmuskeln; Kap. 2.2)
- **SIG:** Bewegung der Wirbelsäule (MTA/SA):
  - „kürzere" Beckenmuskeln (M. piriformis, Glutealmuskeln; Kap. 7.3.2)
- **kranio-sakrales System:** Bewegungen der Schädelknochen, des Kreuzbeins und der Meningen (OTA):
  - Durazug/kranio-sakrale Bewegung (Kap. 7.3.2 und Kap. 17.6)

Die Bewegungen am Sakrum finden durch Gleitbewegungen auf den kurzen und langen Schenkeln des SIG statt, so wie ein Eisenbahnwaggon auf den Schienen fährt. Die Bewegungsachsen des Sakrums sind die aus den Kraftvektoren resultierenden Bewegungsachsen, welche sich aus Relation von Zugrichtung der bewegungseinleitenden Struktur (Muskel bzw. Durazug, s. o.) und Schenkel des SIG vektoriell errechnen. Dabei liegen die Achsen an unterschiedlichen Lokalisationen, weil zwar die Gleitschenkel des SIG immer die gleiche Lage haben, aber die bewegungsauslösenden Strukturen sowie die Beteiligung der 2 kurzen und 2 langen Schenkel jeweils unterschiedlich sind.

Somit ergeben sich für kranio-sakrale Bewegungen die extraartikuläre OTA, für Sakrumbewegungen die intraartikulären MTA bzw. SA und für Ilium-Bewegungen die intraartikuläre UTA.

Zu einer Dysfunktion kommt es, wenn die Gleitfähigkeit auf einem oder mehreren Schenkeln des SIG eingeschränkt ist; je nach Lokalisation dieser verminderten Gleitfähigkeit kann es einseitig oder beidseits zu Dysfunktionen des SIG kommen (bei einseitiger Störung die linke/rechte MTA bzw. bei beidseitiger Störung die linke und rechte [= beidseitige] MTA) des Sakrums.

Beachte

Unterschiedliche Ansatzpunkte am Sakrum/Ilium sowie die unterschiedliche Länge und Richtung der ziehenden Strukturen (Muskeln, Dura) führen zu unterschiedlichen Hebelverhältnissen. Dies führt zu unterschiedlichen Kraftvektoren sowie zu unterschiedlichen (resultierenden) Bewegungsachsen.

7.3.2 Sakrumbewegungen und deren Achsen

Man unterscheidet folgende 3 Bewegungskategorien zwischen Sakrum und Ilium:

ISG-Bewegungen

Es sind Bewegungen des Iliums gegenüber dem (fixierten) Sakrum:

- Zum einen gibt es Extensions-/Flexions-Bewegungen (nach anterior/posterior) um eine UTA, die intraartikulär auf Höhe S 3 liegt (Kap. 2.2.1 und Kap. 2.2.3).
- Zum anderen gibt es Kippbewegungen (nach Outflare/Inflare) um eine dorso-ventrale Achse auf Höhe S 3. Diese Kippbewegungen sind für den Geburtsvorgang sehr wichtig und nennen sich Inflare- und Outflare-Bewegung (Kap. 2.2.2 und Kap. 2.2.4).

SIG-Bewegungen

Sakrumbewegungen werden unterschieden in Nutations- bzw. Kontranutations-Bewegungen (Nutation: Sakrum-Horizontalisierung, Kontranutation: Sakrum-Vertikalisierung). Diese Bewegungen finden um verschiedene, im Folgenden erläuterte Achsen statt.

MTA des Sakrums

Am Sakrum gibt es Bewegungen des Sakrums gegenüber einem Ilium (im Sitzen auf einem Tuber) in **einem** SIG um eine **einseitige** (linke oder rechte) MTA. Sie liegt einseitig intraartikulär auf Höhe von S 2:

- **Nutations-Bewegung des Sakrums um die einseitige MTA:** Beim Sitzen auf dem linken Tuber und einer LWS-Flexion kann eine einseitige Nutations-Bewegung des linken SIG um eine einseitige linke MTA stattfinden (Bewegung: **SAU li.** = Sakrum Anterior Unilateral links). Diese Nutations-Bewegung ist eine Horizontalisierung des Sakrums im linken SIG um eine linke MTA. Das Promontorium bewegt sich dabei links nach kaudal-ventral und das Kokzyx nach kranial-dorsal, während sich die rechte Seite vermindert mitbewegt, wodurch intraossäre Spannungen des Sakrums entstehen können. Für einseitiges Sitzen auf dem rechten Tuber gilt Entsprechendes.
- **Kontranutations-Bewegung des Sakrums um die einseitige MTA:** Beim Sitzen auf dem linken Tuber und bei einer LWS Extension kann eine einseitige Kontranutations-Bewegung des linken SIG um eine einseitige linke MTA stattfinden (Bewegung: **SPU li.** = Sakrum Posterior Unilateral links). Diese Kontranutations-Bewegung ist eine Vertikalisierung des Sakrums im linken SIG um eine linke MTA. Das Promontorium bewegt sich dabei links nach kranial-dorsal und das Kokzyx nach kaudal-ventral, während sich die rechte Seite vermindert mitbewegt, wodurch intraossäre Spannungen des Sakrums entstehen können. Für einseitiges Sitzen auf dem rechten Tuber gilt Entsprechendes.

(Beidseitige) MTA des Sakrums

Im bipedalen Stand (auf beiden Beinen) sowie beim Sitzen (auf beiden Tubera) bewegt sich das Sakrum gegenüber den Ossa ilii in **beiden** SIG um die linke und rechte (= beidseitige MTA, kurz:) MTA, die sich intraartikulär auf Höhe S 2 befindet:

- **Nutations-Bewegung des Sakrums um die MTA:** Die Nutations-Bewegung ist eine Horizontalisierung des Sakrums in beiden SIG um eine MTA (Bewegung: **SAB** = Sakrum Anterior Bilateral). Das Promontorium bewegt sich dabei nach kaudal-ventral und das Kokzyx nach kranial-dorsal. Die Beckenausgangsebene (Conjugata recta) wird dadurch größer, was für den Austritt des Kindes bei der Geburt von Bedeutung ist. Die Beckeneingangsebene wird allerdings kleiner.
- **Kontranutations-Bewegung des Sakrums um die MTA:** Die Kontranutations-Bewegung ist eine Vertikalisierung des Sakrums in beiden SIG um eine MTA (Bewegung: **SPB** = Sakrum Posterior Bilateral). Das Promontorium bewegt sich dabei nach kranial-dorsal und das Kokzyx nach kaudal-ventral. Die Beckenausgangsebene (Conjugata recta) wird dadurch kleiner. Allerdings wird die Beckeneingangsebene größer, was bei der Geburt für den Eintritt des Kindes in den Geburtskanal wichtig ist.

Schräge Achsen (SA) des Sakrums

In der Bewegung sowie im Einbeinstand gibt es am Sakrum 2 weitere physiologische Achsen, die durch die sich **abwechselnde Standbeinphase** links bzw. rechts vom jeweiligen M. gluteus maximus der einen und vom M. piriformis der anderen Seite gebildet werden. Man nennt sie die linke bzw. rechte Schräge Achse (linke/rechte SA):

- Bei der Standbeinphase links entsteht eine **linke SA**, die durch den linken M. gluteus maximus und rechten M. piriformis gebildet wird.
- Bei der Standbeinphase rechts entsteht eine **rechte SA**, die vom rechten M. gluteus maximus und linken M. piriformis gebildet wird.

Dadurch wechselt das Sakrum beim Gehen von einer linken SA zu einer rechten SA und zurück. In einer Standbeinphase links, bei der der linke Angulus inferior lateralis (AIL) nach posterior und die rechte Sakrumbasis (rechtsseitige Sakrumrückfläche in Höhe S 1) nach anterior steht, „guckt" das Os sacrum mit seiner Facies pelvica (Vorderfläche des Kreuzbeins) nach links. In der Standbeinphase rechts steht der rechte AIL nach posterior und die linke Sakrumbasis nach anterior. Somit „schaut" die Facies pelvica nach rechts.

So wie das Pendel einer Standuhr von einem maximal linken Ausschlag über die Mittelposition zu einem maximal rechten Ausschlag hin- und herschwingt, so ändert sich die Bewegungsachse des Sakrums von einer maximal linken SA über die MTA zu einer maximal rechten SA und wieder zurück.

Dieser jeweilige „Endpunkt" (an dem sich die Bewegung umkehrt, weil das Bewegungsende erreicht wurde) wird als linke bzw. rechte SA bezeichnet. Zwischen „Endpunkt" und MTA gibt es unendlich viele schräge Achsen. Relevant wird nur die SA, welche bei einer Sakrum-Dysfunktion fixiert ist (linke/rechte SA):

- **Nutations-Bewegung:** Im Einbeinstand links oder während der Standbeinphase links findet eine einseitige Nutations-Bewegung des linken SIG um eine einseitige linke Schräge Achse (**linke SA**) statt (Bewegung: **Sakrum L/L**). Diese Nutations-Bewegung ist eine „Horizontalisierung" des Sakrums im linken SIG um eine linke SA mit Blick der Facies pelvica nach schräg-unten-links. Dabei bewegen sich die linke Sakrumbasis und der rechte AIL (sie bilden die linke SA) nicht, die rechte Sakrumbasis bewegt sich nach ventro-kaudal und der linke AIL nach dorso-kranial. Für den rechten Einbeinstand bzw. die rechte Standbeinphase gilt Entsprechendes.
- **Kontranutations-Bewegung:** Diese Bewegung ist **immer unphysiologisch**! Eine einseitige Kontranutations-Bewegung des linken SIG um eine einseitige linke SA findet nur als Bewegung in einer entsprechenden Dysfunktion statt (Bewegung: **Sakrum R/L$_{SA}$**). Diese Kontranutations-Bewegung ist eine „Vertikalisierung" des Sakrums im linken SIG um eine linke SA mit Ausrichtung der Facies pelvica nach schräg-oben-rechts. Dabei bewegen sich die linke Sakrumbasis und der rechte AIL (sie bilden die linke SA) nicht, die rechte Sakrumbasis bewegt sich nach dorso-kranial und der linke AIL nach ventro-kaudal. Für die rechte Seite gilt Entsprechendes.

Nutations-Bewegungen werden **gebremst von**:

- Perineum
- Lig. sacro-spinale
- Lig. sacro-tuberale
- Ligg. sacro-iliaca posteriora
- Lamina pubo-vesico-utero-recto-sacralis (Lamina PVURS)
- Delordosierung der LWS

Kontranutations-Bewegungen werden **gebremst von**:

- Lig. iliolumbale
- Ligg. sacro-iliaca interossea
- Lordose der LWS

Kranio-sakrale Bewegungen

Die kranio-sakralen Bewegungen des Sakrums hängen mit der Anwachsung der Dura mater am Sakrum sowie am Okziput zusammen, weil die Dura die Verbindung vom kranialen zum sakralen Teil herstellt. Bei symmetrischem Durazug nach kranial findet eine Sakrumbewegung um die (beidseitige) OTA (extraartikulär Höhe S 1 gelegen) statt. Kranio-sakral: **Sakrum-SSB-F/Sakrum-SSB-E**.

Zu unterscheiden sind je nach Zugrichtung der Dura (links, mittig, rechts):

- (extraartikuläre) (beidseitige) OTA bei **mittigem** Durazug
- (extraartikuläre) einseitige **linke** OTA bei **links**seitigem Durazug
- (extraartikuläre) einseitige **rechte** OTA bei **rechts**seitigem Durazug

Bei einer **SSB-Flexion** (▶ **Tab. 7.2**) vertikalisiert das Sakrum um eine

- (extraartikuläre) (beidseitige) OTA in **Sakrum-SSB-F** bzw.
- (extraartikuläre) einseitige linke OTA in **Sakrum-SSB-F Unilateral links** bzw.
- (extraartikuläre) einseitige rechte OTA in **Sakrum-SSB-F Unilateral rechts**.

Bei einer **SSB-Extension** (▶ **Tab. 7.2**) horizontalisiert das Sakrum um eine

- (extraartikuläre) (beidseitige) OTA in **Sakrum-SSB-E** bzw.
- (extraartikuläre) einseitige linke OTA in **Sakrum-SSB-E Unilateral links** bzw.
- (extraartikuläre) einseitige rechte OTA in **Sakrum-SSB-E Unilateral rechts**.

Beachte

In Relation zum axialen System geht es um die *parietalen Sakrumbewegungen* (intraartikuläre Nutation/Kontranutation), nicht um die kranio-sakralen Sakrumbewegungen (extraartikuläre SSB-E/SSB-F) in Relation zur Dura mater.

Zu den kranio-sakralen Sakrumbewegungen s. Kap. 24.1.

7.3.3 Dysfunktion des Sakro-Iliakal-Gelenks (SIG)

Die Nutations- und Kontranutations-Dysfunktionen des SIG sind in ▶ **Tab. 7.3** beschrieben.

Einseitige Dysfunktionen des SIG sind der **Normalfall**:

- UTA: Ilium Anterior/Posterior usw.
- MTA li.: SAU/SPU li.
- MTA re.: SAU/SPU re.

Bilaterale Dysfunktionen sind **2 Dysfunktionen** (eine Dysfunktion links und eine 2. Dysfunktion rechts):

- MTA: SAB/SPB

▶ **Tab. 7.2** Bewegungen der SSB und des Sakrums.

Bewegung der SSB (C 0)	Bewegung Sakrum um OTA (mittiger Durazug)	Bewegung Sakrum um linke OTA (linksseitiger Durazug)	Bewegung Sakrum um rechte OTA (rechtsseitigiger Durazug)
SSB-F	Sakrum-SSB-F	Sakrum-SSB-F Unilateral links	Sakrum-SSB-F Unilateral rechts
SSB-E	Sakrum-SSB-E	Sakrum-SSB-E Unilateral links	Sakrum-SSB-E Unilateral rechts

▶ **Tab. 7.3** Nutations- und Kontranutations-Dysfunktionen des SIG.

Nutations-Dysfunktion	Kontranutations-Dysfunktion
Sakrum Anterior Bilateral (SAB) (▶ Abb. 7.9a)	**Sakrum Posterior Bilateral (SPB) (▶ Abb. 7.9b)**
Beim SAB stehen beidseits die Sakrumbasis nach kaudal-ventral und beidseits die AIL nach kranial-dorsal um eine (beidseitige) MTA. Dies sind 2 Dysfunktionen, nämlich SAB = SAU li. und re.	Beim SPB stehen beidseits die Sakrumbasis nach kranial-dorsal und beidseits die AIL nach kaudal-ventral um eine (beidseitige) MTA Dies sind 2 Dysfunktionen, nämlich SPB = SPU li. und re.
Sakrum Anterior Unilateral links (SAU li.) (▶ Abb. 7.10a)	**Sakrum Posterior Unilateral links (SPU li.) (▶ Abb. 7.10b)**
Bei einem SAU li. steht die linke Sakrumbasis nach kaudal-ventral und der linke AIL nach kranial-dorsal um eine einseitige linke MTA.	Bei einem SPU li. steht die linke Sakrumbasis nach kranial-dorsal und der linke AIL nach kaudal-ventral um eine einseitige linke MTA.
Sakrum Anterior Unilateral rechts (SAU re.) (▶ Abb. 7.11a)	**Sakrum Posterior Unilateral rechts (SPU re.) (▶ Abb. 7.11b)**
Bei einem SAU re. steht die rechte Sakrumbasis nach kaudal-**ventral** und der rechte AIL nach kranial-dorsal um eine einseitige rechte MTA.	Bei einem SPU re. steht die rechte Sakrumbasis nach kranial-**dorsal** und der rechte AIL nach kaudal-ventral um eine einseitige rechte MTA.
Sakrum R/R (▶ Abb. 7.12a)	**Sakrum L/R$_{SA}$ (▶ Abb. 7.13b)**
Beim Sakrum R/R steht die linke Sakrumbasis nach kaudal-**ventral** und der rechte AIL nach kranial-dorsal um eine rechte SA.	Beim Sakrum L/R$_{SA}$ steht die linke Sakrumbasis nach kranial-dorsal und der rechte AIL nach kaudal-ventral um eine rechte SA.
Sakrum L/L (▶ Abb. 7.13a)	**Sakrum R/L$_{SA}$ (▶ Abb. 7.12b)**
Beim Sakrum L/L steht die rechte Sakrumbasis nach kaudal-ventral und der linke AIL nach kranial-dorsal um eine linke SA.	Beim Sakrum R/L$_{SA}$ steht die rechte Sakrumbasis nach kranial-dorsal und der linke AIL nach kaudal-ventral um eine linke SA.

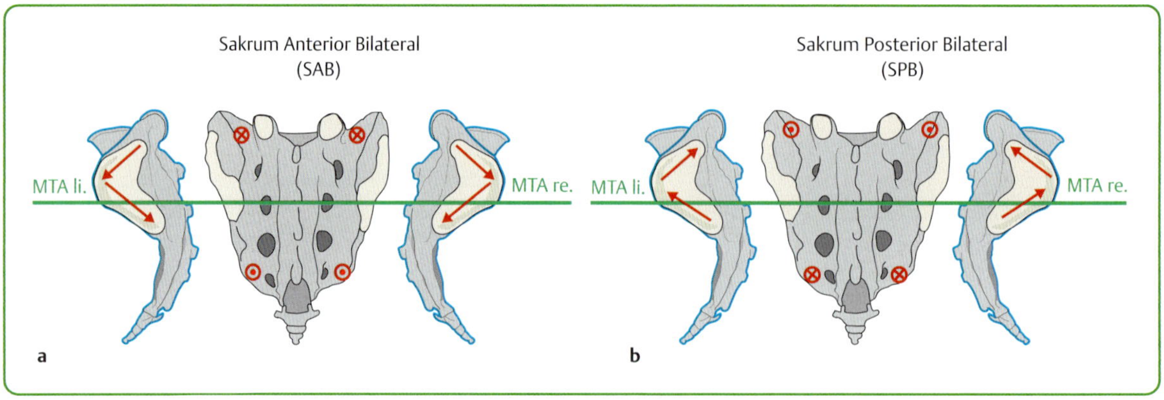

▶ **Abb. 7.9 a** Sakrum Anterior Bilateral (SAB) und **b** Sakrum Posterior Bilateral (SPB).

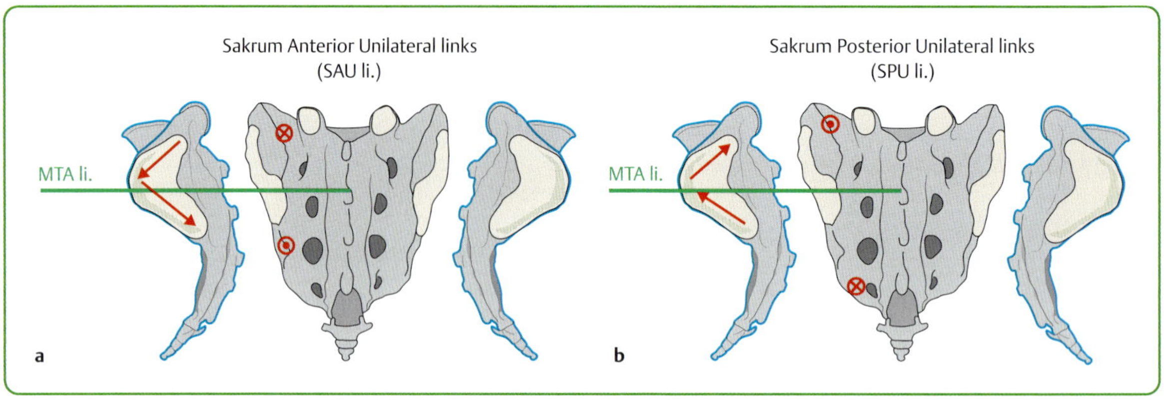

▶ **Abb. 7.10 a** Sakrum Anterior Unilateral links (SAU li.) und **b** Sakrum Posterior Unilateral links (SPU li.).

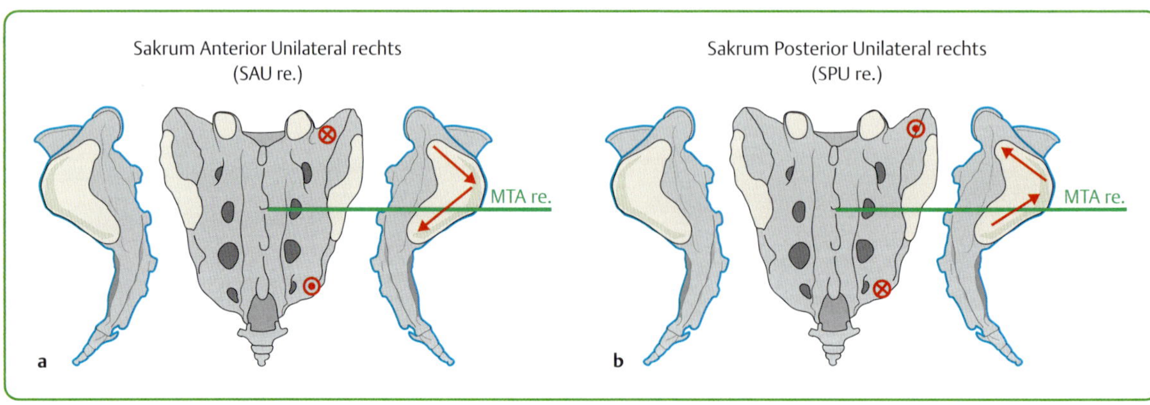

▶ **Abb. 7.11 a** Sakrum Anterior Unilateral rechts (SAU re.) und **b** Sakrum Posterior Unilateral rechts (SPU re.).

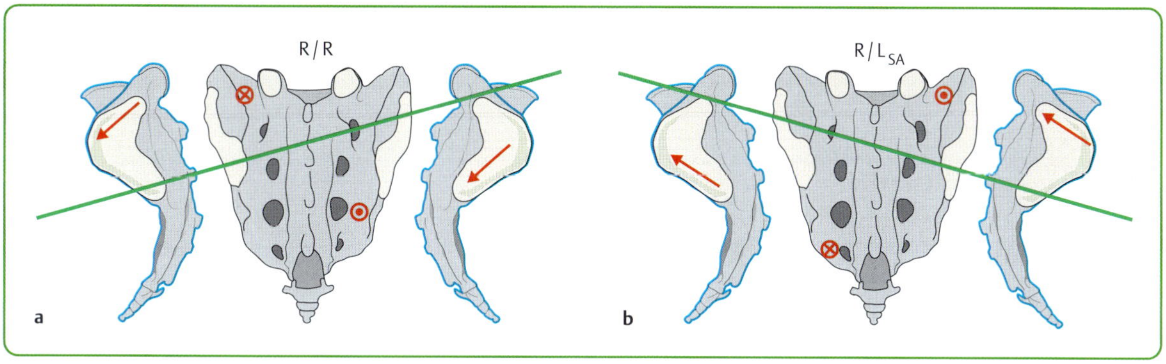

▸ **Abb. 7.12** **a** Sakrum R/R und **b** Sakrum R/L_{SA}.

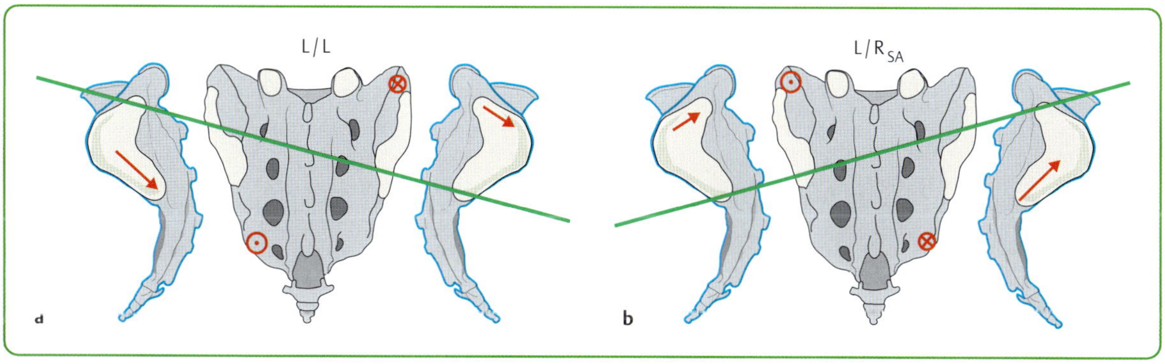

▸ **Abb. 7.13** **a** Sakrum L/L und **b** Sakrum L/R_{SA}.

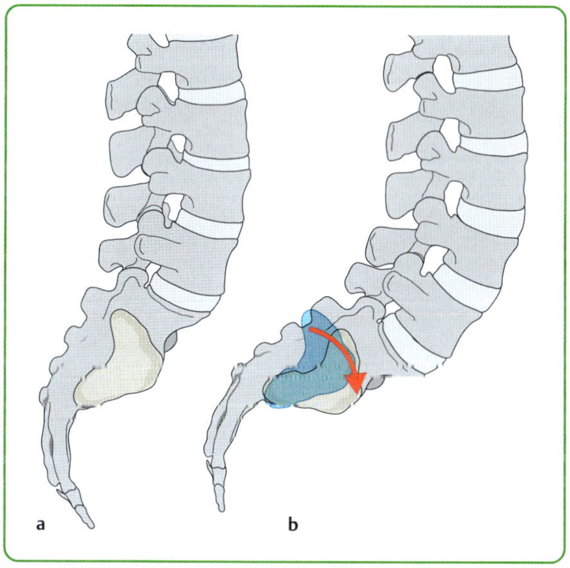

▸ **Abb. 7.14** Depressed Sacrum, **a** physiologische Position von Sakrum und Ilium, **b** Subluxation.

Beachte

Alle Nutations-Dysfunktionen des Sakrums erhöhen die Spannung des Perineums und können so reaktive ISG-Dysfunktionen (Outflare) und Kontinenzprobleme sowie Affektionen der Beckenorgane hervorrufen.

Außer den zuvor genannten Dysfunktionen gibt es eine Subluxations-Position, bei der die Sakrumbasis stark nach anterior bewegt wird (z. B. durch eine Sturzgeburt) und die Gelenkflächen diskongruent sind. Diese Subluxations-Position wird als Depressed Sacrum bezeichnet (▸ **Abb. 7.14**). Sie hat Auswirkungen auf das kranio-sakrale (starker Durazug), hormonelle, vegetative (viszerale) und parietale System. Es treten hierbei häufig Depressionen auf (Kap. 1.1.1, Subluxationen des Körpers).

7.3.4 Übersicht der Bewegungen am Sakrum

Übersichten zu den Sakrumbewegungen zeigen die ▸ Tab. 7.4 und ▸ Tab. 7.5.

▸ **Tab. 7.4** Parietale Sakrumbewegungen.

Achsen	Nutation	Kontranutation
rechte MTA	SAU re.	SPU re.
linke MTA	SAU li.	SPU li.
MTA	SAB	SPB
linke SA	Sakrum L/L	Sakrum R/L_{SA} (um die linke SA)
rechte SA	Sakrum R/R	Sakrum L/R_{SA} (um die rechte SA)

▶ **Tab. 7.5** Kranio-sakrale Sakrumbewegungen.

Bewegung der SSB (C 0)	Bewegung Sakrum um OTA (mittiger Durazug)	Bewegung Sakrum um linke OTA (linksseitiger Durazug)	Bewegung Sakrum um rechte OTA (rechtsseitiger Durazug)
SSB-F	Sakrum-SSB-F	Sakrum-SSB-F Unilateral li.	Sakrum-SSB-F Unilateral re.
SSB-E	Sakrum-SSB-E	Sakrum-SSB-E Unilateral li.	Sakrum-SSB-E Unilateral re.

7.4 Biomechanik der Wirbelsäulenabschnitte

7.4.1 Biomechanik Th 5–L 5

Freie Beweglichkeit (Physiologie)

Facettengelenke können in alle Richtungen frei bewegen (öffnen und schließen):

- $\mathbf{S_XR_{(Y)}} = S_LR_{(R)}$ bzw. $S_RR_{(L)}$
- Es bewegt sich zuerst das Intervertebralgelenk (ventraler Pfeiler), und es folgen die beiden Facettengelenke (dorsale Pfeiler).
- Als assoziierte Bewegung tritt zuerst die **Seitneigung** und danach die **Rotation** in eine **entgegengesetzte Richtung** auf. Alle Bewegungsrichtungen sind frei.

Gruppendysfunktion Restriktion (Neutralposition)

Die Facettengelenke können sich öffnen und schließen:

- $NS_XR_{(Y)} = NS_XR$: $NS_LR_{(R)} = \mathbf{NS_LR}$ bzw. $NS_RR_{(L)} = \mathbf{NS_RR}$
- Es bewegt sich zuerst das Intervertebralgelenk (ventraler Pfeiler), und es folgen die beiden Facettengelenke (dorsale Pfeiler).
- **Eine** Bewegungsrichtung ist eingeschränkt. Es liegt eine Restriktion vor. Die andere Richtung ist frei.
- Es sind **mindestens 3** benachbarte Wirbel betroffen (Gruppendysfunktion); Ursachen:
  - muskulär (am Beispiel der Psoas: ▶ **Abb. 7.15**)
  - kapsulo-ligamentär (Fehlhaltung)
  - viszeral (C 8–L 2)
- Als assoziierte Bewegung tritt zuerst die **Seitneigung** und danach die **Rotation** in eine **entgegengesetzte Richtung** auf. Eine Bewegung ist frei, die andere Richtung eingeschränkt.

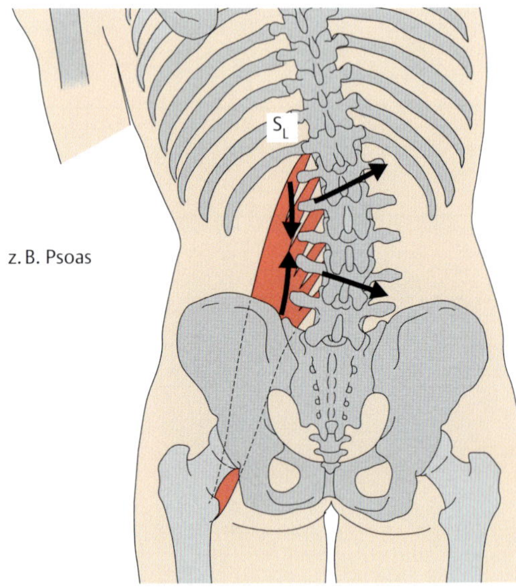

▶ **Abb. 7.15** Gruppendysfunktion Restriktion (Neutralposition).

Bewegungsverlust = intraartikuläre Blockade

Flexion

- $FR_{(L)}S_L = \mathbf{FRS_L}$ (▶ **Abb. 7.16**) bzw. $FR_{(R)}S_R = \mathbf{FRS_R}$
- **Ein** Facettengelenk pro Wirbel „steht" maximal geöffnet und kann sich nicht schließen. Dadurch steht der Wirbelkörper nach **dorsal** verlagert.
- Es bewegt sich zuerst das eine freie Facettengelenk (dorsaler Pfeiler), und es folgt das Intervertebralgelenk (ventraler Pfeiler).
- Als assoziierte Bewegungen erfolgt zuerst die **Rotation** und dann die **Seitneigung** in die **gleiche (homolaterale) Richtung**.
- Es liegt eine monolytische, intraartikuläre Blockade vor, deren Ursache ein externes Trauma ist. Blockaden können in der gesamten Wirbelsäule auftreten. Sie betreffen immer nur **einen Wirbel**.
- Es können aber mehrere Blockaden nebeneinander vorliegen.
- Die Behandlung besteht in einer Korrektur des betroffenen Facettengelenks.

Extension

- $ER_{(L)}S_L = \mathbf{ERS_L}$ (▶ **Abb. 7.17**) bzw. $ER_{(R)}S_R = \mathbf{ERS_R}$
- **Ein** Facettengelenk pro Wirbel „steht" maximal geschlossen und kann sich nicht öffnen. Dadurch steht der Wirbelkörper nach **ventral** verlagert.
- Es bewegt sich zuerst das eine freie Facettengelenk (dorsaler Pfeiler), und es folgt das Intervertebralgelenk (ventraler Pfeiler).
- Als assoziierte Bewegungen erfolgt zuerst die **Rotation** und dann die **Seitneigung** in die **gleiche (homolaterale) Richtung**.
- Es liegt eine monolytische, intraartikuläre Blockade vor, deren Ursache ein externes Trauma ist. Blockaden können in der gesamten Wirbelsäule auftreten. Sie betreffen immer nur **einen Wirbel**.
- Es können aber mehrere Blockaden nebeneinander vorliegen.
- Die Behandlung besteht in einer Korrektur des betroffenen Facettengelenks.

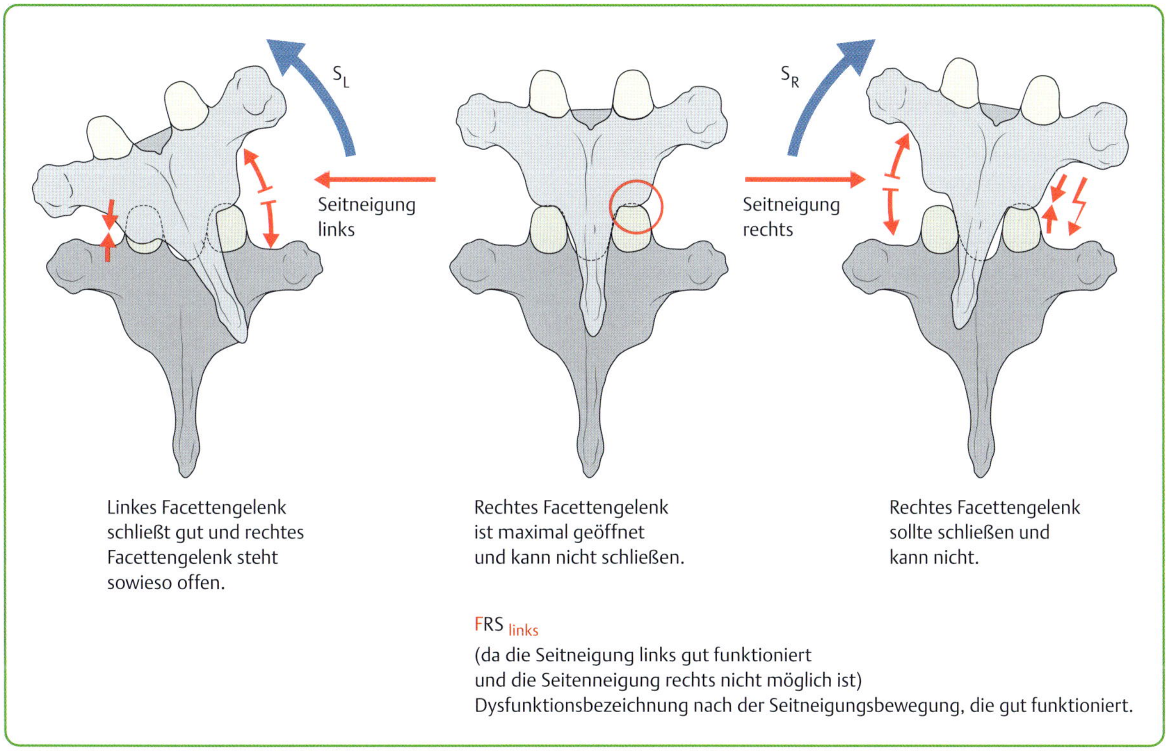

▶ **Abb. 7.16** Flexions-Dysfunktion **F**RS$_L$.

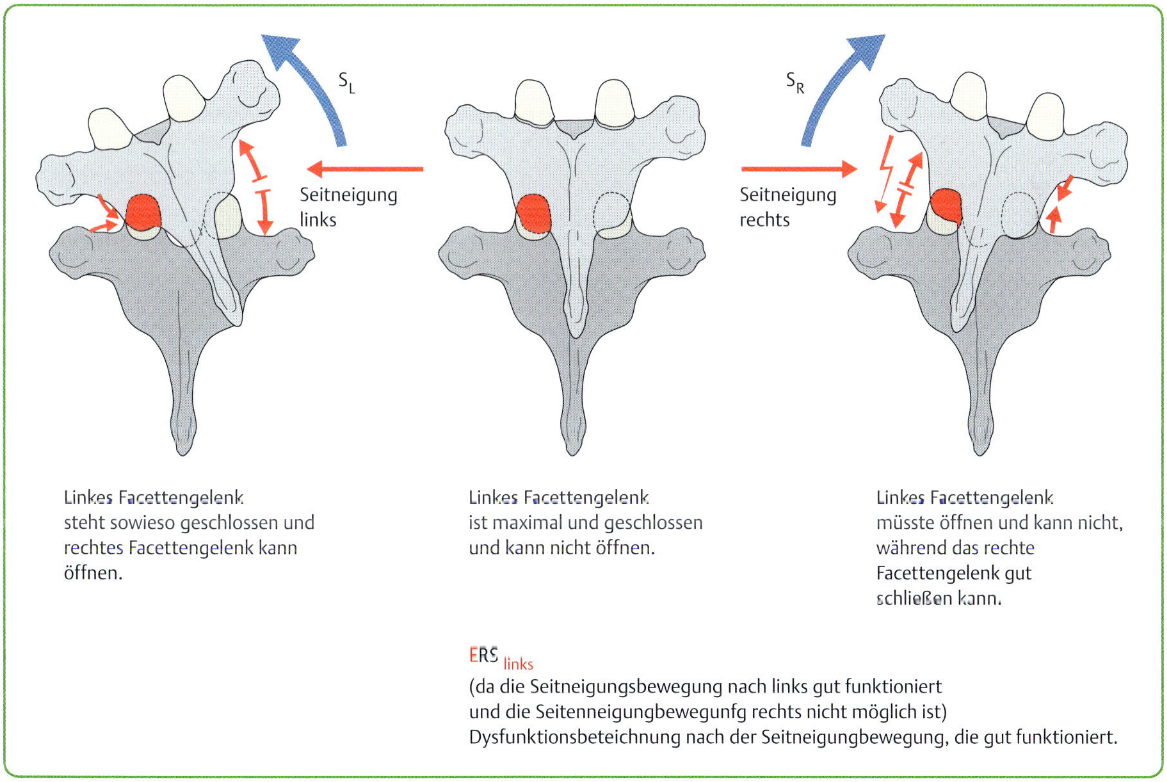

▶ **Abb. 7.17** Extensions-Dysfunktion **E**RS$_L$.

Beachte

Bei Blockaden von Th 5–L 5 sind die oberhalb und unterhalb des blockierten Wirbels gelegenen Bandscheiben provoziert: Der blockierte Wirbel rotiert entgegengesetzt zu den übrigen, sich physiologisch bewegenden Wirbeln. Dadurch werden die beiden benachbarten Bandscheiben „wie ein Waschlappen" ausgewrungen und es kommt (im Laufe der Zeit) zu Einrissen im Anulus fibrosus, was ein Wegbereiter für den Austritt des Nucleus pulposus ist.

Patientenbeispiele für Blockaden

Extensions-Dysfunktion

In diesem Beispiel ist das linke Facettengelenk maximal geschlossen und kann sich nicht öffnen. Führt der Patient eine Seitneigung nach links aus, bei der sich das linke Facettengelenk schließen und das rechte Facettengelenk öffnen muss, gibt es keine Bewegungseinschränkung.

Führt der Patient allerdings eine Lateralflexion nach rechts aus, muss sich das linke Facettengelenk öffnen, was es nicht kann. Das rechte Facettengelenk ist frei beweglich und könnte sich also schließen, aber das linke Gelenk bewegt sich nicht.

Das bedeutet, dass eine Seitneigung nach links normal und eine Seitneigung nach rechts nicht funktioniert. Man betitelt die Dysfunktion immer nach ihrer freien Richtung.

Eine Extensions-Dysfunktion hat immer eine RS-Biomechanik (erst Rotation, dann die Seitneigung in die **gleiche** Richtung).

Die Dysfunktion in dem Beispiel wird benannt als **Extension**, **Rotation** (links) und **Seitneigung links** (in der Schreibweise lässt man die Richtungsbezeichnung der Rotationskomponente weg, d. h., die Blockadebezeichnung wird nach der Seitneigung benannt):

ERS_L = d. h., bei einer Blockade ERS_L ist das **linke** Facettengelenk maximal geschlossen und kann sich nicht öffnen.

Flexions-Dysfunktion

In diesem Beispiel ist das linke Facettengelenk maximal geöffnet und kann sich nicht schließen. Führt der Patient eine Seitneigung nach links aus, bei der sich das linke Facettengelenk schließen und das rechte Facettengelenk öffnen muss, gibt es keine Bewegung.

Führt der Patient allerdings eine Lateralflexion nach rechts aus, muss sich das linke Facettengelenk öffnen, was geht, weil es sowieso geöffnet steht. Das rechte Facettengelenk ist frei beweglich und könnte sich also schließen.

Beachte

Das bedeutet, dass eine Seitneigung nach rechts *nicht* und eine Seitneigung nach rechts normal funktioniert. Man betitelt die Dysfunktion immer nach ihrer freien Richtung. Eine Flexions-Dysfunktion hat immer eine RS-Biomechanik (erst Rotation, dann die Seitneigung in die *gleiche* Richtung).

Die Dysfunktion in dem Beispiel wird benannt als **Flexion, Rotation** (links) und **Seitneigung links** (in der Schreibweise lässt man die Richtungsbezeichnung der Rotationskomponente weg, d. h., die Blockadebezeichnung wird nach der Seitneigung benannt):

FRS_L = d. h., bei einer Blockade FRS_L ist das **rechte** Facettengelenk maximal geöffnet und kann sich nicht schließen.

Bei intraartikulären Blockaden ist jeweils **ein** Facettengelenk betroffen:

- Bei allen **ERS_L** ist das **linke** Facettengelenk betroffen (geschlossen und öffnet sich nicht).
- Bei allen **ERS_R** ist das **rechte** Facettengelenk betroffen (geschlossen und öffnet sich nicht).
- Bei allen **FRS_L** ist das **rechte** Facettengelenk betroffen (geöffnet und schließt sich nicht).
- Bei allen **FRS_R** ist das **linke** Facettengelenk betroffen (geöffnet und schließt sich nicht).

Gruppendysfunktion (Neutral)

In diesem Beispiel ist der **linke Psoas** kontrakt und führt deswegen zu einer Seitneigung der LWS nach links. Da die Wirbel nicht in einer Endposition sind, folgen sie der physiologischen SR-Biomechanik, im konkreten Beispiel **L 1–L 5 NS_LR**. Das bedeutet, dass die Seitneigung nach links mit einer Schlussrotation nach rechts möglich ist, während die Seitneigung nach rechts mit ihrer Schlussrotation nach links nicht mehr möglich ist. Das Ausmaß der Einschränkung hängt vom Grad der Psoas-Kontraktur ab.

Die Dysfunktion in dem Beispiel wird benannt als **N**eutral **Seitneigung** **$_{Links}$** und **Rotation** $_{(Rechts)}$ (in der Schreibweise lässt man die Richtungsbezeichnung der Rotationskomponente weg, d. h., die Gruppendysfunktion wird nach der Seitneigung benannt):

NS_LR = d. h., bei einer Restriktion NS_LR ist die Seitneigung nach **rechts** mit ihrer Schlussrotation nach links verhindert.

7.4.2 Biomechanik C 2–Th 4

Da der Schwerpunkt des Kopfes zu ⅔ vor der HWS und nur zu ⅓ hinter der HWS liegt, sind die Nackenmuskeln immer angespannt, um den Blick nach vorne zu erhalten. Deshalb leiten **immer** die beiden dorsalen Pfeiler (Facettengelenke) die Bewegung ein, während der ventrale Pfeiler (Intervertebralgelenk) der Bewegungsrichtung folgt. Daher bewegt sich die Wirbelsäule von C 2–Th 4 in allen Situationen (Physiologie, Gruppendysfunktion und Blockade) in einer **RS-Biomechanik**.

Frei = physiologisch

Die Wirbel sind von C 2–Th 4 frei beweglich in alle Richtungen, sie folgen dabei stets einer RS-Biomechanik, weil die dorsalen Pfeiler immer belastet sind.

Gruppendysfunktion = Restriktion

Die Bewegungseinschränkung (Restriktion) ist eine Gruppendysfunktion in **Seitneigung links** oder **Seitneigung rechts**, die entsprechend der Physiologie C 2–Th 4 einer RS-Biomechanik folgt. Die der Dysfunktion gegensinnige Seitneigung ist nicht mehr möglich. Es sind immer mindestens drei benachbarte Segmente betroffen.

Ausgelöst werden diese Gruppendysfunktionen von kontrakten seitlichen Muskeln. Ebenfalls kann durch eine Fehlhaltung (z. B. BWS-Kyphosen) eine kapsulo-ligamentäre Gruppendysfunktion hervorgerufen werden. Viszerale Dysfunktionen können über die Mm. rotatores breves die zugehörigen vegetativen Segmente (sympathische Innervation der Thoraxorgane von C 8–Th 4) irritieren.

Bewegungsverlust = intraartikuläre Blockade

Der Bewegungsverlust (intraartikuläre Blockade), welcher keine andere Bewegung mehr zulässt, weil eines der beiden Facettengelenke an seinem Endpunkt fixiert ist, betrifft posttraumatisch jeweils nur einen einzelnen Wirbel. Es gibt 4 Blockadepositionen: **FRS_L**, **FRS_R**, **ERS_L** oder **ERS_R**. Es können auch (durch mehrere Traumata ausgelöst) nebeneinander mehrere Wirbel blockiert sein.

7.4.3 Biomechanik C 1–C 2 (Atlas – Axis)

Frei = physiologisch

Physiologisch rotiert der Atlas (C 1) gegenüber dem Axis (C 2) um ca. 30° nach rechts bzw. links.

Gruppendysfunktion = Restriktion

Der Atlas kann durch seine anatomische Besonderheit (die Knochenanlage eines Wirbelkörpers verknöchert nicht mit dem übrigen Atlas, sondern mit der Wirbelkörperanlage des Axis und bildet so den Dens axis, um welchen der Atlas reine Rotationsbewegungen ausführt) nur rotieren. Dadurch macht der Atlas als Teil einer Gruppendysfunktion entweder eine Rotation nach links oder nach rechts.

Bewegungsverlust = intraartikuläre Blockade

Der Atlas kann durch ein seitliches Anpralltrauma gegen den Kopf oder gegen den Querfortsatz des Atlas in eine Subluxations-Position gebracht werden, welche seine normale Biomechanik (Rotation nach links oder rechts) aufhebt (Kap. 1.1.1, Subluxationen des Körpers). Man bezeichnet dies als **Atlas-Shift links oder rechts** (▸ Abb. 7.18). Ein Atlas-Shift reizt regelmäßig den N. vagus (X). Auch beim Geburtsvorgang kann ein Atlas-Shift entstehen und beim Säugling z. B. Dreimonatskoliken auslösen (KISS-Syndrom = **K**opfgelenk-**I**nduzierte **S**ymmetrie-**S**törung).

Die OAA-Region (Okziput, Atlas und Axis) kompensiert osteopathische Dysfunktionen aus dem parietalen, viszeralen und kranio-sakralen System. Hierdurch finden sich sehr häufig muskuläre Dysbalancen mit Dysfunktionen der OAA-Region. Eine Übersicht der Zusammenhänge der OAA-Region findet sich im Kap. 12.1. Die Kompensation von parietalen Fehlhaltungen teilt sich in der OAA-Region wie in ▸ **Tab. 7.6** gezeigt auf.

▸ **Tab. 7.6** Kompensation von parietalen Fehlhaltungen in der OAA-Region.

Segment	Kompensation
C 0/C 1	Seitneigung und Flexion/Extension
C 1/C 2	Rotation

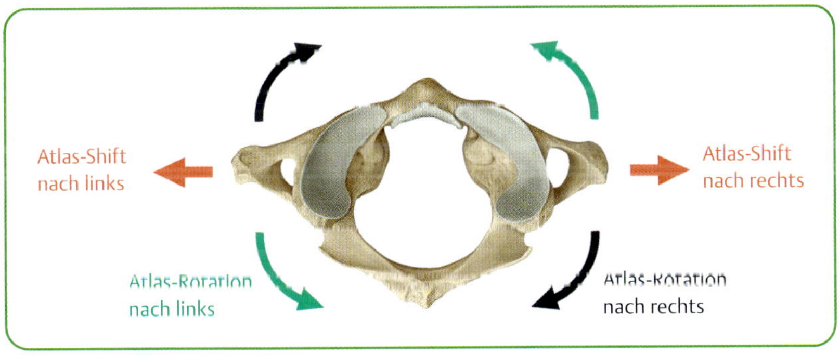

▸ **Abb. 7.18** Atlas-Rotation und -Shift. (Schünke M, Schulte E, Schumacher U. Prometheus. LernAtlas der Anatomie. Allgemeine Anatomie und Bewegungssystem. Illustrationen von M. Voll und K. Wesker. 4. Aufl. Stuttgart: Thieme; 2014: 111, Abb. 1.5Ca)

7.4.4 Biomechanik C 0–C 1 (Okziput – Atlas)

Frei = physiologisch

Das Okziput (C 0) ist an beiden Kondylen (Condyli occipitales sinister und dexter) konvex, während die Facies articularis superior des Atlas (C 1) jeweils konkav sind. Neben der beschriebenen Gelenkkrümmung ist der Faserverlauf des M. sterno-cleido-mastoideus (SCM) dafür verantwortlich, dass die physiologische Bewegung des Okziputs bei einer Seitneigung mit einer Seitneigungs-Bewegung und mit einer kleinen entgegengesetzten Schlussrotation endet (SR-Biomechanik):

- C 0 Flexion, $\text{Seitneigung}_{\text{Rechts}}$ und $\text{Rotation}_{\text{(Links)}}$ = **C 0 FS_RR**
- C 0 Flexion, $\text{Seitneigung}_{\text{Links}}$ und $\text{Rotation}_{\text{(Rechts)}}$ = **C 0 FS_LR**
- C 0 Extension, $\text{Seitneigung}_{\text{Rechts}}$ und $\text{Rotation}_{\text{(Links)}}$ = **C 0 ES_RR**
- C 0 Extension, $\text{Seitneigung}_{\text{Links}}$ und $\text{Rotation}_{\text{(Rechts)}}$ = **C 0 ES_LR**

Dabei beschreiben die genannten Punkte die 4 „Eckpfosten" des Bewegungsfeldes der okzipitalen Bewegung. Zwischen diesen 4 Eckpunkten kann das Okziput physiologischerweise jede Position einnehmen (stets in einer SR-Biomechanik).

Gruppendysfunktion = Restriktion

Die Bewegungseinschränkung (Restriktion) ist Teil einer Gruppendysfunktion in Seitneigung links oder Seitneigung rechts, die entsprechend der Physiologie eine SR-Biomechanik ist.

Bewegungsverlust = intraartikuläre Blockade

Der Bewegungsverlust (intraartikuläre Blockade) lässt keine andere Bewegung mehr zu, weil eine der beiden Kondylen an ihrem Endpunkt fixiert ist. Es gibt vier Blockadepositionen: **FS_LR**, **FS_RR**, **ES_LR** oder **ES_RR**. Es können auch (durch mehrere Traumata ausgelöst) nebeneinander mehrere Wirbel blockiert sein.

Beachte

In Relation zum axialen System geht es um die *parietalen Okziput-Bewegungen* (kondyläre ES_XR/FS_XR), nicht um die kranio-sakralen Okziput-Bewegungen (extraartikuläre SSB-E/SSB-F) in Relation zur Schädelbasis.
Zu den kranio-sakralen Okziput-Bewegungen (extraartikuläre SSB-E/SSB-F) s. Kap. 18.1.

7.5 Gesetz von Lovett über die Korrespondenz von Wirbeln

In seinen biomechanischen Abhandlungen beschreibt Lovett die Beobachtung, dass die Wirbelsäule paarweise gleichsinnige Rotationsbewegungen durchführt, wenn sich einer der beiden Partner bewegt:

- C 0 bewegt sich gemeinsam mit S 1, z. B. in Rotation links (R_L): Um das Sakrum nach links zu rotieren, wird der Patient aufgefordert, seinen Kopf nach links zu drehen.
- C 1 bewegt sich gemeinsam mit L 5, z. B. in Rotation links (R_L): Um L 5 nach links zu rotieren, lässt man den Patienten den Atlas nach links zu drehen.

Jeder Wirbel korrespondiert mit einem bestimmten anderen Wirbel:

- C 0 mit S 1
- C 1 mit L 5
- C 2 mit L 4
- C 3 mit L 3
- C 4 mit L 2
- C 5 mit L 1
- C 6 mit Th 12
- usw.

Beispiel: Für eine Sakrum-Position in Linksrotation (linke Sakrumbasis posterior, rechte Sakrumbasis anterior) kommen sowohl Dysfunktionen des Sakrums (SPU li./SAU re./Sakrum L/L) als auch des Okziputs (C 0 Seitneigung rechts und Rotation) als mögliche Ursache für die linksrotierte Sakrum-Position infrage.

7.6 Übersicht der Biomechanik des axialen Systems

Eine Übersicht zur Biomechanik des axialen Systems zeigt die ▸ **Tab. 7.7**.

7.7 Beziehungen zum axialen System

Eine Übersicht der Beziehungen zum axialen System zeigt die ▸ **Tab. 7.8**.

► **Tab. 7.7** Biomechanik des axialen Systems.

Segment	frei = physiologisch	Gruppendysfunktion = Restriktion	totaler Bewegungsverlust = intraartikuläre Blockade
C 0/C 1	FS_LR bis FS_RR bis bis ES_LR bis ES_RR	S_LR oder S_RR	FS_LR oder FS_RR oder oder ES_LR oder ES_RR
C 1/C 2	R_L bis R_R	R_L oder R_R	$Shift_L$ oder $Shift_R$
C 2–Th 4	FRS_L bis FRS_R bis bis ERS_L bis ERS_R	RS_L oder RS_R	FRS_L oder FRS_R oder oder ERS_L oder ERS_R
Th 5–L 5	NS_LR bis NS_RR	NS_LR oder NS_RR	FRS_L oder FRS_R oder oder ERS_L oder ERS_R
SIG	Nutation bis Kontranutation	Nutations-Dysfunktion = Restriktion (SAB, SAU li./re., Sakrum L/L, Sakrum R/R)	Kontranutations-Dysfunktion und Depressed Sacrum (SPB, SPU li./re., Sakrum L/R_{SA}, Sakrum R/L_{SA}, Depressed Sacrum)
SC_xG	FS_L bis FS_R bis bis ES_L bis ES_R	S_L oder S_R	FS_L oder FS_R oder oder ES_L oder ES_R

► **Tab. 7.8** Beziehungen zum axialen System.

Wirbelsegment	Beziehung	(Organ-)Systeme/Blockierungen
C 0–C 2	parasympathisch (X. Hirnnerv, N. vagus)	Kopf- und Halsorgane, Herz, Lunge, Thymus, Ösophagus, Magen, Milz, Pankreas, Duodenum, Leber, Gallenblase, Intestinum tenue, Zäkum, Colon ascendens, Colon transversum, Nebenniere, Niere, obere ⅔ Ureter, Kopf- und Halsorgane; Augenstellreflex
C 1 (Atlas)	sympathisch (Ggl. cervicale superius)	
C 0–C 2 (Axis)	mechanisch	
C 3–C 5	faszial (N. phrenicus)	Kopf- und Halsorgane, Herz, Lunge, Thymus, Ösophagus, Magen, Milz, Pankreas, Duodenum, Leber, Gallenblase, Intestinum tenue, Zäkum, Colon ascendens, Colon transversum, Nebenniere, Niere, obere ⅔ Ureter
C 6	sympathisch (Ggl. cervicale medium)	
C 6–C 7	mechanisch (zerviko-pleurale Ligamente)	Kolon, Leber, Magen, Nieren über das Diaphragma und Lunge
C 7–Th 1	sympathisch (Ggl. stellatum) über den Plexus pulmonalis	Kopf- und Halsorgane, Herz, Lunge, Thymus, Ösophagus; monolytische Blockierung: Kardia
Th 1–Th 5	Plexus pulmonalis, Plexus cardiacus	
Th 5–Th 6	Plexus cardiacus	
Th 6–Th 9	sympathisch (Ggl. coeliacum)	Magen, Milz, Pankreas, Duodenum, Leber, Gallenblase; monolytische Blockierung: Pylorus/Sphinkter von Oddi
Th 9–L 1	sympathisch	Niere, Nebenniere
Th 10–Th 12	sympathisch (Ggl. mesentericum superius)	Intestinum tenue, Zäkum, Ileozäkalklappe, Niere, Nebenniere (Th 9–L 1); monolytische Blockierung: Ileozäkalklappe
Th 12–L 2	sympathisch (Ggl. mesentericum inferius)	Colon ascendens, Colon transversum, Colon descendens, Colon sigmoideum, Nebenniere, Niere, Ureter, Rektum, Harnblase, Uterus, Prostata
L 3	mechanisch	untere Extremität
L 4	mechanisch (Lig. iliolumbale)	Ilium Anterior, Upslip
L 5	mechanisch (Lig. iliolumbale)	Ilium Posterior, Sakrum-Dysfunktionen
S 2–S 4	parasympathisch (Plexus sacralis) über die Nn. splanchnici pelvici	unteres ⅓ Ureter, Colon descendens, Sigmoid, Beckenorgane, Geschlechtsorgane
Kokzyx	sympathisch (Ggl. impar)	Beckenorgane

8 Os sacrum

8.1 Allgemeines

Beachte

Das SIG wird von 3 Muskeln stabilisiert, nämlich dem Psoas (ventral), dem M. erector spinae (dorsomedial) und der Glutealmuskulatur (dorso-lateral). Alle 3 Muskeln gemeinsam verhindern (Sub-)Luxationen des SIG/ISG (Ilium Upslip bzw. Depressed Sacrum) und sorgen für die aktive Stabilität der hinteren Beckengelenke. Tritt ein Trauma plötzlich (unerwartet) auf, so erreicht das Trauma das Gelenk innerhalb von 70–80 ms, während die Muskeln zur reaktiven Tonuserhöhung 320–350 ms benötigen, also etwa 4–5 × so lange, und deswegen das Gelenk bei unerwartetem Trauma nicht schützen können.

8.1.1 Beziehungen des Os sacrum

Parasympathikus

Der kaudale Abschnitt des Parasympathikus als Teil des VNS wird vom Sakrum beeinflusst (Sakralteil S 2–S 4). Die Verschaltung findet vom Seitenhorn des Sakralmarks über die Nn. splanchnici pelvici über die organnah gelegenen parasympathischen Ganglien zum Erfolgsorgan statt. Versorgte Organe sind das Colon descendens, die Harnblase, das Rektum und die Geschlechtsorgane (▶ **Abb. 8.1**).

Deswegen kann eine Sakrum-Dysfunktion die Beckenorgane nicht nur mechanisch, sondern über den Parasympathikus auch neurovegetativ beeinflussen. Außerdem wird bei Nutations-Dysfunktionen der sakrale Teil des Truncus sympathicus einem Dehnungsreiz ausgesetzt.

Kranio-sakrales System

Das Sakrum hat über die Dura mater (harte Hirnhaut) einen direkten Einfluss auf die Beweglichkeit des Okziputs, da die Dura mater als wenig dehnfähiges Gewebe mit beiden Knochen verwachsen ist und mechanische Einwirkungen weiterleitet (▶ **Abb. 8.2**).

Es bestehen folgende Anheftungen der Dura mater:

- Foramen magnum (C 0)
- C 2
- Lig. longitudinale posterius
- S 2 bis Kokzyx

8.1.2 Kranio-sakrale Bewegungen

Bei einer **SSB-Flexion** vertikalisiert das Sakrum um eine der folgenden Achsen:

- (extraartikuläre) (beidseitige) OTA in Sakrum-SSB-F (▶ **Abb. 8.3**)
- (extraartikuläre) linke OTA in Sakrum-SSB-F Unilateral links (▶ **Abb. 8.4**)
- (extraartikuläre) rechte OTA in Sakrum-SSB-F Unilateral rechts (▶ **Abb. 8.5**)

Bei einer **SSB-Extension** horizontalisiert das Sakrum um eine der folgenden Achsen:

- (extraartikuläre) (beidseitige) OTA in Sakrum-SSB-E
- (extraartikuläre) linke OTA in Sakrum-SSB-E Unilateral links
- (extraartikuläre) rechte OTA in Sakrum-SSB-E Unilateral rechts

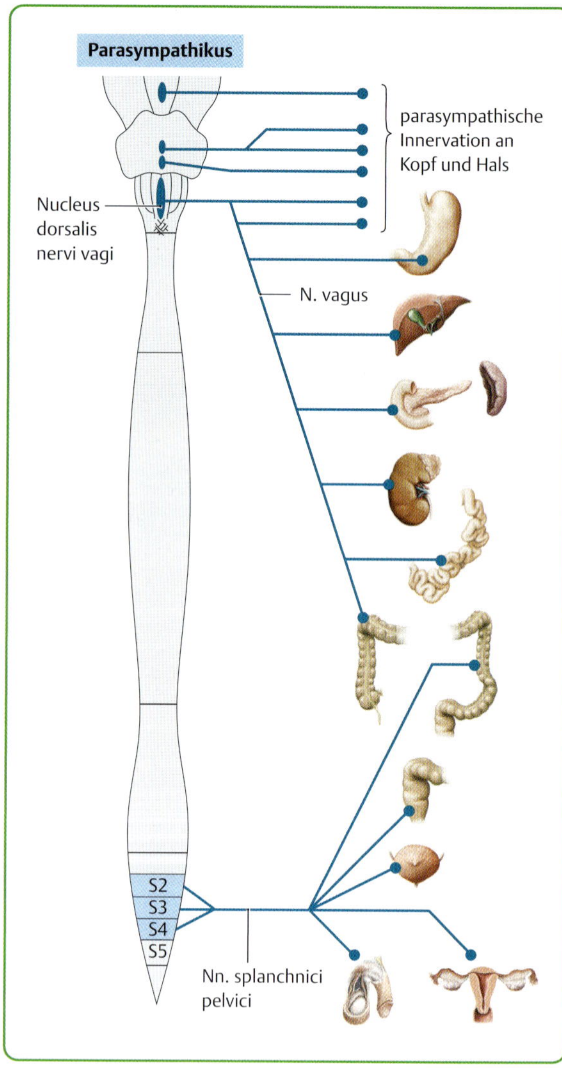

▶ **Abb. 8.1** Organisation des Parasympathikus in Abdomen und Becken, kranialer und sakraler Teil. (Schünke M, Schulte E, Schumacher U. Prometheus. LernAtlas der Anatomie. Innere Organe. Illustrationen von M. Voll und K. Wesker. 4. Aufl. Stuttgart: Thieme; 2015: 227, Abb. 2.9C)

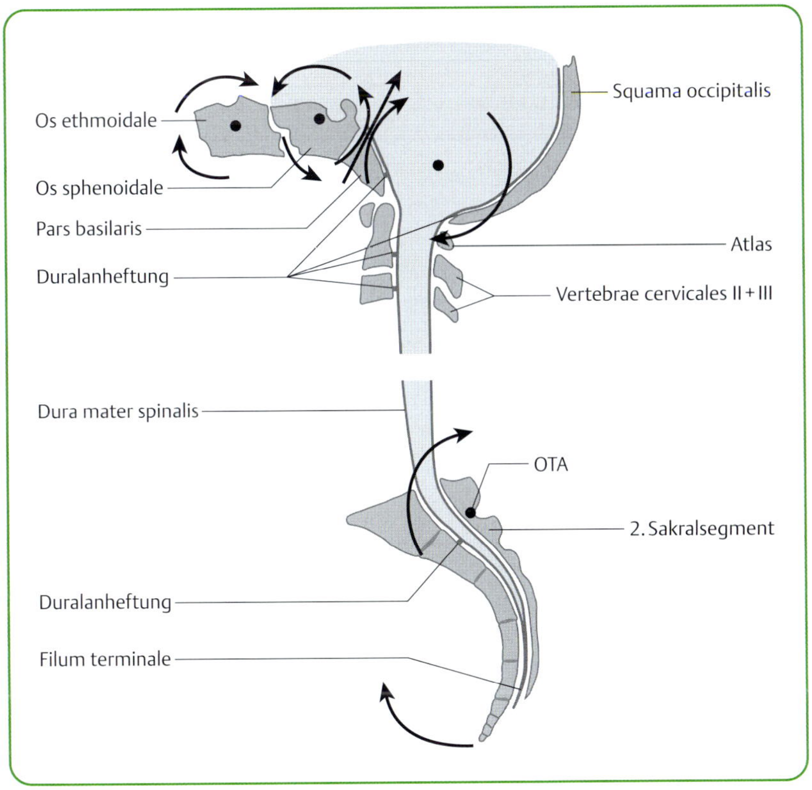

► **Abb. 8.2** Kranio-sakrales System. (Liem T. Kraniosakrale Osteopathie: Ein praktisches Lehrbuch. 5. Aufl. Stuttgart: Haug; 2010: 305, Abb. 10.6)

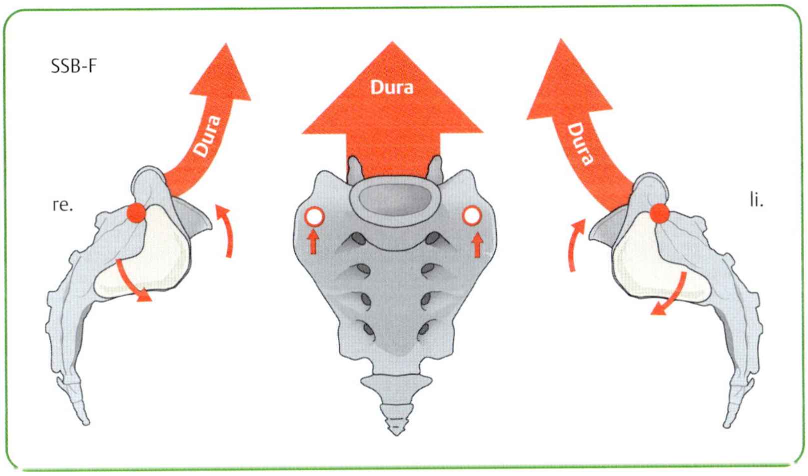

► **Abb. 8.3** SSB-Flexion beidseitig.

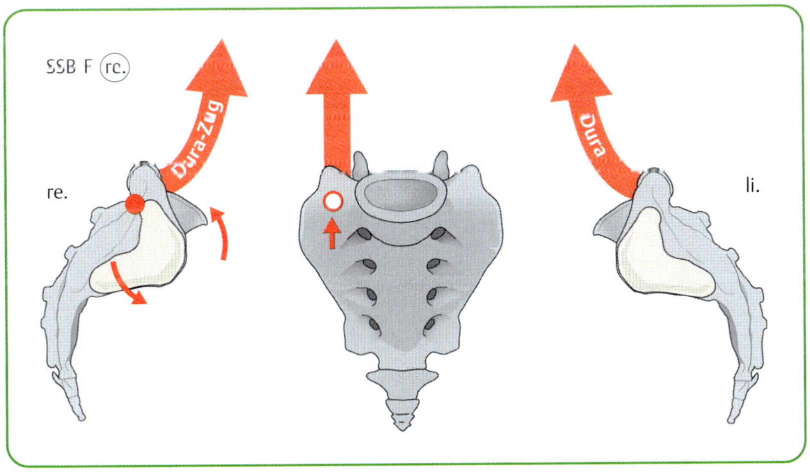

► **Abb. 8.4** SSB-Flexion rechts.

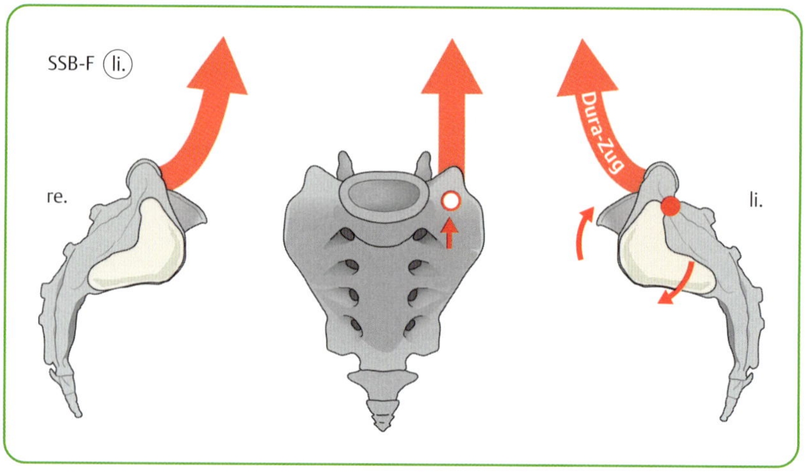

▶ **Abb. 8.5** SSB-Flexion links.

▶ **Tab. 8.1** Kranio-sakrale Sakrumbewegung.

Bewegung der SSB (Sphenoid/C 0)	Bewegung des Sakrums um die OTA	Bewegung des Sakrums um die linke OTA	Bewegung des Sakrums um die rechte OTA
SSB-F	Sakrum-SSB-F	Sakrum-SSB-F Unilateral links	Sakrum-SSB-F Unilateral rechts
SSB-E	Sakrum-SSB-E	Sakrum-SSB-E Unilateral links	Sakrum-SSB-E Unilateral rechts

▶ **Tab. 8.2** Sakrumbewegung im Raum.

Sakrumbewegung	Sakrum horizontalisiert	Sakrum vertikalisiert
kranio-sakral (einseitige OTA)	Sakrum-SSB-E bzw. Sakrum-SSB-E Unilateral	Sakrum-SSB-F/Sakrum-SSB-F Unilateral
	Nutations-Bewegung	**Kontranutations-Bewegung**
SIG (MTA)	SAB bzw. SAU li./re.	SPB bzw. SPU li./re.
SIG (SA)	Sakrum L/L oder R/R	Sakrum L/R_{SA} oder R/L_{SA}

Die kranio-sakrale Sakrumbewegung findet je nach Zugrichtung der Dura mater (links, mittig, rechts) um die linke OTA, OTA bzw. rechte OTA statt (▶ **Tab. 8.1**).

Die ▶ **Tab. 8.2** zeigt die Sakrumbewegung im Raum.

8.2 Ursache-Folgen-Ketten (UFK)

8.2.1 Aufsteigende UFK

Sakrum-Dysfunktionen gehen oft mit einer Blockade von L 5 einher. Grund ist die direkte Verbindung über die Bandscheibe L 5/S 1 und die Facettengelenke. Ferner blockieren meistens Th 3, Th 6 oder Th 12. Das resultiert aus einer Änderung von Schwingungsbäuchen und Schwingungsknoten bei der Wirbelsäulenbewegung.

Bei Nutations-Dysfunktionen findet eine Aufrichtung der Wirbelsäule (LWS-Lordose, BWS-Aufrichtung, HWS-Lordose) statt, eine Kontranutations-Dysfunktion führt zu einer Flach-/Rundrückenhaltung (LWS-Steilstellung infolge Delordosierung, Rundrücken infolge verstärkter hochthorakaler BWS-Kyphose, HWS-Steilstellung mit Delordosierung der mittleren und unteren HWS bei gleichzeitiger kompensatorischer Hyperextension der OAA-Region [Okziput-Atlas-Axis-Region]).

8.2.2 Absteigende UFK bei Nutations-Dysfunktionen

Die Nutations-Dysfunktionen können das Ilium entweder einseitig oder beidseits nach anterior bewegen, je nachdem, welche Nutations-Dysfunktion vorliegt und welche Sakrumbasis (rechts-/linksseitige Sakrumrückfläche in Höhe S 1) kaudal-**ventral** steht. Das Ilium wird dabei von den sakro-iliakalen Bändern „mitgenommen“ und kann dann eine UFK Ilium Anterior ausprägen.

8.2.3 Absteigende UFK bei Kontranutations-Dysfunktionen

Die Kontranutations-Dysfunktionen können das Ilium entweder einseitig oder beidseits nach posterior bewegen, je nachdem, welche Kontranutations-Dysfunktion vorliegt und welche Sakrumbasis (rechts-/linksseitige Sakrumrückfläche in Höhe S 1) kranial-**dorsal** steht. Das Ilium wird dabei sowohl vom Sakrum (S 1) posteriorisiert als auch von den sakro-iliakalen Bändern „mitgenommen“. Dann kann sich eine UFK Ilium Posterior ausprägen.

8.3 Untersuchungsgang Os sacrum

Der Goldstandard für die Testung der SIG- und ISG-Bewegungen ist der fasziale Beckentest für das SIG (Kap. 8.3.1). Er erfasst gemeinsam mit dem faszialen Iliumtest (Kap. 2.5.3) die komplette Beckenbeweglichkeit. Aus praktischen Gründen empfiehlt es sich, beide Tests direkt nacheinander auszuführen.

8.3.1 Faszialer Beckentest für das Sakro-Iliakal-Gelenk (SIG)

Faszialer Sakrumtest: Ventralisierung der Sakrumbasis (Kontranutations-Dysfunktion)

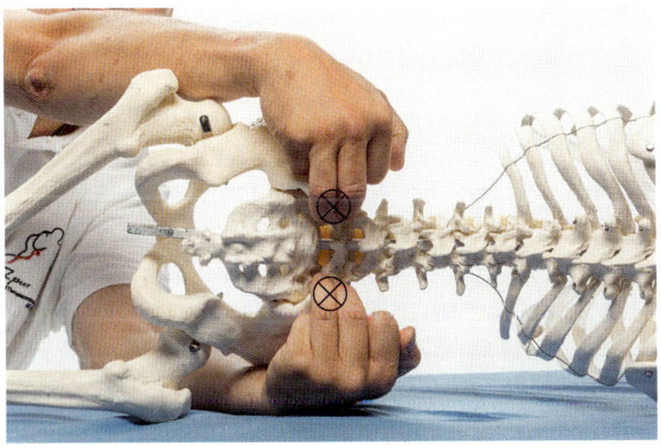

▶ **Abb. 8.6** Faszialer Sakrumtest: Ventralisierung der Sakrumbasis (Kontranutations-Dysfunktion).

Der Patient liegt in Rückenlage, der Untersucher greift von dorsal mit seinen Mittelfingern jeweils an die rechte und linke Sakrumbasis (▶ **Abb. 8.6**). Dann drückt er wechselseitig durch Mittelfinger-Endglied-Flexion auf die jeweilige Sakrumbasis (rechts-/linksseitige Sakrumrückfläche in Höhe S 1) und prüft die Beweglichkeit der Sakrumbasis nach ventral.

Testergebnisse:

- Sakrumbasis bewegt sich links nicht nach ventral: Dysfunktion **SPU li.** bzw. Sakrum L/R_{SA}
- Sakrumbasis bewegt sich bilateral nicht nach ventral: Dysfunktionen **SPB** (= SPU li. und SPU re.)
- Sakrumbasis bewegt sich rechts nicht nach ventral: Dysfunktion **SPU re.** bzw. Sakrum R/L_{SA}

Differenzierung der unilateralen Dysfunktionen:

- Lässt sich die linke Sakrumbasis nicht ventralisieren, spricht dies für entweder SPU li. oder Sakrum L/R_{SA} (Sakrum ist linksrotiert um rechte SA). Zur Unterscheidung wird dann getestet, welcher AIL weiter ventral steht (linker AIL ventral = SPU li.; rechter AIL ventral = Sakrum L/R_{SA}).
- Lässt sich die rechte Sakrumbasis nicht ventralisieren, spricht dies für entweder SPU re. oder Sakrum R/L_{SA} (Sakrum ist rechtsrotiert um linke SA). Zur Unterscheidung wird getestet, welcher AIL weiter ventral steht (rechter AIL ventral = SPU re., linker AIL ventral = Sakrum R/L_{SA}).

Faszialer Sakrumtest: Ventralisierung des AIL (Nutations-Dysfunktion)

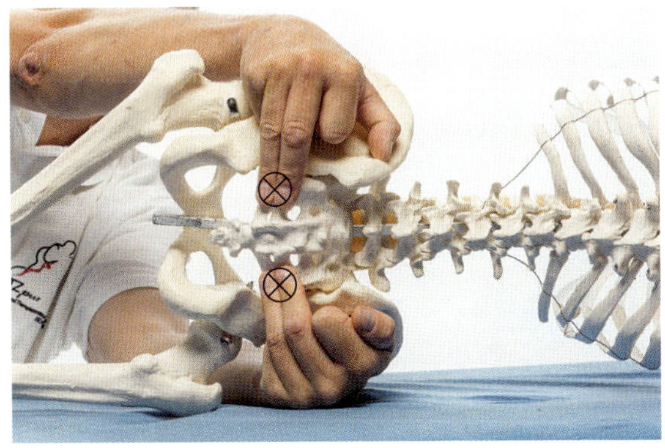

▶ **Abb. 8.7** Faszialer Sakrumtest: Ventralisierung des AIL (Nutations-Dysfunktion).

Der Patient liegt in Rückenlage, der Untersucher greift von dorsal mit seinen Mittelfingern jeweils an den rechten und linken AIL (▶ **Abb. 8.7**). Dann drückt er wechselseitig durch Mittelfinger-Endglied-Flexion auf den jeweiligen AIL und prüft die Beweglichkeit des AIL nach ventral.

Testergebnisse:

- AIL bewegt sich links nicht nach ventral: Dysfunktion **SAU li.** bzw. **Sakrum R/R**
- AIL bewegt sich bilateral nicht nach ventral: Dysfunktionen **SAB** (= SAU li. und SAU re.)
- AIL bewegt sich rechts nicht nach ventral: Dysfunktion **SAU re.** bzw. **Sakrum L/L**

Differenzierung der unilateralen Dysfunktionen:

- Lässt sich der linke AIL nicht ventralisieren, spricht dies für entweder SAU li. oder Sakrum R/R. Zur Unterscheidung wird dann getestet, welche Sakrumbasis weiter ventral steht (linke Sakrumbasis ventral = SAU li., rechte Sakrumbasis ventral = Sakrum R/R).
- Lässt sich der rechte AIL nicht ventralisieren, spricht dies entweder für SAU re. oder Sakrum L/L. Zur Unterscheidung wird getestet, welche Sakrumbasis weiter ventral steht (rechte Sakrumbasis ventral = SAU re., linke Sakrumbasis ventral = Sakrum L/L).

8.3.2 Alternativer Untersuchungsgang für das SIG

Rebound-Test

Es gibt 10 verschiedene Sakrum-Dysfunktionen, jeweils 5 Nutations- und 5 Kontranutations-Dysfunktionen. Um herauszufinden, um welche Dysfunktion es sich handelt, wird ein Rebound-Test durchgeführt:

Dazu gibt man beidseits Druck auf die mittige Sakrumbasis (Sakrumrückfläche in Höhe S 1) und dann beidseits auf die AIL:

- Sakrumbasis federt weich nach ventral/**AIL** steht posterior fixiert = **Nutations-Dysfunktion**
- **Sakrumbasis** posterior fixiert/AIL federt weich nach ventral = **Kontranutations-Dysfunktion**

> **Beachte**
> **Nach diesem Test sind bereits 5 Dysfunktionen (Nutation bzw. Kontranutation) ausgeschlossen.**

Im nächsten Test müssen somit nur noch die verbliebenen 5 Dysfunktionen differenziert werden. Es wird somit nur die Palpation in Gebets- **oder** Sphinx-Position notwendig:

Palpation in Gebetsposition bei Nutations-Dysfunktionen (Rebound-Test: AIL fest)

Bei einer Nutations-Dysfunktion kann der betroffene Sakrumteil (li./bds./re.) nicht kontranutieren (die Kontranutation wird mit einer Gebetsposition eingenommen). Dadurch wird der dysfunktionelle Teil (der sich nicht mit in Kontranutation bewegen kann) deutlicher palpabel.

Der Untersucher prüft bei der Palpation:

- Welche Sakrumbasis steht weiter **ventral**?
- Welcher AIL steht weiter **dorsal**?

Beurteilung:

- Sakrumbasis beidseits ventral und AIL beidseits dorsal = **SAB**
- Sakrumbasis rechts ventral und AIL rechts dorsal = **SAU re.**
- Sakrumbasis links ventral und AIL links dorsal = **SAU li.**
- Sakrumbasis links ventral und AIL rechts dorsal = **Sakrum R/R**
- Sakrumbasis rechts ventral und AIL links dorsal = **Sakrum L/L**

Palpation in Sphinx-Position bei Kontranutations-Dysfunktionen (Rebound-Test: Sakrumbasis fest)

Bei einer Kontranutations-Dysfunktion kann der betroffene Sakrum-Teil (li./bds./re.) nicht nutieren (die Nutation wird mit einer Sphinx-Position eingenommen). Dadurch wird der dysfunktionelle Teil (der sich nicht mit in Nutation bewegen kann) deutlicher palpabel.

Der Untersucher prüft bei der Palpation:

- Welche Sakrumbasis steht weiter **dorsal**?
- Welcher AIL steht weiter **ventral**?

Beurteilung:

- Sakrumbasis beidseits dorsal und AIL beidseits ventral = **SPB**
- Sakrumbasis rechts dorsal und AIL rechts ventral = **SPU re.**
- Sakrumbasis links dorsal und AIL links ventral = **SPU li.**
- Sakrumbasis links dorsal und AIL rechts ventral = **Sakrum L/R$_{SA}$**
- Sakrumbasis rechts dorsal und AIL links ventral = **Sakrum R/L$_{SA}$**

8.3.3 Test auf eine intraossäre Sakrum-Dysfunktion

Der Untersucher palpiert mit der flächig auf das Sakrum gelegten Handfläche dessen intraossären Faszienzug.

Hierbei werden die zu einem **Bet-Griff** ineinandergelegten Finger auf das Sakrum gelegt. Nun übt man gleichzeitig einen Druck von kranial und kaudal auf das Kreuzbein aus („man drückt es zusammen“). Wenn sich das Sakrum nicht federnd komprimieren lässt, liegt eine intraossäre Sakrum-Dysfunktion vor.

8.3.4 Test der Mobilität des Sakro-Kokzygeal-Gelenks (SC$_x$G)

Die Untersuchung des SC$_x$G kann von extern über einen Druck auf das SC$_x$G an der Rima ani (am Übergang vom oberen zum mittleren Drittel) nach ventral mit der Prüfung auf Druckschmerzhaftigkeit erfolgen oder von intern mittels einer rektalen Technik.

Bei der rektalen Technik führt man den behandschuhten und vaselinierten Mittelfinger der Untersuchungshand vorsichtig beim in Seitenlage befindlichen Patienten rektal ein und palpiert mit der Mittelfingerkuppe nach dorsal Richtung Kokzyx bzw. Sakrum. Diese Palpation muss sehr sanft erfolgen, weil auf der Ventralseite des Sakrums und Kokzyx der Truncus sympathicus verläuft und im Ggl. impar endet und um die Darmwand nicht zu reizen.

Durch Flexion der Mittelfingerkuppe prüft der Untersucher, ob sich das Kokzyx nach posterior bewegen lässt oder ob es in Flexion blockiert (**sehr selten!**) steht. Normalerweise gibt es eine Art Klaviertastenphänomen beim Mobilitätstest des Kokzyx.

8.4 Behandlung Os sacrum

Bei der Behandlung des Sakrums ist unter Safety-Aspekten (Kap. 33) insbesondere daran zu denken, dass die LBH-Region (Lenden-Becken-Hüft-Region) eine sich gegenseitig beeinflussende Region darstellt, welche zahlreiche Pathologien (Spinalstenose, Spondylolisthesis, Bandscheibenvorfall, Fraktur/Metastasen, Beckenorgane) aufweisen kann, die eine (relative) Kontraindikation zur mechanischen Behandlung darstellen können. Es sind mechanische Instabilitäten, vaskuläre und neurologische/neurovegetative Störungen zu berücksichtigen.

8.4.1 Sakrum-Release

Für ein Sakrum-Release legt der Behandler die Hand des kaudalen Arms unter das Sakrum des Patienten, geht mit dem Sakrum in Resonanz (palpiert den PRM = primär respiratorischen Mechanismus; Kap. 17.2.4) und legt die kraniale Hand ventral auf beide Pubis-Äste, um einen Release der Lamina PVURS (Kap. 3.3.2) mit dem Lig. uterosacrale und dem Perineum zu erzielen.

In der 2. Phase legt er die Fingerspitzen seiner kranialen Hand von lateral an die SIAS des Patienten und kontaktiert mit seinem proximalen Unterarm die andere SIAS des Patienten von lateral. Nun nähert er respektvoll die beiden SIAS einander an, bis sich das Kreuzbein in die Hand des Behandlers „legt“. Hiermit werden die ISG entspannt.

In der 3. Phase palpiert er mit den Fingerspitzen der kranialen Hand beidseits des Proc spinosus den Wirbelbogen von L5 und führt mit beiden Händen eine Distraktion zwischen L5 und S1 durch. Dies entspannt den lumbo-sakralen Übergang (LSÜ).

8.4.2 Mobilisation des Sakrums (Übersicht)

Eine Mobilisation des Sakrums kann wie in ▶ Tab. 8.3 gezeigt erfolgen.

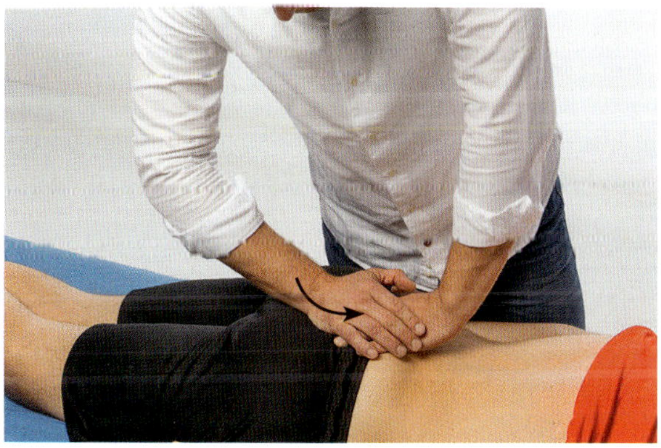

▶ **Abb. 8.8** Mobilisation des Sakrums – SAB.

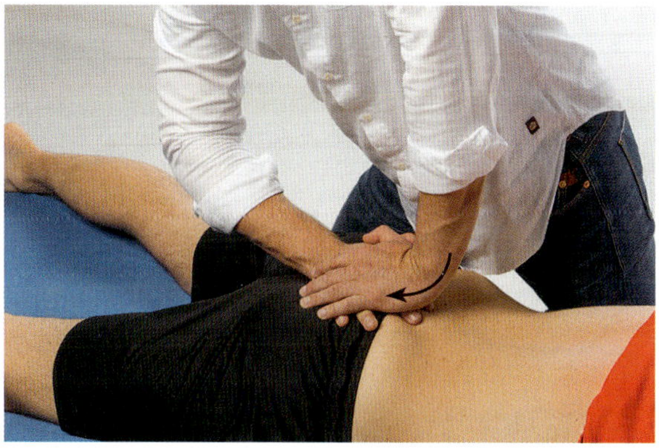

▶ **Abb. 8.9** Mobilisation des Sakrums – SPB.

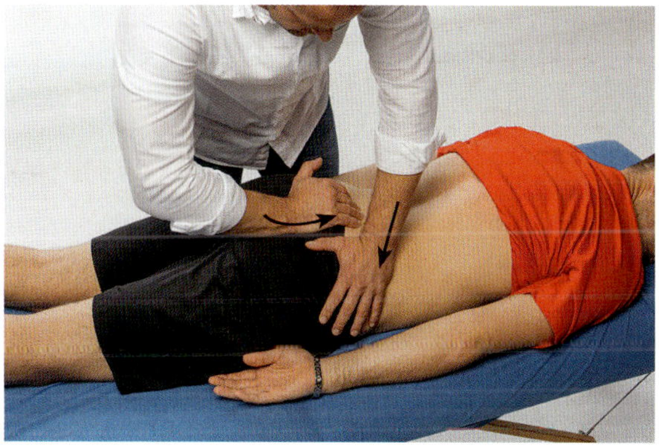

▶ **Abb. 8.10** Mobilisation des Sakrums – SAU rechts.

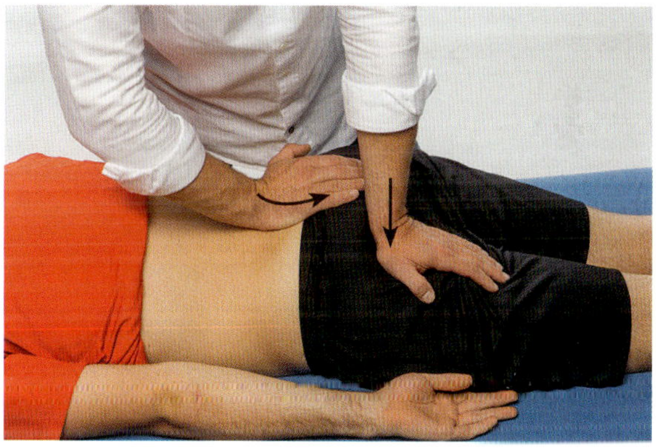

▶ **Abb. 8.11** Mobilisation des Sakrums – SPU links.

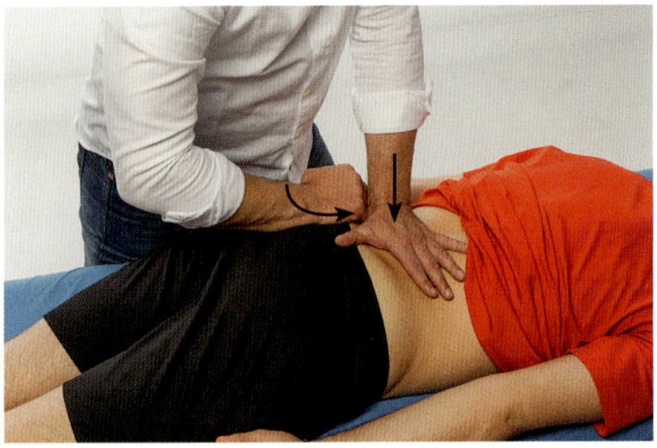

▶ **Abb. 8.12** Mobilisation des Sakrums – Sakrum R/R.

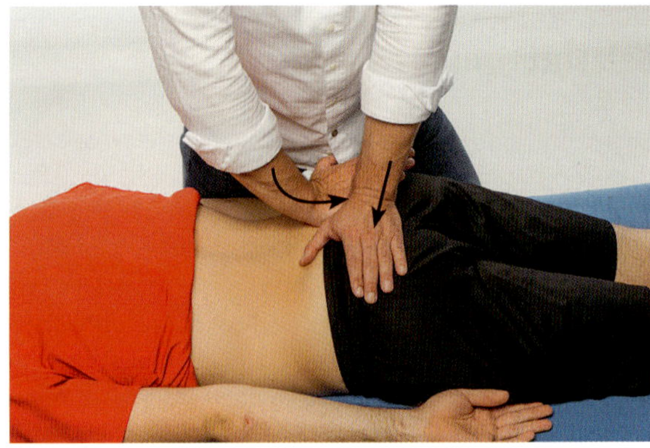

▶ **Abb. 8.13** Mobilisation des Sakrums – Sakrum R/L_{SA}.

▶ **Tab. 8.3** Mobilisation des Sakrums. Beschrieben sind die Korrekturen der mit einem * markierten Dysfunktionen. Die nicht gekennzeichneten Dysfunktionen werden spiegelbildlich behandelt.

	SAB	**SPB**	**SAU re.* SAU li.**	**SPU li.* SPU re.**	**Sakrum L/L* Sakrum R/R**	**Sakrum R/L_{SA}* Sakrum L/R_{SA}**
Abbildungen	▶ Abb. 8.8	▶ Abb. 8.9	▶ Abb. 8.10	▶ Abb. 8.11	▶ Abb. 8.12	▶ Abb. 8.13
Position des Therapeuten	egal	egal	links	rechts	links	rechts
obere Extremität	Arme unter den Bauch (LWS-Delordose)	Arme über den Kopf (LWS-Lordose)	Arme unter den Bauch (LWS-Delordose)	Arme über den Kopf (LWS-Lordose)	Arme unter den Bauch (LWS-Delordose)	Arme über den Kopf (LWS-Lordose)
untere Extremität	beidseits Hüfte in ADD (beidseitig Ilium Outflare)	beidseits Hüfte in ABD (beidseitig Ilium Inflare)	rechte Hüfte in ADD (rechtsseitig Ilium Outflare)	linke Hüfte in ABD (linksseitig Ilium Inflare)	rechte Hüfte in ADD und linke Hüfte in ABD (rechtsseitig Ilium Outflare)	rechte Hüfte in ABD und linke Hüfte in ADD (rechtsseitig Ilium Inflare)
HWS	Neutral	Neutral	Kopf nach rechts gedreht, dadurch Drehung der rechten Sakrumbasis nach kaudal-dorsal	Kopf nach rechts gedreht, dadurch Drehung der linken Sakrumbasis nach kranial-ventral	Kopf nach rechts gedreht, dadurch Drehung der rechten Sakrumbasis nach kaudal-dorsal	Kopf nach links gedreht, dadurch Drehung der rechten Sakrumbasis nach kranial-ventral
Atmung	Korrektur bei Einatmung	Korrektur bei Ausatmung	Korrektur bei Einatmung	Korrektur bei Ausatmung	Korrektur bei Einatmung	Korrektur bei Ausatmung
Handhaltung	Thenar und Hypothenar beidseits auf AIL	Thenar und Hypothenar beidseits auf der mittigen Sakrumbasis	rechtes Pisiforme auf rechten AIL und linke Hand auf rechte SIPS	rechtes Pisiforme auf linke Sakrumbasis und linke Hand auf linkes Tuber ischiadicum	linker Daumen auf linke SA und rechtes Pisiforme auf linken AIL	linker Daumen auf linke SA und rechtes Pisiforme auf rechte Sakrumbasis
Mobilisationsrichtung	Beidseits die AIL nach kranial-ventral drücken.	Beidseits die mittige Sakrumbasis nach ventral-kaudal drücken.	Rechten AIL nach kranial-ventral, gleichzeitig rechte SIPS nach ventral drücken.	Linke Sakrumbasis nach ventral-kaudal, gleichzeitig linkes Tuber nach ventral drücken.	Linken AIL nach kranial-ventral drücken.	Rechte Sakrumbasis nach ventral-kaudal drücken.

8.4.3 Manipulation des Sakrums (Beinzug) bei Kontranutations-Dysfunktionen

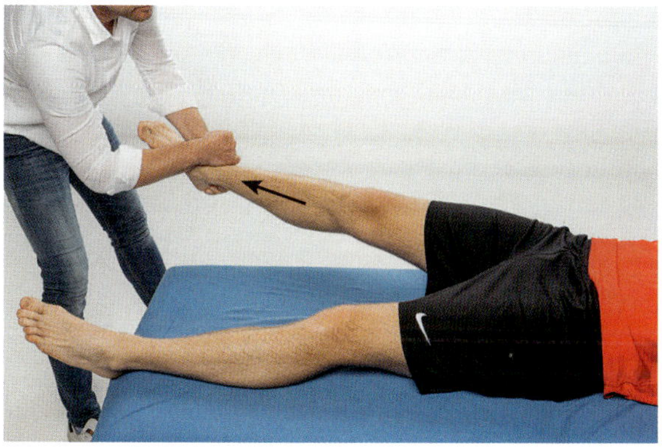

▶ **Abb. 8.14** Manipulation des Sakrums (Beinzug) bei Kontranutations-Dysfunktionen.

Der Patient liegt in Rückenlage. Der Behandler steht am Fußende des Patienten und bringt das Bein der zu behandelnden Sakrumseite in Hüft-Extension (um ca. 0–10°), Hüft-Abduktion (um ca. 20–30°) und leichte, verriegelnde Hüft-IR. Durch einen axialen Zug am Bein in Richtung des Behandlers wird die posterior stehende Sakrumbasis (Sakrumrückfläche in Höhe S 1) normalisiert (▶ **Abb. 8.14**).

8.4.4 Subluxation des Sakrums (nach antero-kaudal) – Depressed Sacrum

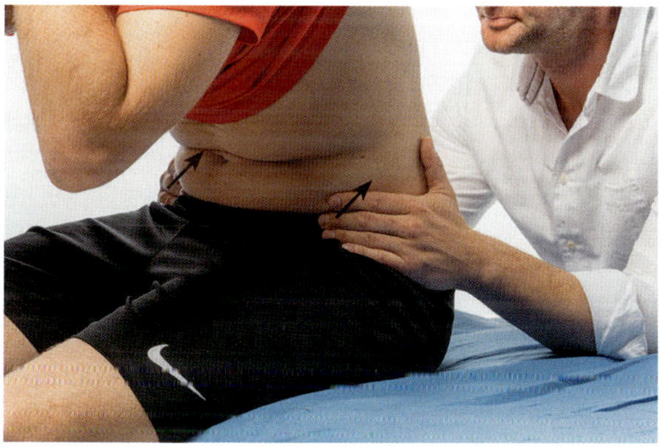

▶ **Abb. 8.15** Subluxation des Sakrums (nach antero-kaudal) – Depressed Sacrum, Kontakt zur SIAS.

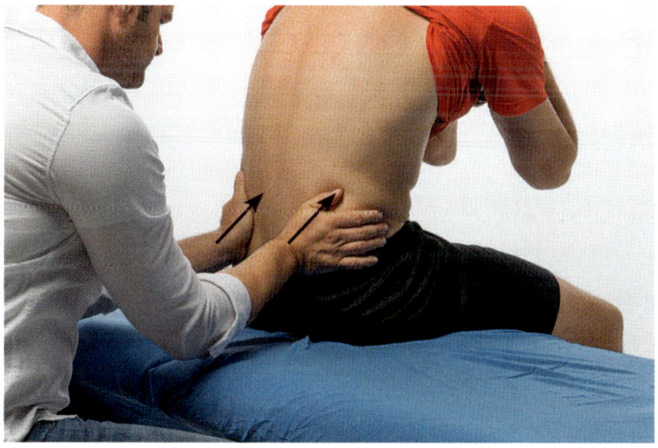

▶ **Abb. 8.16** Subluxation des Sakrums (nach antero-kaudal) – Depressed Sacrum, Kontakt zur SIPS.

Das Depressed Sacrum ist eine Subluxation des Sakrums nach antero-kaudal. Meist ist es Folge einer Sturzgeburt.

Der Patient sitzt mit überkreuzten Unterschenkeln. Dabei machen beide Ossa ilii eine Outflare-Bewegung. Der Behandler palpiert die SIAS und fordert den Patienten auf, die Wirbelsäule von der HWS über die BWS bis zur LWS zu flektieren, bis die Bewegung an den SIAS ankommt (▶ **Abb. 8.15**). Dann greift der Behandler zu den SIPS um, und bittet den Patienten, bei tiefer Einatmung die LWS „en bloc" delordosiert nach hinten zu drücken (▶ **Abb. 8.16**). Dabei macht das Sakrum eine Kontranutations-Bewegung und wird zwischen die beiden Ossa ilii nach dorsal gebracht. Diese Technik wird mehrfach wiederholt.

8.4.5 Behandlung des Sakro-Kokzygeal-Gelenks (SC_xG)

Kokzygodynien entstehen fast immer sekundär (Kap. 7.2), weswegen es nur sehr selten notwendig ist, das kokzygeale Gelenk selbst zu behandeln.

Bei einer Blockade des SC_xG sucht man, wie bei der Untersuchung (Kap. 8.3.4) beschrieben, rektal das Kokzyx auf und mobilisiert es durch repetitive Mittelfingerkuppen-Flexionen nach dorsal.

8.5 Beziehungen zum Sakrum

Die Beziehungen zum Sakrum zeigt die ▶ **Tab. 8.4**.

▶ **Tab. 8.4** Beziehungen zum Sakrum.

Wirbelsegment	Beziehung	(Organ-)Systeme/Blockierungen
S2–S4	parasympathisch (Plexus sacralis) über die Nn. splanchnici	unteres ⅓ Ureter, Colon descendens, Sigmoid, Beckenorgane, Geschlechtsorgane
Kokzyx	sympathisch (Ggl. impar)	Beckenorgane

9 Lendenwirbelsäule

9.1 Funktionell-anatomische Betrachtung

9.1.1 Ligamentum iliolumbale

Die Ligg. iliolumbalia verlaufen beidseits von der Crista iliaca zu den Procc. costales des 4. und 5. Lendenwirbels. Der Faserverlauf des Bandes von L4 verläuft schräg und von L5 horizontal zum Beckenkamm. Die Ligg. iliolumbalia sorgen für eine dynamische Stabilität der LBH-Region (Lenden-Becken-Hüft-Region), bremsen die Outflare-Bewegung des Iliums und stabilisieren den LSÜ.

Dysfunktionen von L4 bzw. L5 treten häufig im Zusammenhang mit SIG- oder ISG-Dysfunktionen auf.

9.1.2 Lumbo-sakraler Übergang (LSÜ)

Der LSÜ bezeichnet die Region von L5/S1. In diesem Bereich gibt es außer der normalen fünfsegmentalen LWS zwei angeborene Varianten:

- L5 kann mit dem Sakrum verknöchern (**Sakralisation**), sodass es nur 4 freie Lendenwirbel gibt.
- S1 kann unverknöchert bleiben und somit einen 6. freien „Lendenwirbel" bilden (**Lumbalisation**).

Dies kann zu Verwechslungen der Wirbelsegmente (sowohl bei der Palpation als auch bei der Beurteilung bildgebender Verfahren) führen. Als sicherer Anhalt dient die Crista iliaca, die beim stehenden Patienten in Höhe des 4. Lendenwirbels (Wirbelkörper und Proc. spinosus) liegt.

9.1.3 Häufige Krankheitsbilder

Bandscheibenerkrankungen

Die meisten Bandscheibenvorwölbungen (Protrusiones) und -vorfälle (Prolapsus) treten im Lumbalbereich auf. Das Durchschnittsalter liegt zwischen dem 46. und 55. Lebensjahr. Die häufigsten Regionen sind L5/S1 (ca. 80%) und L4/L5 (ca. 19%). Dabei kann das Bandscheibenmaterial nach dorso-lateral (einseitige Beschwerden) oder nach medial austreten (seltener: beidseitige Beschwerden).

Abhängig von der Höhe des Wirbelsegments ergeben sich unterschiedliche Symptome. Hauptproblem sind neurologische Störungen (Schmerzen, Sensibilitätsstörungen, Kraftminderungen, Reflexabschwächungen) des betroffenen Segments (also überwiegend den Unterschenkel/Fuß betreffende **Beinschmerzen**).

Häufig findet sich ein Bandscheibenprolaps als Zufallsbefund in der bildgebenden Diagnostik (MRT oder Röntgenbild) bei Abwesenheit segmentaler Beschwerden. Stattdessen liegen lokale Rückenschmerzen infolge von ISG-Reizungen bzw. eines Facettensyndroms vor.

An dieser Stelle sei auf die Safety-Untersuchung der LWS verwiesen (Kap. 33).

Spinalkanalstenose (SKS)

Die Spinalkanalstenose (Einteilung nach Schizas) tritt meistens bei älteren Menschen im Lumbalbereich auf und beschreibt die Verengung des Wirbelkanals.

Typisch für die Stenose ist die verkürzte Gehstrecke (**Claudicatio spinalis**), da der Patient beim Gehen zunehmend Schmerzen und ggf. ein Taubheitsgefühl in den Beinen spürt, welche er durch Stehenbleiben und Vorbeugen, ggf. auch im Sitzen, kompensiert. Eventuell geht der Patient auch in leicht gebückter Haltung, um die Nervenstrukturen im Durazylinder zu entspannen.

Neben der Claudicatio spinalis (durch Einengung des Wirbelkanals) kann eine Claudicatio-Symptomatik (verkürzte Gehstrecke) auch infolge einer SIG/ISG-Dysfunktion (insbesondere beim Ilium Upslip; Kap. 2.3.5) auftreten.

Als weiterer Grund für eine Claudicatio-Symptomatik ist die periphere arterielle Verschlusskrankheit (Einteilung nach Fontaine) bekannt. Diese Form wird als **Claudicatio intermittens** bezeichnet.

Bei vielen Patienten bestehen Mischformen, d.h., zu strukturellen Veränderungen des Wirbelkanals und/oder der Gefäße kommen zusätzlich Funktionsstörungen im SIG/ISG hinzu, wodurch eine massive Verschlechterung des Gangbildes hervorgerufen wird.

Nach Erfahrung der Autoren sollte hierbei in jedem Fall die funktionelle Problematik gelöst werden, das Ausmaß der klinischen Verbesserung entscheidet dann darüber, ob zusätzlich eine operative Korrektur der strukturellen Probleme erfolgen muss oder nicht.

Spondylolisthesis (Wirbelgleiten)

Es liegt eine Instabilität der Wirbelsäule vor, bei der sich ein Wirbelkörper durch Instabilität der dorsalen Pfeiler (Wirbelbogen/Facettengelenke) gegenüber dem darunterliegenden verschiebt (Olisthesis). Es gibt zwei Ursachen, das angeborene (oder durch Fehlentwicklung des Wirbelbogens bedingte) Wirbelgleiten und das erworbene Wirbelgleiten (Degeneration, Traumata, postoperativ).

Die Wirbel L4 bzw. L5 gleiten aufgrund ihrer gegenüber dem horizontal stehenden L3 nach ventro-kaudal geneigten Lage in Bezug zu dem darunterliegenden Wirbel nach vorne (**Anterolisthesis**), die Wirbel L1 und L2 (seltener) aufgrund ihrer nach dorso-kaudal geneigten Lage in Bezug zu dem darunterliegenden Wirbel nach dorsal (**Retrolisthesis**). Das Wirbelgleiten zeigt allenfalls geringe Symptome und ist meist ein Zufallsbefund, weil der Patient mit Rückenbeschwerden anderer Genese der radiologischen Diagnostik zugeführt wurde; dies gilt auch für hochgradiges Wirbelgleiten.

Gleitwirbel verursachen dann Beschwerden, wenn der Patient angehalten wird, eine delordosierende LWS-Haltung einzunehmen, welche vermehrte Spannung im LSÜ verursacht, da unter der Dorsal-Position von L4 gegenüber dem ventral stehenden L5 (gegenüber dem Sakrum) eine maximale Spannung auf die Facettengelenke, die stabilisierenden Muskeln, die Bänder sowie die spinale Dura mater entsteht.

Die Differenzialdiagnostik findet mittels Röntgenbild, Computertomogramm (CT) oder MRT statt (Einteilung nach Meyerding). Am häufigsten tritt eine Anterolisthesis von L5 auf. Stabilisierend-aufrichtende Maßnahmen mit Kräftigung der Rumpfmuskeln sind Therapie der Wahl. Die Behandlung einer Spondylolisthesis wird in Kap. 9.3.3 beschrieben.

Facettensyndrom (Wirbelgelenksschmerzen)

Das Facettensyndrom, auch als mechanischer Kreuzschmerz bezeichnet, kennzeichnet den unteren Rückenschmerz. Es wird verursacht durch Reizung der kleinen Wirbelgelenke (Facettengelenke) infolge einer Gangbildstörung mit mechanischer Fehlbelastung (bei Blockaden von Fuß/ISG/SIG/LWS) oder infolge degenerativer Veränderungen, jeweils mit Entzündungsreaktion der Facettengelenkskapsel.

Therapeutisch ist es unbedingt erforderlich, die normale Bewegungsphysiologie des Gangapparats, insbesondere der LWS, wiederherzustellen. Antiinflammatorische Maßnahmen alleine sind nicht geeignet, die Problematik in den Griff zu bekommen, sondern können allenfalls unterstützend eingesetzt werden. Dies gilt auch für Infiltrationstherapien an den Facettengelenken bis hin zu denervierenden Maßnahmen, die allenfalls vorübergehend für eine Linderung der Beschwerden sorgen (die Nervenenden der Gelenkkapsel werden zunächst zerstört, wachsen aber nach und verursachen so erneute Beschwerden), wenn die mechanische Ursache nicht behoben wurde.

9.2 Untersuchung

Die Untersuchung der LWS gliedert sich in die Inspektion, Palpation, Funktions- sowie Provokationstests und Safety-Tests (mechanisch, vaskulär und neurologisch).

9.2.1 Inspektion

Die Inspektion im Hinblick auf Abweichungen der Posturologie wird im Kap. 2.5.1 beschrieben. Die LWS wird zudem unter folgenden Aspekten inspiziert:

Inspektion im Stand

Hierbei werden die Harmonie der LWS-Lordose bzw. Abweichungen der Wirbelsäule in Extension/Flexion sowie die Stellung der Procc. spinosi und der Gradstand der Wirbelsäulenübergänge (C0/C1 = kranio-zervikaler Übergang = CCÜ, C7/Th1 = CTÜ, Th12/L1 = TLÜ und L5/S1 = LSÜ) überprüft. Bewertet wird, ob sie auf einer Linie liegen oder ob seitliche bzw. rotatorische Abweichungen bestehen.

Inspektion bei aktiver Flexion

Der Patient beugt sich im Stand nach vorne. Der Untersucher prüft, ob die Wirbelsäulen-Flexion harmonisch abläuft oder ob sie einen „Knick" bzw. geraden Abschnitt aufweist, was ein Zeichen für eine Dysfunktion der LWS ist.

Inspektion bei aktiver Extension

Der Patient beugt sich im Stand nach hinten. Der Untersucher prüft, ob die Wirbelsäulen-Extension harmonisch ist oder ob sie einen „Knick" bzw. geraden Abschnitt aufweist, was ein Zeichen für eine Dysfunktion der LWS ist.

Inspektion bei aktiver Seitneigung

Der Patient beugt sich im Stand nach rechts, anschließend nach links. Der Untersucher prüft, ob die Wirbelsäulen-Seitneigung harmonisch ist oder ob sie einen „Knick" bzw. geraden Abschnitt aufweist, was ein Zeichen für eine Dysfunktion der LWS ist.

9.2.2 Untersuchung der LWS (Goldstandard)

Zur Untersuchung der LWS werden eine Palpation der Muskeln und ein Oszillationstest der Facettengelenke ausgeführt, was sowohl Information über die betroffenen Wirbelsäulenabschnitte als auch über die betroffenen Strukturen (muskulär, kapsulo-ligamentär, intraartikulär) gibt. Je nach Erfahrung des Untersuchers kann bereits jetzt eine konkrete Dysfunktion benannt werden, oder es wird in den betroffenen Wirbelsäulenabschnitten ein Seitneigungstest zur Bestimmung der Dysfunktion durchgeführt.

Palpation LWS paravertebral im Stand

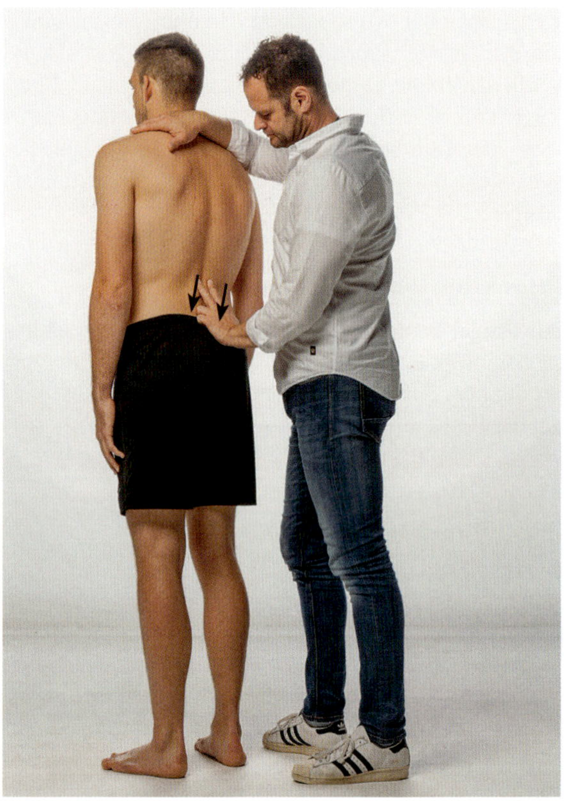

▶ **Abb. 9.1** Palpation LWS paravertebral im Stand.

Der Patient steht, der Untersucher steht seitlich neben dem Patienten. Mit dem Zeige- und Mittelfinger der einen Hand palpiert der Untersucher links und rechts der Procc. spinosi (paravertebral) von kranial nach kaudal die Wirbelsäule entlang, beginnend am TLÜ (▶ **Abb. 9.1**). Palpiert wird einerseits der Tonus der autochthonen Rückenmuskeln (der Hinweise auf eine [intraartikuläre] Blockade oder [muskulär bedingte] Gruppendysfunktion liefern kann), andererseits die Trophik der autochthonen Muskeln. Daneben fallen hierbei lokale oder globale Muskelatrophien der autochthonen Rückenmuskeln auf.

Oszillationstest in Rückenlage

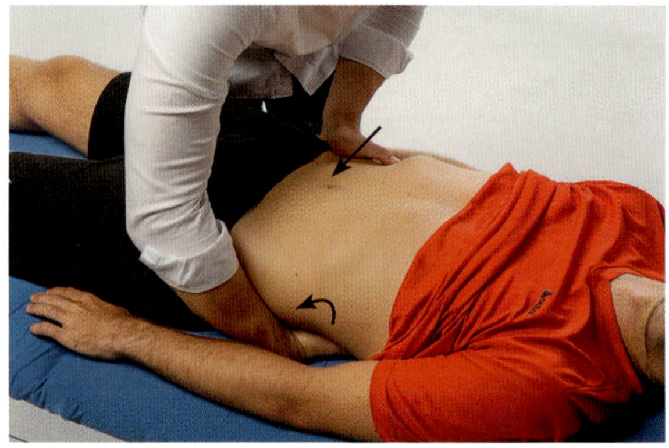

▶ **Abb. 9.2** Oszillationstest in Rückenlage.

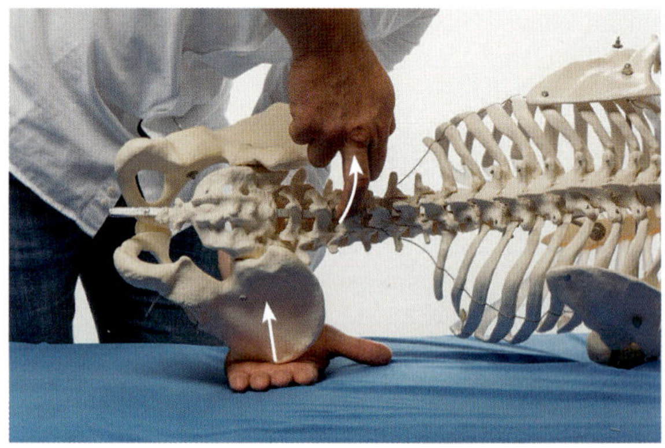

▶ **Abb. 9.3** Oszillationstest in Rückenlage, Kontakt am Proc. spinosus.

Der Patient liegt in Rückenlage, der Untersucher steht (in diesem Beispiel: rechts seitlich vom Patienten). Die linke Hand des Untersuchers liegt lateral an der rechten Darmbeinschaufel des Patienten. Durch einen repetitiven Druck von sich weg (nach links) bringt er die Wirbelsäule des Patienten aktiv in eine Seitneigung nach rechts und lässt sie passiv zurückkommen. Der rechte Arm des Untersuchers umgreift den Patienten, um mit den Fingern von dorsal auf die homolaterale Seite (hier die rechte Seite des Patienten) der Procc. spinosi der LWS zu gelangen (▶ **Abb. 9.2**).

Der Untersucher legt seine Zeige- und Mittelfinger von lateral an den jeweiligen Proc. spinosus der LWS (▶ **Abb. 9.3**). Bei der Lateralflexion der LWS, die von der linken Hand des Untersuchers durch Druck auf die Crista iliaca ausgelöst wird, palpiert er, ob sich der jeweilige Proc. spinosus in die Seitneigung der LWS mitbewegt oder ob er sich in einer zur getesteten Seitneigung kontralateralen Dysfunktion (mit Seitneigung links) befindet. Auf diese Weise wird die gesamte LWS von L5 nach L1 untersucht.

Für den Test der Gegenseite wird folgendermaßen vorgegangen: Der Untersucher steht weiterhin rechts und legt seine rechte Hand von lateral an die linke Darmbeinschaufel des Patienten. Dann bringt er die Wirbelsäule in eine Seitneigung nach links, indem er einen repetitiven Druck der rechten Hand zu sich hin ausführt.

Der Untersucher nimmt mit den Fingern der linken Hand von dorsal kommend Kontakt mit der lateralen Seite des jeweiligen Proc. spinosus der LWS auf der kontralateralen Seite auf. Der Untersucher palpiert, ob sich der jeweilige Proc. spinosus in die Seitneigung der LWS mitbewegt oder ob er sich in einer zur getesteten Seitneigung kontralateralen Dysfunktion (mit Seitneigung rechts) befindet.

Erklärung Oszillationstest: Beim Oszillationstest wird eine Seitneigungs-Bewegung der LWS ausgeführt, wodurch sich (bei aufliegendem Becken/aufliegender Schulter) die einzelnen Wirbel im Raum zur kontralateralen Seite bewegen. Löst der Untersucher eine passive Seitneigung nach rechts aus, so bewegen sich die einzelnen Wirbel im Raum nach links. Der Proc. spinosus bewegt sich von den palpierenden Fingern des Untersuchers weg.

Passiver Seitneigungstest in Rückenlage

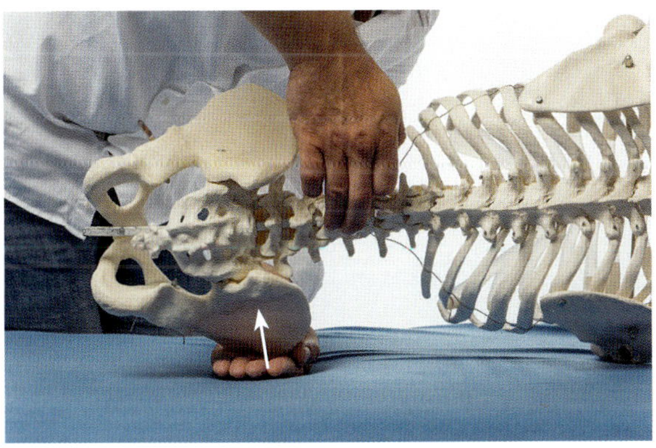

▶ **Abb. 9.4** Passiver Seitneigungstest in Rückenlage.

Der Test wird analog zum Oszillationstest in Rückenlage (s. o.) ausgeführt, mit dem Unterschied, dass Zeige- und Mittelfinger der Palpationshand an 2 benachbarten Procc. spinosi von lateral Kontakt aufnehmen, um die Bewegung des oberen Wirbels im Vergleich zum darunterliegenden Referenzwirbel in der (durch den Druck auf das Becken ausgeführten) Seitneigung nach links oder rechts zu prüfen (▶ **Abb. 9.4**, ▶ **Abb. 9.5**). Es gibt 3 Möglichkeiten:

- Der getestete Proc. spinosus bewegt sich bei der Seitneigung **nicht** gegenüber dem darunterliegenden Referenzwirbel (Proc. spinosus): Der Wirbel bewegt sich in diese Richtung **nicht**, es besteht entweder eine Dysfunktion in die Gegenrichtung oder eine Arthrodese/Ankylose.
- Der getestete Proc. spinosus bewegt sich bei der Seitneigung auf den testenden Zeige- und Mittelfinger zu und verstärkt den Kontakt mit den Untersucherfingern: Der Wirbel bewegt sich gemäß einer SR-Biomechanik in diese Richtung. Er kann sich von Th 5–L 5 entweder physiologisch bewegen oder in einer Gruppendysfunktion befinden.
- Der getestete Proc. spinosus bewegt sich bei der Seitneigung vom testenden Zeige- und Mittelfinger weg, um sich danach wieder auf ihn zuzubewegen: Der Wirbel bewegt sich gemäß einer RS-Biomechanik in diese Richtung. Er kann sich von C 2–Th 4 entweder physiologisch bewegen oder in einer Gruppendysfunktion oder (von C 2–L 5) in einer intraartikulären Blockade (Dysfunktion in homolateraler Richtung) befinden.

Betrachtung zum Seitneigungstest

In ▶ **Abb. 9.6** sind die möglichen Palpationsbefunde des Seitneigungstests dargestellt. Beispiele für die daraus abzuleitenden Dysfunktionen zeigt die ▶ **Tab. 9.1**.

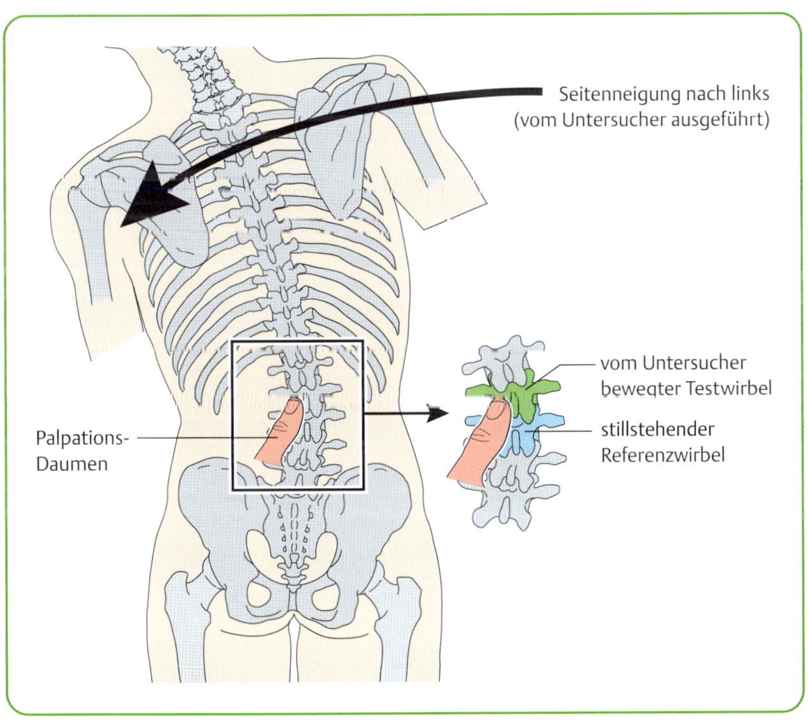

▶ **Abb. 9.5** Passiver Seitneigungstest in Rückenlage, Seitneigung links. Der Test in Seitneigung rechts wird analog ausgeführt.

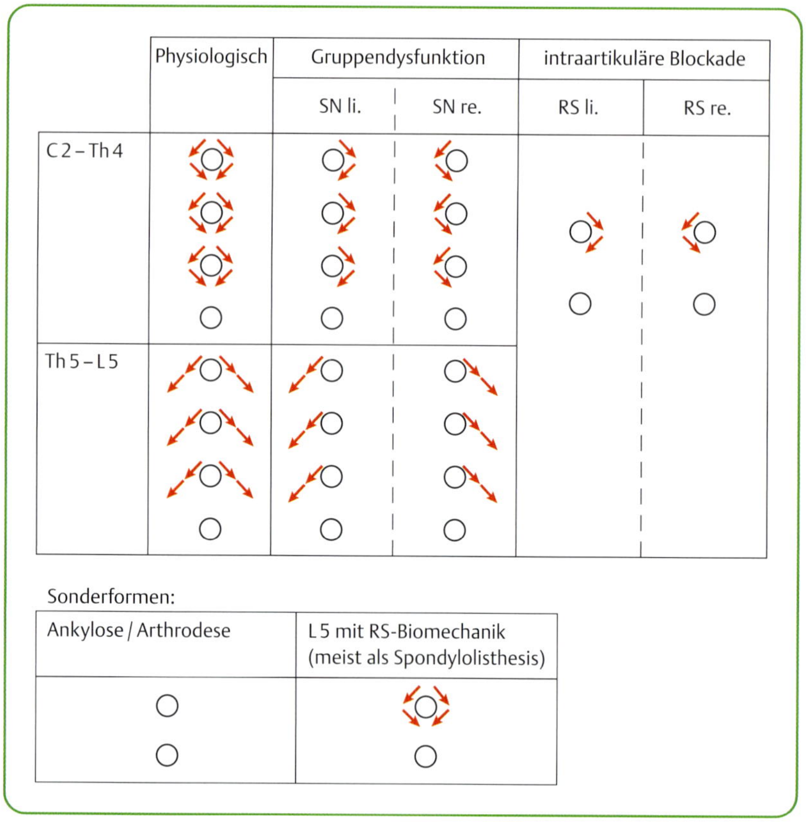

▶ **Abb. 9.6** Grafische Darstellung der möglichen Palpationsbefunde beim Seitneigungstest (Befundbogen).

▶ **Tab. 9.1** Beispiele der Untersuchungsergebnisse.

Seitneigung nach links	Seitneigung nach rechts	Ergebnis/Dysfunktion
Druck des Proc. spinosus geht initial vom Daumen weg, bei weiterer Seitneigung kommt der Druck auf den palpierenden Daumen.	Druck des Proc. spinosus geht initial vom Daumen weg, bei weiterer Seitneigung kommt der Druck auf den palpierenden Daumen.	physiologische RS-Biomechanik (C 2–Th 4) Spondylolisthesis (L 4 oder L 5)
Druck des Proc. spinosus kommt sofort auf den palpierenden Daumen.	Druck des Proc. spinosus kommt sofort auf den palpierenden Daumen.	physiologische SR-Biomechanik (Th 5–L 5)
Druck des Proc. spinosus kommt sofort auf den palpierenden Daumen.	fest	$NS_{L}R$ (Th 5–L 5)
fest	Druck des Proc. spinosus kommt sofort auf den palpierenden Daumen.	$NS_{R}R$ (Th 5–L 5)
Druck des Proc. spinosus geht initial vom Daumen weg, bei weiterer Seitneigung kommt der Druck auf den palpierenden Daumen.	fest	ERS_{L} oder FRS_{L} (C 2–L 5)
fest	Druck des Proc. spinosus geht initial vom Daumen weg, bei weiterer Seitneigung kommt der Druck auf den palpierenden Daumen.	ERS_{R} oder FRS_{L} (C 2–L 5)
fest	fest	Ankylose/Arthrodese

9.2.3 Untersuchung der LWS (Alternative)

Oszillationstest

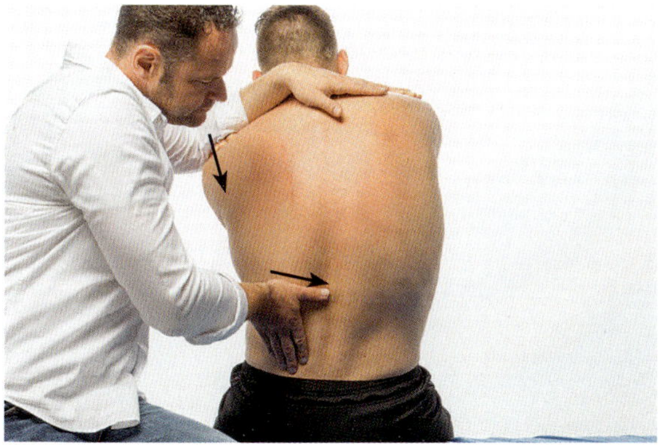

▶ **Abb. 9.7** Oszillationstest im Sitz.

Der alternative Untersuchungsgang kann im Sitz oder in der Bauchlage ausgeführt werden:

Oszillationstest im Sitz

Der Patient sitzt in einer neutralen Position (nicht extrem flektiert oder extendiert) auf der Behandlungsbank, die Füße stehen auf dem Boden, um einen stabilen Halt zu geben, und die Hände liegen gekreuzt auf den entgegengesetzten Schultern, um den Oberkörper zu stabilisieren. Der Untersucher steht/sitzt seitlich hinter dem Patienten (in diesem Beispiel: links).

Er legt dem Patienten den linken Arm von ventral auf die kontralaterale Schulter, sodass die linke Schulter des Patienten in der Achselhöhle der linken Schulter des Untersuchers liegt. Der Daumen der anderen Hand liegt von lateral an dem jeweiligen Proc. spinosus der homolateralen Seite. Durch einen von der linken Achsel des Untersuchers auf die linke Schulter des Patienten, ausgelösten Druck führt er eine passive Seitneigung nach links aus (▶ Abb. 9.7). Er palpiert dabei, ob sich der jeweilige Proc. spinosus in die Seitneigung der LWS mitbewegt oder ob er sich in einer zur getesteten Seitneigung kontralateralen Dysfunktion (mit Seitneigung rechts) befindet.

Die gesamte LWS von L 1–L 5 wird auf beiden Seiten in dieser Weise untersucht.

Oszillationstest in Bauchlage

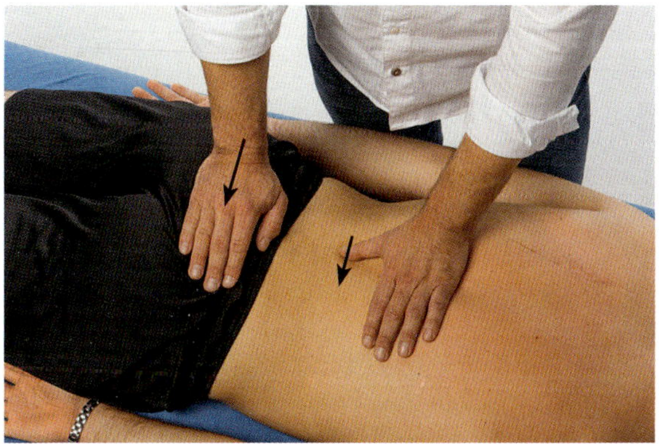

▶ **Abb. 9.8** Oszillationstest in Bauchlage.

Der Patient liegt in Bauchlage. Der Untersucher steht seitlich neben dem Patienten und legt seine kaudale Hand auf das Sakrum. Der Daumen der kranialen Hand liegt von lateral an dem jeweiligen Proc. spinosus auf der homolateralen Seite.

Nun macht der Untersucher eine Bewegung mit der kaudalen Hand auf dem Sakrum von sich weg und löst somit eine Seitneigungs-Bewegung der LWS zu sich hin aus (▶ Abb. 9.8). Gleichzeitig palpiert der Daumen der kranialen Hand, ob sich der jeweilige Proc. spinosus in die Seitneigung der LWS mitbewegt oder ob er sich in einer zur getesteten Seitneigung kontralateralen Dysfunktion (mit Seitneigung rechts) befindet.

Passiver Seitneigungstest im Sitz

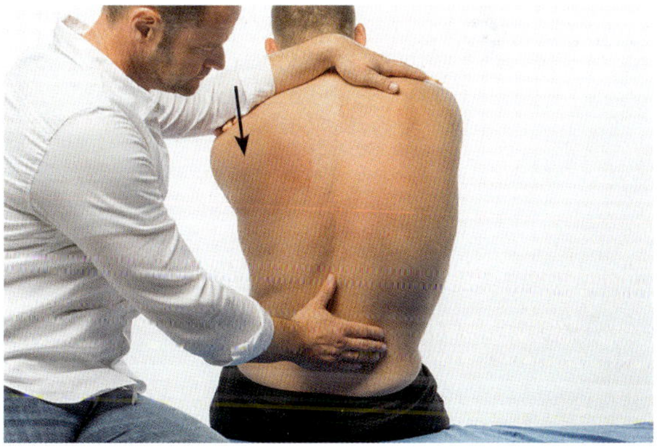

▶ **Abb. 9.9** Passiver Seitneigungstest im Sitz.

Der Test wird analog zum Oszillationstest im Sitz (s. o.) ausgeführt, mit dem Unterschied, dass der Daumen der Palpationshand nicht an einem, sondern an zwei benachbarten Procc. spinosi von lateral Kontakt aufnimmt, um die Bewegung des oberen Wirbels im Vergleich zum darunterliegenden Referenzwirbel in der (durch den Druck auf das Becken ausgeführten) Seitneigung nach links oder rechts zu prüfen (▶ **Abb. 9.9**). Es gibt drei Möglichkeiten:

- Der getestete Proc. spinosus bewegt sich bei der Seitneigung **nicht** gegenüber dem darunterliegenden Referenzwirbel (Proc. spinosus): Der Wirbel bewegt sich in diese Richtung **nicht**, es besteht eine Dysfunktion in die Gegenrichtung oder eine Arthrodese/Ankylose.
- Der getestete Proc. spinosus bewegt sich bei der Seitneigung auf den testenden Daumen zu und verstärkt den Kontakt mit den Untersucherfingern: Der Wirbel bewegt sich gemäß einer SR-Biomechanik in diese Richtung. Er kann sich von Th 5–L 5 physiologisch bewegen bzw. in einer Gruppendysfunktion befinden.
- Der getestete Proc. spinosus bewegt sich bei der Seitneigung vom testenden Daumen weg, um sich danach wieder auf ihn zuzubewegen: Der Wirbel bewegt sich gemäß einer RS-Biomechanik in diese Richtung. Er kann sich von C 2–Th 4 entweder physiologisch bewegen bzw. in einer Gruppendysfunktion oder (von C 2–L 5) in einer intraartikulären Blockade (Dysfunktion in homolateraler Richtung) befinden. Die gesamte LWS von L 1–L 5 wird auf beiden Seiten in dieser Weise untersucht.

Betrachtung zum Seitneigungstest s. Kap. 9.2.2.

Lateraler Translationstest in Bauchlage

Mit diesem Test kann man (zuvor gefundene) intraartikuläre Blockaden nach RS_L und RS_R differenzieren.

Der Patient liegt in Bauchlage, der Untersucher steht seitlich vom Patienten. Er testet das betroffene Wirbelsegment gegenüber dem **darunterliegenden** Wirbelsegment, weil eine intraartikuläre Blockade per Definition an den beiden unteren Facettengelenken eines Wirbels besteht (Kap. 7.1 und Kap. 7.4). Bei einer Blockade von L 4 werden also die unteren beiden Facetten von L 4 gegenüber den oberen beiden Facetten von L 5 untersucht, indem man den Proc. spinosus von L 5 mit einem Daumen fixiert und dann den Proc. spinosus von L 4 mit dem anderen Daumen zur Gegenseite drückt.

Die Benennung der Blockade geschieht nach dem **oberen Daumen**, wenn bei einer der beiden Richtungen ein Widerstand ertastet wird.

Intraartikuläre Blockade von L 4

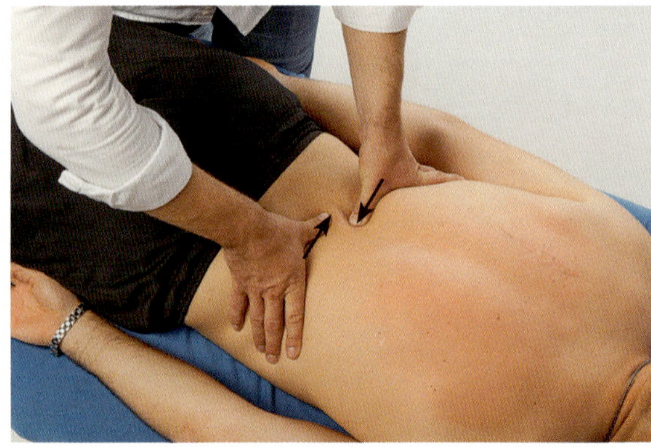

▶ **Abb. 9.10** Lateraler Translationstest in Bauchlage, Test von L 4 auf Rotation und Seitneigung links.

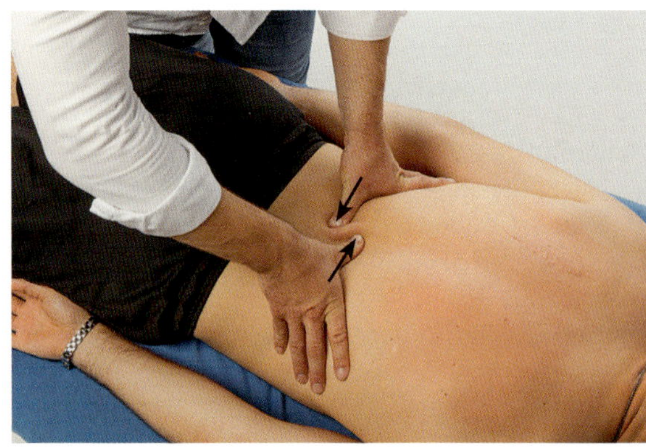

▶ **Abb. 9.11** Lateraler Translationstest in Bauchlage, Test von L 4 auf Rotation und Seitneigung rechts.

Der Patient liegt in Bauchlage. Der Untersucher steht rechts neben dem Patienten. Der linke Daumen des Untersuchers liegt auf der linken Seite des Patienten und fixiert von lateral den Proc. spinosus von L 5. Der **rechte (obere)** Daumen des Untersuchers liegt auf der rechten Seite des Patienten und drückt den Proc. spinosus von L 4 von lateral zur Gegenseite (▶ **Abb. 9.10**). Die linke Facette zwischen L 4 und L 5 muss sich schließen und die rechte Facette zwischen L 4 und L 5 öffnen. Fühlt der Untersucher einen Widerstand, so schließt sich die linke Facette nicht bzw. öffnet sich die rechte Facette nicht, deshalb besteht eine $\mathbf{RS_R}$-Dysfunktion.

Danach fixiert der Untersucher mit seinem rechten Daumen, der auf der rechten Seite des Patienten liegt, von lateral den Proc. spinosus von L 5. Der **linke (obere)** Daumen des Untersuchers liegt auf der linken Seite des Patienten und drückt den Proc. spinosus von L 4 von lateral zur Gegenseite (▶ **Abb. 9.11**). Die linke Facette zwischen L 4 und L 5 muss sich öffnen und die rechte Facette zwischen L 4 und L 5 schließen. Fühlt der Untersucher ei-

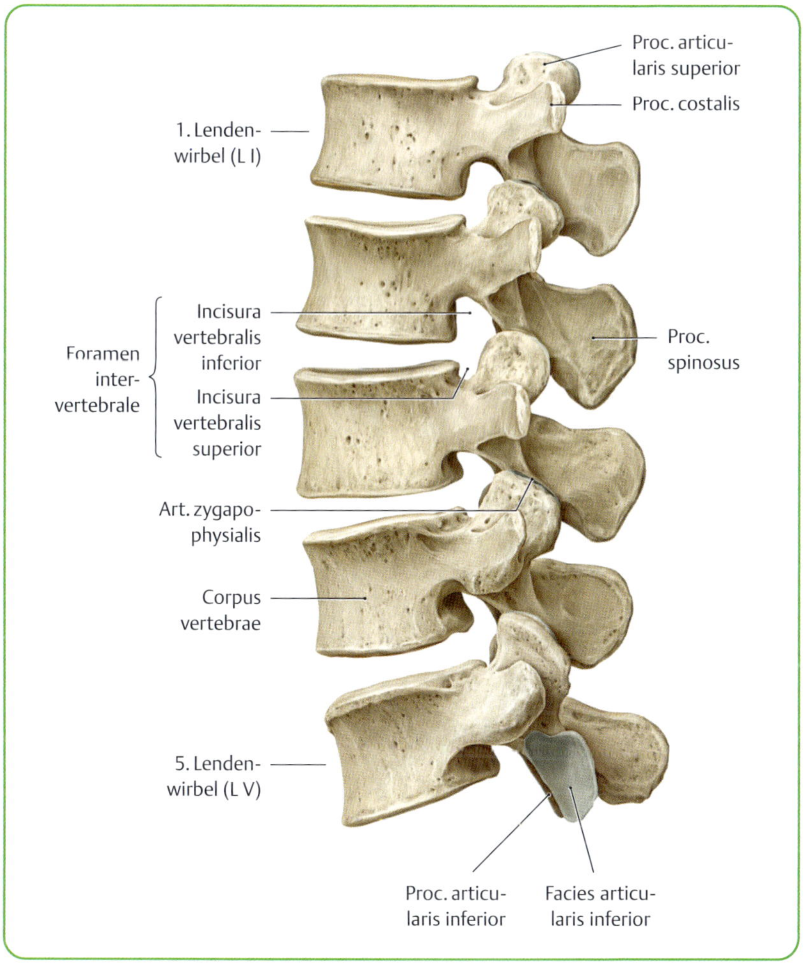

▶ **Abb. 9.12** LWS in der Ansicht von links-lateral. (Schünke M, Schulte E, Schumacher U. Prometheus. LernAtlas der Anatomie. Allgemeine Anatomie und Bewegungssystem. Illustrationen von M. Voll und K. Wesker. 4. Aufl. Stuttgart: Thieme; 2014: 114, Abb. 1.7A)

nen Widerstand, so öffnet sich die linke Facette nicht bzw. schließt sich die rechte Facette nicht, deshalb besteht eine **RS_L**-Dysfunktion.

Um herauszufinden, welche Facette (rechts oder links) in welcher Weise (geöffnet oder geschlossen) dysfunktionell ist, muss ein Spine-Test (s. u.) ausgeführt werden, denn bei

- FRS_R kann sich die linke Facette nicht schließen,
- ERS_R kann sich die rechte Facette nicht öffnen.

In der lateralen Translation gibt es zwischen den beiden **keinen** Unterschied!

Die LWS mit den Facetten und Procc. spinosi im anatomischen Bild zeigt die ▶ Abb. 9.12.

Mit dem Seitneigungstest in Rückenlage (Kap. 9.2.2), dem Seitneigungstest im Sitz (s. o.) und dem lateralen Translationstest in Bauchlage (s. o.) kann man nicht feststellen, ob die intraartikuläre Blockade in Flexion oder Extension besteht. Für diese Differenzierung wird der Spine-Test (ventraler Translationstest) ausgeführt.

Ventraler Translationstest (Spine-Test)

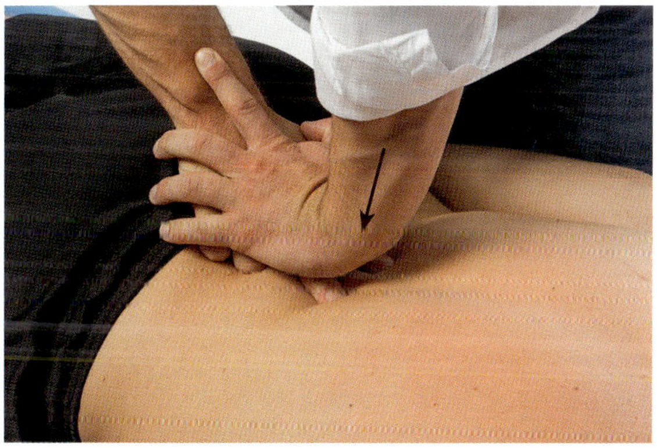

▶ **Abb. 9.13** Ventraler Translationstest (Spine-Test).

Dieser Test differenziert, ob die in den vorangegangenen Tests gefundene Wirbelblockade auf einer geschlossen blockierten Facette (E-Blockade) oder einer geöffnet blockierten Facette (F-Blockade) beruht:

- Bei einer Dysfunktion FRS_R kann sich die linke Facette nicht schließen.
- Bei einer Dysfunktion ERS_R kann sich die rechte Facette nicht öffnen.

Der Patient befindet sich in Rücken-/Bauchlage oder im Sitz. Der Untersucher steht seitlich vom Patienten und gibt einen Druck nach ventral auf den Arcus vertebrae, direkt links und rechts des Proc. spinosus (▶ Abb. 9.13):

- Lässt sich der Wirbel **nicht** nach ventral translatieren, liegt eine **F-Blockade** (= **f**est) vor.
- Lässt sich der Wirbel **leicht federnd** nach ventral translatieren, liegt eine **E-Blockade** (= **e**lastisch) vor.

Beachte

Bei der lateralen Translation gibt es zwischen der E- und F-Blockade *keinen* Unterschied!

9.3

Behandlung

Bei der Behandlung der LWS ist unter Safety-Aspekten (Kap. 33) insbesondere daran zu denken, dass bei Rotationsgriffen (starke) Scherkräfte auf den Anulus fibrosus auftreten und so Bandscheibenschädigungen hervorgerufen oder verschlechtert werden können, weswegen Rotationen unbedingt zu vermeiden sind. Es sind mechanische Instabilitäten, vaskuläre und neurologische/neurovegetative Störungen zu berücksichtigen und die entsprechenden Safety-Tests vor der Behandlung durchzuführen.

9.3.1 Mobilisation

Mobilisation im Sitz

Der Patient sitzt in einer neutralen Position (nicht extrem flektiert oder extendiert) auf der Behandlungsbank, die Füße stehen auf dem Boden, um einen stabilen Halt zu geben, und die Hände liegen gekreuzt auf den entgegengesetzten Schultern, um den Oberkörper zu stabilisieren. Der Behandler steht/sitzt seitlich hinter dem Patienten (in diesem Beispiel: links). Er legt dem Patienten den linken Arm von ventral auf die kontralaterale Schulter, sodass die linke Schulter des Patienten in der Achselhöhle der linken Schulter des Behandlers liegt. Der Daumen der anderen Hand liegt von lateral am jeweiligen Proc. spinosus der homolateralen Seite der LWS.

Bei einer Gruppendysfunktion NS_RR sitzt der Behandler auf der **linken** Seite des Patienten; bei einer Gruppendysfunktion NS_LR auf der **rechten** Seite des Patienten, um die korrektive Seitneigung einzustellen.

Beispiel: NS_RR

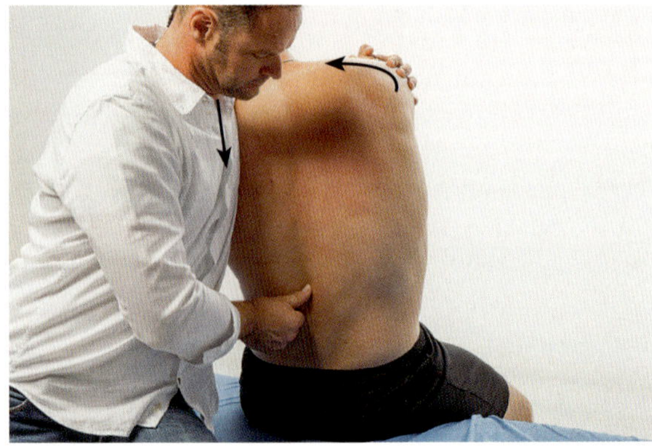

▶ **Abb. 9.14** Mobilisation im Sitz, in diesem Beispiel: Palpation mit dem Daumen der rechten Hand.

Der Behandler sitzt/steht auf der linken Seite des Patienten und legt seinen linken Arm mit der Hand von ventral auf die rechte Schulter, sodass die linke Schulter des Patienten in der linken Achselhöhle des Behandlers liegt. Durch einen Druck mit der linken Achsel auf die linke Schulter des Patienten in Richtung der Behandlungsbank führt er eine passive Seitneigung (nach links) bis zum betroffenen Segment des Patienten aus. Gleichzeitig drückt er mit der linken Hand die rechte Schulter des Patienten nach dorsal, bis die Bewegung am betroffenen Segment spürbar ist, wodurch der Wirbel eine Rotation nach rechts ausführt (▶ Abb. 9.14).

Diese beiden gleichzeitig ausgeführten Bewegungen (Druck der Behandlerschulter zum Behandlungstisch [S_L] und Druck gegen die kontralaterale Schulter [R_R]) wird repetitiv ausgeführt, d. h., der Behandler mobilisiert den Wirbel in eine Seitneigung nach links und eine Rotation nach rechts.

Myotensive Mobilisation im Sitz

Die Ausgangsstellung entspricht derjenigen der Mobilisation im Sitz (s. o.). Im Unterschied zur oben genannten Mobilisation macht man sich in den Anspannungs- und Entspannungsphasen die postisometrische Relaxation zunutze.

Beispiel: NS_RR

Der Patient drückt seine rechte Schulter nach ventral (in eine Rotation nach links) in die freie (Dysfunktions-)Richtung. Die linke Hand des Behandlers hält für ca. 10–15 Sekunden der Anspannung entgegen. Dabei spannt der Patient mit minimalem Kraftaufwand gerade nur so stark an, dass der Behandler die Bewegung/Anspannung am zu behandelnden Wirbelsegment wahrnimmt.

Danach macht sich der Behandler die postisometrische Relaxation der Muskeln zunutze und drückt die linke Schulter ein Stück weiter nach hinten (in eine Rotation nach rechts) in die restriktive Richtung. Nach jeder Phase wird die Bewegungsgrenze auf diese Weise neu eingestellt.

Dieses Anspannen und Entspannen des Patienten mit jeweils neuer Einstellung des Bewegungszugewinns durch den Behandler aus der Wirbel-Dysfunktion heraus wird ca. 6–8 × wiederholt.

9.3.2 Manipulation

Manipulation in Seitenlage

Der Patient liegt in Seitenlage auf der Seite der diagnostizierten Dysfunktion:

- Bei einer RS_L-Dysfunktion liegt der Patient auf der **linken** Seite.
- Bei einer RS_R-Dysfunktion liegt der Patient auf der **rechten** Seite.

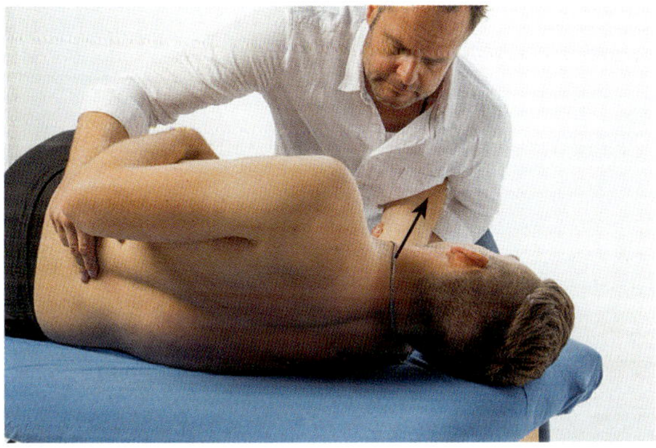

► **Abb. 9.15** Manipulation RS_R in Seitenlage, Einstellen des oberen Hebels.

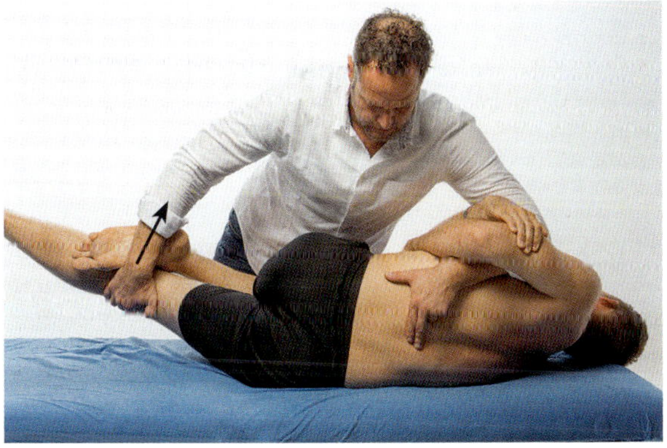

► **Abb. 9.16** Manipulation in Seitenlage RS_R, Einstellen des unteren Hebels, Korrektur: Seitneigung nach links.

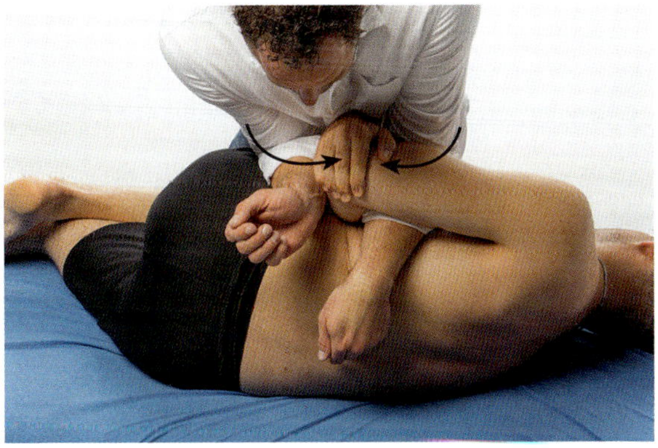

► **Abb. 9.17** Manipulation in Seitenlage eines RS_R, Einstellen des unteren Hebels, Korrektur Seitneigung nach links.

Einstellung des oberen Hebels bei einer Dysfunktion ERS_R

Der Patient liegt auf der rechten Seite, wobei der Behandler das oben liegende (linke) Bein des Patienten zwischen seinen Beinen einklemmt, damit der Patient während der Hebeleinstellung nicht verrutscht. Der Behandler steht vor dem Patienten. Seine kaudale (rechte) Hand liegt am betroffenen Wirbelsegment, um zu palpieren, wann die Einstellung dort ankommt. Der oben liegende (linke) Arm des Patienten wird in seine oben liegende (linke) Flanke gelegt.

Dann umgreift der Behandler mit der kranialen (linken) Hand den unten liegenden (rechten) Oberarm des Patienten und zieht den Patienten in eine Wirbelsäulen-Flexion, bis diese Bewegung an dem zu manipulierenden Wirbel ankommt. Er hält die Spannung des oberen Hebels in Flexion aufrecht und zieht dann den rechten Oberarm des Patienten in Richtung der Zimmerdecke, sodass der Patient eine korrektive Rotation nach links ausführt, die ebenfalls bis zu dem zu manipulierenden Wirbel reicht. Nun hält er die Spannung des oberen Hebels in **Flexion und Rotation** aufrecht.

Durch einen Zug am rechten Oberarm in Verlängerung des Körpers macht der Patient eine korrektive Seitneigung nach links bis zu dem zu manipulierenden Wirbel (► Abb. 9.15). Der Behandler hält nun die Spannung des oberen Hebels in **Flexion und Rotation links (R_L) und Seitneigung links (S_L)** aufrecht.

Jetzt muss die Verriegelung in der Rotation links noch einmal kontrolliert und ggf. nachgestellt werden (durch Zug in Richtung Zimmerdecke). In dieser Weise „verriegelt" man die gesamte obere Wirbelsäule bis zum manipulierenden Wirbel.

Die rechte Hand des Patienten umgreift seinen in der linken Flanke liegenden linken Ellenbogen. Der kraniale (linke) Arm des Behandlers greift durch den entstehenden „Ring" und hält den oberen Hebel. Mit dem Zeige- und Mittelfinger der linken Hand übernimmt er die palpatorische Kontrolle der Procc. spinosi des zu manipulierenden und des darunterliegenden Wirbels.

Einstellung des unteren Hebels bei einer Dysfunktion ERS_R

Das oben liegende (linke) Bein wird zwischen den Beinen des Behandlers herausgenommen, im Knie- und Hüftgelenk so weit flektiert, dass die Flexions-Bewegung im Segment unterhalb des zu manipulierenden Wirbels ankommt. Dann wird der Fuß des oben liegenden (linken) Beins in die Kniekehle des unten liegenden (rechten) Beins gelegt. Der Behandler hält die Flexion unter Spannung, indem er ggf. die Tibia-Vorderseite des oben liegenden (linken) Beins mit seinen beiden ventralen Oberschenkeln stabilisiert. Dann umgreift der Behandler mit seiner rechten Hand den unten liegenden (rechten) Oberschenkel des Patienten von dorsal und möglichst weit distal und hebt ihn in Richtung der Zimmerdecke so weit an, dass der Patient eine **Seitneigung nach links** ausführt, bis die Bewegung das Segment unterhalb des zu manipulierenden Wirbels erreicht (▸ **Abb. 9.16**).

Der Behandler legt seinen kaudalen (rechten) Arm mit supiniertem Unterarm auf die Glutealmuskeln, direkt distal der oberen (linken) Crista iliaca, und dreht den Patienten über den unteren Hebel „en bloc“ zu sich hin. Der Behandler beugt sich nun so weit über den Patienten, dass seine imaginäre Krawatte auf das zu behandelnde Facettengelenk fallen würde. Seine beiden Unterarme liegen medial seiner Medio-Klavikular-Linie in einem Abstand etwa halb so groß wie seine Schulterbreite. Durch leichte Kniebeugen-Bewegung bringt der Behandler seinen Oberkörper in Richtung der Behandlungsbank und nähert dadurch seine beiden Unterarme einander an, sodass eine **Seitneigung** der betroffenen Wirbelsegmente **nach links** stattfindet (▸ **Abb. 9.17**).

> **! Beachte**
> **Bei dieser Ausführung der Mobilisation handelt es sich um eine reine *Seitneigungs-Mobilisation*, es wird bei Verriegelung der Hebel lediglich eine kleine Rotationskomponente mit eingestellt, aber *nie in die Rotation mobilisiert*. Dies zu beachten, ist zum Schutz der Bandscheiben sehr wichtig.**

Diese Bewegung wird repetitiv am Bewegungsende des betroffenen Wirbels durchgeführt.

Oft korrigiert sich die intraartikuläre Blockade bereits bei der Mobilisation, weil sie eine Positionierungstechnik darstellt. Liegt ein zu hoher Muskeltonus des Patienten vor, wird am Bewegungsende ein Thrust in Richtung der Behandlungsbank gegeben, indem die beiden Unterarme des Behandlers zusammengeführt werden (Body Drop).

Einstellung beider Hebel bei einer Dysfunktion in Flexion

Bei F-Blockaden wird der obere Hebel in Bezug auf die Flexion bis zum Wirbelsegment oberhalb des blockierten Wirbels eingestellt. Der untere Hebel wird bis zum darunterliegenden Wirbelsegment eingestellt, also bei einer intraartikulären Blockade von L 4 in FRS wird der obere Hebel bis L 3 in die Flexion und bis L 4 in die Rotation und Seitneigung sowie der untere Hebel bis L 5 eingestellt.

Grund hierfür ist, dass das Segment der F-Blockade selbst in Extension gebracht werden muss und deshalb keine Flexion im betroffenen Wirbelsegment erfordert, die Bandscheiben und übrigen Weichteilstrukturen aber vor der Hebelwirbel mit Einstellung in Flexion geschützt werden müssen.

> **! Beachte**
> **Es handelt sich immer um eine reine Seitneigungstechnik, zum Schutz der Bandscheiben wird auf jede Rotationsbewegung verzichtet.**

Manipulation in Rückenlage (Dog-Technik)

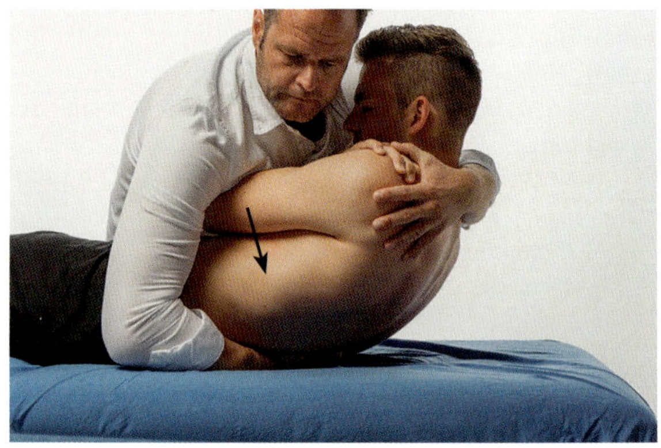

▸ **Abb. 9.18** Manipulation in Rückenlage (Dog-Technik).

Die sog. Dog-Technik, die insbesondere bei der Manipulation der BWS zum Einsatz kommt, kann man auch mit angehobenem Oberkörper des Patienten bis zum 5. Lendenwirbel ausführen. Vorteil ist, dass im Gegensatz zur Manipulation in Seitenlage schon beim Hebelaufbau auf eine Rotationskomponente verzichtet wird und die Bandscheiben geschützt bleiben.

Der Patient liegt in Rückenlage. Der Behandler steht seitlich vom Patienten (in diesem Beispiel: rechts). Der kaudale (rechte) Arm des Behandlers umgreift den Patienten, um mit den Fingern von dorsal auf die homolaterale Seite (hier die rechte Seite des Patienten) der Procc. spinosi der LWS zu gelangen, und legt am blockierten Wirbel die Hand mit dem **Pistolen-Griff** (d. h. maximal abduzierter Daumen, maximal extendierter Zeigefinger und flektierte Mittel-, Ring- und Kleinfinger) so an, dass sich der Arcus vertebrae auf den Mittel-, Ring- und Kleinfinger-Mittelgliedern sowie dem Metakarpale I (Thenar) befindet und der Proc. spinosus zwischen dem Thenar und den Mittel-, Ring- und Kleinfinger-Endgliedern liegt.

Der Patient greift mit seinen Händen die jeweils kontralaterale Schulter und hält diese fest. Der Behandler legt die übereinander gekreuzten Ellenbogen des Patienten unter seine Achselhöhle des kaudalen (rechten) Arms. Der kraniale (linke) Arm des Behandlers umgreift von hinten beide Schultern des Patienten und flektiert den Oberkörper des Patienten durch Anheben so weit, das seine „Pistolen-Hand" keinen Kontakt mehr mit der Behandlungsbank hat.

Nun bringt er den Oberkörper des Patienten mit **beibehalten flektierter Wirbelsäule** zurück auf die Behandlungsbank (▶ **Abb. 9.18**), bis die Wirbelsäule wieder auf der Behandlungsbank aufliegt.

Meist erfolgt dadurch schon die (spontane) Positionierung des Wirbels; sonst muss noch ein leichter Body Drop mit der rechten Achselhöhle in Richtung der Behandlungsbank durchgeführt werden, damit das Facettengelenk deblockiert.

9.3.3 Behandlung einer Anterolisthesis von L 5

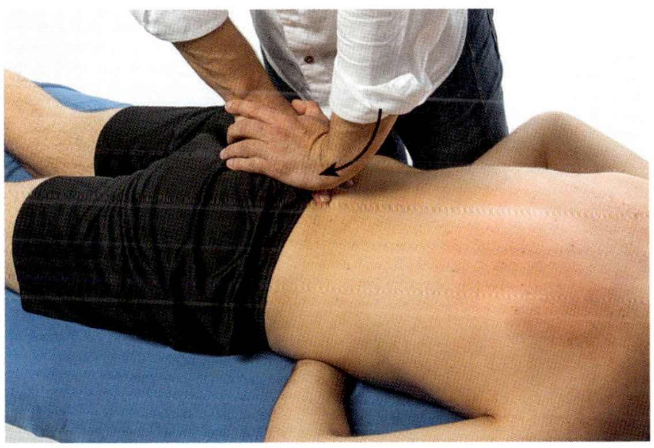

▶ **Abb. 9.19** Behandlung einer Anterolisthesis von L 5.

Bei der Anterolisthesis von L 5 steht der Wirbel nach ventral gegenüber der mittigen Sakrumbasis (Sakrumrückfläche in Höhe S 1) verschoben (abgeglitten). Die klassische Behandlung der Anterolisthesis setzt auf die Delordosierung der LWS mit dem erhofften Ziel, die weitere Ventralisierung von L 5 zu vermeiden. Hierbei findet (leider) eine (viel stärkere) Kontranutation des Sakrums statt, wodurch die Stufe sogar noch verstärkt wird und die Weichteile (Dura, Nervenwurzel, Muskeln, Bänder und Gelenkkapsel) vermehrt gedehnt und somit gereizt werden.

Eine **stabilisierende Behandlung** der Anterolisthesis erfolgt, indem das Sakrum ventralisiert und so unter den Wirbelkörper von L 5 geschoben wird.

Der Patient liegt in Bauchlage, die Hände beidseits neben seinem Becken oder unter seinem Bauch gelagert. Die Hüftgelenke sind beidseits abduziert, wodurch das Ilium eine bilaterale Inflare-Bewegung macht und so das Sakrum nach ventral drückt.

Der Behandler steht seitlich neben dem Patienten. Seine kaudale Hand liegt auf dem Sakrum, wobei Zeige- und Mittelfinger jeweils auf der rechten bzw. linken Sakrumbasis liegen. Der Daumenballen der kranialen Hand liegt auf dem Zeigefinger (und somit auf der rechten Sakrumbasis), der Kleinfingerballen auf dem Mittelfinger (und somit auf der linken Sakrumbasis). Der Behandler lehnt sich so weit über den Patienten, dass er mit dem Körper Druck auf seine kraniale Hand ausüben kann.

Bei der Ausatmung des Patienten (sie bringt das Sakrum in Richtung Nutation, also die Sakrumbasis nach ventral) gibt der Behandler Druck über den kranialen Arm in Richtung Behandlungsbank und bewegt so die mittige Sakrumbasis beidseits nach ventral (und etwas kaudal; ▶ **Abb. 9.19**). Bei der Einatmung hält er durch konstanten Druck das Sakrum in einer anterioren Position. Dies wird ca. 2 Minuten lang wiederholt.

Beim Beenden der Technik verringert der Behandler während einer Ausatmung langsam den Druck, damit das Sakrum, welches sich dann sowieso in einer Nutations-Bewegung befindet, in ventraler Position bleibt und seine dem L 5 angenäherte Position beibehält.

9.4 Beziehungen zur LWS

Die Beziehungen zur LWS zeigt die ▶ **Tab. 9.2.**

▶ **Tab. 9.2** Beziehungen zur LWS.

Wirbelsegment	Beziehung	(Organ-)Systeme/Blockierungen
Th 12–L 2	sympathisch (Ggl. mesentericum inferius)	Colon ascendens, Colon transversum, Colon descendens, Colon sigmoideum, Nebenniere, Niere, Ureter, Harnblase, Rektum, Uterus, Prostata
L 3	mechanisch	untere Extremität
L 4	mechanisch (Lig. iliolumbale)	Ilium Anterior, Upslip
L 5	mechanisch (Lig. iliolumbale)	Ilium Posterior, Sakrum-Dysfunktionen

10 Brustwirbelsäule

10.1 Allgemeine Betrachtungen

Die dachziegelartige Stellung der Procc. spinosi in der BWS muss bei der Palpation der jeweiligen Brustwirbel beachtet werden, weil Wirbelkörper und -bogen auf anderer Höhe liegen als die jeweils zugehörigen Spitze des Proc. spinosus. Die Position der Procc. spinosi in Relation zu den Wirbelkörpern beschreibt die sog. 3er-Regel (▶ **Abb. 10.1**).

10.1.1 Biomechanik der BWS

(s. auch Kap. 7.1, Kap. 7.4 und Kap. 7.5)

- Th 1–Th 4 bewegt stets in einer **RS-Biomechanik**.
- Th 5–Th 12 bewegt physiologisch in einer **SR-Biomechanik**.

Die BWS darf nicht isoliert betrachtet werden, sondern muss im Zusammenhang mit Thoraxbewegung (Rippen), Beckenbewegung (ISG/SIG) und viszeralen Problemen (VNS) verstanden werden:

- BWS – Rippen:
  - Die BWS muss im Zusammenhang mit der Rippen-Biomechanik (als Gesamtheit) betrachtet werden:
  - Bei der Einatmung bewegen die Rippen die Brustwirbel aktiv in Richtung Extension. Bei der Ausatmung nimmt der Brustwirbel bei seiner Bewegung in Richtung Flexion die Rippen passiv in Exspiration (Kap. 11.1) mit.
- BWS – VNS (vegetatives Nervensystem):
  - Der sympathische Teil des VNS situiert sich von C 8–L 2, sodass eine gegenseitige Relation der inneren Organe und der BWS (genau: C 8–L 2) vorliegt. Liegt die Ursache für eine Dysfunktion beim Organ, finden sich an der BWS (wegen der mehrsegmentalen Innervation der Viszera) Gruppendysfunktionen, während eine (monolytische) Brustwirbel-Blockade eine reaktive Funktionsstörung des zugehörigen Organsystems erzeugen kann (Kap. 27.1.1).
- BWS – Becken/Wirbelsäule:
  - Bei Dysfunktionen der Beckengelenke (SIG/ISG) verändert sich das Schwingungsverhalten der Wirbelsäule, wodurch bestimmte BWS-Abschnitte (SIG: Th 3, Th 6, Th 12/ISG: Th 1–Th 5, Th 12) häufig Blockaden aufweisen.

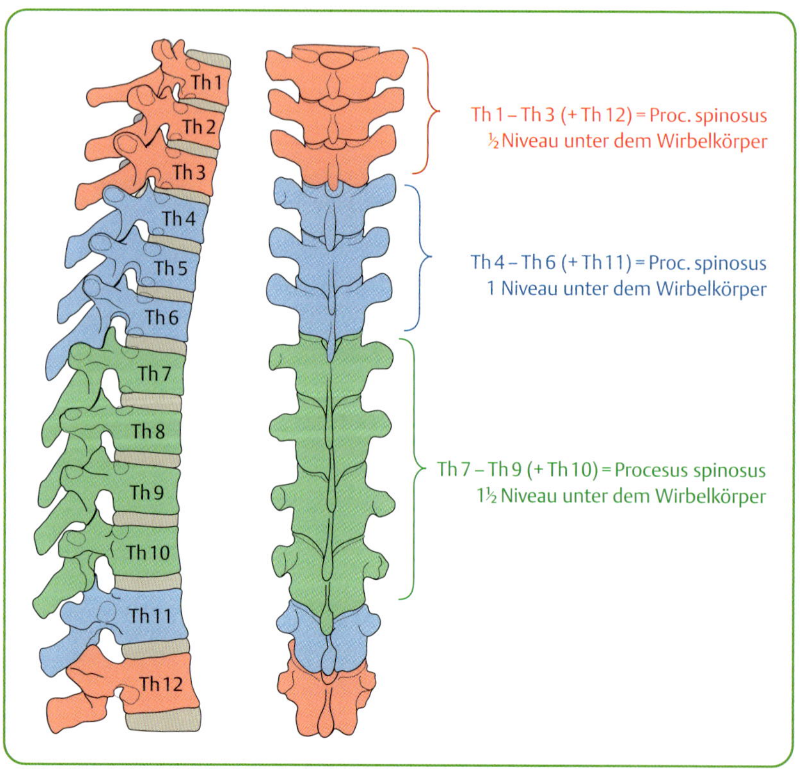

▶ **Abb. 10.1** Die 3er-Regel BWS.

10.2

Untersuchung

Die Untersuchung der BWS gliedert sich in Inspektion, Palpation, Funktions- sowie Provokationstests und Safety-Tests (mechanisch, vaskulär und neurologisch).

10.2.1 Inspektion

Die Inspektion im Hinblick auf Abweichungen der Posturologie wird im Kap. 2.5.1 beschrieben. Die BWS wird zudem unter folgenden Aspekten inspiziert:

Inspektion im Stand

Harmonie der BWS-Kyphose bzw. Abweichung in Extension/Flexion der Wirbelsäule, Stellung der Procc. spinosi und Gradstand der Wirbelsäulenübergänge (C 0/C 1 = CCÜ, C 7 / Th 1 = CTÜ, Th 12/L 1 = TLÜ und L 5/S 1 = LSÜ) werden daraufhin überprüft, ob sie auf einer Linie liegen, oder ob seitliche (BWS) bzw. rotatorische (Rippen) Abweichungen bestehen.

Inspektion bei aktiver Flexion

Der Patient beugt sich nach vorne. Der Untersucher prüft, ob die Wirbelsäulen-Flexion harmonisch abläuft oder ob sie einen „Knick" bzw. geraden Abschnitt aufweist, was Zeichen für eine Dysfunktion der BWS ist.

Inspektion bei aktiver Extension

Der Patient beugt sich nach hinten. Der Untersucher prüft, ob die Wirbelsäulen-Extension harmonisch ist oder ob sie einen „Knick" bzw. geraden Abschnitt aufweist, was Zeichen für eine Dysfunktion der BWS ist.

Inspektion bei aktiver Seitneigung

Der Patient beugt sich nach rechts, anschließend nach links. Der Untersucher prüft, ob die Wirbelsäulen-Seitneigung harmonisch ist oder ob sie einen „Knick" bzw. geraden Abschnitt aufweist, was Zeichen für eine Dysfunktion der BWS ist.

10.2.2 Untersuchung der BWS (Goldstandard)

Zur Untersuchung der BWS werden eine Palpation der Muskeln und ein Oszillationstest der Facettengelenke ausgeführt, was ebenso Information über die betroffenen Wirbelsäulenabschnitte wie auch über die betroffenen Strukturen (muskulär, kapsulo-ligamentär, intraartikulär) gibt. Je nach Erfahrung des Untersuchers kann bereits jetzt schon eine genaue Dysfunktion benannt werden oder es wird in den betroffenen Wirbelsäulenabschnitten ein Seitneigungstest zur Bestimmung der Dysfunktion durchgeführt.

Palpation BWS paravertebral im Stand

Der Patient steht, der Untersucher steht seitlich neben dem Patienten. Mit dem Zeige- und Mittelfinger der einen Hand palpiert der Untersucher links und rechts der Procc. spinosi (paravertebral) von kranial nach kaudal die Wirbelsäule entlang, beginnend am CTÜ. Palpiert werden einerseits der Tonus der autochthonen Rückenmuskeln (der Hinweise auf eine [intraartikuläre] Blockade oder [muskulär bedingte] Gruppendysfunktion liefern kann), andererseits die Trophik der autochthonen Muskeln. Zusätzlich wird dabei die Posteriorität des Arcus vertebrae palpiert, da bei einer Dysfunktion des Wirbels (Gruppendysfunktion oder intraartikuläre Blockade) die Rotationsasymmetrie in der BWS stärker ausgeprägt ist als in der LWS. Daneben fallen hierbei lokale oder globale Muskelatrophien der autochthonen Rückenmuskeln auf.

Oszillationstest in Rückenlage

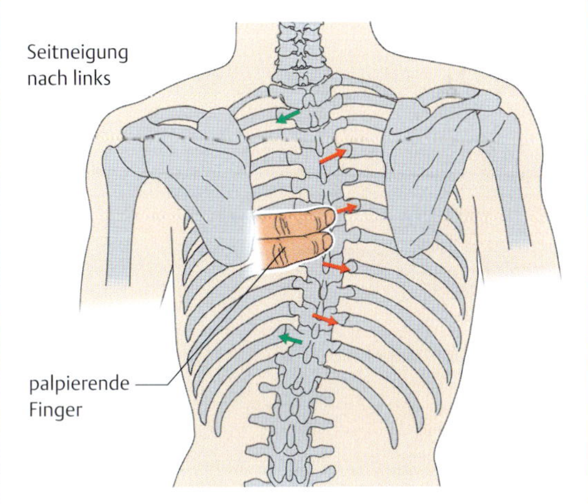

▶ **Abb. 10.2** Oszillation Seitneigung rechts (einzelner Wirbel bewegt sich nach links).

Der Patient liegt in Rückenlage, verschränkt die überkreuzten Arme und hält mit den Händen die jeweils gegenüberliegende Schulter fest. Der seitlich stehende Untersucher (in diesem Beispiel: rechts) umgreift mit der Hand des linken Arms die beiden Ellenbogen des Patienten. Sein Unterarm liegt lateral an dem ihm zugewandten Oberarm des Patienten. Durch einen repetitiven Druck des Untersucher-Unterarms auf den Patienten-Oberarm wird eine Seitneigung zu ihm hin (steht der Untersucher **rechts**, bewegt er den Patienten in eine **Seitneigung rechts**) ausgeführt.

Der rechte Arm des Untersuchers umgreift den Patienten, um mit den Fingern von dorsal auf die homolaterale Seite (hier die rechte Seite von Patienten) der Procc. spinosi der BWS zu gelangen.

Er legt seine Zeige- und Mittelfinger von lateral an den jeweiligen Proc. spinosus der BWS (▶ **Abb. 10.2**). Bei der

Lateralflexion der BWS, die von dem linken Unterarm des Untersuchers durch Druck auf den rechten Oberarm des Patienten ausgelöst wird, palpiert er, ob der jeweilige Proc. spinosus in die Seitneigung der BWS mitbewegt oder ob er sich in einer zur getesteten Seitneigung kontralateralen Dysfunktion (mit Seitneigung links) befindet.

Auf diese Weise wird die gesamte BWS von Th 1 nach Th 12 untersucht.

Die Gegenseite wird entsprechend getestet.

Erklärung Oszillationstest: Beim Oszillationstest wird eine Seitneigungs-Bewegung der BWS ausgeführt, wodurch sich (bei aufliegender Schulter/aufliegendem Becken) die einzelnen Wirbel im Raum zur kontralateralen Seite bewegen.

Beachte

Löst der Untersucher also eine passive Seitneigung nach rechts aus, so bewegen sich die einzelnen Wirbel im Raum nach links. Der Proc. spinosus bewegt sich von den palpierenden Fingern des Untersuchers weg.

Passiver Seitneigungstest in Rückenlage

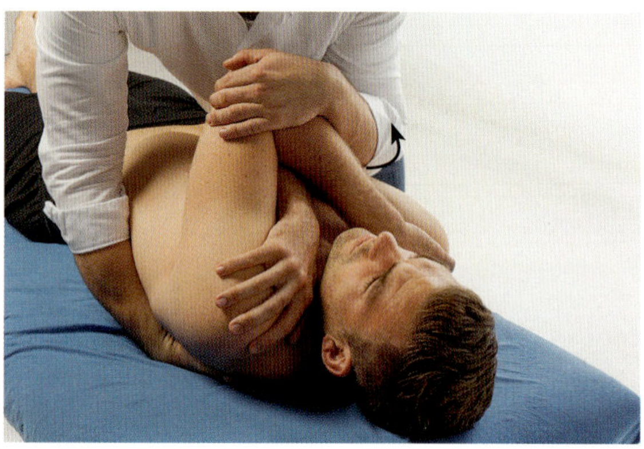

▶ **Abb. 10.3** Passiver Seitneigungstest in Rückenlage.

Der Test wird analog zum Oszillationstest in Rückenlage (s. o.) ausgeführt, mit dem Unterschied, dass Zeige- und Mittelfinger der Palpationshand von lateral an 2 benachbarten Procc. spinosi Kontakt aufnehmen, um die Bewegung des oberen Wirbels im Vergleich zum darunterliegenden Referenzwirbel in der (durch den Druck auf das Becken ausgeführten) Seitneigung nach links oder rechts zu prüfen (▶ **Abb. 10.3**). Es gibt 3 Möglichkeiten:

- Der getestete Spinosus bewegt sich bei der Seitneigung **nicht** gegenüber dem darunterliegenden Referenzwirbel (-spinosus): Der Wirbel bewegt sich in diese Richtung **nicht**, es besteht entweder eine Dysfunktion in die Gegenrichtung oder eine Arthrodese/Ankylose.
- Der getestete Spinosus bewegt sich bei der Seitneigung auf den testenden Zeige- und Mittelfinger zu und verstärkt den Kontakt zu den Untersucherfingern: Der Wirbel bewegt sich gemäß einer SR-Biomechanik in diese Richtung. Er kann sich von Th 5–L 5 entweder physiologisch bewegen bzw. sich in einer Gruppendysfunktion befinden.
- Der getestete Spinosus bewegt sich bei der Seitneigung vom testenden Zeige- und Mittelfinger weg, um sich danach wieder auf ihn zuzubewegen: Der Wirbel bewegt sich gemäß einer RS-Biomechanik in diese Richtung. Er kann sich von C 2–Th 4 entweder physiologisch bewegen bzw. sich in einer Gruppendysfunktion oder (von C 2–L 5) in einer intraartikulären Blockade (Dysfunktion in homolateraler Richtung) befinden.

Betrachtung zum Seitneigungstest s. Kap. 9.2.2.

10.2.3 Untersuchung der BWS (Alternative)

Oszillationstest

Der alternative Untersuchungsgang kann im Sitz oder in der Bauchlage ausgeführt werden:

Oszillationstest im Sitz

Der Patient sitzt in einer neutralen Position (nicht extrem flektiert oder extendiert) auf der Behandlungsbank, die Füße stehen auf dem Boden, um einen stabilen Halt zu geben, und die Hände liegen gekreuzt auf den entgegengesetzten Schultern, um den Oberkörper zu stabilisieren. Der Untersucher steht/sitzt seitlich hinter dem Patienten (in diesem Beispiel: links). Er legt dem Patienten den linken Arm von ventral auf die kontralaterale Schulter, sodass die linke Schulter des Patienten in der Achselhöhle der linken Schulter des Untersuchers liegt.

Der Daumen der anderen Hand liegt von lateral an dem jeweiligen Proc. spinosus der homolateralen BWS. Durch einen Druck, ausgelöst von der linken Achsel des Untersuchers auf die linke Schulter des Patienten, führt er eine passive Seitneigung nach links aus. Er palpiert dabei, ob der jeweilige Proc. spinosus in die Seitneigung der BWS mitbewegt oder ob er sich in einer zur getesteten Seitneigung kontralateralen Dysfunktion (mit Seitneigung rechts) befindet. Die gesamte BWS von Th 1–Th 12 wird auf beiden Seiten in dieser Weise untersucht.

Oszillationstest in Bauchlage

Der Patient liegt in Bauchlage, der Untersucher steht seitlich neben dem Patienten und legt seine kaudale Hand auf das Sakrum. Der Daumen der kranialen Hand liegt von lateral an dem jeweiligen Proc. spinosus auf der homolateralen Seite.

Nun macht der Untersucher eine Bewegung mit der kaudalen Hand auf dem Sakrum von sich weg und löst somit eine Seitneigungs-Bewegung der BWS zu sich hin aus. Gleichzeitig palpiert der Daumen der kranialen Hand, ob der jeweilige Proc. spinosus in die Seitneigung der BWS mitbewegt oder ob er sich in einer zur getesteten Seitneigung kontralateralen Dysfunktion (mit Seitneigung rechts) befindet.

Passiver Seitneigungstest im Sitz

Der Test wird analog zum Oszillationstest im Sitz (s. o.) ausgeführt, mit dem Unterschied, dass der Daumen der Palpationshand von lateral an 2 benachbarten Procc. spinosi Kontakt aufnimmt, um die Bewegung des oberen Wirbels im Vergleich zum darunterliegenden Referenzwirbel in der (durch den Druck auf das Becken ausgeführten) Seitneigung nach links oder rechts zu prüfen. Es gibt 3 Möglichkeiten:

- Der getestete Spinosus bewegt sich bei der Seitneigung **nicht** gegenüber dem darunterliegenden Referenzwirbel (-spinosus): Der Wirbel bewegt sich in diese Richtung **nicht**, es besteht eine Dysfunktion in die Gegenrichtung oder eine Arthrodese/Ankylose.
- Der getestete Spinosus bewegt sich bei der Seitneigung auf den testenden Daumen zu und verstärkt den Kontakt mit den Untersucherfingern: Der Wirbel bewegt sich gemäß einer SR-Biomechanik in diese Richtung. Er kann sich von Th 5–L 5 physiologisch bewegen bzw. sich in einer Gruppendysfunktion befinden.
- Der getestete Spinosus bewegt sich bei der Seitneigung vom testenden Daumen weg, um sich danach wieder auf ihn zuzubewegen: Der Wirbel bewegt sich gemäß einer RS-Biomechanik in diese Richtung. Er kann sich von C 2–Th 4 entweder physiologisch bewegen bzw. sich in einer Gruppendysfunktion oder (von C 2–L 5) in einer intraartikulären Blockade (Dysfunktion in homolateraler Richtung) befinden. Die gesamte BWS von Th 1 bis Th 12 wird auf beiden Seiten in dieser Weise untersucht.

Betrachtung zum Seitneigungstest s. Kap. 9.2.2.

Lateraler Translationstest in Bauchlage

Mit diesem Test kann man (zuvor gefundene) intraartikuläre Blockaden nach E- und F-Blockaden differenzieren:

Der Patient liegt in Bauchlage, der Untersucher steht seitlich vom Patienten. Er testet das betroffene Wirbelsegment gegenüber dem **darunterliegenden** Wirbelsegment, weil eine intraartikuläre Blockade per Definition an den beiden unteren Facettengelenken eines Wirbels besteht (Kap. 7.1, Kap. 7.4 und Kap. 7.5). Bei einer Blockade von Th 8 werden also die unteren beiden Facetten von Th 8 gegenüber den oberen beiden Facetten von Th 9 untersucht, indem man den Proc. spinosus von Th 9 mit einem Daumen fixiert und dann den Proc. spinosus von Th 8 mit dem anderen Daumen zur Gegenseite drückt.

Die Benennung der Blockade geschieht nach dem **oberen Daumen**, wenn bei einer der beiden Richtungen ein Widerstand ertastet wird.

Intraartikuläre Blockade von Th 8

Der Patient liegt in Bauchlage, und der Untersucher steht seitlich neben dem Patienten (in diesem Beispiel: rechts). Der linke Daumen des Untersuchers liegt auf der linken Seite des Patienten und fixiert von lateral den Proc. spinosus von Th 9. Der **rechte (obere)** Daumen des Untersuchers liegt auf der rechten Seite des Patienten und drückt den Proc. spinosus von Th 8 von lateral zur Gegenseite. Die linke Facette zwischen Th 8 und Th 9 muss sich schließen und die rechte Facette zwischen Th 8 und Th 9 öffnen. Fühlt der Untersucher dabei einen Widerstand, so schließt sich die linke Facette nicht bzw. öffnet sich die rechte Facette nicht, deshalb besteht eine **RS_R**-Dysfunktion.

Danach fixiert der Untersucher mit seinem rechten Daumen, der auf der rechten Seite des Patienten liegt, von lateral den Proc. spinosus von Th 9. Der **linke (obere)** Daumen des Untersuchers liegt auf der linken Seite des Patienten und drückt den Proc. spinosus von Th 8 von lateral zur Gegenseite. Die linke Facette zwischen Th 8 und Th 9 muss sich öffnen und die rechte Facette zwischen Th 8 und Th 9 schließen. Fühlt der Untersucher einen Widerstand, so öffnet die linke Facette nicht bzw. schließt die rechte Facette nicht, deshalb besteht eine **RS_L**-Dysfunktion.

Um herauszufinden, welche Facette (rechts oder links) in welcher Weise (geöffnet oder geschlossen) dysfunktionell ist, muss ein Spine-Test (s. u.) ausgeführt werden, denn bei

- FRS_R kann sich die linke Facette nicht schließen,
- ERS_R kann sich die rechte Facette nicht öffnen.

In der lateralen Translation gibt es zwischen den beiden **keinen** Unterschied!

Mit dem Seitneigungstest in Rückenlage (Kap. 9.2.2), dem Seitneigungstest im Sitz und dem lateralen Translationstest in Bauchlage (Kap. 9.2.3) kann man **nicht** feststellen, ob die intraartikuläre Blockade in **Flexion** oder **Extension** besteht. Für diese Differenzierung wird der Spine-Test (ventraler Translationstest) ausgeführt:

Ventraler Translationstest (Spine-Test)

Dieser Test differenziert, ob die in den vorangegangenen Tests gefundene Wirbelblockade auf einer geschlossen blockierten Facette (E-Blockade) oder einer geöffnet blockierten Facette (F-Blockade) beruht:

- Bei einer Dysfunktion FRS_R kann sich die linke Facette nicht schließen.
- Bei einer Dysfunktion ERS_R kann sich die rechte Facette nicht öffnen.

Der Patient befindet sich in Rücken-/Bauchlage oder im Sitz. Der Untersucher steht seitlich vom Patienten und gibt einen Druck nach ventral auf den Arcus vertebrae, direkt links und rechts des Proc. spinosus:

- Lässt sich der Wirbel **nicht** nach ventral translatieren, liegt eine **F-Blockade** (= **f**est) vor.
- Lässt sich der Wirbel **leicht federnd** nach ventral translatieren, liegt eine **E-Blockade** (= **e**lastisch) vor.

Beachte

Bei der lateralen Translation gibt es zwischen der E- und F-Blockade *keinen* Unterschied!

10.3

Behandlung

Bei der Behandlung der BWS ist unter Safety-Aspekten (Kap. 33) insbesondere an die biomechanische Kopplung von BWS und Rippen sowie an die Thoraxorgane, das VNS (C8–L2) und das Zwerchfell zu denken. Es sind mechanische Instabilitäten, vaskuläre und neurologische/neurovegetative Störungen zu berücksichtigen.

10.3.1 Mobilisation

Mobilisation im Sitz

Der Patient sitzt in einer neutralen Position (nicht extrem flektiert oder extendiert) auf der Behandlungsbank, die Füße stehen auf dem Boden, um einen stabilen Halt zu geben, und die Hände liegen gekreuzt auf den entgegengesetzten Schultern, um den Oberkörper zu stabilisieren. Der Behandler steht/sitzt seitlich hinter dem Patienten (in diesem Beispiel: links). Er legt dem Patienten den linken Arm von ventral auf die kontralaterale Schulter, sodass die linke Schulter des Patienten in der Achselhöhle der linken Schulter des Untersuchers liegt. Der Daumen der anderen Hand liegt von lateral am jeweiligen Proc. spinosus der homolateralen BWS.

Bei einer Gruppendysfunktion NS_RR sitzt der Behandler auf der **linken** Seite des Patienten. Bei einer Gruppendysfunktion NS_LR sitzt der Behandler auf der **rechten** Seite des Patienten, um die korrektive Seitneigung einzustellen:

Beispiel: NS_RR

Der Behandler sitzt/steht auf der **linken** Seite des Patienten und legt seinen linken Arm mit der Hand von ventral auf die rechte Schulter, sodass die linke Schulter des Patienten in der linken Achselhöhle des Behandlers liegt. Durch einen Druck mit der linken Achsel auf die linke Schulter des Patienten in Richtung der Behandlungsbank führt er eine passive Seitneigung (nach links) bis zum betroffenen Segment des Patienten aus.

Gleichzeitig drückt er mit der linken Hand die rechte Schulter des Patienten nach dorsal, bis die Bewegung am betroffenen Segment spürbar ist, wodurch der Wirbel eine Rotation nach rechts ausführt. Diese beiden gleichzeitig ausgeführten Bewegungen (Druck der Behandler-Schulter auf den/gegen den Behandlungstisch [S_L] und Druck gegen die kontralaterale Schulter [R_R]) wird repetitiv ausgeführt, d. h., der Behandler mobilisiert den Wirbel in eine Seitneigung nach links und eine Rotation nach rechts.

Myotensive Mobilisation im Sitz

Die Ausgangsstellung entspricht derjenigen der Mobilisation im Sitz (Kap. 10.3.1).

Im Unterschied zur oben genannten Mobilisation macht man sich in Anspannungs- und Entspannungsphasen die postisometrische Relaxation zunutze:

Beispiel: NS_RR

Der Patient drückt seine rechte Schulter nach ventral (in eine Rotation nach links) in die freie (Dysfunktions-) Richtung. Die linke Hand des Behandlers hält ca. 10–15 Sekunden der Anspannung entgegen. Dabei spannt der Patient mit minimalem Kraftaufwand gerade nur so stark an, dass der Behandler die Bewegung/Anspannung am zu behandelnden Wirbelsegment wahrnimmt.

Danach macht sich der Behandler die postisometrische Relaxation der Muskeln zunutze und drückt die linke Schulter ein Stück weiter nach hinten (in eine Rotation nach rechts) in die restriktive Richtung. Nach jeder Phase wird die Bewegungsgrenze so neu eingestellt.

Dieses Anspannen-Entspannen des Patienten mit jeweiligem neuen Einstellen des Bewegungszugewinns durch den Behandler aus der Wirbel- Dysfunktion heraus wird ca. 6–8 × wiederholt.

10.3.2 Manipulation

Manipulation in Rückenlage (Dog-Technik)

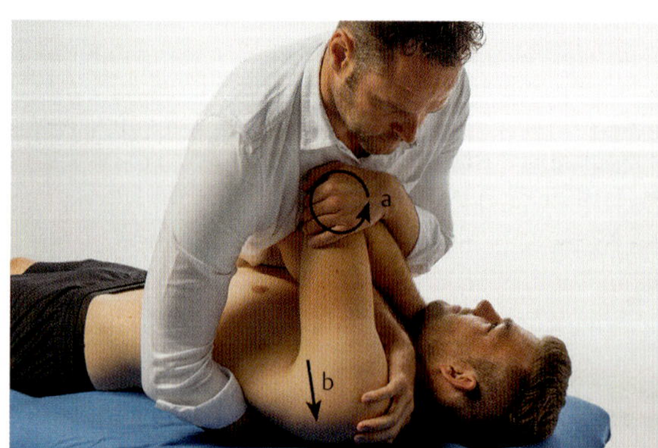

▶ **Abb. 10.4** Manipulation in Rückenlage (Dog-Technik) – obere BWS, **a** Rotation um die Bewegungsgrenze, **b** ggf. Thrust.

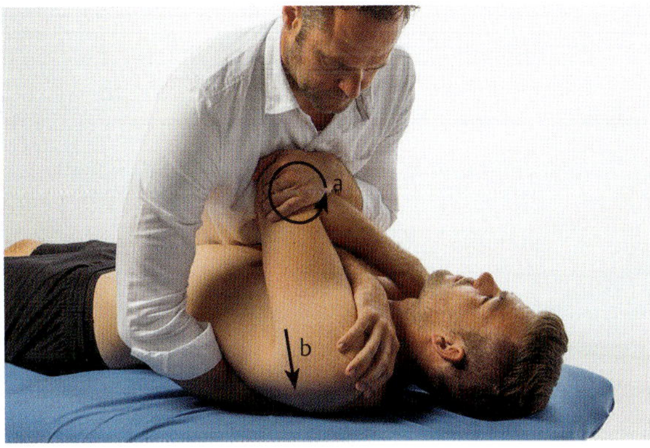

▶ **Abb. 10.5** Manipulation in Rückenlage (Dog-Technik) – mittlere BWS, **a** Rotation um die Bewegungsgrenze, **b** ggf. Thrust.

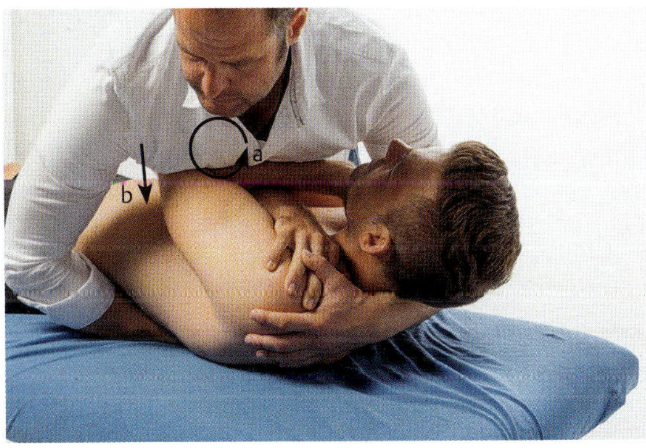

▶ **Abb. 10.6** Manipulation in Rückenlage (Dog-Technik) – untere BWS, **a** Rotation um die Bewegungsgrenze, **b** ggf. Thrust.

Die sog. „Dog-Technik" kommt insbesondere bei der Manipulation der BWS zum Einsatz.

Der Patient liegt in Rückenlage. Der Behandler steht seitlich vom Patienten (in diesem Beispiel: rechts). Der kaudale (rechte) Arm des Behandlers umgreift den Patienten, um mit den Fingern von dorsal auf die homolaterale Seite (hier die rechte Seite des Patienten) der Procc. spinosi der BWS zu gelangen. Gemäß der 3er-Regel (Kap. 10.1) legt er die Hand am blockierten Wirbel (ein halbes, ein ganzes bzw. anderthalb Segmente oberhalb des entsprechenden Proc. spinosus) mit dem **Pistolen-Griff** (d. h. maximal abduzierter Daumen, maximal extendierter Zeigefinger und flektierte Mittel-, Ring- und Kleinfinger) so an, dass sich der Arcus vertebrae auf den Mittel-, Ring- und Kleinfinger-Mittelgliedern sowie dem Metakarpale I (Thenar) befindet und die Procc.-spinosi-Reihe zwischen dem Thenar und den Mittel-, Ring- und Kleinfinger-Endgliedern liegt. Der Patient greift mit seinen Händen die jeweils kontralaterale Schulter und hält diese fest. Der Behandler umgreift mit der Hand des kranialen (linken) Arms die beiden Ellenbogen des Patienten. Sein Unterarm liegt lateral an dem ihm zugewandten Oberarm des Patienten (hier der rechte Arm des Patienten). Er beugt sich mit dem Oberkörper so weit über den Patienten, dass sein Sternum auf seiner linken Hand (die die beiden Ellenbogen des Patienten umgreift) liegt.

- Für die Korrektur der **oberen BWS (Th 1–Th 4)** müssen die Oberarme des Patienten in eine Anteversions-Position seiner Schultern gebracht werden, indem der Behandler die Ellenbogen des Patienten in Richtung dessen Kopf bewegt, bis er Druck auf seiner „Pistolen-Hand" spürt (▶ **Abb. 10.4**).
- Für die **mittlere BWS (Th 5–Th 8)** reicht eine kreisende Bewegung mit angelegten Patientenarmen, um Druck auf die „Pistolen-Hand" zu erzeugen (▶ **Abb. 10.5**).
- Für die **untere BWS (Th 8–Th 12)** muss zusätzlich eine thorakale Kyphose des Patienten ausgeführt werden, indem der Behandler die Ellenbogen des Patienten in Richtung dessen Beckens bewegt, bis er Druck auf seiner „Pistolen-Hand" spürt (▶ **Abb. 10.6**).
- Für die **LWS** wird zusätzlich der Oberkörper des Patienten angehoben, um den Druckpunkt auf die „Pistolen-Hand" zu bringen (Kap. 9.3.2).

Nach in dieser Weise erfolgter Hebel-Einstellung wird eine ellipsoide Bewegung um den maximalen Druckpunkt herum (auf der „Pistolen-Hand") dadurch ausgeführt, dass der Behandler mit seinem (und damit auch dem Patienten-) Oberkörper eine kreisende Bewegung um das betroffene Brustwirbelsegment ausführt. Hierdurch kommt es im Regelfall zur Spontanreposition des blockierten Wirbelgelenks, falls notwendig, kann ein Thrust in Richtung Behandlungsbank mittels Body Drop gegeben werden.

10.4 Beziehungen zur Brustwirbelsäule

Die Beziehungen zur BWS zeigt die ▶ **Tab. 10.1**.

▶ **Tab. 10.1** Beziehungen zur BWS.

Wirbelsegment	Beziehung	(Organ-)Systeme/Blockierungen
C 7–Th 1	sympathisch (Ggl. stellatum) über den Plexus pulmonalis	Kopf- und Halsorgane, Herz, Lunge, Thymus, Ösophagus; monolytische Blockierung: Kardia
Th 1–Th 5	Plexus pulmonalis, Plexus cardiacus	
Th 5–Th 6	Plexus cardiacus	
Th 6–Th 9	sympathisch (Ggl. coeliacum)	Magen, Milz, Pankreas, Duodenum, Leber, Gallenblase; monolytische Blockierung: Pylorus/Sphinkter von Oddi
Th 9–L 1	sympathisch	Niere, Nebenniere
Th 10–Th 12	sympathisch (Ggl. mesentericum superius)	Intestinum tenue, Zäkum, Ileozäkalklappe, Niere, Nebenniere (Th 9–L 1); monolytische Blockierung: Ileozäkalklappe
Th 12–L 2	sympathisch (Ggl. mesentericum inferius)	Colon ascendens, Colon transversum, Colon descendens, Colon sigmoideum, Nebenniere, Niere, Ureter, Rektum, Harnblase, Uterus, Prostata

11 Rippen, Zwerchfell

11.1 Biomechanik der Rippen

Ventral sind die 1.–7. Rippe über den jeweiligen Rippenknorpel mit dem Sternum direkt verbunden (Kosto-Chondral- und Chondro-Sternal-Gelenk). Der Rippenknorpel der 8.–10. Rippe hat keinen direkten Kontakt zum Sternum, sondern stellt seine Verbindung mit dem Rippenknorpel der jeweils darüberliegenden Rippe her. Die 11. und 12. Rippe haben keinen Rippenknorpel, sondern enden als „freie Rippen" in der seitlichen Rumpfmuskulatur.

Alle Rippen sind über je 1 Kosto-Transversal- und 1 Kosto-Vertebral-Gelenk mit den Brustwirbelkörpern verbunden. Die 1., 11. und 12. Rippe artikulieren jeweils an 1 Brustwirbelkörper, während die 2.–10. Rippe jeweils an 2 Brustwirbelkörpern (am oberen Teil des jeweils zugehörigen Brustwirbelkörpers sowie am unteren Teil des jeweils darüber gelegenen Brustwirbelkörpers) artikulieren.

Als **Bewegungssegment des Thorax** bezeichnet man den jeweiligen Brustwirbelkörper mit „seinen" beiden Rippen, welche ihre „segmentzuordnenden Verbindungen" jeweils am Kosto-Transversal-Gelenk haben. Außerdem gehören die Verbindungen der Rippen mit dem Sternum über die Rippenknorpel (1–10) zum jeweiligen Bewegungssegment:

1. Durch die Muskel- und Bandansätze von BWS und Rippen sowie die Hebelverhältnisse bildet das Kosto-Vertebral-Gelenk den „Ruhepol", während das Kosto-Transversal-Gelenk den „Bewegungshebel" bildet.
2. Die vordere Verbindung der Bewegungssegmente 1–10 ist durch den jeweiligen Rippenknorpel elastisch und ermöglicht so das Heben und Senken der Rippe und des Sternums. Das Heben/Senken findet um eine schräg verlaufende Rotationsachse – vom Kosto-Transversal- zum Kosto-Vertebral-Gelenk verlaufend – statt, wobei das Heben „Inspiration" und das Senken „Exspiration" genannt wird. Diese Achse wird als „axiale Rotationsachse der Rippe" bezeichnet (▶ **Abb. 11.1** ④ und ⑤), gleichzeitig bilden die Rippenknorpel ein Widerlager für die Rippen-/Brustwirbelverbindung.
3. Aus den beiden vorgenannten Punkten (1. und 2.) ergibt sich die Rotationsachse der Rippen mit ihrem Hemithorax, welche für die linken Rippen im linken bzw. für die rechten Rippen im rechten Hemithorax liegt und eine Drehung der Rippe(n) mit ihrem Hemithorax um eine kranio-kaudale Achse beschreibt (▶ **Abb. 11.1** ② und ③). Diese Achse entsteht durch die vektorielle Projektion der Rippenbewegung mit der gleichseitigen Pleura und dem Mediastinum im sog. „funktionellen Hemithorax" der gleichen Seite um das Centrum posterior. Zur Stabilisierung dienen auch die Skapulae mit den Mm. rhomboidei und Mm. serrati anteriores.

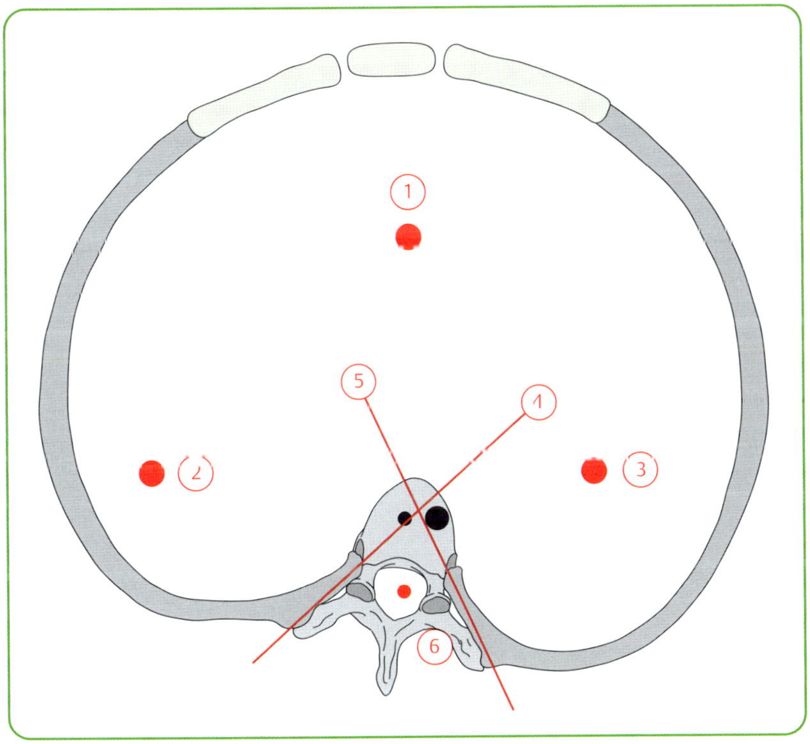

▶ **Abb. 11.1** Thoraxbewegungssegment und Achsen (Abbildung zeigt eine Linksrotation); ① zentrale Drehachse (gesamte Thoraxrotationsachse), ② Rotationsachse der linken Rippe mit dem linken Hemithorax, ③ Rotationsachse der rechten Rippe mit dem rechten Hemithorax, ④ axiale Rotationsachse der linken Rippe, ⑤ axiale Rotationsachse der rechten Rippe, ⑥ Wirbel-Rotationsachse.

4. Rotationsbewegungen des Thorax sind funktionell betrachtet gleichzeitige und gleichgerichtete Bewegungen (R_L bzw. R_R) um die linke und rechte Rotationsachse der Rippen mit ihrem Hemithorax (Centrum posterior, s. Punkt 3.), wodurch das retrosternal gelegene „Centrum anterior" als zentrale Drehachse des Thorax entsteht (▶ **Abb. 11.1** ①). Die anatomische „Achse" der Vv. cavae superior et inferior liegt genau im Centrum anterior und schützt die Vv. cavae deswegen bei Thoraxbewegungen (Rotation) mechanisch optimal. Diese Lage hat auch zur Folge, dass sich das Sternum (nahe der zentralen Rotationsachse = Centrum anterior) kaum an einer Rotation des Thorax beteiligt.
5. Da die BWS weit von der zentralen Rotationsachse des Thorax (Centrum anterior) entfernt ist, muss der theoretisch stattfindende laterale Bewegungsausschlag von ca. 2 cm pro Wirbelsegment (gegenüber dem darunterliegenden Segment) kompensiert werden, um eine Quetschung des Rückenmarks zu verhindern. Die kompensatorische Bewegung der BWS besteht in der gegensinnigen Rotation des Brustwirbels zu beiden Rippen (s. weiter unten), welche den Wirbelkanal in seiner zum Rückenmark neutralen Position hält und somit neurologische Symptome verhindert. Dieser Mechanismus wird durch die zweifache Verbindung von Wirbel und Rippe (kostovertebral/kosto-transversal) und das daraus resultierende „Zahnradphänomen" anatomisch gesichert (▶ **Abb. 11.1** ⑥).

Sowohl physiologisch (in beide Richtungen) als auch bei Dysfunktionen (in die jeweils freie Richtung) bewegen sich die Rippen gleichzeitig um die **kranio-kaudale Rotationsachse** der Rippe mit dem Hemithorax und um die **axiale Rotationsachse** der Rippe.

Man unterscheidet an Rippen-/Thorax-Bewegungen die **Einatmung (Inspiration)**, die **Ausatmung (Exspiration)** sowie **Thoraxrotationen** nach links bzw. rechts. Die Seitneigungs-Bewegungen des Thorax werden von den Wirbelkörpern der BWS initiiert (Kap. 7.1 und Kap. 11.4).

11.1.1 Einatmung (Inspiration)

Bei der Einatmung bewegen sich bilateral beide Rippenköpfchen **aktiv** nach ventral und nehmen den Wirbelkörper durch die Doppelverbindung (Kosto-Transversal- und Kosto-Vertebral-Gelenk) nach ventral (Wirbel in Richtung Extension [E]) mit, was für den Thorax in der Summe der Rippen und Wirbelkörper eine Aufrichtung der BWS (Verringerung der Kyphose) bedeutet.

Dabei machen die **linken Rippen** eine **Rotation nach links** und die **rechten Rippen** eine **Rotation nach rechts** sowie der dazwischenliegende Wirbelkörper eine Bewegung in Richtung Extension (▶ **Abb. 11.2**, ▶ **Tab. 11.1**). Die beiden Rippen heben sich (v. a. ventral) durch eine axiale Rotation um die schräg verlaufende Rotationsachse der Rippe, die beidseits vom Kosto-Transversal- zum Kosto-Vertebral-Gelenk verläuft.

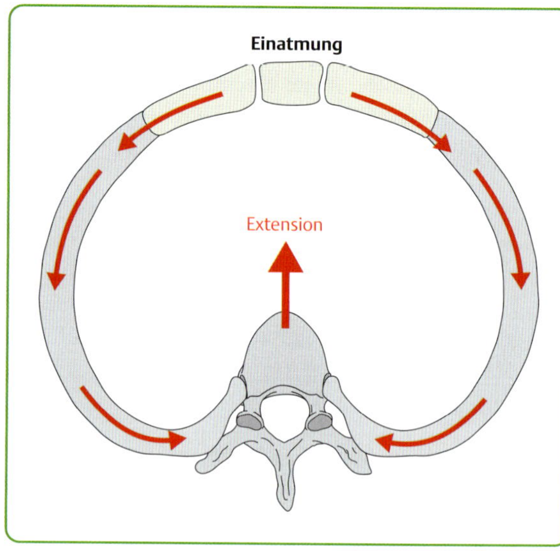

▶ **Abb. 11.2** Einatmung (Inspiration).

▶ **Tab. 11.1** Bewegung der Rippen bei der Einatmung.

linke Rippe	Wirbelkörper	rechte Rippe
Die linke Rippe bewegt sich in Rotation nach links (R_L).	Der Wirbelkörper bewegt sich beidseits in Extension (Facettengelenke schließen beidseits).	Die rechte Rippe bewegt sich in Rotation nach rechts (R_R).
Heben der Rippe	Th_X Extension (Th_X E)	Heben der Rippe

11.1.2 Ausatmung (Exspiration)

Bei der Ausatmung lässt die Spannung der Atem- und Atemhilfsmuskeln nach, sodass sich der Wirbel **passiv** nach dorsal (in Richtung Flexion [F]) und beide Rippen **passiv** nach ventro-kaudal bewegen, was für den Thorax in der Summe der Rippen und Wirbelkörper eine Verstärkung der BWS-Kyphose bedeutet.

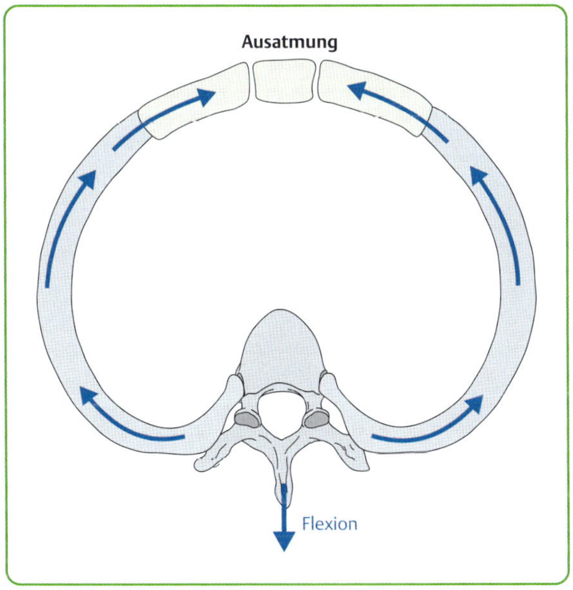

▶ **Abb. 11.3** Ausatmung (Exspiration).

Dabei machen die **linken Rippen** eine **Rotation nach rechts** und die **rechten Rippen** eine **Rotation nach links** sowie der dazwischenliegende Wirbelkörper eine Bewegung in Richtung Flexion (▶ **Abb. 11.3**, ▶ **Tab. 11.2**). Die beiden Rippen senken sich (v. a. ventral) durch eine axiale Rotation um die schräg verlaufende Rotationsachse der Rippe, die beidseits vom Kosto-Transversal- zum Kosto-Vertebral-Gelenk verläuft.

11.1.3 Thoraxrotation

Bei der Thoraxrotation (z. B. nach links) machen alle Rippen (links und rechts) eine Rotationsbewegung in dieselbe Richtung (in diesem Beispiel: R_L). Dies bedeutet, dass die eine Thoraxseite (im Beispiel: links) eine Inspirationsbewegung und die Gegenseite (rechts) eine Exspirationsbewegung macht. Die Schulter der Inspirationsseite kommt in eine Retraktions-Position, die Schulter der Exspirationsseite in eine Protraktions-Position (▶ **Abb. 11.4**).

Dabei heben sich die Rippen (v. a. ventral) der Inspirationsseite und senken sich die Rippen (v. a. ventral) der Exspirationsseite durch eine jeweils axiale Rotation um die schräg verlaufende Rotationsachse der Rippe, die beidseits vom Kosto-Transversal- zum Kosto-Vertebral-Gelenk verläuft (▶ **Tab. 11.3**).

Genau in der zentralen Drehachse des Thorax liegen die Vv. cavae superior et inferior mit ihren Einflussstellen zum Herzen. Durch diese Lage wird ein Abknicken dieser wichtigen venösen Rückflussbahnen verhindert.

▶ **Tab. 11.2** Bewegung der Rippen bei der Ausatmung.

linke Rippe	Wirbelkörper	rechte Rippe
Die linke Rippe bewegt sich in Rotation nach rechts (R_R).	Der Wirbelkörper bewegt sich beidseits in Flexion (Facettengelenke öffnen beidseits).	Die rechte Rippe bewegt sich in Rotation nach links (R_L).
Senken der Rippe	Th_X Flexion (Th_X F)	Senken der Rippe

▶ **Tab. 11.3** Bewegungen der Rippen bei einer Rotation des Thorax.

	linke Rippen	Wirbelkörper	rechte Rippen
Thoraxrotation nach links (linke Schulter Retraktion/ rechte Schulter Protraktion)	Rotation nach links = Inspirationsbewegung (Blockade möglich), (R_L) Heben der Rippe	Rotation nach rechts (R_R)	Rotation nach links = Exspirationsbewegung, (R_L) Senken der Rippe
Thoraxrotation nach rechts (rechte Schulter Retraktion/ linke Schulter Protraktion)	Rotation nach rechts = Exspirationsbewegung, (R_R) Senken der Rippe	Rotation nach links (R_L)	Rotation nach rechts = Inspirationsbewegung (Blockade möglich), (R_R) Heben der Rippe

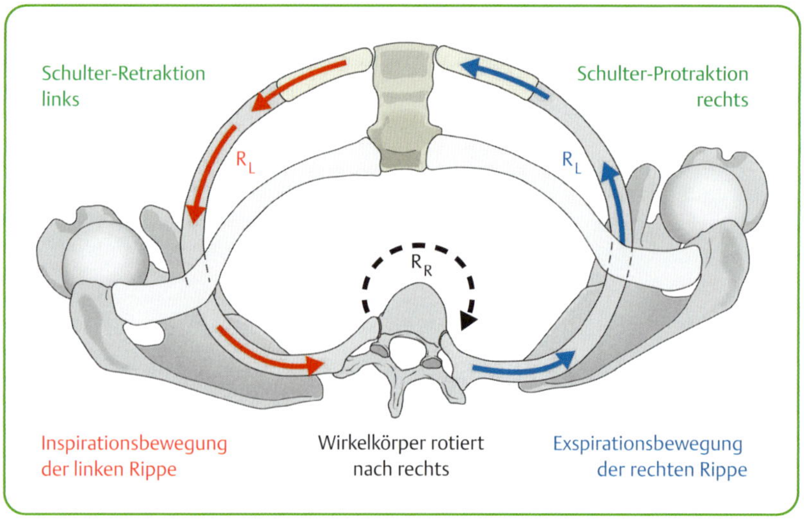

▶ **Abb. 11.4** Thoraxrotation nach links.

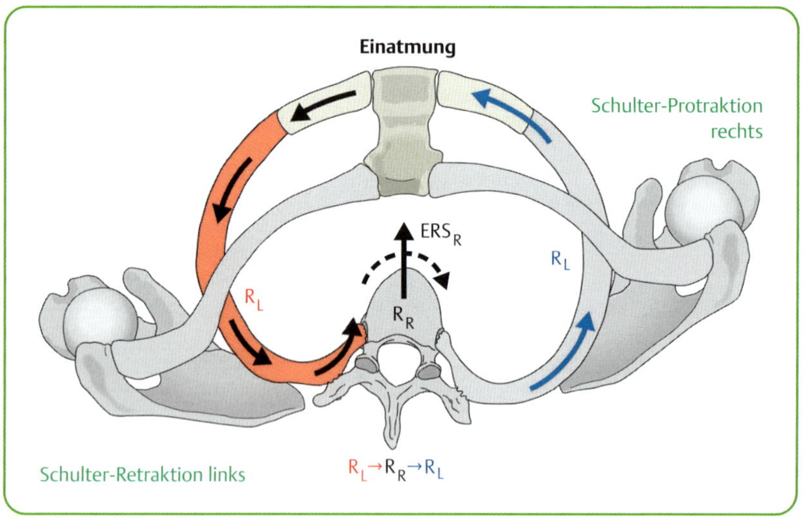

▶ **Abb. 11.5** Zahnradphänomen (Rippenblockade).

11.2
Dysfunktionen der Rippen

Bei Rippen gibt es zwei Dysfunktionen:
- Rippe in Inspiration (Blockade)
- Rippe in Exspiration

11.2.1 Blockade der Rippe in Inspiration

Aufgrund der Doppelverbindung (Kosto-Transversal- und Kosto-Vertebral-Gelenk) von der Rippe zum Wirbelkörper wird dieser von einer Rippe in Inspiration in ein ERS der Gegenseite, an der er restriktiv ist oder blockiert sein kann, gebracht. Rippen blockieren immer in **Inspiration**.

Eine blockierte Rippe links macht eine Rotation nach links (**Inspirationsstellung**). Der Wirbelkörper wird in eine Extension und RS_R gedrückt. Das hat auf der anderen Körperseite zur Folge, dass die rechte Rippe ebenfalls eine Rotation nach links macht (**Exspirationsstellung**; ▶ Abb. 11.5).

Dabei hebt sich die linke Rippe (v. a. ventral) und senkt sich die rechte Rippe (v. a. ventral) durch eine jeweils axiale Rotation um die schräg verlaufende Rotationsachse der Rippe, die beidseits vom Kosto-Transversal- zum Kosto-Vertebral-Gelenk verläuft.

Durch die Exspirationsstellung der rechten Rippe wird der Anpressdruck über das Chondro-Kostal- und Sterno-Chondral-Gelenk ans Sternum größer. Dadurch kann eine blockierte Rippe links zu einer kosto-sternalen Kompression (Tietze-Syndrom) auf der kontralateralen Seite führen.

Beachte

Eine blockierte Rippe (in Inspiration) ist Ursache für die zugehörige Brustwirbel-Dysfunktion, bei der der Brustwirbel in ERS zur Gegenseite restriktiv oder blockiert steht. Für die Behandlung bedeutet dies, dass zuerst die Rippe manipuliert werden muss. Danach wird, wenn noch notwendig, der Wirbel behandelt.

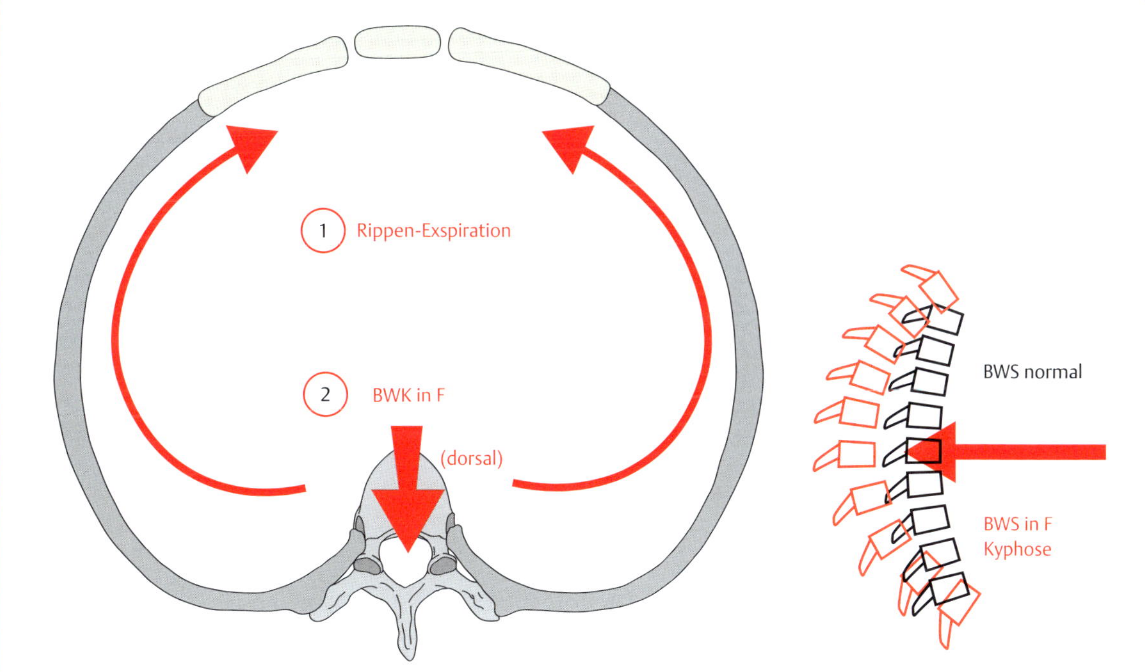

▶ **Abb. 11.6** Rippen in Exspiration, BWS in Flexion (Kyphose), **a** Ansicht von kranial, **b** Ansicht von lateral.

11.2.2 Rippen in Exspiration

Diese Dysfunktion, bei der **beidseits** die Rippen in einer Exspirationsposition stehen, entsteht durch verstärkte Kyphose infolge einer Mediastinum-Restriktion, einer Abschwächung der Rückenstreckmuskeln und bei verkürzter „vorderer Zentralsehne" usw.

Dabei macht der Wirbelkörper eine Bewegung in Richtung Flexion und die **linken Rippen** eine **Rotation nach rechts** und die **rechten Rippen** eine **Rotation nach links** (▶ **Abb. 11.6**).

Dabei senken sich beide Rippen (v. a. ventral) durch eine axiale Rotation um die schräg verlaufende Rotationsachse der Rippe, die beidseits vom Kosto-Transversal- zum Kosto-Vertebral-Gelenk verläuft (▶ **Tab. 11.2**).

11.2.3 Rippe in Exspiration infolge einer Wirbelblockade in Flexion

Bei einem geöffnet blockierten Facettengelenk (in diesem Beispiel: links) blockiert der Brustwirbel in FRS zur Gegenseite (in diesem Beispiel: FRS_R), wobei sich aufgrund des Zahnradphänomens beide Rippen in eine Rotationsposition (Rotation links) bewegen. Dies führt zu einer Inspirationsposition der einen (linken) und Exspirationsposition der anderen (rechten) Rippe, wobei der Brustwirbel hauptsächlich eine Seitneigungs-Bewegung macht und dadurch die Rotationskomponente des Thoraxsegments wesentlich geringer ausfällt als bei einer Rippenblockade (▶ **Abb. 11.7**, ▶ **Tab. 11.4**).

Dabei senkt sich die rechte Rippe (v. a. ventral) und hebt sich die linke Rippe in geringem Ausmaß (v. a. ventral) durch eine jeweils axiale Rotation um die schräg verlaufende Rotationsachse der Rippe, die beidseits vom Kosto-Transversal- zum Kosto-Vertebral-Gelenk verläuft.

Blockiert ein Brustwirbel in Flexion mit bilateral geöffneten Facettengelenken (begünstigt durch die thorakale Kyphose), befinden sich die Rippen beidseits in Exspiration.

Bei bilateral geöffneten Facetten der Brustwirbel in Flexion werden beide Rippen in eine Exspirationsposition bewegt.

Beachte

Ein blockierter Wirbel in Flexion (und RS-Biomechanik) ist dominant über beide Rippen. Für die Behandlung bedeutet dies, dass zuerst der Wirbel manipuliert werden muss. Danach werden, falls notwendig, die Rippen behandelt.

Sowohl physiologisch (in beide Richtungen) als auch in den Dysfunktionen (in die jeweils freie Richtung) bewegen sich die Rippen gleichzeitig um die **kranio kaudale Rotationsachse** der Rippe mit dem Hemithorax und um die **axiale Rotationsachse** der Rippe. Durch das Zusammenspiel der hinteren und vorderen Rippenverbindungen (Kap. 11.1) sind bei einer Rippen-Dysfunktion die Bewegungen um beide Achsen gestört.

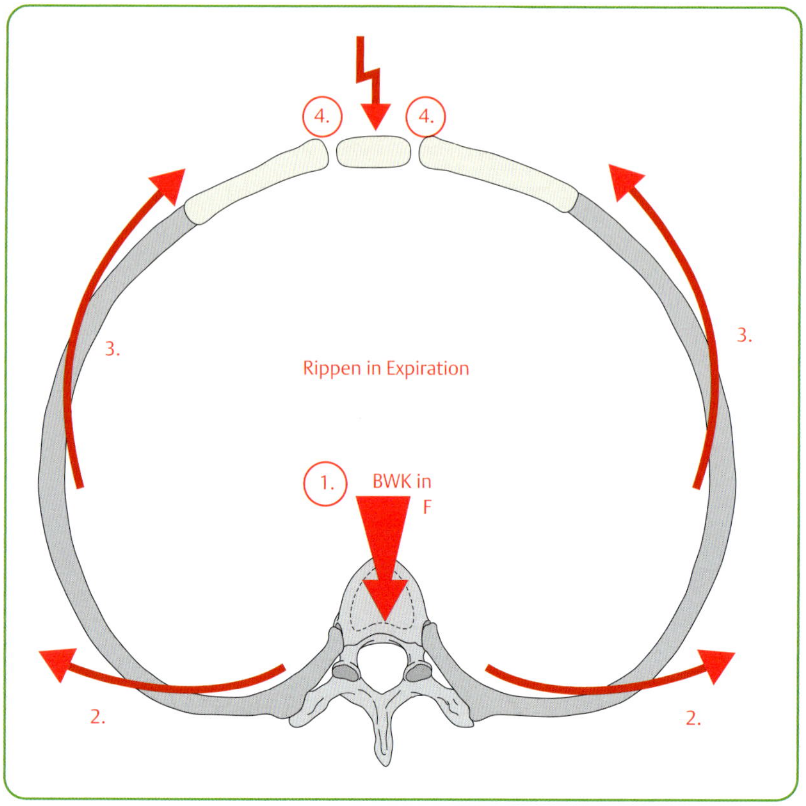

▸ **Abb. 11.7** Wirbelblockade in Flexion = Rippenexspiration.

▸ **Tab. 11.4** Bewegung der Rippen bei einer Wirbelblockade in Flexion.

linke Rippe	Wirbelkörper (Th 1–Th 12)	rechte Rippe
Rotation nach links (R_L)	Th_X FRS_R	Rotation nach links (R_L)
geringes Heben der Rippe	–	Senken der Rippe

11.3
Relationen der Rippen

Hier werden funktionelle Beziehungen zwischen den Rippen und anderen Systemen betrachtet.

11.3.1 Rippen und Auswirkung auf die Stellung der Schultern

Da die Rippen eine starke rotatorische Wirkung auf den Oberkörper haben, haben (v. a. die ersten 5) Rippen einen Einfluss auf die Stellung der Schultern. Eine Inspirationsposition der ersten 5 Rippen zieht die homolaterale Schulter in Retraktion und hebt diese aufgrund der axialen Rotationsachse. Wegen der Doppelverbindung (Kosto-Transversal- und Kosto-Vertebral-Gelenk) zwischen Wirbel und Rippe wird die kontralaterale Rippe in eine Exspirationsposition gebracht, sodass die kontralaterale Schulter in Protraktion positioniert und aufgrund der axialen Rotationsachse gesenkt wird.

Bei einer Wirbelblockade in FRS ist die Auswirkung auf die Stellungen der Schultern nicht so groß, weil hierbei mehr Seitneigung als Rotationsbewegung stattfindet.

11.3.2 Relation der 1. Rippe

Relation zur Pleura

Die Pleura ist ligamentär mit der 1. Rippe über das Lig. costo-pleurale verbunden. Spannungen der Pleura (infolge Zwerchfell-/peritonealer Spannungen) werden ebenso wie thorakale Spannungen über die Pleura an die ATS (Apertura thoracica superior) und somit an die 1. Rippe und die Klavikula weitergeleitet. Eine mangelnde Beweglichkeit der 1. Rippe kann aber auch zu Dysfunktionen an der Pleura führen.

Relation zum Sympathikus

Das Ggl. stellatum (Ggl. cervicale inferius und 1. thorakales Ganglion) liegt vor dem Rippenköpfchen der 1. Rippe. Es ist seitlich begrenzt von dem Lig. vertebro-pleurale und dem Lig. transverso-pleurale. Das Ggl. stellatum versorgt sympathisch die Kopf- und Halsorgane sowie Herz und Lunge. Die 1. Rippe muss deswegen bei Dysfunktionen an Herz (Kap. 29.1.5) und Lunge (Kap. 29.1.4), aber auch bei Migräne, Kopfschmerzen, Frozen Shoulder, trockenem Reizhusten und beim Raynaud-Syndrom (anfallsweises Erblassen der Finger durch Verengung der Blutgefäße) genau untersucht werden.

Relation zum Lymphgefäßsystem

Beide untere Extremitäten drainieren über den Ductus thoracicus in den linken Venenwinkel (Angulus venosus). Dort münden auch die Lymphgefäße aus dem linken Arm, der linken Thoraxseite und der linken Halsseite. In den rechten Venenwinkel münden nur die Lymphgefäße aus dem rechten Arm und der rechten Thorax- und Halsseite. Insofern ist eine gut bewegliche 1. Rippe für das Lymphsystem sehr wichtig.

Relation zum Sterno-Klavikular-Gelenk (SCG)

Eine in Inspiration blockierte 1. Rippe drückt das SCG nach ventro-kranial und irritiert so die Beweglichkeit des SCG (Kap. 13.2.3) und der Klavikula (Kap. 13.2.1).

Relation zum venösen Abfluss

Der kranio-zervikale venöse Abfluss erfolgt für das Neurokranium (Hirnschädel) hauptsächlich über die V. jugularis interna, während das Viszerokranium (Gesichtsschädel) hauptsächlich über die V. jugularis externa in den linken bzw. rechten Venenwinkel drainiert. Da der Venenwinkel enge topografische Beziehungen zur 1. Rippe hat, wird bei Dysfunktionen der 1. Rippe häufig eine venöse Kongestion der Jugularvenen erzeugt.

Relation zum Thoracic-outlet-Kompressions-Syndrom (TOKS) und zu einer Brachialgie

Blockaden der 1. Rippe bzw. der Klavikula erzeugen durch die kosto-klavikuläre Enge eine TOKS-Symptomatik, welche sich durch Schwellung an den Fingern/der Hand, Brachialgien, Karpaltunnelsyndrom, Kribbelparästhesien etc. äußern kann (Kap. 13.8).

Relation zur ATS (Apertura thoracica superior)

Die ATS hat zahlreiche Relationen, u. a. zum kranio-sakralen System, der oberen Extremität, der Pleura (und damit zum Zwerchfell und den daran aufgehängten subdiaphragmalen Organen), den Körperquerstrukturen und dem faszialen System. Dysfunktionen der 1. Rippe erzeugen regelmäßig eine Funktionsstörung der ATS (Kap. 13.9).

11.3.3 Relation der Rippen zum Truncus sympathicus

Der Truncus sympathicus als organferne Umschaltstelle des sympathischen Teils des VNS liegt im Thorax jeweils auf der Ventralseite der Rippenköpfchen, sodass eine Rippenblockade (in Inspiration) aufgrund der mit ihr einhergehenden Ventralisierung des Rippenköpfchens einen mechanischen Dehnungsreiz des thorakalen Truncus sympathicus und somit einen sympathischen vegetativen Reiz erzeugt.

11.4 Untersuchung der Rippen

Die Wirbelkörper werden in Seitneigung getestet, während die **Rippen in Rotation** getestet werden.

11.4.1 Rotationstest in Rückenlage (Goldstandard)

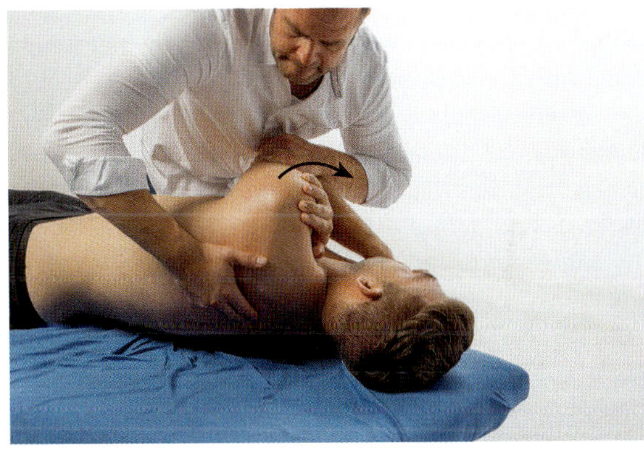

▶ **Abb. 11.8** Rotationstest in Rückenlage (Goldstandard).

Der Patient liegt in Rückenlage, verschränkt die überkreuzten Arme und hält mit den Händen die jeweils gegenüberliegende Schulter fest. Der seitlich (in diesem Beispiel: rechts) stehende Untersucher umgreift mit der Hand des linken Arms die beiden Ellenbogen des Patienten. Sein Unterarm liegt lateral an dem ihm zugewandten Oberarm des Patienten. Durch einen Zug an den Ellenbogen des Patienten zu sich hin macht der Thorax eine Rotation zum Untersucher.

Der rechte Arm des Untersuchers umgreift den Patienten mit den Fingern von dorsal auf der kontralateralen Seite (hier die linke Seite des Patienten) und legt seine Zeige- und Mittelfinger (lateral des Proc. transversus des Brustwirbels und medial des Angulus posterior costae) auf die jeweils zu untersuchende Rippe. Der Untersucher prüft durch einen Zug an den Ellenbogen des Patienten zu sich hin (der Thorax rotiert dabei zum Untersucher hin; ▶ **Abb. 11.8**), ob sich die einzelne Rippe mitbewegt, indem er mit dem Zeige- und Mittelfinger die Bewegung der Rippe verfolgt.

Erklärung: Steht der Untersucher auf der rechten Seite des Patienten und zieht den Patienten über die Ellenbogen zu sich hin, macht der Thorax eine Rechts-Rotation. Da die Finger seiner rechten Hand dorsal auf der zu untersuchenden linken Rippe liegen, prüft er, ob sich die linken Rippen in eine Rotation nach rechts (R_R) bewegen. Falls das unmöglich ist, liegt eine linke Rippe in R_L vor, d. h. eine Inspirationsblockade der linken Rippe, da sie eine R_R nicht machen kann.

Diese Untersuchung wird von der 1. Rippe bis zur 12. Rippe durchgeführt. Auf der anderen Seite wird die Untersuchung in genau der gleichen Weise ausgeführt.

11.4.2 Rotationstest im Sitz (Alternative)

Der Patient sitzt in einer neutralen Position (nicht extrem flektiert oder extendiert) auf der Behandlungsbank, die Füße stehen auf dem Boden, um einen stabilen Halt zu geben, und die Hände liegen gekreuzt auf den entgegengesetzten Schultern, um den Oberkörper zu stabilisieren. Der Untersucher steht/sitzt seitlich hinter dem Patienten (in diesem Beispiel: links) und legt dem Patienten seinen linken Arm von ventral mit der Hand auf die kontralaterale (rechte) Schulter, sodass die linke Schulter des Patienten in der Achselhöhle der linken Schulter des Untersuchers liegt. Der Daumen der rechten Hand liegt lateral des Proc. transversus des Brustwirbels und medial des Angulus posterior costae auf der jeweils zu untersuchenden Rippe.

Durch einen Zug an der kontralateralen (hier: rechten) Schulter des Patienten macht der Thorax eine Rotation zum Untersucher hin (hier: nach links). Nun prüft er, ob sich die einzelne Rippe mitbewegt, also der Druck der Rippe an seinem Daumen weniger wird.

Beispiel: Sitzt der Untersucher auf der linken Seite des Patienten und zieht den Patienten über die kontralaterale Schulter zu sich hin, macht der Thorax eine Links-Rotation. Der Daumen der rechten Hand liegt an der jeweiligen zu untersuchenden rechten Rippe. Der Untersucher prüft, ob sich die rechten Rippen in eine Rotation nach links (R_L) bewegen. Falls das unmöglich ist, liegt eine rechte Rippe in R_R vor, d. h. eine Inspirationsblockade der rechten Rippe, da sie eine R_L nicht machen kann.

Diese Untersuchung wird von der 1. Rippe bis zur 12. Rippe durchgeführt. Die Gegenseite wird in gleicher Weise untersucht.

11.5 Behandlung

Bei der Behandlung der Rippen ist unter Safety-Aspekten (Kap. 33) insbesondere daran zu denken, dass bei Osteoporose die Elastizität des Thorax vermindert ist und so ein erhöhtes Frakturrisiko der Rippen besteht. Es sind mechanische Instabilitäten, vaskuläre und neurologische/neurovegetative Störungen zu berücksichtigen.

11.5.1 Mobilisation/Positional-Release – Korrektur der Rippen

Mobilisation/Positional-Release, Korrektur in Rückenlage

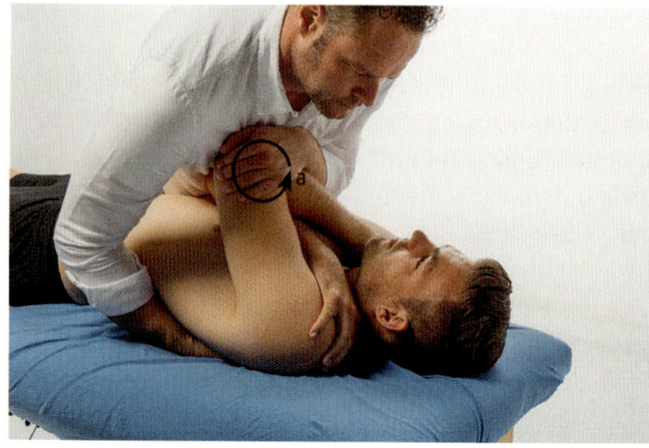

► **Abb. 11.9** Mobilisation/Positional-Release, Korrektur in Rückenlage, **a** Rotation um die Bewegungsgrenze.

Der Patient liegt in Rückenlage, verschränkt die überkreuzten Arme und hält mit den Händen die jeweils gegenüberliegende Schulter fest. Der seitlich (in diesem Beispiel: rechts) stehende Behandler umgreift mit der Hand des linken Arms die beiden Ellenbogen des Patienten. Sein Unterarm liegt lateral an dem ihm zugewandten Oberarm des Patienten.

An der blockierten Rippe legt der Behandler seine (rechte) Hand mit dem **Pistolen-Griff** (maximal abduzierter Daumen, maximal extendierter Zeigefinger und flektierte Mittel-, Ring- und Kleinfinger) so an, dass die Zone zwischen dem Proc. transversus des Brustwirbels und dem Angulus posterior costae auf dem Thenarballen der „Pistolen-Hand" liegt. Nun wird eine ellipsoide Bewegung um den maximalen Druckpunkt herum (auf dem Thenarballen der „Pistolen-Hand") ausgeführt, indem der Behandler mit seinem Oberkörper (und damit auch dem des Patienten) eine kreisende Bewegung um den maximalen Druckpunkt der Rippe ausführt (► **Abb. 11.9**).

Hierdurch kommt es im Regelfall zur Spontanreposition der blockierten Rippe; falls notwendig, kann ein Thrust in Richtung Behandlungsbank mittels Body Drop gegeben werden.

Mobilisation in Rückenlage (mit Release)

Der Patient liegt in Rückenlage, verschränkt die überkreuzten Arme und hält mit den Händen die jeweils gegenüberliegende Schulter fest. Der seitlich stehende Behandler schiebt seine beiden (mit gestreckten Fingern auf den Handrücken liegenden) Hände zwischen die Behandlungsbank und den Thorax des Patienten, sodass seine Fingerspitzen die Zone zwischen dem Angulus posterior costae und dem Proc. transversus des Brustwirbels erreichen. Dann flektiert er seine Finger-Endgelenke, sodass seine Fingerkuppen ein Hypomochlion für die betroffenen Rippen darstellen und aufgrund der Schwerkraft nach einigen Sekunden (10–45 Sekunden) ein Release der betroffenen Rippen erfolgt.

Mobilisation in Rückenlage

Der Patient liegt in Rückenlage. Der Behandler steht seitlich (in diesem Beispiel: rechts) am Kopfende neben dem Patienten und „klemmt" den maximal anteflektierten rechten Arm des Patienten zwischen seinem linken Arm und seiner linken Körperseite ein. Die linke Hand der Behandlers liegt von medial kommend auf der dorsalen Seite des Patienten-Oberarms, um ihn besser zu stabilisieren.

Mit der Schwimmhaut der rechten Hand fixiert der Behandler die jeweilige zu mobilisierende Rippe nach kaudal. Gleichzeitig führt er mit dem „eingeklemmten" rechten Arm des Patienten einen Zug in Richtung der Verlängerung des Kopfes durch, sodass der Patient eine Seitneigung zu Gegenseite macht. Dabei wird die zu behandelnde Rippe nach kranial gezogen. Gleichzeitig drückt der Behandler diese Rippe mit seiner Schwimmhaut nach kaudal. Diese entgegengesetzte Bewegung wird repetitiv ausgeführt.

Beachte

Der Thenarballen liegt lateral des Proc. transversus des Brustwirbels und medial des Angulus posterior costae der zu manipulierenden Rippe. Der *therapeutische Bereich*, in dem der Druck vom Behandler bzw. der Thrust auf die Rippe kommt, ist *nur ca. 1 cm breit*. Liegt man neben diesem Bereich, besteht die große Gefahr einer Rippenfraktur.

Sowohl physiologisch (in beide Richtungen) als auch in den Dysfunktionen (in die jeweils freie Richtung) bewegen sich die Rippen gleichzeitig um die **kranio-kaudale Rotationsachse** der Rippe mit dem Hemithorax und um die **axiale Rotationsachse** der Rippe. Durch das Zusammenspiel der hinteren und vorderen Rippenverbindungen (Kap. 11.1) sind bei einer Rippen-Dysfunktion die Bewegungen um beide Achsen gestört. Die Korrektur der Rippen-Dysfunktion normalisiert die Bewegung in **beiden Achsen**. Natürlich müssen weitere Ursachen im myofaszialen, neurovegetativen und kranio-sakralen System primär korrigiert werden.

11.6 Zwerchfell (Diaphragma)

- Das Zwerchfell ist der **Atemmuskel**, der zusammen mit den Atemhilfsmuskeln die Lungenatmung ermöglicht (Kap. 29.1.4).
- Das Zwerchfell ist der **„Motor der viszeralen Bewegung"**. Das Diaphragma muss frei von Dysfunktionen sein, damit sich das Viszerum gut bewegen kann. Eine viszerale Behandlung kann nur erfolgreich sein, wenn beim Patienten keine Zwerchfell-Dysfunktionen (mehr) bestehen. Eine gute Beweglichkeit bzw. Verschieblichkeit der thorakalen und abdominalen Organe untereinander ist Voraussetzung für eine gute (arterielle, venöse und lymphatische) Zirkulation der inneren Organe, aber auch des gesamten Körpers (Kopf, obere Extremität, Rumpf, Becken, untere Extremität).
- Das Diaphragma ist ein sog. „parietaler Muskel", alle seine knöchernen Anheftungen und Innervationsgebiete (▸ **Abb. 29.1**) müssen frei von Dysfunktionen sein.
- Außerdem hat das Zwerchfell über die **Körperquerstrukturen** Relationen zum kranio-sakralen System (Kap. 17.7 und Kap. 32.6).
- Das Zwerchfell ist die **wichtigste venös-lymphatische Pumpe**.

Embryologie: Das **Septum transversum** (dicke Mesodermplatte) liegt zwischen der Perikardhöhle und dem Dottergang auf Höhe der zervikalen Somiten. Durch das Wachstum von Herz und Lunge wird es im Laufe der embryologischen Entwicklung nach unten gedrückt und nimmt dabei seine innervierenden Nerven (N. phrenicus) von der Höhe C 3–C 5 mit.

Durch die Ausdehnung der Lunge teilt sich die Leibeswand in eine primitive Thoraxwand und in eine **Pleuro-Peritoneal-Membran** (dünne Mesodermschicht). Diese Membran verschmilzt in der 7. Woche mit dem Septum transversum und dem Mesenterium des Ösophagus. Somit wird die Bauch- von der Pleurahöhle getrennt. An der Peripherie der Pleuro-Peritoneal-Membran dringen Muskelzellen der Körperwand ein und bilden den muskulären Anteil des Zwerchfells. Ein geringer Anteil (laterale Muskelmasse) dieser Zwerchfellmuskulatur wird von Fasern aus den Spinalnerven Th 6–Th 12 innerviert.

So wird das Zwerchfell aus den Strukturen in ▸ **Tab. 11.5** gebildet.

▸ **Tab. 11.5** Strukturen des Zwerchfells.

embryologische Struktur	wird zu	Innervation
Septum transversum	Centrum tendineum und mediale Muskelmasse	N. phrenicus, C 3–C 5
Pleuro-Peritoneal-Membran	Centrum tendineum	N. phrenicus, C 3–C 5
laterale Körperwand	laterale Muskelmasse	Th 6–Th 12
Mesenterium des Ösophagus	Crura des Zwerchfells	linker N. phrenicus, C 3–C 5 links

11.6.1 Beeinflussende Strukturen des Zwerchfells

Das Diaphragma wird in seiner Funktion von vielen anderen Strukturen beeinflusst. Nach Ansicht der Autoren ist es sinnvoll, zunächst diese Strukturen zu untersuchen und ggf. zu normalisieren, bevor das Zwerchfell direkt untersucht wird.

Knöcherne Strukturen

- **7.–12. Rippe:** Ursprungsgebiet der Pars costalis des Diaphragmas (Kap. 11.2)
- **L1–L3:** Ursprungsgebiet der Pars lumbalis des Diaphragmas (Kap. 9.2)
- **Sternum:** Ursprungsgebiet der Pars sternalis des Diaphragmas
- **C3–C5:** Innervationsgebiet des Diaphragmas (Kap. 12.2)
- **Th6–Th12 und 6.–12. Rippe:** Innervationsgebiet der lateralen Muskelmasse des Diaphragmas (Kap. 10.2)

Viszerale Strukturen

- **Leber:** Verbindung mit dem Diaphragma über das Lig. coronarium, die Ligg. triangularia dextrum und sinistrum sowie über das Lig. falciforme hepatis (Kap. 30.1.5)
- **Gallenblase:** Durch einen Stau der Gallenflüssigkeit bzw. eine Schwellung der Gallenblase kann eine Reizung des Zwerchfells entstehen (Kap. 30.1.6).
- **Magen:** Verbindung mit dem Diaphragma über das Lig. phrenico-gastricum (Lig. gastro-phrenicum; Kap. 30.1.1)
- **Nieren:** Verbindung mit dem Diaphragma über das Lig. phrenico-renalis (Kap. 30.1.14)
- **Milz:** Verbindung mit dem Diaphragma über das Lig. phrenico-lienale (Lig. phrenico-splenium; Kap. 30.1.3)
- **Lunge (Pleura):** Verbindung mit dem Diaphragma über das Lig. phrenico-pleurale (Kap. 30.1.6)
- **Herz (Perikard):** Verbindung mit dem Centrum tendineum über das Lig. phrenico-pericardiacum (Kap. 29.1.5)
- **Kolon:** Verbindung beider Kolonflexuren mit dem Diaphragma über die Ligg. phrenico-colica dextrum und sinistrum (Kap. 30.1.9 und Kap. 30.1.11)

Körperquerstrukturen

Die regulierende Faszienspannung des Körpers sorgt für einen ständigen gegenseitigen Informationsaustausch (Traktion, Tonus, Trophik) aller horizontal verlaufenden, nicht ebenen Gewebe (Körperquerstrukturen). Sie bilden gleichzeitig das parietale, viszerale und kranio-sakrale System ab (Kap. 17.7 und Kap. 32.6). Hierzu gehören folgende Strukturen:

- Tentorium cerebelli
- Hyoid
- ATS (Apertura thoracica superior)
- Diaphragma abdominalis (Zwerchfell)
- Perineum
- Fußgewölbe

Somato-emotionale Beziehungen

Beachte

Das Zwerchfell ist eine hochemotionale Zone (Kap. 32.9).

11.6.2 Zwerchfell-Dysfunktionen

Es gibt 2 Arten von Zwerchfell-Dysfunktionen:

- Zwerchfell-Hochstand
- Zwerchfell-Tiefstand

Folgende auslösende Faktoren können vorliegen (▶ Tab. 11.6).

▶ **Tab. 11.6** Auslösende Faktoren für Zwerchfelldysfunktionen.

Zwerchfell-Tiefstand	Zwerchfell-Hochstand
viszerale Ptosen: • Magen, Duodenum • Leber, Gallenblase • Kolon • Dünndarm • Nieren • Milz	abdominale Kongestion Pleura-Retraktion
Tonuserhöhung (Zwerchfellspasmus): • emotional • N. phrenicus (faszial) • Blockaden: Th6–Th12, 6.–12. Rippe, C3–C5	Tonussenkung des Zwerchfells: • emotional • N. phrenicus (faszial) • Blockaden: Th6–Th12, 6.–12. Rippe, C3–C5

Zwerchfell-Dysfunktionen können jeweils unilateral und bilateral auftreten.

11.6.3 Untersuchung des Zwerchfells

Test auf Zwerchfell-Hoch- oder -Tiefstand

Atmungstest

Der Patient liegt in Rückenlage. Der Untersucher steht seitlich neben dem Patienten und legt beidseits seine Hände von lateral auf die unteren Rippen des Patienten, wobei die abduzierten Daumen des Untersuchers direkt unterhalb des Rippenbogens liegen.

Dann atmet der Patient tief ein, sodass sich das Zwerchfell beidseits nach kaudal bewegen muss. Der Untersucher sollte beidseits einen auf die Daumen zukommenden Druck spüren. Bei der anschließenden Ausatmung muss sich das Zwerchfell beidseits nach kranial bewegen. Der Untersucher sollte an seinen Daumen einen nachlassenden Druck spüren:

- Entsteht bei der Einatmung des Patienten nur wenig Druck auf die palpierenden Daumen (ein- oder beidseits), befindet sich das Zwerchfell auf dieser/n Seite(n) in **Hochstand**.
- Verringert sich bei der Ausatmung des Patienten der Druck an den palpierenden Daumen (ein- oder beidseits) nur wenig, befindet sich das Zwerchfell auf dieser/n Seite(n) in **Tiefstand**.

Perkussion

Der Patient sitzt, der Untersucher steht hinter dem Patienten und legt die maximal extendierten Zeige- und Mittelfinger der einen Hand paravertebral vertikal auf den Rücken des Patienten. Mit den Zeige- und Mittelfingern der anderen Hand klopft er auf die auf dem Rücken des Patienten liegenden Finger. Diese Untersuchung führt er von kranial nach kaudal paravertebral durch.

Zur Bestimmung der Lungengrenze achtet er auf die Änderung des Klopfschalls: Das Lungengewebe ergibt einen sonoren Klopfschall, das angrenzende Gewebe einen gedämpften Klopfschall. Die so bestimmte Lungengrenze muss sich bei tiefer Inspiration um ca. 2 cm nach kaudal, bei tiefer Exspiration um ca. 3 cm nach kranial bewegen:

- Bewegt sich die Lungengrenze (das Zwerchfell) nicht nach kaudal, besteht ein **Zwerchfell-Hochstand**.
- Bewegt sich die Lungengrenze (das Zwerchfell) nicht nach kranial, besteht ein **Zwerchfell-Tiefstand**.

Palpation des Zwerchfells

Palpation der lateralen Muskelmasse

Der Patient liegt in Rückenlage. Der Untersucher steht seitlich neben dem Patienten und legt beidseits seine Hände von lateral auf die unteren Rippen des Patienten, wobei die abduzierten Daumen des Untersuchers direkt unterhalb des Rippenbogens liegen.

Der Untersucher palpiert mit den Daumen hinter die jeweiligen Rippenbögen und beurteilt die Trophik und den Tonus des Zwerchfells sowie die Spannung zwischen Zwerchfell und Rippen.

Palpation der Crura

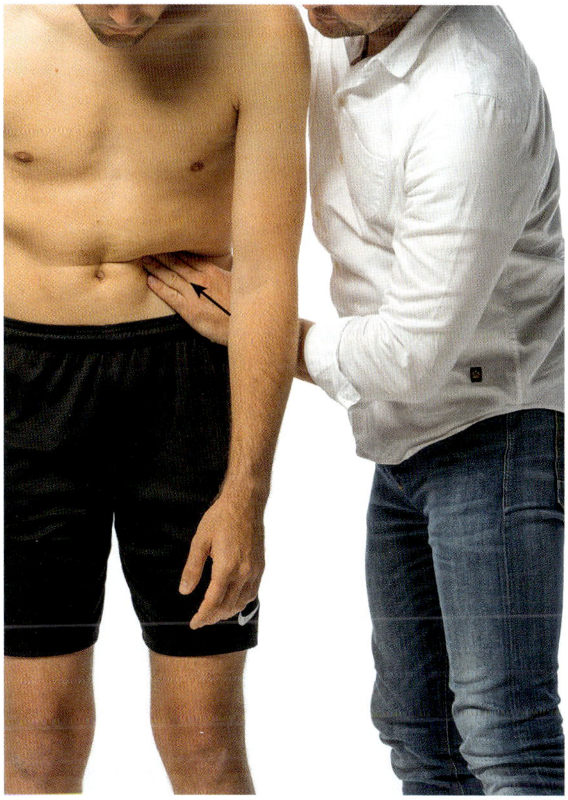

▶ **Abb. 11.10** Palpation der Crura (hier: linkes Crus diaphragmaticus).

Der Patient steht. Der Untersucher steht neben dem Patienten und legt die gestreckten Finger seiner einen Hand auf der homolateralen Seite, leicht kranial neben den Bauchnabel des Patienten. Die andere Hand des Untersuchers liegt auf der homolateralen Seite des Rückens auf Höhe von Th 12–L 3.

Der Patient führt eine Oberkörper-Flexion aus, um die Bauchdecke zu entspannen. Gleichzeitig schiebt der Untersucher seine Finger von ventral nach dorsal in Richtung der Crura des Zwerchfells (▶ Abb. 11.10) und beurteilt deren Trophik und Tonus.

11.6.4 Behandlung des Zwerchfells

Bei der Behandlung des Zwerchfells ist unter Safety-Aspekten (Kap. 33) insbesondere daran zu denken, dass Zwerchfell-Techniken die venös-lymphatische Drainage verbessern, was bei einer hochgradigen, grenzwertig kompensierten Herzinsuffizienz zur lebensbedrohlichen Dekompensation führen kann. Durch die verbesserte Zirkulation kann es auch zum Streuen von Tumoren kommen. Es sind mechanische Instabilitäten, vaskuläre und neurologische/neurovegetative Störungen zu berücksichtigen.

Das Diaphragma wird in seiner Funktion von vielen anderen Strukturen beeinflusst (Kap. 11.6.1). Deswegen ist es sinnvoll, diese Strukturen zu untersuchen und ggf. zu normalisieren, bevor das Zwerchfell direkt behandelt wird.

Das Zwerchfell lässt sich gut mit einem **Trampolin** vergleichen. Der äußere, stabilisierende Rahmen wird von den Rippen (6.–12. Rippe), der Wirbelsäule (Th 6–L 3), den Bauchmuskeln und dem Sternum (unterer Abschnitt des Corpus sterni) gebildet. Die Sprungfedern entsprechen der lateralen Muskelmasse, und das Sprungtuch wird von der medialen Muskelmasse und dem Centrum tendineum gebildet. Zuerst muss der äußere Rahmen wieder in seine physiologische Form und Funktion gebracht werden (Dysfunktionen in den oben genannten Bereichen), erst danach sind die Federn (laterale Muskelmasse) und das Sprungtuch (Centrum tendineum und mediale Muskelmasse) zu behandeln.

Dooming (bei Zwerchfell-Tiefstand)

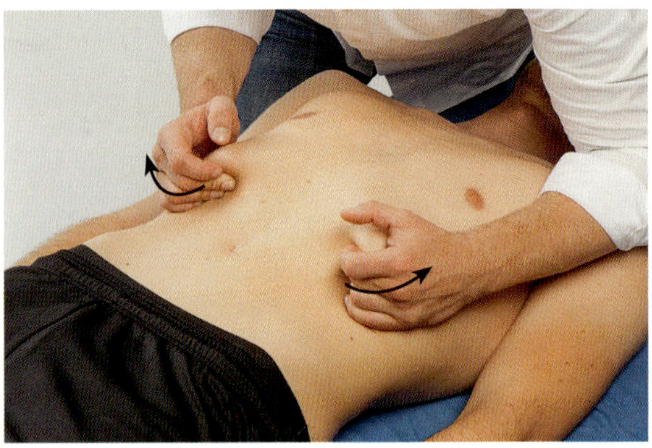

▸ **Abb. 11.11** Dooming (bei Zwerchfell-Tiefstand).

Der Patient liegt in Rückenlage. Der Behandler steht am Kopfende des Patienten und greift mit leicht flektierten Fingern beider Hände unter den linken und rechten Rippenbogen des Patienten.

Bei Einatmung des Patienten zieht der Behandler die Rippenbögen beidseits nach kranial-lateral (▸ **Abb. 11.11**), um eine Dehnung über die Rippen auf das sich kaudalisierende Zwerchfell zu bringen. Bei der Ausatmung wird die Dehnung aufgehoben, um bei erneuter Einatmung die Rippenbögen wieder beidseits nach lateral zu ziehen.

Diese Dehnung des kontrakten und somit tief stehenden Zwerchfells wird mit der Atmung des Patienten koordiniert und etwa 2 Minuten durchgeführt.

Atemtraining (bei Zwerchfell-Hochstand)

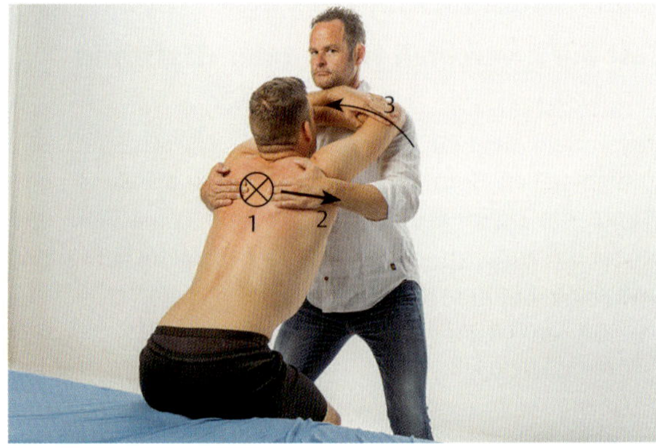

▸ **Abb. 11.12** Atemtraining (bei Zwerchfell-Hochstand).

Der Patient sitzt und verschränkt die Arme in der Weise vor dem Oberkörper, dass er die Hände auf die gegenüberliegenden Schultern legt. Die Füße stehen auf dem Boden, um den Körper zu stabilisieren. Der Behandler steht vor dem Patienten und legt die Ellenbogen den Patienten von ventral auf seine Schultern. Die Hände des Behandlers umgreifen den Oberkörper des Patienten und liegen beidseits paravertebral auf der BWS.

Der Patient atmet ein, und der Behandler unterstützt dies, indem er die verschränkten Arme des Patienten weiter nach kranial und gleichzeitig mit beiden Händen die BWS des Patienten zu sich hin bewegt und damit weiter extendiert (▸ **Abb. 11.12**).

Diese Dehnung des hochstehenden Zwerchfells wird mit der Atmung des Patienten koordiniert und etwa 2 Minuten durchgeführt.

Entspannung einer Zwerchfellseite in Rückenlage (Zwerchfell-Hoch- und -Tiefstand)

Der Patient liegt in Rückenlage, der Behandler steht auf der zu behandelnden Seite neben dem Patienten. Er legt die eine Hand von dorsal und die andere Hand von ventral auf das Zwerchfell. Er gleicht die Gewebespannung, die er zwischen seinen beiden Händen spürt, aus und erreicht somit ein myofasziales Release des betroffenen Zwerchfellgewebes.

Crura des Zwerchfells

Der Patient steht, der Behandler sitzt neben dem Patienten und legt seine gestreckten Finger der einen Hand auf der homolateralen Seite, leicht kranial neben den Bauchnabel des Patienten. Die andere Hand des Behandlers liegt auf der homolateralen Seite des Rückens auf Höhe von Th 12–L 3. Der Patient führt eine Oberkörper-Flexion aus, um die Bauchdecke zu entspannen. Gleichzeitig schiebt der Untersucher seine Finger von ventral nach dorsal in Richtung der Crura des Zwerchfells.

Durch Druck mit seinen Fingerspitzen auf die Crura werden diese detonisiert. Dann richtet sich der Patient mit dem Oberkörper auf, wobei der Behandler die ganze Zeit den Druck mit den Fingern auf die Crura aufrechterhält und eine Dehnung der Crura erzielt. Die Behandlung wird 4–5 × wiederholt.

12 Halswirbelsäule

12.1 Beziehungen der Halswirbelsäule

(Fast) alle Dysfunktionen des übrigen Körpers haben Auswirkungen auf die HWS und ihre Weichteile. Das bedeutet, dass die Halsmuskeln häufig als Folge der Dysfunktionen des Körpers einen hohen Tonus aufweisen.

Dabei sind besonders die kurzen Nackenmuskeln als „Stellmotoren" des Blicks initial hyperton und sorgen für eine reaktive Tonuserhöhung der seitlichen Halsmuskulatur.

Also ist die OAA-Region (C 0–C 2) der ideale Punkt, um Funktionsstörungen des ganzen Körpers zu erkennen, vergleichbar mit einer Störungsleuchte bei technischen Geräten. (Für eine schnelle Reihenuntersuchung, z. B. beim Schularzt oder der Bundeswehr-Musterung, ist der Zustand der kurzen Nackenmuskeln ein hervorragendes Diagnostikum.)

Die HWS muss im Vergleich zur BWS und LWS extrem selten korrigiert (insbesondere fast nie manipuliert) werden, weil die meisten Ursachen am übrigen Körper liegen und die HWS lediglich reaktiv verspannt ist. Deswegen kann z. B. mit einer Atlas-Therapie nur höchst selten ein (bleibender) Behandlungserfolg erzielt werden, weil Atlas-Blockaden nur sehr selten auftreten. In der Regel bekommen Patienten daher Übungen (z. B. nach Arlen) als tägliche Übungsaufgabe mit nach Hause, weil die „Korrektur" am Atlas eben gerade keinen bleibenden Behandlungserfolg hat (es wurde ja auch nicht die Ursache der Störung behandelt).

Die Autoren gehen so weit, dass sie erst den ganzen übrigen Körper des Patienten untersuchen und behandeln, bevor als Abschluss die HWS selbst untersucht und nötigenfalls behandelt wird.

12.1.1 Parietale Bezüge

Die HWS wird auf verschiedene Weise durch parietale Dysfunktionen beeinflusst. Hierzu zählen Einflüsse der verstärkten hochthorakalen Kyphose, der parietalen Körperquerstrukturen, der Schulter- und Beckenregion mit den zugehörigen Extremitätengelenken, jeweils über eine (statisch-dynamische) Fehlhaltung. Außerdem können direkte Traumata auf Kopf/HWS eine HWS-Dysfunktion hervorrufen.

Eine **Fehlhaltung** ist eine Abweichung von der normalen Körperhaltung in 1, 2 oder allen 3 Richtungen (Rotation, Extension/Flexion, Seitneigung). Fehlhaltungen können **statisch** (aufgrund funktioneller oder struktureller Störungen wie Blockaden, kapsulo-ligamentärer Verkürzungen, anatomischer Abweichungen [Skoliose, Beinlängendifferenz], arthrotisch oder postoperativ), **dynamisch** (aufgrund veränderter Bewegungsmuster als angewöhnte Ausweichbewegung *ohne* funktionell-strukturelles Korrelat) oder **statisch-dynamisch** (aufgrund veränderter Bewegungsmuster als angewöhnte Ausweichbewegung mit funktionell-strukturellem Korrelat) sein.

Bei einer Abweichung des Körpers von seiner Neutralposition (in Rotation, Flexion/Extension oder Seitneigung) kompensiert die OAA-Region diese Abweichungen durch Anspannen der kurzen Nackenmuskeln, sodass der **Blick** (über den Augenstellreflex) **geradeaus** (korrigiert Extensions-/Flexions-Abweichung), **horizontal** (korrigiert Seitneigungs-Abweichung) gerichtet ist bzw. die **Blickrichtung entlang der Füße** (korrigiert Rotations-Abweichung) führt.

Man kann die statische Ausrichtung des Körpers mit einem Fotostativ (Wirbelsäule und untere Extremitäten) mit Kugelkopf (OAA-Region) vergleichen. Ein auf dem Stativ befestigtes binokulares Fernglas (entspricht Kopf und Augen des Menschen) muss geradeaus (vom Stativ zum betrachteten Gegenstand horizontale Ausrichtung) und horizontal (zwischen linkem und rechtem Okular) gestellt sein. Auf unebenem Untergrund muss diese Ausrichtung entweder umständlich über das Einstellen der 3 Stativbeine erfolgen oder die Schiefe des Stativs wird rasch korrigiert, indem der Kugelkopf geradeaus und horizontal ausgerichtet wird.

Über Anspannung der kurzen Nackenmuskeln korrigieren

- C 0–C 1 die Extensions-, Flexions- und Seitneigungs-Abweichungen,
- C 1–C 2 die Rotations-Abweichungen.

Ein normal trainierter Muskel aktiviert ca. ⅓ seiner Fasern gleichzeitig, was mit einem 8-stündigen Arbeitstag mit einer Erholungsphase von 16 Stunden zu vergleichen ist. Gleichen nun die kurzen Nackenmuskeln eine statisch dynamische Fehlhaltung aus, so „arbeiten" sie (bei angenommenen 8 Stunden Schlaf) zu ⅔ (Haltearbeit der Halsmuskulatur) bei nur ⅓ Erholungsphase (abgestütztes Liegen des Kopfes), was sich in zunehmender Hypertonie der kurzen Nackenmuskeln äußert. Kurzfristig funktioniert die Korrektur des Augenstellreflexes hervorragend, z. B. bei Schiefe durch eine Bergwanderung, aber bei langfristig bestehenden Dysfunktionen erhöht sich (wie oben erläutert) der Tonus der kurzen Nackenmuskeln immer mehr. Bei Hypertonie der kurzen Nackenmuskeln wird über die nervale Anastomose in der Ansa cervicalis superficialis ebenfalls der Tonus der seitlichen Halsmuskeln erhöht. Somit verspannt die gesamte HWS, was bei oberflächlicher Untersuchung wie „blockiert" erscheint. Damit sich der Tonus der Halsmuskulatur normalisieren kann, müssen also alle übrigen Dysfunktionen des Patienten erfolgreich beseitigt sein!

Eine (häufig auftretende) Blockade eines oder mehrerer Wirbel der Region Th 1–Th 5 in Flexion kompensiert der Körper an der HWS mit C 3–C 7 in Flexion (radiologisch als „Steilstellung" beschrieben) und einer (Hyper-) Extension der OAA-Region, exakt beschrieben als C 0/C 1 in Extension und C 2 / C 3 in Extension, da sich das Segment C 1/C 2 physiologisch nur rotatorisch bewegt. Außerdem erzeugen Schulterprobleme über die Schultermuskulatur, z. B. Trapezius und M. levator scapulae, HWS-Dysfunktionen.

Bei Nutations-Dysfunktionen des Sakrums kommt Zug auf die spinale Dura mater und kann parietale Dysfunktionen des Okziputs (C 0) und Axis (C 2) erzeugen. Die Übergangsregionen der Wirbelsäule beeinflussen sich gegenseitig, sodass Dysfunktionen des lumbo-sakralen Übergangs (LSÜ), thorako-lumbalen Übergangs (TLÜ), zerviko-thorakalen Übergangs (CTÜ) die OAA-Region (= kranio-zervikaler Übergang [CCÜ]) sowie LSÜ, TLÜ und CCÜ den CTÜ dysfunktionell beeinflussen können. Nach dem Gesetz von Lovett bewegen sich Sakrum und Okziput (C 0), L 5 und Atlas (C 1), L 4 und Axis (C 2) sowie die Wirbel L 3–Th 11 mit den übrigen Halswirbeln (C 3–C 7) jeweils gleichsinnig in die Rotation (Kap. 7.5).

Direkte Traumata auf die HWS können (sehr selten, weil die HWS gut beweglich und gut muskulär stabilisiert ist) intraartikuläre Blockaden einzelner Halswirbel erzeugen.

12.1.2 Viszerale Bezüge

Die HWS wird auf verschiedene Weise durch viszerale Dysfunktionen beeinflusst. Hierzu zählen Einflüsse zwischen dem N. vagus (X) und der OAA-Region, Einflüsse der pleuralen, perikardialen und peritonealen Faszienspannung über den N. phrenicus aus C 3–C 5 sowie der mechanische Zug über die zerviko-pleuralen Bänder auf C 6–C 7 (▶ **Abb. 12.1**).

N.-vagus-Relation (C 0–C 2)

Der N. vagus (Hirnnerv X) besitzt zahlreiche Verbindungen mit dem N. glosso-pharyngeus (IX), N. accessorius (XI) und N. hypoglossus (XII) sowie mit dem Ggl. cervicale superius des Truncus sympathicus und der OAA-Region (C 0–C 2).

Der N. vagus (X) stellt die parasympathische Innervation aller Körperorgane bis zum Cannon-Böhm-Punkt sicher, wobei der linke N. vagus (X) die Organe nur bis zur Papilla duodeni major (Sphinkter von Oddi, Vater'sche Papille) und der rechte N. vagus (X) bis zum Cannon-Böhm-Punkt innerviert.

Der N. vagus (X) tritt jeweils gemeinsam mit dem N. glosso-pharyngeus (IX) und dem N. accessorius (XI) sowie der V. jugularis interna (95 % der venösen Drainage des Hirnschädels), der A. meningea posterior durch das **Foramen jugulare** (Zusammenhang zur Sutura occipitomastoidea; Kap. 12.1.4 und Kap. 19.2) aus der Schädelbasis aus. Das Zwerchfell passieren beide Nn. vagi zusammen mit dem Ösophagus und dem linken N. phrenicus durch den Hiatus oesophageus.

Die Kopforgane werden parasympathisch vom N. oculomotorius (III), N. facialis (VII) und N. glosso-pharyngeus (IX), zu dem der N. vagus (X) sehr enge anastomotische Verbindungen unterhält, versorgt.

Die Reizung der Afferenz des Parasympathikus durch das Organgewebe erzeugt Verspannungen der kurzen Nackenmuskeln. Diese irritieren die Ansa cervicalis superficialis, welche die seitlichen Halsmuskeln versorgt und dadurch die gesamte Halsmuskulatur verspannt.

Durch die Verbindung von Kerngebieten des N. vagus (X) und des N. accessorius (XI) führt eine viszerale Afferenz zu einer motorischen Antwort (Efferenz) des N. accessorius (XI) mit Kontraktion des M. trapezius, Pars descendens, und des M. sterno-cleido-mastoideus (SCM). Da der SCM von kranial-lateral (Proc. mastoideus ossis temporalis) nach kaudal-medial (Sternum und Klavikula) verläuft und der M. trapezius entgegengesetzt von kranial medial (Okziput) nach kaudal-lateral (Akromion/Spina scapulae), überkreuzen sich beide Muskelfasern in ihrer Zugrichtung und schließen somit bei Hypertonie die Sutura occipito-mastoidea und folgerichtig das Foramen jugulare. Somit werden dann über einen Rückstau der V. jugularis interna Druck-Kopfschmerzen erzeugt (verzögerter venöser Abfluss aus dem Hirnschädel), über Druck auf den N. accessorius (XI) die Spannung vom M. trapezius und SCM weiter erhöht und (wie in einem Teufelskreis = Circulus vitiosus) das Foramen jugulare geschlossen, sodass durch Druck auf den N. vagus (X) vegetative Störungen (viszeroefferent) provoziert und (viszeroafferent) wahrgenommen werden.

In der anatomischen Literatur finden sich zahlreiche Hinweise auf die Reaktion des Parasympathikus (und auch Sympathikus) als Folge einer mechanischen Reizung bei Dysfunktionen der OAA-Region (Reiz folgender Strukturen: Ggl. jugulare/Ggl. inferior n. vagi und Ggl. cervicale superius sowie der Verbindungen zum N. glosso-pharyngeus [IX], N. accessorius [XI] und N. hypoglossus [XII]).

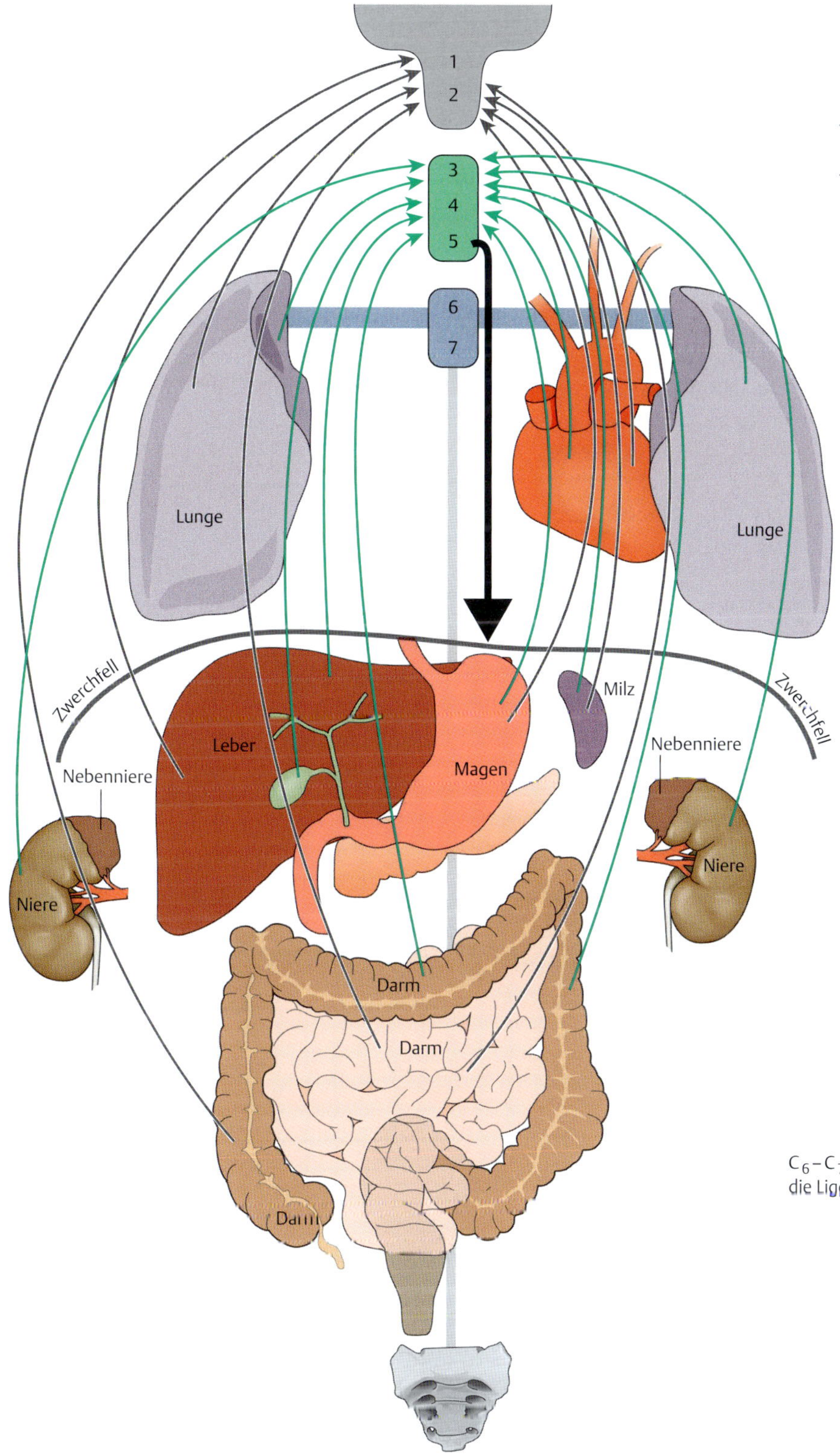

C_0-C_2 = N. vagus

C_3-C_5 = N. phrenicus:

- 20 % efferent: Zwerchfell
- 80 % afferent:
  - a) thorakiale Faszien: Lunge, Herz, Ösophagus
  - b) abdominale Faszien: Magen, Duodendum, Milz, Gallenblase, Pankreaskopf, Niere, Nebenniere, Zäkum, Colon ascendens, bis Cannon-Böhm-Punkt

C_6-C_7 = mechanischer Zug über die Ligg. cervico-pleuralia

▸ **Abb. 12.1** Viszerale HWS-Relationen.

Relation zum N. phrenicus (C 3–C 5)

Die Hauptaufgabe des N. phrenicus besteht in der afferenten Kontrolle der faszialen Spannung der thorakalen sowie der meisten abdominalen Organe, deren Pleura/Perikard/Peritoneum viscerale über Afferenzen des N. phrenicus (ca. 80 % der Faseranteile des Nerven) an die Segmente von C 3–C 5 weitergeleitet werden. Von hier wird einerseits über aufsteigende Bahnen das zentrale Nervensystem (ZNS) über diesen Spannungszustand informiert.

Andererseits wird eine veränderte fasziale Spannung der vorgenannten Organfaszien sofort und direkt über eine angepasste Atmung (die Efferenz des N. phrenicus von C 3–C 5 zur medialen Muskelmasse und zu den Crura des Zwerchfells machen ca. 20 % seiner Faseranteile aus) über einen monosynaptischen Reflexbogen (ohne Umwege) korrigiert.

Im Thorax laufen die afferenten und efferenten Faseranteile gemeinsam im N. phrenicus, nach seinem Durchtritt durch das Zwerchfell am Hiatus oesophageus (linker N. phrenicus, beide Nn. vagi und Ösophagus) sowie durch das Foramen venae cavae (rechter N. phrenicus, V. cava inferior) als rein sensibler (afferenter) N. phrenico-abdominalis bis zu den verschiedenen Bauchorganen, teilweise sogar bis zur Harnblase:

- thorakaler Pleura-/Perikardialüberzug: Lunge, Herz, Ösophagus
- abdominaler Peritonealüberzug: Magen, Duodenum, Milz, Leber, Gallenblase, Pankreas, Niere mit Nebenniere, Dünndarm, Kolon

Mechanische Relation zu den Ligg. cervico-pleuralia (C 6–C 7)

Beeinflusst wird die Region von C 6/C 7 bis C 7 / Th 1 mechanisch sowohl vom Übergang der zervikalen Lordose in die thorakale Kyphose (C 6 befindet sich in Extensions- und C 7 in Flexions-Position) als auch über den faszialen Zug der Pleura, welche mittels der Ligg. cervico-pleuralia (auch Ligg. costo-pleuro-vertebralia oder Ligg. vertebropleuralia) mechanische Verbindung zur 1. Rippe, zum M. scalenus anterior sowie zu den beiden unteren Halswirbeln (C 6–C 7) hat und diese Wirbel bei faszialem Zug (nach kaudal) auf der Pleura in Dysfunktion bringt (▶ Abb. 12.2).

Diese fasziale Kette kann an beliebiger Stelle starten und auch enden: Ein verkürztes Lig. cervico-pleurale kann ebenso Einfluss auf die Segmente C 6–C 7 haben wie z. B. eine ptosierte Leber. Nicht jede Dysfunktion leitet sich bis zu den Segmenten C 6–C 7 fort (je besser die Kompensationsfähigkeit des Patienten/Körpers ist, desto früher wird die UFK unterbrochen).

Ein kaudaler Zug des Lig. cervico-pleurale erzeugt häufig Dysfunktionen von C 6 und C 7 mit unterschiedlicher Auswirkung:

C 6 / C 7 und C 7 / Th 1
↑
Lig. cervico-pleurale
↑
Apex pleurae
↑
Pleura parietalis
↑
Lig. phrenico-pleurale
↑
Zwerchfell
↑
Lig. phrenico-(Bauchorgan)
↑
Bauchorgan

▶ **Abb. 12.2** Mechanische Relation zu den Ligg. cervico-pleuralia (C 6–C 7).

- **C 6** (steht in relativer **Extension**) wird durch Zug seines rechten Proc. transversus nach kaudal in eine **Rotation nach links** gebracht (in Extension dominiert die Rotation).
- **C 7** (steht in relativer **Flexion**) wird durch Zug seines rechten Proc. transversus nach kaudal in eine **Seitneigung nach rechts** gebracht (in Flexion dominiert die Seitneigung).

Durch die **gegensinnige Rotation** (C 6 ERS_L und C 7 FRS_R bei Zug des rechten Lig. cervico-pleurale bzw. C 6 ERS_R und C 7 FRS_L bei Zug des linken Lig. cervico-pleurale) des 6. und 7. Halswirbels ist die Bandscheibe C 6/C 7 mechanisch stark belastet, weil sie bei jeder Bewegung der zerviko-thorakalen Region regelrecht „ausgewrungen" wird.

Die Bandscheibe C 5/C 6 ist ebenfalls belastet, da der Wirbel C 6 wegen des kaudalen Bandzuges in die der übrigen HWS entgegengesetzte Rotation und Seitneigung gebracht wird. In der Tat liegen in absteigender Häufigkeit klinische Symptome in den Segmenten L 5/S 1 und L 4/L 5, dann C 6/C 7, gefolgt von C 5/C 6, vor.

Zusammenfassung:

- Bei einer Dysfunktion auf der linken Körperseite (Magen, „metabolische" Leber, Pleura/Kolonflexur/Niere links) entstehen Dysfunktionen C 7 FRS_L und C 6 ERS_R.
- Bei einer Dysfunktion auf der rechten Körperseite (Leber, Pleura/Kolonflexur/Niere rechts) entstehen Dysfunktionen C 7 FRS_R und C 6 ERS_L.

Lage der Ganglien des Truncus sympathicus in der Zervikalregion (C 1, C 6, C 7)

An der HWS liegen die 3 Ganglien des sympathischen Grenzstranges jeweils ventral des Proc. transversus:

- Ggl. cervicale superius auf Höhe von C 1
- Ggl. cervicale medium auf Höhe von C 6
- Ggl. cervicale inferius auf Höhe von C 7
- Ggl. thoracicum I auf Höhe der 1. Rippe

Oft schmilzt (makroskopisch) das Ggl. cervicale inferius mit dem Ggl. thoracicum I zum sog. Ggl. stellatum. Zu einer Reizung des Ggl. stellatum mit **Horner-Syndrom** s. Kap. 33.4.3. Bei Vorliegen eines Horner-Syndroms müssen zunächst die möglichen, zum Teil schweren pathologischen Grunderkrankungen abgeklärt werden.

Das Ggl. cervicale superius bringt sympathische Fasern über den N. caroticus internus und das Ggl. ciliare zum Auge, über den N. petrosus profundus zum N. petrosus major und über diesen zum N. facialis (VII) sowie über den N. jugularis zum N. glosso-pharyngeus (IX) und N. vagus (X).

Beachte

Die Kerngebiete der Hirnnerven III, VII, IX und X enthalten parasympathische Fasern. Die sympathische Versorgung erfolgt über das Seitenhorn des Rückenmarks von C 8–Th 1 in den Truncus sympathicus, das Ggl. cervicale superius und von dort zu den Hirnnerven VII, IX, X. Das Auge erhält die sympathischen Anteile vom Ggl. cervicale superius über die Rr. anteriores des N. caroticus und das Ggl. ciliare.

Beschleunigungs-/Verzögerungstrauma („whiplash injury“) und Folgen

Bei diesem Beschleunigungs-/Verzögerungstrauma (Schleudertrauma) mit seinen klinischen Folgen (Kopf-/Nackenschmerzen, Übelkeit bis Erbrechen, LWS-Beschwerden in 50 % der Fälle usw.) treten entweder strukturelle Schäden (Ligamentzerreißungen, Frakturen, SHT [Schädel-Hirn-Trauma]) auf oder es lassen sich keine schulmedizinischen Befunde erheben, weil der Patient „nur“ funktionelle Störungen hat. Diese lassen sich wie folgt untergliedern:

- **Fixation der** (meist linken) **Niere** (aufgrund Massenträgheit):
  - Afferenz des N. vagus (X) reizt kurze Nackenmuskeln:
    - Druck-Kopfschmerz (venöse Kongestion der V. jugularis interna)
    - Nackenschmerzen (Kontraktur der kurzen/seitlichen Nackenmuskeln)
    - Übelkeit/Erbrechen (vegetative Antwort auf N.-vagus-Reizung)
  - Afferenz des N. phrenicus auf Höhe C 3–C 5 bei Dehnung der Nierenfaszie:
    - Nackenschmerzen (Kontraktur der segmentalen Halsmuskeln)
    - Lumbalgie (Zwerchfellspasmus, besonders Crura diaphragmatica)
  - mechanischer Reiz C 6–C 7 (Nierenfaszie über Pleura zum Lig. cervico-pleurale):
    - Nackenschmerzen (Reizung CTÜ)
  - Kontraktur der Rückenmuskeln (Efferenz auf sympathische Reizung Th 9–L 1):
    - Rückenschmerzen (Kontraktur der autochthonen Rückenmuskeln)
  - Kontraktur des Psoas (Efferenz auf sympathische Reizung Th 12–L 1):
    - Rückenschmerzen (Kontraktur des Psoas)
- **Dehnung der spinalen Dura mater** (beim Vorschleudern des Kopfes):
  - Dura-mater-Spannung in die venösen Sinus (als Duraduplikaturen):
    - Kopfschmerz (venöse Kongestion der venösen Sinus im Neurokranium)
  - zervikale Spinalnervenreizung (Zug auf Spinalganglien bei Dura-mater-Spannung):
    - Nackenschmerzen (Kontraktur Halsmuskeln)
- Dehnung des Ösophagus/der ventralen Halsfaszien (beim Zurückschleudern des Kopfes):
  - reflektorische muskuläre Hypertonie des Ösophagus mit Afferenz des N. vagus (X) reizt kurze Nackenmuskeln:
    - Druck-Kopfschmerz (venöse Kongestion der V. jugularis interna)
    - Nackenschmerzen (Kontraktur der kurzen/seitlichen Nackenmuskeln)
    - Übelkeit/Erbrechen (vegetative Antwort auf N.-vagus-Reizung)
  - Retraktion der ventralen Halsfaszien mit muskulärer Kontraktur:
    - TMG-Dysfunktion durch Zug der oberflächlichen Halsfaszie an der Mandibula mit Nackenschmerzen (reaktive Kontraktur der kurzen/seitlichen Nackenmuskeln) und TOKS bei Klavikula-Dysfunktion (Kap. 13.8)
    - Hyoid-Dysfunktion mit kontrakter Zungengrundmuskulatur durch Zug der mittleren Halsfaszie am Hyoid mit Nackenschmerzen (reaktive Kontraktur der kurzen/seitlichen Nackenmuskeln) und TOKS bei Klavikula-Dysfunktion (Kap. 13.8)
    - Hypertonie der Halsmuskulatur durch Reizung der tiefen Halsfaszie

Die Niere hat aufgrund ihrer guten Durchblutung sowie des Primärharngehalts – noch vor Leber und Gehirn – die größte Masse (Gewicht pro Größe) des menschlichen Körpers. Nach dem Trägheitssatz hat dies zur Folge, dass die Nieren bei Beschleunigung (es wird auf das stehende Auto aufgefahren) oder Verzögerung (das Auto fährt auf) ihre Position im Raum beibehalten und ihre Faszien gedehnt werden (Afferenz des N. phrenicus nach C 3–C 5), wodurch das Nierengewebe unter Druck gesetzt (sympathisch Th 9–L 1 mit Psoaskontraktur, parasympathisch N. vagus [X] mit kontrakten kurzen Nackenmuskeln) und Zug auf das Zwerchfell, die Pleura, das Lig. cervico-pleurale und C 6–C 7 ausgeübt wird.

12.1.3 Kranio-sakrale Bezüge

Die HWS hat viele bilaterale Relationen zum kranio-sakralen System. Eine ausführliche Beschreibung erfolgt in Kap. 17, Kap. 21 sowie Kap. 23. Hier sollen die Beziehungen nur stichwortartig angesprochen werden:

- **Dura-mater-Anheftungen** und Durazug sorgen (als Ursache) für OAA-Dysfunktionen:
  - Anheftungen der spinalen Dura mater am Foramen magnum (C 0) und C 2
  - Anheftung der spinalen Dura mater an der Sakrumbasis (S 1):
    - Nutations-Dysfunktionen des Sakrums üben Durazug nach kaudal am Okziput (SSB-E) und C 2 (als kranio-sakrale Dysfunktion C 2-SSB-E) aus. Daraus können dann parietale Dysfunktion an C 0 oder C 2 entstehen.
- **Kiefergelenk (TMG)** und **kranio-mandibuläre Dysfunktionen (CMD)** sorgen für eine Hypertonie der kurzen Nackenmuskeln/OAA-Dysfunktionen (Kap. 23.4) – aufgeführt in der Reihenfolge ihrer Häufigkeit:
  1. am häufigsten: durch Stress (Kap. 30.1.13)
  2. am zweithäufigsten: durch ISG-/SIG-Dysfunktionen (mit UFK der unteren Extremität und der LWS)
  3. am dritthäufigsten: durch Klavikula-Dysfunktionen (mit BWS, Rippen, Akromio-Klavikular-Gelenk [ACG], Radius, Handgelenk)
  4. am vierthäufigsten: durch OAA-Dysfunktionen (Kap. 12.1.4)
  5. am fünfthäufigsten: durch Störungen im stomatognathen System (Zahnarzt/Kieferorthopäde: Abschleifen/Bisserhöhung/Schienenbehandlung)
- **Beckenknochen** sorgen für Okziput-Dysfunktionen:
  - Relation zwischen Os ilium und Os temporale (myofaszial) über das TMG (s. o.)
  - Relation zwischen Sakrum und Okziput (Duraspannung [Kap. 17.5], myofaszial und Lovett-Regel [Kap. 7.5])
- **Klavikula/Halsfaszien** sorgen für HWS-Dysfunktionen:
  - Relation zwischen Klavikula-Dysfunktion und Mandibula (oberflächliche Halsfaszie): TMG-Dysfunktion durch Zug der oberflächlichen Halsfaszie an der Mandibula mit Nackenschmerzen (reaktive Kontraktur der kurzen/seitlichen Nackenmuskeln) und TOKS bei Klavikula-Dysfunktion (Kap. 13.8)
  - Relation zwischen Klavikula-Dysfunktion und Hyoid/Zungengrundmuskulatur (mittlere Halsfaszie): Hyoid-Dysfunktion mit kontrakter Zungengrundmuskulatur durch Zug der mittleren Halsfaszie an dem Hyoid mit Nackenschmerzen (reaktive Kontraktur der kurzen/seitlichen Nackenmuskeln) und TOKS bei Klavikula-Dysfunktion (Kap. 13.8)
- **Gesichtsschädel/Hirnschädel** (traumatisch) sorgen für OAA-Dysfunktionen:
  - Neben Frakturen können Traumata auch für fixierte Suturae zwischen den Schädelknochen sorgen und so über das membranöse System die Zirkulation der venösen Drainage und des Liquor cerebro-spinalis (LCS) stören.
- **Körperquerstrukturen** in Dysfunktion sorgen für HWS-Dysfunktionen (Kap. 17.7 und Kap. 32.6):
  - Tentorium cerebelli
  - Hyoid
  - ATS (Apertura thoracica superior)
  - Zwerchfell
  - Perineum
  - Fuß(-gewölbe)

12.1.4 Folgen einer OAA-Dysfunktion

Die häufig auftretenden Dysfunktionen der OAA-Region (C 0/C 1 = Okziput, Atlas, Axis und C 1/C 2) haben zahlreiche Auswirkungen auf den menschlichen Körper (► Abb. 12.3).

Parietale Störungen

- **kontrakte kurze Nackenmuskeln:**
  - reaktiv: Kontraktur der (seitlichen) Halsmuskeln (über Anastomose der Ansa cervicalis superficialis)
  - funktionelle vertebro-basiläre Insuffizienz: über uni-/bilaterale Minderperfusion der Versorgungsgebiete der A. vertebralis/A. basilaris aufgrund des Drucks der kurzen Nackenmuskeln gegen die A. vertebralis und dann den Sulcus a. vertebralis ossis atlantis:
    - Gleichgewichtsstörung/Schwindel/Drehschwindel (Minderdurchblutung des Gleichgewichtsorgans)
    - Hörstörungen/Ohrgeräusche/Tinnitus (Minderdurchblutung des Innenohrs)
    - Sehstörungen (Minderdurchblutung des Tractus opticus [Sehbahn])
    - Ataxien (Minderdurchblutung des Kleinhirns)

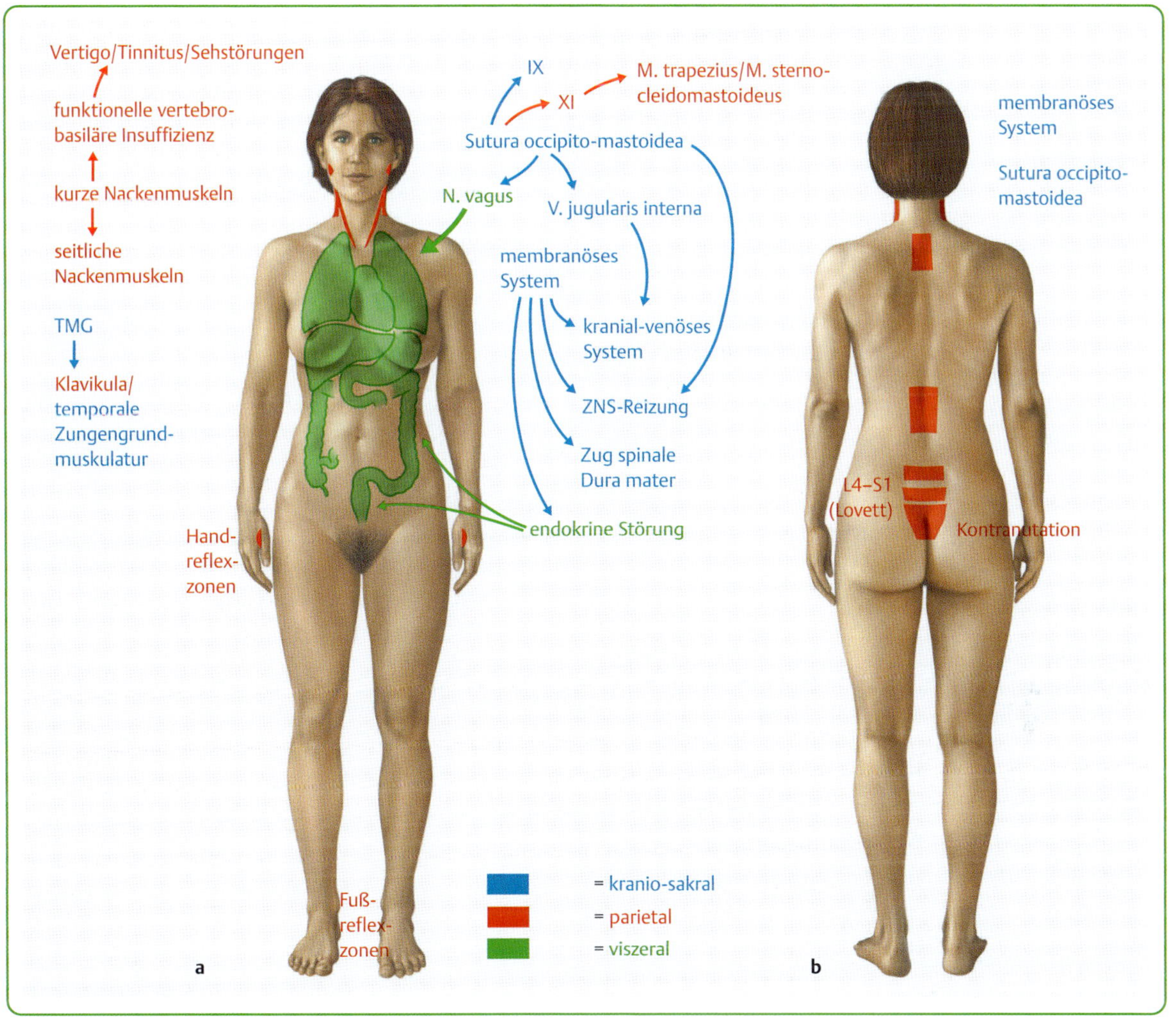

▶ **Abb. 12.3** Folgen einer OAA-Dysfunktion.

- **Affektion von L 4–S 1** gemäß Lovett (Kap. 7.5):
  - Nach dem Gesetz von Lovett bewegen sich Okziput (C 0) und Sakrum, Atlas (C 1) und L 5, Axis (C 2) und L 4 jeweils gleichsinnig in die Rotation.
- **Sakrum-Dysfunktionen in Kontranutation:**
  - Durazug nach kranial kann parietale (Kontranutations-)Dysfunktionen des Sakrums hervorrufen.
- **Hand-/Fußreflexzonen der oberen HWS:**
  - Die Handreflexzone des CCÜ ist das Daumen-Endgelenk.
  - Die Fußreflexzone des CCÜ ist das Großzehen-Endgelenk.
- Dysfunktionen an den anderen **Übergangsregionen der Wirbelsäule**:
  - zerviko-thorakaler Übergang (CTÜ)
  - thorako-lumbaler Übergang (TLÜ)
  - lumbo-sakraler Übergang (LSÜ)

Viszerale Störungen

- **Lunge/Atmung:** wird beeinflusst über den N. glossopharyngeus (IX; Chemorezeptoren am Glomus caroticum) und N. vagus (X; mechanische Dehnungsrezeptoren an der Lunge sowie Chemorezeptoren am Aortenbogen):
  - Foramen jugulare (Durchtritt IX/X/XI): nervale Reizung
  - nervale Verschaltung von IX/X/XI und Ggl. cervicale superius
  - mechanische Reizung des N. vagus (X) durch kontrakte kurze Nackenmuskeln
- **Herz:** wird beeinflusst vom N. vagus (X), der Grundschlag des Herzens wird vom Erregungsleitungssystem des Herzens autonom geregelt:
  - rechter N. vagus (X): innerviert den Sinusknoten, führt zu Herzfrequenzstörungen
  - linker N. vagus (X): innerviert den Atrio-Ventrikular-Knoten (AV-Knoten), kann so zu Herzrhythmusstörungen führen

- **Ösophagus:** wird vom N. vagus (X) gereizt:
  - Tonusveränderungen, z. B. mit Refluxösophagitis, Singultus etc.
- **Oberbauch-/Bauchorgane:** werden vom N. vagus (X; unspezifisch) gereizt:
  - linker N. vagus (X): linke NN (Nebenniere)/Niere und Verdauungsorgane bis zur Papilla duodeni major inklusive Leber, Gallenblase, Milz, Pankreas
  - rechter N. vagus (X): rechte NN/Niere und Verdauungsorgane bis zum Cannon-Böhm-Punkt
- **hormonelle, emotionale und immunologische Regulationsstörungen:**
  - infolge einer VNS-Reizung (N. glosso-pharyngeus [IX], N. vagus [X]) und sympathisch (Ggl. cervicale superius)
  - immunologisches Defizit aufgrund veränderter vegetativer Innervation der Bauchorgane

Kranio-sakrale Störungen

Dysfunktionen der OAA-Region erzeugen über kontrakte kurze Nackenmuskeln Störungen in folgenden Bereichen:

- **Sutura occipito-mastoidea:** ▸ Abb. 12.4
- **Kiefergelenks-Reizung (TMG):** ▸ Abb. 12.4
- **membranöses System:** durch Zug auf die Dura mater an C 0 und C 2:
  - venöser Stau durch Reizung der Sinus durae matris mit ZNS-Störungen inklusive Kopfschmerzen (Druck-Kopfschmerz)
  - kranialer Durazug mit ZNS-Störungen inklusive Kopfschmerzen:
    - Zug an der Falx cerebri erzeugt Reizung des Corpus callosum mit Koordinationsstörungen der Großhirnhemisphären.
    - Zug am Tentorium cerebelli erzeugt Hypophysenstielreizung (s. u.)
  - spinaler Durazug mit (pseudo-)radikulären und ZNS-Störungen inklusive Kopfschmerzen
- **hormonelle, emotionale und immunologische Regulationsstörungen** infolge kranio-sakraler Dysfunktionen:
  - Spannung auf das membranöse System erzeugt über das Tentorium cerebelli Zug auf den Hypophysenstiel.
  - Spannung im membranösen System und venöse Abflussstörung reizen über die Sinus (Sinus cavernosus, petrosus, rectus etc.) das Stammhirn, das limbische System, den Hypothalamus usw.
  - SSB-Dysfunktionen

▸ Abb. 12.5

- **Sutura occipito-mastoidea:** infolge kreuzender Züge des M. trapezius und M. sterno-cleido-mastoideus bei Anspannung in Dauer-Dysfunktion (Circulus vitiosus; Kap. 12.1.2):
  - **Foramen jugulare** schließt, mit Druck auf:
    - N. glosso-pharyngeus (IX)
    - N. vagus (X):
      - viszerale Affektion der von diesem versorgten Organe (s. o.)
    - N. accessorius (XI):
      - Tonussteigerung des M. trapezius, Pars descendens
      - Tonussteigerung des M. sterno-cleido-mastoideus
    - V. jugularis interna:
      - ZNS-Störungen (infolge kranialer Kongestion, zum Teil mit Hirnödem)
      - Kopfschmerzen (Druck-Kopfschmerzen)
    - A. meningea posterior
  - **Kiefergelenks-Reizung (TMG) bei:**
    - Temporale-Dysfunktion (Proc. mastoideus ossis temporalis)

- **Kiefergelenks-Reizung (TMG) bei:**
  - Kiefermuskulatur-Dystonie (N. trigeminus [V] aus dem ersten Kiemenbogen)
  - Zug der ventralen Halsfaszien
  - Zungengrundmuskulatur-Dystonie
  - Temporale-Dysfunktionen:
    - suturale Verbindung Okziput – Temporale
    - Relation Okziput – Sakrum / Ilium – Temporale (Kap. 18.3)

▸ **Abb. 12.4** Störungen der Sutura occipito-mastoidea und Kiefergelenks-Reizung (TMG).

parietale Ursache
- statisch-dynamische Fehlhaltung
  → Augenstellreflex
  ⇒ kurze Nackenmuskeln
  (Fuß / Becken / BWS und LWS / Schultergürtel / obere Extremität)
- UFK Th 1 – Th 5 / obere Extremität / Schulter
- Trauma Kopf / HWS
- Körperquerstrukturen
  (Fuß / Perineum / Zwerchfell / ATS)

viszerale Ursache
- alle Körperorgane
  (außer li. Kolon / Beckenorgane)
  → X
- Kopf- / Halsorgane (Drüsen)
  → III / VII / IX
- Truncus sympathicus (C 1 / C 6 / C 7)
- Körperquerstrukturen
  (Perineum / Becken / Zwerchfell / Fuß / ATS)
  ↙ viszeraler Motor ↓ Reflexzone ↘ Pleura

kranio-sakrale Ursache
- Durazug / -anheftung C 0 / C 2
- TMG
- Temporale / Okziput ↔ Ilium / Sakrum
- Halsfaszien / Klavikula ↔ OAA
- Sakrum ↔ SSB (Durazug)
- Gesichts- / Hirnschädel (traumatisch)
- Körperquerstrukturen
  (Tentorium / Hyoid / ATS / Zwerchfell / Perineum)

Dysfunktion C 0 – C 2

parietale Folge
- kontrakte kurze Nackenmuskeln
  ↘ seitliche Halsmuskeln
  ↘ funktionelle vertebro-basiläre Insuffizienz
    ↳ Tractus opticus (Sehstörung)
    ↳ Innenohr (Hörstörung)
    ↳ Ggl. geniculatum (Schwindel)
  ↘ Sutura occipito-mastoidea
- Hand- / Fußreflexzonen
  (Daumen / Großzehe)
- CCÜ / CTÜ / TLÜ / LSÜ
- L 4 – S 1 (Lovett)

viszerale Folge
- Sutura occipito-mastoidea
  ↘ X
- Herz (Vagus)
  → links → AV-Knoten: Rhythmus
  → rechts → Sinusknoten: Frequenz
- V.-jugularis-Stau

kranio-sakrale Folge
- Sutura occipito-mastoidea
- Dura / membranöses System
- TMG
- Sakrum-SSB-Dysfunktion
- V.-jugularis-Stau

▶ **Abb. 12.5** C 0–C 2-Dysfunktionen.

12.2 Untersuchung

Die HWS-Untersuchung gliedert sich in aktive und passive Tests. Die Provokations- und Safety-Tests werden im Kap. 33. besprochen.

12.2.1 Aktive Bewegungstests

Der Patient steht mit dem Rücken zum Untersucher und führt mit dem Kopf nacheinander folgende Bewegungen aus:

HWS-Flexion und HWS-Extension

Der Patient beugt aktiv den Kopf nach vorne und dann nach hinten. Der Untersucher prüft, ob die Wirbelsäulen-Flexion und -Extension harmonisch sind oder ob sie einen „Knick" bzw. geraden Abschnitt aufweisen.

Bewegen sich ein oder mehrere Segmente nicht mit, können ein oder mehrere Wirbel nicht flektieren bzw. extendieren. Dies kann ein Hinweis auf eine intraartikuläre Blockade in Extension oder Flexion sowie eine Gruppendysfunktion sein (Kap. 7.1 und Kap. 7.4 bis Kap. 7.7).

HWS-Seitneigung nach links und nach rechts

Der Patient neigt die HWS nach links und dann nach rechts. Der Untersucher prüft, ob die Wirbelsäulen-Seitneigung harmonisch ist oder ob sie einen „Knick" bzw. geraden Abschnitt aufweist.

Bewegen sich ein oder mehrere Wirbel nicht in die Seitneigung, kann das ein Hinweis auf eine intraartikuläre Blockade oder auf eine Gruppendysfunktion sein (Kap. 7.1 und Kap. 7.4 bis Kap. 7.7).

HWS-Rotation nach links und rechts

Der Patient rotiert die HWS nach links und anschließend nach rechts. Der Untersucher prüft, ob die Wirbelsäulen-Rotation harmonisch ist oder ob sie einen „Knick" bzw. geraden Abschnitt aufweist.

Bewegen sich ein oder mehrere Wirbel nicht in die Rotation, kann das ein Hinweis auf eine intraartikuläre Blockade oder auf eine Gruppendysfunktion sein (Kap. 7.1 und Kap. 7.4 bis Kap. 7.7).

12.2.2 Passiver Seitneigungstest in Rückenlage (Goldstandard)

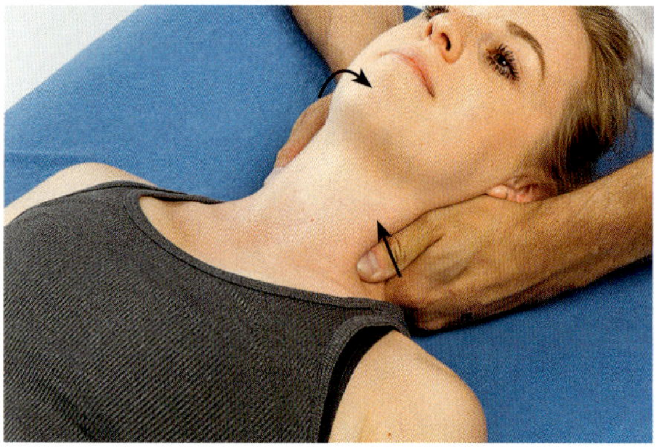

▶ **Abb. 12.6** Passiver Seitneigungstest in Rückenlage.

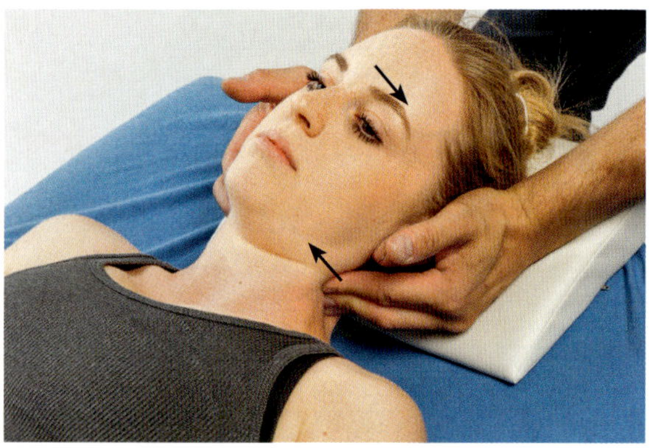

▶ **Abb. 12.7** Passiver Seitneigungstest in Rückenlage, Kontakt an den Okziput-Kondylen (C 0).

Da Rotation und Seitneigung biomechanisch kombiniert sind, lassen sich Dysfunktionen der HWS durch passives Testen der Seitneigungs-Komponente zuverlässig finden. Dadurch wird die für die A. vertebralis gefährliche Rotation vermieden.

Der Patient liegt in Rückenlage, wobei der Kopf in Flexion (dadurch wird eine schädigende HWS-Rotation vermieden/minimiert) gelagert ist. Der Untersucher steht am Kopfende hinter dem Patienten. Mit den Fingern palpiert er von lateral (in diesem Beispiel: von rechts) den jeweiligen Proc. transversus des zu untersuchenden Halswirbels. Durch einen Druck auf den Proc. transversus in Richtung der Gegenseite (nach links) macht die Patienten-HWS eine Seitneigung nach rechts (▶ **Abb. 12.6**). Der Untersucher palpiert, ob sich der jeweilige Halswirbel in die Seitneigung der HWS mitbewegt oder ob er sich in einer zur getesteten Seitneigung kontralateralen Dysfunktion (mit Seitneigung links) befindet.

Beurteilung: Bewegt sich der Halswirbel durch lateralen Druck auf den Proc. transversus nicht in Seitneigung nach rechts (bzw. links), liegt eine Dysfunktion in ERS_L oder FRS_L (bzw. ERS_R oder FRS_R) vor. Diese Untersuchung wird von C 7–C 0 ausgeführt.

Besonderheit bei C 0: Am Okziput legt der Untersucher die Finger beidseits von lateral an die Okziput-Kondylen an. Er gibt dann Druck von lateral zur gegenüberliegenden Seite (▶ **Abb. 12.7**). Bewegen sich die Kondylen bei lateralem Druck von rechts (bzw. links) nicht nach links (bzw. rechts), so liegt ein ES_LR oder FS_LR (bzw. ES_RR oder FS_RR) vor.

Mit dem Seitneigungstest in Rückenlage kann man nicht feststellen, ob sich die Dysfunktion in Flexion oder Extension befindet (vgl. Kap. 9.2.2). Dies wird mit dem Spine-Test (ventraler Translationstest) differenziert.

12.2.3 Ventraler Translationstest (Spine-Test)

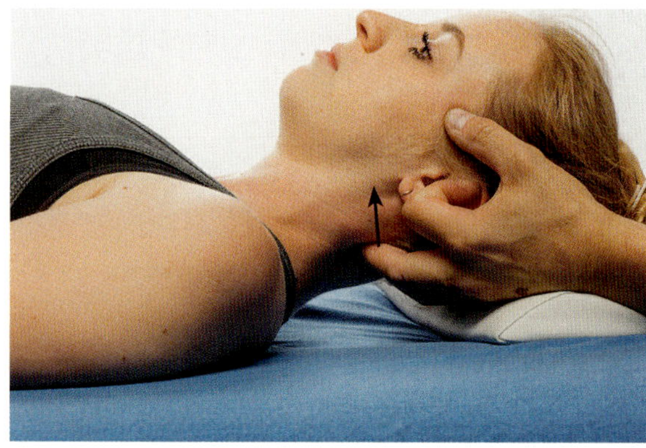

▶ **Abb. 12.8** Ventraler Translationstest (Spine-Test).

Mit diesem Test wird geprüft, ob sich die mit dem vorangegangenen Test gefundene Dysfunktion in Flexion oder Extension befindet.

Der Patient liegt in Rückenlage, Bauchlage oder sitzt. Der Untersucher steht am Kopfende hinter dem Patienten und gibt einen Druck nach ventral auf den Arcus vertebrae direkt links und rechts des Proc. spinosus (▶ **Abb. 12.8**):

- Lässt sich der Wirbel **nicht** nach ventral drücken, liegt eine **Flexions-Dysfunktion** (= **f**est) vor.
- Lässt sich der Wirbel **elastisch (leicht federnd)** nach ventral drücken, liegt eine **Extensions-Dysfunktion** (= **e**lastisch) vor.

12.3 Behandlung

Bei der Behandlung der HWS ist unter Safety-Aspekten (Kap. 33) insbesondere daran zu denken, dass bei Rotationsgriffen Scherkräfte auf die Intima der Gefäße (besonders der A. vertebralis) auftreten. Es sind mechanische Instabilitäten, vaskuläre und neurologische/neurovegetative Störungen zu berücksichtigen.

12.3.1 Behandlung der UFK

Wie in Kap. 12.1 beschrieben, gibt es viele UFK der HWS, welche reaktiv die HWS-Muskulatur verspannen. Diese ursächlichen Dysfunktionen müssen zuerst diagnostiziert und behandelt werden, damit sich der sekundär aufgebaute Muskeltonus verringern und dann verschwinden kann.

12.3.2 Schädelbasis-Release

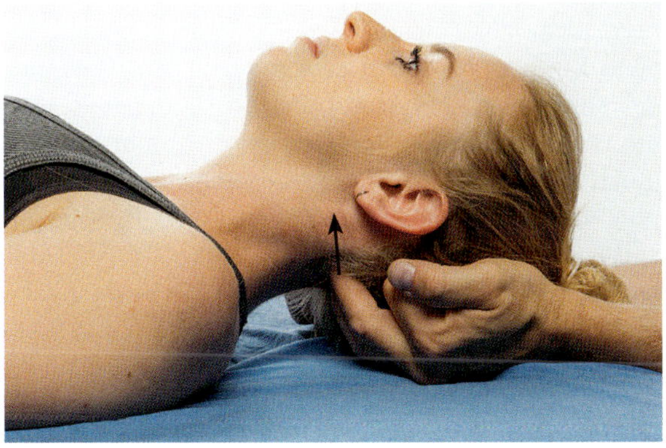

▶ **Abb. 12.9** Schädelbasis-Release.

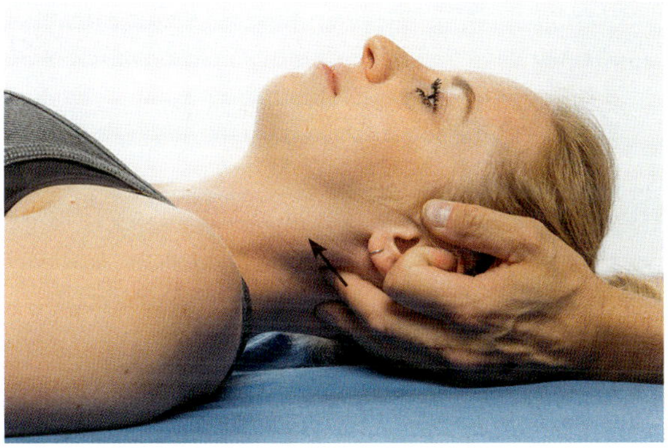

▶ **Abb. 12.10** Swimming-Atlas.

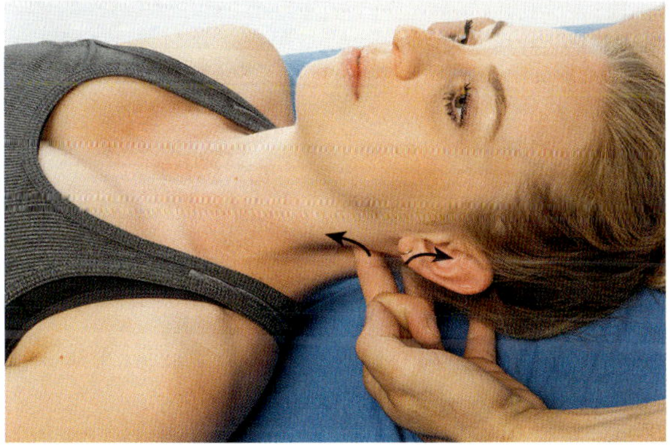

▶ **Abb. 12.11** Traktion zwischen C 0 und C 1.

Der Patient liegt in Rückenlage, der Behandler steht am Kopfende hinter dem Patienten. Mit beiden Händen umfasst er das Okziput von dorsal, sodass das Hinterhaupt in beiden Handflächen des Behandlers liegt. Nun flektiert der Behandler die Mittel- und Ringfinger beider Hände, sodass die Mittelfinger beidseits den lateralen Teil des Arcus vertebrae und die Ringfinger beidseits den medialen Teil des Arcus vertebrae von C 1 (Atlas) von dorsal ertasten.

Durch sanften bilateralen Druck der Mittel- und Ringfinger auf den Atlasbogen ventralisiert der Atlas mit einem **Release** (▶ Abb. 12.9). Das benötigt einige Zeit, da die kurzen Nackenmuskeln zwischen Okziput und Atlas ihren Tonus verringern müssen. Je niedriger der Muskeltonus ist, desto besser kann die Ventralisierung von C 1 gegenüber C 0 stattfinden.

Danach wird ein sog. **Swimming-Atlas** ausgeführt: Wenn sich der Muskeltonus zwischen C 0 und C 1 verringert hat, ist der Atlas beweglicher geworden, sodass folgende Bewegungen ausgeführt werden (▶ Abb. 12.10):

- Der Atlas wird nach links und nach rechts geschoben.
- Der Atlas wird in eine Rotation nach links (indem nur der rechte Mittelfinger den rechten Arcus vertebrae von C 1 weiter nach ventral drückt) und in eine Rotation nach rechts (indem nur der linke Mittelfinger den linken Arcus vertebrae von C 1 weiter nach ventral drückt) gebracht.

Danach führt der Behandler eine **Traktion** zwischen C 0 und C 1 aus, indem er beidseits die Ring- und Mittelfinger auf dem rechten und linken Arcus vertebrae des Atlas belässt, während die Zeigefinger beidseits das Okziput in Richtung des Behandlers kranialisieren (▶ Abb. 12.11).

12.3.3 Mobilisation in die Seitneigung in Rückenlage

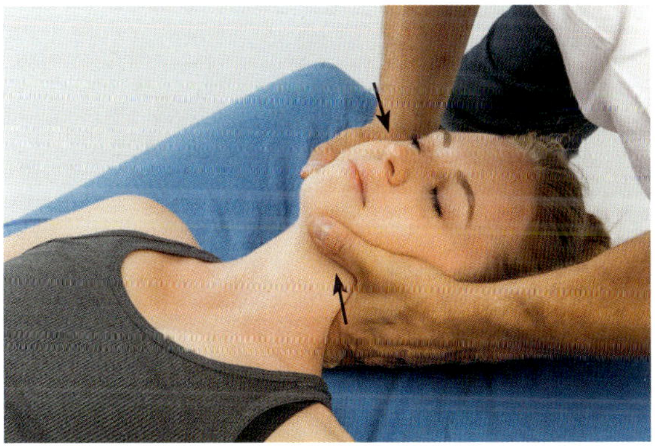

▶ **Abb. 12.12** Mobilisation in die Seitneigung in Rückenlage.

Der Patient liegt in Rückenlage, wobei der Kopf leicht flektiert gelagert ist (dadurch wird eine schädigende Rotation der HWS vermieden). Der Behandler steht am Kopfende hinter dem Patienten. Die Grundphalanx des Zeigefingers der rechten (bzw. linken) Hand liegt lateral am Proc. transversus des zu behandelnden Halswirbels, d. h. bei einem ERS_L oder FRS_L (bzw. ERS_R oder FRS_R) auf dem lateralen Punkt des rechten (bzw. linken) Proc. transversus.

Die linke (bzw. rechte) Hand des Behandlers umgreift das Okziput des Patienten von dorsal und stabilisiert so den Kopf des Patienten, der sich hierdurch besser entspannen kann. Mit der Grundphalanx des Zeigefingers wird ein repetitiver Druck auf den Proc. transversus des zu behandelnden Halswirbels von lateral in Richtung der Gegenseite gegeben.

Beispiel: Bei C4 FRS_L nimmt die Grundphalanx des rechten Zeigefingers Kontakt mit dem lateralen Punkt des rechten Proc. transversus von C4 auf. Die linke Hand des Behandlers umgreift das Okziput von dorsal und stabilisiert so den Kopf des Patienten. Der Behandler gibt einen repetitiven Druck auf den rechten Proc. transversus C4 nach links (▸ **Abb. 12.12**).

12.3.4 Manipulation

Manipulation in die Seitneigung in Rückenlage

Ausgangsstellung s. Kap. 12.3.3. Am Bewegungsende wird ein Thrust von der Grundphalanx des Zeigefingers von lateral über den Proc. transversus des zu behandelnden Halswirbels auf die gegenüberliegende Seite gegeben.

Besonderheit bei C0: Die Zeigefingergrundphalanx wird lateral neben der Okziput-Kondyle platziert und dann die Korrektur wie oben beschrieben ausgeführt.

Muskelreflexmanipulation in Rückenlage

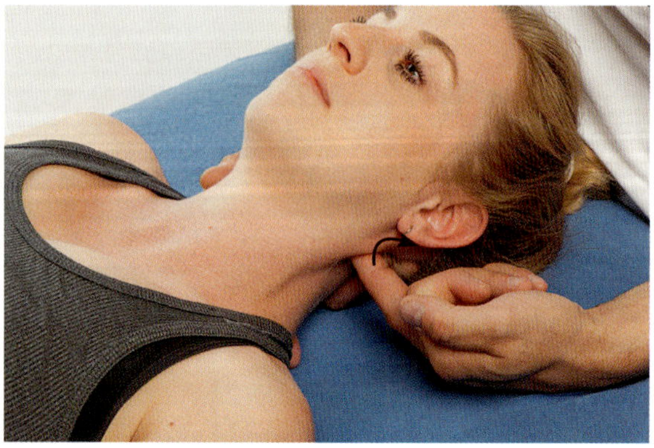

▸ **Abb. 12.13** Muskelreflexmanipulation in Rückenlage.

Der Patient liegt in Rückenlage, der Behandler steht am Kopfende hinter dem Patienten. Bei Dysfunktion eines Halswirbels in Seitneigung links muss man die gegenseitige (rechte) paravertebrale Muskulatur (Ziel sind die Mm. rotatores breves und longi) mit dem Mittelfinger anhakend so „anschnippen" (▸ **Abb. 12.13**), dass der Muskel reflektorisch kontrahiert und dadurch die Dysfunktion des betroffenen Halswirbels korrigiert. Um dieses Ziel zu erreichen, müssen vorbereitend der Kopf und Hals des Patienten in eine Position gebracht werden, bei der der (durch die HWS-Dysfunktion gedehnte und deswegen hypertone) Muskel einen normalen Tonus annimmt. Nur dann kann er sich durch das „Anschnippen" (Dehnung der Muskelspindeln) reflektorisch so kontrahieren, dass die HWS-Dysfunktion korrigiert wird. Besteht die Dysfunktion bereits über einen zu langen Zeitraum, kann es sein, dass keine ausreichende Entspannung des Muskels erzielt werden kann. In diesem Fall führt diese Technik nicht zum Erfolg, sondern würde vielmehr einen zusätzlichen Reiz der ohnehin schon hypertonen Muskels bewirken.

Beachte

Das „Anschnippen" des Muskels darf erst und *nur dann* erfolgen, wenn durch Positionierung eine normotone Situation am betroffenen Muskel eingestellt werden konnte. Besonders bei Säuglingen und Kleinkindern (bei denen die Dysfunktionen noch nicht so lange bestehen) kann diese sanfte Korrekturtechnik gut eingesetzt werden.

HWS-/Atlas-Shift

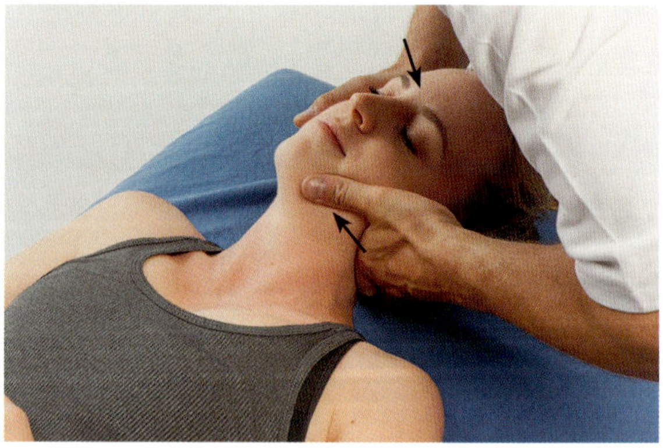

▸ **Abb. 12.14** HWS-/Atlas-Shift.

Um eine Dysfunktion Atlas-Shift zu korrigieren, sollten zuvor sämtliche parietalen, viszeralen und kranio-sakralen Dysfunktionen des Patienten korrigiert worden sein. Dann werden ggf. die kurzen Nackenmuskeln mit myotensiven/myofaszialen Techniken entspannt, um die Korrektur der Atlas-Shift-Subluxation optimal vorbereitet zu haben!

Zur eigentlichen Korrektur steht der Therapeut am Kopfende und umgreift mit beiden Händen den Kopf (Okziput) des Patienten so, dass seine Zeigefinger-Grundgelenke beidseits am Querfortsatz des Atlas liegen (▶ **Abb. 12.14**). Aus einer leichten, rhythmischen Bewegung des Kopfes mit der oberen HWS heraus wird ein minimaler, aber sehr schneller Impuls des einen Zeigefinger-Grundgelenks (z. B. links) in Richtung der gegenüberliegenden (z. B. rechten) Seite gesetzt, wodurch sich die Subluxation Atlas-Shift löst und zur Physiologie zurückgeführt wird.

13 Schultergürtel

13.1 Allgemeine Betrachtungen

Der Schultergürtel besteht aus 5 Gelenken, die Schulter selbst wird überwiegend muskulär geführt und stabilisiert. Die Aufzählung der einzelnen Gelenke gibt ihre Wichtigkeit im Zusammenspiel aller Schultergürtelgelenke wieder:

- Akromio-Klavikular-Gelenk (ACG, Art. acromio-clavicularis, Diarthrose)
- skapulo-thorakales Gleitlager (ScThGl)
- Sterno-Klavikular-Gelenk (SCG, Art. sterno-clavicularis, Diarthrose)
- Gleno-Humeral-Gelenk (GHG, Art. gleno-humeralis, Diarthrose)
- Subakromial-Gelenk (SAG)

13.1.1 Karpaltunnelsyndrom (CTS)

Per Definition ist das Karpaltunnelsyndrom Folge einer Schädigung des N. medianus im Karpaltunnel. Der Karpaltunnel wird gebildet von den Handwurzelknochen (Hamatum, Pisiforme, Trapezium und Skaphoid) und dem Retinaculum flexorum (Lig. carpi transversum). Durch diesen „Tunnel" ziehen die Sehnenscheiden der Fingerbeugemuskeln und der N. medianus hindurch.

Die Patienten klagen über Kribbelparästhesien im Versorgungsgebiet des N. medianus (**palmarseitig:** Daumen, Zeige-, Mittel- und mediale Fläche des Ringfingers, **dorsalseitig:** die Endphalangen dieser Finger). Der Handrücken ist **nicht** davon betroffen. Im weiteren Verlauf kommt es zu einer Atrophie der Daumenballenmuskulatur.

Bereits 1873 beschrieben William Gowers und Vivian Poore Symptome, die dem Karpaltunnelsyndrom ähneln, und nannten sie „writer's cramp" ([5], [20]). 1913 wurde erstmals in der French Neurological Society von Pierre Marie und Charles Foix die Kompression des N. medianus in dem Karpaltunnel (Karpaltunnelsyndrom) beschrieben [15]. Sie hatten bei einer 80-jährigen Frau ein großes Pseudoneurom bei der Autopsie gefunden und waren der Meinung, dass ein rechtzeitiges Durchtrennen des Retinaculum flexorum ihre Beschwerden gelindert hätte. Zur damaligen Zeit gab es häufig mechanische Reizungen an den Fingerbeugesehnen. Das führte zu einer Verdickung der Sehnen, die dann den N. medianus im Karpaltunnel komprimiert haben. Je nach Belastung konnten diese Symptome ein- oder beidseitig auftreten.

Diese mechanischen Belastungen treten heutzutage – trotz langer Arbeiten am Computer – nicht mehr häufig auf. Die Symptomatik („Die ganze Hand kribbelt") der Patienten lässt sich meist durch ein **Thoracic-outlet-Kompressions-Syndrom** (TOKS; Kap. 13.8) erklären. Da der venöse Abfluss gestört ist, verbleiben Gewebemediatoren und Stoffwechselschlacken vor Ort (Kap. 27.1.3), sodass das Gewebe anschwillt (was nichts mit einem Karpaltunnelsyndrom zu tun hat). Jedoch schwellen die Sehnen im Karpaltunnel ebenfalls an, sodass die Nervenleitgeschwindigkeit messbar herabgesetzt ist. Ein Durchtrennen des Retinaculum flexorum würde eine kurzfristige Verbesserung der Symptomatik ergeben, aber nicht die Ursache des Problems lösen, sodass keine beständige Verbesserung erreicht würde.

Bei der Untersuchung eines Karpaltunnels und zur Abgrenzung des TOKS muss der Patient fähig sein, ein Papier zwischen seinem Daumen und dem Kleinfinger festzuhalten. Liegt ein echtes Karpaltunnelsyndrom vor, kann der Patient das Papier nicht festhalten, weil der M. opponens pollicis (N. medianus) und der M. opponens digiti minimi (N. ulnaris) nicht die volle Kraft haben.

13.2 Biomechanik des Schultergürtels

Biomechanisch wirken auf die Schulterbewegungen sämtliche Schultergürtelgelenke ein, die im Folgenden beschrieben werden.

13.2.1 Akromio-Klavikular-Gelenk (Art. acromio-clavicularis)

Das ACG ist eine Diarthrose und stellt die Gelenkverbindung zwischen Klavikula und Akromion dar. Unter funktionellen Gesichtspunkten ist es das bedeutendste der fünf Schultergelenke, da es die Beweglichkeit der Klavikula beeinflusst.

Für die Beweglichkeit der Schulter bzw. des Schultergürtels ist eine freie Beweglichkeit der Klavikula notwendig, weil die Klavikula durch Anterior- bzw. Posterior-Rotationen den Abstand des SCG zum ACG und damit die Stellung der Schulter im Raum und zum Patientenkörper reguliert.

Die Klavikula artikuliert medial am Sternum (SCG) und lateral am Akromion (ACG), wobei die wichtigen Klavikula-Rotationen ein freies ACG voraussetzen.

Vergleich mit einem Kegel

Die Klavikula-Bewegung gleicht der Form eines Kegels, wobei die Spitze des Kegels das SCG darstellt und die breite Basis des Kegels die große Beweglichkeit der Klavikula im ACG symbolisiert. Der Durchmesser der Kegelbasis (also der Klavikula-Bewegung im ACG) beträgt ca. 10–13 cm (▶ **Abb. 13.1**).

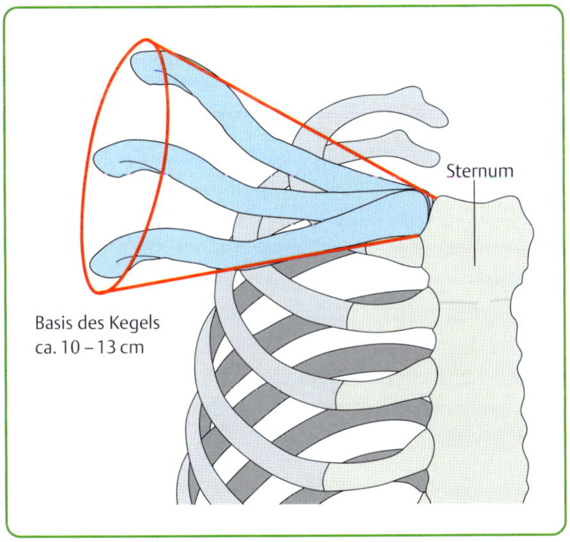

▶ **Abb. 13.1** Kegelmodell zur Klavikula.

Um eine gute Klavikula-Beweglichkeit zu gewährleisten, müssen also das ACG und das SCG frei von Dysfunktionen sein, wobei das ACG häufiger von Dysfunktionen betroffen ist.

Aufgrund der inkongruenten Gelenkflächen zwischen Klavikula und Akromion weist dieses Gelenk einen Discus acromio-clavicularis auf, der aufgrund der hohen Belastung im Laufe des Lebens verschleißt. Ab ca. dem 50. Lebensjahr ist der Diskus kaum nachweisbar. Diese häufige Art der Arthrose führt meistens jedoch zu keinen nennenswerten Beschwerden.

13.2.2 Skapulo-thorakales Gleitlager

Das skapulo-thorakale Gleitlager ist anatomisch gesehen kein (echtes) Gelenk, sondern ein sog. „Nebengelenk" des Schultergürtels. Die Skapula gleitet bei allen Bewegungen des Schultergürtels im Gleitlager (lockeres Bindegewebe zwischen dem M. serratus anterior und dem M. subscapularis) auf dem Thorax. Die beiden Muskelfaszien gleiten normalerweise gut gegeneinander, nach entzündlichen Prozessen an diesen Muskelfaszien kann es jedoch aufgrund der Oberflächenveränderung zum sog. **Schulterblattkrachen** kommen.

Der **humero-skapulare Rhythmus** gibt das Zusammenspiel von Humerus sowie die Gleitfähigkeit der Skapula auf dem Thorax bei einer Abduktions-Elevations-Bewegung wieder.

Physiologisch sollte eine Abduktion des Arms im Gleno-Humeral-Gelenk bis 90° ohne Bewegung der Skapula (also bei fixierter Skapula) möglich sein. Bei nicht fixierter Skapula beginnt sich diese bereits ab 30° gleno-humeraler Schulter-Abduktion mitzubewegen. Die Gleitbewegung der Skapula auf dem Thorax in Bezug auf die Bewegung des Gleno-Humeral-Gelenks hat ein Verhältnis von 1:2, d. h., eine 90°-Arm-Abduktion kommt zustande, indem eine gleno-humerale Bewegung von 60° und zusätzlich eine skapulo-thorakale Bewegung von 30° stattfinden.

13.2.3 Sterno-Klavikular-Gelenk (Art. sterno-clavicularis)

Das SCG ist eine Diarthrose und stellt die Gelenkverbindung zwischen der Klavikula und dem Sternum dar.

Es hat eine enge topografische Beziehung zur **1. Rippe** und zum **Venenwinkel**. Bei einer Blockade der 1. Rippe gibt es häufig Auswirkungen auf das SCG. Beidseits liegen dorsal des SCG die Venenwinkel, in denen jeweils die V. jugularis interna mit der V. subclavia zusammenfließt. In den **linken** Venenwinkel mündet außerdem der Ductus thoracicus (drainiert lymphatisch die unteren Extremitäten, den Rumpf und die linke obere Extremität) und in den **rechten** Venenwinkel der Ductus lymphaticus dexter.

Die Bewegungen der Klavikula im SCG zeigt die ▶ **Abb. 13.2**.

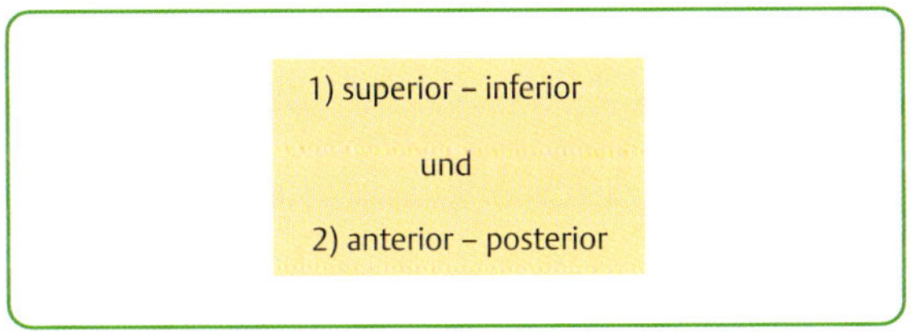

▶ **Abb. 13.2** Bewegungen der Klavikula im SCG.

13.2.4 Gleno-Humeral-Gelenk

Das Gleno-Humeral-Gelenk ist eine Diarthrose und stellt die Gelenkverbindung zwischen dem Caput humeri und der Cavitas glenoidalis der Skapula dar. Da das Caput humeri ca. 4 × so groß ist wie die „kleine" Schulterpfanne, gibt es zur Vergrößerung der Kontaktfläche eine Gelenklippe aus Faserknorpel (Labrum glenoidale). Die Rotatorenmanschettenmuskeln (RM), bestehend aus M. supraspinatus (SSP), M. infraspinatus (ISP), M. subscapularis (SSC) und M. teres minor (TM), zentrieren und stabilisieren den Oberarmkopf in der Gelenkpfanne. Das Gleno-Humeral-Gelenk ist das Gelenk mit der größten Beweglichkeit im Körper.

13.2.5 Subakromial-Gelenk

Das Subakromial-Gelenk ist ein „Nebengelenk" und besteht aus der Bursa subacromialis und der Bursa subdeltoidea (die häufig miteinander verbunden sind) sowie dem Akromion. Zusammen mit den Ansatzsehnen der Rotatorenmanschette bilden sie den subakromialen Raum, der als Gleitschicht für das Tuberculum majus humeri unter das Schulterdach (Akromion) bei der seitlichen Abspreizung (Abduktion) dient.

Die Schonhaltung der Schulter bringt das Caput humeri nach kranio-ventral, dies führt zwangsläufig zu einer Komprimierung des Subakromial-Gelenks (Impingement-Syndrom = Enge-/Engstellen-Syndrom).

13.2.6 Bewegungen des Schultergürtels

Die Bewegungen der Schulter sind immer kombinierte Bewegungen des ACG mit dem SCG und dem skapulo-thorakalen Gleitlager sowie dem Gleno-Humeral- und Subakromial-Gelenk (▶ Tab. 13.1).

Die Schonhaltung der Schulter (bei Schmerz und anderen Reizen) zieht den Schultergürtel nach oben (Elevation), dabei tritt zusätzlich eine Kranialisierung des Humeruskopfes im Gleno-Humeral-Gelenk (verringert die Roll-/Gleitbewegung bei der Abduktion) und eine Komprimierung des Subakromial-Gelenks (Impingement-Syndrom) auf.

Lesebeispiel: In der ▶ **Tab. 13.1** werden für alle Bewegungen des Schultergürtels die Bewegungsanteile der einzelnen Schultergürtel-Gelenke (ACG/SCG/ScThGl/GHG/SAG) differenziert.

So bewegt bei einer **Protraktion des Schultergürtels** (Zeile 3) das

- ACG → Posterior-Rotation des Akromions,
- SCG → Posterior-Bewegung der Klavikula,
- ScThGl → translatorische Verschiebung der Skapula von dorso-medial nach ventro-lateral in horizontaler Ebene,
- GHG → begleitende leichte Humerus-IR,
- SAG → begleitende leichte IR der Bursa.

Insgesamt bilden sie so die Schulter-Protraktion.

▶ **Tab. 13.1** Bewegungen des Schultergürtels.

Bewegung des Schultergürtels	Akromio-Klavikular-Gelenk (ACG)	Sterno-Klavikular-Gelenk (SCG)	skapulo-thorakales Gleitlager (ScThGl)	Gleno-Humeral-Gelenk (GHG)	Subakromial-Gelenk (SAG)
Elevation des Schultergürtels	Klavikula bewegt sich nach superior.	Klavikula bewegt sich nach inferior.	translatorische Verschiebung der Skapula in einer vertikalen Ebene nach kranial	Mitbewegung des Humeruskopfes in einer vertikalen Ebene nach kranial (ggf. leichter Humeruskopf-Hochstand)	leichte Kompression
Depression	Klavikula bewegt sich nach inferior.	Klavikula bewegt sich nach superior.	translatorische Verschiebung der Skapula in einer vertikalen Ebene nach kaudal	Mitbewegung des Humeruskopfes in einer vertikalen Ebene nach kaudal (ggf. leichter Humeruskopf-Tiefstand)	leichte Distraktion
Protraktion	Akromion bewegt sich nach posterior (Rotation); Klavikula bewegt sich nach anterior (Rotation).	Klavikula bewegt sich nach posterior.	translatorische Verschiebung der Skapula in einer horizontalen Ebene von dorso-medial nach ventro-lateral	begleitende leichte Humerus-IR	begleitende leichte IR der Bursa
Retraktion	Akromion bewegt sich nach anterior (Rotation); Klavikula bewegt sich nach posterior (Rotation).	Klavikula bewegt sich nach anterior.	translatorische Verschiebung der Skapula in einer horizontalen Ebene von ventro-lateral nach dorso-medial	begleitende leichte Humerus-AR	begleitende leichte AR der Bursa
Abduktion (< 90°)/Elevation (> 90°)	Klavikula bewegt sich nach superior.	Klavikula bewegt sich nach inferior.	Rotation der Skapula um eine dorso-ventrale Achse und Lateraltranslation der Skapula auf den Rippen mit Verschiebung der Schulterpfanne nach anterior	Roll- (Humerus-Abduktion) und Gleitbewegung (Humerus nach kaudal) in der Elevationsphase (Humerus-AR)	Unterrand der Bursa subdeltoidea translatiert nach medial.

▶ **Tab. 13.1** Fortsetzung.

Bewegung des Schultergürtels	Akromio-Klavikular-Gelenk (ACG)	Sterno-Klavikular-Gelenk (SCG)	skapulo-thorakales Gleitlager (ScThGl)	Gleno-Humeral-Gelenk (GHG)	Subakromial-Gelenk (SAG)
Adduktion	In Neutralposition verhindert der Rumpf die ADD, sie ist nur in Ausweichpositionen möglich.	In Neutralposition verhindert der Rumpf die ADD, sie ist nur in Ausweichpositionen möglich.	In Neutralposition verhindert der Rumpf die ADD, sie ist nur in Ausweichpositionen möglich.	In Neutralposition verhindert der Rumpf die ADD, sie ist nur in Ausweichpositionen möglich.	In Neutralposition verhindert der Rumpf die ADD, sie ist nur in Ausweichpositionen möglich.
Anteversion (<90°)/Elevation (>90°)	Akromion bewegt sich nach posterior (Rotation); Klavikula bewegt sich nach anterior (Rotation).	Klavikula bewegt sich nach posterior.	Rotation der Skapula um eine dorso-ventrale Achse und Lateraltranslation der Skapula auf den Rippen mit Verschiebung der Schulterpfanne nach anterior	Humerus-Rotation nach posterior, in der Elevationsphase (Humerus-AR)	Unterrand der Bursa subdeltoidea translatiert nach posterior.
Retroversion	Akromion bewegt sich nach anterior (Rotation); Klavikula bewegt sich nach posterior (Rotation).	Klavikula bewegt sich nach anterior.	Rotation der Skapula um eine dorso-ventrale Achse und Lateraltranslation der Skapula auf den Rippen mit Verschiebung der Schulterpfanne nach posterior	Humerus-Rotation nach posterior	Unterrand der Bursa subdeltoidea translatiert nach anterior.
AR bei 0°-Abduktion	Distraktion	Distraktion	translatorische Verschiebung der Skapula in einer horizontalen Ebene von ventro-lateral nach dorso-medial	Humerus (AR)	Bursa (AR)
IR bei 0°-Abduktion	Kompression	Kompression	translatorische Verschiebung der Skapula in einer horizontalen Ebene von dorso-medial nach ventro-lateral	Humerus (IR)	Bursa (IR)
AR bei 90°-Abduktion	Klavikula bewegt sich nach inferior und dreht nach anterior (ACG posterior).	Klavikula bewegt sich nach superior.	Angulus inferior scapulae bewegt sich nach ventro-lateral.	Humerus-AR	Bursa-Komprimierung (dorsaler Teil)
IR bei 90°-Abduktion	Klavikula bewegt sich nach inferior und dreht nach anterior (ACG posterior).	Klavikula bewegt sich nach inferior.	Angulus inferior scapulae bewegt sich nach dorso-medial.	Humerus-IR	Bursa-Komprimierung (ventraler Teil)

13.2.7 Halsfaszien

Die Halsfaszien umhüllen in 3 Schichten den Hals und bilden wichtige Verbindungen zwischen dem Kranium (Kopf) und dem Schultergürtel (▶ Abb. 13.3):

- **Fascia cervicalis, Lamina superficialis** (oberes Blatt der Halsfaszie): zieht vom Sternum-/Klavikula-Vorderrand und Skapularand zum Unterrand der Mandibula und zur Protuberantia occipitalis externa/Linea nuchae superior, setzt sich nach kranial in die Fascia parotidea und nach kaudal in die Fascia pectoralis fort (M. trapezius und M. sterno-cleido-mastoideus sind komplett in sie eingebettet)
- **Fascia cervicalis, Lamina pretrachealis** (mittleres Blatt der Halsfaszie): zieht vom Sternum- und Klavikula-Hinterrand zum Hyoid-Unterrand, seitlich vom M. omohyoideus begrenzt rund um die infrahyoidale Muskulatur

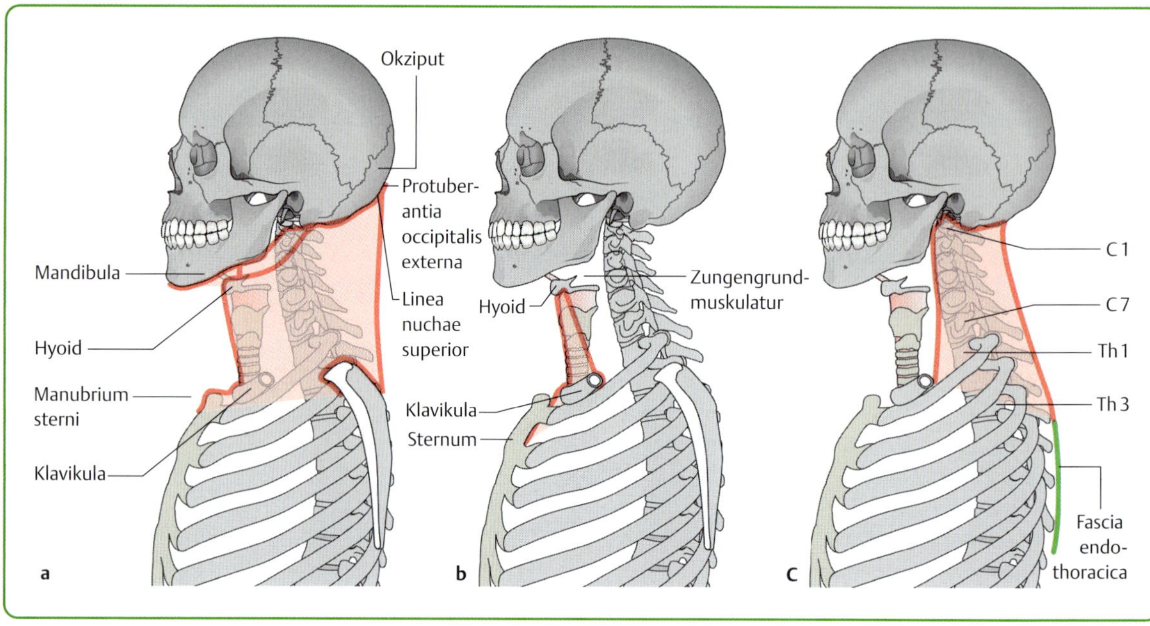

▶ **Abb. 13.3** Halsfaszien. **a** Fascia cervicalis, Lamina superficialis, **b** Fascia cervicalis, Lamina pretrachealis, **c** Fascia cervicalis, Lamina prevertebralis.

- **Fascia cervicalis, Lamina prevertebralis** (tiefes Blatt der Halsfaszie): zieht vom Kranium bis Th 3 rund um die autochthone Halsmuskulatur, die Mm. scaleni, Mm. longus capitis und colli, umscheidet Teile der A. subclavia, des Truncus sympathicus, des Plexus brachialis und den N. phrenicus; setzt sich nach kaudal in die Fascia endo-thoracica fort

Dabei sind v. a. die beiden oberflächlichen Schichten sehr wichtig, weil sie um die Klavikula umlenken und so mindestens eine von beiden an **jeder** Dysfunktion der Klavikula beteiligt ist:

- **Klavikula-Anterior-Rotation** (aufgrund ACG-Posterior-Rotation): Diese übt Zug auf die oberflächliche Halsfaszie und die Mandibula (sowie die Protuberantia occipitalis externa) aus und kann so zu entsprechenden kranio-sakralen Dysfunktionen führen.
- **Klavikula-Posterior-Rotation** (aufgrund ACG-Anterior-Rotation): Diese übt Zug auf die mittlere Halsfaszie und das Hyoid (sowie die Zungengrundmuskulatur) aus und kann so zu entsprechenden kranio-sakralen Dysfunktionen führen.

Vom **Kranium** ausgehende Dysfunktionen lenken über die beiden oberflächlichen Schichten zur Klavikula abwärts:

- **Hyoid kranial:** Dies übt Zug auf die mittlere Halsfaszie aus und bringt die Klavikula in eine Rotation nach anterior (entspricht einer ACG-Posterior-Rotation) mit reaktivem Thoracic-outlet-Kompressions-Syndrom (TOKS; Kap. 13.8).
- **Mandibula kranial:** Diese übt Zug auf die oberflächliche Halsfaszie aus und bringt die Klavikula in eine Rotation nach posterior (entspricht einer ACG-Anterior-Rotation) mit retrahierter Schulter-Position.

13.3 Dysfunktionen

13.3.1 Dysfunktion des Akromio-Klavikular-Gelenks

Bei Bewegungen des Schultergürtels muss sich der Abstand zwischen dem ACG und dem SCG verkleinern (während einer Schulter-Protraktion) oder vergrößern (während einer Schulter-Retraktion). Diese unterschiedlichen Abstände zwischen ACG und SCG kommen durch eine Rotationsbewegung der Klavikula zustande. Aufgrund ihrer geschwungenen S-Form wird bei einer anterioren Rotation der Abstand zwischen dem ACG und dem SCG geringer (bei Schulter-Protraktion) und bei einer posterioren Rotation größer (bei Schulter-Retraktion).

Es gibt 2 Dysfunktionen am ACG, deren Benennung von der Position des Akromions zur Klavikula ausgeht:

- Dysfunktion ACG-Posterior-Rotation: Die Klavikula steht nach anterior rotiert und kann nicht nach posterior rotieren. Daraus resultiert eine Protraktions-Stellung der Schulter.
- Dysfunktion ACG-Anterior-Rotation: Die Klavikula steht nach posterior rotiert und kann nicht nach anterior rotieren. Daraus resultiert eine Retraktions-Stellung der Schulter.

13.3.2 Dysfunktionen des skapulo-thorakalen Gleitlagers

Eine gute Beweglichkeit der Skapula im Gleitlager auf dem Thorax ist für die Schultergürtel-Beweglichkeit sehr wichtig.

Thorakale Kyphose

Bei einer thorakalen Kyphose bzw. bei intraartikulären Blockaden von Th 1–Th 5 in Flexion findet eine Lateralisierung beider Skapulae statt. Das führt zu einer Dehnung mit konsekutiver Tonuserhöhung der Mm. rhomboidei, die ihren Ursprung am medialen Rand der Skapula und ihren Ansatz an den Procc. spinosi von Th 1–Th 6 haben.

Wie im Kap. 13.2.2 beschrieben, ist eine Arm-Abduktion von 0–90° alleine durch das Gleno-Humeral-Gelenk möglich. Physiologisch würde sich die Skapula bereits ab einer Schulter-Abduktion um 30° mitbewegen.

Um sich über die Horizontalebene hinaus bewegen zu können, muss die Skapula frei beweglich sein, ansonsten ist die Arm-Abduktion bzw. -Elevation nur eingeschränkt oder gar nicht möglich.

Blockierte Rippe

Nach der Thorax-Mechanik (Kap. 11.2) steht die blockierte Rippe im Vergleich zu den darunter- und darüberliegenden Rippen nach außen hervor, also näher zur Skapula, und bildet so eine Art „Bodenschwelle“ für das skapulothorakale Gleitlager.

Rotoskoliotische (Fehl-)Haltung der BWS

Bei rotatorischer skoliotischer (Fehl-)Haltung befinden sich mehrsegmental die Rippen einseitig in Inspirationsposition, gegenseitig in Exspirationsposition. Hierbei folgen die dem Thorax muskulär (M. serratus anterior, M. subscapularis und Mm. rhomboidei) „angehefteten“ Skapulae den Rippen, sodass die Skapula der Inspirationsseite weiter medio-dorsal steht, die Skapula der Exspirationsseite weiter latero-ventral. Auf der Exspirationsseite kommt es aufgrund der erhöhten Muskelspannung der Mm. rhomboidei zur Einschränkung der skapulo-thorakalen Bewegung bei Abduktion/Elevation und Anteversion/Elevation, weil der Angulus inferior scapulae (wegen der vorgespannten Mm. rhomboidei) nicht (so weit) lateralisieren kann.

13.3.3 Dysfunktionen des Sterno-Klavikular-Gelenks (SCG)

Es gibt 4 Dysfunktionen der Klavikula im SCG:

Klavikula superior

Die betroffene Schulter steht meist in einer Depressions-Position, die Elevation des Schultergürtels ist nicht möglich oder stark eingeschränkt, weil die Klavikula superior steht und sich nicht nach inferior bewegen kann.

Klavikula inferior

Die betroffene Schulter steht meist in einer Elevations-Position, die Depression des Schultergürtels ist nicht möglich oder stark eingeschränkt, weil die Klavikula inferior steht und sich nicht nach inferior bewegen kann.

Klavikula anterior

Die betroffene Schulter steht meist retrahiert, die Protraktion des Schultergürtels ist nicht möglich oder stark eingeschränkt, weil die Klavikula anterior steht und sich nicht nach posterior bewegen kann.

Klavikula posterior

Die betroffene Schulter steht meist protrahiert, die Retraktion des Schultergürtels ist nicht möglich oder stark eingeschränkt, weil sich die Klavikula nicht nach anterior bewegen kann.

13.3.4 Dysfunktion des Gleno-Humeral-Gelenks

Humerus-AR bei 0°-Abduktion

Bei einer Dysfunktion Humerus in AR bei 0°-Abduktion ist die IR des Humerus bei 0°-Abduktion eingeschränkt.

Humerus-IR bei 0°-Abduktion

Bei einer Dysfunktion Humerus in IR bei 0°-Abduktion ist die AR des Humerus bei 0°-Abduktion eingeschränkt.

Humerus-AR bei 90°-Abduktion

Bei einer Dysfunktion Humerus in AR bei 90°-Abduktion ist die IR des Humerus bei 90°-Abduktion eingeschränkt.

Humerus-IR bei 90°-Abduktion

Bei einer Dysfunktion Humerus in IR bei 90°-Abduktion ist die AR des Humerus bei 90°-Abduktion eingeschränkt.

Humerus-Adduktion

Bei einer Dysfunktion Humerus in Adduktion ist die Abduktion/Elevation des Humerus eingeschränkt. Diese Dysfunktion tritt bei Patienten mit Schulterproblemen sehr häufig auf als Teil der Dysfunktionen im Schultergürtel, welche im Gesamtzusammenhang zu betrachten sind. Folgende (funktionelle) Ursachen müssen bedacht werden:

- Akromio-Klavikular-Gelenk:
  - Dysfunktion Klavikula inferior
  - Dysfunktion ACG-Posterior-Rotation
- skapulo-thorakales Gleitlager:
  - Lateralisierung der Skapula bei thorakaler Kyphose mit gedehnt-hypertonem M. rhomboideus minor (meist bilateral)
  - Rotoskoliotische Fehlhaltung/Rippenblockaden erzeugen auf der Exspirationsseite einen gedehnt-hypertonen M. rhomboideus minor.
- Gleno-Humeral-Gelenk:
  - „Verklebung" des Recessus axillaris
  - kapsulo-ligamentäre Verkürzung
  - muskuläre Kontrakturen
  - Humeruskopf-Hochstand
- Subakromial-Gelenk:
  - subakromiales Impingement
- viszerale Ursache:
  - Pleura/Perikard
  - Zwerchfell
  - Leber, Gallenblase, Milz, Magen, Duodenum, Nebenniere, Niere
- kranio-sakrale Ursache:
  - Körperquerstrukturen (über ATS/Zwerchfell)

Humerus-Anterior-Rotation

Bei einer Dysfunktion Humerus-Anterior-Rotation ist die Posterior-Rotation des Humerus eingeschränkt.

Humerus-Posterior-Rotation

Bei einer Dysfunktion Humerus-Posterior-Rotation ist die Anterior-Rotation des Humerus eingeschränkt.

Humeruskopf-Hochstand (gegenüber der Schulterpfanne)

Bei einer Dysfunktion Humeruskopf-Hochstand gegenüber der Schulterpfanne wird das Subakromial-Gelenk komprimiert (Impingement-Syndrom), weswegen die Anteversion/Elevation, die Abduktion/Elevation und die AR bei 0°-Abduktion eingeschränkt sind.

13.3.5 Dysfunktion des Subakromial-Gelenks

Durch den subakromialen Raum verläuft die Ansatzsehne des M. supraspinatus zum Tuberculum majus humeri. Am Tuberculum majus wird die Sehne an einer bestimmten Region auf Druck und nicht – wie funktionell üblich – auf Zug beansprucht. Erfährt die Supraspinatus-Sehne zu viel Druck, kommt es zur Entzündungsreaktion.

Bei chronisch persistierender Entzündungsreaktion (über mehr als 6 Monate) reagiert das Gewebe in der Entzündungsregion mit Kalkeinlagerung ins Bindegewebe. Dieser Mechanismus ist bekannt von einer Myositis ossificans (Muskelverknöcherung, z. B. Reiterknochen), einer Plantar-Aponeuritis/Tendinitis calcarea (z. B. Fersensporn) oder eben dem Kalkdepot der Schulter. Eine klinische Korrelation zwischen Schulterschmerzen und Kalkdepot der Schulter ist in der Mehrheit der Fälle nicht gegeben. Bei vielen Patienten mit Kalkdepot lassen sich die Schulterschmerzen erfolgreich durch Korrektur der Dysfunktionen behandeln.

Klinisches Zeichen eines gereizten Subakromialraumes ist der sog. „painful arc" von 60–120° bei Abduktions- und Elevationsbewegungen der Schulter.

13.4 Untersuchung

13.4.1 Test des Akromio-Klavikular-Gelenks

Translationstest Klavikula

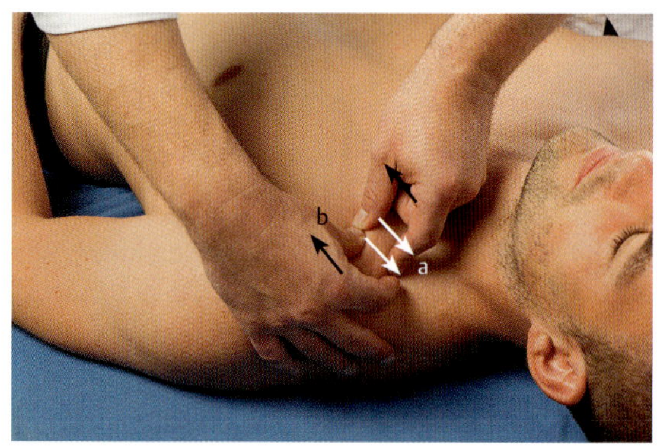

▶ **Abb. 13.4** Translationstest Klavikula, **a** dorsale Translation, **b** ventrale Translation.

Der Patient liegt in Rückenlage. Der Untersucher steht seitlich vom Patienten und umgreift mit beiden Händen möglichst weit lateral die zu untersuchende Klavikula. Dabei liegen beide Zeigefinger dorsal und beide Daumen ventral auf der Klavikula. Diese wird nach dorsal (posteriore Rotation der Klavikula, das Akromion rotiert nach anterior) und dann nach ventral (anteriore Rotation der Klavikula, das Akromion rotiert nach posterior) translatiert (▶ Abb. 13.4).

Beurteilung:

- Gibt es einen Widerstand bei der Translation nach posterior, dann liegt eine **Dysfunktion ACG-Anterior-Rotation** vor. Dabei steht die Schulter in Retraktion, und die Klavikula ist nach posterior rotiert.
- Gibt es einen Widerstand bei der Translation nach anterior, dann liegt eine **Dysfunktion ACG-Posterior-Rotation** vor. Dabei steht die Schulter in Protraktion, und die Klavikula ist nach anterior rotiert.

Rotationstest Klavikula

Test auf Dysfunktion ACG anterior

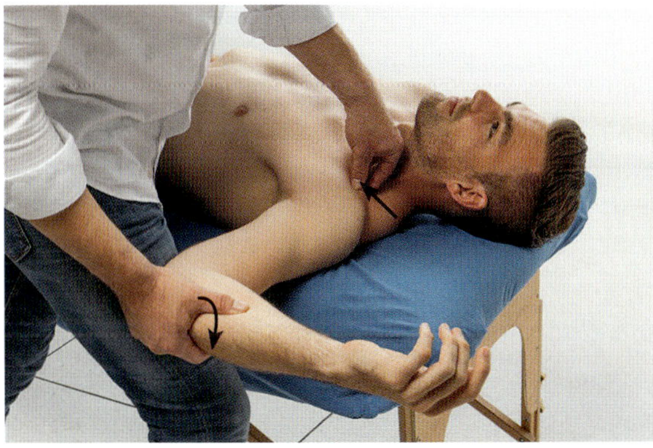

▶ **Abb. 13.5** Rotationstest Klavikula, Dysfunktion ACG anterior.

Der Patient liegt in Rückenlage, der Untersucher steht seitlich vom Patienten (in diesem Beispiel: links). Der (hier: linke) Arm des Untersuchers umgreift mit den Fingern möglichst weit lateral die Klavikula und hakt sich mit den Fingerspitzen an der dorsalen Seite der Klavikula ein. Dieser aufgebaute Hebel dient der Klavikula als Hypomochlion. Der (hier: linke) Arm des Patienten wird vom Untersucher um 90° abduziert und im Ellenbogen um 90° flektiert. Dann legt er den Ellenbogen des Patienten in seine rechte Hand, wobei sein Daumen auf der Volar-(Palmar-)Seite des proximalen Unterarms liegt.

Dann gibt der Untersucher Druck auf seinen Daumen, sodass der zu untersuchende Arm in eine Schulter-AR gebracht wird und das ACG eine posteriore Rotation (Klavikula rotiert nach anterior) macht (der Untersucher „hebelt" dabei den Unterarm des Patienten durch den Daumendruck gegen seinen Mittel-, Ring- und Kleinfinger; ▶ **Abb. 13.5**). Ertastet der Untersucher einen Widerstand, so liegt eine **Dysfunktion ACG anterior** vor.

Test auf Dysfunktion ACG posterior

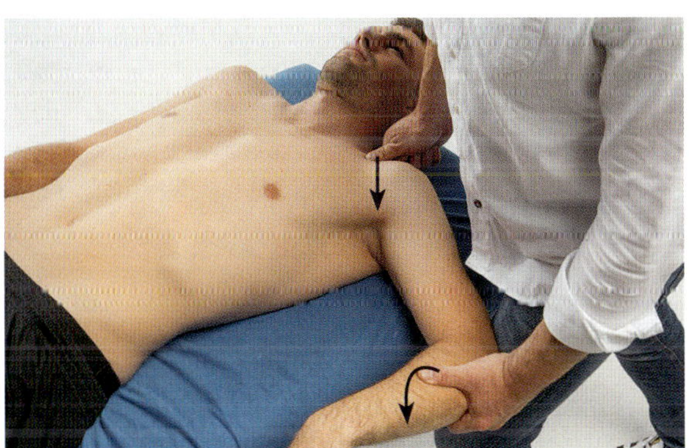

▶ **Abb. 13.6** Rotationstest Klavikula, Dysfunktion ACG posterior.

Der Patient liegt in Rückenlage, der Untersucher steht seitlich hinter dem Patienten (in diesem Beispiel: links). Der (hier: rechte) Arm des Untersuchers fixiert mit dem Daumen möglichst weit lateral von ventral die Klavikula nach posterior. Der (hier: linke) Arm des Patienten wird vom Untersucher um 90° abduziert und im Ellenbogen um 90° flektiert. Dann legt er den Ellenbogen des Patienten in seine (hier: linke) Hand, wobei sein Daumen auf der Dorsalseite des proximalen Unterarms liegt.

Dann gibt der Untersucher Druck auf seinen Daumen, sodass der zu untersuchende Arm in eine Schulter-IR gebracht wird und das ACG eine anteriore Rotation (Klavikula rotiert nach posterior) macht (der Untersucher „hebelt" dabei den Unterarm des Patienten durch den Daumendruck gegen seinen Mittel-, Ring- und Kleinfinger; ▶ **Abb. 13.6**). Ertastet der Untersucher einen Widerstand, so liegt eine **Dysfunktion ACG posterior** vor.

13.4.2 Test des skapulo-thorakalen Gleitlagers

Blockaden der BWS und der Rippen haben Auswirkungen auf die optimale Gleitfähigkeit der Skapula auf dem Thorax. Deswegen müssen sie als Erstes untersucht und behandelt werden.

Test auf Blockaden des Wirbelkörpers

- s. Kap. 10.2

Test auf Blockaden der Rippen

- s. Kap. 11.4

Abheben der Skapula vom Rumpf

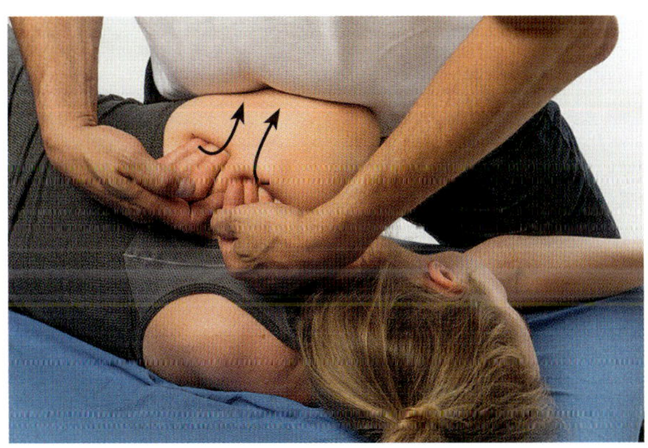

▶ **Abb. 13.7** Abheben der Skapula vom Rumpf.

Der Patient liegt in Seitenlage, sodass die zu untersuchende Skapula oben liegt. Der Untersucher steht seitlich vor dem Patienten und umgreift mit den Fingern beider Hände die Margo medialis scapulae. Dann hebt er die

Skapula durch einen Zug an der Margo medialis vom Thorax ab (▶ **Abb. 13.7**). Spürt er einen sofortigen Widerstand, kann das ein Hinweis eine mangelnde Gleitfähigkeit sein.

13.4.3 Test des Sterno-Klavikular-Gelenks

Test der Beweglichkeit des SCG

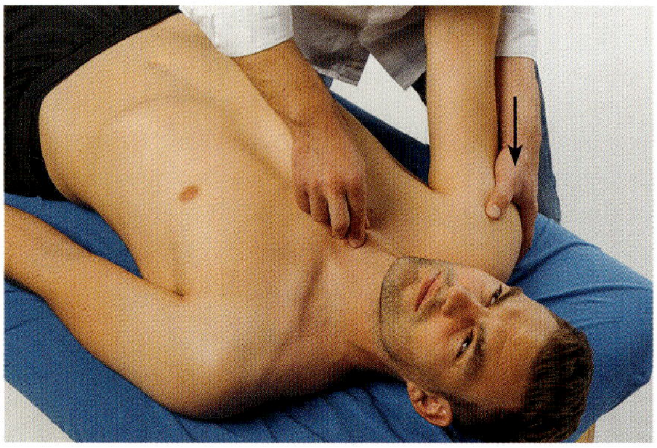

▶ **Abb. 13.8** Test der Beweglichkeit des SCG von superior nach inferior (Depression/Elevation).

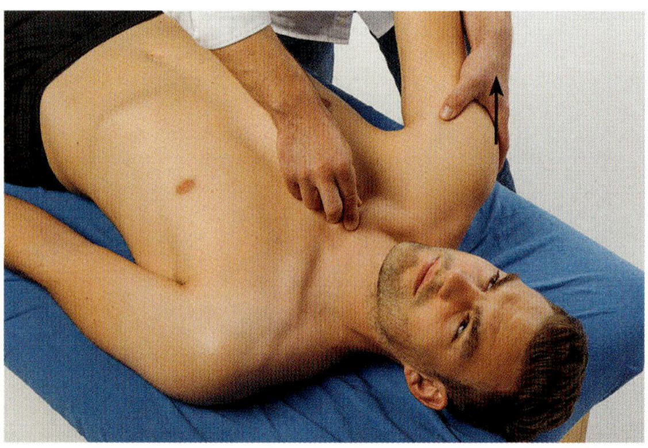

▶ **Abb. 13.9** Test der Beweglichkeit des SCG von anterior nach posterior (Retraktion/Protraktion).

Der Patient liegt in Rückenlage, der Untersucher steht seitlich vom Patienten (in diesem Beispiel: rechts) und umgreift mit seiner (hier: linken) Hand die (hier: rechte) Schulter des Patienten. Die Finger des anderen (hier: rechten) Arms liegen um das zu untersuchende SCG in der Weise, dass die Fingerspitze des Mittelfingers auf dem Sternum, die Fingerspitze des Daumens ventral auf der medialen Klavikula und der Zeigefinger dorsal der medialen Klavikula liegen. Der Untersucher bewegt passiv das Schultergelenk mit seiner linken Hand in Depression/Elevation (▶ **Abb. 13.8**) und Retraktion/Protraktion (▶ **Abb. 13.9**) und palpiert die Bewegungen des Schultergürtels und der Klavikula (▶ **Tab. 13.2**).

Beurteilung: Gibt es einen Widerstand in eine Richtung, so besteht eine Dysfunktion in die kontralaterale Richtung.

13.4.4 Test des Gleno-Humeral-Gelenks

Die Bewegungen der Schulter sind immer kombinierte Bewegungen des ACG mit dem SCG und dem skapulothorakalen Gleitlager sowie dem Gleno-Humeral- und Subakromial-Gelenk. Das Gleno-Humeral-Gelenk ist das Gelenk mit der größten Beweglichkeit. Es gibt keine Blockaden, wohl aber weichteilbedingte Bewegungseinschränkungen an diesem Gelenk.

Bewegungsausmaß

- transversale Achse (in der Sagittalebene):
  - **Anteversion:** vorführendes Anheben des Arms bis ca. 90°
  - **Elevation:** Anheben des Arms über die Horizontalebene (90°) hinaus, findet von 90–150° nur unter Mitwirkung des Schultergürtels statt; eine weitere Bewegung von 150–170° ist eine Aufrichtung (Extension) der BWS
  - **Retroversion:** Rückführen des Arms bis ca. 40°
- sagittale Achse (in der Frontalebene):
  - **Abduktion:** seitliches Abspreizbewegung bis ca. 90°, unter Beteiligung des Schultergürtels bis 180° möglich (Kap. 13.2.2)
  - **Adduktion:** Heranführen des Arms bis ca. 20–40°
- vertikale Achse (in der Transversalebene):
  - **IR (Innenrotation):** Einwärtsdrehen des Arms bis 95°, bei abduziertem Oberarm um 70–90° möglich
  - **AR (Außenrotation):** Auswärtsdrehen des Arms bis 40–60°, bei abduziertem Oberarm um 70–90° möglich

▶ **Tab. 13.2** Palpation der Bewegungen des Schultergürtels und der Klavikula.

Schultergürtelbewegung	Klavikulabewegung im SCG	palpierende Finger
Depression	nach superior	Druck auf Zeigefinger erhöht sich.
Elevation	nach inferior	Druck auf Daumen erhöht sich.
Retraktion	nach anterior	Druck erhöht sich an Daumen und Zeigefinger.
Protraktion	nach posterior	Druck erhöht sich an Daumen und Zeigefinger.

Test bei vorderer Instabilität der Schulter (Apprehension-Test)

Der Patient steht, der Untersucher steht hinter dem Patienten. Der Patient bringt den Arm der zu untersuchenden Schulter in eine 90°-Abduktion. Der Untersucher umgreift das Handgelenk des Patienten und bringt den horizontal abduzierten Arm passiv in eine 90°-Außenrotation. Diese Bewegung kann bereits bei einer instabilen Schulter für den Patienten schmerzhaft sein.

Ist eine schmerzfreie 90°-Außenrotation möglich, drückt der Untersucher mit dem Daumen seiner anderen Hand von dorsal den Humeruskopf weiter nach ventral. Gibt der Patient einen Schmerz an, so ist das ein positives Testzeichen.

Test der langen Bizepssehne (L. B. S.) (Gilchrist-Test)

Der Patient steht und streckt den nach außen gedrehten Arm (Hand maximal supiniert) auf Schulterhöhe. Der seitlich stehende Untersucher drückt den auf Schulterhöhe gestreckten Arm des Patienten am Handgelenk Richtung Boden, während der Patient dem Druck entgegenhält.

Gibt der Patient bei der Ausführung des Tests Schmerzen im Bereich der langen Bizepssehne an, so ist das ein positives Testzeichen.

13.4.5 Test des Subakromial-Gelenks

Test des subakromialen Impingement-Syndroms (nach Neer)

Der Patient steht und hebt den zu untersuchenden Arm mit nach innen gedrehter Schulter seitlich an. Der Untersucher steht hinter dem Patienten und fixiert die Skapula, um eine skapulo-thorakale Mitbewegung zu vermeiden.

Gibt der Patient bei der Ausführung dieser Bewegung Schmerzen an der Schulter an, so ist das ein positives Testzeichen.

13.4.6 Painful arc im Abduktionstest

Durch den subakromialen Raum verläuft die Ansatzsehne des M. supraspinatus zum Tuberculum majus humeri. Bei einer Entzündungsreaktion in dieser Region kommt es zum sog. **Impingement-Syndrom** (Enge-Syndrom) mit einem typischen schmerzhaften Bogen („painful arc") bei einer Arm-Abduktion/-Elevation von **60–120°**. Darunter und darüber ist die Bewegung (weitgehend) schmerzfrei möglich.

Tritt der schmerzhafte Bogen ab einer Arm-Abduktion/-Elevation um **150–170°** auf, so wird er durch eine **Kompression des ACG** ausgelöst.

13.5 Behandlung

Bei der Behandlung des Schultergürtels ist unter Safety-Aspekten (Kap. 33) insbesondere daran zu denken, dass das Schultergelenk hauptsächlich muskulär stabilisiert wird. Es sind mechanische Instabilitäten, vaskuläre und neurologische/neurovegetative Störungen zu berücksichtigen.

13.5.1 Mobilisation

Mobilisation des ACG

Der Patient liegt in Rückenlage. Der Behandler steht seitlich hinter dem Patienten (in diesem Beispiel: rechts). Seine (hier: linke) Hand umgreift mit den Fingern das zu behandelnde ACG des Patienten in der Weise, dass die Fingerspitze des Zeigefingers auf dem Akromion, der Daumen ventral und der Zeigefinger dorsal an dem lateralen Ende der Klavikula liegen.

Die rechte Hand des Behandlers umgreift das Handgelenk des Patienten und bringt den Arm passiv in eine 90°-Abduktion und 90°-Ellenbogen-Flexion. Der Behandler führt mit dem Arm des Patienten eine rückwärtsgerichtete Zirkumduktionsbewegung („Rückenkraulbewegung") durch. Immer, wenn der Arm angehoben wird, drückt der Daumen den lateralen Teil der Klavikula nach posterior, und immer, wenn der Arm gesenkt wird, drückt der Zeigefinger des Behandlers den lateralen Teil der Klavikula nach anterior. Somit kommt eine entgegengesetzte Bewegung zustande, die ca. 2 Minuten lang ausgeführt wird.

Mobilisation des skapulo-thorakalen Gleitlagers

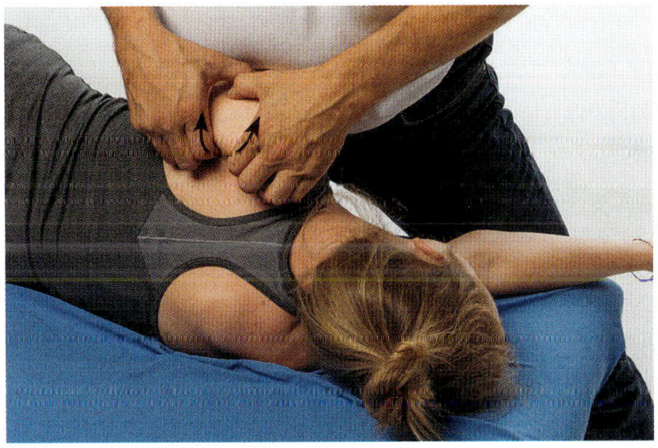

▶ **Abb. 13.10** Mobilisation skapulo-thorakales Gleitlager.

Der Patient liegt in Seitenlage, sodass die zu mobilisierende Skapula oben liegt. Der Behandler steht seitlich vor dem Patienten und umgreift mit den Fingern beider Hände die Margo medialis scapulae. Dann hebt er die Skapula durch einen Zug an der Margo medialis scapulae vom Thorax ab und mobilisiert sie in einer Bewegung nach lateral über den Thorax zu sich hin (▶ **Abb. 13.10**). Dies wird ca. 2 Minuten durchgeführt.

Mobilisation des SCG ohne und mit Hebel

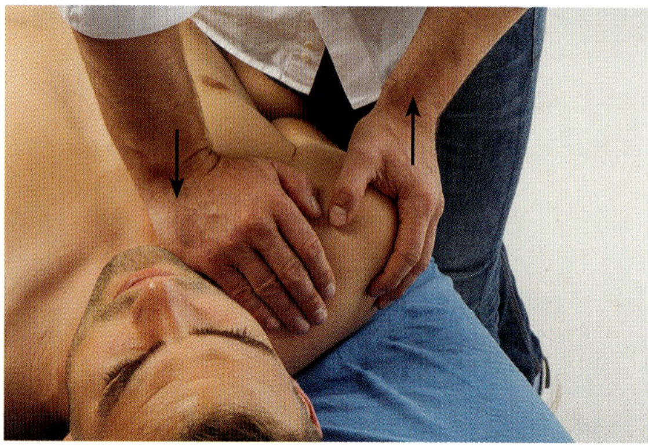

▶ **Abb. 13.11** Mobilisation des SCG ohne Hebel, Schulter-Depression.

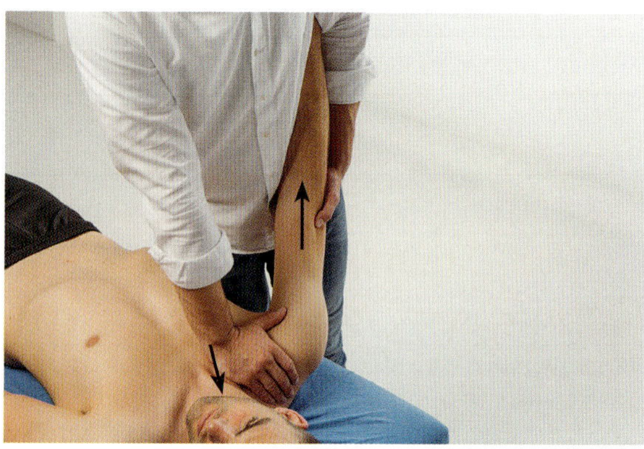

▶ **Abb. 13.12** Mobilisation des SCG mit Hebel, Schulter-Elevation.

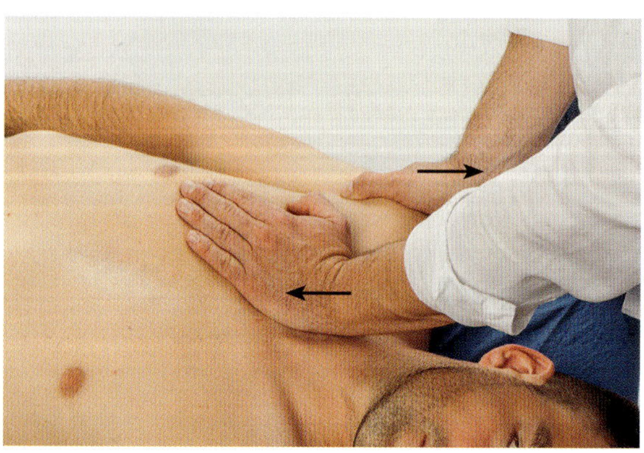

▶ **Abb. 13.13** Mobilisation des SCG ohne Hebel, Schulter-Protraktion.

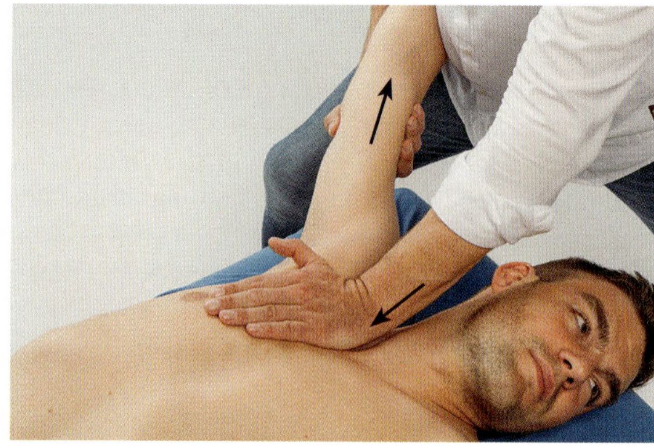

▶ **Abb. 13.14** Mobilisation des SCG mit Hebel, Schulter-Retraktion.

Der Patient liegt in Rückenlage, der Behandler steht seitlich vom Patienten (in diesem Beispiel: rechts) und umgreift mit seiner (hier: linken) Hand die (hier: rechte) Schulter des Patienten. Die Finger des anderen (hier: rechten) Arms legt er so um das zu behandelnde SCG, dass die Fingerspitze des Mittelfingers auf dem Sternum, die Fingerspitze des Daumens ventral auf der medialen Klavikula und der Zeigefinger dorsal der medialen Klavikula liegen. Der Behandler bewegt passiv das Schultergelenk mit seiner linken Hand:

- Bei einer **Schulter-Depression** gibt der Daumen Druck auf den medialen Teil der Klavikula nach superior (▶ **Abb. 13.11**).
- Bei der **Schulter-Elevation** gibt der Zeigefinger Druck auf den medialen Teil der Klavikula nach inferior (▶ **Abb. 13.12**).
- Bei der **Schulter-Protraktion** gibt der Daumen Druck auf den medialen Teil der Klavikula nach posterior (▶ **Abb. 13.13**)
- Bei der **Schulter-Retraktion** gibt der Zeigefinger Druck auf den medialen Teil der Klavikula nach anterior (▶ **Abb. 13.14**).

Die jeweils eingeschränkte Bewegung wird repetitiv wiederholt.

Mobilisation Gleno-Humeral-Gelenk

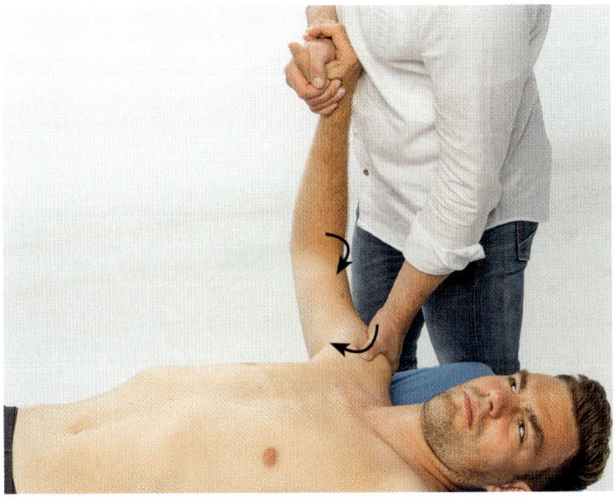

▶ **Abb. 13.15** Mobilisation Gleno-Humeral-Gelenk.

Der Patient liegt in Rückenlage. Der Behandler steht seitlich hinter dem Patienten (in diesem Beispiel: rechts). Seine (hier: linke) Hand umgreift das Gleno-Humeral-Gelenk, sodass sein Daumen ventral und die Finger dorsal auf dem Humeruskopf liegen. Die (hier: rechte) Hand des Behandlers umgreift das Handgelenk des Patienten und bringt den Arm passiv in eine 90°-Abduktion und 90°-Ellenbogen-Flexion.

Der Behandler führt mit dem Arm des Patienten eine rückwärtsgerichtete Zirkumduktionsbewegung („Rückenkraul-Bewegung“) durch. Immer, wenn der Arm angehoben wird, drückt der Daumen von ventral den Humeruskopf nach dorsal (▶ **Abb. 13.15**), und immer, wenn der Arm abgesenkt wird, drücken die Finger von dorsal den Humeruskopf nach ventral. So führt der Behandler eine entgegengesetzte Bewegung aus, die ca. 2 Minuten lang aufrechterhalten wird.

13.5.2 Mobilisation/Manipulation

Mobilisation/Manipulation des ACG

Dysfunktion ACG anterior

Der Patient liegt in Rückenlage, der Behandler steht seitlich vom Patienten (in diesem Beispiel: rechts). Der (hier: rechte Arm) des Behandlers umgreift mit den Fingern möglichst weit lateral die Klavikula, und hakt sich mit den Fingerspitzen an der dorsalen Seite der Klavikula ein. Dieser aufgebaute Hebel dient der Klavikula als Hypomochlion. Der (hier: rechte) Arm des Patienten wird vom Behandler um 90° abduziert und im Ellenbogen um 90° flektiert. Danach legt er den Ellenbogen des Patienten in seine (hier: linke) Hand, wobei sein Daumen auf der Volar-(Palmar-)Seite des proximalen Unterarms liegt.

Dann gibt der Behandler Druck auf seinen Daumen, sodass der zu untersuchende Arm in eine Schulter-AR gebracht wird und das ACG eine posteriore Rotation (Klavikula rotiert nach anterior) macht (der Behandler „hebelt“ dabei den Unterarm des Patienten durch den Daumendruck gegen seine Mittel-/Ring- und Kleinfinger). Diese Bewegung wird repetitiv zur Mobilisation ausgeführt, ggf. muss am Bewegungsende ein Thrust gegeben werden, um den Arm des Patienten weiter in die AR zu drücken. Die auf der dorsalen Seite der lateralen Klavikula liegenden Fingerspitzen halten nur das Hypomochlion aufrecht.

Dysfunktion ACG posterior

Der Patient liegt in Rückenlage, der Behandler steht seitlich hinter dem Patienten (in diesem Beispiel: rechts). Der (hier: linke) Arm des Behandlers drückt, mit dem Daumen möglichst weit lateral, von ventral die Klavikula nach posterior. Der (hier: rechte) Arm des Patienten wird vom Behandler um 90° abduziert und im Ellenbogen um 90° flektiert. Danach legt er den Ellenbogen des Patienten in seine (hier: rechte) Hand, wobei sein Daumen auf der Dorsalseite des proximalen Unterarms liegt.

Dann gibt der Behandler Druck auf seinen Daumen, sodass der zu untersuchende Arm in eine Schulter-IR gebracht wird und das ACG eine anteriore Rotation (Klavikula rotiert nach posterior) macht (der Behandler „hebelt“ dabei den Unterarm des Patienten durch den Daumendruck gegen seinen Mittel-/Ring- und Kleinfinger). Diese Bewegung wird repetitiv zur Mobilisation ausgeführt, ggf. muss am Bewegungsende ein Thrust gegeben werden, um den Arm des Patienten weiter in die IR zu drücken. Der auf der ventralen Seite der lateralen Klavikula liegende Daumen hält nur den Druck aufrecht.

Mobilisation/Manipulation SCG mit Hebel

Dysfunktion SCG superior

Der Patient liegt in Rückenlage, der Behandler steht seitlich hinter dem Patienten (in diesem Beispiel: rechts) und nimmt den (hier: rechten) Arm des Patienten und „klemmt“ ihn zwischen seinem Körper und seinem (hier: rechten) Arm ein. Die (hier: rechte) Hand des Behandlers hält den Oberarm des Patienten fest. Mit dem Pisiforme der (hier: linken) Hand gibt der Behandler einen Druck auf den medialen Teil der Klavikula nach inferior.

Zur Mobilisation zieht der Behandler den (hier: rechten) Arm des Patienten weiter in die Anteversion und gibt gleichzeitig einen Druck mit dem Pisiforme von kranial auf den medialen Teil der Klavikula in Richtung inferior. Die Bewegung wird repetitiv ausgeführt, ggf. muss am Bewegungsende ein Thrust mit dem Pisiforme von kranial auf den medialen Teil der Klavikula in Richtung inferior gegeben werden.

Dysfunktion SCG inferior

Der Patient liegt in Rückenlage. Der Behandler steht seitlich vom Patienten (in diesem Beispiel: rechts) und nimmt den (hier: rechten) Arm des Patienten und „klemmt“ ihn zwischen seinem Körper und seinem (hier:

linken) Arm ein. Die (hier: rechte) Hand des Behandlers hält den Oberarm des Patienten fest. Mit dem Pisiforme der (hier: rechten) Hand gibt der Behandler einen Druck auf den medialen Teil der Klavikula nach superior.

Zur Mobilisation zieht der Behandler den (hier: rechten) Arm des Patienten weiter zu sich hin und gibt gleichzeitig einen Druck mit dem Pisiforme von kaudal auf den medialen Teil der Klavikula in Richtung superior. Die Bewegung wird repetitiv ausgeführt, ggf. muss am Bewegungsende ein Thrust mit dem Pisiforme von kaudal auf den medialen Teil der Klavikula in Richtung superior gegeben werden.

Dysfunktion SCG anterior

Der Patient liegt in Rückenlage, der Behandler steht seitlich vom Patienten (in diesem Beispiel: rechts) und nimmt den (hier: rechten) Arm des Patienten und „klemmt" ihn zwischen seinem Körper und seinem (hier: linken) Arm ein. Die (hier: rechte) Hand des Behandlers hält den Oberarm des Patienten fest. Mit dem Pisiforme der (hier: rechten) Hand gibt der Behandler einen Druck von anterior auf den medialen Teil der Klavikula nach posterior.

Zur Mobilisation zieht der Behandler den (hier: rechten) Arm des Patienten weiter zu sich hin und gibt gleichzeitig einen Druck mit dem Pisiforme von anterior auf den medialen Teil der Klavikula in Richtung posterior. Die Bewegung wird repetitiv ausgeführt, ggf. muss am Bewegungsende ein Thrust mit dem Pisiforme von anterior auf den medialen Teil der Klavikula in Richtung posterior gegeben werden.

Dysfunktion SCG posterior

Der Patient liegt in Rückenlage, der Behandler steht seitlich vom Patienten (in diesem Beispiel: rechts) und nimmt den (hier: rechten) Arm des Patienten und „klemmt" ihn zwischen seinem Körper und seinem (hier: linken) Arm ein. Die (hier: rechte) Hand des Behandlers hält den Oberarm des Patienten fest. Mit den flektierten Fingern der (hier: rechten) Hand umgreift er den medialen Teil der Klavikula und führt einen Zug in Richtung anterior aus.

Zur Mobilisation drückt der Behandler den (hier: rechten) Arm des Patienten weiter von sich weg und zieht gleichzeitig den medialen Teil der Klavikula von posterior nach anterior. Die Bewegung wird repetitiv ausgeführt, ggf. muss am Bewegungsende ein Thrust mit den Fingern von posterior auf den medialen Teil der Klavikula in Richtung anterior gegeben werden.

13.6 Viszerale Schulter

Schulterbeschwerden können ihre Ursache auch in einer Irritation der inneren Organe haben. Dies bezeichnet man als „viszerale" Schulter:

- **N.-vagus-Reizung (X)** durch Organgewebe (Kap. 12.1.2):
  - N. vagus (X) und N. accessorius (XI) mit Kontraktur des M. trapezius zur Schulter und Kontraktur des M. sterno-cleido-mastoideus zur Klavikula
  - N. vagus (X) verspannt über die kurzen Nackenmuskeln die Schulter-Nacken-Muskulatur.
- **N.-phrenicus-Reizung** (C3–C5) durch Organfaszien (Kap. 12.1.2):
  - Die Dermatome von C4 und C5 liegen auf bzw. lateral der Schulter.
  - Der N. phrenicus beeinflusst das Zwerchfell (s. u.).
- **Aufhängung der Organe** (s. TOKS; Kap. 13.8, und Kap. 12.1.2):
  - Lig. cervico-pleurale, ATS (Kap. 13.9), Pleura, Zwerchfell und Bauchorgane

13.7 Kranio-sakrale Schulter

Schulterbeschwerden können ihre Ursache auch in einer Dysfunktion des kranio-sakralen Systems haben. Dies bezeichnet man als „kranio-sakrale" Schulter:

- **Irritation Sutura occipito-mastoidea/Foramen jugulare** (Kap. 12.1.2, Kap. 12.1.4 und Kap. 19.2):
  - N. vagus (X) und N. accessorius (XI) mit Kontraktur des M. trapezius zur Schulter und Kontraktur des M. sterno-cleido-mastoideus zur Klavikula
  - N. vagus (X) verspannt über die kurzen Nackenmuskeln die Schulter-Nacken-Muskulatur.
- **Spannung im membranösen System** (Kap. 12.1.3 und Kap. 17.6):
  - venöser Stau (Sinus durae matres) belastet das Foramen jugulare (s. o.):
    - N. vagus (X) und N. accessorius (XI) mit Kontraktur des M. trapezius zur Schulter und Kontraktur des M. sterno-cleido-mastoideus zur Klavikula
    - N. vagus (X) verspannt über die kurzen Nackenmuskeln die Schulter-Nacken-Muskulatur.
  - Einfluss des Tentorium cerebelli auf Körperquerstrukturen (ATS, Zwerchfell zur Schulter)
  - Einfluss des Sakrums auf Körperquerstrukturen (ATS, Zwerchfell zur Schulter)
- **Kiefergelenk (TMG)** (Kap. 23.4 und Kap. 12.1.3):
  - verspannt über die kurzen Nackenmuskeln die Schulter-Nacken-Muskulatur
  - irritiert über die Mandibula die oberflächliche Halsfaszie und bedingt die Klavikula-Posterior-Rotation (= ACG-Anterior-Rotation)
  - zieht über die Zungengrundmuskulatur das Hyoid nach kranial und über die mittlere Halsfaszie die Klavikula in Anterior-Rotation (= ACG-Posterior-Rotation)
- **SSB-Dysfunktionen/Klavikula** (Kap. 21.2 und Kap. 12.1.3):
  - Eine SSB-F kranialisiert das Hyoid und zieht über die mittlere Halsfaszie die Klavikula in Anterior-Rotation (= ACG-Posterior-Rotation)

- Eine SSB-Vertical Strain Sphenoid-Flexion (superior) kranialisiert das Hyoid und zieht über die mittlere Halsfaszie die Klavikula in Anterior-Rotation (= ACG-Posterior-Rotation).
- **Halsfaszien/Klavikula** (Kap. 23.4, Kap. 26, Kap. 12.1.2 und Kap. 12.1.3)
  - irritiert über die Mandibula die oberflächliche Halsfaszie und bedingt die Klavikula-Posterior-Rotation (= ACG-Anterior-Rotation)
  - zieht über die Zungengrundmuskulatur das Hyoid nach kranial und über die mittlere Halsfaszie die Klavikula in Anterior-Rotation (= ACG-Posterior-Rotation)
- Einfluss des **Sakrums auf Körperquerstrukturen** (ATS, Zwerchfell zur Schulter):
  - Sakrum über Perineum auf ATS, Zwerchfell zur Schulter
- **M. sterno-cleido-mastoideus:**
  - bringt Spannung auf die Klavikula/das SCG infolge einer Reizung des Proc. mastoideus ossis temporalis

13.8 Thoracic-outlet-Kompressions-Syndrom

Das TOKS (Thoracic-outlet-Kompressions-Syndrom) ist eine zeitweise oder permanente Einklemmung der A./V. subclavia sowie des Plexus brachialis (► Abb. 13.16). Diese Strukturen, die vom Hals zum Arm führen, müssen drei Engstellen und evtl. eine hohe fasziale Spannung überwinden:

- vordere und hintere Skalenuslücke (Test nach Adson)
- kosto-klavikuläre Enge (Test nach Eden)
- korako-thorako-pektorale Pforte (Test nach Wright)
- ATS (Apertura thoracica superior; Test nach Adson-Wright = Sotto-Hall)

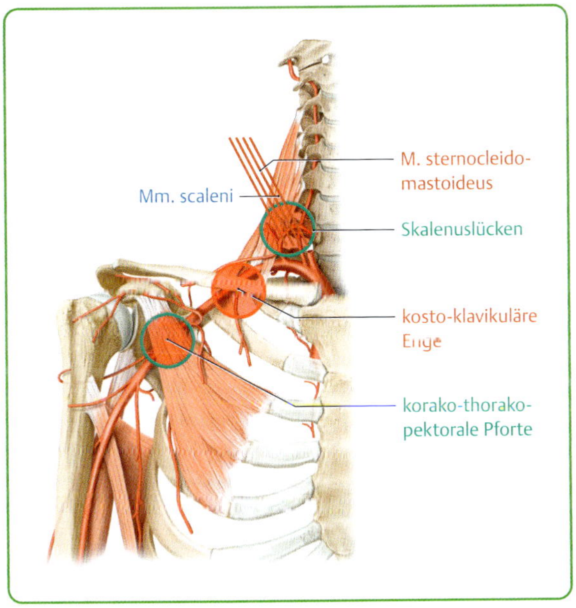

► **Abb. 13.16** Thoracic-outlet-Kompressions-Syndrom. (Schünke M, Schulte E, Schumacher U. Prometheus. LernAtlas der Anatomie. Allgemeine Anatomie und Bewegungssystem. Illustrationen von M. Voll und K. Wesker. 4. Aufl. Stuttgart: Thieme; 2014: 384, Abb. 5.5C)

Die Symptome sind Parästhesien oder Durchblutungsstörungen im betroffenen Arm.

Ein „Kompressionssyndrom" ist seit dem 18. Jahrhundert bekannt. 1735 wurde eine Studie des französischen Anatomen Hunauld veröffentlicht, in der Halsrippen als Ursache für Kompressionen im Bereich der ATS angegeben werden [25]. Im frühen zwanzigsten Jahrhundert wurden sog. Halsrippen operativ entfernt, um ein Kompressionssyndrom zu behandeln. Durch die Arbeiten von Eden [2] und Wright [27] wurde der Einfluss auf die Nerven (Plexus brachialis) und Gefäße (A./V. subclavia) durch ein Kompressionssyndrom beschrieben als Komprimierung an drei potenziellen Engstellen.

13.8.1 Test der Skalenuslücken nach Adson

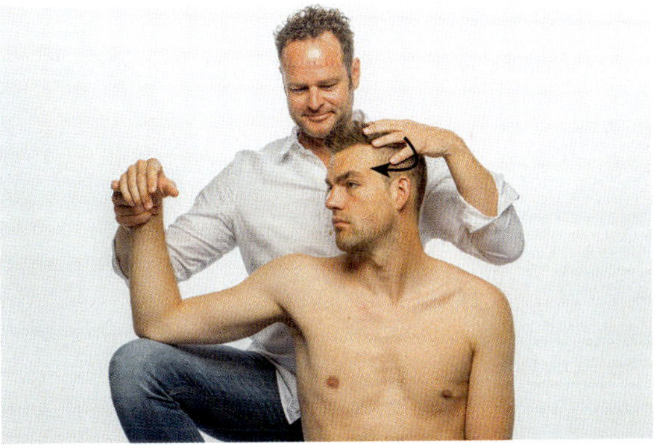

► **Abb. 13.17** Test der Skalenuslücken nach Adson.

Der Test wurde vom amerikanischen Neurochirurgen Alfred Washington Adson (1887–1951) beschrieben.

Der Untersucher steht hinter dem sitzenden Patienten und palpiert den Puls der A. radialis am Handgelenk der betroffenen Seite. Der Untersucher rotiert den Kopf des Patienten bis zur Bewegungsgrenze in Richtung der betroffenen Seite (► Abb. 13.17). Dies dehnt die Mm. scaleni, was reaktiv ihren Tonus erhöht und dadurch die „Skalenus-Lücken" (► Tab. 13.3) einengt.

Beurteilung: Der Test gilt als positiv, wenn der Radialispuls wesentlich schwächer wird (Komprimierung der A. subclavia in der hinteren Skalenuslücke) oder Parästhesien (Komprimierung des Plexus brachialis in der hinteren Skalenuslücke) am Arm ausgelöst werden.

▶ **Tab. 13.3** Vordere und hintere Skalenuslücke.

Skalenuslücke	gebildet von	durchtretende Strukturen
vordere Skalenuslücke	M. sterno-cleido-mastoideus und M. scalenus anterior	V. subclavia, Lymphgefäße, N. phrenicus
hintere Skalenuslücke	M. scalenus anterior und M. scalenus medius	A. subclavia, Plexus brachialis

13.8.2 Test der kosto-klavikulären Enge nach Eden

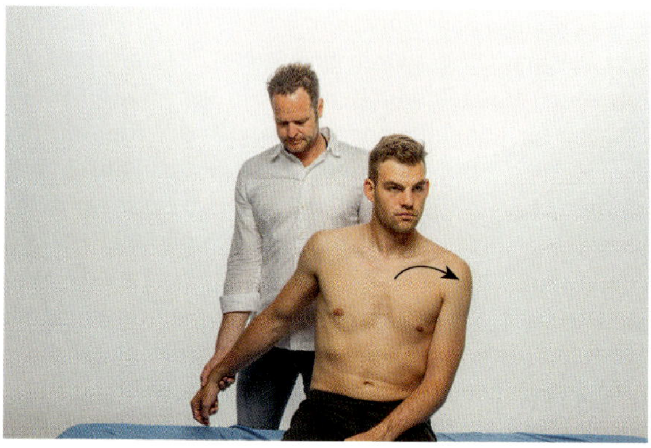

▶ **Abb. 13.18** Test der kosto-klavikulären Enge nach Eden.

Die Nerven und Gefäße können ebenfalls an der Engstelle zwischen 1. Rippe und Klavikula komprimiert werden. Der Test wurde vom K. C. Eden beschrieben.

Der Untersucher steht hinter dem sitzenden Patienten und palpiert den Puls der A. radialis am Handgelenk der betroffenen Seite bei leichter Schulter-Abduktion. Der Patient bewegt den Kopf und den Oberkörper in eine Seitneigung zur entgegengesetzten Seite (▶ **Abb. 13.18**), sodass eine Traktion auf den betroffenen Schultergürtel und eine Dehnung der Mm. scaleni erfolgt, welche aufgrund des reaktiven Hypertonus die 1. Rippe hebt und somit zu einer Annäherung der 1. Rippe an die Klavikula führt, wodurch der kosto-klavikuläre Raum eingeengt wird.

Da die Mm. scaleni zu den Atemhilfsmuskeln zählen, verstärkt man den Test, indem der Patient tief einatmet und dadurch die 1. Rippe mit den Mm. scaleni zusätzlich hebt, während der Zug des Zwerchfells nach kaudal über die Ligg. phrenico-pleuralia, die Pleura und die Pleuraaufhängung an der Klavikula diese nach kaudal bewegt und so den Winkel zwischen 1. Rippe und Klavikula mit beiden Hebeln schließt.

Beurteilung: Der Test gilt als positiv, wenn der Radialispuls wesentlich schwächer wird oder Parästhesien am Arm ausgelöst werden.

13.8.3 Test der korako-thorako-pektoralen Pforte nach Wright

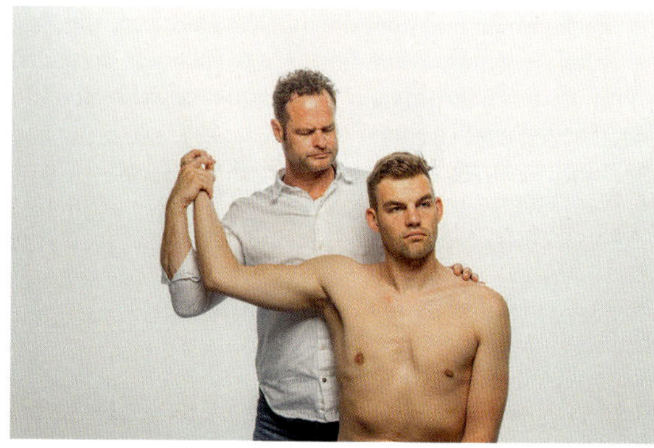

▶ **Abb. 13.19** Test der korako-thorako-pektoralen Pforte nach Wright.

Die Nerven und Gefäße können ebenfalls zwischen Proc. coracoideus ossis scapulae, dem lateralen Anteil der oberen 3 Rippen und dem M. pectoralis minor komprimiert werden. Der Test wurde vom J. S. Wright beschrieben.

Der Untersucher steht hinter dem sitzenden Patienten und palpiert den Puls der A. radialis am Handgelenk der betroffenen Seite. Der Untersucher führt den betroffenen Arm in eine (maximale) horizontale Abduktion und AR (▶ **Abb. 13.19**).

Da die Mm. scaleni und der M. pectoralis minor zu den Atemhilfsmuskeln zählen, verstärkt man den Test, indem der Patient tief einatmet und die Luft anhält.

Beurteilung: Der Test gilt als positiv, wenn der Radialispuls wesentlich schwächer wird oder Parästhesien am Arm ausgelöst werden.

13.8.4 Faszialer Test nach Sotto-Hall (Adson-Wright)

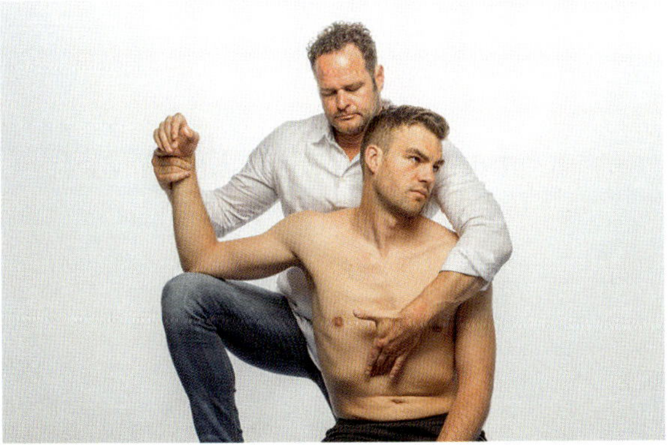

▶ **Abb. 13.20** Faszialer Test nach Sotto-Hall (Adson-Wright).

Dieser Test ist eine modifizierte Kombination des klassischen Adson- und des Wright-Tests. Er wird auch als Sotto-Hall-Test beschrieben.

Bei diesem Test wird wie beim Test nach Eden (aber in anderer Ausgangslage: ▶ **Abb. 13.20**) Spannung auf die kosto-klavikuläre Enge gebracht, indem die 1. Rippe angehoben und die Klavikula von dem Zwerchfell und der Pleura gesenkt wird. Bei persistierender Hebung der 1. Rippe wird dann an den verschiedenen Organen (Kap. 11.3.2) faszialer Kontakt aufgenommen, welcher den Fasziengzug dieses Organs auf das Zwerchfell, die Pleura und die Klavikula entlastet und somit die kosto-klavikuläre Enge wieder (etwas) öffnet.

Beurteilung: Der Test ist positiv, wenn zuerst der Radialispuls verschwindet und bei faszialer Unterstützung des betreffenden Organs (Niere, Leber, Gallenblase, Magen, Duodenum, Milz) wieder palpabel wird.

Der Untersucher steht hinter dem sitzenden Patienten und palpiert den Puls der A. radialis am Handgelenk der betroffenen Seite. Dann bringt er den Arm des Patienten in 90°-Abduktion und maximale AR. Zur Stabilisierung stellt er sein Bein auf die Behandlungsbank und legt den betroffenen Arm auf dem distalen Oberschenkel ab. Anschließend macht der Patient eine Seitneigung und Rotation seines Kopfes zur kontralateralen Seite.

Beurteilung: Der Test gilt als positiv, wenn der Radialispuls wesentlich abgeschwächt wird oder Parästhesien am Arm ausgelöst werden.

Erklärung: Durch die Positionierung des zu untersuchenden Arms und Kopfes werden die Halsfaszien auf Zug gebracht, was bei einer Problematik der Halsfaszien zu einem Abschwächen des Radialispulses oder zu Parästhesien im zu untersuchenden Arm des Patienten führen kann. Diese Symptome können durch einen kaudalen Zug der Bauchorgane über das Zwerchfell an die Fascia phrenico-pleuralis ausgeübt werden. Die Fascia phrenico-pleuralis ist der kaudale Teil der Fascia endo-thoracica, die ab Th 3 fortlaufend in den Hals als Fascia cervicalis, Lamina prevertebralis (profunda), bezeichnet wird. Sie umhüllt die A. subclavia, den Plexus brachialis, N. phrenicus, Truncus sympathicus und die Mm. scaleni (von lateral).

Um zu differenzieren, welches Bauchorgan verantwortlich für den kaudalen Zug auf das Zwerchfell und somit auf die Halsfaszien ist, muss jedes Organ einzeln durch einen sog. **Inhibitionstest** getestet werden. Dazu wird unter Beibehaltung der oben genannten Testausführung jedes Bauchorgan einzeln durch „fasziales Stützen" nach kranial „inhibiert". Palpiert der Untersucher dabei ein Wiedererstarken des Radialispulses, so liegt eine Dysfunktion dieses Organs vor.

13.9 Apertura thoracica superior

Die ATS (Apertura thoracica superior = obere Thoraxapertur) ist die Öffnung des Thorax zum Hals hin, durch den hindurch Nerven und Gefäße treten (▶ **Abb. 13.21**).

Schulmedizinisch wird das „Engesyndrom der ATS" als **TOKS (Thoracic-outlet-Kompressions-Syndrom)** zwischen Muskeln, 1. Rippe und Klavikula beschrieben, aus funktioneller Sicht ist eine Differenzierung zwischen dem TOKS (Kap. 13.8) und Störungen der ATS notwendig. Relationen der ATS reichen von den Körperquerstrukturen über die Faszienzüge zwischen den zerviko-pleuralen Bändern und den subdiaphragmal gelegenen und mit dem Zwerchfell bandhaft verbundenen Organe über Wirbelsäulenfehlhaltungen bis hin zu TMG-Reizungen, gehen also weit über das klassische TOKS (Skalenuslücken, kosto-klavikuläre Enge, korako-thorako-pektorale Pforte) hinaus.

Inhalt der ATS sind neben dem Gefäß-Nerven-Bündel zur oberen Extremität (Plexus brachialis, A. und V. subclavia) auch Ösophagus, Trachea, Nerven (N. vagus [X], N. laryngeus recurrens, N. phrenicus, Truncus sympathicus) und Gefäße (A. carotis, V. jugularis interna, Lymphgefäße).

Störungen der ATS mit neurovaskulären/viszeralen Symptomen entstehen aufgrund folgender Dysfunktionen:

- Reizung der Körperquerstrukturen (Kap. 17.7 und Kap. 32.6)
- Zug auf den Halsfaszien (Kap. 12.1.2, Kap. 12.1.3 und Kap. 13.2.7)
- Dysfunktionen der 1. Rippe (Kap. 11.3.2)
- Zug der thorakalen (Pleura) und subdiaphragmalen Organe über das Lig. cervico-pleurale (Kap. 12.1.2)
- Wirbelsäulenfehlhaltungen: Eine verstärkte Kyphose erzeugt ventralen Zug auf die ATS, skoliotische Fehlhaltungen erzeugen rotatorische und/oder seitneigungsbedingte Faszienzüge auf die ATS.

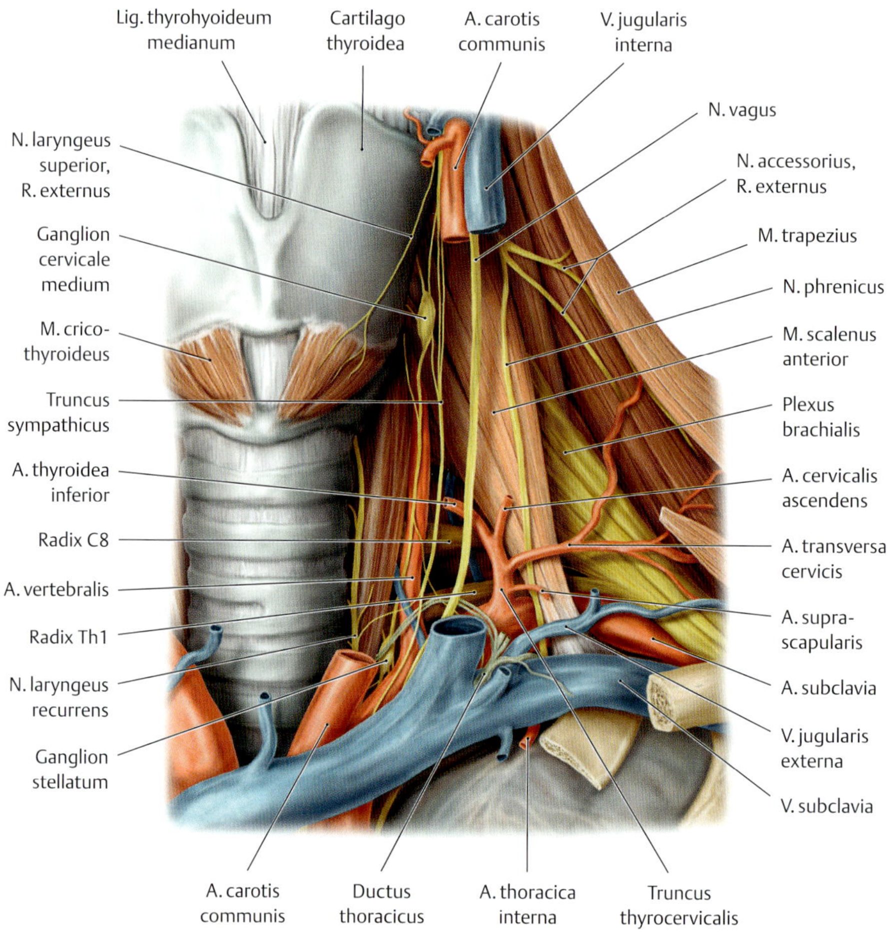

► **Abb. 13.21** Halsbasis und ATS links. Ansicht von ventral; sternales Ende der Klavikula, vorderes Ende der 1. Rippe mit Manubrium sterni und Schilddrüse sind entfernt, dadurch wird die obere Thoraxapertur freigelegt. (Schünke M, Schulte E, Schumacher U. Prometheus. Lern-Atlas der Anatomie. Kopf, Hals und Neuroanatomie. Illustrationen von M. Voll und K. Wesker. 4. Aufl. Stuttgart: Thieme; 2015: 242, Abb. 6.9A)

Bei Reizung der ATS kommt es zu weitergeleiteten Faszienzügen, in deren Folge neben regionalen neurovaskulären Ausfällen v. a. Brachialgien (wie beim TOKS; Kap. 13.8) und Zerviko-Zephalgien (durch Reizung der Halsfaszien, der OAA-Region; Kap. 12.1.4) usw. entstehen können. Insbesondere die Brachialgien müssen differenzialdiagnostisch sorgfältig von bandscheibenbedingten Neuralgien der oberen Extremität abgegrenzt werden (Kap. 31.7).

13.10 Ursache-Folgen-Ketten (UFK)

13.10.1 Absteigende UFK

Es gibt 2 Ursachen für absteigende UFK an der oberen Extremität (► **Abb. 13.22**):

Eine intraartikuläre Blockade in Flexion der oberen BWS (Th 1–Th 5)

Durch die entstehende thorakale Kyphose werden beidseits die Schultern in eine Protraktions-Stellung gebracht. Von einer protrahierten Schulter ausgehend, ergibt sich eine absteigende UFK zu den oberen Extremitäten.

Eine Rippen-Blockade der ersten fünf Rippen

Eine (in Inspiration) blockierte Rippe bringt den zugehörigen Wirbel in Extension und die heterolaterale Rippe in Exspirationsposition. Die zur blockierten Rippe heterolaterale Schulter kommt dadurch in Protraktions-Stellung.

FRS_R oder blockierte Rippe links

Beide in diesem Beispiel genannten Dysfunktionen führen zu einer Thoraxrotation nach links, die rechte Schulter steht in protrahierter Position. Bei einer protrahierten Schulter bewegt sich die Klavikula nach anterior (Dys-

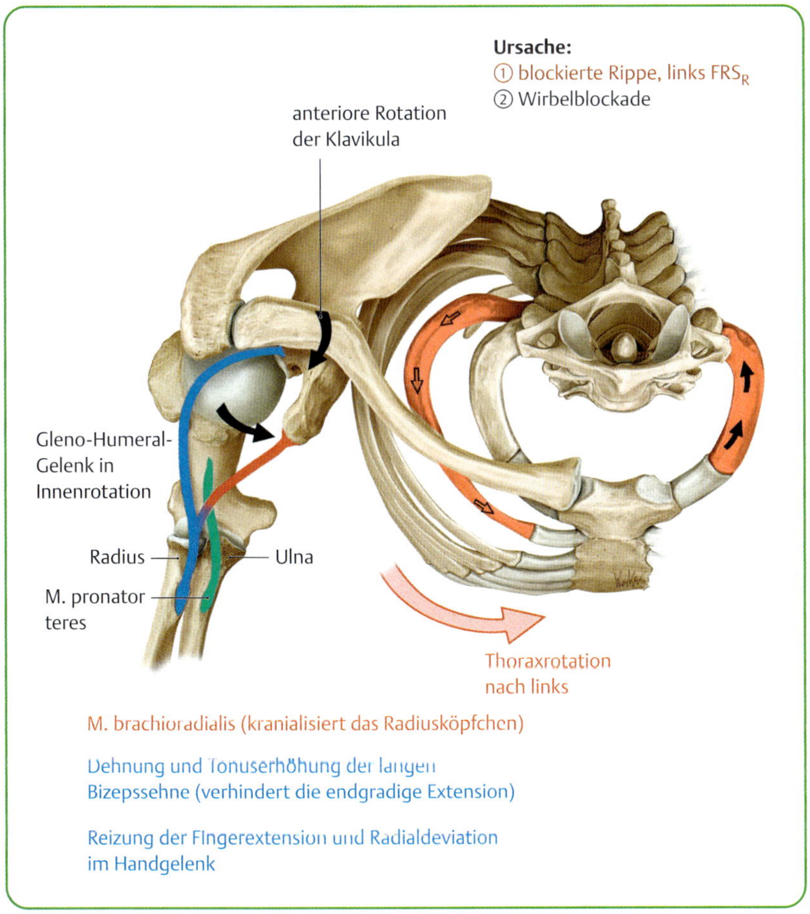

▶ **Abb. 13.22** Absteigende UFK Schulter. (Schünke M, Schulte E, Schumacher U. Prometheus. LernAtlas der Anatomie. Allgemeine Anatomie und Bewegungssystem. Illustrationen von M. Voll und K. Wesker. 4. Aufl. Stuttgart: Thieme; 2014: 243, Abb. 1.2B)

funktion ACG posterior). Das zieht eine IR im Gleno-Humeral-Gelenk nach sich, sodass das Caput longum des M. biceps brachii gedehnt wird. Infolge seiner Dehnung erhöht der Muskel seinen Tonus und verhindert so die endgradige Extension des Ellenbogens. Der reflektorisch angespannte M. brachioradialis zieht das Radiusköpfchen nach kranial, wozu es sich nach posterior bewegen muss. Dies bewirkt eine Reizung der Fingerextensoren, die sich bei Überlastung entzünden können (Epicondylitis radialis humeri = Tennisellenbogen). Der kranialisierte Radius ruft eine Radialdeviation im Handgelenk hervor, durch die insbesondere das Skaphoid blockiert wird.

13.10.2 Aufsteigende UFK

Von Schulterproblemen ausgehend können UFK wie folgt aufsteigen (▶ **Abb. 13.23**):

- über die Klavikula und die Halsfaszien (Kap. 12.1.2, Kap. 12.1.3 und Kap. 13.2.7)
- über den M. sterno-cleido-mastoideus und das Temporale auf das (Neuro-)Kranium (Kap. 20.1.1) und das TMG (Kap. 23)
- über den M. omohyoideus auf das kranio-sakrale System und das TMG (Kap. 23.3)

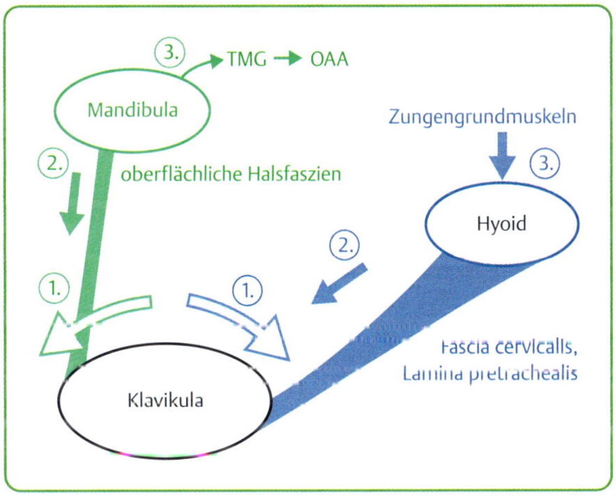

▶ **Abb. 13.23** Aufsteigende UFK der Schulter.

14 Ellenbogen

14.1 Allgemeines

Das Ellenbogengelenk (Art. cubiti) umfasst drei Gelenke:
- Art. humero-ulnaris (Scharniergelenk)
- Art. humero-radialis (Dreh-Scharniergelenk)
- Art. radio-ulnaris (Radgelenk)

Die **Flexion** und **Extension** bewegen in den Gelenken die
- Art. humero-ulnaris (hauptsächlich) und
- Art. humero-radialis.

Die **Pronation** und **Supination** bewegen in den Gelenken die
- Art. humero-radialis und
- Art. radio-ulnaris.

14.2 Biomechanik des Ellenbogens

14.2.1 Art. humero-ulnaris

Die Art. humero-ulnaris macht hauptsächlich eine Beugung (Flexion) und eine Streckung (Extension) im Ellenbogengelenk (▶ **Abb. 14.1**). Dabei geht die Flexion mit einer Varus- und die Extension mit einer Valgus-Stellung einher (▶ **Tab. 14.1**).

▶ **Tab. 14.1** Bewegungen des Art. humero-ulnaris.

Humerus	Unterarm
Flexion	mit Adduktion (varus)
Extension	mit Abduktion (valgus)

14.2.2 Art. humero-radialis

Die Art. humero-radialis bewegt sich bei der Ellenbogen-Flexion und -Extension mit. Sie begrenzt aber auch beide Freiheitsgrade. Des Weiteren bewegt das Gelenk den Unterarm in Pro- und Supination.

14.2.3 Art. radio-ulnaris proximalis

Die Art. radio-ulnaris bewegt den Unterarm in Pro- und Supination, indem der Radius um die Ulna einwärts- (Pronation) bzw. auswärtsrotiert (Supination). Begrenzt wird diese Bewegung von der Membrana interossea.

14.3 Dysfunktionen des Ellenbogens

14.3.1 Dysfunktion Ellenbogen-Flexion

Bei der Dysfunktion Ellenbogen-Flexion ist die Ellenbogen-Extension weichteilbedingt (kapsulo-ligamentär, muskulär) endgradig eingeschränkt.

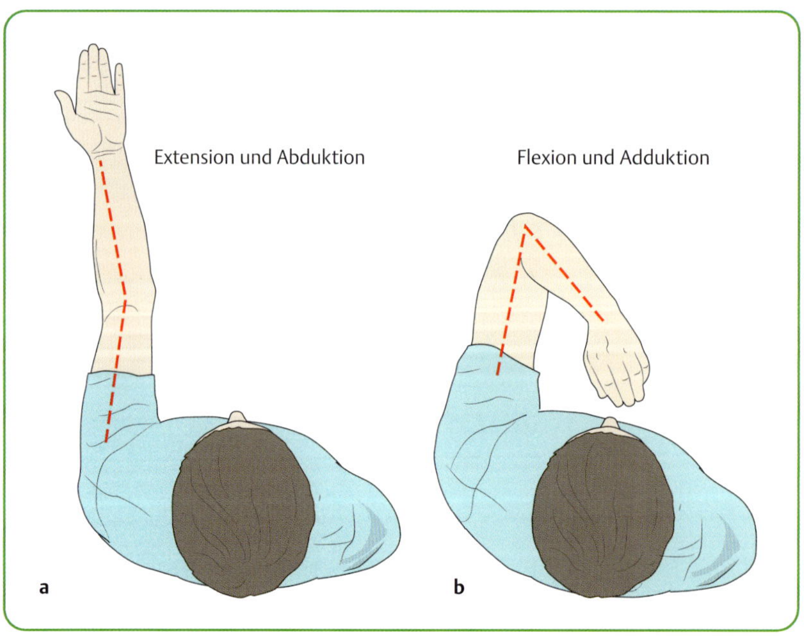

▶ **Abb. 14.1** **a** Extension = Abduktion, **b** Flexion = Adduktion.

14.3.2 Dysfunktion Ellenbogen-Extension

Bei der Dysfunktion Ellenbogen-Extension ist die Ellenbogen-Flexion weichteilbedingt (kapsulo-ligamentär, muskulär) endgradig eingeschränkt.

14.3.3 Dysfunktion Ellenbogen-Supination

Bei der Dysfunktion Ellenbogen-Supination ist die Ellenbogen-Pronation weichteilbedingt (kapsulo-ligamentär, muskulär) endgradig eingeschränkt.

14.3.4 Dysfunktion Ellenbogen-Pronation

Bei der Dysfunktion Ellenbogen-Pronation ist die Ellenbogen-Supination weichteilbedingt (kapsulo-ligamentär, muskulär) endgradig eingeschränkt.

14.3.5 Dysfunktion Radius Posterior

Bei einer Dysfunktion Radius Posterior steht der gesamte Radius kranial und das Radiusköpfchen zusätzlich posterior (weil der Radius bei der Kranialisierung an den Humerus stoßen würde). Die Dysfunktion tritt häufig auf bei einer auf- oder absteigenden UFK (Kap. 15.4.2). Bei einer Epicondylitis radialis humeri (Tennisarm) findet sich häufig eine Dysfunktion Radius Posterior.

14.3.6 Dysfunktion Radius Anterior

Bei einer Dysfunktion Radius Anterior steht der gesamte Radius kaudal und das Radiusköpfchen zusätzlich anterior. Die Dysfunktion kann im Rahmen der UFK beim Sturz auf den Ellenbogen auftreten (Kap. 15.4.2).

14.4 Untersuchung

14.4.1 Test auf Dysfunktion Ellenbogen-Flexion

Man muss die weichteilbedingte Dysfunktion Ellenbogen-Flexion abgrenzen von einer durch strukturelle Schädigung (z. B. schlecht verheilte Fraktur, welche keine Dysfunktion darstellt) verursachten Streckhemmung des Ellenbogens.

Getestet wird beidseits die Extension der Ellenbogengelenke (sie muss mindestens 0° betragen und mindestens so weit extendieren wie die Gegenseite).

14.4.2 Test auf Dysfunktion Ellenbogen-Extension

Man muss die weichteilbedingte Dysfunktion Ellenbogen-Extension abgrenzen von einer durch strukturelle Schädigung (z. B. schlecht verheilte Fraktur, welche keine Dysfunktion darstellt) verursachten Beugehemmung des Ellenbogens.

Getestet wird beidseits die Flexion der Ellenbogengelenke (sie muss mindestens so weit flektieren wie die Gegenseite).

14.4.3 Test auf Dysfunktion Ellenbogen-Supination

Man muss die weichteilbedingte Dysfunktion Ellenbogen-Supination abgrenzen von einer durch strukturelle Schädigung (z. B. schlecht verheilte Fraktur, welche keine Dysfunktion darstellt) verursachten Pronationshemmung des Ellenbogens.

Getestet wird beidseits die Pronation der Ellenbogengelenke (sie muss mindestens so weit pronieren wie die Gegenseite).

14.4.4 Test auf Dysfunktion Ellenbogen-Pronation

Man muss die weichteilbedingte Dysfunktion Ellenbogen-Pronation abgrenzen von einer durch strukturelle Schädigung (z. B. schlecht verheilte Fraktur, welche keine Dysfunktion darstellt) verursachten Supinationshemmung des Ellenbogens.

Getestet wird beidseits die Supination der Ellenbogengelenke (sie muss mindestens so weit supinieren wie die Gegenseite).

14.4.5 Test auf Dysfunktion Radius Posterior

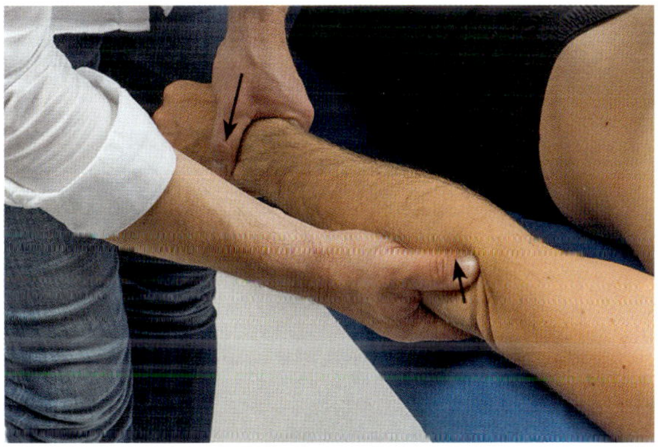

► **Abb. 14.2** Test auf Dysfunktion Radius Posterior.

Der Patient liegt in Rückenlage, der Untersucher steht seitlich neben dem Patienten und greift mit seiner kaudalen Hand die in neutraler Stellung (keine maximale Pro- oder Supination) befindliche Hand des Patienten. Die kraniale Hand des Untersuchers umgreift das Ellenbogengelenk von lateral, sodass der Daumen lateral auf dem Radiusköpfchen liegt.

Der Untersucher führt eine passive Ellenbogen-Extension aus, bei der sich der Radiuskopf nach anterior bewegen muss (der Druck auf den palpierenden Daumen nimmt ab; ▸ Abb. 14.2). Bei gleichbleibendem Druck liegt eine Dysfunktion Radius Posterior vor, da sich das Radiusköpfchen nicht nach anterior bewegt.

14.4.6 Test auf Dysfunktion Radius Anterior

Der Patient liegt in Rückenlage, der Untersucher steht seitlich neben dem Patienten und greift mit seiner kaudalen Hand die in neutraler Stellung (keine maximale Pro- oder Supination) befindliche Hand des Patienten. Die kraniale Hand des Untersuchers umgreift das Ellenbogengelenk von lateral, sodass der Daumen lateral auf dem Radiusköpfchen liegt.

Der Untersucher führt eine passive Ellenbogen-Flexion aus, bei der sich der Radiuskopf nach posterior bewegen muss. Der Druck auf den palpierenden Daumen nimmt zu. Bei gleichbleibendem Druck liegt eine Dysfunktion Radius Anterior vor, da sich das Radiusköpfchen nicht nach posterior bewegt.

14.5 Behandlung

Bei der Behandlung des Ellenbogen-/Handgelenks ist unter Safety-Aspekten (Kap. 33) insbesondere daran zu denken, dass traumatisch bedingte Dysfunktionen auch mit strukturellen Schäden (insbesondere Frakturen des distalen Radius, Skaphoids, Lunatums, Radiusköpfchens, Olekranons, Humeruskopfes/-schaftes) einhergehen kann. Funktionell sind mechanische Instabilitäten, vaskuläre und neurologische Störungen zu berücksichtigen.

14.5.1 Mobilisation

Ellenbogen-Flexion, -Extension, -Supination und -Pronation

Diese Dysfunktionen sind sekundär, daher müssen zuerst die auf- und absteigenden UFK behandelt werden. Danach kommen, falls notwendig, lokale Techniken zum Einsatz.

Mobilisation des Radius Posterior

Der Patient liegt in Rückenlage, der Behandler steht seitlich neben dem Patienten und greift mit seiner kaudalen Hand die Hand des Patienten in einer neutralen Stellung (keine maximale Pro- oder Supination). Die kraniale Hand des Behandlers umgreift das Ellenbogengelenk von lateral, sodass der Daumen von posterior auf dem Radiusköpfchen liegt.

Der Behandler führt aus der Ellenbogen-Flexion kommend eine repetitive passive Ellenbogen-Extension aus und gibt dabei gleichzeitig am Bewegungsende Druck von posterior nach anterior auf den Radiuskopf.

Mobilisation des Radius Anterior

Der Patient liegt in Rückenlage, der Behandler steht seitlich neben dem Patienten und greift mit seiner kranialen Hand die Hand des Patienten in einer neutralen Stellung (keine maximale Pro- oder Supination). Die kaudale Hand des Behandlers umgreift das Ellenbogengelenk von medial, sodass der Daumen von anterior auf dem Radiusköpfchen liegt.

Der Behandler führt aus der Ellenbogen-Extension kommend eine repetitive passive Ellenbogen-Flexion aus und gibt dabei gleichzeitig am Bewegungsende von posterior nach anterior Druck auf den Radiuskopf.

Mobilisation der Membrana interossea antebrachii

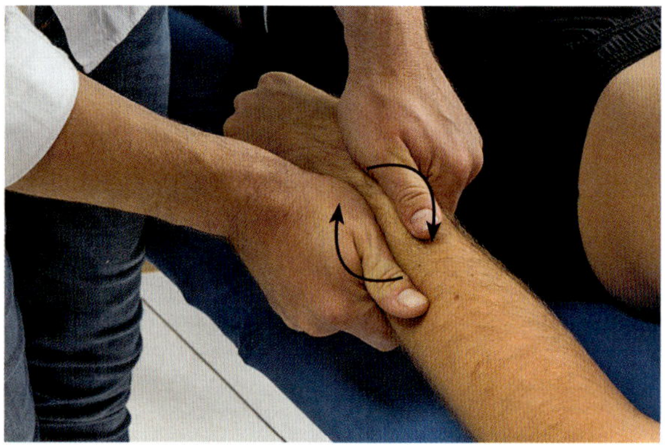

▸ **Abb. 14.3** Mobilisation der Membrana interossea antebrachii.

Die Membrana interossea antebrachii bremst die Supinationbewegung ab. Sie verhindert somit eine axiale Translationsbewegung des Radius gegenüber der Ulna nach kranial und kaudal. Eine gute Mobilität ist wichtig für die Homöostase des Unterarms.

Der Patient liegt in Rückenlage, der Behandler steht seitlich neben dem Patienten und umgreift den zu behandelnden Unterarm mit der einen Hand distal am Radius und mit der anderen Hand distal an der Ulna des Patienten. Hierbei liegen die Daumen jeweils flächig ventral auf dem Knochen und die Finger dorsal. Der Behandler führt eine entgegengesetzte rotierende Bewegung mit beiden Händen durch (▸ Abb. 14.3) und mobilisiert hierdurch die Membrana interossea antebrachii ca. 2 Minuten.

14.5.2 Manipulation des Radius Posterior

Der Patient liegt in Rückenlage. Der Behandler steht seitlich neben dem Patienten und bringt mit dem kaudalen Arm die Hand des Patienten in eine neutrale Stellung (keine maximale Pro- oder Supination). Der kraniale Arm des Behandlers umgreift das Ellenbogengelenk von lateral, sodass der Daumen von posterior auf dem Radiusköpfchen liegt.

Der Behandler führt eine repetitive passive Ellenbogen-Flexion aus und gibt dabei gleichzeitig am Bewegungsende von posterior nach anterior Druck auf den Radiuskopf. Gegebenenfalls muss am Bewegungsende ein Thrust mit dem Daumen nach anterior gegeben werden.

14.5.3 Behandlung einer Luxation des Radiuskopfes (Chassaignac-Luxation)

Der Patient liegt in Rückenlage. Der Behandler steht seitlich neben dem Patienten und greift mit seiner kaudalen Hand die Hand des Patienten. Die kraniale Hand des Behandlers umgreift das Ellenbogengelenk von lateral, sodass der Daumen von posterior auf dem Radiusköpfchen liegt.

Der Behandler führt eine starke Supination und leichte Ellenbogen-Extension des betroffenen Arms durch. Gleichzeitig kann Druck von posterior nach anterior auf den Radiuskopf gegeben werden.

15 Hand

15.1
Biomechanik der Hand

15.1.1 Art. radio-carpalis und Art. medio-carpalis

Die proximale Handwurzelreihe (Skaphoid, Lunatum, Triquetrum und Pisiforme) bildet zur Ulna und v. a. zum Radius hin das **proximale Handgelenk** (Art. radio-carpalis). Es entspricht der proximalen Hautfalte am Handgelenk. Die distale Handwurzelreihe (Trapezium, Trapezoideum, Kapitatum und Hamatum) bildet zur proximalen Handwurzelreihe das **distale Handgelenk** (Art. medio-carpalis). Es entspricht der distalen Hautfalte am Handgelenk:

- Bei der **Dorsal-Flexion** des Handgelenks führt das distale die größere Bewegung im Vergleich zum proximalen Handgelenk aus (**D**orsal-Flexion = **d**istales > proximales Handgelenk).
- Bei der **Palmar-Flexion** des Handgelenks führt das proximale die größere Bewegung im Gegensatz zum distalen Handgelenk aus (**P**almar-Flexion = **p**roximales > distales Handgelenk).
- Die **Radial-Abduktion oder -Deviation** findet um eine dorso-palmare Achse, die durch das Kapitatum verläuft, statt. Diese Abduktionen passieren ausschließlich im proximalen Handgelenk.
- Die **Ulnar-Abduktion oder -Deviation** findet um eine dorso-palmare Achse, die durch das Kapitatum verläuft, statt. Diese Abduktionen passieren ausschließlich im proximalen Handgelenk.

15.1.2 Art. carpo-metacarpalis pollicis (Daumensattelgelenk)

Das Daumensattelgelenk liegt zwischen dem Trapezium und dem ersten Metakarpalknochen.

Es gibt folgende Bewegungsrichtungen:

- Um eine dorso-palmare Achse bewegt sich der Daumen in eine Ab- und Adduktionsbewegung.
- Um eine schräg verlaufende Achse durch das Trapezium bewegt sich der Daumen in Flexion und Extension.
- Um eine Längsachse, die schräg zur Handebene liegt, bewegt sich der Daumen in Opposition und Reposition.

Beachte
Dieses Gelenk kann aufgrund seiner Sattelform *nicht* blockieren.

Häufig treten Reizzustände auf, v. a. bei Dysfunktionen des Daumen-Grundgelenks oder Blockade des Skaphoids.

Am Daumensattelgelenk wird bei Beschwerden häufig Arthrose (Rhizarthrose) diagnostiziert. Häufig ist eine Überlastung bei gleichzeitiger Dysfunktion der benachbarten Gelenke (Skaphoid- oder Daumen-Grundgelenks-Blockade) Auslöser der Beschwerden und kann deshalb (auch bei radiologisch gesicherter Rhizarthrose) gut und erfolgreich funktionell behandelt werden.

15.2
Untersuchung

15.2.1 Test der Art. radio-carpalis und Art. medio-carpalis

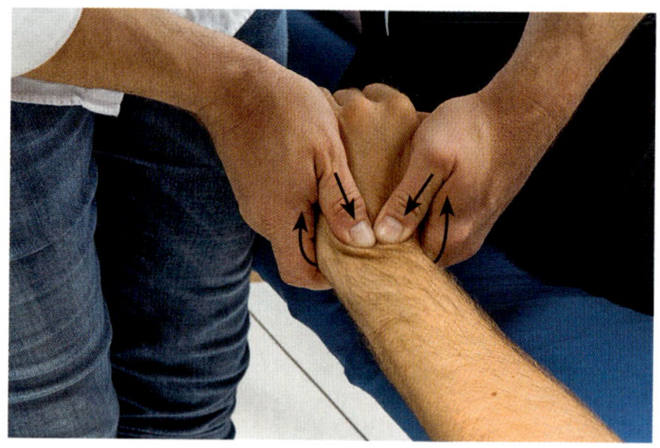

▶ **Abb. 15.1** Test der Art. radio-carpalis und Art. medio-carpalis.

Der Patient liegt in Rückenlage, der Untersucher steht seitlich neben dem Patienten und umgreift mit beiden Händen das Handgelenk des Patienten, sodass sein Daumen dorsal auf dem zu testenden Handwurzelknochen liegt und die Finger auf der palmaren Seite. Mit den Fingern der anderen Hand fixiert er in gleicher Weise den benachbarten Handwurzelknochen. Durch einen Druck mit dem Daumen nach palmar und anschließend durch einen Druck mit den Fingern nach dorsal testet er die Beweglichkeit aller Handwurzelknochen (▶ **Abb. 15.1**).

Beurteilung: Lässt sich der zu testende Knochen nicht nach dorsal bewegen, so steht er palmar. Lässt sich der zu testende Knochen nicht nach palmar bewegen, so steht er dorsal.

Beachte
Das Skaphoid (Kahnbein) ist der Knochen mit der größten Beweglichkeit des Handgelenks. Bei einer Dorsal-Flexion der Hand bewegt es sich *weiter* nach palmar als die anderen Handwurzelknochen. Am Handgelenk ist es der am häufigsten blockierte (80 %) Knochen, gefolgt vom zweitbeweglichsten Handwurzelknochen, dem Os lunatum.

Eine der am häufigsten übersehenden Frakturen ist die Skaphoid-Fraktur, was seine Gründe einerseits in der oft diffusen Beschwerdesymptomatik, andererseits in der nativ-radiologisch schwierigen Darstellbarkeit (Skaphoid-

Quartett) begründet ist. Heutzutage ist der handchirurgisch-fachärztliche Standard die Untersuchung mittels CT (in der eine Skaphoid-Fissur/Fraktur sicher nachgewiesen werden kann), aber im Alltag ist in der Notaufnahme meist kein CT spontan verfügbar, sodass akut auf das Standard-Röntgen zurückgegriffen wird. Kommt es im weiteren Verlauf zur Fehleinschätzung der Verletzung, wird (mit Pech) die diagnostisch notwendige CT-Untersuchung nicht/zu spät veranlasst.

15.3 Behandlung

Bei der Behandlung des Ellenbogen-/Handgelenks ist unter Safety-Aspekten (Kap. 33) insbesondere daran zu denken, dass traumatisch bedingte Dysfunktionen auch mit strukturellen Schäden (insbesondere Frakturen des distalen Radius, Skaphoids, Lunatums, Radiusköpfchens, Olekranons) einhergehen kann. Funktionell sind mechanische Instabilitäten, vaskuläre und neurologische/neurovegetative Störungen (Morbus Sudeck) zu berücksichtigen.

15.3.1 Mobilisation des proximalen und distalen Handgelenks

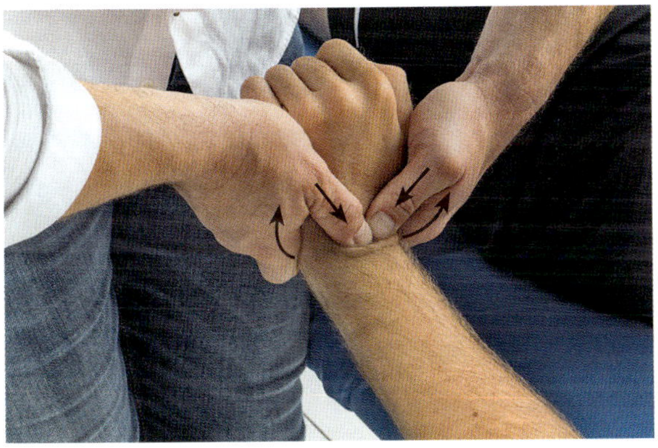

▸ **Abb. 15.2** Mobilisation des proximalen und distalen Handgelenks.

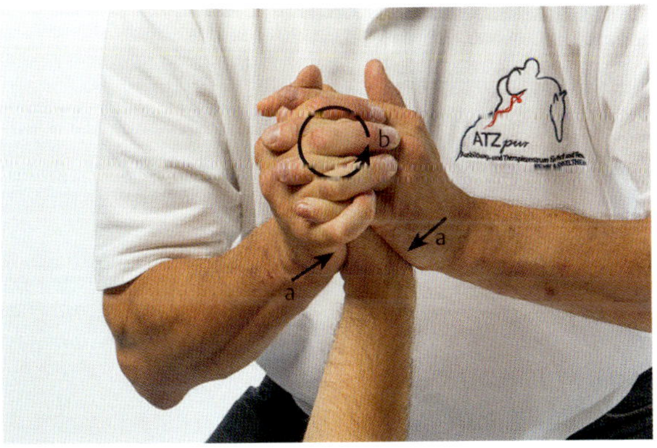

▸ **Abb. 15.3** Mobilisation des proximalen und distalen Handgelenks, **a** Kompression, **b** Rotation um Bewegungsgrenze (unter Kompression).

Griffvarianten

a) Beide Zeigefinger-Mittelphalangen werden parallel so aneinandergelegt, dass die beiden Zeigefinger-Grundphalangen eine gerade Linie vom linken zum rechten Zeigefinger-Grundgelenk bilden. Dann werden diese beiden Zeigefinger-Mittelphalangen von palmar „unter“ den betroffenen Handwurzelknochen des Patienten gelegt, und mit beiden parallel liegenden Daumen-Spitzen/-Endphalangen gibt der Behandler von dorsal Druck auf den zu behandelnden Handwurzelknochen in Richtung seiner Zeigefinger-Mittelphalangen. So mobilisiert er durch eine kreisende Bewegung mit Betonung der dorso-palmaren Bewegung (▸ **Abb. 15.2**).

b) Beide Hände des Behandlers werden zum **Bet-Griff** gefaltet. Dann klemmt er sich zwischen seine beiden Pisiformia den betroffenen Handwurzelknochen ein und mobilisiert durch eine kreisende Bewegung mit Betonung der dorso-palmaren Bewegung (▸ **Abb. 15.3**).

Mobilisation des Art. radio-carpalis und Art. medio-carpalis

Der Patient liegt in Rückenlage. Der Behandler steht seitlich neben dem Patienten und greift mit einer der beiden Griffvarianten den zu behandelnden Handwurzelknochen des Patienten.

Ist ein Handwurzelknochen nach dorsal/palmar verschoben, nimmt der Behandler eine der beiden Griffvarianten und mobilisiert die Handwurzelknochen mit kreisenden Bewegungen und Betonung nach palmar/dorsal für ca. 2 Minuten.

15.3.2 Manipulation des proximalen und distalen Handgelenks

Der Patient liegt in Rückenlage. Der Behandler steht seitlich neben dem Patienten und greift mit einer der beiden Griffvarianten den zu behandelnden Handwurzelknochen des Patienten.

Ist ein Handwurzelknochen nach dorsal/palmar blockiert, nimmt der Behandler eine der beiden Griffvarianten und gibt am Bewegungsende einen Thrust nach palmar/dorsal.

15.4 Ursache-Folgen-Ketten (UFK) zur oberen Extremität

15.4.1 Aufsteigende UFK nach Sturz auf das Handgelenk

Die aufsteigende UFK ist in ▸ **Abb. 15.4** als Übersicht dargestellt.

Bei einem unverhofften Sturz führt der Patient fast immer eine Dorsal-Flexion des Handgelenks aus, um sich abzustützen. Der Kontakt mit dem Boden (Sturzrichtung

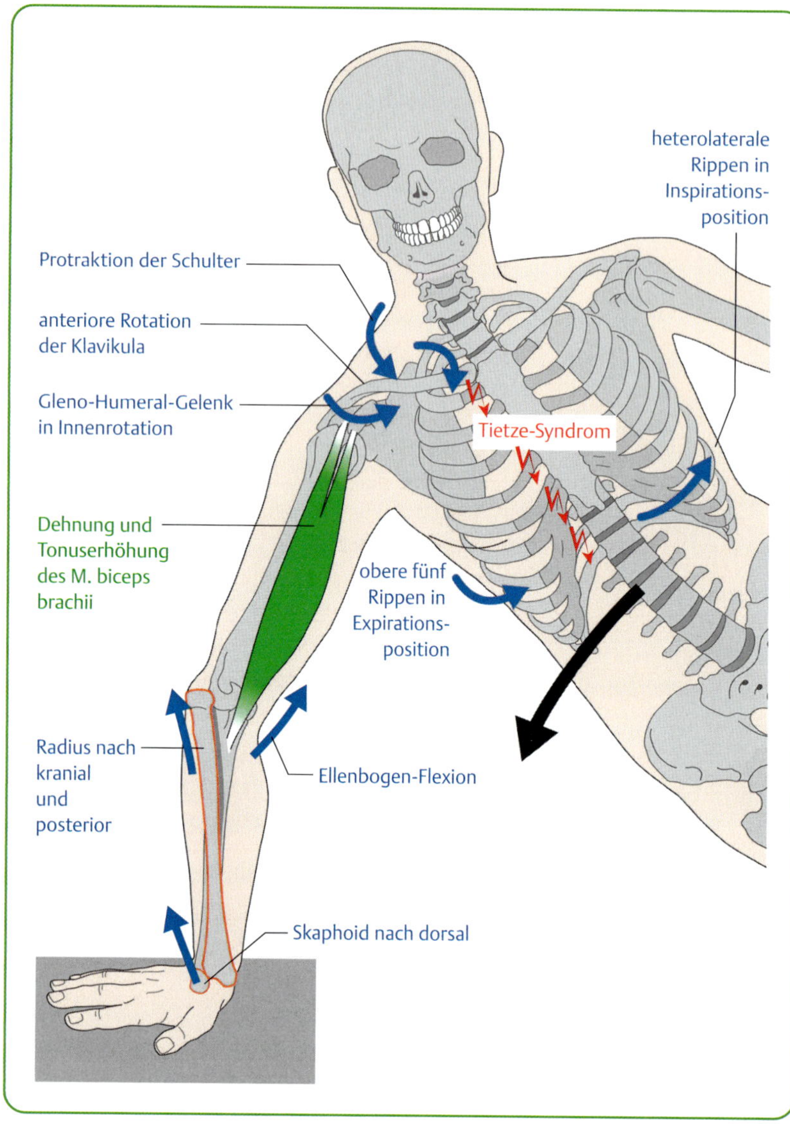

▶ **Abb. 15.4** Aufsteigende UFK Handgelenk.

des Arms) drückt das Skaphoid nach dorsal und schiebt den Radius nach kranial (um bei der Kranialisierung dem Humerus auszuweichen, muss sich das Radiusköpfchen zunächst nach posterior bewegen). Geschieht dies nicht (schnell genug), so frakturiert das Radiusköpfchen im Sinne einer Stauchungsfraktur.

Beachte

Traumatologisch betrachtet führt der Sturz auf das Handgelenk mit Abstand am häufigsten zu einer distalen Radiusfraktur, es treten auch Frakturen des Skaphoids (Kap. 15.2.1), des Lunatums und des Radiusköpfchens auf. Klinisch und radiologisch müssen deshalb bei Handgelenks- und bei radialseitigen Ellenbogenschmerzen eine Sturzanamnese, klinische Untersuchung von Skaphoid, Lunatum, distalem Radius und Radiusköpfchen sowie eine bildgebende Diagnostik dieser Regionen (Skaphoid mittels CT) durchgeführt werden.

Infolge des nach kranial verschobenen Radius kippt die Hand nach radial ab (Radial-Abduktion bzw. -deviation). Die Dysfunktionen Radius kranial und posterior bringen den Ellenbogen in eine leichte Flexions- und Pronations-Position. Diese Position dehnt den M. biceps brachii, der infolgedessen seinen Muskeltonus erhöht. Der gedehnt-hypertone M. biceps brachii rotiert mit seinem Caput longum den Humeruskopf im Gleno-Humeral-Gelenk nach innen. Die IR-Position im Gleno-Humeral-Gelenk zieht den Schultergürtel in eine Schulter-Protraktion, sodass die Klavikula nach anterior rotiert (Dysfunktion ACG posterior; Kap. 13.3.1).

Der Schulter-Protraktion können die homolateralen oberen 5 Rippen in eine Exspirationsposition folgen. Dies kann eine kosto-sternale Kompression (Tietze-Syndrom) auf der homolateralen Seite hervorrufen. Aufgrund des Zahnradphänomens (Kap. 11.2) können die heterolateralen Rippen in eine Inspirationsposition gebracht werden.

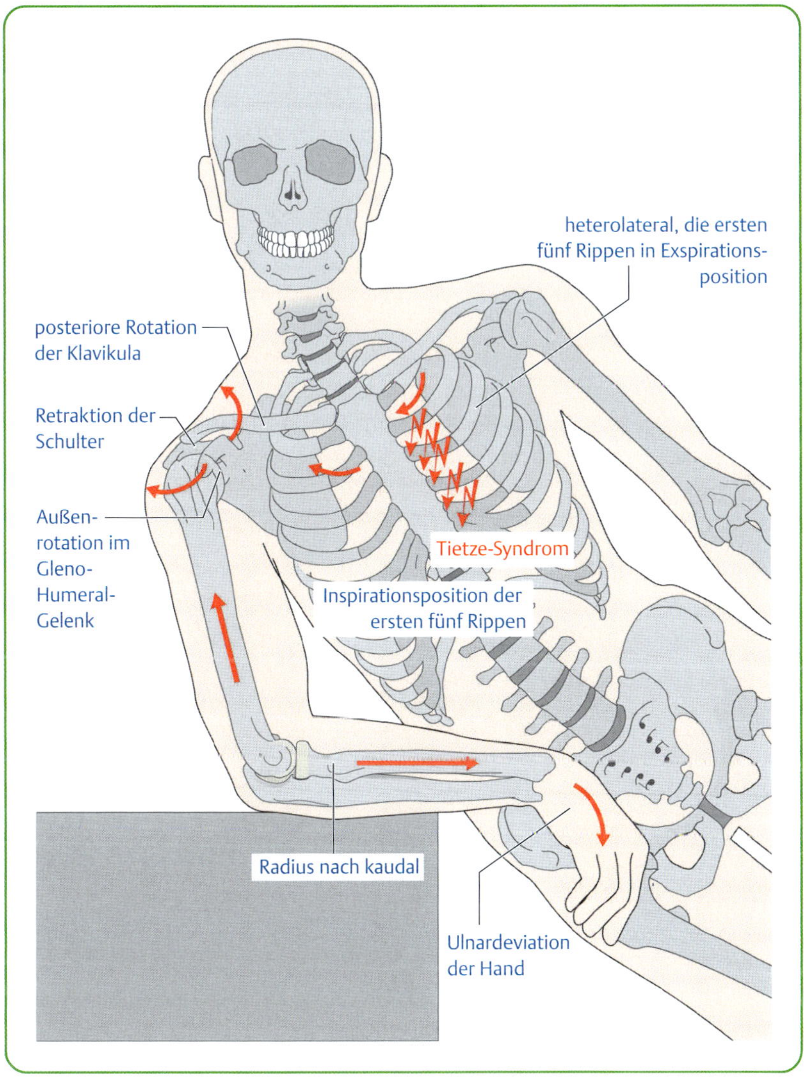

▸ **Abb. 15.5** Auf- und absteigende UFK Ellenbogen.

15.4.2 Auf- und absteigende UFK bei einem Sturz auf den Ellenbogen

Die auf- und absteigende UFK ist in ▸ **Abb. 15.5** als Übersicht dargestellt.

Bei einem unverhofften Sturz auf den Ellenbogen wird beim Kontakt mit dem Boden (Sturzrichtung des Arms) der Radius nach kaudal gedrückt, wodurch sich das Radiusköpfchen nach anterior bewegt. Der kaudalisierte Radius bringt das Handgelenk in eine ulnare Abduktion (Ulnardeviation).

Der „Stoß" auf den Humerus von axial nach kranial „drückt" den Schultergürtel homolateral in eine Retraktion und damit das Gleno-Humeral-Gelenk in eine AR und eine posteriore Rotation der Klavikula (Dysfunktion ACG anterior; Kap. 13.3.1).

Der Schulter-Retraktion können die homolateralen oberen 5 Rippen in eine Inspirationsposition folgen. Aufgrund des Zahnradphänomens (Kap. 11.2) können die heterolateralen Rippen in eine Exspirationsposition gebracht werden. Dies kann eine kosto-sternale Kompression (Tietze-Syndrom) auf der heterolateralen Seite hervorrufen.

15.5 Zusammenhang Handgelenksblockaden und Handreflexzonen sowie Akupunkturmeridiane

Die Akupunkturmeridiane und Handreflexzonen sind in Kap. 35.1 beschrieben, hier sind nur die sehr häufigen Reflexzonen der Wirbelsäule aufgelistet:

- Daumen-Grundgelenk = CTÜ
- Skaphoid = TLÜ, LWS
- Lunatum = LSÜ, SIG/ISG
- Triquetrum = Sakrum

Teil 3
Kranio-sakrales System

16 Einleitung

Das kranio-sakrale System beschreibt die Beweglichkeit der Schädelknochen gegeneinander in den Schädelnähten (Suturae) sowie die Beweglichkeit von Schädelknochen und Sakrum mit der verbindenden Dura mater. Die Liquorzirkulation ist in Bezug auf das kranio-sakrale System Mittelpunkt der fluiden (fluidalen) Techniken im engeren Sinne.

In diesem Kapitel geht es um den stichwortartigen Überblick zu den Aspekten des kranio-sakralen Systems und die verschiedenen Betrachtungsweisen, welche dann im Folgenden ausführlicher beleuchtet werden.

16.1 Gliederung

Kranio-sakral:

- Verbindung Kranium – Sakrum durch Dura mater, Arachnoidea und Pia mater (wobei die **Dura mater** die entscheidende Struktur ist)

Funktionelle Gliederung:

- **membranöses System:** Definition; Behandlung v. a. bei Älteren, weil dann die Suturae verknöchert sind und somit die interkranialen Bewegungen in den Hintergrund treten (Kap. 17)
- **knöchernes System:** interkraniale Dysfunktionen, intraossäre Läsionen, Traumata, Tests und Behandlung; v. a. bei jungen Patienten, weil hier noch keine Verknöcherung der Suturae eingetreten ist (Kap. 18)
- **suturales System:** Verknöcherung in zunehmendem Lebensalter (die Suturae sind zumeist im 21.–25. Lebensjahr verknöchert); deswegen v. a. bei jungen Patienten einzusetzen (Kap. 19)

Topografische Gliederung:

- Neurokranium = Hirnschädel (Kap. 20)
- SSB = Synchondrosis Spheno-Basilaris (Kap. 21)
- Viszerokranium = Gesichtsschädel (Kap. 22)
- TMG = Temporo-Mandibular-Gelenk (Kap. 23)
- Sakrum (Kap. 24)

16.2 Hirnnerven

Übersicht (Details s. Kap. 25):

- Gliederung der Hirnnerven (I/II/VIII, III/IV/VI, V, VII, IX/X/XI/XII):
  - sensorische (I/II/VIII), davon vorgelagerte Hirnteile (I/II)
  - vegetative Anteile (III/VII/IX/X)
  - rein motorische Anteile (XI/XII)
- Beziehungen zur Dura mater

16.3 Referenzpunkte am Schädel

Die folgenden anatomischen Referenzpunkte dienen der Orientierung am Kranium:

- **Nasion:** Gelenk des Os frontale mit den beiden Ossa nasalia, am weitesten anterior gelegener Punkt der Sutura naso-frontalis
- **Glabella:** oberhalb der Nasenwurzel zwischen beiden Augenbrauen („drittes Auge"), am weitesten anterior gelegener Punkt der Stirn
- **Bregma:** zwischen Os frontale und beiden Ossa parietalia, am Treffpunkt der Sutura coronalis und Sutura sagittalis
- **Vertex:** höchster Punkt des Schädels
- **Lambda:** Treffpunkt der Sutura lambdoidea und Sutura sagittalis
- **Okziput:** am weitesten posterior gelegener Punkt des Schädels (liegt ca. 2–4 cm oberhalb des Inions)
- **Inion:** am stärksten hervorstehender (nicht am weitesten posterior gelegener) Punkt der Protuberantia occipitalis externa
- **Asterion:** Treffpunkt der Sutura lambdoidea, Sutura occipito-mastoidea und Sutura parieto-mastoidea
- **Pterion:** auf der Sutura spheno-parietale gelegen, in der Nachbarschaft vom Frontale, Parietale, Temporale und der Ala major ossis sphenoidalis
- **Symphysis menti (Symphysis mandibulae):** Verwachsungslinie des linken und rechten Mandibulateils (während der embryonalen Entwicklung)
- **Foramen magnum:** Durchtrittsstelle des ZNS (Medulla oblongata) durch das Okziput (zwischen Pars basilaris, Pars squamosa und den Partes laterales gelegen) und Anheftung der Dura mater spinalis
- **Basion:** am weitesten anterior gelegener Punkt der Medianlinie des Foramen magnum
- **Opisthion:** am weitesten posterior gelegener Punkt der Medianlinie des Foramen magnum
- **Staurion:** Kreuzungspunkt der medianen und transversalen Sutura palatina

Die ▸ **Abb. 16.1** illustriert diese anatomischen Referenzpunkte.

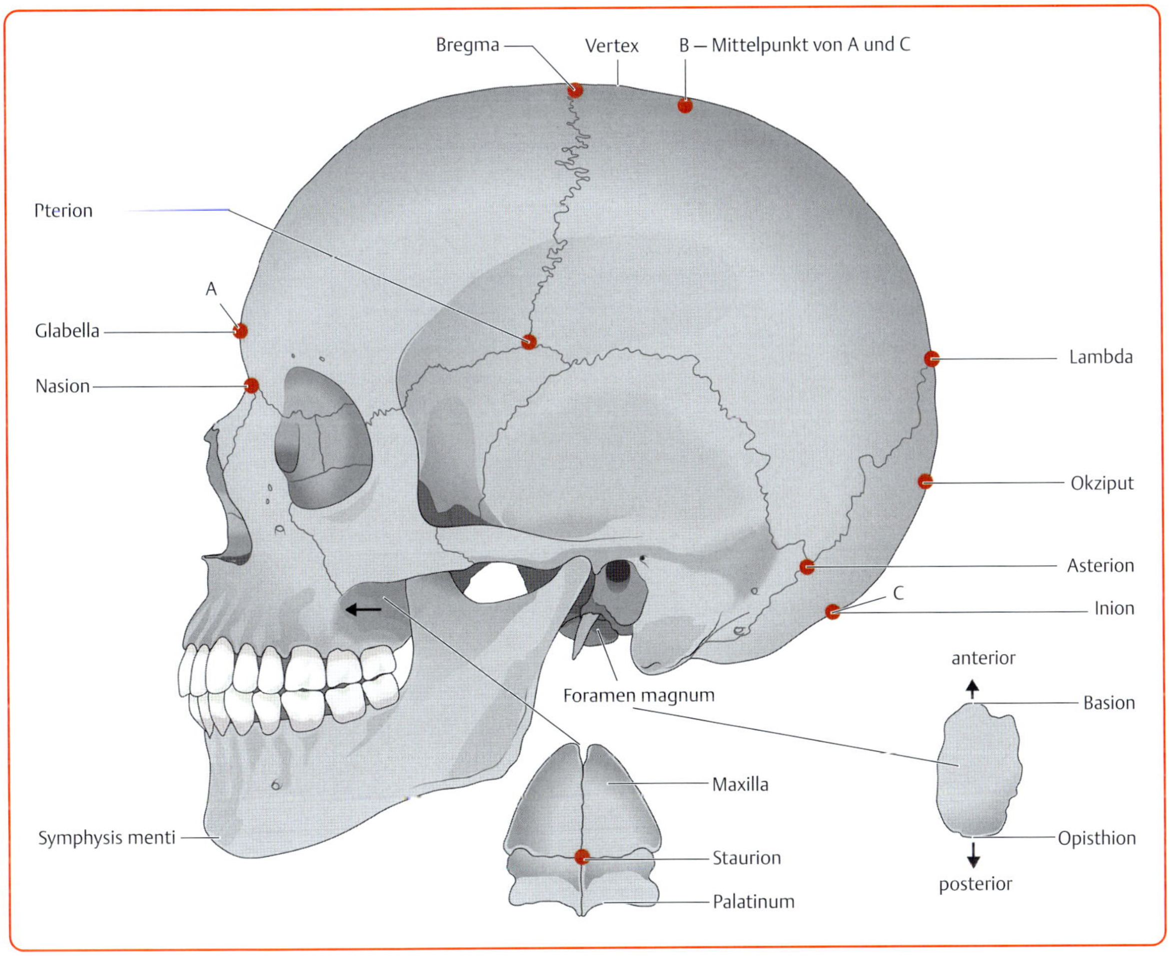

▶ **Abb. 16.1** Anatomische Referenzpunkte am Schädel.

16.4 Schädelknochen und die großen Suturae

16.4.1 Schädelknochen

- Okziput, unpaar
- Sphenoid, unpaar
- Ethmoid, unpaar
- Vomer, unpaar
- Frontale, paarig (in 90 % der Fälle bereits mit dem 6. Lebensjahr verknöchert)
- Temporale, paarig
- Parietale, paarig
- Nasale, paarig
- Lakrimale, paarig
- Zygomatikum, paarig
- Maxilla, paarig
- Os incisivum (Goethe-Knochen), paarig (bei Geburt bereits mit Maxilla und Nasale verknöchert)
- Palatinum, paarig
- Mandibula, paarig (in der Regel schon bei der Geburt verknöchert)
- Hyoid, paarig (Ende des 2. Lebensjahres vollständig verknöchert)

16.4.2 Suturae

- Okziput:
  - Sutura lambdoidea
  - Sutura occipito-temporalis (mit Sutura occipito-mastoidea; Kap. 12.1.2)
  - SSB (Kap. 21)
  - Sutura petro-basilaris (Sutura petro-occipitalis)
  - Sutura petro-jugularis
  - Synchondrosis intra-occipitalis posterior (Sutura von Budin)
  - Synchondrosis intra-occipitalis anterior (Pars basi-occipitalis)
- Sphenoid:
  - Sutura spheno-squamosa
  - Synchondrosis spheno-petrosa
  - Sutura spheno-parietalis
  - Sutura spheno-frontalis
  - Sutura spheno-ethmoidalis
  - Sutura spheno-vomeriana
  - Sutura spheno-zygomatica
  - Sutura spheno-palatina
  - SSB (Kap. 21)

- Ethmoid:
  - Sutura lacrimo-ethmoidalis
  - Sutura ethmoido-nasalis
  - Sutura fronto-ethmoidalis
  - Sutura spheno-ethmoidalis
  - Sutura palato-ethmoidalis
  - Sutura ethmoido-maxillaris
  - Sutura
- Vomer:
  - Sutura vomero-maxillaris
  - Sutura vomero-palatina
  - Sutura vomero-ethmoidalis
- Frontale:
  - Sutura metopica (Sutura frontalis)
  - Sutura coronalis
  - Sutura spheno-frontalis
  - Sutura fronto-zygomatica
  - Sutura fronto-lacrimalis
  - Sutura fronto-maxillaris
  - Sutura fronto-nasalis
  - Sutura fronto-ethmoidalis
- Temporale:
  - Sutura squamosa
  - Sutura occipito-temporalis (mit Sutura occipito-mastoidea; Kap. 12.1.2)
  - Sutura parieto-mastoidea
  - Sutura spheno-squamosa
  - Synchondrosis spheno-petrosa
  - Sutura parieto-squamosa
  - Sutura temporo-zygomatica
  - Sutura petro-basilaris
  - Sutura petro-jugularis
  - Art. temporo-mandibularis (TMG; Kap. 23)
- Parietale:
  - Sutura coronalis
  - Sutura sagittalis
  - Sutura lambdoidea
  - Sutura spheno-parietalis
  - Sutura parieto-mastoidea
  - Sutura parieto-squamosa
- Nasale:
  - Sutura inter-nasalis
  - Sutura naso-maxillaris
  - Sutura ethmoido-nasalis
  - Sutura fronto-nasalis
- Lakrimale:
  - Sutura lacrimo-ethmoidalis
  - Sutura fronto-lacrimalis
  - Sutura lacrimo-maxillaris
- Zygomatikum:
  - Sutura spheno-zygomatica
  - Sutura temporo-zygomatica
  - Sutura fronto-zygomatica
  - Sutura zygomatico-maxillaris
- Maxilla:
  - Sutura naso-maxillaris
  - Sutura inter-maxillaris (Sutura incisiva)
  - Sutura zygomatico-maxillaris
  - Sutura fronto-maxillaris
  - Sutura ethmoido-maxillaris
  - Sutura palato-maxillaris
  - Sutura palatina transversa
  - Sutura palatina mediana
  - Sutura vomero-maxillaris
  - Sutura lacrimo-maxillaris
  - Gomphosis (Zahnhalterung)
- Palatinum:
  - Sutura spheno-palatina
  - Sutura palatina mediana
  - Sutura palatina transversa
  - Sutura palato-ethmoidalis
  - Sutura palato-maxillaris
  - Sutura vomero-palatina
- Mandibula:
  - Symphysis mandibulae (Symphysis menti)
  - Gomphosis (Zahnhalterung)
  - Art. temporo-mandibularis (TMG; Kap. 23)

Die Schädelknochen und Durchtrittsstellen des Schädels zeigt die ► **Abb. 16.2**.

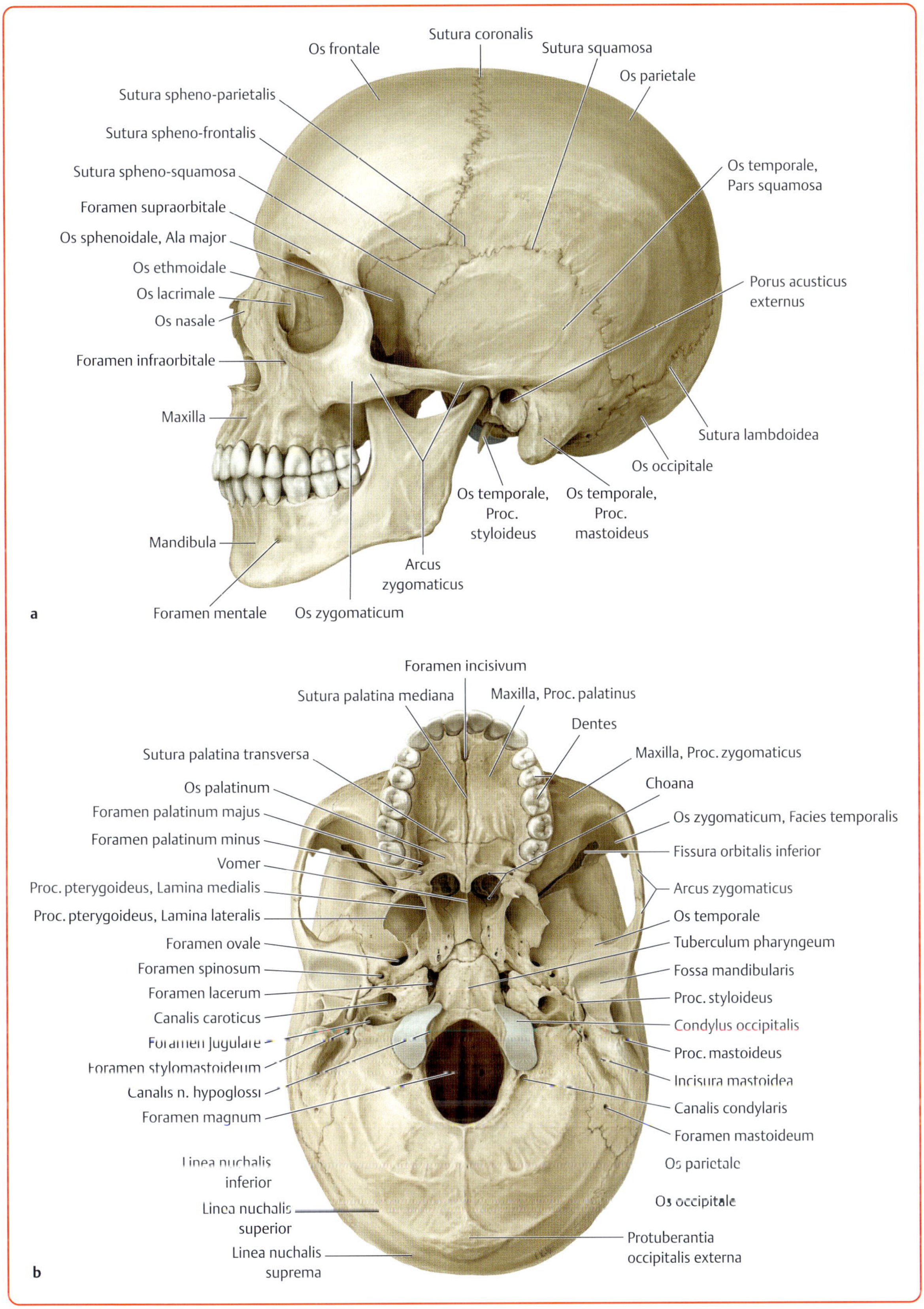

▸ **Abb. 16.2** Schädelknochen und Foramina, **a** Schädel von lateral (Ansicht von links), **b** Schädelbasis (Ansicht von außen). (Abb. a: Schünke M, Schulte E, Schumacher U. Prometheus. LernAtlas der Anatomie. Kopf, Hals und Neuroanatomie. Illustrationen von M. Voll und K. Wesker. 4. Aufl. Stuttgart: Thieme; 2015: 12, Abb. 2.1A; Abb. b: 21, Abb. 2.5C)

17 Funktionelles membranöses System

Als membranöses System werden die **Hirn- und Rückenmarkshäute** (fasziale Strukturen des kranio-sakralen Systems: Dura mater, Arachnoidea, Pia mater) sowie die **Fluida** (Liquor [LCS], venöser Abfluss) bezeichnet.

17.1 Hirn- und Rückenmarkshäute

Die **Dura mater** ist die entscheidende Struktur: Sie grenzt das im Liquor (LCS) schwimmende ZNS nach außen ab und stabilisiert so das Stoßdämpfersystem des ZNS (▸ **Abb. 17.1**). Sie ist wenig dehnfähig, bildet die venösen Sinus, mit ihren Septen (Falx cerebri und Falx cerebelli, Tentorium cerebelli et bulbi olfactorii, Diaphragma sellae; ▸ **Abb. 32.5**) stützt und trennt sie Hirnabschnitte, umhüllt nervale Strukturen usw. Zudem verbindet sie das Kranium (mit ihrer Anheftung am Okziput) mit dem Sakrum (Anheftung an der Sakrumbasis).

Die **Arachnoidea** liegt komplett der Dura mater an und begrenzt den Subdural-/Subarachnoidalraum: Das äußere (parietale) Blatt der Arachnoidea ist für LCS undurchlässig, enthält die LCS-resorbierenden Pacchioni-Granulationen und bildet den äußeren Liquorraum.

Die **Pia mater** umhüllt die nervalen Strukturen bis zu ihrem Endpunkt als Epineurium, ist die gefäßführende Schicht, bildet die Tela choroidea und den Plexus choroideus (Liquorproduktion). Verbindungen zwischen der Dura und Pia mater bestehen vom Okziput bis L1 durch das Lig. denticulatum.

17.2 Fluida

Die Liquorproduktion/-zirkulation/-resorption der Fluida und der venöse Abfluss finden folgendermaßen statt:

17.2.1 Embryonalentwicklung

In der Embryonalentwicklung bleibt das Dach des 4. Ventrikels dünn und hat engen Kontakt mit der Pia mater, deren reich vaskularisiertes Bindegewebe (Tela choroidea) zusammen mit dem Ependym im Dach des 4. Ventrikels

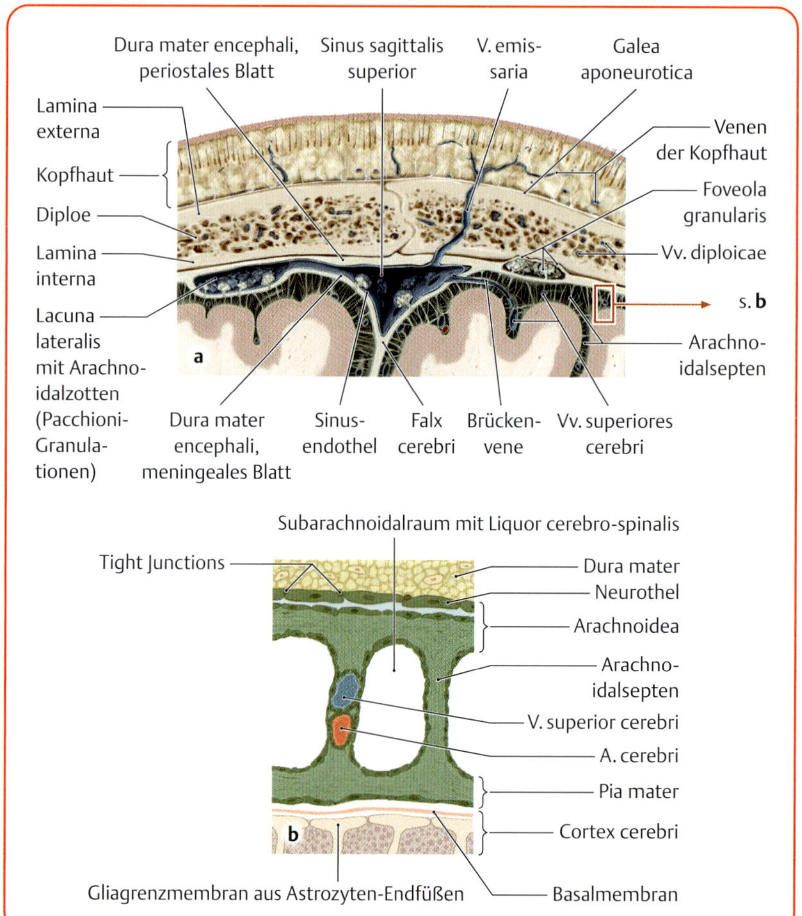

▸ **Abb. 17.1** Einbau der Hirnhäute in die Schädelkalotte, **a** Frontalschnitt, Ansicht von vorne, **b** Detailvergrößerung. (Schünke M, Schulte E, Schumacher U. Prometheus. LernAtlas der Anatomie. Kopf, Hals und Neuroanatomie. Illustrationen von M. Voll und K. Wesker. 4. Aufl. Stuttgart: Thieme; 2015: 309, Abb. 4.2Ca+b)

die Anlage des Plexus choroideus bildet. Die Tela choroidea stülpt sich durch Proliferation der Pia-Gefäße mehr und mehr in den 4. Ventrikel hinein und differenziert sich zum Plexus choroideus. Auf gleiche Weise differenzieren sich auch die Plexus choroidei im Dach des 3. Ventrikels sowie der medialen Wand der beiden Seitenventrikel. So entstehen **vier Plexus choroidei**, die den LCS (Liquor cerebro-spinalis) produzieren (**Liquorproduktion**). Im 4. Embryonalmonat wölbt sich das dünn gebliebene Dach des 4. Ventrikels an 3 Stellen nach außen vor und rupturiert, sodass 3 Öffnungen (Aperturae) entstehen: median das unpaare Foramen Magendii (Apertura mediana) sowie seitlich je ein Foramen Luschka (Apertura lateralis), die den 4. Ventrikel mit dem Subarachnoidalraum verbinden. Der durch das Foramen Luschka in den Subarachnoidalraum austretende Teil des Plexus choroideus wird als „Bochdalek-Blumenkörbchen" bezeichnet.

17.2.2 Liquorproduktion, -zirkulation und -resorption

Die **Liquorzirkulation** findet folgendermaßen statt: Die Produktion von LCS (**Liquorproduktion**) erfolgt in den Plexus choroidei der Seitenventrikel (Kap. 17.2.1). Von dort gelangt der LCS durch die Foramina interventricularia (Foramen Monroi) in den 3. Ventrikel, dessen Plexus choroideus ebenfalls LCS produziert. Über den Aquaeductus cerebri (Aquaeductus Sylvii) strömt der LCS weiter in den 4. Ventrikel, in dessen Plexus choroideus ebenfalls LCS produziert wird. Durch die Aperturae fließt der LCS (2 Foramina Luschka = lateral, Foramen Magendii = median) dann in den Subarachnoidalraum.

Die **Liquorresorption** findet auf 3 Wegen statt:

- **Pacchioni-Granulationen** (Arachnoidalzotten): Sie durchbrechen die Wand der Sinus durae matres oder die Innenlamelle des Schädelknochens und resorbieren den LCS ins Blut zurück. (An den Rückenmarkshäuten existieren arachnoidale Zellinseln, die den LCS in die Wirbelvenengeflechte ableiten.)
- Diffusion von LCS durch die Wand der im **Subarachnoidalraum verlaufenden Venen**
- Im **Endoneuralraum** (dort geht der Subarachnoidalraum peripher in die Lymphscheiden der großen Hirnnerven über) des N. olfactorius (I), N. opticus (II), N. trigeminus (V) können geringe Liquormengen direkt in die Lymphgefäße übertreten.

17.2.3 Blut-Hirn-Schranke

Die Blut-Hirn-Schranke trennt hoch selektiv und effektiv den Blutkreislauf von der Ver-/Entsorgung des ZNS ab, damit einerseits die komplexen biochemischen Prozesse des ZNS nicht gestört werden (z. B. durch Schwankungen des Blut-pH [Säuregehalts], der Serumelektrolyte wie Kalium usw.), andererseits das ZNS vor Bakterien und Viren sowie chemischen Fremdstoffen (auch Medikamenten) geschützt seine Aufgaben ausführen kann. Die Blut-Hirn-Schranke wird gebildet durch:

- Endothelzellen mit ihren Tight-Junctions
- Perizyten
- Astrozyten (am glymphathischen System beteiligt, bisher bei Mäusen nachgewiesen; Kap. 17.4)

Neben der Blut-Hirn-Schranke sorgt auch die **Blut-Liquor-Schranke** für die Homöostase im ZNS, indem sie mehr als 98 % der Substanzen im Blut nicht in den LCS und das ZNS gelangen lässt.

> **Cave**
> **Gasförmige Substanzen (beispielsweise eine ausgebohrte Amalgamfüllung) können durch Einatmung in der Nasenhöhle über die Fila olfactoria (I) die Blut-Hirn-Schranke umgehen und direkt ins ZNS gelangen, was zu schweren zentralnervösen Störungen führen kann.**

17.2.4 Kranio-sakraler Rhythmus

Als kranio-sakraler Rhythmus (CRI = „cranial rhythmic impulse" bzw. PRM = primär respiratorischer Mechanismus) wird ein (zuerst von Sutherland beschriebener) rhythmischer Impuls am Körper bezeichnet, welcher eine Frequenz von ca. 8–12 Zyklen/Minute aufweist und eine minimale Bewegung darstellt, bei der sich die typischen Bewegungen (Okziput mit Dura mater und Sakrum kranialisiert bzw. kaudalisiert) palpieren lassen.

Es gibt verschiedene Theorien, wodurch der CRI entsteht. Als klassisches Erklärungsmodell wird eine **Bewegung der Synchondrosis Spheno-Basilaris (SSB)** herangezogen (obwohl diese im 20.–30. Lebensjahr verknöchert ist und alleine die Möglichkeit, den CRI auch bei älteren Patienten zu palpieren, widerlegt, dass die SSB als Motor für diese Bewegungen infrage kommt). Allerdings ist es ein gutes Modell, um die Bewegungen der Schädelknochen beim CRI zu verstehen, weswegen auch die Autoren dieses Buches auf das SSB-Modell zurückgreifen (Kap. 18.3 und Kap. 21.1).

Eine weitere Erklärung ist, dass die **Liquorproduktion, -zirkulation und -resorption** einem Ebbe-Flut-Prinzip folgt und daher (Ausdehnung der Liquormenge – als Flüssigkeit nicht komprimierbar) eine Weitung und Einengung des Liquorraumes erfolgt, welche sich auf die den Liquorraum umgebenden Strukturen auswirkt.

Wieder andere Ansätze gehen davon aus, dass es eine „veno-motion" gibt, die ausgehend vom venösen System eine rhythmische Bewegung der Gefäße erzeugt und über die venösen Sinus durae matres (Kap. 17.3) auch das kranio-sakrale System erfasst.

Nach A. T. Still's „arterial rule" muss die Infrastruktur (Ver- und Entsorgung des Gewebes in arterieller, venöser, lymphatischer und neurologisch-neurovegetativer Hinsicht) jederzeit sichergestellt sein, um (Folge-)Schäden am Gewebe zu verhindern. Es gibt Schlussfolgerungen, dass der CRI notwendig ist, um den freien Fluss aller Flüssigkeiten und damit den Stoffwechsel jeder Zelle zu sichern.

Nach dem Prinzip von Mikro- und Makrokosmos sowie unter Einbeziehung der Embryologie und der Grundlagen der Matrix (alle Gefäßkapillaren und das Epineurium der Pia mater enden in der Matrix, welche dann die Verbindung zur einzelnen Zelle herstellt; Kap. 27.2.2) kann man davon ausgehen, dass vielmehr die **Dynamik der Flüssigkeiten im Körper** als Motor sowohl für die venösen und endoneuronalen als auch für die Liquorbewegungen, also die Fluida, angesehen werden muss.

17.2.5 Stoßdämpfersystem

Die membranöse Umhüllung des ZNS (Dura mater etc.) mit ihrer Füllung (LCS) bildet ein Stoßdämpfersystem, welches das ZNS hoch effektiv vor Druck auf das empfindliche Nervensystem schützt. Das heißt, Schwingungen/Bewegungen der äußeren Hülle werden (durch die Flüssigkeitslagerung des ZNS) nicht als Oberflächendruck auf das ZNS wirksam, sondern vom LCS quasi am ZNS vorbei auf die anderen Teile des membranösen Systems weitergeleitet.

Ohne dieses System würden beispielsweise Bewegungen in der OAA-Region (in der auch das Atemzentrum liegt) zum Tode führen, sobald die Druckwirkung auf das Atemzentrum in der Medulla oblongata 10 g/cm^2 übersteigt.

17.3 Venöse Drainage

Das venöse Blut des Hirnschädels wird über die **Sinus durae matres** (Duplikaturen der Dura mater, starr, ohne Muskelzellen oder Klappen) in die V. jugularis interna (durch das Foramen jugulare aus der Schädelbasis austretend) abgeleitet. Die Sinus drainieren das venöse Blut folgendermaßen:

- **Sinus sagittalis superior:** verläuft am Oberrand der Falx cerebri vom Frontale zum Okziput, drainiert Blut aus den Hirnvenen zum Confluens sinuum
- **Sinus sagittalis inferior:** verläuft am freien Unterrand der Falx cerebri, vereinigt sich (am Treffpunkt der Falx cerebri mit dem Tentorium cerebelli) mit der V. cerebri magna (Vene von Galen) zum Sinus rectus
- **Sinus rectus:** verläuft zwischen Falx cerebri/Falx cerebelli und Tentorium cerebelli, bildet den Ruhepol der „reziproken Spannungsmembranen" (auch als „Fulcrum von Sutherland" bezeichnet), drainiert Blut aus dem Sinus sagittalis superior und der V. cerebri magna (Vene von Galen) in den Confluens sinuum
- **Sinus marginalis:** verläuft um das Foramen magnum und drainiert dort den Hirnstamm in den Sinus occipitalis
- **Sinus occipitalis:** verläuft vom Foramen magnum zum Okziput und drainiert den Sinus marginalis zu den Sinus transversi
- **Confluens sinuum:** verläuft zwischen dem Sinus rectus und den Sinus transversi, sammelt das Blut vom Sinus sagittalis superior, Sinus rectus und Sinus occipitalis und drainiert es in die Sinus transversi
- **Sinus transversus:** verläuft am Hinterrand des Tentorium cerebelli und drainiert das Blut aus dem Confluens sinuum, den inferioren und zerebellären Hirnvenen und der V. anastomotica inferior (Labbé-Vene) in den Sinus sigmoideus
- **Sinus spheno-parietalis:** verläuft unter der Ala minor ossis sphenoidalis und drainiert Blut aus der V. media superficialis cerebri in den Sinus cavernosus
- **Sinus cavernosus:** verläuft beidseits der Sella turcica und drainiert das Blut aus dem Sinus spheno-parietalis, den Vv. ophthalmicae superior und inferior, teilweise auch der V. media superficialis cerebri in den Sinus petrosus inferior; in der (lateralen) Wand des Sinus cavernosus verlaufen die A. carotis interna sowie der N. oculomotorius (III), N. trochlearis (IV), N. abducens (VI), N. ophthalmicus (V_1) und N. maxillaris (V_2)

> **! Beachte**
> **Die A. carotis interna sowie die Hirnnerven III, IV, VI, V_1 und V_2 können bei einer Sinus-cavernosus-Reizung komprimiert werden.**

- **Sinus petrosus superior:** verläuft am Oberrand der Felsenbeinpyramide und drainiert das Blut aus den Vv. petrosae und Vv. cerebelli superior und inferior in den Sinus sigmoideus
- **Sinus petrosus inferior:** verläuft am Unterrand der Felsenbeinpyramide und drainiert das Blut aus dem Sinus cavernosus in die V. jugularis interna
- **Sinus sigmoideus:** verläuft in der hinteren Schädelgrube und drainiert das Blut aus den Sinus transversus, Sinus petrosus superior und inferior, geht im Bereich des Foramen jugulare in die V. jugularis interna über

17.4 Glymphatisches System

Der Abtransport von großmolekularen Substanzen aus dem Hirnschädel könnte über ein spezialisiertes System von Astrozyten, das sog. **glymphatische System**, erfolgen, welches bei Mäusen entdeckt wurde [10]. Es funktioniert nur so lange, wie der Druck innerhalb der Gliazellen (Astrozyten) aufrechterhalten bleibt und war in der Vergangenheit (nach chirurgischer Intervention) in seiner Funktion nicht nachweisbar. Das glymphatische System ist v. a. im Schlaf aktiv und reinigt so das Gehirn von großmolekularen Schadstoffen.

Beim Menschen ist seine Existenz bisher nicht bewiesen, aber die Wahrscheinlichkeit, dass ein solches System auch das menschliche Gehirn „entgiftet“, liegt nahe. Seine Rolle im Zusammenhang mit Erkrankungen des Nervensystems wie Alzheimer oder amyotropher Lateralsklerose (ALS) wird – insbesondere unter dem Aspekt von Schlafmangel als (Mit-)Ursache für eine ungenügende Entsorgung großmolekularer Stoffe aus dem ZNS – derzeit diskutiert.

17.5 Reziproke Spannungsmembran

Die **Dura mater cranialis** verspannt mit ihren Septen auch die Schädelknochen:

- **Horizontale Membranen** (Tentorium cerebelli et bulbi olfactorii/Diaphragma sellae) stabilisieren und verspannen die Schädelbasis.
- **Vertikale Membranen** (Falx cerebri und Falx cerebelli) stabilisieren und verspannen das Schädeldach.

Dieser **Zuggurtungsmechanismus** (Zuggurtung = Umwandlung eines Drehmoments in Kompression) wird von Sutherland als „reziproke Spannungsmembran“ bezeichnet. Am „Ruhepol“ der sich gegenseitig spannenden und stabilisierenden Membranen liegt der Sinus rectus im „Fulcrum von Sutherland“.

Anheftungspunkte der Septen der Dura mater sind:

- **Falx cerebri:** Crista frontalis/Foramen caecum, Crista galli ossis ethmoidalis, Tentorium cerebelli, Protuberantia occipitalis interna
- **Falx cerebelli:** setzt die Falx cerebri vom Unterrand des Tentorium cerebelli als durales Septum fort, Anheftung an Crista occipitalis interna
- **Tentorium cerebelli:** dorsal an Protuberantia occipitalis interna, lateral am Sulcus sinus transversi, ventral am Margo superior partis petrosae; medial am Dorsum sellae zu den Procc. clinoidei anteriores und posteriores ziehend, kranial an der Falx cerebri, kaudal an der Falx cerebelli
- **Tentorium bulbi olfactorii:** Tentorium olfactorium anterior et posterior, ca. 2,6–3,3 mm lang, begrenzt die Fossa olfactoria
- **Diaphragma sellae:** überspannt die Sella turcica und trennt die Hypophyse von basalen Hirnteilen sowie vom Chiasma opticum

! Beachte

Eine Spannung des Tentorium cerebelli verursacht hormonelle Reizungen und Regulationsstörungen, indem es den durch das Diaphragma sellae hindurchtretenden Hypophysenstiel mechanisch reizt.

17.6 Kranio-sakrale Ursache-Folgen-Ketten (UFK) zwischen Okziput und Sakrum

Die Dura mater verbindet (wenig dehnfähig) wegen ihrer Anheftungen am Okziput, an C 2 und an der Sakrumbasis das Kranium mit dem Sakrum und gibt so mechanische Einwirkungen weiter. So setzen sich Dysfunktionen folgendermaßen fort (▸ **Tab. 17.1**):

- **Okziput kranialisiert:** Die Ursache der Okziput-Kranialisierung kann parietal (C 0 FS_XR) oder kranio-sakral (C 0-SSB-F) liegen, es resultiert eine Dysfunktion am Sakrum parietal (Kontranutation) und/oder kranio-sakral (Sakrum-SSB-F; vgl. ▸ **Tab. 7.2**, Kap. 7.3).
- **Sakrumbasis kaudalisiert:** Die Ursache der Sakrum-Kaudalisierung kann parietal (Sakrum in Nutation) oder kranio-sakral (Sakrum-SSB-E) liegen, es resultiert eine Dysfunktion am Okziput parietal (C 0 ES_XR) und/oder kranio-sakral (C 0-SSB-E; vgl. ▸ **Tab. 7.2**, Kap. 7.3).

! Beachte

Wenn die Störung vom parietalen System (Okziput/Sakrum) ausgeht, dann dominiert diese parietale Dysfunktion die Folgen (Duraspannung sowie kranio-sakrales System) und die Reaktion des kranio-sakralen Systems geht nicht konform mit der Duraspannung, weil beide Systeme von der parietalen Dysfunktion dominiert werden.

Lesebeispiele der ▸ **Tab. 17.1**:

- **Zeile 3:** Ursache ist kranio-sakral (**C 0-SSB-Vertical Strain Sphenoid-E**) und kranialisiert das Okziput beidseits, führt deswegen zu einem **bilateralen Zug der Dura nach kranial** und kann eine parietale Dysfunktion des Okziputs (*C 0* $FS_{bds.}R$) sowie eine parietale Sakrum-Dysfunktion (*SPB*) und/oder eine kranio-sakrale Sakrum-Dysfunktion (*Sakrum-SSB-F*) erzeugen.
- **Zeile 1:** Ursache ist parietal (**C 0** $\mathbf{FS_{bds.}R}$) und kranialisiert das Okziput, führt deswegen zu einem **bilateralen Zug der Dura nach kranial** und kann eine kranio-sakrale Dysfunktion des Okziputs (*C 0-SSB-F*) sowie eine parietale Sakrum-Dysfunktion (*SPB*) und/oder eine kranio-sakrale Sakrum-Dysfunktion (*Sakrum-SSB-F*) erzeugen.
- **Zeile 10–12:** Liegt ein bilateraler Durazug nach kaudal als Untersuchungsbefund vor, gibt es hierfür in der Spalte „Dura mater“ 3 mögliche Verteilungsmuster:
  1. **Zeile 10:** Ursache ist parietal (**SAB**) und kaudalisiert das Sakrum, führt deswegen zu einem **bilateralen Zug der Dura nach kaudal** und kann eine kranio-sakrale Sakrum-Dysfunktion (*Sakrum-SSB-E*) sowie eine parietale Dysfunktion des Okziputs (*C 0* $ES_{bds.}R$) und/oder eine kranio-sakrale Dysfunktion des Okziputs (*C 0-SSB-E*) erzeugen.

2. **Zeile 11:** Ursache ist parietal (**Depressed Sacrum**) und kaudalisiert das Sakrum, führt deswegen zu einem **bilateralen Zug der Dura nach kaudal** und kann eine kranio-sakrale Sakrum-Dysfunktion (*Sakrum-SSB-E*) sowie eine parietale Dysfunktion des Okziputs (*C 0 $ES_{bds.}$R*) und/oder eine kranio-sakrale Dysfunktion des Okziputs (*C 0-SSB-E*) erzeugen.
3. **Zeile 12:** Ursache ist kranio-sakral (**Sakrum-SSB-E**) und kaudalisiert das Sakrum, führt deswegen zu einem **bilateralen Zug der Dura nach kaudal** und kann eine parietale Sakrum-Dysfunktion (*SAB*) sowie eine parietale Dysfunktion des Okziputs (*C 0 $ES_{bds.}$R*) und/oder eine kranio-sakrale Dysfunktion des Okziputs (*C 0-SSB-E*) erzeugen.

► **Tab. 17.1** Kranio-sakrale UFK zwischen Okziput und Sakrum. Fett markiert sind sichere (auslösende) Ereignisse, bei den kursiv gesetzten handelt es sich um mögliche (Folge-)Ereignisse.

	ursächliche Dysfunktion	Okziput parietal	Okziput kranio-sakral	Dura mater	Sakrum parietal	Sakrum kranio-sakral
1	**C 0 $FS_{bds.}$R**	**C 0 $FS_{bds.}$R** (Okziput kranialisiert bds.)	*C 0-SSB-F* (Okziput kranialisiert bds.)	**beidseits Zug nach kranial**	*SPB* (Sakrum kranialisiert bds.)	*Sakrum-SSB-F* (Sakrum kranialisiert bds.)
2	**C 0-SSB-F**	*C 0 $FS_{bds.}$R* (Okziput kranialisiert bds.)	**C 0-SSB-F** (Okziput kranialisiert bds.)	**beidseits Zug nach kranial**	*SPB* (Sakrum kranialisiert bds.)	*Sakrum-SSB-F* (Sakrum kranialisiert bds.)
3	**C 0-SSB-Vertical Strain Sphenoid-E**	*C 0 $FS_{bds.}$R* (Okziput kranialisiert bds.)	**C 0-SSB-Vertical Strain Sphenoid-E** (Okziput kranialisiert bds.)	**beidseits Zug nach kranial**	*SPB* (Sakrum kranialisiert bds.)	*Sakrum-SSB-F* (Sakrum kranialisiert bds.)
4	**C 0 FS_LR**	**C 0 FS_LR** (Okziput kranialisiert rechts)	*C 0-SSB-Torsion links* oder *C 0-SSB-Seitneigung-Rotation rechts* (Okziput kranialisiert rechts)	**rechts Zug nach kranial**	*SPU rechts* (Sakrum kranialisiert rechts)	*Sakrum-SSB-F Unilateral rechts* (Sakrum kranialisiert rechts)
5	**C 0-SSB-Torsion links**	*C 0 FS_LR* (Okziput kranialisiert rechts)	**C 0-SSB-Torsion links** (Okziput kranialisiert rechts)	**rechts Zug nach kranial**	*SPU rechts* (Sakrum kranialisiert rechts)	*Sakrum-SSB-F Unilateral rechts* (Sakrum kranialisiert rechts)
6	**C 0-SSB-Seitneigung-Rotation rechts**	*C 0 FS_LR* (Okziput kranialisiert rechts)	**C 0-SSB-Seitneigung-Rotation rechts** (Okziput kranialisiert rechts)	**rechts Zug nach kranial**	*SPU rechts* (Sakrum kranialisiert rechts)	*Sakrum-SSB-F Unilateral rechts* (Sakrum kranialisiert rechts)
7	**C 0 FS_RR**	**C 0 FS_RR** (Okziput kranialisiert links)	*C 0-SSB-Torsion rechts* oder C 0-SSB-Seitneigung-Rotation links (Okziput kranialisiert links)	**links Zug nach kranial**	*SPU links* (Sakrum kranialisiert links)	*Sakrum-SSB-F Unilateral links* (Sakrum kranialisiert links)
8	**C 0-SSB-Torsion rechts**	*C 0 FS_RR* (Okziput kranialisiert links)	**C 0-SSB-Torsion rechts** (Okziput kranialisiert links)	**links Zug nach kranial**	*SPU links* (Sakrum kranialisiert links)	*Sakrum-SSB-F Unilateral links* (Sakrum kranialisiert links)
9	**C 0-SSB-Seitneigung-Rotation links**	*C 0 FS_RR* (Okziput kranialisiert links)	**C 0-SSB-Seitneigung-Rotation links** (Okziput kranialisiert links)	**links Zug nach kranial**	*SPU links* (Sakrum kranialisiert links)	*Sakrum-SSB-F Unilateral links* (Sakrum kranialisiert links)
10	**SAB**	*C 0 $ES_{bds.}$R* (Okziput kaudalisiert bds.)	*C 0-SSB-E* (Okziput kaudalisiert bds.)	**beidseits Zug nach kaudal**	**SAB** (Sakrum kaudalisiert bds.)	*Sakrum-SSB-E* (Sakrum kaudalisiert bds.)

▶ Tab. 17.1 Fortsetzung.

	ursächliche Dysfunktion	Okziput parietal	Okziput kranio-sakral	Dura mater	Sakrum parietal	Sakrum kranio-sakral
11	**Depressed Sacrum**	$C\,0\ ES_{bds.}R$ (Okziput kaudalisiert bds.)	*C 0-SSB-E* (Okziput kaudalisiert bds.)	**beidseits Zug nach kaudal**	**Depressed Sacrum** (Sakrum kaudalisiert bds.)	*Sakrum-SSB-E* (Sakrum kaudalisiert bds.)
12	**Sakrum-SSB-E**	$C\,0\ ES_{bds.}R$ (Okziput kaudalisiert bds.)	C 0-SSB-E (Okziput kaudalisiert bds.)	**beidseits Zug nach kaudal**	SAB (Sakrum kaudalisiert bds.)	**Sakrum-SSB Extension** (Sakrum kaudalisiert bds.)
13	**SAU re.**	$C\,0\ ES_{R}R$ (Okziput kaudalisiert rechts)	*C 0-SSB-Torsion rechts* (Okziput kaudalisiert rechts)	**rechts Zug nach kaudal**	**SAU rechts** (Sakrum kaudalisiert rechts)	*Sakrum-SSB-E Unilateral rechts* (Sakrum kaudalisiert rechts)
14	**Sakrum L/L**	$C\,0\ ES_{R}R$ (Okziput kaudalisiert rechts)	*C 0-SSB-Torsion rechts* (Okziput kaudalisiert rechts)	**rechts Zug nach kaudal**	**Sakrum L/L** (Sakrum kaudalisiert rechts)	*Sakrum-SSB-E Unilateral rechts* (Sakrum kaudalisiert rechts)
15	**Sakrum-SSB-E Unilateral rechts**	$C\,0\ ES_{R}R$ (Okziput kaudalisiert rechts)	*C 0-SSB-Torsion rechts* (Okziput kaudalisiert rechts)	**rechts Zug nach kaudal**	*SAU rechts* (Sakrum kaudalisiert rechts)	*Sakrum-SSB-E Unilateral rechts* (Sakrum kaudalisiert rechts)
16	**SAU li.**	$C\,0\ ES_{L}R$ (Okziput kaudalisiert links)	*C 0-SSB-Torsion links* (Okziput kaudalisiert links)	**links Zug nach kaudal**	**SAU links** (Sakrum kaudalisiert links)	**Sakrum-SSB-E Unilateral links** (Sakrum kaudalisiert links)
17	**Sakrum R/R**	$C\,0\ ES_{L}R$ (Okziput kaudalisiert links)	*C 0-SSB-Torsion links* (Okziput kaudalisiert links)	**links Zug nach kaudal**	**Sakrum R/R** (Sakrum kaudalisiert links)	*Sakrum-SSB-E Unilateral links* (Sakrum kaudalisiert links)
18	**Sakrum-SSB-E Unilateral links**	$C\,0\ ES_{L}R$ (Okziput kaudalisiert links)	*C 0-SSB-Torsion links* (Okziput kaudalisiert links)	**links Zug nach kaudal**	*SAU links* (Sakrum kaudalisiert links)	**Sakrum-SSB-E Unilateral links** (Sakrum kaudalisiert links)

Die kranio-sakralen Sakrumbewegungen finden um die extraartikuläre OTA (obere transversale Achse) in einer Vertikalisierung des Sakrums (Sakrum-SSB-F) bzw. einer Horizontalisierung des Sakrums (Sakrum-SSB-E) statt. Diese Bewegung kann (bei mittigem Durazug) eine bilateral gleichmäßige Sakrumbewegung sein oder (bei einseitigem Durazug) eine einseitige Vertikalisierung (Sakrum-SSB-F Unilateral rechts/links) bzw. Horizontalisierung (Sakrum-SSB-E Unilateral rechts/links).

Kommt es nach operativen Eingriffen (an der Bandscheibe bzw. bei Spinalkanalstenose [SKS]) oder entzündlichen Prozessen (insbesondere nach Spondylodiszitis) zu einer überschießenden Narbenbildung, so kann die Dura mater auf dem entsprechenden Segment mit dem Arcus vertebrae eine narbige Verbindung eingehen („verkleben"), sodass neurologische Folgen daraus entstehen können. Dies gilt es möglichst zu vermeiden durch

- sorgfältige Indikationsstellung vor einer Operation (erst konservative Maßnahmen ausschöpfen);
- direkte postoperative Duramobilisation (hierfür im Wechsel beide Füße in Dorsal-Flexion bringen lassen mit entspannt abgelegtem Kopf, dann Wechsel zu entspannten Füßen und flektiertem Kopf, jede Stellung für 5–10 Sekunden halten, 6–8 Wiederholungen durchführen), sofern hierfür keine Kontraindikation vorliegt;
- kranio-sakrale Techniken zur Duramobilisation, eingeschlossen das Sakrum- und Schädelbasis-Release (Kap. 12.3.2), sowie spinale Dura Dehnungen.

Die Dura mater umhüllt den N. opticus (II) bis zum Augapfel (d. h., bei gesteigertem Liquordruck erhöht sich die Duraspannung auf den N. opticus [II]) bzw. den Spinalnerv bis zum Spinalganglion (gesteigerter Liquordruck erhöht die Duraspannung auf den Spinalnerv).

Die **spinale Dura mater** kann Retraktionen (welche mit Dura- und Wirbelsäulen-Mobilisationen behandelt werden) oder Torsionen (welche Skoliosen verursachen können und deswegen so früh wie möglich durch fasziale Release-Techniken auf die spinale Dura korrigiert werden sollten) aufweisen.

Beachte

Besonders die Torsionen der spinalen Dura mater gilt es bereits im Vorschulalter zu palpieren und ggf. zu korrigieren, um die weitere gesunde Entwicklung der Wirbelsäule des jungen Patienten zu ermöglichen.

17.7 Körperquerstrukturen

Die Körperquerstrukturen sind horizontal verlaufende, nicht flache Gewebe, die sich ständig gegenseitig beeinflussen und a) die gemeinsam ihren Spannungszustand miteinander austauschen und b) die äußeren Körperfaszien aufrichten. Die 6 Körperquerstrukturen (auch als „Diaphragmata" oder „Diaphragmen" bezeichnet) sind (► **Abb. 17.2**):

- Tentorium cerebelli (mit Diaphragma sellae)
- Hyoid
- ATS (Apertura thoracica superior = obere Thoraxapertur)
- Zwerchfell
- Perineum
- Fußgewölbe

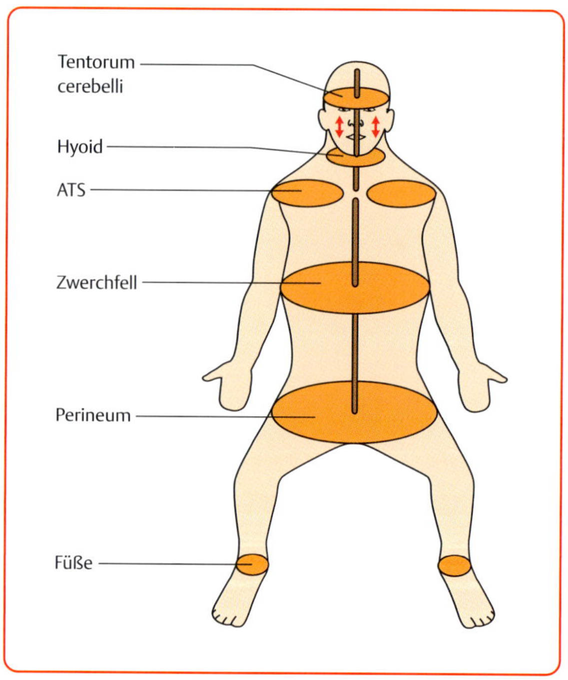

► **Abb. 17.2** Körperquerstrukturen. (Seifert S. Kinesiologisches Taping in Osteopathie und Manueller Therapie. Stuttgart: Karl F. Haug; 2015)

17.8 Behandlung des membranösen Systems

In der isoliert angewandten kranio-sakralen Therapie wird empfohlen, vor Beginn der kraniellen Behandlung zunächst mit Release-Techniken der Körperquerstrukturen zu beginnen.

Eingebettet in das ganzheitliche Konzept gilt auch für das kranio-sakrale System die Regel, die UFK so abzubauen, dass an der primären Dysfunktion begonnen wird, um mit minimalen Reizen dem Körper die Selbstheilung zu ermöglichen. Nur falls es nach der Korrektur der primären Dysfunktion noch weitere (sekundäre) Dysfunktionen gibt, die behandlungsbedürftig sind, werden diese ebenfalls behandelt. Insofern kann eine Therapie der Körperquerstrukturen notwendig sein, sie muss es aber nicht.

Zur Behandlung des membranösen Systems kommen v. a. vier Lift-Techniken zur Anwendung:

- **Frontale-Lift:** hat Einfluss auf die Falx cerebri sowie den Sinus sagittalis superior, löst asymmetrische Spannungen der Falx cerebri und über diese auch des Tentorium cerebelli (Kap. 20.2.2)
- **Parietale-Lift:** hat Einfluss auf das Tentorium cerebelli, löst asymmetrische Spannungen des Tentorium cerebelli und über dieses auch der Falx cerebri (Kap. 20.2.3)
- **Temporale-Lift:** hat Einfluss auf das Tentorium cerebelli und die Sutura occipito-mastoidea (damit auf die V. jugularis interna und die Hirnnerven IX, X und XI), löst asymmetrische Spannungen des Tentorium cerebelli und über dieses auch der Falx cerebri (Kap. 20.2.4)
- **Sphenoid-Lift:** hat Einfluss auf das Tentorium cerebelli et bulbi olfactorii sowie das Diaphragma sellae, löst asymmetrische Spannungen des Tentorium cerebelli und über dieses auch der Falx cerebri (Kap. 21.4.3)

Daneben gibt es weitere Techniken mit Einfluss auf das membranöse System, z. B. Techniken auf die Körperquerstrukturen, zur Korrektur der spinalen Dura mater (insbesondere Spannungen und Torsionen) und zum Finden und Korrigieren weiterer das membranöse System beeinflussende Dysfunktionen, etwa eine „alternierende Rotation der Temporalia" usw. Die Ausführung der Techniken wird bei den jeweiligen Schädelknochen in Kap. 20.2 besprochen.

18 Funktionelles knöchernes System

Das „knöcherne System" innerhalb des kranio-sakralen Systems beschreibt die Schädelknochen und ihre Beweglichkeit sowie Dysfunktionen. Dabei sind Dysfunktionen der Schädelknochen untereinander (in den Suturae) von Dysfunktionen innerhalb **eines** Schädelknochens (sog. intraossären Dysfunktionen) zu unterscheiden. Ebenso ist es wichtig, festzustellen, ob die Dysfunktion primär am Schädelknochen liegt oder von den Beckenknochen (Relation zwischen Becken- und Schädelknochen) herrührt.

18.1 Bewegungen der Schädelknochen

Grundsätzlich können die Schädelknochen in paarige und unpaare Knochen eingeteilt werden (Kap. 16.4.1).

Die **unpaaren Knochen** bewegen sich innerhalb des CRI wie folgt:

- SSB-F: Sphenoid und Okziput kranialisieren an der SSB (Kap. 21.2) und der Durazug vertikalisiert das Sakrum.
- SSB-E: Sphenoid und Okziput kaudalisieren an der SSB (Kap. 21.2) und das Sakrum horizontalisiert wegen des nachlassenden Durazuges.

Die **paarigen Knochen** beschreiben folgende Bewegungen in Bezug zur SSB:

- SSB-AR: Der transversale Durchmesser vergrößert sich, der antero-posteriore Durchmesser verkleinert sich.
- SSB-IR: Der transversale Durchmesser verkleinert sich, der antero-posteriore Durchmesser vergrößert sich.

Diese Bewegungen erfolgen koordiniert:

- Während die unpaaren Knochen eine SSB-F ausführen, bewegen sich die paarigen Knochen gleichzeitig in einer SSB-AR.
- Bei einer SSB-E der unpaaren Knochen bewegen sich die paarigen Knochen gleichzeitig in einer SSB-IR.

Die ▸ **Tab. 18.1** zeigt die paarigen und unpaaren Schädelknochen.

18.2 Intraossäre Dysfunktionen

Innerhalb der Schädelknochen kann es zu intraossären Dysfunktionen kommen. Betroffen sind besonders die Knochen, die bei der Geburt (als Zeitpunkt des Traumas) aus mehreren, noch nicht miteinander verschmolzenen Knochenkernen bestehen (Okziput: 4 Kerne, Sphenoid: 3 Kerne, Temporale: 2 Kerne). Grundsätzlich können allerdings alle Knochen traumatische intraossäre Dysfunktionen erleiden, in deren Folge die Elastizität des Knochens zum Abfangen mechanischer Belastungen sinkt. Auch außerhalb des Kraniums finden sich posttraumatische intraossäre Dysfunktionen, beispielsweise am Sternum oder Sakrum.

▸ **Tab. 18.1** Paarige und unpaare Schädelknochen.

unpaare Knochen	paarige Knochen	Bewegung bei Kranialisierung des Okziputs	Bewegung bei Kaudalisierung des Okziputs
Okziput Sphenoid Ethmoid Vomer	–	**SSB-F**	**SSB-E**
–	Temporale Parietale Frontale Nasale Lakrimale Zygomatikum Maxilla Palatinum Mandibula Hyoid	**SSB-AR**	**SSB-IR**

18.3 Relationen zwischen Schädel- und Beckenknochen

Es gibt Relationen zwischen bestimmten Schädel- und Beckenknochen, weswegen dysfunktionelle Beckenknochen sekundäre Dysfunktionen am entsprechenden Schädelknochen erzeugen können und umgekehrt:

- Ilium ⇄ Temporale
- Sakrum ⇄ Okziput
- Kokzyx ⇄ Nasale

Dies ist einer der Gründe dafür, dass ISG-Dysfunktionen (Ilium in Dysfunktion) eine Folge-Dysfunktion am Temporale erzeugen können, welche wiederum z. B. TMG-Probleme verursachen kann. Also muss bei einer TMG-Reizung auch das Ilium in die möglichen UFK mit einbezogen werden.

18.4 Entwicklung der Schädelknochen

Es gibt verschiedene Arten der Knochenbildung (chondral/desmal/appositionell). Bei Entwicklung der Schädelknochen gibt es sowohl **chondrale** (indirekte Knochenbildung, aus Mesenchym entstehen zuerst knorpelige Anlagen, die dann durch zu Osteoblasten und -klasten differenzierenden Mesenchymzellen verknöchern) als auch **desmale** (direkte Knochenbildung, aus Mesenchym entsteht direkt Knochen [Schädeldach/Gesichtsschädel, Klavikula]) Knochenbildung:

- **Chondro-Kranium:** bildet die Schädelbasis (Ethmoid, SSB, Alae major und minor ossis sphenoidale, Nasenseptum, Faserknorpel im Foramen lacerum)
- **Desmo-Kranium:** bildet das Schädeldach (Frontale, Parietale, Temporale), Gesichtsschädel
- **chondro-desmal:** bildet die Pars squamosa ossis temporalis, Squama occipitalis

Die meisten Schädelknochen verknöchern erst postnatal (teilweise erst Ende des 10.–25. Lebensjahres). Die ▸ **Tab. 18.2** stellt diese Zeiträume übersichtlich dar.

▸ **Tab. 18.2** Verknöcherungszeitpunkte der Schädelknochen.

Knochen	intrauterin	Geburt	1. Jahr	3. Jahr	6. Jahr	7.–9. Jahr	10.–25. Jahr
Okziput	–	2 Partes condylares, 1 Pars squamosa, 1 Pars basilaris	–	kondylo-squamöse Verbindung geschlossen	kondylo-squamöse Verbindung ossifiziert	Pars basilaris mit Partes condylares ossifiziert	SSB ossifiziert
Sphenoid	anteriore/posteriore Verbindung 7.–8. Monat	Korpus u. Alae minores, Ala major u. Proc. pterygoideus li. u. re.	ossifiziert	–	–	–	–
Temporale	3. Monat: Squamosa 4. Monat: Petrosa 5. Monat: Anulus tympanicus	3 Teile (s. intrauterin)	ossifiziert, Bildung des Proc. mastoideus	–	Pars petrosa hat ihre volle Größe entwickelt.	–	–
Frontale	–	2 Teile, dazwischen Sutura metopica	–	Sutura metopica schließt sich.	Sutura metopica geschlossen	–	–
Parietale	45. Tag	Sutura sagittalis: Auszackungen	–	Sutura sagittalis ist ausgezackt.	–	–	–
Ethmoid	–	2 laterale Teile, dazwischen Lamina perpendicularis	–	–	–	–	vollständig ossifiziert: 16. Lebensjahr
Vomer	Vereinigung der 2 Septen im 3. Monat	–	–	–	–	–	–

▶ **Tab. 18.2** Fortsetzung.

Knochen	intrauterin	Geburt	1. Jahr	3. Jahr	6. Jahr	7.–9. Jahr	10.–25. Jahr
Maxilla	6. Monat	Sutura incisiva trennt Incisivum/Maxilla	–	–	–	–	Sutura incisiva bleibt bis ins mittlere Alter.
Palatinum	45. Tag	–	–	–	–	–	–
Zygomatikum	5. Monat	–	–	–	–	–	–
Nasale	3. Monat	–	–	–	–	–	–
Mandibula	–	2 Hemimandibulae, knorpelig verbunden	ossifiziert	–	–	–	–
Lakrimale	3. Monat	–	–	–	–	–	–
Atlas	–	Arcus anterior, 2 laterale Teile, durch Knorpel verbunden	–	Arcus posterior ossifiziert	–	vollständig ossifiziert	–
Wirbelsäule	–	Korpus, 2 Teile des Arcus vertebrae	Arkusteile verbinden sich posterior (von lumbal nach zervikal).	Korpus verbindet sich mit Arkus (von zervikal nach lumbal).	Korpus verbindet sich mit Arkus (Lumbalregion).	–	Proc. transversus wächst
Sakrum	jeder Sakrumwirbel 7–8 Ossifikationszentren	5 Sakrumwirbel, knorpelig getrennt	–	–	–	–	Ossifikation bis 25. Lebensjahr beendet

Die **Fontanellen** sind knochenfreie Zonen zwischen den (sich durch desmales Knochenwachstum ausbreitenden) Schädeldachknochen, die im Laufe der ersten Lebensjahre durch das (desmale) Knochenwachstum geschlossen werden:

- kleine Fontanelle: Ende des 2. Lebensmonats
- Seitenfontanellen: Ende des 1. Lebensjahres
- große Fontanelle: Ende des 2. Lebensjahres

Besonders wichtig sind die Fontanellen bei der Geburt, wo sich durch den Druck auf den kindlichen Kopf im Geburtskanal die Schädelplatten (Knochen des Schädeldachs) deformieren und gegeneinander verschieben können, um so den Kopf besser durch den (oft engen) Geburtskanal (das kleine Becken der Mutter) austreten zu lassen.

Auch in der frühen Kindheitsentwicklung ist es von Vorteil, dass die Fontanellen noch nicht geschlossen sind, weil der kindliche Kopf Traumata (Stöße) dadurch besser abfedern kann. Dies spielt sowohl beim Drehen, Sitzen, Stehen und Gehen eine Rolle, wenn das Kind wegen mangelnden Gleichgewichts/Ermüdung der Muskulatur der Schwerkraft folgend hinfällt und dabei mit dem Kopf aufschlägt/auf den Kopf fällt, als auch bei unerwünschten Ereignissen wie einem Sturz von Wickeltisch, Sofa, Bett, Treppe usw.

Beim **Kleinkind** ist die Dura mater an den Fontanellen (bis zum Fontanellenschluss) direkt palpabel.

18.5 Behandlung der Schädelknochen und intraossärer Dysfunktionen

18.5.1 Behandlung der Schädelknochen

Die Behandlung der Schädelknochen folgt wiederum dem Prinzip der UFK, also gilt es, die primäre Dysfunktion zu finden und diese dann zu korrigieren. Dabei stehen lokal Dysfunktionen der Suturae als Verbindung benachbarter Schädelknochen (Kap. 19.2) und die SSB (Kap. 21.2) im Vordergrund. Die Relationen zu den Beckenknochen müssen ebenso beachtet werden wie die intraossären Dysfunktionen.

! Beachte

Generell gilt: Je jünger der Patient ist, desto wichtiger ist die kranio-sakrale Korrektur der SSB, der Knochen und Suturae. Je älter der Patient ist, desto mehr steht die kranio-sakrale Korrektur des membranösen Systems im Vordergrund.

Grund dafür ist die mit steigendem Alter zunehmende Verknöcherung der Suturae und die damit verbundene Minderbeweglichkeit der Schädelknochen gegeneinander.

Die Ausführung der Techniken wird bei den Suturae in Kap. 19.3, zu den jeweiligen Schädelknochen in Kap. 20.2 und Kap. 22.3, zur SSB in Kap. 21.4 sowie zum TMG in Kap. 23.7 besprochen.

18.5.2 Korrektur intraossärer Dysfunktionen

Zur Korrektur einer intraossären Dysfunktion umfasst der Therapeut die Teile des betroffenen Knochens und stellt die spannungsfreie Position des Knochens mit dessen Teilen ein, indem er der Gewebespannung des Knochens folgt. Diese Position hält der Therapeut so lange, bis sich die Gewebespannung aufgelöst hat, was daran zu erkennen ist, dass der Schädelknochen bei Verlassen der eingestellten Position in dieser verbleibt und keine davon abweichende Spannung mehr hat (an diesem Punkt ist der CRI des betroffenen Knochens normalisiert).

19 Funktionelles suturales System

Die Suturae ([Schädel-]Nähte) verbinden die Schädelknochen miteinander und bilden gleichzeitig die Grenze zwischen denselben. Beim (früh-)kindlichen Schädel ermöglichen die Suturae einerseits die Deformierung während des Geburtsvorgangs, andererseits das postnatale Wachstum des Schädels (der sich nach der Geburt noch deutlich vergrößert). Gemeinsam mit dem Stoßdämpfersystem der Dura mater/des LCS absorbieren die Suturae (wie ein Federsystem) Schläge, Stöße und Erschütterungen auf den Schädel und sind am Schädeldach das lastenübertragende Moment.

19.1 Suturae und Synchondrosen

Morphologisch gibt es verschiedene Arten der Suturae (Syndesmosen):

- **Sutura squamosa** (lat. squama = Schuppe): schräges Überlappen der Knochen, das Temporale liegt mit einer Sutura squamosa auf dem Sphenoid (Ala major)/Parietale/Okziput auf.
- **Sutura serrata:** gezahnte Naht, vergleichbar mit einem Reißverschluss (Sutura sagittalis/Sutura temporo-zygomatica)
- **Sutura denticulata:** wie Sutura serrata mit am Rand erweiterten Zähnen (Sutura lambdoidea)
- **Sutura plana:** Knochen schließen bündig und glatt aneinander ab (Sutura naso-maxillaris).
- **Schindylesis:** Knochengrat (Vomer) wird von spaltförmiger Vertiefung des Nachbarknochens eingefasst (Sutura spheno-vomeralis/ethmo-vomeralis [Lamina perpendicularis ossis ethmoidalis und Vomer]).
- **Sutura lumbosa (= Sutura squamoserrata):** gezahnte Naht, die außerdem überlappt (Sutura lambdoidea/Sutura coronalis)

Neben den Suturae (desmalen Ursprungs) als Syndesmosen gibt es **Synchondrosen** (als Verbindung chondraler Schädelknochen der Schädelbasis):

- **SSB** (Kap. 21)
- **Synchondrosis spheno-petrosa**

Des Weiteren gibt es unechte Gelenke, in denen Knochen ineinander verkeilen und zusätzlich durch Bindegewebsfasern stabilisiert werden (Art. fibrosae):

- **Gomphosis** (griech., Einkeilung): Zahnverankerung in den Zahnhälsen mittels Sharpey-Fasern, Felsenbeinpyramide (Partes tympanica, petrosa und mastoidea) in der Schädelbasis

Die SSB stellt dabei eine wichtige Verbindung der Schädelbasis dar und wird im Kap. 21 ausführlich besprochen.

Die Suturae (Syndesmosen) verknöchern ebenso wie die Synchondrosen, die Zeitpunkte für ihre Verknöcherung sind der ▸ **Tab. 18.2** zu entnehmen. Bei verknöcherten Suturae sind noch intraossäre Techniken auf die beiden Knochen und die verbindende verknöcherte Sutura anwendbar. Daneben wird mit steigendem Lebensalter (und immer mehr verknöcherten Suturae) die Behandlung des membranösen Systems zunehmend wichtiger.

19.2 Dysfunktionen

Der Einfluss **dysfunktioneller Suturae** beschränkt sich nicht allein auf die verminderte Beweglichkeit der benachbarten Schädelknochen, auch das System der faszialen Stabilisierung der Schädelknochen über die vertikalen (Falx cerebri und Falx cerebelli) und horizontalen (Tentorium cerebelli/bulbus olfactorii und Diaphragma sellae) Duramembranen (zusammen als reziproke Spannungsmembran bezeichnet) in Form eines Zuggurtungssystems wird gestört (Kap. 17.5), ebenso ist der venöse Abstrom aus dem Hirnschädel über die Sinus (v. a. Sinus rectus) und V. jugularis interna oft gestört (weil Duraspannungen insbesondere den Sinus rectus und die V. jugularis interna auf Spannung bringen, was deren Durchfluss verschlechtert).

Eine besonders wichtige Stellung bei den Suturae nimmt die **Sutura occipito-mastoidea** ein:

- Sie umgibt das Foramen jugulare, sodass bei Dysfunktion der Sutura occipito-mastoidea auch die Strukturen innerhalb des Foramen jugulare (v. a. die V. jugularis und die Hirnnerven IX, X und XI) beeinträchtigt werden.
- Sie wird vom M. trapezius und M. sterno cleido-mastoideus (beide vom N. accessorius [XI] innerviert) geschlossen, sodass bei einer Reizung der Strukturen im Foramen jugulare durch diese beiden Muskeln die Sutura occipito-mastoidea weiter geschlossen gehalten wird, was über den N. accessorius [XI] wieder die Muskeln anspannt – ein Circulus vitiosus (Kap. 12.1.2 und Kap. 12.1.4).

Die Sutura occipito-mastoidea befindet sich infolge der sich kreuzenden Züge des M. trapezius und M. sterno-cleido-mastoideus bei Anspannung in dauerhafter Dysfunktion (Circulus vitiosus):

- **Foramen jugulare** schließt, mit Druck auf:
  - N. glosso-pharyngeus (IX)
  - N. vagus (X):
    - viszerale Affektion der durch den N. vagus (X) versorgten Organe (Kap. 13.6)
  - N. accessorius (XI):
    - Tonussteigerung des M. trapezius, Pars descendens
    - Tonussteigerung des M. sterno-cleido-mastoideus
  - V. jugularis interna:
    - ZNS-Störungen (infolge kranialer Kongestion, zum Teil mit Hirnödem)
    - Kopfschmerzen (Druck-Kopfschmerzen)
  - A. meningea posterior
- **Kiefergelenksreizung (TMG):**
  - bei Temporale-Dysfunktion (Proc. mastoideus ossis temporalis)

19.3 Behandlung

Zur Behandlung der Suturae gibt es verschiedene Techniken.

19.3.1 Disengagement (Dekompressionstechnik)

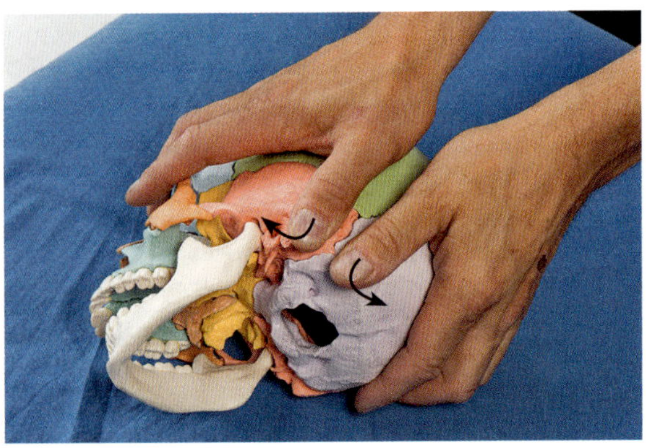

▸ **Abb. 19.1** Disengagement (Dekompressionstechnik).

Der Therapeut nimmt mit den Fingern seiner beiden Hände Kontakt mit den beiden von der betroffenen Sutura begrenzten Schädelknochen auf, indem er einen Druck durch Haut und Weichteile in die Tiefe gibt, bis er sicheren Knochenkontakt hat. Dann werden die Finger der beiden Hände mit leichtem (!) Druck auseinandergezogen (▸ **Abb. 19.1**), um die Sutura zu befreien.

19.3.2 V-Spread-Technik

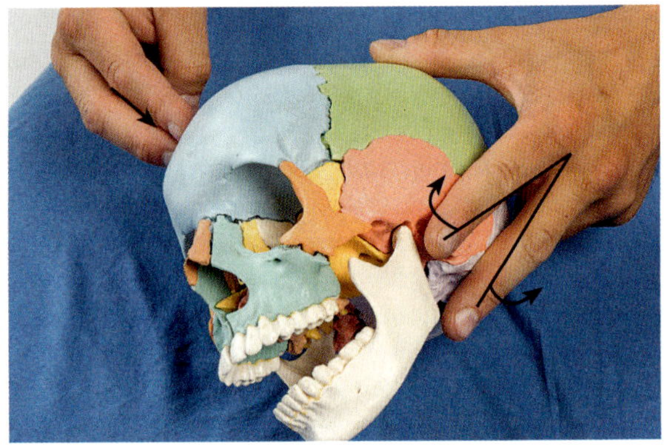

▸ **Abb. 19.2** V-Spread-Technik.

Diese Technik wurde von Sutherland zur Verbesserung der Fluktuation entwickelt. Zeige- und Mittelfinger der einen Hand werden V-förmig (gespreizt) auf die benachbarten Knochen der zu behandelnden Sutura gelegt, mit Zeige- und Mittelfinger der anderen Hand (an dem „V" gegenüberliegenden Punkt des Schädels) wird ein energetischer Impuls gegeben, um eine Flüssigkeitswelle (LCS) zum von Zeige-/Mittelfinger gebildeten „V" zu senden und damit die Sutura zu befreien sowie die Zirkulation der Flüssigkeiten im Schädel (LCS und arteriell/venös) zu verbessern (▸ **Abb. 19.2**).

19.3.3 Point-of-Balance-Technik

Am „Point of Balance" (Punkt der maximalen Gewebeentspannung) ist die Spannung der Knochen, Bänder, Membranen und Fluida am geringsten. Dieser Punkt wird aufgesucht und gehalten, bis sich die oben genannten Strukturen normalisiert haben (deswegen auch als **Positional-Release-Technik** bezeichnet).

19.3.4 Recoil-Technik

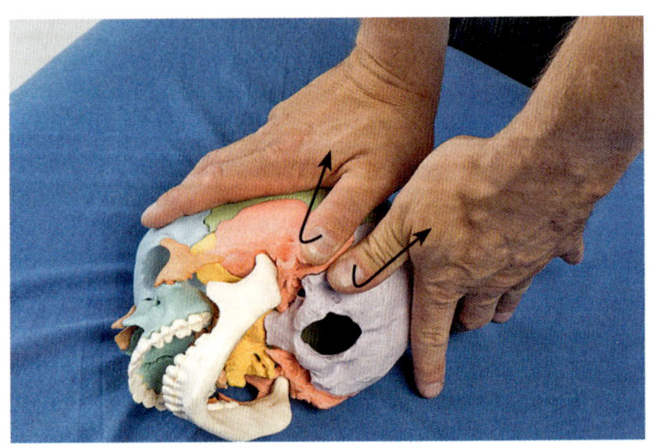

▸ **Abb. 19.3** Recoil-Technik.

Mit einer Recoil-Technik kann eine sehr stark fixierte Sutura infolge des Recoil-Impulses (▶ **Abb. 19.3**) wieder in ihre Funktion gebracht werden. Es gibt Therapeuten, die die Anwendung einer Recoil-Technik für eine zu starke Einwirkung auf den Patienten halten. Allerdings ist der therapeutische Effekt der Technik sehr positiv, und auch bei anderen Techniken (z. B. V-Spread-Techniken) findet ein erheblicher Einfluss auf die behandelten Strukturen (beim V-Spread auch auf das gesamte dazwischenliegende ZNS) statt. Wie stets sollte die sanftestmögliche Technik zur Behandlung ausgewählt werden, allerdings ist ggf. ein einmaliger Recoil sanfter als eine andere, vielfach ausgeführte Technik.

19.3.5 Unwinding-Technik

Bei diesen Techniken nimmt der Therapeut Kontakt mit dem Membransystem (ersatzweise dem Knochen) auf und folgt der Gewebespannung, um sie herabzusetzen. Im Gegensatz zur Point-of-Balance-Technik wird bei der Unwinding-Technik über das membranöse System (oder den Knochen) „als Hebel" gearbeitet.

19.3.6 Exaggeration-Technik

Diese Technik setzt einen Impuls in die freie (bewegliche) Richtung (also in die Richtung der Dysfunktion), der im physiologischen Gelenkbereich jenseits des „Point of Balance" gesetzt wird (auch als **indirekte Technik** bezeichnet).

19.3.7 Direkte Technik

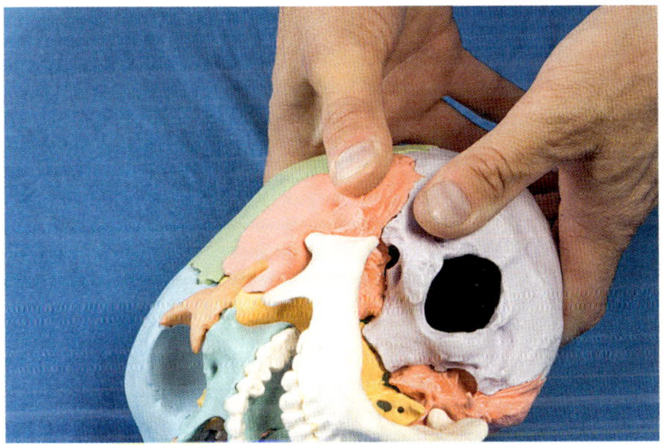

▶ **Abb. 19.4** Direkte Technik.

Bei dieser Technik wird ein Impuls in die dysfunktionelle Richtung (an der Bewegungsgrenze) gesetzt (▶ **Abb. 19.4**).

19.3.8 Kompressions-Dekompressions-Technik

Hier wird zuerst in die freie Richtung, anschließend in die dysfunktionelle Richtung Spannung aufgebaut, um diese mit Abschluss der Technik gelöst zu haben (auch als **Side-of-Ease/Side-of-Barrier-Technik** bezeichnet; Kap. 21.4.2).

19.3.9 Molding-Technik (modellierende Technik)

Die Molding-Technik wird insbesondere bei intraossären Dysfunktionen benutzt, um dem (kindlichen) Schädelknochen zu seiner physiologischen Funktion und Form zurückzuverhelfen, indem äußerer Zug oder Druck angewendet wird.

19.3.10 Fluide (fluidale) Technik

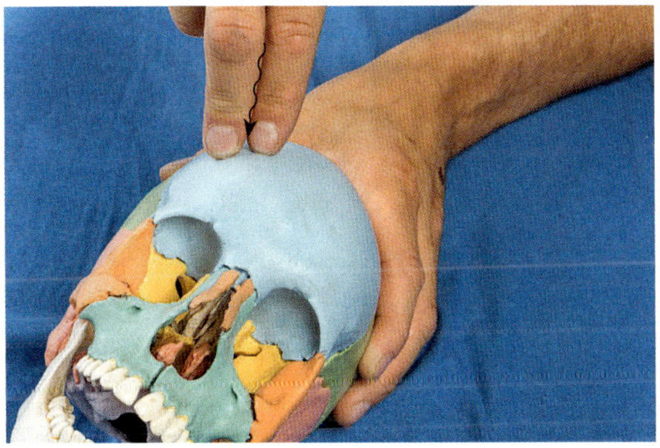

▶ **Abb. 19.5** Fluide (fluidale) Technik.

Unter anderem zählen V-Spread-Techniken (Kap. 19.3.2) zu den fluiden Techniken. Dieser Flüssigkeitsimpuls kann auch direkt auf einen Knochen gesetzt werden, sodass sich die intraossären Flüssigkeiten wieder besser verteilen können (▶ **Abb. 19.5**).

Zur erfolgreichen Therapie, dies soll hier noch einmal ausdrücklich betont werden, gehört vorbereitend eine hervorragende Diagnose, um die primäre(n) Läsion(en) zu erkennen und zu lösen. Nur so kann der Körper seine Selbstheilungskräfte in all seinen Systemen wiederaufbauen. Wie bereits oben erwähnt, ist auch die Wahl der richtigen Behandlungstechnik (so sanft wie möglich, so intensiv wie nötig) ein ganz entscheidender Faktor, der in der Summe die Menge und Häufigkeit der therapeutischen Reize (die der Körper des Patienten ja alle gleichberechtigt abarbeiten muss) auf das nötige Mindestmaß reduziert.

Beachte

Die Therapie ist umso besser, je weniger therapeutische Reize gesetzt werden (müssen). Um einen Behandlungserfolg zu erzielen, muss der Therapeut allerdings die primären Dysfunktionen erfolgreich behandelt haben, um die Systeme des Patienten zum Positiven zu stimmen.

Zu den Behandlungstechniken der Synchondrose (SSB) s. Kap. 21.4.

20 Neurokranium

Als Neurokranium wird der Teil des Schädels bezeichnet, in dem sich das ZNS befindet. Es besteht aus der Schädelbasis und dem Schädeldach sowie den Meningen, die innenseitig das Neurokranium auskleiden und das ZNS im LCS „schwimmen" lassen.

20.1 Hirnschädelknochen

- **Schädeldach:**
  - Frontale
  - Parietale
  - Temporale
  - Okziput, Partes basilaris et lateralis
- **Schädelbasis:**
  - Okziput, Partes squamosa et lateralis
  - (Temporale)
  - Sphenoid
  - Ethmoid
  - (Frontale)

Dabei sind das Temporale und das Frontale hauptsächlich am Schädeldach, mit ihrem Übergang aber auch an der Schädelbasis beteiligt. Das Okziput, welches sich aus 4 Knochenteilen bildet, ist an der Schädelbasis (zur Hauptsache mit der Pars basilaris, aber auch mit den Partes lateralis und squamosa) und am Schädeldach (Partes lateralis et squamosa) beteiligt.

20.1.1 Schädeldach

Frontale

Das Frontale besteht aus zwei Knochenanlagen, dem linken und rechten Teil. Sie werden von der Sutura metopica getrennt, die in den meisten Fällen (> 90 %) bereits vor dem 6. Lebensjahr verknöchert ist, weswegen vielfach von **einem** Frontale gesprochen wird. Allerdings verhält sich das Frontale mit seinen Bewegungen wie ein paariger Knochen, bewegt sich also innerhalb des CRI in SSB-AR bzw. -IR. Weitgehend bildet das Frontale das Schädeldach, der vordere-untere Teil beteiligt sich auch an der Schädelbasis.

Bei **erhöhter Spannung der Falx cerebri** kommt es frequent zu einer Frontale-SSB-AR (weil sich die Falx in der SSB-F anspannt). Folgen sind:

- N.-vagus-Reizung (Duraspannung) mit gastro-intestinalen Beschwerden
- chronische Sinusitis
- Stirnfalte(n)
- Zephalgien

Auch Sphenoid-Dysfunktionen können über die Sutura spheno-frontalis zu eingeschränkter Mobilität des Frontale mit entsprechenden Begleitsymptomen führen.

Parietale

Das Parietale liegt links bzw. rechts hinter dem Frontale und vor dem Okziput. Es ist aufgrund seiner Lage häufig traumatisch beeinflusst, was zu folgenden Störungen führen kann:

- venöse Abflussstörung der Sinus sagittalis superior und sigmoideus (mit Zephalgien und zentralnervösen Ausfallerscheinungen)
- Spannung der A. meningea media (mit extremen Zephalgien und zentralnervösen Ausfallerscheinungen)
- Folge-Dysfunktionen der SSB aufgrund einer Dysfunktion der Sutura coronalis
- spezifische Traumafolgen:
  - Stauchung von kranio-ventral (Bregma): drückt die Okziput-Kondylen auf die Atlas-Facettengelenke
  - beidseits Stauchung von kranio-dorsal (Lambda): drückt die Okziput-Kondylen auf die Atlas-Facettengelenke mit SSB-Kompression und Temporalia in AR
  - unilaterale Stauchung von kranio-dorsal (Lambda): drückt die eine Okziput-Kondyle nach anterior, die Gegenseite nach posterior und die Temporalia in SSB-AR bzw. -IR
  - Stauchung entlang der Sutura sagittalis: drückt über die Sutura squamosa die Temporalia in SSB-AR

Beachte
Bei Dysfunktionen des Parietale kommt es regelmäßig zu Zirkulationsstörungen des LCS (wegen der Abflussstörung des Sinus sagittalis superior).

Temporale

Das Temporale besteht aus vier Knochenanlagen (Partes squamosa, petrosa, tympanica und mastoidea) und liegt links bzw. rechts zwischen Okziput/Parietale/Sphenoid/Zygomatikum und Mandibula (TMG; Kap. 23):

- **Pars squamosa:** liegt den anderen Schädelknochen schuppig auf, bildet das TMG und mit dem Proc. zygomaticus einen Teil des Jochbogens
- **Pars petrosa:** beinhaltet das Innenohr und das Gleichgewichtsorgan, bildet die Anheftungsstelle für das Tentorium cerebelli, hat über den Proc. styloideus Kontakt mit einem Teil der Zungengrundmuskeln
- **Pars tympanica:** beinhaltet das Mittelohr, bildet den Meatus acusticus externus sowie die Tuba auditiva (Eustachi'sche Röhre) zur Belüftung des Mittelohrs durch den Nasen-Rachen-Raum

- **Pars mastoidea:** bildet den Ansatzpunkt für den M. sterno-cleido-mastoideus, den M. longissimus capitis und M. splenius capitis sowie den M. digastricus. Der Proc. mastoideus bildet sich erst Ende des ersten bis Mitte des zweiten Lebensjahres als pneumatisierter Knochenvorsprung aus (durch Zug des M. sterno-cleido-mastoideus während der Aufrichtungsphase). Die pneumatisierten Hohlräume des Proc. mastoideus stehen mit der Paukenhöhle in Verbindung, sodass eine Mittelohrentzündung zu einer (hoch schmerzhaften) Mastoiditis führen kann.

Dysfunktionen Temporale-SSB-AR führen zu **vermehrtem Zug auf das Tentorium cerebelli**, was wiederum zu venösen Abflussstörungen und endokriner Reizung sowie Affektion der Hirnnerven III–X führen kann. Eine Irritation des **Ggl. trigeminale (Ggl. Gasseri)** führt oft zu **migräneartigen Zephalgien**.

Bei Kindern kann eine Reizung des N. abducens (VI) zum Strabismus convergens führen, weil die Temporale-SSB-AR die Spannung des Lig. sphenopetrosum erhöht. Über Stammhirn-Reizungen kann es infolge einer Temporale-Dysfunktion zu Lernstörungen bei eingeschränkter vestibulärer und Körper-Wahrnehmung kommen. Auch die Steuerung der Feinmotorik über das Zerebellum kann infolge einer Tentorium-cerebelli Spannung gestört sein.

Eine seitendifferente Dysfunktion beider Temporalia (eine Seite Temporale-SSB-AR, die andere Seite Temporale-SSB-IR) führt **immer** zu erhöhter Spannung des Tentorium cerebelli (Folgen: s. o.) und kann zum Kreuzbiss führen; eine asynchrone Rotation beider Temporalia (beide Temporale bewegen sich, aber eines um eine halbe Amplitude versetzt: Während der SSB-F bewegt sich ein Temporale korrekt [in Temporale-SSB-AR], während sich das andere (pathologisch) in Temporale-SSB-IR bewegt) führt ebenfalls immer zur Tentorium-cerebelli-Reizung mit den oben beschriebenen Folgen.

20.1.2 Schädelbasis

Okziput

Das Okziput besteht aus vier Knochenanlagen (Partes basilaris, lateralis und squamosa), die das Foramen magnum umrahmen. In der Summe hängt die okzipitale Beweglichkeit von allen verbindenden Elementen (ISG/SIG, Sphenoid, OAA parietal/viszeral) ab (Kap. 12.1).

> **Beachte**
> **In Bezug zur Schädelbasis geht es um die *kranio-sakralen Okziput-Bewegungen* (extraartikuläre SSB-E/SSB-F), nicht um die parietalen Okziput-Bewegungen (kondyläre ES_XR/FS_XR). Alle kranio-sakralen Bewegungen werden mit dem Zusatz „SSB" bezeichnet: „[Knochenname]-SSB-Bewegung".**
> **Zu den parietalen (kondylären) Okziput-Bewegungen s. Kap. 7.7.**

Sphenoid

Das Sphenoid liegt ventral der Pars basilaris ossis occipitalis und bildet mit dieser zusammen die SSB (Synchondrosis Spheno-Basilaris). Durch den Kontakt mit beiden Temporalia, dem Okziput und dem Frontale beeinflusst es stark das membranöse System (die reziproke Spannungsmembran). Über die Mm. pterygoidei medialis et lateralis (Kaumuskeln) wird das Sphenoid an TMG-Reizungen beteiligt (Kap. 23.3). Darüber hinaus ist die Sella turcica des Sphenoids als Ort der Hypophyse von zentraler Bedeutung bei der Regulation der Körperfunktionen (Kap. 27.1.2).

Der Sinus cavernosus liegt beidseits der Sella turcica und umschließt die A. carotis interna sowie den N. oculomotorius (III), N. trochlearis (IV), N. abducens (VI), N. ophthalmicus (V_1) und N. maxillaris (V_2), welche bei Sphenoid-Dysfunktionen zu Augenmotorikstörungen und Trigeminus-Affektionen führen können (Kap. 17.3).

Ethmoid

Das Ethmoid liegt ventral des Sphenoids und bildet mit seiner Crista galli ossis ethmoidalis (bildet am Unterrand ein Gelenk mit dem Vomer) den Anheftungspunkt der Falx cerebri, wodurch es gleichzeitig anfällig für Spannungen des membranösen Systems wird. Es ist der einzige Knochen des Viszerokraniums, der gleichzeitig auch die Schädelbasis mit bildet, und wird daher in diesem Kapitel beschrieben. Aufgrund seiner Lage in der Schädelbasis und seiner Beziehung zur Falx cerebri (Crista galli) beschreiben die Autoren das Ethmoid im Abschnitt Neurokranium. Die horizontal verlaufende Lamina cribrosa lässt die Fila olfactoria aus der vorderen Schädelbasis in die Nasenhöhle ziehen.

> **Cave**
> **Über die Fila olfactoria können gasförmige Schadstoffe unter Umgehung der Blut-Hirn-Schranke aus der Nasenhöhle direkt ins Riechhirn gelangen, z. B. beim Ausbohren von Amalgamfüllungen.**

Das Ethmoid bildet mit seiner Lamina perpendicularis den oberen Teil des Nasenseptums und mit seiner Lamina orbitalis den medialen Rand der Orbita. Die Sinus frontalis und maxillaris (Stirn- und Kieferhöhlen) bilden sich aus Ethmoidalzellen (Ethmoidal-Dysfunktionen können zu chronischen Sinusitiden führen).

Druck auf das Palatinum (Daumenlutschen) kann sich über das Vomer auf das Ethmoid auswirken und darüber zu einer primären SSB-Dysfunktion (SSB-Vertical Strain Sphenoid-E; Kap. 21.2.3) sowie zu einer Spannungsänderung der Falx cerebri und somit der reziproken Spannungsmembran führen.

20.1.3 Durchtrittsstellen der Schädelbasis

- **Foramen jugulare:** V. jugularis, IX, X und XI, A. meningea posterior (Kap. 12.1.2, Kap. 12.1.4 und Kap. 19.2 – Sutura occipito-mastoidea)
- **Foramen magnum:** ZNS, A. vertebralis, Aa. spinales anterior und posterior, Ligg. alaria, V. spinalis, XI
- **Canalis n. hypoglossi:** XII
- **Canalis caroticus:** A. carotis interna, Plexus caroticus internus, Plexus venosus caroticus internus
- **Foramen spinosum:** A. meningea media aus A. maxillaris
- **Foramen lacerum:** Nn. petrosi major, minor und profundus
- **Porus/Meatus acusticus internus:** VII und VIII, A. labyrinthi aus A. basilaris
- **Foramen rotundum:** N. maxillaris (V_2)
- **Foramen ovale:** N. mandibularis (V_3)
- **Fissura orbitalis superior:** III, IV und VI, N. ophthalmicus (V_1), V. ophthalmica superior
- **Fissura orbitalis inferior:** N. zygomaticus, N. infraorbitalis aus V_2, V. ophthalmica inferior
- **Canalis opticus:** II, A. ophthalmica
- **Lamina cribrosa:** I, A. ethmoidalis anterior aus A. ophthalmica

20.2 Behandlung

Die Behandlung des Neurokraniums erfolgt in mehreren Schritten:

20.2.1 Okziput

1. **C.B.R. (Cranial Base Release)** zum Entkoppeln des parietalen und des kranio-sakralen Anteils des Schädels (Beschreibung s. Kap. 12.3.2), zuvor Korrektur parietaler Okziput-Dysfunktionen
2. Zunächst sind dann die **Suturae** zu prüfen und ggf. mit suturalen Techniken (Kap. 19.3) zu lösen.
3. **Sutura occipito-mastoidea**: venöser Abfluss des gesamten Neurokraniums über die V. jugularis (wegen Abfluss der kranialen Sinus; Kap. 19.2)
4. Setzen eines **„Stillpoint“** (Kompression bzw. Erweiterung des 4. Ventrikels = CV-4/EV-4; Kap. 21.4.1)
5. Korrektur der **SSB** (Kap. 21.4)
6. **Mobilisation der spinalen Dura mater (Release)** vom Okziput (Griffanlage beider Hände am Okziput, kranio-sakraler Zug auf die spinale Dura bis zum Release) oder Sakrum (Sakrum-Release; Kap. 8.4.1)
7. Korrektur **intraossärer Dysfunktionen** (Kap. 18.5)

20.2.2 Frontale

1. Zuerst sind die **Suturae** zu prüfen und ggf. mit suturalen Techniken (Kap. 19.3) zu lösen.
2. **Frontale-Lift:** Einfluss auf die Dura mater, besonders die Falx cerebri (s. u.)
3. Korrektur von kindlichen Schädelfehlformen mittels **Molding-Technik** (Kap. 19.3.9)
4. Korrektur **intraossärer Dysfunktionen** (Kap. 18.5)
5. **Sutura occipito-mastoidea**: venöser Abfluss des gesamten Neurokraniums über die V. jugularis (Abfluss der kranialen Sinus; Kap. 19.2)

Frontale-Lift

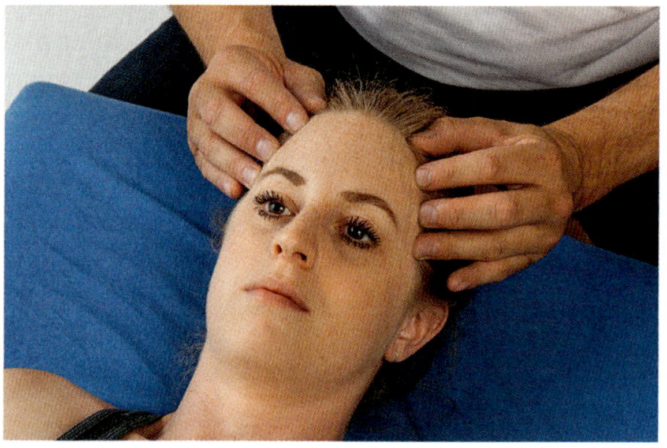

► **Abb. 20.1** Frontale-Lift.

Der Frontale-Lift erfolgt mittels beidhändigen Kontakts mit dem Frontale, welches von lateral kommend mit den Fingerspitzen der Zeige-/Mittel-/Ring-/Kleinfinger gefasst wird (► **Abb. 20.1**), also nach beginnend oberflächlichem Hautkontakt der Knochen berührt wird, um dann das Frontale nach ventral (also Richtung Zimmerdecke) anzuheben und das Release der membranösen Strukturen abzuwarten.

20.2.3 Parietale

1. Zuerst sind die **Suturae** zu prüfen und ggf. mit suturalen Techniken (Kap. 19.3) zu lösen.
2. **Parietale-Lift:** Einfluss auf die Dura mater und Sutura squamosa (s. u.)
3. **Sutura occipito-mastoidea**: venöser Abfluss des gesamten Neurokraniums über die V. jugularis (Abfluss der kranialen Sinus; Kap. 19.2)

Parietale-Lift

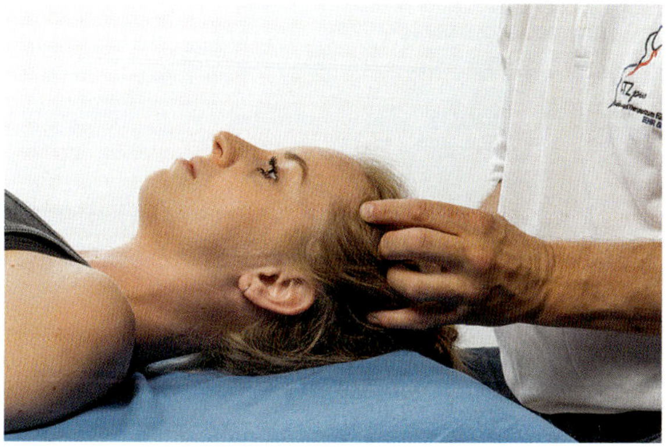

▶ **Abb. 20.2** Parietale-Lift.

Der Parietale-Lift erfolgt mittels beidhändigen Kontakts mit dem Parietale, welches von lateral kommend mit den Fingerspitzen der Zeige-/Mittel-/Ring-/Kleinfinger so gefasst wird (also nach beginnend oberflächlichem Hautkontakt der Knochen berührt wird), dass die Fingerspitzen am Rand der Pars squamosa ossis temporalis das Parietale fassen (▶ **Abb. 20.2**), um dieses dann nach kranial (also Richtung Therapeut) anzuheben und das Release der membranösen Strukturen abzuwarten.

20.2.4 Temporale

1. Zuerst sind die **Suturae** zu prüfen und ggf. mit suturalen Techniken (Kap. 19.3) zu lösen.
2. **Temporale-Lift:** Einfluss auf die Dura mater, besonders das Tentorium cerebelli (s. u.)
3. **Sutura occipito-mastoidea:** venöser Abfluss des gesamten Neurokraniums über die V. jugularis (Abfluss der kranialen Sinus; Kap. 19.2)
4. Korrektur des **TMG** (Kap. 23.7)
5. **Rotation der Temporalia:** Durchführung synchron zum CRI (Temporale-SSB-AR während der SSB-F, Temporale-SSB-IR während der SSB-E; s. u.)
6. Als **asynchrone Rotation der Temporalia** (Kap. 20.1.1) bezeichnet man eine Dysfunktion, bei der sich ein Temporale entgegen der physiologischen CRI-Bewegung (SSB-F mit Temporale-SSB-AR bzw. SSB-E mit Temporale-SSB-IR) bewegt. Dadurch wird das Tentorium cerebelli ständig stark angespannt, weswegen diese Dysfunktion unbedingt erkannt und korrigiert werden muss (s. u.).

Temporale-Lift (Earpull-Technik)

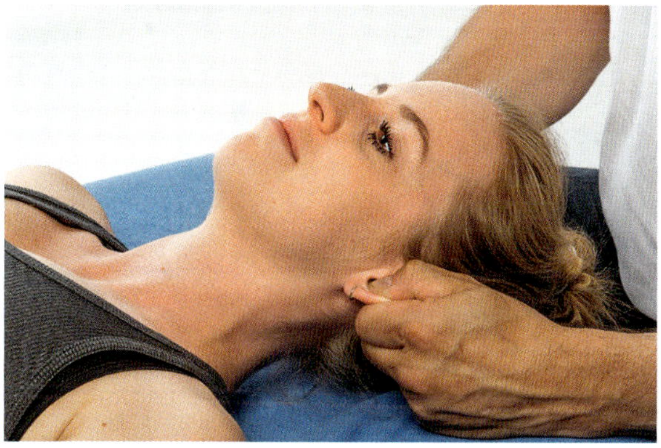

▶ **Abb. 20.3** Temporale-Lift (Earpull-Technik).

Der Temporale-Lift erfolgt mittels der sog. Earpull-Technik (Ohrzugtechnik). Der Behandler nimmt mit beiden Händen Kontakt am Kopf auf. Er fasst die Ohrmuschel, indem der Daumen in den Meatus acusticus externus hineinragt und der gebeugte Zeigefinger hinter der Ohrmuschel liegt (▶ **Abb. 20.3**), welche dann von Daumen und Zeigefinger gegriffen und nach lateral (also Richtung Gehörgang/Ohrmuschel) gezogen wird, um das Temporale abzuheben und das Release der membranösen Strukturen abzuwarten.

Rotation der Temporalia

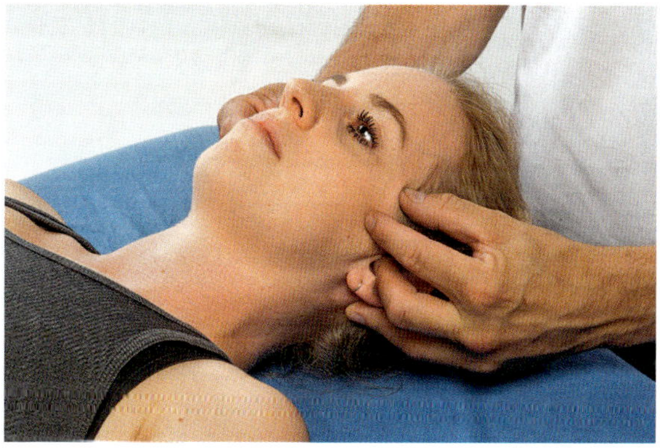

▶ **Abb. 20.4** Rotation der Temporalia.

Mittels **Flügelschrauben-Griff** werden beide Temporalia so gefasst, dass jede Hand den Mittelfinger in den Meatus acusticus externus steckt, danach mit Daumen und Zeigefinger den Proc. zygomaticus und mit dem Ringfinger den Proc. mastoideus fasst (▶ **Abb. 20.4**) und dann bilateral eine abwechselnde SSB-AR – SSB-IR der beiden Temporalia synchron zum CRI (also Temporale-SSB-AR während der SSB-F und Temporale-SSB-IR während der SSB-E) ausführt.

Asynchrone Rotation der Temporalia

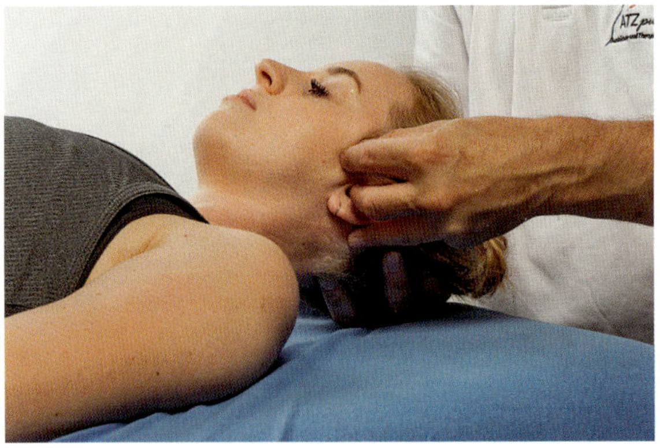

▶ **Abb. 20.5** Asynchrone Rotation der Temporalia.

Zunächst wird durch vergleichende Palpation des Okziputs und jeweils eines Temporale die Seite des asynchron rotierenden Temporale herausgefunden, um dann wie bei der Temporale-Rotation (s. o.) beide Temporalia mit dem Flügelschrauben-Griff zu fassen (▶ **Abb. 20.5**).

Zur Korrektur der asynchronen Rotation wird nun das (dysfunktionelle) zu korrigierende Temporale in seiner Bewegung angehalten (endgradig entweder in Temporale-SSB-AR oder Temporale-SSB-IR) und so fixiert, bis das andere (sich physiologisch bewegende) Temporale die gleiche Position erreicht hat (endgradig entweder in Temporale-SSB-AR oder in Temporale-SSB-IR), um dann beide Temporalia (nun wieder synchron) loszulassen, sodass sich beide Seiten wieder physiologisch im CRI bewegen.

20.2.5 Sphenoid

1. Zuerst sind die **Suturae** zu prüfen und ggf. mit suturalen Techniken (Kap. 19.3) zu lösen.
2. **Sutura occipito-mastoidea:** venöser Abfluss des gesamten Neurokraniums über die V. jugularis (Abfluss der kranialen Sinus; Kap. 19.2)
3. Korrektur der **SSB** (Kap. 21.4).
4. **Sphenoid-Lift:** Einfluss auf die Dura mater und SSB (Kap. 21.4.3).

20.2.6 Ethmoid

1. **Sphenoid-Lift:** Einfluss auf die Dura mater und SSB (Kap. 21.4.3).
2. **Sutura occipito-mastoidea**: venöser Abfluss des gesamten Neurokraniums über die V. jugularis (Abfluss der kranialen Sinus; Kap. 19.2)

21 Synchondrosis Spheno-Basilaris

Die SSB ist eine Synchondrose (Kap. 19.1), also indirekt (chondral) verknöchernd. Die Verknöcherung ist zumeist zwischen dem 20. und 30. Lebensjahr abgeschlossen.

21.1 Biomechanik

Die Bewegungen der kranio-sakralen Systems werden am Modell der Bewegung der SSB beschrieben, obwohl die SSB nicht als „Motor“ des CRI infrage kommt, eben weil sie bereits im 20.–30. Lebensjahr verknöchert, der CRI aber zeitlebens zu erspüren ist und somit anderer Genese sein muss (Kap. 17.2.4).

21.1.1 Physiologische und pathologische Bewegungen

Es gibt an der SSB verschiedene (physiologische bzw. pathologische) Bewegungen, welche um unterschiedliche vektoriell errechnete Bewegungsachsen des Sphenoids bzw. Okziputs stattfinden. Dabei wird zwischen der physiologischen Bewegung, sekundären Dysfunktionen (mit anderer primär ursächlicher Dysfunktion) und primären Dysfunktionen der SSB unterschieden:

- physiologische Bewegungen der SSB:
  - abwechselnde SSB-F und SSB-E, die von den paarigen (Schädel-)Knochen mit einer abwechselnden AR-/IR-Bewegung begleitet wird
- sekundäre SSB-Dysfunktionen:
  - SSB-E
  - SSB-F
  - SSB-Torsion links/rechts
  - SSB-Seitneigung-Rotation links/rechts
- primäre SSB-Dysfunktionen:
  - SSB-Lateral Strain links/rechts
  - SSB-Vertical Strain Sphenoid-F/-E
  - SSB-Kompression

21.1.2 Bewegungsachsen

Transversale Bewegungsachsen

Die transversale Bewegungsachse für die SSB-F/-E sowie die primären Dysfunktionen SSB-Vertical Strain Sphenoid-F/-E liegt für das **Sphenoid** im Bereich der **Sella turcica** (das schützt die Hypophyse mit ihren Gefäßen vor mechanisch dysfunktionell bedingten Funktionsstörungen des endokrinen Systems) und für das **Okziput** oberhalb des Foramen magnum am Treffpunkt von Falx cerebri, Falx cerebelli und Tentorium cerebelli, dem **Sinus rectus** (der so ebenfalls vor mechanisch dysfunktionell bedingten venösen Abflussstörungen des Neurokraniums geschützt wird).

Kranio-kaudale Bewegungsachsen

Die kranio-kaudalen Bewegungsachse liegt für das **Sphenoid** in der **Sella turcica** (im Verlauf des Hypophysenstiels) und für das **Okziput** in der Mitte des **Foramen magnum** (im Verlauf der Medulla oblongata).

Antero-posteriore Bewegungsachse

Die antero-posteriore Bewegungsachse liegt in der **Medianlinie** auf Höhe der **Schädelbasis**.

21.2 Dysfunktionen

Dysfunktionen der SSB können zahlreiche (zentralnervöse) Symptome auslösen. Die zugrunde liegenden mechanischen Relationen sind:

- SSB – A. cerebri media (versorgt Basalkerne)
- SSB – Sinus cavernosus/Sinus rectus
- SSB – Thalamus (veränderte sensibel-sensorische und propriozeptive Wahrnehmung)
- Dysfunktionen SSB-Torsion, SSB-Seitneigung-Rotation:
  - Kommunikation vom Kortex zu den absteigenden Nervenbahnen ist gestört.
  - Kompression des Foramen Monroi führt zu Hydrozephalus.
  - Reizung des Hypothalamus führt zu neurovegetativer und endokriner Störung (Kap. 27.1)
- Dysfunktion SSB-Lateral Strain:
  - maximale Spannung des **Tentorium cerebelli** (Kap. 20.1.1) mit folgenden Symptomen:
    - Augenschmerzen/Sehstörungen
    - Trigeminuskopfschmerzen
    - vagusinduzierter Magen-Darm-Reizung/-Dysfunktion
    - endokriner Störung
    - Okziput-Atlas-Dysfunktion
    - Lernstörungen
    - spastischen Paresen
    - Persönlichkeits-/Verhaltensstörungen
- Dysfunktion SSB-Vertical Strain:
  - **starke** hormonelle Störungen
  - Gleichgewichtsstörungen
  - gestörte Körper-/Raumwahrnehmung
  - Augenschmerzen/Sehstörungen
  - Migränekopfschmerz
  - Lernstörungen
  - (chronische) Sinusitis
  - Hörstörungen, v. a. bei SSB-Vertical Strain Sphenoid-E (dann steht das Temporale in SSB-IR)

21.2.1 Physiologie der Synchondrosis Spheno-Basilaris

Unter **physiologischen Verhältnissen** bewegt sich die SSB um die 2 extraartikulären transversalen Bewegungsachsen in SSB-F/SSB-E (nach dem Modell des CRI/PRM):

SSB-Flexion

Bei der SSB-F heben sich das Sphenoid und das Okziput an der SSB nach kranial, indem das Sphenoid eine anteriore und das Okziput eine posteriore Rotation, jeweils um ihre transversale Achse, durchführen.

In der SSB-F **verbreitert** sich der transversale Durchmesser des Kopfes, während sich der kranio-kaudale Durchmesser und der antero-posteriore Durchmesser **verkleinern**. In der Folge wird die Kopf- und Gesichtsform „rund und breit" („Mondgesicht" wie bei Ernie aus der Sesamstraße). Die paarigen Knochen bewegen sich in eine SSB-AR.

Hierbei besteht **keine Dysfunktion**, die Gegenbewegung ist also möglich.

SSB-Extension

Bei der SSB-E senken sich das Sphenoid und das Okziput an der SSB nach kaudal, indem das Sphenoid eine posteriore und das Okziput eine anteriore Rotation, jeweils um ihre transversale Achse, durchführen.

In der SSB-E **verkleinert** sich der transversale Durchmesser des Kopfes, während sich der kranio-kaudale Durchmesser und der antero-posteriore Durchmesser **vergrößern**. In der Folge wird die Kopf- und Gesichtsform „schmal und lang" (wie bei Bert aus der Sesamstraße). Die paarigen Knochen bewegen sich in eine SSB-IR.

Hierbei besteht **keine Dysfunktion**, die Gegenbewegung ist also möglich.

21.2.2 Sekundäre Dysfunktionen

Bei den Dysfunktionen der SSB werden **primäre** (traumatische Dysfunktionen durch Einwirkung auf die SSB, welche dann eine UFK auslösen können) und **sekundäre** (die infolge einer an anderer Stelle gelegenen primären Dysfunktion eine Folge-Dysfunktion an der SSB erzeugt werden) Dysfunktionen unterschieden.

Es handelt sich um folgende sekundäre Dysfunktionen:

SSB-Extension

Bei der Dysfunktion SSB-E senken sich das Sphenoid und das Okziput an der SSB nach kaudal, indem das Sphenoid eine posteriore Rotation und das Okziput eine anteriore Rotation, jeweils um ihre transversale Achse, durchführen. In der SSB-E verkleinert sich der transversale Durchmesser des Kopfes, während sich der kranio-kaudale Durchmesser und der antero-posteriore Durchmesser vergrößern. Die Kopf- und Gesichtsform wird „schmal und lang (wie Bert)". Die paarigen Knochen bewegen sich **in eine SSB-IR** (Kap. 21.2.1).

Bei dieser Dysfunktion ist eine Bewegung in SSB-F (mit SSB-AR der paarigen Knochen) nicht möglich.

Eine SSB-E ist häufig Folge einer Duratraktion nach Beschleunigungs-/Verzögerungstrauma, von Spinalstenosen, OAA-Dysfunktionen (s. Kap. 12.1.4 und ▶ **Tab. 17.1** in Kap. 17.6), einer Zangengeburt oder einer Dysfunktion SAB.

SSB-Flexion

Bei der Dysfunktion SSB-F heben sich das Sphenoid und das Okziput an der SSB nach kranial, indem das Sphenoid eine anteriore und das Okziput eine posteriore Rotation, jeweils um ihre transversale Achse, durchführen. In der SSB-F verbreitert sich der transversale Durchmesser des Kopfes, während sich der kranio-kaudale Durchmesser und der antero-posteriore Durchmesser verkleinern. Die Kopf- und Gesichtsform wird „rund und kurz (wie Ernie)". Die paarigen Knochen bewegen sich **in eine SSB-AR** (Kap. 21.2.1).

Bei dieser Dysfunktion ist eine Bewegung in SSB-E (mit SSB-IR der paarigen Knochen) nicht möglich.

Eine SSB-F tritt infolge viszeraler Dysfunktionen bzw. eines frontalen oder okzipitalen Anpralltraumas auf.

SSB-Torsion rechts

Bei der Dysfunktion SSB-Torsion rechts führen das Sphenoid und das Okziput eine gegensinnige Rotation aus, indem das Sphenoid eine Linksneigung und das Okziput eine Rechtsneigung um die antero-posteriore Achse durchführen, sodass sich die Ala major ossis sphenoidalis rechts kranialisiert und links kaudalisiert, während sich das Okziput rechts kaudalisiert und links kranialisiert.

In der SSB-Torsion rechts findet sich **rechts eine SSB-F** („runde und kurze" Kopfform) und **links eine SSB-E** („schmale und lange" Kopfform). Die paarigen Knochen bewegen sich rechts in eine SSB-AR und links in eine SSB-IR.

Bei dieser Dysfunktion ist eine Bewegung in Richtung SSB-Torsion links nicht möglich.

Eine SSB-Torsion rechts ist häufig Folge einer unilateralen Sakrum-Dysfunktion (SAU re., Sakrum L/L) bzw. einer TMG-Dysfunktion.

SSB-Torsion links

Bei der Dysfunktion SSB-Torsion links führen das Sphenoid und das Okziput eine gegensinnige Rotation aus, indem das Sphenoid eine Rechtsneigung und das Okziput eine Linksneigung um die antero-posteriore Achse durchführen, sodass sich die Ala major ossis sphenoidalis links kranialisiert und rechts kaudalisiert, während sich das Okziput links kaudalisiert und rechts kranialisiert.

In der SSB-Torsion links findet sich **links eine SSB-F** („runde und kurze" Kopfform) und **rechts eine SSB-E** („schmale und lange" Kopfform). Die paarigen Knochen bewegen sich links in eine SSB-AR und rechts in eine SSB-IR.

Bei dieser Dysfunktion ist eine Bewegung in Richtung SSB-Torsion rechts nicht möglich.

Eine SSB-Torsion links ist häufig Folge einer unilateralen Sakrum-Dysfunktion (SAU li., Sakrum R/R) bzw. einer TMG-Dysfunktion.

SSB-Seitneigung-Rotation rechts

Bei der Dysfunktion SSB-Seitneigung-Rotation rechts führen das Sphenoid und das Okziput eine gegensinnige Rotation um 2 kranio-kaudale Achsen aus, indem das Sphenoid eine Rechtsrotation und das Okziput eine Linksrotation um ihre jeweilige kranio-kaudale Achse sowie zeitgleich eine gleichsinnige Rotation um die antero-posteriore Achse ausführen, bei der beide eine Linksneigung um die antero-posteriore Achse durchführen, sodass sich die Ala major ossis sphenoidalis und das Okziput rechts kranialisieren und annähern sowie links kaudalisieren und voneinander entfernen.

Es findet sich eine **Gesichtsskoliose** („banana face"), welche **nach rechts gekrümmt** ist. Die paarigen Knochen bewegen sich vorne links und hinten rechts in eine SSB-IR und vorne rechts und hinten links in eine SSB-AR.

Bei dieser Dysfunktion ist eine Bewegung in Richtung SSB-Seitneigung-Rotation links nicht möglich.

Eine SSB-Seitneigung-Rotation rechts ist häufig Folge eines Tortikollis.

SSB-Seitneigung-Rotatation links

Bei der Dysfunktion SSB-Seitneigung-Rotation links führen das Sphenoid und das Okziput eine gegensinnige Rotation um 2 kranio-kaudale Achsen aus, indem das Sphenoid eine Linksrotation und das Okziput eine Rechtsrotation um ihre jeweilige kranio-kaudale Achse und zeitgleich eine gleichsinnige Rotation um die antero-posteriore Achse ausführen, bei der beide eine Rechtsneigung um die antero-posteriore Achse durchführen, sodass sich die Ala major ossis sphenoidalis und das Okziput links kranialisieren und annähern sowie rechts kaudalisieren und voneinander entfernen.

Es findet sich eine **Gesichtsskoliose** („banana face"), welche **nach links gekrümmt** ist. Die paarigen Knochen bewegen sich vorne links und hinten rechts in eine SSB-AR und vorne rechts und hinten links in eine SSB-IR.

Bei dieser Dysfunktion ist eine Bewegung in Richtung SSB-Seitneigung-Rotation rechts nicht möglich.

Eine SSB-Seitneigung-Rotation links ist häufig Folge eines Tortikollis.

21.2.3 Primäre Dysfunktionen

Die (traumatisch an der SSB verursachten) primären Dysfunktionen sind folgende:

SSB-Lateral Strain rechts

Bei der Dysfunktion SSB-Lateral Strain rechts führen das Sphenoid und das Okziput eine gleichsinnige Rotation um 2 kranio-kaudale Achsen aus, indem beide eine Linksrotation um ihre jeweilige kranio-kaudale Achse ausführen, sodass sich die Ala major ossis sphenoidalis und das Okziput rechts anteriorisieren sowie links posteriorisieren. Dabei findet an der SSB eine transversale Translation des **Sphenoids nach rechts** und der **Pars basilaris ossis occipitalis nach links** statt. Es finden sich eine vorgelagerte rechte und zurückgelagerte linke Gesichtshälfte.

Bei dieser Dysfunktion ist eine Bewegung in Richtung SSB-Lateral Strain links nicht möglich.

Auslöser sind meist Geburts- oder seitliche Anpralltraumata.

SSB-Lateral Strain links

Bei der Dysfunktion SSB-Lateral Strain links führen das Sphenoid und das Okziput eine gleichsinnige Rotation um 2 kranio-kaudale Achsen durch, indem beide eine Rechtsrotation um ihre jeweilige kranio-kaudale Achse ausführen, sodass sich die Ala major ossis sphenoidalis und das Okziput links anteriorisieren sowie rechts posteriorisieren. Dabei findet an der SSB eine transversale Translation des **Sphenoids nach links** und der **Pars basilaris ossis occipitalis nach rechts** statt. Es finden sich eine vorgelagerte linke und zurückgelagerte rechte Gesichtshälfte.

Bei dieser Dysfunktion ist eine Bewegung in Richtung SSB-Lateral Strain rechts nicht möglich.

Auslöser sind meist Geburts- oder seitliche Anpralltraumata.

SSB-Vertical Strain Sphenoid-Flexion

Bei der Dysfunktion SSB-Vertical Strain Sphenoid-F hebt sich das Sphenoid an der SSB nach kranial und senkt sich das Okziput nach kaudal, indem beide eine anteriore Rotation um ihre jeweilige transversale Achse durchführen. In der Folge wird das Gesicht „rund und breit" (wie bei Ernie), während die Rückseite des Schädels „schmal und lang" wird (wie bei Bert). Dabei findet an der SSB eine kranio-kaudale Translation des **Sphenoids nach kranial** und der **Pars basilaris ossis occipitalis nach kaudal** statt. Die paarigen Knochen bewegen sich ventral in eine SSB-AR und dorsal in eine SSB-IR.

Bei dieser Dysfunktion ist eine Bewegung in Richtung SSB-Vertical Strain Sphenoid-E nicht möglich.

Eine SSB-Vertical Strain Sphenoid-F tritt posttraumatisch oder infolge eines vom Sakrum ausgehenden kaudalisierenden Durazuges (SAB, Depressed Sacrum, Kokzyx anterior) auf.

SSB-Vertical Strain Sphenoid-Extension

Bei der Dysfunktion SSB-Vertical Strain Sphenoid-E senkt sich das Sphenoid an der SSB nach kaudal und hebt sich das Okziput nach kranial, indem beide eine posteriore Rotation um ihre jeweilige transversale Achse durchführen. In der Folge wird das Gesicht „schmal und lang" (wie bei Bert), während sich die Rückseite des Schädels verbreitert (wie bei Ernie). Dabei findet an der SSB eine kranio-kaudale Translation des **Sphenoids nach kaudal** und der **Pars basilaris ossis occipitalis nach kranial** statt. Die paarigen Knochen bewegen sich ventral in eine SSB-IR und dorsal in eine SSB-AR.

Bei dieser Dysfunktion ist eine Bewegung in Richtung SSB-Vertical Strain Sphenoid-F nicht möglich.

Eine SSB-Vertical Strain Sphenoid-E tritt posttraumatisch oder infolge Daumenlutschens (mit Kranialisierung des Palatinums, dadurch des Vomers und des Ethmoids mit Sphenoid in E) auf.

SSB-Kompression

Bei einer Kompressions-Dysfunktion der SSB findet **keine Bewegung** mehr an der SSB statt, was zu schwerwiegenden Störungen führt (membranöses System gespannt, psycho-neuro-endokrino-immunologische Störungen, Depressionen etc.). Es lässt sich bei einer SSB-Kompression **kein CRI** mehr palpieren!

Da dies auch bei älteren Patienten auftreten kann, kann die SSB nicht die Ursache für einen aufgehobenen CRI sein, sondern muss ihren Einfluss über das membranöse System o. Ä. ausüben.

Eine Übersicht zu Biomechanik und Palpationsbefund sowie UFK zeigt ▶ **Abb. 21.1.**

Läsion	SSB-Extension (SSB-E) Physiologie	SSB-Flexion (SSB-F) Physiologie	SSB-Torsion re.	SSB-Torsion li.	SSB Seitneigung-Rotation re.	SSB Seitneigung-Rotation li.	SSB Lateral Strain re.	SSB Lateral Strain li.	SSB Vertical Strain Sphenoid Flex.	SSB Vertical Strain Sphenoid Ext.	SSB-Kompression
Biomechanik											
Inspektion	AR / IR	AR / AR	IR / AR	AR / IR	IR / AR	AR / IR			AR / IR	IR / AR	
Ala major/ Okziput-Palpation											
UFK	Duratraktion (Whiplash / SAB = Sakrum Anterior Bilateral / Spinalstenose / Zangengeburt / OAA-Dysfunktion)	Anpralltrauma frontal / okzipital	Sakrum: S1 re. Anterior (L / L oder SAU re.) bzw. TMG	Sakrum: S1 li. Anterior (R / R oder SAU li.) bzw. TMG	Tortikollis li.	Tortikollis re.	Geburts- oder seitliches Anpralltrauma	Geburts- oder seitliches Anpralltrauma	posttraumatisch SAE = Sakrum Anterior Bilateral / Depressed Sacrum / Kokzyx Anterior	posttraumatisch oder nach Daumenlutschen	posttraumatisch

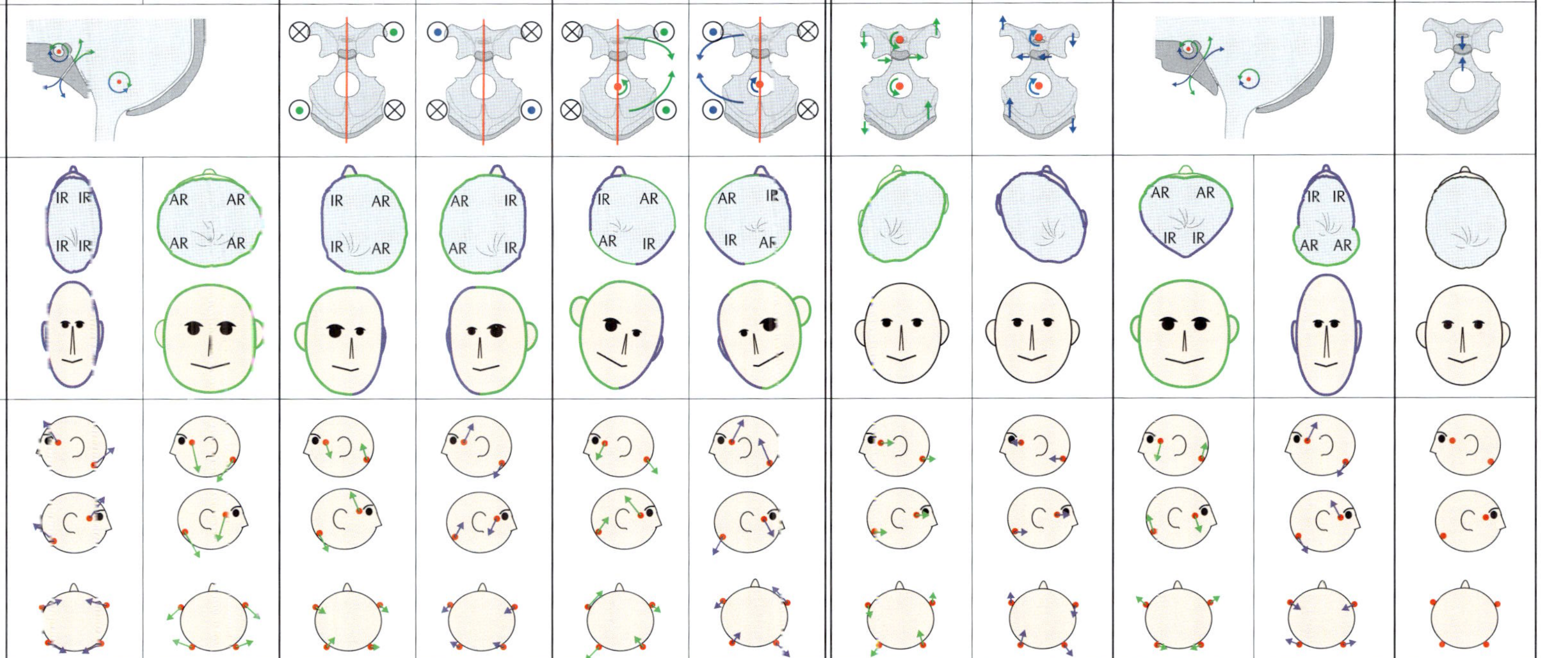

▶ **Abb. 21.1** SSB-Dysfunktionen. Übersicht zu Biomechanik und Palpationsbefund sowie UFK.

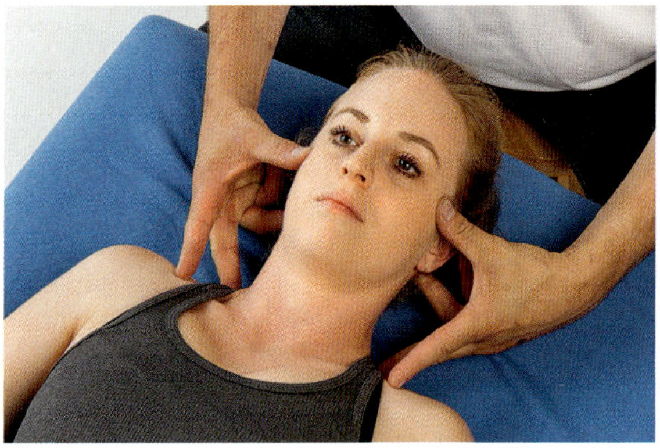

▶ **Abb. 21.2** Untersuchung der SSB, Kontakt mit den Ringfingern.

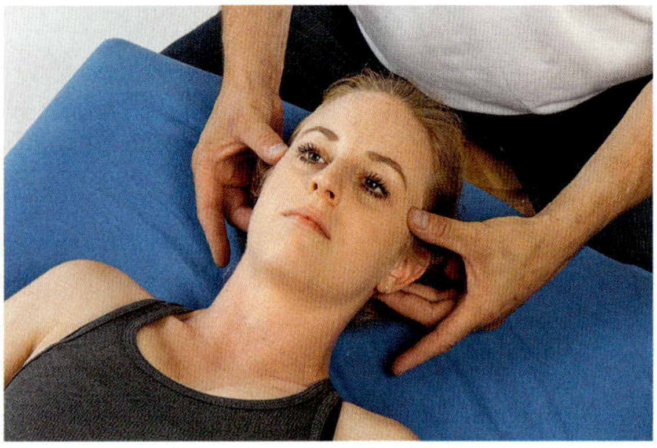

▶ **Abb. 21.3** Untersuchung der SSB, Kontakt mit den Mittelfingern.

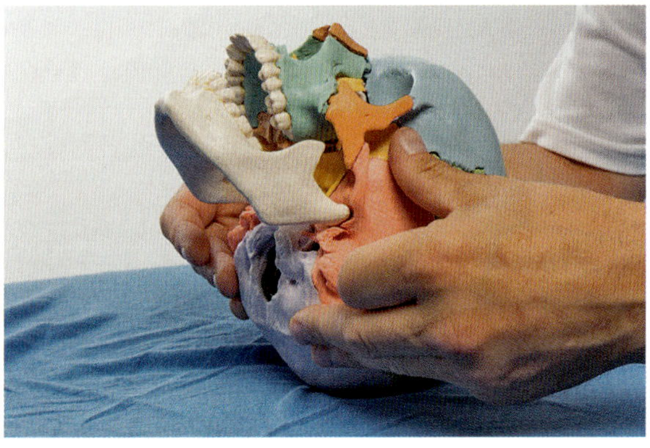

▶ **Abb. 21.4** Untersuchung der SSB, Schädelmodell.

21.3 Untersuchung

Die Untersuchung der SSB erfolgt durch gleichzeitige Palpation des Sphenoids (über beide Alae majores ossis sphenoidalis) und des Okziputs (über beide Partes condylares).

Es gibt verschiedene Möglichkeiten der Griffanlage (globale Schädelpalpation von kranial nach Sutherland), die Autoren bevorzugen die Palpation der Alae majores ossis sphenoidalis mit den Daumen und der Partes condylares ossis occipitalis mit den Mittelfingern (▶ **Abb. 21.3**, ▶ **Abb. 21.4**; ersatzweise mit den Ringfingern: ▶ **Abb. 21.2**). Dann palpiert der Therapeut die Bewegung von Sphenoid und Okziput mit diesen Fingern und spürt die von Sphenoid und Okziput ausgeführte Bewegung (im Normalfall abwechselnde SSB-F und SSB-E mit einem Rhythmus von ca. 8–12 Zyklen/Minute):

- **SSB-Extension (SSB-E):** Die Alae majores ossis sphenoidalis bewegen sich beidseits nach ventro-kranio-medial; die Partes condylares ossis occipitalis bewegen sich beidseits nach dorso-kranio-medial.
- **SSB-Flexion (SSB-F):** Die Alae majores ossis sphenoidalis bewegen sich beidseits nach dorso-kaudo-lateral; die Partes condylares ossis occipitalis bewegen sich beidseits nach ventro-kaudo-lateral.
- **SSB-Torsion rechts:** Die Alae majores ossis sphenoidalis bewegen sich links nach dorso-kaudo-medial und rechts nach dorso-kranio-lateral; die Partes condylares ossis occipitalis bewegen sich links nach ventro-kranio-medial und rechts nach ventro-kaudo-lateral.
- **SSB-Torsion links:** Die Alae majores ossis sphenoidalis bewegen sich links nach dorso-kranio-lateral und rechts nach dorso-kaudo-medial; die Partes condylares ossis occipitalis bewegen sich links nach ventro-kaudo-lateral und rechts nach ventro-kranio-medial.
- **SSB-Seitneigung-Rotation rechts:** Die Alae majores ossis sphenoidalis bewegen sich links nach ventro-kaudo-medial und rechts nach dorso-kranio-lateral; die Partes condylares ossis occipitalis bewegen sich links nach dorso-kaudo-lateral und rechts nach ventro-kranio-medial.
- **SSB-Seitneigung-Rotation links:** Die Alae majores ossis sphenoidalis bewegen sich links nach dorso-kranio-lateral und rechts nach ventro-kaudo-medial; die Partes condylares ossis occipitalis bewegen sich links nach ventro-kranio-medial und rechts nach dorso-kaudo-lateral.
- **SSB-Lateral Strain rechts:** Die Alae majores ossis sphenoidalis und die Partes condylares ossis occipitalis bewegen sich links nach dorsal und rechts nach ventral.

- **SSB-Lateral Strain links:** Die Alae majores ossis sphenoidalis und die Partes condylares ossis occipitalis bewegen sich links nach ventral und rechts nach dorsal.
- **SSB-Vertical Strain Sphenoid-F:** Die Alae majores ossis sphenoidalis bewegen sich beidseits nach ventro-kaudo-lateral; die Partes condylares ossis occipitalis bewegen sich beidseits nach dorso-kranio-medial.
- **SSB-Vertical Strain Sphenoid-E:** Die Alae majores ossis sphenoidalis bewegen sich beidseits nach dorso-kranio-medial; die Partes condylares ossis occipitalis bewegen sich beidseits nach ventro-kaudo-lateral.
- **SSB-Kompression:** Die Alae majores ossis sphenoidalis und die Partes condylares ossis occipitalis bewegen nicht mehr. Einige Therapeuten beschreiben ein Annähern der palpierten Knochenpunkte, aber bei einer bestehenden Kompression sind die Knochenpunkte bereits maximal angenähert und dort fixiert, sodass **keine (weitere) Bewegung stattfindet** (und deswegen auch keine Bewegung palpabel ist).

Es gibt auch die Möglichkeit, die SSB-Bewegungen mit den Palpationsfingern vorsichtig zu induzieren, indem der Therapeut die Bewegungen der palpierten Knochenpunkte mit seinen Fingern ausführt und hierbei den Gewebswiderstand erspürt. Diese Vorgehensweise ist vergleichbar mit Provokationstests (z. B. Schubladentest am Kniegelenk). Bei der klassischen kranio-sakralen Untersuchungsweise palpiert der Therapeut den Gewebezustand und stellt hieraus seine Diagnose. Die Induktion der Bewegungen erlaubt es, mit größerer Sicherheit die SSB-Dysfunktion zu beurteilen, birgt allerdings das Risiko, eine bleibende Dysfunktion an der SSB zu induzieren, weswegen viele Therapeuten auf diese Möglichkeit verzichten.

Beachte

Wie immer sollte der Therapeut nur so stark auf den Patienten einwirken, wie es unbedingt notwendig ist. Er muss sich der Auswirkung seiner (diagnostischen und therapeutischen) Griffe bewusst sein und diese maßvoll einsetzen. Allerdings ist eine unsichere Diagnose, aus der ggf. die falschen Schlüsse gezogen werden, für den Patienten keine Option – vor eine gute Therapie gehört eine erstklassige Diagnose!

21.4 Behandlung

Zur Behandlung der SSB kommen verschiedene Ansätze zur Anwendung, nachdem die **Suturae** geprüft und ggf. mit suturalen Techniken gelöst wurden (Kap. 19.3). Zu beachten ist insbesondere die **Sutura occipito-mastoidea**, über die der venöse Abfluss des gesamten Neurokraniums über die V. jugularis (Abfluss der kranialen Sinus) erfolgt (Kap. 19.2).

21.4.1 Kompression bzw. Erweiterung des 4. Ventrikels (CV-4/EV-4)

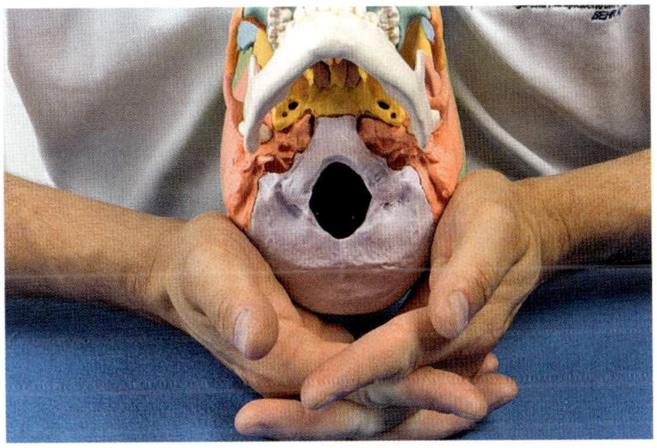

▶ **Abb. 21.5** CV-4-/EV-4-Technik.

Die Ausführung einer CV-4-Technik (alternativ: EV-4-Technik) dient der (Neu-)Sortierung des CRI und wird auch als sog. **Stillpoint** bezeichnet. (Vergleichbar ist diese Neusortierung mit einer Schulklasse mit 30 Schülern, die auf einem Ausflug anfangs korrekt in zehn 3er-Reihen wandert, dann im Laufe des Ausflugs die Ordnung verloren hat und vom Lehrer angehalten wird, um diese erneut korrekt in 3er-Reihen aufzustellen und erst danach weiterzuwandern.)

Um diese Technik auszuführen, wird das Okziput von den schöpfgriffartig ineinandergelegten Therapeutenhänden gehalten (▶ Abb. 21.5). Dann folgt der Behandler bei der CV-4 (direkte Technik) der SSB-E und lässt die Bewegung in die SSB-F nicht zu, bei der EV-4 (indirekte Technik) folgt er der SSB-F und lässt die Bewegung in SSB-E nicht zu, bis der CRI anhält und somit der Stillpoint erreicht ist. Die Technik ist erst beendet, wenn eine erneute CRI-Bewegung einsetzt (in der Regel mit einer SSB F).

Cave

Der Therapeut darf die Technik erst mit Einsetzen der CRI-Bewegung beenden, weil er erst dann sichergehen kann, nicht versehentlich eine SSB-Kompression verursacht zu haben.

Durch Ausführung der Technik an den (oberen bzw. unteren) Extremitäten als CV-4 (SSB-IR wird zugelassen, SSB-AR wird verhindert) oder EV-4 (SSB-AR wird zugelassen, SSB-IR wird verhindert) ist es möglich, einen Stillpoint ohne das Risiko einer reaktiven SSB-Kompression zu erzielen. Dieser Technik werden vitalisierende (und, besonders bei Kindern, auch fiebersenkende) Eigenschaften zugerechnet.

21.4.2 Side-of-Ease/Side-of-Barrier-Technik

Die Palpation der Alae majores ossis sphenoidalis erfolgt mit den Daumen und der Partes condylares ossis occipitalis mit den Mittelfingern (ersatzweise Ringfingern). Dann folgt der Therapeut dem Sphenoid und Okziput mit diesen Fingern in ihre Bewegung, wartet den Release ab, und bewegt danach nötigenfalls beide Knochen in die rigide Richtung.

21.4.3 Sphenoid-Lift

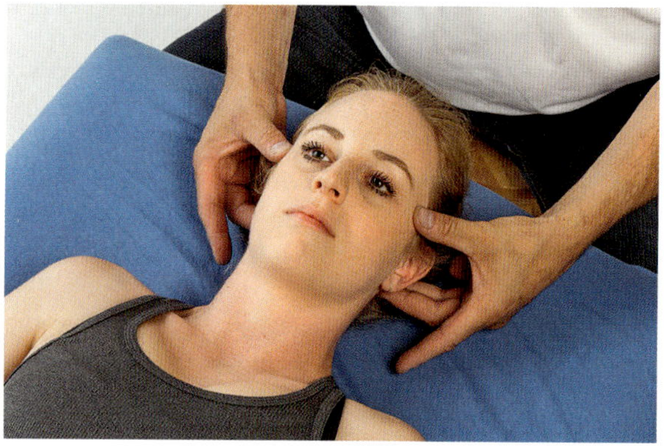

▸ **Abb. 21.6** Sphenoid-Lift.

Die Palpation der Alae majores ossis sphenoidalis erfolgt mit den Daumen und der Partes condylares ossis occipitalis mit den Mittelfingern (▸ **Abb. 21.6**; ersatzweise mit den Ringfingern). Dann bringt der Therapeut das Sphenoid und das Okziput mit diesen Fingern in eine Distraktionsbewegung (Alae majores nach ventral, Okziput allenfalls unterstützend nach dorsal). In dieser Position wird das Release abgewartet.

22 Viszerokranium

22.1 Gesichtsschädelknochen

Das Viszerokranium (auch Gesichtsschädel genannt) wird aus 2 unpaaren und 6 paarigen Knochen (Anmerkung: manche Autoren zählen die Mandibula als einen Knochen, weil die beiden Teile bei der Geburt bereits verknöchert sind) gebildet:

- linkes und rechtes Nasale
- linkes und rechtes Lakrimale
- linkes und rechtes Zygomatikum
- linkes und rechtes Palatinum
- linke und rechte Maxilla
- linke und rechte Mandibula
- Ethmoid
- Vomer

Beachte

Das *Nasale* ist ein Knochen, dessen physiologische Bewegung äußerst wichtig für das Viszerokranium ist. Liegt eine Dysfunktion des Nasale vor, kommt es über die Crista galli ossis ethmoidalis und die Falx cerebri zu Spannungen und Dysfunktionen des membranösen Systems (und der reziproken Spannungsmembran; Kap. 17.5). Direkte Traumata (Schlag ins Gesicht, unpassendes Brillengestell usw.) sind sehr häufig, daneben können Nasale-Dysfunktionen sekundär bei Dysfunktionen des Frontale und der Maxilla auftreten.

Das **Lakrimale** bildet den mittigen Teil der medialen Orbitawand und weist fast ausschließlich sekundäre Dysfunktionen infolge von Maxilla-Dysfunktionen auf. Das Lakrimale kann bei Dysfunktion Lakrimale-SSB-AR den Tränenkanal verschließen.

Das **Zygomatikum** bildet die laterale Orbitawand. Es verbindet die Schädelbasis, das Schädeldach und den Gesichtsschädel und leitet so kranio-sakrale Dysfunktionen von einem an alle kranialen Funktionselemente weiter. Meist finden sich sekundäre Dysfunktionen infolge kontrakter Kaumuskeln (M. masseter, M. temporalis), aber auch primäre Dysfunktionen aufgrund eines Traumas (Schlag auf den Jochbogen, z. B. bei Fahrradsturz, Schlägerei etc.) kommen vor. Diese ziehen meist eine sekundäre chronische Sinusitis nach sich.

Das **Palatinum** bildet den hinteren Teil des harten Gaumens und befindet sich meist sekundär in Dysfunktion als Folge von Dysfunktionen der SSB, des TMG und des M. pterygoideus. Als primäre Ursache kommt häufiges Daumenlutschen infrage, wenn der Daumen sehr weit in den Mund gesteckt wird und so nicht den Proc. palatinus maxillae, sondern das Palatinum erreicht.

Die **Maxilla** bildet den vorderen Teil der medialen Orbitawand und den vorderen Teil des harten Gaumens. Sie macht einen Großteil des Gesichtsschädelwachstums aus (der Abstand vom Orbitaboden zum Palatinum vergrößert sich erheblich während der Entwicklung) und hat bei Dysfunktionen während des Wachstums meist eine kieferorthopädische Behandlung zur Folge. Bei SSB-E kann es zu einem „gotischen Gaumen" (Spitz-/Steilgaumen) mit verstärkter Mundatmung und verringertem viszero-kranialem Lymphabfluss führen, was dann eine Sinusitis (und häufig auch Allergien) zur Folge hat.

Die **Mandibula** wird zum TMG besprochen (Kap. 23.1.1).

Das **Ethmoid** ist der einzige Knochen des Viszerokraniums, der auch Bestandteil der Schädelbasis ist. Deswegen wurde das Ethmoid bereits im Kapitel „Neurokranium" besprochen (Kap. 20.1.2). Es bildet den hinteren Teil der medialen Orbitawand.

Das **Vomer** zeigt praktisch ausschließlich sekundäre Dysfunktionen bei Dysfunktionen der SSB und/oder des Palatinums.

22.2 Dysfunktionen

Dysfunktionen des Viszerokraniums sind v. a. auf Traumata nach Zahnbehandlungen, Schlägerei, Sturz, Operationen sowie auf Fehlbildungen (z. B. Lippen-Kiefer-Gaumenspalte mit einer Inzidenz von 1:500) zurückzuführen. Ansonsten findet man beim Palatinum, Zygomatikum, Lakrimale und Vomer fast ausschließlich sekundäre Dysfunktionen.

22.3 Behandlung

Die Behandlung des Viszerokraniums erfolgt im Sinne der UFK an der/den primären Dysfunktion(en). Da beim Palatinum, Zygomatikum, Lakrimale und Vomer fast ausschließlich sekundäre Dysfunktionen auftreten, sind diese Knochen nicht primär zu behandeln. Falls im Rahmen einer UFK eine sekundäre Dysfunktion an einem dieser Knochen abgebaut werden muss, so kann dies über entsprechende suturale Techniken erfolgen (Kap. 19.3).

Die Behandlung des Ethmoids wird in Kap. 20.1.2 vorgestellt, sodass hier auf eine Wiederholung verzichtet wird. Die Behandlung der Mandibula wird beim TMG in Kap. 23.7 beschrieben.

Es folgen Behandlungstechniken für das Nasale und die Maxilla. Bevor diese angewendet werden, sind zuerst die Suturae zu prüfen und ggf. mit suturalen Techniken (Kap. 19.3) zu lösen.

22.3.1 Mobilisation des Nasale

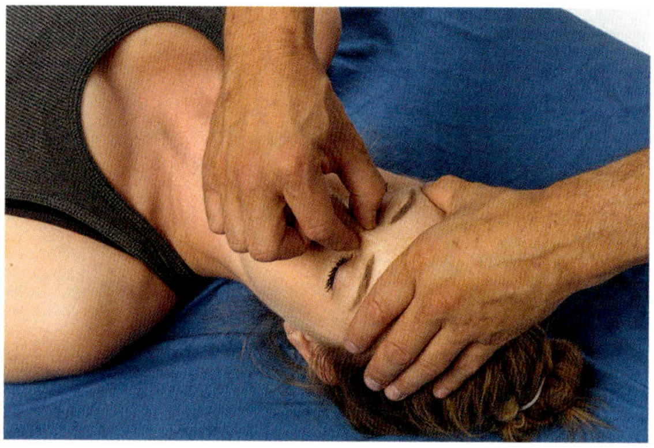

▶ **Abb. 22.1** Mobilisation des Nasale.

Das Nasale wird mit dem Daumen und Zeigefinger (ggf. mit Unterstützung des Mittelfingers) nahe der Nasenwurzel beidseits umgriffen (▶ **Abb. 22.1**) und dann im kranio-sakralen System nach kranio-kaudal und latero-lateral sowie in AR und IR mobilisiert. Bei Bedarf kann die andere Hand das Frontale mit dem Zeige-, Mittel- und Ringfinger halten und fixieren.

22.3.2 Mobilisation der Maxilla

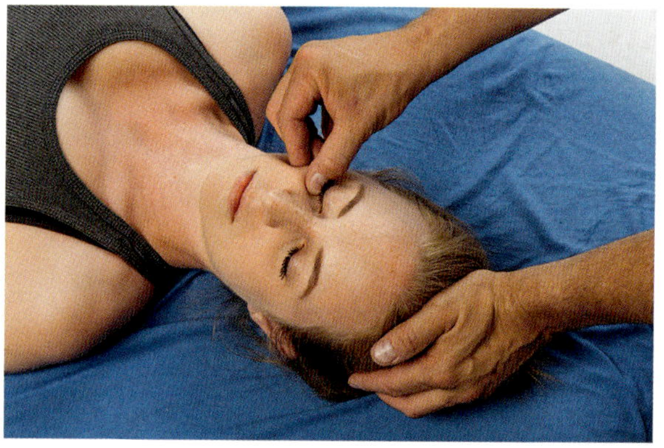

▶ **Abb. 22.2** Mobilisation der Maxilla.

Die Maxilla wird mit dem Daumen (unterhalb des Auges) und Zeigefinger (ggf. mit Unterstützung des Mittelfingers) nahe dem Zygomatikum umgriffen (▶ **Abb. 22.2**) und dann im kranio-sakralen System nach kranio-kaudal und latero-lateral sowie in AR und IR mobilisiert.

Danach kann zusätzlich eine intraorale Technik angewendet werden, dies ist aber nach Erfahrung der Autoren zumeist nicht notwendig.

23 Temporo-Mandibular-Gelenk (Kiefergelenk)

Das TMG wird vom Temporale (Kap. 20.1.1) und der Mandibula gebildet. Es ist eine sehr häufig mitbetroffene Struktur, und Dysfunktionen des TMG führen regelmäßig zu chronisch-rezidivierenden Beschwerden der Patienten.

23.1 Aufbau

23.1.1 Knochen

Das **Temporale** gehört zum Neurokranium und wurde dort besprochen (Kap. 20.1.1).

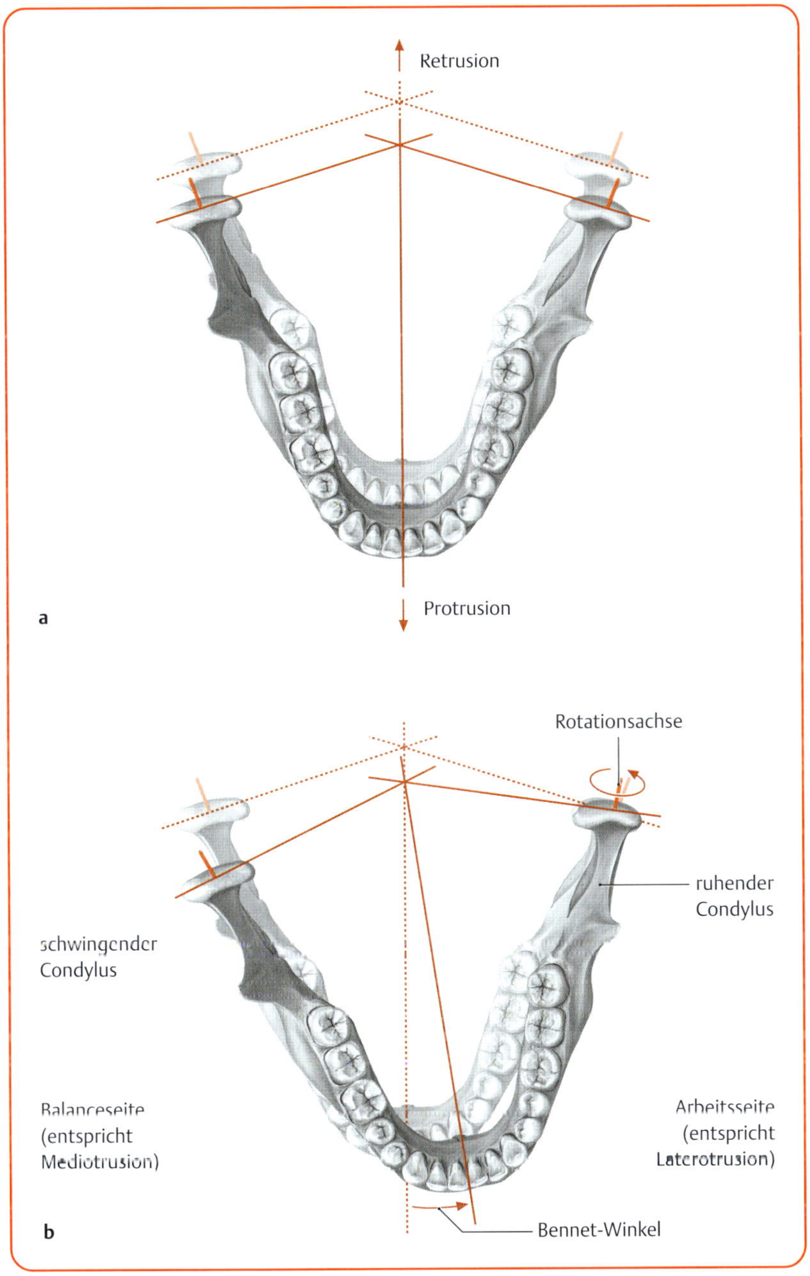

▶ **Abb. 23.1** Mandibulabewegungen, Ansicht von oben. **a** Protrusion/Retrusion, **b** Laterotrusion (hier gezeigt an der Mahlbewegung im linken Kiefergelenk, analog erfolgt die Bewegung im rechten Kiefergelenk). (Schünke M, Schulte E, Schumacher U. Prometheus. LernAtlas der Anatomie. Kopf, Hals und Neuroanatomie. Illustrationen von M. Voll und K. Wesker. 4. Aufl. Stuttgart: Thieme; 2015: 46, Abb. 2.18Ac)

Die **Mandibula** besteht aus 2 Teilen, welche bereits intrauterin miteinander verknöchern (Symphysis mandibulae). Sie ist über die oberflächliche Halsfaszie mit der Klavikulavorderseite verbunden und befindet sich deswegen häufig in sekundärer Dysfunktion (infolge Klavikula-Dysfunktion).

Die Mandibula besteht aus einem (horizontalen) Corpus mandibulae und einem (aufsteigenden) R. mandibulae. Am Oberrand des R. mandibulae gibt es den Proc. condylaris (bildet das Gelenkköpfchen, zwischen Mandibula und Temporale liegt der Discus articularis [M. pterygoideus lateralis inseriert am Diskus ebenso wie am Proc. condylaris]) und den Proc. coronoideus (hier setzen die Kaumuskeln an).

Folgende **Mandibulabewegungen** werden unterschieden (▶ **Abb. 23.1**):

- Protrusion: Vorschub der Mandibula aus der Ruheposition
- Retrusion: Rückzug der Mandibula aus der Ruheposition
- Protraktion: Vorschub der Mandibula aus der Retrusions- in die Ruheposition
- Retraktion: Rückzug der Mandibula aus der Protrusions- in die Ruheposition
- Laterotrusion: Seitwärtsbewegung von der Mittellinie weg
- Mediotrusion: Seitwärtsbewegung zur Mittellinie hin

Der Diskus des TMG wird vom M. pterygoideus lateralis nach ventral gezogen, bei dessen Entspannung kommt es zur passiven Rückholung durch retro-diskales Gewebe.

23.1.2 Kaumuskeln

- **M. temporalis:** kann selektiv Fasern anspannen und ist somit für die Feineinstellung der Okklusion zuständig, Mundschließer
- **M. masseter:** Muskel mit größter Kraft pro Querschnittsfläche im Körper, Mundschließer
- **M. pterygoideus medialis:** Laterotrusion zur Gegenseite, direkte Verbindung zwischen Sphenoid und stomatognathem System, Mundschließer
- **M. pterygoideus lateralis:** bei Mundöffnung (Pars inferior zieht die Mandibula nach ventral, Pars superior zieht den Diskus nach ventral), bei Mundschluss (Pars superior entspannt langsam und sorgt so für eine korrekte Positionierung des Diskus)

23.2 Biomechanik

Es gibt am TMG Rotations- und Translationsbewegungen. Von Zahnärzten werden diese Bewegungen anders benannt als sonst üblich, nämlich als **Rotationen** um die transversale, vertikale und sagittale Achse sowie **Translationen** als Bewegungen mit gleicher Richtung und Geschwindigkeit aller Knochenpunkte.

Im Folgenden sind diese **TMG-/Mandibulabewegungen** in allen vier Dimensionen aufgeführt (▶ **Abb. 23.2**):

- Transversale (latero-laterale) Achse: **Extension/Flexion** (zahnärztlich: Rotation um transversale Achse)
- Sagittale (antero-posteriore) Achse**: Seitneigung links/rechts** (zahnärztlich: Rotation um sagittale Achse)
- Vertikale (kranio-kaudale) Achse: **Rotation links/rechts** (zahnärztlich: Rotation um vertikale Achse)
- Translation der Mandibula nach ventral (= Vorschub)/dorsal (= Rückschub): bezeichnet die Bewegung der kompletten Mandibula (alle Knochenpunkte bewegen sich mit gleicher Geschwindigkeit in die gleiche Richtung) **nach vorne oder hinten** gegenüber der Maxilla

Die **physiologischen Bewegungen des Kiefergelenks (TMG)** sind in Kiefergelenksöffnungs- und Kiefergelenksschluss-Bewegungen sowie Kau-/Mahl-Bewegungen zu unterscheiden:

- **TMG-Öffnung** (bei physiologischer Situation ohne Seitneigung/Rotation des TMG):
  - Extension um die Transversale Achse des TMG
  - Translation der Mandibula nach ventral (Vorschub) gegenüber der Maxilla
- **TMG-Schluss** (bei physiologischer Situation ohne Seitneigung/Rotation des TMG**):**
  - Flexion um die Transversale Achse des TMG
  - Translation der Mandibula nach dorsal (Rückschub) gegenüber der Maxilla
- **Kau-/Mahl-Bewegungen** (physiologische Situation):
  - Seitneigung links/rechts um die sagittale Achse des TMG in Kombination mit
  - Rotation links/rechts um die vertikale Achse des TMG in Kombination mit
  - geringer Extension/Flexion um die transversale Achse des TMG

Bei **Dysfunktionen des TMG** kommt es zu Abweichungen der physiologischen Bewegung **aller vier Anteilen**:

- **gestörte Extension/Flexion** um die transversale (latero-laterale) Achse
- **gestörte Seitneigung links/rechts** um die sagittale (antero-posteriore) Achse
- **gestörte Rotation links/rechts** um die vertikale (kranio-kaudale) Achse
- **gestörter Vorschub/Rückschub** bei der ventralen/dorsalen Translation gegenüber der Maxilla

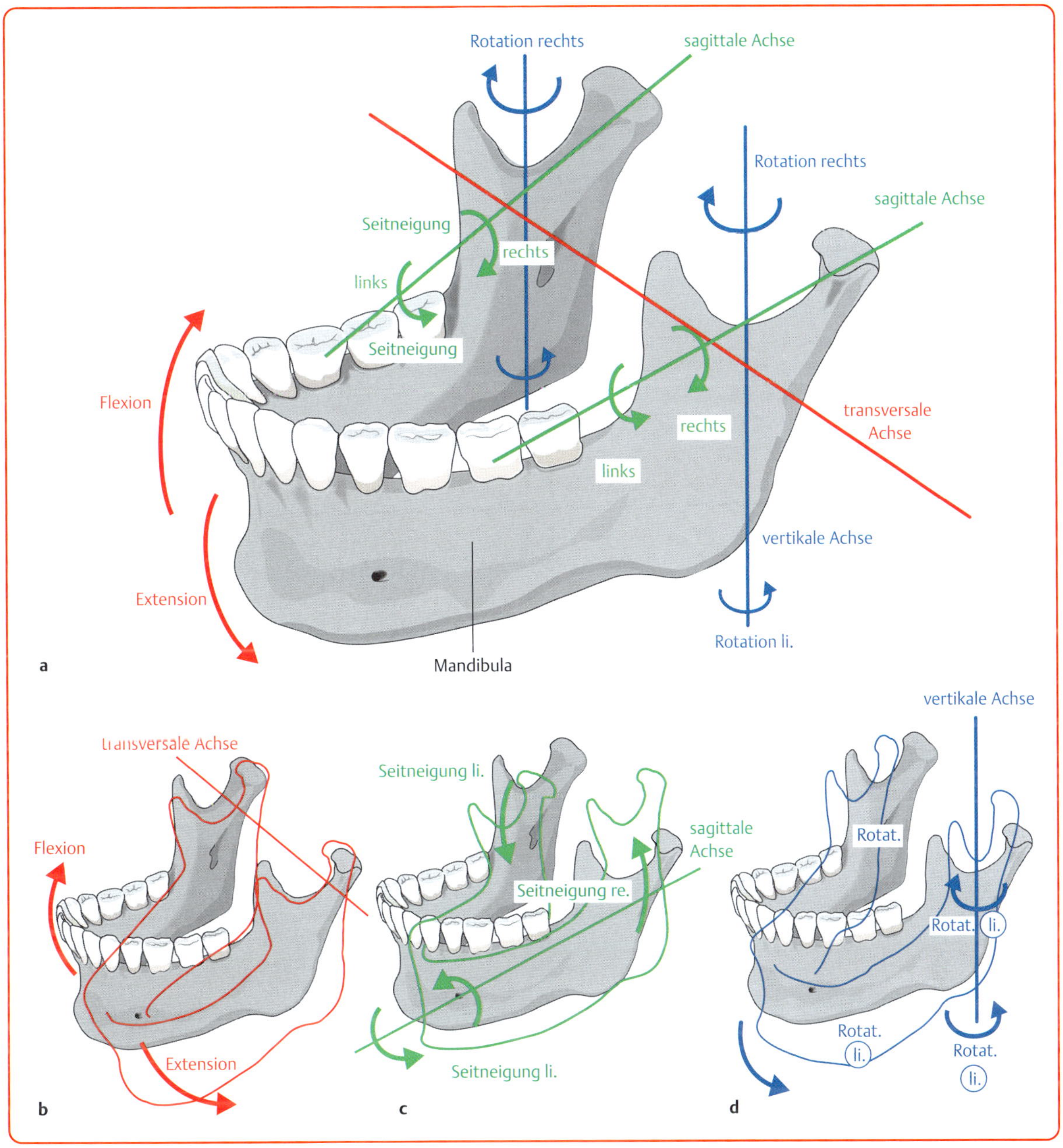

▶ **Abb. 23.2** TMG-/Mandibulabewegungen. **a** Achsen bei Flexion/Extension, Seitneigung links/rechts und Rotation links/rechts, **b** Flexion/Extension um die transversale Achse, **c** Seitneigung links/rechts um die sagittale Achse, **d** Rotation links/rechts um die vertikale Achse.

23.3 Ursachen für temporo-mandibuläre Dysfunktionen

Es folgen die Ursachen für TMG-Dysfunktionen in absteigender Häufigkeit (▶ **Abb. 23.3**):

- **Stress:** Häufigste Ursache für TMG-Dysfunktionen ist Stress, der direkt den Tonus der Kaumuskeln erhöht und den gesamten Organismus sozio-psycho-neuro-endokrino-immunologisch (Kap. 27.1) belastet und so indirekt ebenfalls den Tonus der Muskulatur steigert.
- **Becken (mit LWS/unterer Extremität):** LWS und untere Extremität beeinflussen (über ihre UFK) das Becken, welches seinerseits (Relation zwischen Ilium und Temporale) das TMG beeinflusst. Über das Temporale kann wiederum das Tentorium cerebelli verspannen und so dessen UFK auslösen (Kap. 20.1.1).
- **Klavikula (mit Schultergürtel/Thorax/oberer Extremität):** Die Klavikula verbindet über die oberflächliche (zur Mandibula) und mittlere Halsfaszie (zum Hyoid) den Schultergürtel mit dem TMG (Mandibula) und der Zungengrundmuskulatur (Hyoid), sodass **jede** Dys-

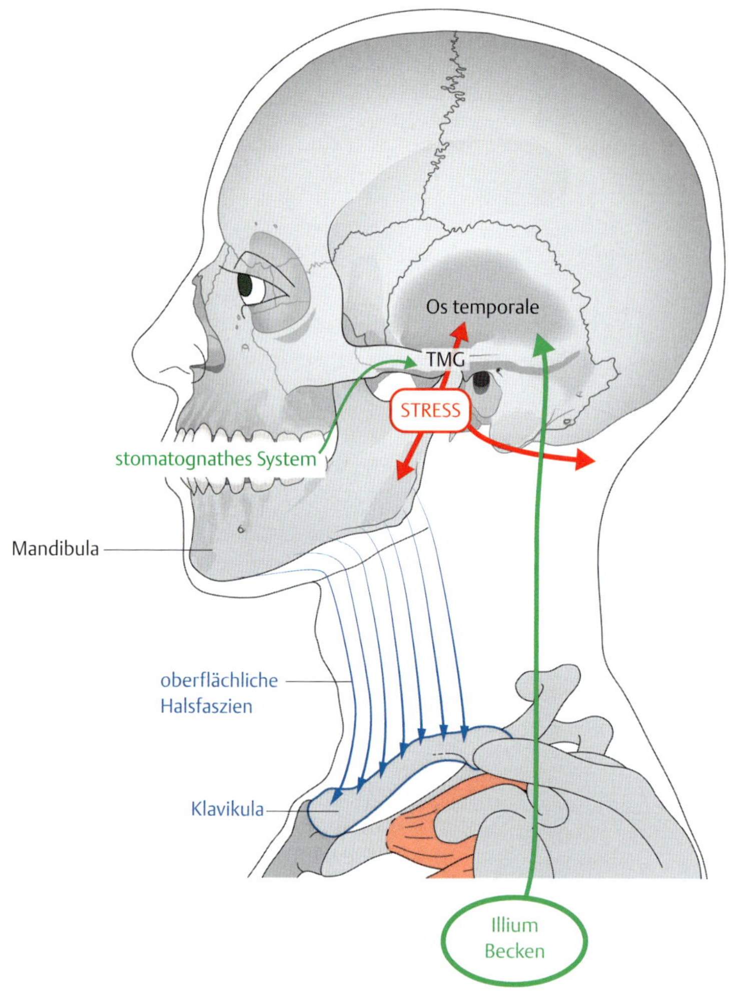

▸ **Abb. 23.3** Ursachen für TMG-Dysfunktionen.

funktion der Klavikula zu einer Dysfunktion des TMG führt, entweder Klavikula-Posterior-Rotation (ACG-Anterior-Rotation) mit Zug auf die mittlere Halsfaszie und Kaudalisierung des Hyoids oder durch eine Dysfunktion Klavikula-Anterior-Rotation (= ACG-Posterior-Rotation) mit Zug auf die oberflächliche Halsfaszie und Kaudalisierung der Mandibula (Kap. 13.7 und Kap. 12.1.3).

- **OAA-Region:** Über die Tonuserhöhung der kurzen Nackenmuskeln (Ursachen s. Kap. 12.1) entstehen TMG-Dysfunktionen auf Basis von:
  - Kiefermuskulatur-Dystonie (N. trigeminus [V] aus dem ersten Kiemenbogen)
  - Zug der ventralen Halsfaszien:
    - Zungengrundmuskulatur-Dystonie
  - Temporale-Dysfunktionen:
    - Sutura occipito-temporalis (Sutura occipito-mastoidea): kann das Temporale (als Teil des TMG) in Dysfunktion bringen
    - Relation zwischen Okziput, Sakrum/Ilium und Temporale (Kap. 17.6)
- **Stomatognathes System:** Das stomatognathe System beeinflusst über die Stellung von Temporale und Mandibula und den Sitz der Zähne im Ober- und Unterkiefer (durch eine Gomphosis) die Okklusion (Zahnstellung bei geschlossenem Mund ohne/mit Anspannung der Kaumuskulatur) und der Tonus der Kaumuskulatur (vom N. trigeminus [V] beeinflusst) den Spannungszustand der Kaumuskeln und damit die (nicht) physiologische Funktion des TMG (Kap. 12.1.4).

Beachte

Eine TMG-Dysfunktion lässt sich unmittelbar ausschließen, wenn Mundöffnung/-schluss in rein physiologischer Extensions-/Flexions- und Vor-/Rückschubbewegung stattfinden, *ohne* beteiligte Rotation bzw. Seitneigung des TMG.

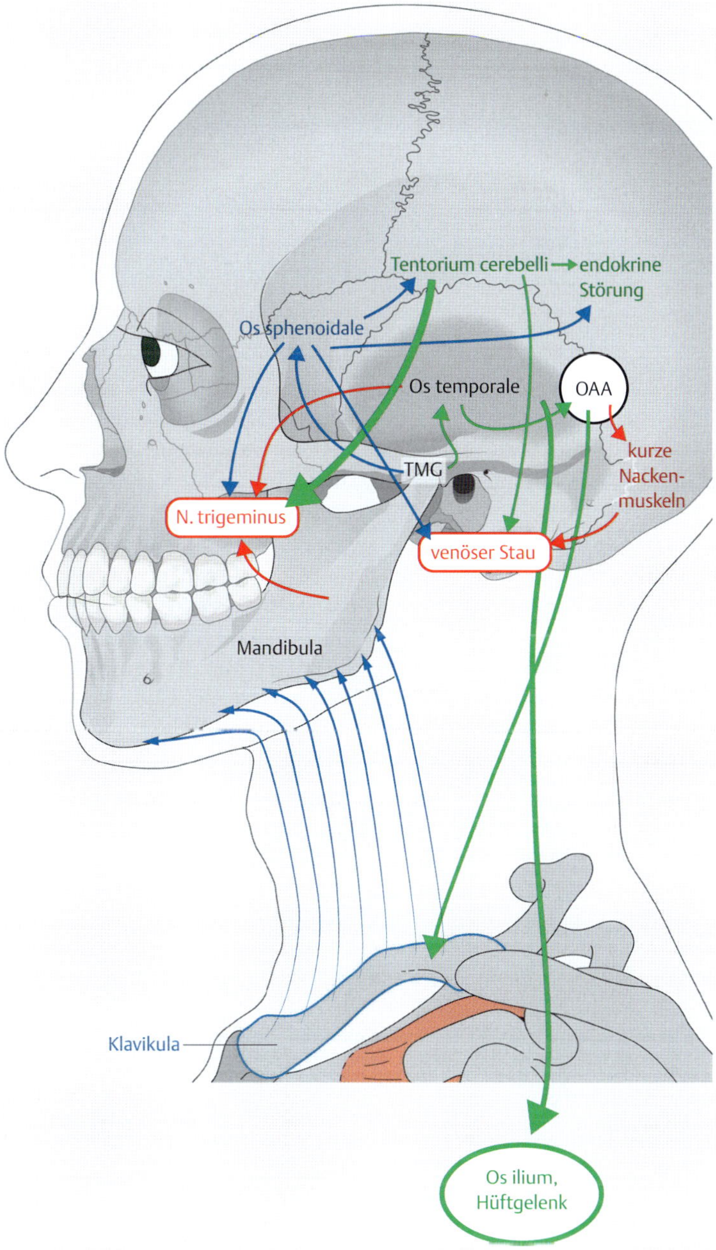

▶ **Abb. 23.4** Folgen von TMG-Dysfunktionen.

23.4 Folgen einer Reizung des Temporo-Mandibular-Gelenks

Die Folgen einer Reizung des TMG sind vielfältig (▶ Abb. 23.4):

- **Kaumuskelverspannung:** Rückkopplung auf den N. trigeminus (V) mit Zephalgien, Bissstörungen, Zahnschmerzen, Temporale, Parietale und Zygomatikum mit Okklusionsstörungen
- **Malokklusion (mit Zahnschmerzen)/OAA-Dysfunktionen:** Kontraktur der kurzen Nackenmuskeln (Kap. 12.1.4) und davon absteigend u. a. Schulter-Nacken-Probleme, Tinnitus, Vertigo, Sehstörungen (infolge funktioneller vertebro-basilärer Insuffizienz), venöser Stauungskopfschmerz etc.
- **Temporale-Irritation (z. B. infolge Malokklusion):** Tentorium-cerebelli-Reizung (Kap. 20.1.1) und schwerwiegende Folgen wie venöse Abflussstörungen, endokrine Reizung, Affektion der Hirnnerven III–X, migräneartige Zephalgien (Ggl. trigeminale), Strabismus convergens

(Reizung des Hirnnerv VI), Lernstörungen (Stammhirnreizung bei eingeschränkter vestibulärer und Körper-Wahrnehmung), gestörte Feinmotorik (über das Zerebellum)
- **Irritation des Sphenoids:** ausgelöst vom TMG über die Mm. pterygoidei medialis und lateralis, reizt das membranöse/endokrine System und den Sinus cavernosus mit Augenmotorikstörungen und Affektionen des N. trigeminus (V; Kap. 23.4)
- **Mandibula – Klavikula:** Absteigend über die oberflächliche Halsfaszie entstehen Schultergürtelbeschwerden (Kap. 12.1.3 und Kap. 13.7 und Kap. 17.6).
- **Zephalgien:** aufgrund Muskelkontraktur, kranio-sakraler Dysfunktion (Temporale, Sphenoid, Maxilla, Mandibula, Parietale, Zygomatikum)
- **Koxalgien, Dysfunktion Hüft-Adduktion:** ein- oder beidseitige Einschränkung (Kap. 6.2.4)

! Für die Praxis:
Über diese einseitige eingeschränkte Hüft-Abduktion lässt sich schnell und effektiv der Sitz *kieferorthopädischer Versorgungen* prüfen bzw. optimieren: Neben Palpation und Funktionstest des TMG selbst ist bei (strukturell physiologischem Hüftgelenk, d. h. insbesondere bei freier Hüft-IR) die optimale Lage einer kieferorthopädischen bzw. zahnärztlichen Versorgung (Inlay, Krone, Brücke etc.) durch den seitenvergleichenden Test der Hüft-Abduktion um 10–20° vermindert. Durch das Einbringen einer oder mehrerer Lagen Papier (einer bestimmten Dicke) kann leicht die optimale Versorgung im Mund bestimmt werden, wenn die Hüft-Abduktion sich optimiert.

23.5 Zusammenhang von Kieferorthopädie, Zahnarztbehandlung und Osteopathie

Für eine erfolgreiche kieferorthopädische/zahnärztliche Behandlung ist die anfängliche Bestimmung der **Zentrik** (individuelle Bisslage, abhängig von Größe und Form des TMG, der Mandibula und des Kopfes im Zusammenspiel mit den Kaumuskeln) **unverzichtbarer** Arbeitsschritt zur Anfertigung indirekt hergestellter Restaurationen (Inlay, [Teil-]Krone, Brücke, implantatgestützter Zahnersatz, [Teil-/Total-]Prothetik) und einer kieferorthopädischen Korrektur der Bisslage (Schienentherapie etc.).

Dabei hilft nur die Bestimmung der **knöchernen Zentrik** (die vom Kieferorthopäden/Zahnarzt direkt nach manualtherapeutisch-osteopathischer Korrektur von Dysfunktionen inklusive Entspannung der zum TMG gehörenden Muskelgruppen bestimmte Zentrik) weiter, denn nur so kann die individuelle, diesem Patienten entsprechende Bisslage in die Versorgung integriert werden (s. u.).

Wurde die Zentrik „nur“ auf herkömmlichem Wege vom Kieferorthopäden/Zahnarzt bestimmt und deshalb von den vorhandenen muskulären Dysbalancen des Patienten (im Körper und Zahn-Mund-Kiefer-Bereich) beeinflusst, so passt die auf dieser Basis angefertigte kieferorthopädische/zahnärztliche Versorgung (Schiene, indirekte Restauration) dem Patienten meist nicht (weil die „eingearbeiteten“ Dysfunktionen quasi wie ein Brennglas den mechanischen Fehler verstärken), sondern „zementiert“ mit dieser Versorgung die muskuläre Fehlhaltung und sorgt für eine – zum Teil jahrelange – Odysee des Patienten von Kieferorthopäde/Zahnarzt, Orthopäde, Augenarzt und HNO-Arzt, welche für alle Seiten unbefriedigend (und teuer für den Patienten) ist.

Dieses Problem kann nur **interdisziplinär durch gleichzeitige Zusammenarbeit** des Kieferorthopäden/Zahnarzt mit dem Therapeuten gelöst werden, indem der Therapeut **vor Ort** in der kieferorthopädischen/zahnärztlichen Praxis die mechanischen Dysfunktionen des Patienten korrigiert und dann die muskuläre Spannung im Schulter-Nacken- und Kranio-Mandibular-Bereich inklusive Zungengrundmuskulatur normalisiert und **sofort im Anschluss** daran der Kieferorthopäde/Zahnarzt die nun von der knöchernen Anatomie des Patienten (und nicht mehr von seinen muskulären Dysbalancen abhängige) knöcherne Zentrik bestimmt (s. o.). Nach Erfahrung der Autoren hat der Kieferorthopäde/Zahnarzt hierfür ein Zeitfenster von ca. 15–30 Minuten nach Korrektur durch den Therapeuten, bevor sich erste muskuläre Dysbalancen wieder einstellen und somit das Ergebnis verschlechtern würden.

Das in der täglichen Praxis oft ausgeübte Verfahren, den Patienten vom Kieferorthopäden/Zahnarzt zum Therapeuten (in dessen Praxis) zu schicken und danach die Zentrik zu bestimmen, bringt immer noch bessere Ergebnisse als eine kieferorthopädische/zahnärztliche Versorgung ohne Berücksichtigung der Dysfunktionen des übrigen Körpers, ist aber nicht vergleichbar mit der interdisziplinären, gleichzeitigen Methode. Natürlich gibt es viele Patienten, bei denen das Ergebnis auch im zweizeitigen Verfahren (erst in der einen, danach in der anderen Praxis) ausreichend gute Ergebnisse bringt, und eine Vielzahl von Patienten lässt sich ausreichend gut vom Therapeuten korrigieren, aber **bei Problemfällen** (mehrere primäre Ursachen, die sowohl vom Körper als auch vom stomatognathen System ausgehen) ist das gemeinsame, gleichzeitige Vorgehen die einzige Möglichkeit, die Problematik ursächlich zu lösen.

Nach Leder [11] ist es nicht notwendig, eine Bestimmung der Zentrik im Rahmen der kieferorthopädischen Behandlung durchzuführen, wenn
- der Patient beschwerdefrei ist (also keine stomatognathen Beschwerden hat/sich seiner Okklusion nicht bewusst ist = auf Nachfrage zu seinem „Zusammenbiss“ keine Beschwerden benennt);

- der CMD-Screening-Test (Verneinung der Frage „Haben Sie Schmerzen in der rechten Gesichtshälfte, in der linken oder in beiden?“, Kieferöffnung > 40–42 mm – gemessen an den Schneidekanten der Incisivi plus vertikalem Überbiss [Overbite], Laterotrusionskapazität beidseits > 8 mm, Protrusionskapazität > 7 mm) negativ ist;
- der Patient seine habituelle Interkuspidation einnehmen kann (er hat in allen vier Quadranten antagonisierende Zähne).

Solche (beschwerdefreien) Patienten suchen allerdings eher selten die Praxis auf, ansonsten ist die Bestimmung der Zentrik vonnöten.

23.6 Zusammenhang von Okklusion und kranio-sakralem System

- über das Viszerokranium: Maxilla-Position
- über das TMG: Stellung Temporale und Mandibula
- über das Sphenoid: Stellung Sphenoid und Mm. pterygoidei
- über Temporale, Parietale, Zygomatikum: abhängig von Spannung der Kaumuskeln

23.6.1 Symptomatik bei falsch eingestellter vertikaler Kieferrelation (OK [Oberkiefer]/UK [Unterkiefer])

- **zu hohe Kieferrelation** (zu großer Abstand zwischen OK/UK):
  - verändertes Aussehen
  - Sprachprobleme, Prothesenklappern
  - Mundschleimhautreizung, flächige Druckstellen
  - Mundtrockenheit
  - unspezifische Beschwerden (Patient „kommt nicht zurecht“, „fühlt sich nicht wohl“)
  - verstärkte Knochenresorption
  - CMD (kranio-mandibuläre Dysfunktion) oder Gelenkschmerzen
- **zu niedrige Kieferrelation** (zu kleiner Abstand zwischen OK und UK):
  - verändertes Aussehen (Untergesicht zu kurz)
  - Lippen eingerollt/faltig, Lippenrot schmal
  - Mundwinkel faltig und abfallend, evtl. mit Rhagaden
  - mangelhafte Kaufunktion
  - Schluckprobleme
  - CMD (kranio-mandibuläre Dysfunktion)

23.6.2 Symptomatik bei falsch eingestellter horizontaler Kieferrelation (OK/UK)

- **falsche horizontale Kieferrelation** (seitliche Abweichung von OK/UK):
  - verändertes Aussehen
  - Sprachprobleme, Prothesenklappern
  - Mundschleimhautreizung, flächige Druckstellen
  - Mundtrockenheit
  - unspezifische Beschwerden (Patient „kommt nicht zurecht“, „fühlt sich nicht wohl“)
  - verstärkte Knochenresorption
  - CMD (kranio-mandibuläre Dysfunktion) oder Gelenkschmerzen

23.7 Behandlung

Zur Behandlung des TMG müssen zunächst **alle Ursachen** (Kap. 23.3), die TMG-Dysfunktionen zur Folge haben, abgeklärt und (falls vorhanden) korrigiert werden. Danach werden lokale Techniken für das TMG ausgeführt. Nach Erfahrung der Autoren bietet es sich an, zunächst das Temporale und danach die Mandibula zu behandeln. Die zahnärztliche und kieferorthopädische Versorgung muss an den gesamten Körper angepasst sein, s. hierzu auch weiter oben im Abschnitt „Folgen einer TMG-Reizung: Koxalgien“ (Kap. 23.4).

Die Behandlung des **Temporale** wurde bereits beim Neurokranium beschrieben (Kap. 20.1.1).

23.7.1 Mobilisation der Mandibula

Zur Behandlung der Mandibula gehört die Mobilisation der Mandibula in vier Phasen, bei der die Mandibula nacheinander in kranio-kaudale und antero-posteriore Richtung mobilisiert wird.

Mobilisation der Mandibula nach kaudal

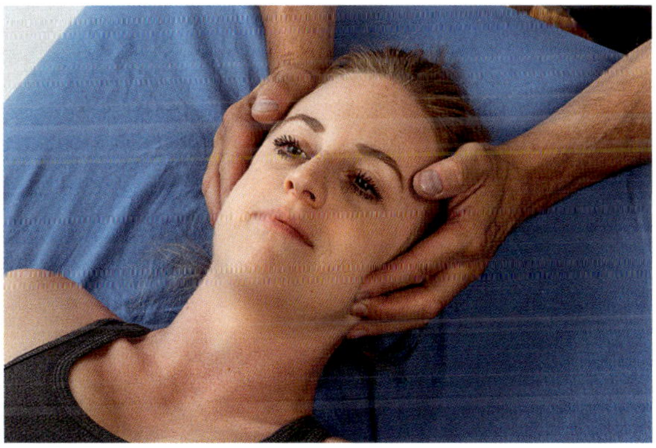

▶ **Abb. 23.5** Mobilisation der Mandibula nach kaudal.

Der Therapeut gleitet mit seinen Mittel-/Ringfingern am R. mandibulae herunter, bis er an der Tuberositas masseterica „hängenbleibt“ (▶ Abb. 23.5). Dann mobilisiert er die Mandibula nach kaudal, bis er ein myofasziales Release wahrnimmt. Ist die Gewebespannung sehr hoch und „unnachgiebig“, führt der Therapeut zunächst die Mobilisation der Mandibula nach kranial aus, um anschließend erneut die Mobilisation der Mandibula nach kaudal durchzuführen.

Mobilisation der Mandibula nach kranial

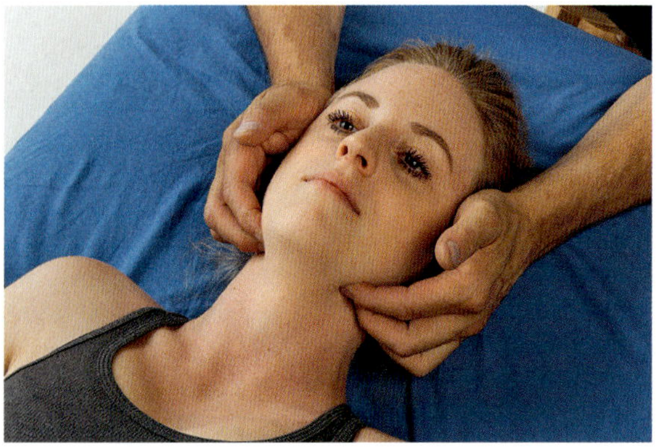

▶ **Abb. 23.6** Mobilisation der Mandibula nach kranial.

Der Therapeut greift mit seinen gebeugten Zeigefingern von kaudal unter die Mandibula (an der Tuberositas masseterica; ▶ Abb. 23.6). Dann mobilisiert er die Mandibula nach kranial, bis er ein myofasziales Release wahrnimmt. Ist die Gewebespannung sehr hoch und „unnachgiebig“, führt der Therapeut zunächst die Mobilisation der Mandibula nach kaudal aus, um anschließend erneut die Mobilisation der Mandibula nach kranial durchzuführen.

Mobilisation der Mandibula nach anterior

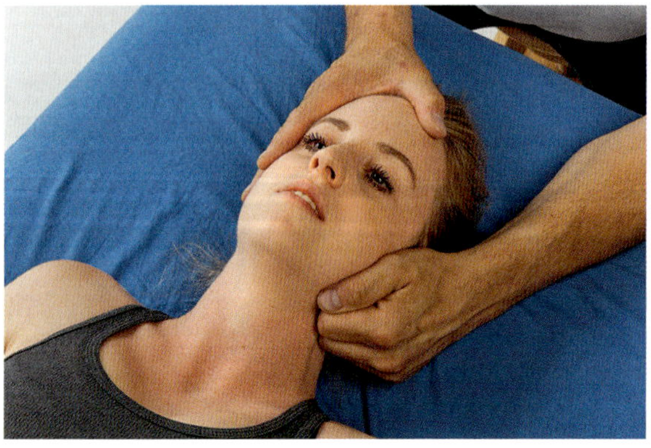

▶ **Abb. 23.7** Mobilisation der Mandibula nach anterior.

Der Therapeut greift mit seinen gebeugten Zeigefingern von posterior hinter die Mandibula (am Angulus mandibulae; ▶ Abb. 23.7). Dann mobilisiert er die Mandibula nach anterior, bis er ein myofasziales Release wahrnimmt. Ist die Gewebespannung sehr hoch und „unnachgiebig“, führt der Therapeut zunächst die Mobilisation der Mandibula nach posterior aus, um anschließend erneut die Mobilisation der Mandibula nach anterior durchzuführen.

Mobilisation der Mandibula nach posterior

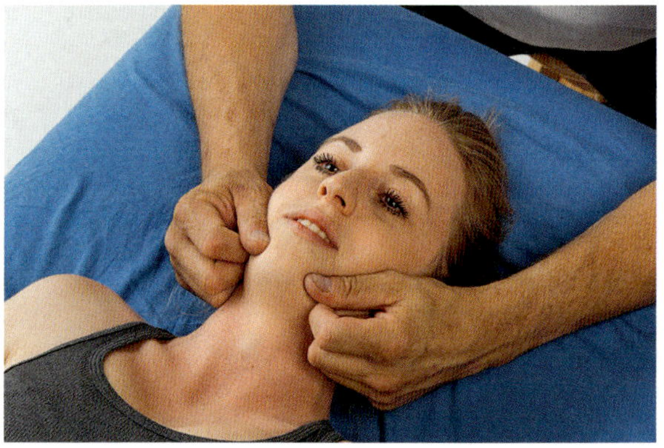

▶ **Abb. 23.8** Mobilisation der Mandibula nach posterior.

Der Therapeut legt seine gebeugten Daumen von anterior auf die Mandibula (zwischen den beiden Foramina mentalia zur Symphysis menti; ▶ Abb. 23.8). Dann mobilisiert er die Mandibula nach posterior, bis er ein myofasziales Release wahrnimmt. Ist die Gewebespannung sehr hoch und „unnachgiebig“, führt der Therapeut zunächst die Mobilisation der Mandibula nach anterior aus, um anschließend erneut die Mobilisation der Mandibula nach posterior durchzuführen.

23.7.2 Normalisierung des Tonus der Kaumuskulatur lokal mit folgenden Techniken

Die Kaumuskeln werden behandelt, indem zuerst die Physiologie des N. trigeminus (V) sichergestellt wird und anschließend mit myofaszialen Release-Techniken die dysfunktionellen Muskeln (M. masseter, M. temporalis, dann M. stylohyoideus, M. mylohyoideus usw.) korrigiert werden (Kap. 32.8).

24 Sakrum in Bezug zum kranio-sakralen System

Das Sakrum entsteht durch Verknöcherung von (im Regelfall) fünf einzelnen Wirbelanlagen und bewegt sich einerseits (intraartikulär im SIG) parietal und andererseits (extraartikulär) im kranio-sakralen System.

24.1 Bewegungen und Achsen

Bei einer **SSB-Flexion** vertikalisiert das Sakrum um eine der folgenden Achsen (▸ **Abb. 7.5**):

- (extraartikuläre) (beidseitige) OTA in Sakrum-SSB-F
- (extraartikuläre) einseitige linke OTA in Sakrum-SSB-F Unilateral links
- (extraartikuläre) einseitige rechte OTA in Sakrum-SSB-F Unilateral rechts

Bei einer **SSB-Extension** horizontalisiert das Sakrum um eine der folgenden Achsen:

- (extraartikuläre) (beidseitige) OTA in Sakrum-SSB-E
- (extraartikuläre) einseitige linke OTA in Sakrum-SSB-E Unilateral links
- (extraartikuläre) einseitige rechte OTA in Sakrum-SSB-E Unilateral rechts

Die kranio-sakrale Sakrumbewegung findet je nach Zugrichtung der Dura mater (links, mittig, rechts) um die linke OTA, OTA bzw. rechte OTA statt (▸ **Tab. 24.1**).

Beachte

In Relation zur Dura mater geht es um die *kranio-sakralen* Sakrumbewegungen (extraartikuläre SSB-E/SSB-F), nicht um die parietalen Sakrumbewegungen (intraartikuläre Nutation/Kontranutation). Zu den parietalen (intraartikulären) Sakrumbewegungen s. Kap. 7.3.

24.2 Dysfunktionen

Aufgrund von Retraktionen oder Narben der Dura mater spinalis infolge von Operationen (Bandscheibe, Spinalstenose, Arthrodese etc.) sowie infolge eines Geburtstraumas oder (z. B. emotionalen) Narbenzügen kommt es zu Dysfunktionen der kranio-sakralen Sakrumbewegungen um eine OTA (linke/beidseitige/rechte).

Die Bewegungen von Sakrum und Kranium sind über das membranöse System (Dura mater) gekoppelt.

24.3 Behandlung

Die Behandlung des Sakrums innerhalb des kranio-sakralen Systems erfolgt durch Techniken für das membranöse System (Dura mater spinalis), das Lösen der primären Dysfunktionen (parietale und kranio-sakrale Sakrum-Dysfunktionen) sowie lokal mittels eines **Sakrum-Release**. Die ▸ **Abb. 24.1** zeigt die Handanlage der dorsalen Hand für das Sakrum-Release (Kap. 8.4.1).

Parietale Dysfunktionen des Sakrums werden mit den entsprechenden Techniken behandelt (Kap. 8.4).

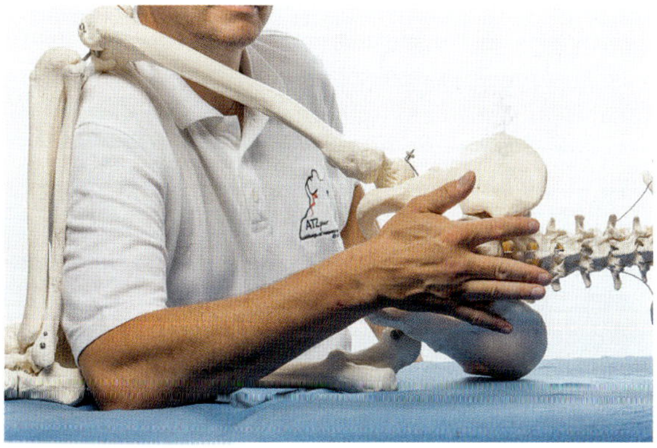

▸ **Abb. 24.1** Behandlung des Sakrums innerhalb des kranio-sakralen Systems.

▸ **Tab. 24.1** Kranio-sakrale Sakrumbewegung.

Bewegung der SSB (Sphenoid/C 0)	Bewegung des Sakrums um die OTA	Bewegung des Sakrums um die linke OTA	Bewegung des Sakrums um die rechte OTA
SSB-F	Sakrum-SSB-F	Sakrum-SSB-F Unilateral links	Sakrum-SSB-F Unilateral rechts
SSB-E	Sakrum-SSB-E	Sakrum-SSB-E Unilateral links	Sakrum-SSB-E Unilateral rechts

25 Hirnnerven

25.1 Gliederung der Hirnnerven

- **Hirnnerven I/II/VIII:** sensorische Hirnnerven
- **Hirnnerven III/IV/VI:** augenmotorische Hirnnerven – III: auch Parasympathikus
- **Hirnnerv V:** 1. Kiemenbogennerv (Zusammenhang s. Kap. 31.2.14), Kaumuskulatur
- **Hirnnerv VII:** 2. Kiemenbogennerv (Zusammenhang s. Kap. 31.2.14), mimische Muskulatur – Parasympathikus
- **Hirnnerv IX:** 3. Kiemenbogennerv (Zusammenhang s. Kap. 31.2.14), Zungen-/Schlundmuskulatur – auch Parasympathikus
- **Hirnnerven X:** 4. und 6. Kiemenbogennerv (Zusammenhang s. Kap. 31.2.14), Eingeweidenerv – auch Parasympathikus
- **Hirnnerven XI/XII:** motorische Nerven – XI: M. sterno-cleido-mastoideus/M. trapezius, XII: Zunge

25.2 Versorgungsgebiete der Hirnnerven

- **Hirnnerv I:** Riechhirn (Sinneswahrnehmung Geruch)
- **Hirnnerv II:** Sehnerv (Sinneswahrnehmung Sehen [Auge])
- **Hirnnerv III:** Augenstellmuskelbewegung (M. rectus superior/medialis/inferior und M. obliquus inferior; parasympathisch: M. sphincter pupillae/M. ciliaris [Akkommodation])
- **Hirnnerv IV:** Augenstellmuskelbewegung (M. obliquus superior)
- **Hirnnerv V:** 1. Kiemenbogennerv (Kaumuskulatur/sensibel Gesicht)

> **Cave**
> **Der N. trigeminus (V) hat Verschaltungen mit den Hirnnerven III–XII.**

- **Hirnnerv VI:** Augenstellmuskelbewegung (M. rectus lateralis)
- **Hirnnerv VII:** 2. Kiemenbogennerv (mimische Muskulatur, Tränen-/Speicheldrüsen [außer Ohrspeicheldrüse], Geschmack vordere ⅔ Zunge, Schalldämpfung im Mittelohr über M. stapedius)
- **Hirnnerv VIII:** Hörnerv, Gleichgewichtsnerv (Sinneswahrnehmung Hören [Ohr], Gleichgewicht [Vestibularorgan])
- **Hirnnerv IX:** 3. Kiemenbogennerv (Zunge, Rachen, Geschmack hintere ⅓ Zunge, Ohrspeicheldrüse, Mittelohr sensibel; Würge- und Schluckreflex [mit Hirnnerv X und Ggl. cervicale superius])
- **Hirnnerv X:** 4. Kiemenbogennerv (motorisch: Kehlkopf, Rachen, oberer Ösophagus; parasympathisch: große Teile des Körpers [Kap. 12.1.2], Würge- und Schluckreflex [mit Hirnnerv IX und Ggl. cervicale superius])
- **Hirnnerv XI:** rein motorischer Nerv (M. trapezius, M. sterno-cleido-mastoideus)
- **Hirnnerv XII:** rein motorischer Nerv (Zunge)

25.3 Hirnnerven mit Beziehungen zur Dura mater

- **Hirnnerv I** = N. olfactorius (Dura-Umhüllung)
- **Hirnnerv II** = N. opticus (Dura-Umhüllung)
- **Hirnnerv V** = N. trigeminus (Dura-Umhüllung des Ggl. Gasseri (Cavum trigeminale)
- **Hirnnerv VIII** = N. stapedo-acusticus = N. vestibulo-cochlearis (Dura-Umhüllung als Epineurium)

25.4 Hirnnerven-Schnelltest

- s. Kap. 31.7.1.

Die Hirnnerven werden ausführlich im Kap. 31.5 besprochen.

26 Hyoid

Das Hyoid ist nur in Weichteilen aufgehängt (nach kranial in der Mundboden- und Zungengrundmuskulatur, nach kaudal in der mittleren Halsfaszie und den ventralen Halsmuskeln). Es entsteht aus Derivaten des 2. und 3. Kiemenbogens und verknöchert bis zum Ende des 2. Lebensjahres vollständig.

Das Hyoid bewegt sich (als paariger Knochen) in eine SSB-AR bzw. SSB-IR.

26.1 Dysfunktionen

Es befindet sich durch seine Beziehungen zu den Halsfaszien und der Mundboden-/Zungengrundmuskulatur zumeist in sekundärer Dysfunktion; primäre Traumata betreffen das Hyoid in der Regel nicht, weil es von der Mandibula gut vor Fremdeinwirkungen geschützt wird und durch seine reine Weichteillagerung gute/flexible Ausweichmöglichkeiten besitzt.

Zu den Ursachen von sekundären Dysfunktionen des Hyoids über die Halsfaszien s. auch Kap. 12.1.3 und Kap. 13.7.

26.2 Behandlung

26.2.1 Behandlung des Hyoids

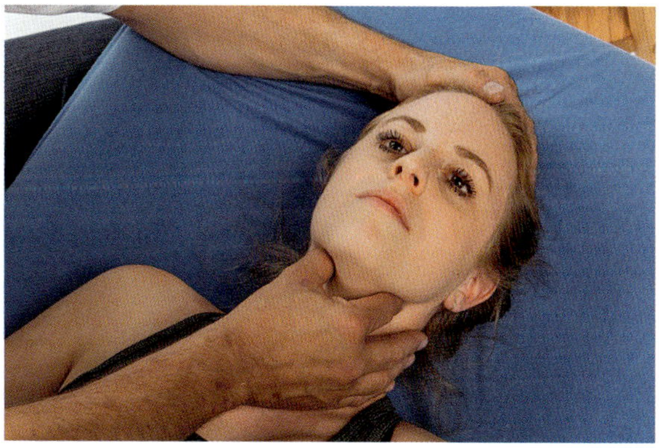

▶ **Abb. 26.1** Behandlung des Hyoids.

Das Hyoid wird zur latero-lateralen Korrektur mit Daumen und Zeigefinger gefasst (▶ Abb. 26.1) und dann myofaszial in die freie Richtung nach lateral bewegt, bis es zum Release kommt. Dann wird es in die Gegenrichtung bewegt und ebenfalls ein Release abgewartet.

Anschließend wird es mit Daumen und Zeigefinger erst nach kranial, anschließend nach kaudal bewegt und an diesen Positionen ebenfalls ein Release abgewartet.

Zuvor sind selbstverständlich die Halsfaszien und die Klavikula (Kap. 13.5) sowie das TMG (Kap. 23.7) behandelt worden.

Teil 4
Viszerales System

27 Einleitung

Um das viszerale System zu begreifen, gibt es verschiedene Gliederungen, mit denen man sich den Organsystemen annähern kann. Zur Gesamtfunktion des Organismus sind der Halte- und Stützapparat (**parietales System**), das Nervensystem zur inneren und äußeren Orientierung (**kranio-sakrales System** mit Nervensystem) und Fokussierung sowie die Organsysteme (**viszerales System**) zur Ver- und Entsorgung der Körpergewebe sowie der Vermehrung (Arterhaltung) die wesentlichen Stützpfeiler.

Es gibt verschiedene (z. B. anatomische, topografische, funktionelle) Gliederungen, um sich den Organen und ihrer Funktion zuzuwenden. Im Folgenden wird ein Überblick über die Steuerung der Organsysteme mittels des neurovegetativen und des endokrinen Systems gegeben, danach die Grundregulation der Gewebe betrachtet, um anschließend die Organsysteme nach ihren Funktionskreisen und ihrer topografischen Lage zu begreifen.

Generell gilt, dass die Gesamtfunktion des Organismus nur dann störungsfrei arbeiten kann, wenn die einzelnen Systeme alle ordnungsgemäß ihre Funktion ausüben können. Für die Viszera bedeutet das, dass ihre Infrastruktur hinsichtlich der arteriellen, venösen, lymphatischen und neurovegetativen Ver- und Entsorgung genauso funktionieren muss wie die Zwerchfellbewegung als Motor der viszeralen Mobilität und die Matrix als System der Grundregulation. Bei Funktionsstörungen gilt es, die primäre Dysfunktion zu finden und zu behandeln, um – in Abkehr von einem rein symptomorientierten Ansatz – die Wiederherstellung der physiologischen Prozesse nach besten Kräften zu unterstützen.

27.1 Sozio-psycho-neuro-endokrino-immunologisches System

Die Steuerung der Organsysteme erfolgt dual durch das (schnell wirkende) **neurovegetative Nervensystem** (gegliedert in den sympathischen und den parasympathischen Teil) und das (langsam wirkende) **endokrine System**.

Übergeordnete Steuereinheit für beide Systeme ist der **Hypothalamus**, welcher sich im Zwischenhirn unterhalb des Thalamus („Tor des Bewusstseins“ – afferenter Filter zur Reizweiterleitung an die Großhirnrinde) befindet und als oberste Steuereinheit des vegetativen (Organ-) Systems bekannt ist. Der Hypothalamus hat funktionelle Regelkreise zum emotionsverarbeitenden limbischen System („limbic-hypothalamic system“) und zum aufmerksamkeitslenkenden Formatio-reticularis-System („reticulo-hypothalamic system“).

Die Hypothalamus-Hypophysen-Achse steuert das endokrine System, über den sympathischen und parasympathischen Teil des VNS (vegetativen Nervensystems) regelt der Hypothalamus unmittelbar die Organfunktionen.

Das soziale Umfeld und die psychische Stabilität des Patienten beeinflussen die neurovegetative und die endokrino-immunologische Reaktion des Patienten, sodass zur viszeralen Behandlung auch ein Fokus auf der psychosozialen Komponente liegen muss.

27.1.1 Neurovegetatives System

Zeitlich schnelle Regelungen der Organfunktionen werden vom VNS ausgeführt. Das neurovegetative System wird zentral vom **Hypothalamus** gesteuert, welcher die Balance zwischen den beiden (gegensätzlich wirkenden) Teilen des VNS, dem **Sympathikus** und dem **Parasympathikus**, regelt. Wegen seines Automatismus (unwillkürliche Aktivität) wurde das vegetative Nervensystem früher auch als „autonomes Nervensystem“ bezeichnet. Die rostralen Teile des Hypothalamus regeln eher den parasympathischen, die kaudalen Teile eher den sympathischen Teil.

Hierbei liegen die Kerngebiete des VNS für den **Parasympathikus** im Bereich des **Kraniums** (Nucleus Edinger-Westphal = III/Nucleus tractus solitarii sive salivatorius superior = VII/Nucleus salivatorius inferior = IX, Nucleus dorsalis et intermedius n. vagi = X) und des Sakrums (Seitenhorn des Rückenmarks auf Höhe S 2–S 4) und für den **Sympathikus** im **thorakalen Bereich** (Seitenhorn des Rückenmarks auf Höhe C 8–L 2).

Die neurovegetativen Nervenbahnen werden innerhalb ihres Verlaufs umgeschaltet, haben also (im Gegensatz zum mononeuronalen willkürlichen motorischen Nerv, der seinen Reiz vom Zellkern im Rückenmarks-Vorderhorn als sog. α-Motoneuron ohne Umschaltung bis an die motorische Endplatte im Erfolgsorgan [Muskel] bringt) zwei Nervenfasern: eine präganglionäre Strecke (vom Vorder-Seitenhorn des Rückenmarks bis zur vegetativen Umschaltstelle) und eine postganglionäre Strecke (von der vegetativen Umschaltstelle bis zum Erfolgsorgan). Beim **Sympathikus** liegen die vegetativen Umschaltstellen organfern und nahe der Wirbelsäule im sog. Truncus sympathicus (einige Fasern ziehen ohne Umschaltung durch den Truncus sympathicus hindurch und schalten erst in den präaortalen Ganglien [Ggl. coeliacum/mesentericum superior/inferior]) um, während beim **Parasympathikus** die Umschaltung organnah direkt in der Faszie des betroffenen Organs erfolgt.

Diese Umschaltstellen sind wichtig, weil es hier durch Gewebespannung zu Reizungen der Umschaltstelle mit veränderter neurovegetativer Reizleitung kommen kann, gleichzeitig sind diese Umschaltstellen deswegen auch die prädestinierten Regionen, um mechanisch Einfluss auf das VNS zu nehmen. Also muss bei vegetativen Funktionsstörungen der diagnostische und der therapeutische Blick diesen vegetativen Umschaltstellen gelten.

Die segmentale neurovegetative **sympathische Versorgung der Organe** bietet gleichzeitig ein diagnostisches Instrument an, weil die Organe plurisegmental an mehreren Wirbelsegmenten eine Tonusveränderung der autochthonen Muskeln, v. a. des transversospinalen Systems, dort die Mm. rotatores breves und longi, bewirken. Anders ausgedrückt, erzeugt ein vegetativer Reiz eines Organs eine muskuläre Tonusveränderung in den betroffenen 3–5 Segmenten der Wirbelsäule, welche bei typischer Verteilung der erste diagnostische Hinweis auf eine viszerale Dysfunktion darstellt. Der ▸ **Tab. 27.1** ist die typische Verteilung der sympathischen Segmente zu entnehmen.

Neben diesen „viszeralen Gruppendysfunktionen" der Wirbelsäule können natürlich auch andere Gruppendysfunktionen auftreten, beispielsweise durch die einseitige Kontraktur des Psoas, welche (in diesem Beispiel: links) eine (parietale) Gruppendysfunktion L 1–L 5 NS_LR erzeugt (Kap. 7.1 und Kap. 7.4).

Die **parasympathische Gliederung** unterscheidet den kranialen Teil (mit Versorgung der Kopforgane über die Hirnnerven III, VII und IX sowie der Hals- und Körperorgane über den N. vagus [X], der große Teile des Körpers parasympathisch innerviert) sowie den sakralen Teil (der die Beckenorgane und das distale Kolon [ab dem Cannon-Böhm-Punkt = embryologisch: Enddarm] innerviert).

Da die sympathische Innervation einer detaillierteren Verteilung folgt, ist sie diagnostisch besser geeignet, um bei der Untersuchung des axialen Systems aus den gefundenen Gruppendysfunktionen Rückschlüsse auf viszerale Dysfunktionen zu ziehen.

Therapeutisch wird das VNS an folgenden Stellen beeinflusst:

- **Hypothalamus:** mittels entsprechender kranio-sakraler Techniken
- **Rückenmarks-Seitenhorn (C 8–L 2, S 2–S 4):** Durch Mobilisation/Manipulation der betroffenen Wirbelsegmente wird der Einfluss über den R. meningeus und R. dorsalis des Spinalnerven auf das Hinter-Seitenhorn weitergeleitet und erzeugt dort eine neurovegetative Antwort, welche über das Vorder-Seitenhorn und den R. communicans albus zum Truncus sympathicus bzw. zu den präaortalen/prävertebralen Ganglien zur Umschaltung weitergeleitet wird. Der R. communicans griseus verbindet den Truncus symphathicus mit dem R. ventralis des Spinalnerven, um die vegetative Information zu den Gefäßen etc. weiterzuleiten.
- **Truncus sympathicus:** Der Truncus sympathicus läuft ventral der Halswirbelquerfortsätze, Rippenköpfchen, des Psoas, Sakrum und Kokzyx und hat seine Umschaltung in den Sympathikusganglien auf Höhe von C 1/C 6/C 7 und der 1.–12. Rippe, des Psoas, des Sakrums und des Kokzyx, sodass eine Mobilisation/Manipulation sowie myofasziale/myotensive Techniken dort mechanischen Einfluss auf das betroffene Ganglion des Truncus sympathicus haben.
- **Parasympathische Umschaltung:** Diese liegt organnah in der jeweiligen Organfaszie, sodass die Mobilisation des jeweiligen Organs über den mechanischen Einfluss auf die Organfaszie neben einer Verbesserung der (arteriellen, venösen, lymphatischen, neurovegetativen) Ver-/Entsorgung des Organs auch eine Reizlinderung auf die parasympathische Umschaltung bewirkt.

Dies bedeutet, dass eine viszerale Behandlung (je nachdem, welche mechanischen Dysfunktionen beim jeweiligen Patienten vorliegen) auch oder sogar nur durch parietale Techniken erfolgen kann, wenn die parietalen Dysfunktionen den vegetativen Reiz auf das Organ auslösen. Gleiches gilt für entsprechende kranio-sakrale Techniken, die im entsprechenden Fall die Ursache für eine zentrale vegetative Fehlsteuerung beheben können.

Zur Übersicht stellt die ▸ **Tab. 27.2** die Einflüsse von Sympathikus/Parasympathikus auf die Organsysteme dar.

▸ **Tab. 27.1** Segmentale Zuordnung der Wirbelsegmente zu den Organbereichen.

Segmente	Organbeziehung
C 8–Th 1	Kopf-/Halsorgane
Th 1–Th 5	Thoraxorgane
Th 6–Th 9	Oberbauchorgane
Th 10–Th 12	Bauchorgane
Th 12–L 2	Beckenorgane

▶ **Tab. 27.2** Einfluss des Sympathikus/Parasympathikus auf die Organsysteme.

Organ	Sympathikus (ergotrop)	Parasympathikus (trophotrop)
Pupillen	Pupillenerweiterung	Pupillenverengung
Tränendrüse	trocken	flüssig
Speicheldrüsen	zähflüssig	dünnflüssig
Bronchien	Dilatation	Konstriktion
Herz	Tachykardie/Pumpleistung erhöht	Bradykardie/Pumpleistung gesenkt
Ösophagus	erschlafft	spasmiert
Magen/Darm	Tonussenkung/Schluss der Sphinkteren	Tonuserhöhung/Entspannung der Sphinkteren
Pankreas	verminderte Tätigkeit/Insulinproduktion	gesteigerte Tätigkeit/Insulinproduktion
Harnblase	erhöhter Schließmuskeltonus	erhöhter Entleerungsmuskeltonus
Pilomotorik	Kontraktion (Gänsehaut)	Relaxation
Muskelgefäße	Dilatation	Konstriktion
Hautgefäße	Konstriktion	Dilatation
Schweißdrüsen	gesteigerte Sekretion	verminderte Sekretion
Reproduktionsfunktion	Ejakulation	Erektion
Uterus	Kontraktion	–
Nebenniere	(Nor-)Adrenalinausschüttung	–

27.1.2 Endokrines System

Die (langsame) Regulation der Organfunktionen findet nicht auf nervalem, sondern auf dem Blutweg statt. Somit bekommt jede Zelle, die vom Blutkreislauf versorgt wird (Kap. 27.2.4), **alle** hormonellen Informationen geliefert. Rezeptoren auf der Zellwand bestimmen letztlich, welche der im Blut kreisenden Hormone für die spezifische Zelle maßgebliche Informationen bedeuten und deswegen eine Zellantwort (Reaktion des Gewebes auf das entsprechende Hormon) auslösen.

Auch die hormonelle (endokrine = ins Blut ausgeschüttete Substanzen) Regulation wird vom Hypothalamus als oberster Steuereinheit veranlasst. Dabei schüttet der Hypothalamus sog. **Releasing-Hormone** (= RH) aus, welche dann den Hypophysenvorderlappen (= HVL) dazu veranlassen, die **Stimulierenden Hormone** (= SH) auszuschütten. Diese stimulierenden Hormone bewirken sowohl eine vermehrte Hormonausschüttung des Drüsengewebes als auch eine verminderte Ausschüttung von Releasing-Hormonen, was man als negativen Regelkreislauf bezeichnet. Das vom Drüsengewebe ausgeschüttete Hormon seinerseits stimuliert die Zielzellen im Körper, während es jeweils einen negativen Regelkreislauf zum Hypothalamus (Releasing-Hormon-Ausschüttung wird vermindert) und zur Hypophyse (Stimulierendes-Hormon-Ausschüttung wird vermindert) bewirkt.

In den Zielzellen findet dann jeweils die spezifische Reaktion auf das entsprechende Hormon statt, welche das Vorhandensein von entsprechenden Zellrezeptoren in der Zellwand voraussetzt. Hat eine Zelle keine Rezeptoren für das entsprechende Hormon, so reagiert sie auch nicht auf das entsprechende Hormon, sie stellt also keine Zielzelle für dieses Hormon dar.

Die Wirkung und Regulierung der Hormone am Beispiel der Schilddrüse zeigt die ▶ **Tab. 27.3**.

▶ **Tab. 27.3** Ausschüttung und Wirkung der Schilddrüsenhormone.

Region	ausgeschüttetes Hormon	Wirkung
Hypothalamus	TRH (Thyreotropin-Releasing-Hormon)	• aktiviert Hypophyse • bremst Hypothalamus
Hypophysenvorderlappen	TSH (Thyreoidea-stimulierendes Hormon, Thyreotropin)	• aktiviert Schilddrüse • bremst Hypophyse • bremst Hypothalamus
Schilddrüse (Zielzellen)	fT_3 (freies Trijodthyronin), fT_4 (freies Thyroxin)	• aktiviert Zielzellen • bremst Schilddrüse • bremst Hypophyse • bremst Hypothalamus

Die Hormonausschüttung stellt also eine Kombination mehrerer, fein aufeinander abgestimmter Regelkreise dar, welche ihre Informationen im gesamten Körper bereitstellen und deren spezifische Reaktionen von den jeweiligen Zellrezeptoren abhängen (positive und negative Regelkreise zur mehrstufigen Regulation).

Diagnostisch stehen je nach Hormonsystem verschiedene Parameter bereit, die auf hormonelle Regulationsstörungen hinweisen, anamnestisch z. B. Zyklus(-regelmäßigkeit) der Frau, Glukosespiegel(-schwankungen) bei Sport, Stress etc., Gewichtsveränderungen, Basaltemperaturkurve für Schilddrüsenfehlfunktionen, Blutdruckschwankungen und vieles mehr.

Therapeutisch müssen neben den zentralen Steuereinheiten Hypothalamus und Hypophyse (mit jeweils spezifischen kranio-sakralen Techniken) auch die Regulationsfähigkeit **aller** Hormondrüsen geprüft und ggf. wiederhergestellt werden, weil durch Dysfunktion einer Hormondrüse die Regulationsfähigkeit anderer Hormondrüsen beeinflusst sein kann.

Das bedeutet, dass beispielsweise eine Dysmenorrhoe/Zyklusunregelmäßigkeit (auch mit Infertilität) durch **Stress** (Hypothalamus-Hypophysen-Nebennieren-Achse) oder **Allergien** (Hypothalamus-Hypophysen-Schilddrüsen-Achse) verursacht sein kann und der eigentliche Behandlungsansatz auf der entsprechenden gestörten Achse zu finden ist.

Um die Regulationsfähigkeit der entsprechenden Hormondrüsen wiederherzustellen, ist es notwendig, ihre Infrastruktur (arteriell/venös/lymphatisch/neurovegetativ) auf mögliche Entrapments zu prüfen und diese ggf. zu korrigieren, d. h. insbesondere auch, die Mobilität der Hormondrüse zu optimieren (für die parasympathische Umschaltung in der Drüsenfaszie) und die Versorgung der Zellen (Kap. 27.2.4) zu gewährleisten.

27.1.3 Immunologisches System

Das immunologische System besteht aus 3 Teilen (mechanische und chemische Barriere, Organe des lymphatischen Systems, Immunzellen) und ist funktionell in das angeborene unspezifische Abwehrsystem und das erworbene spezifische Abwehrsystem (immunologisches Gedächtnis) gegliedert:

- **Mechanische/chemische Barriere:** Die erste Abwehreinheit bilden Haare, Haut mit Talg und Fettsäuren, Flimmerepithel der Lunge, Normalflora des Magen-Darm- und Urogenitaltrakts sowie Abwehrstoffe wie Lysozym (spaltet Murein, als Hauptbestandteil der Bakterienzellwand).
- **Organe des lymphatischen Systems:** Die primären lymphatischen Organe (Knochenmark und Thymus) bilden aus Vorläuferzellen die B- und T-Lymphozyten. In den sekundären lymphatischen Organen (Lymphfollikel, Mukosa-assoziiertes lymphatisches Gewebe [MALT], Lymphknoten, Milz, Appendix vermiformis und Tonsillen) findet der Kontakt zwischen dem Antigenen (körperfremde Eindringlinge) und immunkompetenten reifen Lymphozyten (Antikörper) statt.
- **Immunzellen:** Die Immunzellen **(Leukozyten)** entstehen aus den pluripotenten Stammzellen des Knochenmarks und differenzieren sich myeloid (unspezifische Abwehr mit Granulozyten/Monozyten) oder lymphoid (spezifische Abwehr mit T-/B-Lymphozyten).

Bei der **unspezifischen Abwehr** verlassen **Monozyten** die Blutgefäße und besiedeln das Gewebe (dauerhaft: Gewebemakrophagen, temporär: aufgrund chemotaktischer Reize), um dort Antigene zu fressen und diese dann den spezifischen T-Lymphozyten zu präsentieren sowie mittels Zytokinen (Interleukin-1/-6, TNF-α [Tumornekrosefaktor-α]) die unspezifische Abwehr zu unterstützen, indem die lokale Entzündungsreaktion verstärkt wird. Die **Granulozyten** als weiterer Bestandteil der unspezifischen Abwehr werden in folgende Gruppen unterteilt:

- **Neutrophile Granulozyten** wandern aktiv zum Entzündungsherd und phagozytieren die Erreger. In den Granula sind verschiedene Enzyme (Hydrolase, Lysozym etc.) enthalten.
- **Eosinophile Granulozyten** bekämpfen Parasiten IgE (Immunglobulin-E)-vermittelt, indem sie ihre Granula nach außen entleeren (saure Hydrolasen, Peroxidase, MBP [Major Basic Protein])
- **Basophile Granulozyten** enthalten Histamin, Serotonin und Heparin und reagieren IgE (Immunglobulin-E)-vermittelt (allergisch).

Die **spezifischen Immunzellen** werden in T- und B-Lymphozyten unterteilt:

- **T-Lymphozyten** entstehen aus Knochenmark-Stammzellen, reifen aber im Thymus. T-Killerzellen zerstören das Antigen, während T-Helferzellen die Antikörperproduktion der B-Zellen stimulieren und über Zytokine die Immunantwort verstärken.
- **B-Lymphozyten** reifen ohne Antigenkontakt im Knochenmark und vermehren sich erst bei Antigenkontakt massiv, um dann gezielte Antikörper zu produzieren.

Das Immunsystem wird oft auch in das **zelluläre** (die Zellen des Immunsystems betreffend) und **humorale** (Proteine des Immunsystems als Antikörper betreffend) **Immunsystem** untergliedert.

Die Gewebebeschaffenheit spielt eine große Rolle für Ausmaß und Umfang der **Entzündungsreaktion**:

- Auf **jeden Gewebereiz** hin schüttet der Körper biochemische Botenstoffe, die sog. **Gewebemediatoren**, aus.
- Die Gewebemediatoren erweitern die Gefäßwand, sodass Immunzellen und -proteine ins Gewebe einströmen können, um dort Reparaturprozesse durchzuführen. Diese **Gewebeschwellung** reduziert gleichzeitig die Bewegung im Gewebe, was die Reparatur des Gewebes unterstützt. Dabei ist die **Durchblutung** des

Gewebes gesteigert, sodass es zu einer verbesserten Nährstoffversorgung und Schlackenentsorgung kommt, welche allerdings durch Gewebeproteine gebremst wird.
- Außerdem sorgen bestimmte Gewebemediatoren durch die Aktivierung von Schmerznervenfasern im Gewebe für den lokalen **„Entzündungsschmerz"**.
- Die Wirkungsintensität der Gewebemediatoren wird maßgeblich vom **pH-Wert des Gewebes** beeinflusst: Bei vermehrter Azidität (Säure) des Gewebes wird die Wirkung der Gewebemediatoren potenziert, sodass es zu verstärkter Schwellung und Schmerzhaftigkeit des betroffenen Gewebes kommt.

Um also die Entzündungsreaktion des Gewebes einzudämmen, muss einerseits der Kreislauf angeregt werden (transportiert lokal die Gewebemediatoren ab), andererseits der Gewebe-pH-Wert in Richtung neutral optimiert werden (Ernährung, Stressreduktion, basische Fußbäder) und das Gewebe entschlackt werden (Kap. 27.2.4). Außerdem muss der Extrazellulärraum ausreichend Flüssigkeit (Wasser) enthalten.

27.1.4 Sozio-psychisches System

Die Psychoneuroimmunologie und die Psychoneuroendokrinologie beschäftigen sich mit den Wechselwirkungen zwischen dem psychosozialen Wohlbefinden des Patienten und dem Nervensystem, dem Immunsystem und dem endokrinen System. Botenstoffe des Nervensystems wirken auf das Immunsystem und umgekehrt. Neuropeptide können an Immunzellen andocken und so die Geschwindigkeit und Richtung von Makrophagen beeinflussen. Emotionale Wechselwirkungen sind insbesondere auch mit mechanischen Irritationen der Faszien bekannt (Kap. 32.9) und bieten oft einen guten Zugang zum Patienten.

Ordnungstherapeutische Maßnahmen (zur Strukturierung der inneren und äußeren Lebensordnung geeignete Maßnahmen, z. B. regelmäßige Mahlzeiten, Bewegung, Sozialkontakte etc.) wirken sehr unterstützend auf das psychosoziale System.

27.2 System der Grundregulation (Matrix)

Das System der Grundregulation geht auf den österreichischen Arzt Dr. Pischinger zurück, der 1975 postulierte, dass das mesenchymale lockere Bindegewebe alle Zellen des Körpers verbindet und die Ver- und Entsorgung der Körperzellen dadurch sicherstellt, dass es die Gefäße und die Zellen über den Extrazellulärraum (= Interzellularsubstanz/ = Matrix) verbindet [18]. Keine Zelle hat direkten Anschluss an die Blutgefäße, sondern die Gefäße enden stets im mesenchymalen Bindegewebe, in dem sich auch die Zellen befinden. Die Matrix (also der extrazelluläre Raum) verbindet Gefäße und Zellen und bildet somit die Diffusionsstrecke, durch welche der Nährstoff- und Schlackenaustausch stattfindet.

27.2.1 Bindegewebe

Das Bindegewebe enthält wenige Zellen und sehr viel Zwischenzellsubstanz. Es entsteht embryonal aus dem Mesoderm bzw. dem Neuroektoderm und bildet das Mesenchym, welches aus pluripotenten Stammzellen besteht, deren Zellfortsätze untereinander sog. Gap-Junctions bilden, also miteinander verbunden sind. So entsteht ein Netzwerk aus Mesenchym, welches sich weiter differenziert.

In der Zwischenzellsubstanz liegen faserige (fibrilläre) Proteine, die ein den Zugkräften widerstehendes Netz bilden, und dazwischen stark quellende Proteoglykane, welche Kompressionen abpuffern. Die Kombination aus (Zugkräfte bindenden) **Proteinfibrillen** und (Kompression abfangenden) **Proteoglykanen** stabilisiert die Gewebeverbände, z. B. die Form der Viszera.

27.2.2 Interzellularsubstanz/ Extrazellulärraum/Matrix

Die Zwischenzellsubstanz wird von Fibroblasten gebildet. Sie wird auch als Interzellularsubstanz, Matrix, Extrazellulärraum usw. bezeichnet. In lockeren Gewebeschichten nimmt die Interzellularsubstanz sehr viel Platz ein, in dichten Gewebeverbänden besteht sie lediglich aus der Basalmembran.

Die Interzellularsubstanz (Matrix) besteht aus Proteoglykanen, von deren Konzentration und Molekülgröße es abhängt, welche Stoffe (Elektrolyte, Nährstoffe, Eiweiße) durch die Interzellularsubstanz von/zur Zelle gelangen können. Die in der Matrix enthaltenen Elektrolyte bestimmen ihren pH-Wert, welcher die Matrix (je nach ihrem chemischen Zustand) in einen Sol- (zäher Zustand) bzw. Gelzustand (fester Zustand) bringt und damit auch über die Transitfähigkeit der zur Zelle zu transportierenden Stoffe entscheidet.

Aufgrund ihrer negativen Ladung haben Proteoglykane eine Bindungsfähigkeit für Wasser und ermöglichen den Ionenaustausch in der extrazellulären Matrix. Dadurch wird die Homöostase (Gleichgewicht) in Bezug auf die Ionenkonzentration, den elektrostatischen Tonus sowie die Osmose hergestellt.

27.2.3 Trias von Kapillare/Grundsubstanz/ Zelle

Da die (neurovegetativen) Nervenenden sowie die (arteriellen und venösen) kapillären Endstrombahnen und die offenen Lymphbahnen in der **Grundsubstanz (Matrix)** enden, in der sich auch die Zellen befinden, müssen alle Stoffe, die die Zellen erreichen oder verlassen sollen, durch die Matrix wandern.

Dabei werden die Axone des Nervensystems direkt von den aus den arteriellen Kapillaren in die Matrix abgegebenen Hormonen beeinflusst. Also erfolgt (neben der gemeinsamen kranialen Regelstufe Hypothalamus) auch in der Matrix eine Kopplung des neurovegetativen und des endokrinen Systems.

Die Makrophagen in der Matrix stellen die Anbindung des immunologischen Systems an die Grundsubstanz dar, sodass Psyche und Immunsystem auf dieser globalen Ebene mit einbezogen sind.

Aus Proteoglykan-Glukosaminoglykan-Komplexen werden **Tunnel** gebildet, die innen hydrophob und außen hydrophil sind und damit (an ihrer Außenseite) hydrophile Komplexe und (an ihrer Innenseite) hydrophobe Komplexe in die Grundsubstanz transportieren.

Die Matrix speichert alimentär Kohlenhydrate als Glukose/Galaktose, Fette als Fettsäuren, Eiweiße als Aminogruppen und Wasser in den Proteoglykanen (Kap. 27.2.2). Allerdings werden bei alimentärem Eiweiß- und Kohlenhydratüberschuss diese Substanzen in der Grundsubstanz sowie der Basalmembran der Kapillaren eingelagert, was zu einer „Verschlackung" des Bindegewebes führt. Zunächst werden diese Substanzen als Komplexe in Vesikeln in die Grundsubstanz eingelagert, allerdings kann es bei Überlastung dieses homöostatischen Mechanismus dazu kommen, dass die Vesikel platzen und dann aus den Vesikeln neben den Eiweiß-Kohlenhydrat-Komplexen auch (proteolytische und hydrolytische) Enzyme sowie Zytokine (Leukotriene und Prostaglandine) freigesetzt werden, die eine **Entzündungsreaktion der Grundsubstanz** hervorrufen.

Degeneration und chronische Erkrankungen entstehen, wenn die Grundsubstanz ihre Transit- und Pufferfunktion nicht mehr (ausreichend) ausüben kann, weil sie überlastet ist durch folgende Faktoren:

- Übersäuerung
- Übereiweißung
- Verschlackung
- gestörtes Redoxpotenzial
- gestörter Energiefluss mit Beeinträchtigung der hydrophoben/hydrophilen Proteoglykan-Glukosaminoglykan-Komplexe (auch als Energiemangel im Bindegewebe bezeichnet)

Zusammengefasst besteht das Bindegewebe aus:

- **Zellen:** Fibrozyten, Makrophagen, Mastzellen:
  - Fibrozyten bauen strukturierte Interzellularsubstanz auf.
  - Makrophagen bauen strukturierte Interzellularsubstanz ab.
- **Interzellularsubstanz:** Proteinfibrillen und Proteoglykane:
  - Proteinfibrillen bestehen aus Strukturglykoproteinen (Kollagen, Elastin, Laminin, Fibronektin), die die **Zugfestigkeit** des Bindegewebes ausmachen.
  - Proteoglykane bilden **Kompressionspuffer** und je nach chemischer Zusammensetzung einen **Filter** für den Stofftransport von/zur Zelle, durch ihre negative Ladung findet Wasserbindung und Ionenaustausch statt: **Homöostase**.
- **Kapillaren (arterielle/venöse)** ver-/entsorgen die Interzellularsubstanz und über diese alle Körperzellen.
- **Offene Lymphbahnen** entsorgen die Interzellularsubstanz und über diese alle Körperzellen.
- **Nervenenden** ver-/entsorgen die Interzellularsubstanz und über diese alle Körperzellen.

27.2.4 Gewebeentschlackung mit ausleitenden Verfahren

Um das Bindegewebe und die Matrix zu entlasten und ihre Funktionsfähigkeit sicherzustellen, sind v. a. die **ausleitenden Verfahren** prädestiniert:

- **Haut:** Wickel, Abreibungen, Güsse, Packungen, Bäder, Schwitzen etc.
- **Darm:** Heilfasten, Kolonhydrotherapie, Ausleitung (Algen, Koriander, Bärlauch), Leberentgiftung/-unterstützung (Mariendistel, Schöllkraut, Salbei, Wermut etc.)
- **Lunge:** Atemtechniken, Inhalationen
- **Niere:** Trinkmenge(!), Säure-Base-Puffer, Wasser-/Elektrolythaushalt etc.
- **Uterus:** mit den Menses entschlackt die Frau, Eiweißabgabe aus dem Bindegewebe

27.3 Viszerale Mobilität und Motilität

Als viszerale Mobilität bezeichnet man die passive Bewegung der Organe infolge der aktiven Atembewegung des Zwerchfells (Kap. 27.3.1).

Davon unterscheidet man die Motilitätsbewegung, welche nach Barral eine aktive Eigenbewegung als kontinuierliche Bewegung der embryonalen Entwicklungsbewegung darstellt und mit einer Frequenz von 7 Zyklen/ Minute und einer sehr kleinen Amplitude erfolgt. Zur Genese gibt es mehrere Hypothesen:

- **Embryologische Theorie** (Barral/Mercier): Sie besagt, dass das viszerale Gewebe ständig (7 × /Minute) die Bewegung zwischen embryonaler Position und endgültiger Position wiederholt. Die Bewegungsrichtungen der Motilität sind mit denen der embryonalen Wanderung identisch, nur in ihrer Amplitude wesentlich kleiner. Am wichtigsten sind für uns die Bewegungsrichtungen, die das Organ zur Medianachse des Körpers führen (= ExSpir) bzw. das Organ von der Medianachse des Körpers wegführen (= InSpir).
- **Fernöstlich energetische Theorie:** Die Hauptzeiten der Organsysteme beginnen zwischen 3:00 und 5:00 Uhr Lunge – 5:00–7:00 Uhr Dickdarm – 7:00–9:00 Uhr Magen – 9:00–11:00 Uhr Milz/Pankreas – 11:00–13:00 Uhr Herz – 13:00–15:00 Uhr Dünndarm – 15:00–17:00 Uhr Blase – 17:00–19:00 Uhr: Niere – 19:00–21:00 Uhr Perikard – 21:00–23:00 Uhr 3-Erwärmer – 23:00–1:00 Uhr Gallenblase – 1:00–3:00 Uhr Leber. Die Bewegungsamplitude des Organs ist während der Organzeit größer als in der übrigen Zeit.

Die Motilität jedes Organs ist wichtig für seine normale, ungestörte Funktion. Vitalität und Gesundheit eines Gewebes werden bei Störungen der Motilität beeinträchtigt. Hier ist besonders die Motilität der Nieren sowie der Leber beachtenswert, da deren Motilität durch viele Medikamente negativ beeinflusst wird. Ebenso wird die Motilität des Darms durch schlechte Ernährung ungünstig beeinflusst. Die Störung der Motilität ist oft das erste klinische Zeichen einer viszeralen Dysfunktion.

Die **Palpation der Motilität** erfolgt, indem man die Hände für jedes Organ spezifisch mit leichtem Druck (ca. 20–100 g) anlegt und die Bewegung um die spezifischen (embryologischen) Bewegungsachsen im Rhythmus von ca. 7 Zyklen/Minute völlig passiv palpiert.

Hat man eine **Einschränkung (oder Aufhebung) der Motilität** gefunden, so sollte man zuerst die Mobilität des Organs wiederherstellen (weil fasziale Restriktionen die Mobilität und Motilität stören, aber leichter und effektiver über eine Verbesserung der Mobilität behandelt werden können). Dann stimuliert man die Motilität, indem man der Bewegung der Motilität zunächst folgt, um am Endpunkt einer Bewegung einen zusätzlichen Bewegungsimpuls in diese Richtung zu geben (wie das Anschubsen einer Schaukel). Diese Technik wird als Induktion bezeichnet, sie erfolgt grundsätzlich in Richtung der freien Beweglichkeit („Side of Ease"), also in die gut bewegliche Richtung.

Hat man dagegen eine **gesteigerte Motilität** gefunden (gesteigerter Rhythmus oder Amplitude), so bremst man die Motilität, indem man der Bewegung der Motilität zunächst folgt, um am Endpunkt einer Bewegung einen kurzen Gegendruck zu geben (wie das Stoppen einer Schaukel). Diese Technik wird v. a. bei **entzündlichen Erkrankungen** eingesetzt, da sie antiinflammatorisch und analgetisch wirkt.

! Beachte

Die Motilität und ihre Beeinflussung durch Induktion darf nicht mit dem faszialen Listening-Test (Écoute-Test) verwechselt werden. Listening bezeichnet die Diagnostik und Therapie von faszialen Traktionen, denen man mit aufgelegter Hand folgt, bis ein neutraler Punkt ohne fasziale Spannung erreicht wird. An diesem Punkt bleibt man so lange, bis eine fasziale Entspannung auftritt (Release).

27.3.1 Zwerchfell als Motor der viszeralen Mobilität

Die Atembewegung des Diaphragma abdominalis (= Zwerchfell) dient neben dem Gasaustausch zwischen Lungen und Umwelt auch dem Kreislauf als (wichtigste) venös-lymphatische Pumpe sowie der Bewegung der intrathorakalen (Lungen) und abdominalen Organe (Magen, Darm, Leber, Milz, Pankreas, Gallenblase, Nebenniere, Niere), welche je nach ihrer (topografischen und peritonealen) Lage und Größe in unterschiedlichem Maße der Zwerchfellbewegung folgen. So bewegt sich beispielsweise das Colon transversum bei normaler Ein-/Ausatmung ca. 12 cm nach oben/unten, die Niere etwa 3 cm.

Sowohl Fehlfunktionen des Zwerchfells, z. B. durch Spasmus/Parese bei gestörter nervaler Innervation vom N. phrenicus (C 3–C 5) oder von der lateralen Muskelmasse (Th 6–Th 12; Kap. 27.3.3) oder Retraktion der bindegewebigen Verbindungen zum Zwerchfell, bremsen die viszerale Mobilität als auch „Verklebungen" der entsprechenden Viszera mit ihrer Umgebung.

27.3.2 Mobilität der Viszera und „Verklebungen"

Die Bewegung der Viszera wird erst dadurch ermöglicht, dass alle Viszera eine Umhüllung einer serösen Haut (Pleura visceralis, Perikard, Peritoneum viscerale) besitzen und die einzelnen Viszera voneinander durch ihre jeweilige seröse Haut abgegrenzt sind, welche durch die seröse Flüssigkeit in der freien Bauchhöhle bzw. in der Pleurahöhle eine gute gegenseitige Verschieblichkeit sicherstellt.

Diese wird nach entzündlichen Prozessen, welche die Gleitfähigkeit der serösen Umhüllung des jeweiligen Organs senken, eingeschränkt. Da sich die Verschieblichkeit des Organs mit seiner serösen Haut reduziert, spricht man von eine „Verklebung".

Solche „Verklebungen" können durch Anwendung lokaler Mobilisationstechniken verringert oder behoben werden. Also kommen bei postinflammatorischen „Verklebungen" besonders lokale Mobilisationstechniken zum Einsatz. Unterstützend können auch hier Verfahren zum Einsatz kommen, welche die Regulation der Grundsubstanz optimieren, also milieustabilisierende und ausleitende Verfahren.

27.3.3 Rückkopplungssystem Viszera – Zwerchfell (N. phrenicus/Th 6–Th 12)

Für die erfolgreiche Behandlung der viszeralen Mobilität ist es wichtig, das Zusammenspiel der Viszera mit dem Zwerchfell zu verstehen:

Die mediale Muskelmasse des Zwerchfells wird innerviert von beiden Nn. phrenici (C 3–C 5), die Crura vom linken N. phrenicus (C 3–C 5) und die laterale Muskelmasse über Th 6–Th 12. Dabei wird der Spannungszustand der serösen Umhüllung aller thorakalen und der meisten abdominalen Organe von den Afferenzen des N. phrenicus abgefragt und dann an die Crura und mediale Muskelmasse efferent rückgekoppelt. Die abdominalen Organe werden sympathisch von Th 6–Th 12 innerviert, geben über die viszeroafferenten Fasern Meldung über den Zustand der entsprechenden Viszera und bilden so eine efferente Rückkopplung an die laterale Muskelmasse.

Zusammengefasst ist eine gute Zwerchfellfunktion „der Motor“ für die viszerale Beweglichkeit. Die Organe steuern die Zwerchfellaktivität dabei über Rückkopplungen des N. phrenicus (Organfaszienspannung) an die Crura und mediale Muskelmasse sowie über Th 6–Th 12 an die laterale Muskelmasse des Zwerchfells teilweise selbst.

27.4 Mechanismen zur Beeinflussung der Viszera

Zusammengefasst werden viszerale Dysfunktionen in folgenden Bereichen (patho-)physiologisch und therapeutisch beeinflusst:

- neurovegetatives System:
  - Hypothalamus
  - Rückenmarks-Seitenhorn C 8–L 2/S 2–S 4
  - Truncus sympathicus und präaortale Ganglien
  - Organmobilität mit Organfaszie und parasympathischer Umschaltung
- endokrines System:
  - Hypothalamus
  - Hypophyse
  - alle Drüsenorgane
- sozio-psycho-immunologisches System:
  - psychosoziale Komponente, fasziale Release-Techniken
  - ordnungstherapeutische Maßnahmen
- Ver-/Entsorgung des Organs:
  - Infrastruktur des Organs (arteriell/venös/lymphatisch/neurovegetativ)
  - optimierte Grundregulation des Extrazellulärraumes (Matrix)
  - ausleitende Verfahren
  - Zwerchfellfunktion (venös-lymphatische Pumpe)
- Mobilität des Organs:
  - Zwerchfellfunktion (Motor der viszeralen Mobilität)
  - Organmobilität mit Organfaszie
  - fasziale Release-Techniken
  - optimierte Grundregulation des Extrazellulärraumes (Matrix)
  - ausleitende Verfahren

27.5 Funktionskreise

Im Folgenden werden die Viszera nach Funktionskreisen geordnet besprochen, um ihren komplexen Zusammenhang für die Physiologie des menschlichen Körpers zu begreifen. Im anschließenden Kap. 27.6 werden die Viszera dann nach ihrer topografischen Lage geordnet besprochen.

27.5.1 Sinnesorgane

Die Sinnesorgane dienen der Wahrnehmung der Umwelt und des Körperzustands des Patienten. Sie leiten ihre Informationen über afferente Nerven an das ZNS weiter und werden dort auf verschiedenen Ebenen (segmentaler Reflexbogen, aufsteigende Bahnen zu Stammhirn, Großhirn) ausgewertet und leiten von dort aus entsprechende Reaktionen des Körpers ein.

Neben den klassischen Sinnesorganen (Augen, Nase, Ohren, Geschmack, Tastsinn der Haut) zählen zu den Sinneszellen auch die Mechanorezeptoren (Muskeln, Faszien, kapsulo-ligamentär), Chemorezeptoren (Blutbahn, Lunge), Barorezeptoren (Lunge, Gefäße), Thermorezeptoren (verschiedene Lokalisationen) und Photorezeptoren (Auge). Somit können viszerale Antworten (Speichelfluss, Insulinausschüttung) bereits durch optische Reize und deren Verarbeitung im Gehirn ausgelöst werden.

Therapeutisch wird die viszerale Reaktion auf Sinneswahrnehmungen beispielsweise über Biofeedback-Mechanismen oder bei mentalem Training genutzt.

27.5.2 Endokrine Organe

Die endokrinen Organe geben ihre Botenstoffe (Hormone) direkt ins Blut ab, sie haben deshalb keinen Ausführungsgang. Die Hormondrüsen werden vom Hypothalamus und von der Hypophyse über Releasing-Hormone (RH) und stimulierende Hormone (SH) mit positiven und negativen Regelkreisen gesteuert (Kap. 27.1.2).

Beachte
Die Belastung eines dieser Regelkreise (z. B. Stress als Belastung der Hypothalamus-Hypophysen-Nebennieren-Achse) führt zu einer verschlechterten Regelung (Kontrolle) der anderen Drüsenorgane und kann so zu Symptomen in diesen anderen hormonellen Regelkreisen führen (beispielsweise Zyklusschwankungen/-schmerzen der Frau infolge Stress).

Im Folgenden werden die endokrinen Drüsenorgane vorgestellt.

Hypothalamus

Der Hypothalamus produziert Releasing-Hormone (RH) und Inhibierende Hormone (IH), die vom Hypothalamus über das hypophysäre Pfortadersystem (ein Pfortadersystem verbindet zwei Kapillarsysteme: abdominal vom Darm zur Leber, hypophysär vom Hypothalamus zur Hypophyse) an die Hypophyse (Hypophysenvorderlappen [HVL]) gelangen.

Der Hypothalamus produziert:
- Thyreotropin-RH (TRH)
- Kortikotropin-RH (CRH)
- Gonadotropin-RH (GnRH)
- Growth-Hormone-RH (GhRH)
- Prolaktin-RH (PRL-RH)
- Growth-Hormone-IH (GhIH, Somatostatin)
- Dopamin (Prolaktostatin)

Der Hypothalamus produziert auch Hormone, die über den Hypophysenhinterlappen (HHL; welcher einen Teil des Hypothalamus darstellt) abgegeben werden:
- Oxytozin
- Antidiuretisches Hormon (ADH)

Außerdem produziert der Hypothalamus:
- Ghrelin: Es stimuliert den HVL zur Produktion von Somatotropin und adrenokortikotropem Hormon (ACTH) und steigert das Hungergefühl. Es wird außerdem in den Epithelzellen von Magenfundus, Niere, Plazenta, Hypophyse sowie den ε-Zellen der Langerhans-Inseln des Pankreas gebildet. Bei Schlafmangel wird vermehrt Ghrelin gebildet, was über das gesteigerte Hungergefühl zu einer Gewichtszunahme führen kann.
- Leptin: Es wirkt appetitzügelnd (Sättigungsgefühl) und sympathisch ergotrop (Blutdruck-/Herzfrequenz-steigernd und thermogen [entkoppelt Zellatmung von ATP-Synthese]). Es wird außerdem von Fettzellen, Magenschleimhautzellen, Plazenta, Knochenmark, Muskelzellen und Hypophyse gebildet. Eine hohe Fruktosekonzentration hemmt die Leptinausschüttung und somit das Sättigungsgefühl.

Hypophyse

Die Hypophyse bildet im Hypophysenvorderlappen (HVL) Hormone, die stimulierend auf das entsprechende Drüsenorgan und gleichzeitig inhibierend auf den Hypothalamus und die Hypophyse selbst wirken:
- Thyreotropin (Thyreoidea-stimulierendes Hormon = TSH)
- Kortikotropin (adrenokortikotropes Hormon = ACTH)
- Luteinisierendes Hormon (LH)
- Follikel-stimulierendes Hormon (FSH)
- Somatotropin (STH, Growth Hormone = Gh)
- Prolaktin
- Melanotropin (Melanozyten-stimulierendes Hormon = MSH)

Der Hypothalamus produziert zwei Hormone, die im Hypophysenhinterlappen (HHL; welcher einen ausgelagerten Teil des Hypothalamus darstellt), abgegeben werden:
- Oxytozin
- Antidiuretisches Hormon (ADH)

Außerdem produziert die Hypophyse:
- Ghrelin: Es stimuliert den HVL zur Produktion von Somatotropin und ACTH und steigert das Hungergefühl. Es wird außerdem in den Epithelzellen von Magenfundus, Niere, Plazenta, Hypophyse sowie den ε-Zellen der Langerhans-Inseln des Pankreas gebildet. Bei Schlafmangel wird vermehrt Ghrelin gebildet, was über das gesteigerte Hungergefühl zu einer Gewichtszunahme führen kann.
- Leptin: Es wirkt appetitzügelnd (Sättigungsgefühl) und sympathisch ergotrop (Blutdruck-/Herzfrequenz-steigernd und thermogen [entkoppelt Zellatmung von ATP-Synthese]). Es wird außerdem von Fettzellen, Magenschleimhautzellen, Plazenta, Knochenmark, Muskelzellen und Hypophyse gebildet. Eine hohe Fruktosekonzentration hemmt die Leptinausschüttung und somit das Sättigungsgefühl.

Epiphyse

Der Hypothalamus hat neuronale Verknüpfungen mit der Epiphyse, die in die Blutbahn folgendes Hormon freisetzt:
- Melatonin (Schlafhormon)

Der Syntheseweg beginnt aus der Aminosäure Tryptophan über 5-Hydroxytryptophan (5-HTP) und Serotonin („Glückshormon") zu Melatonin. Das stimmungsaufhellende Serotonin wird tagsüber (unter Lichteinfluss) gebildet und nachts (unter Lichtmangel) in Melatonin umgewandelt. Melatonin steuert den Schlaf-Wach-Rhythmus und dient dem Menschen als „innere Uhr". Auch andere zeitliche Rhythmen werden vom Melatonin mit gesteuert: Die durch Melatonin induzierte Tiefschlafphase stimuliert die Ausschüttung von Somatotropin, Störungen dieser Tiefschlafphasen gehen insofern mit verfrühter Somatopause (Kleinwuchs) einher.

Schilddrüse

Die Schilddrüse nimmt Jod aktiv aus dem Blut auf. Das TSH fördert die Jodaufnahme. Aus dem Jodid werden die zwei wichtigsten Schilddrüsenhormone in einem Verhältnis von ca. 10:1 gebildet und in der Schilddrüse gespeichert:

- Tetrajodthyronin (T_4, Thyroxin)
- Trijodthyronin (T_3)

Bei Bedarf werden die Hormone an das Blut abgegeben, wobei T_4 als Reserve für T_3 dient, da es durch chemische Umwandlung zu T_3 wird. Im Blut benutzen T_4 und T_3 Eiweiße als Transportmittel, um an die Erfolgsorgane zu gelangen. Stoffwechselaktiv sind dort dann nur die freien T_4 (fT_4) und die freien T_3 (fT_3), die nicht an das Transporteiweiß gebunden sind. Die beiden Hormone steigern den Energiestoffwechsel und die damit verbundene Wärmeproduktion. Außerdem steigern sie die Adrenalinempfindlichkeit (z. B. Herzfrequenzerhöhung), das Wachstum und die Reifung v. a. des Gehirns und der Knochen.

Außerdem bildet die Schilddrüse in den C-Zellen das für den Kalzium-Stoffwechsel wichtige

- Kalzitonin.

Nebenschilddrüsen

Die Nebenschilddrüsen sind 4 linsengroße Epithelkörperchen, die paarweise rückseitig am Ober- und Unterrand der Schilddrüse liegen und folgende Hormone bilden:

- Parathormon (PTH)
- Kalzitonin (geringe Mengen)

Beide Hormone regeln den Kalzium- und Phosphathaushalt. **Kalzitonin** fördert zusammen mit Vitamin D_3 (unter Einfluss ultravioletter (UV) Strahlung in der Haut gebildet) die Einlagerung von Kalzium in den Knochen und senkt den Kalziumspiegel im Blut. Das PTH wirkt dem entgegen. Außerdem wirkt Kalzitonin diuretisch und löst Übelkeit mit Erbrechen aus. Sowohl PTH als auch Kalzitonin senken den Phosphatspiegel im Blut.

Herzmuskelzellen

Die v. a. im rechten Vorhof (Atrium) gelegenen myoendokrinen Zellen bilden **Atriales Natriuretisches Peptid (ANP)**. Es dient der Regulation des Salz- und Wasserhaushalts und somit auch der Blutdruckregulation und wird (in Vesikeln gespeichert) durch Dehnung des Vorhofs freigesetzt.

Magen

Enterochromaffin-ähnliche Zellen (ECL-Zellen) bzw. H-Zellen bilden **Histamine** (die die Belegzellen des Magen stimulieren) und die EC (enterochromaffine Zellen) produzieren **Serotonin** (regt die Darmperistaltik an).

Außerdem produziert der Magenfundus:

- Ghrelin: Es stimuliert den HVL zur Produktion von Somatotropin und adrenokortikotropem Hormon (ACTH) und steigert das Hungergefühl. Es wird außerdem in den Epithelzellen von Magenfundus, Niere, Plazenta, Hypophyse sowie den ε-Zellen der Langerhans-Inseln des Pankreas gebildet. Bei Schlafmangel wird vermehrt Ghrelin gebildet, was über das gesteigerte Hungergefühl zu einer Gewichtszunahme führen kann.
- Leptin: Es wirkt appetitzügelnd (Sättigungsgefühl) und sympathisch ergotrop (Blutdruck-/Herzfrequenz-steigernd und thermogen [entkoppelt Zellatmung von ATP-Synthese]). Es wird außerdem von Fettzellen, Magenschleimhautzellen, Plazenta, Knochenmark, Muskelzellen und Hypophyse gebildet. Eine hohe Fruktosekonzentration hemmt die Leptinausschüttung und somit das Sättigungsgefühl.

Duodenum, Jejunum, Ileum, Kolon

L-Zellen bilden **Glucagon-like Peptide 1** (GLP-1), welches dem Glukagon ähnlich den Blutzuckerspiegel bei oraler Zuckerzufuhr erhöht.

Leber

Die Leber produziert eigene Hormone, z. B. **Vitamin D_3** (dient der Konstanthaltung des Kalziumspiegels im Körper), **Insulin-like Growth Factor 1** (IGF-1, dient dem Muskelaufbau), **Angiotensinogen** (reguliert den Wasserhaushalt und den Blutdruck; Kap. 30.1.14), **Glukagon** (stimuliert den Abbau von in der Leber gespeichertem Glykogen und reguliert somit den Blutzuckerspiegel. Glukagon ist der „Gegenspieler“ von Insulin).

Inselzellen des Pankreas

Die β-Zellen der Langerhans-Inseln des Pankreas messen den Blutglukosespiegel. Ein hoher Blutzuckerspiegel aktiviert die β-Zellen der Langerhans-Inseln zur Ausschüttung von **Insulin**. Dies ist essenziell, um den im Blut gelösten Zucker in die Zellen zu transportieren: Bei Insulinmangel kommt es zum Zuckermangel in der Zelle, obwohl der Blutzuckerspiegel zunehmend steigt, weil die Zellen ohne Insulin keine Glukose aufnehmen können.

Bei sehr niedrigem Blutzuckerspiegel kommt es in den α-Zellen der Langerhans-Inseln zur Ausschüttung von **Glukagon**, das den Glykogenabbau im Muskel und in der Leber stimuliert, wodurch der Blutzuckerspiegel steigt.

Die δ-Zellen der Langerhans-Inseln dienen der Ausschüttung von:

- Somatostatin

Die ε-Zellen der Langerhans-Inseln dienen der Ausschüttung von:

- Ghrelin: Es stimuliert den HVL zur Produktion von Somatotropin und ACTH und steigert das Hungergefühl. Es wird außerdem in den Epithelzellen von Magenfundus, Niere, Plazenta, Hypothalamus und Hypophyse gebildet. Bei Schlafmangel wird vermehrt Ghrelin gebildet, was über das gesteigerte Hungergefühl zu einer Gewichtszunahme führen kann.

Die F-Zellen der Langerhans-Inseln (auch als PP-Zellen bezeichnet) dienen der Ausschüttung von:

- PP (Pankreatisches Polypeptid): Dieses dient der Appetitzügelung, hemmt die Enzymproduktion des exokrinen Pankreas, die Darmperistaltik und den Gallenfluss.

Nebennierenmark

Das Nebennierenmark stammt embryologisch aus dem Neuroektoderm der Neuralleiste. Es setzt zwei Katecholamine frei (▸ **Abb. 27.1**):

- Adrenalin
- Noradrenalin

Beide Hormone werden auch in Ganglienzellen des Sympathikus und in Zellen des Hirnstammes gebildet. Die Ausschüttung des „Stresshormons" **Adrenalin** erfolgt v. a. durch nervöse Reize und psychische Erregung. Dadurch wird der Körper schnell auf eine Maximalleistung gebracht, um mögliche Stress- und Notfallsituationen zu bewältigen. Das bedeutet, dass sich die Frequenz und das Schlagvolumen des Herzens erhöhen. In der Folge steigt der Blutdruck. Gleichzeitig wird die Durchblutung des Magen-Darm-Trakts herabgesetzt zugunsten der Skelettmuskulatur. Die vom Körper gespeicherte Energie (in Form von Fett oder Glykogen) wird mobilisiert durch Lipolyse und Glykogenolyse. Die Glukoseaufnahme in den Zellen wird gefördert, sodass die Muskeln ausreichend „Brennstoff" zur Verfügung haben. Die Bronchien erweitern (dilatieren) sich und die Atemfrequenz steigt. **Noradrenalin** (Vorstufe: Dopamin) kann in Adrenalin umgewandelt werden.

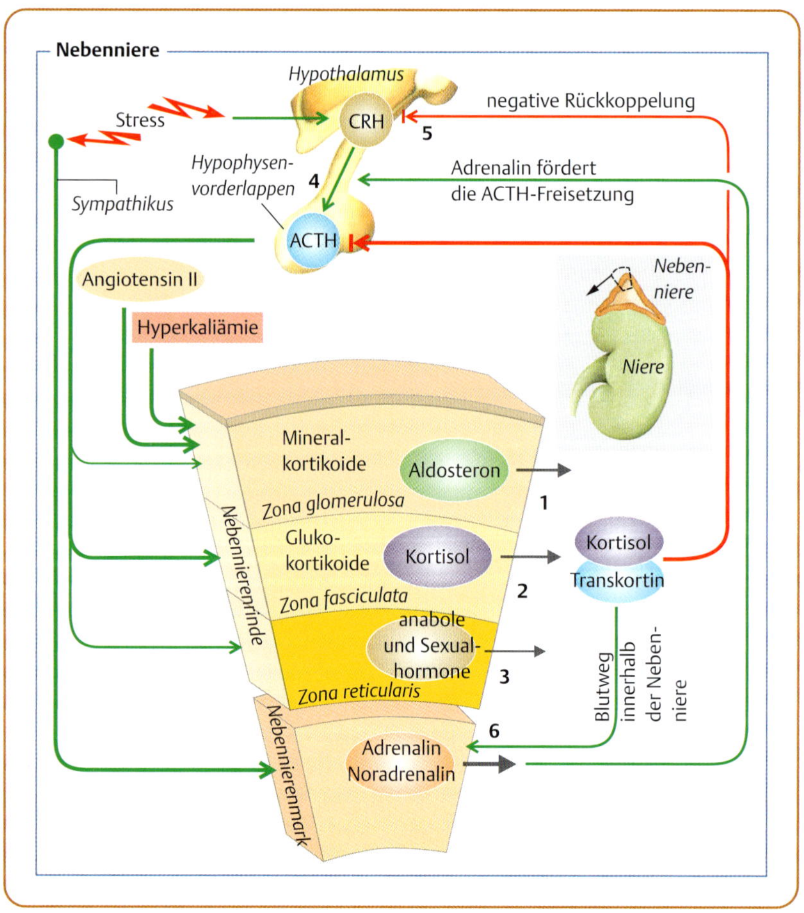

▸ **Abb. 27.1** Hormone des Nebennierenmarks und der Nebennierenrinde (ACTH = adrenokortikotropes Hormon; CRH = Kortikotropin-RH). (Silbernagl S, Despopoulos A. Taschenatlas Physiologie. 8. Aufl. Stuttgart: Thieme; 2012: 313, Tafel 11.17 A)

Nebennierenrinde

Die Nebennierenrinde stammt embryologisch aus dem Mesoderm. Hier werden 3 Gruppen von Hormonen gebildet:

- **Mineralkortikoide:** Hauptvertreter ist das **Aldosteron** („Dursthormon"), welches den Natrium-Kalium-Haushalt im Blut reguliert. Es steigert die Natriumrückresorption (und somit die Flüssigkeitsretention ins Blut), was zu erhöhtem Blutdruck und Ödembildung führt. Gleichzeitig wird die Kaliumausscheidung gesteigert, und es kann dadurch sowohl zur Elektrolytverschiebung als auch zu schweren Herzstörungen kommen.
- **Glukokortikoide:** Hauptvertreter ist das **Kortisol** („Zuckerstoffwechsel-", „Stresshormon"). Kortisol bewirkt bei Stress oder einer Notfallsituation durch die Förderung der Glukoneogenese in der Leber die schnelle Bereitstellung von Energie für das Gehirn, das Herz und die Muskulatur. Das heißt, dass der Blutzuckerspiegel im Blut steigt. Es führt zu einer Stärkung der Herzkraft und zur peripheren Gefäßverengung. Infolgedessen steigt der Blutdruck. Im Magen wird die Magensaftproduktion gefördert. Des Weiteren dämpft es das Immunsystem und wirkt so antientzündlich und antiallergisch. An der Haut bewirkt Kortisol eine schlechte Wundheilung, Akne und Atrophie.
- **Geschlechtshormone:** In der Nebennierenrinde werden die Vorstufen der Geschlechtshormone (Dehydroepiandrosteron = DHEA) gebildet. Diese werden umgewandelt in:
  - Progesteron (im Gelbkörper der Ovarien und während der Schwangerschaft in der Plazenta)
  - Testosteron (in den Leydig-Zellen unter LH-Einfluss)
  - Östradiol

Beachte

Die Nebennierenrinde steht für die 3 S:

- **„salt" = Aldosteron**
- **„sugar" = Kortisol**
- **„sex" = Androgene**

Niere

Die Funktion der Niere ist hauptsächlich exokrin (Harnproduktion). Als endokrine Drüse produziert sie folgende Hormone:

- Erythropoetin (EPO)
- Renin (hormonähnliches Enzym)
- Kalzitriol: Steroidhormon = hydroxyliertes Vitamin D_3, welches in tierischen Organismen aus Cholesterin synthetisiert werden kann. In der Niere wird es durch Hydroxylierung des Kalzidiols mit einer zweiten OH-Gruppe aktiviert.

Erythropoetin fördert die Bildung der Erythrozyten (rote Blutkörperchen).

Renin wird von der Niere aus dem juxtaglomerulären Apparat endokrin (bei arteriellem Hypotonus) in die afferente Arteriole und exokrin (bei Natriummangel) in den distalen Tubulus ausgeschüttet. Es wandelt das aus der Leber stammende Angiotensinogen in Angiotensin I um, das wiederum mit dem aus der Lunge stammenden Angiotensin-Converting-Enzym (ACE) in Angiotensin II umgewandelt wird. Angiotensin II ist ein Hormon, welches im Renin-Angiotensin-Aldosteron-System (RAAS) wirkt. Es steigert den Blutdruck durch Vasokonstriktion, vermehrte Ausschüttung von Aldosteron (Nebennierenrinde) und ADH (Hypophysenhinterlappen), sodass die Organe besser durchblutet werden.

Das Steroidhormon **Kalzitriol** (doppelt hydroxyliertes – und dadurch aktiviertes – Vitamin D_3) wird aus Cholesterin in der Leber oder unter UVB-Strahlung in der Haut gebildet und in der Niere durch Hydroxylierung von Kalzidiol aktiviert. Es steigert die Resorption des Kalziums aus Niere und Darm und die Einlagerung von Kalzium in den Knochen.

Außerdem produziert die Niere:

- Ghrelin: Es stimuliert den HVL zur Produktion von Somatotropin und ACTH und steigert das Hungergefühl. Es wird außerdem in den Epithelzellen von Magenfundus, Niere, Plazenta, Hypothalamus und Hypophyse gebildet. Bei Schlafmangel wird vermehrt Ghrelin gebildet, was über das gesteigerte Hungergefühl zu einer Gewichtszunahme führen kann.

Ovar

Der Hypothalamus setzt das Hormon GnRH frei, welches direkt zur Hypophyse gelangt. Dort werden die beiden Hormone FSH und LH aus dem Hypophysenvorderlappen ausgeschüttet, woraufhin am Ovar zwei weitere Hormone freigesetzt werden:

- Östrogen
- Progesteron

Östrogene fördern am Ovar die Follikel- und Ei-Reifung. Die Dauer der Follikelphase wird von der Reifungszeit des Follikels bestimmt. Somit wird die Zykluslänge vom Ovar bestimmt.

Testikel

Der Hypothalamus setzt das Hormon GnRH frei, welches direkt zur Hypophyse gelangt. Dort werden die beiden Hormone FSH und LH aus dem Hypophysenvorderlappen ausgeschüttet. LH stimuliert im Hoden (Leydig-Zellen) die **Testosteronbildung**, FSH stimuliert mit dem **androgenbindenden Protein (ABP)** die Spermienbildung.

Plazenta

Die Plazenta ist nur ein vorübergehendes Organ, welches das Hormon **humanes Choriongonadotropin** (hCG) bildet, um die Schwangerschaft aufrechtzuerhalten, da es den Gelbkörper (Corpus luteum) aufrechterhält.

Außerdem produziert die Plazenta:

- Ghrelin: Es stimuliert den HVL zur Produktion von Somatotropin und adrenokortikotropem Hormon (ACTH) und steigert das Hungergefühl. Es wird außerdem in den Epithelzellen von Magenfundus, Niere, Plazenta, Hypophyse sowie den ε-Zellen der Langerhans-Inseln des Pankreas gebildet. Bei Schlafmangel wird vermehrt Ghrelin gebildet, was über das gesteigerte Hungergefühl zu einer Gewichtszunahme führen kann.
- Leptin: Es wirkt appetitzügelnd (Sättigungsgefühl) und sympathisch ergotrop (Blutdruck-/Herzfrequenz-steigernd und thermogen [entkoppelt Zellatmung von ATP-Synthese]). Es wird außerdem von Fettzellen, Magenschleimhautzellen, Plazenta, Knochenmark, Muskelzellen und Hypophyse gebildet. Eine hohe Fruktosekonzentration hemmt die Leptinausschüttung und somit das Sättigungsgefühl.

Hormonelle Regelkreise der endokrinen Organe

Eine Übersicht der (hormonellen) Regelkreise zeigt die ▸ Tab. 27.4.

27.5.3 Exokrine Organe

Die exokrinen Drüsen geben ihr Sekret über einen oder mehrere Ausführungsgänge ab, entweder nach außen (Tränen-, Talg-, Schweiß-, Brustdrüsen) oder in die Atemwege (Bronchialdrüsen), den Magen-Darm-Trakt (Speicheldrüsen, Magen-/Brunner-Drüsen, Leber, exokrines Pankreas) bzw. den Urogenitaltrakt (Prostata, Uterusdrüsen, Testikel, Ovar). Liegen die exokrinen Drüsen im Epithel, sezernieren sie direkt ohne Ausführungsgang.

Es gibt folgende exokrine Drüsen:

Speicheldrüsen

Der Speichel ermöglicht die Gleitfähigkeit des Nahrungsbissens und leitet die Stärkespaltung enzymatisch (α-Amylasen) ein. Drei große paarige Drüsen (Parotis/Submandibularis/Sublingualis) sowie ca. 1 000 kleine Drüsen in der Wand der Mundhöhle produzieren täglich ca. 1–1,5 l Speichel. Bei gestörtem Speichelfluss können auch dessen Schutzfunktion für die Mund-/Rachenschleimhaut, die Zahnschmelzhärtung und die Ausscheidung von körpereigenen (Jod, Antikörper) sowie körperfremden (Schwermetalle, Antibiotika, Viren etc.) Stoffen gestört sein.

Innerviert werden die Speicheldrüsen sympathisch vom Ggl. cervicale superius und parasympathisch vom N. facialis (VII: Glandulae submandibularis und sublingualis) und N. glosso-pharyngeus (IX: Glandula parotis).

Schwellungen der Speicheldrüsen (durch Steine in den Ausführungsgängen, Tumoren oder lympathische Gesichtsschwellungen) sind hoch schmerzhaft und lassen sich gut durch lokale Drainagetechniken bei vorher freigemachtem Abfluss (ATS = Apertura thoracica superior, s. Kap. 13.9) behandeln. Bei tumorösen Geschehen droht hier allerdings die Streuung von Tumorzellen, was vor der Behandlung mit dem behandelnden Arzt und dem Patienten in Risikoabwägung erörtert werden muss.

Tränendrüsen

Die Tränendrüsen liegen lateral oberhalb des Auges und bilden den Tränenfilm, sind also für die Befeuchtung des Auges verantwortlich. Die Innervation erfolgt sympathisch über das Ggl. cervicale superius und parasympathisch über den N. facialis (VII).

An Pathologien müssen (meist virale) Entzündungen und Tumoren unterschieden werden, in jedem Fall gehört eine Tränendrüsenschwellung in augenärztliche Hände, um die Schädigung des Auges durch eine Netzhautaustrocknung zu vermeiden.

Talgdrüsen

Die Talgdrüsen produzieren ein fetthaltiges Sekret, mit dem die Haut geschmeidig gehalten und vor Austrocknung geschützt wird. Sie können vermindert oder vermehrt Talg produzieren und entzünden sich oft. Dem kann durch Regulation der Homöostase (Nahrung, Matrix) vorgebeugt werden.

Schweißdrüsen

Die ca. 3 Mio. ekkrinen Schweißdrüsen produzieren den Schweiß (99 % Wasser, Salze, pH-Wert 4,5–5), um den Temperaturhaushalt zu regulieren und die Haut vor Bakterien zu schützen. Bei Nierenschäden wird zum Teil auch über das Schwitzen entgiftet. Daneben gibt es regional apokrine Schweißdrüsen (= Duftdrüsen), die für das Sozial- und Sexualverhalten eine Rolle spielen. Die Innervation erfolgt sympathisch, mit ausschließlich cholinergen Rezeptoren. Daraus folgt, dass bei verändertem Schwitzverhalten eine Balancierung des neurovegetativen Systems erfolgen muss.

Bronchialdrüsen

Sie bilden zusammen mit Zellen der Schleimhaut das Bronchialsekret, welches die Atemwege befeuchtet, das Bronchialsystem reinigt und die Immunabwehr unterstützt. Der Parasympathikus stimuliert die Produktion, der Sympathikus hemmt sie, wodurch Stress (sympathikoton) zur Abwehrschwäche des Bronchialsystems führt und so die Erkältungsanfälligkeit erhöht.

▶ **Tab. 27.4** Hormonelle Regelkreise der endokrinen Organe.

Organ	Einfluss durch	Hormon des Hypothalamus	Hormon der Hypophyse	Hormon des Drüsenorgans	Funktion im Körper
Schilddrüse	Stoffwechsel, Kreislauf, Magen-Darm-Funktion etc.	TRH	TSH	fT_3 und fT_4	Energiestoffwechsel, Kreislauf, Magen-Darm-Funktion etc.
Nebennierenrinde	Stress fördert/ Oxytozin senkt	CRH	ACTH	Kortisol	Stresshormon
	Angiotensin	–	–	Aldosteron	Natriumresorption, Kaliumausscheidung (s. u.)
	ACTH-Mangel	MSH	MSH	Östradiol	Melanozytenbildung
Ovar	Sport (fördert Prolaktin, s. dort)	GnRH	FSH	Östrogene	Follikelreifung und Knochenaufbau
		GnRH	LH	Progesteron	Vorbereitung/Unterstützung der Schwangerschaft
Testikel	–	GnRH	FSH	androgenbindendes Protein	Spermienbildung
		GnRH	LH	Testosteron	androgene Wirkung, Knochenaufbau
Hypothalamus	Wassermangel	ADH	–	–	Wasserretention in der Niere
	angenehme Hautberührungen, Stillen, „Kuschelhormon“	Oxytozin	–	–	Stressreduktion, Milchbildung, Wehenauslösung, sedierend, blutdrucksenkend, senkt Kortisol, fördert Wundheilung
Hypophyse	Gravidität und Stillzeit (Saugen)/ Sport, Östrogen fördert, Dopamin hemmt	Dopaminmangel (Mangel an Prolaktin-inhibierendem Faktor)	Prolaktin	–	Milchbildung Brust, unterdrückt GnRH und damit LH/ FSH
Epiphyse	Lichtmangel	–	–	Melatonin	regelt Schlaf-Wach-Rhythmus
Schilddrüse	Kalziumspiegel	–	–	Kalzitonin	regelt Kalziumhaushalt
Nebenschilddrüse	Kalziumspiegel	–	–	PTH Kalzitonin	regeln Kalziumhaushalt
Inselzellen des Pankreas	Blutzuckerspiegel (gemessen in den β-Zellen des Pankreas)	–	–	α-Zellen: Glukagon β-Zellen: Insulin	regeln Blutzuckerspiegel
Nebennierenmark	Stress	–	–	Adrenalin Noradrenalin	Neurotransmitter, bei Stress ergotrop
Niere	Hypoxie der Nierenarterien, Blutdruck, Kalziumspiegel	–	–	Erythropoetin Renin (Angiotensin) Kalzitriol (Vitamin D_3)	regeln die Blutbildung, den Blutdruck und den Kalziumhaushalt
Plazenta	ab 5. Tag ab 4. Monat ab 8. Woche	–	–	hCG	regt Progesteron an
				Progesteron	s. o.
				Plazentalaktogen	bereitet Laktation vor
				MSH	Melanozytenbildung

Magendrüsen

Der Magen enthält in seinen verschiedenen Abschnitten mehrere exokrine Drüsenzellen (▸ Abb. 27.2):

- **Kardia:** In der Kardiaregion produzieren die Kardiadrüsen alkalischen Schleim (Muzine = Glykoproteine).
- **Fundus/Korpus:** Hier liegen 3 exokrine und 1 endokrine Zellenart:
  - **Hauptzellen:** produzieren Pepsinogen (wird von Magensäure zu Pepsin, dem Enzym zur Eiweißverdauung, gespalten) und Magenlipase (Muttermilchfettspaltung)

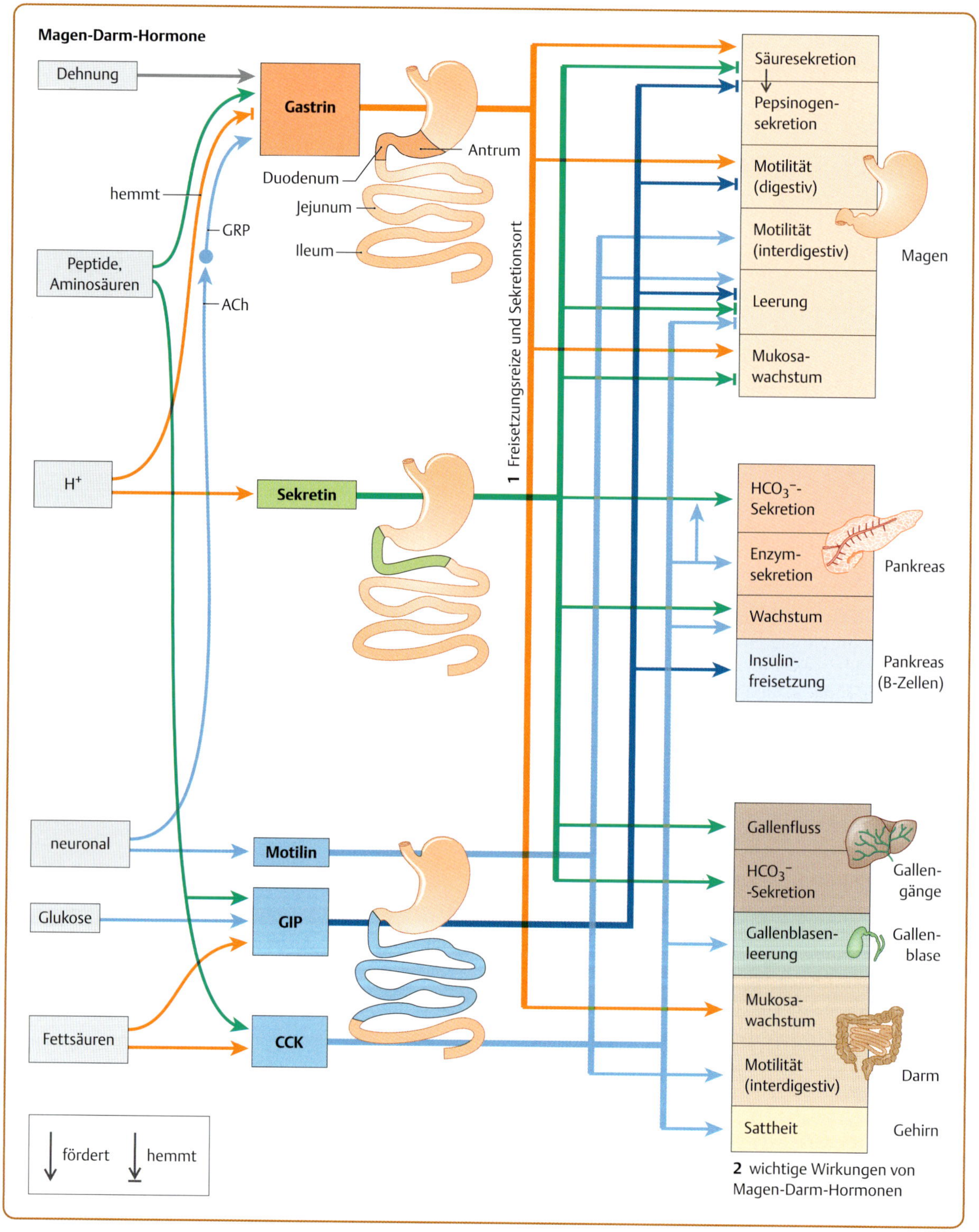

▸ **Abb. 27.2** Magen-Darm-Hormone (ACh = Acetylcholin; CCK = Cholezystokinin; GIP = Glukose-abhängiges Peptid; GRP = Gastrin Releasing Peptide).

- **Nebenzellen:** produzieren alkalischen Schleim (aus Bikarbonat) zum Schutz vor Selbstverdauung
- **Belegzellen:** produzieren Salzsäure (schützt vor Bakterien, aktiviert Pepsin, stellt sauren Magen-pH-Wert sicher) und intrinsischen Faktor (= IF) (zur Vitamin-B_{12}-Resorption im terminalen Ileum), werden aktiviert von ACTH (Hypophyse), Gastrin (G-Zellen des Magen/Duodenum), Histamin (ECL-Zellen) und gehemmt von Somatostatin (δ-Zellen des Pankreas, Hypothalamus, D-Zellen des Magens)
- **ECL-Zellen:** auch H-Zellen genannt, endokrine Zellen (Kap. 27.5.2), die Histamine bilden und die Belegzellen stimulieren

- **Antrum/Pylorus:** Hier liegen 3 exokrine und 1 endokrine Zellenart:
  - **G-Zellen:** produzieren Gastrin (fördert Salzsäure- und Pepsinogenproduktion, stimuliert Pankreas-/Gallensekretion)
  - **D-Zellen:** produzieren Somatostatin (hemmt Magen-/Pankreassekretion, Gastrinausschüttung der G-Zellen und Histaminausschüttung der ECL-Zellen)
  - **Nebenzellen:** produzieren leicht sauren Schleim (mit Bikarbonat)
  - **enterochromaffine Zellen (= EC):** endokrine Zellen (Kap. 27.5.2), die Serotonin (regt Darmperistaltik an) bilden

Duodenumdrüsen

Es sind zahlreiche exokrine und endokrine Drüsenzellen im Duodenum zu finden:

- **Paneth-Zellen:** sezernieren Lysozyme, Peptidasen, Laktoferrine und Defensine, die für die lokale Immunabwehr zuständig sind (Defensinmangel soll Morbus Crohn begünstigen)
- **G-Zellen:** produzieren Gastrin (fördert Salzsäure- und Pepsinogenproduktion, stimuliert Pankreas-/Gallensekretion)
- **I-Zellen:** produzieren Cholezystokinin (= CCK) (Gallenblasenkontraktion, Erschlaffung des Sphinkters von Oddi, Steigerung der Sekretion des exokrinen Pankreas)
- **K-Zellen:** produzieren Glukose-abhängiges Peptid (= GIP), welches die Insulinproduktion steigert
- **L-Zellen:** produzieren endokrin Glukose-abhängiges Peptid (= GIP), welches die Insulinproduktion steigert
- **M-Zellen:** gehören zum MALT (Schleimhaut-assoziiertes lymphatisches Gewebe) und nehmen Antigene aus dem Darm auf, um diese dann dem Immunsystem zu präsentieren; auf diesem Wege werden auch orale Impfstoffe in den Körper aufgenommen
- **Brunner-Drüsen:** sezernieren glykoproteinhaltigen, alkalischen (Bikarbonat) Schleim (neutralisiert den sauren Speisebrei), proteolytische Enzyme (Proteinspaltung), α-Amylase (spaltet Polysaccharide wie Stärke) und Maltase (spaltet Maltose, Maltotriose, Dextrine)

> **Cave**
> **Ist der duodenale Enzymgehalt erniedrigt, führt die reduzierte Nahrungsmittelresorption zu schweren Malabsorptionserscheinungen.**

- **S-Zellen:** produzieren Sekretin (stoppt Gastrin [Salzsäureproduktion im Magen], steigert Bikarbonatsekretion des Pankreas), kontrahiert die Gallenblase, stimuliert die Insulin-/Somatostatinausschüttung
- **ECL-Zellen:** auch H-Zellen genannt, endokrine Zellen (Kap. 27.5.2), die Histamine bilden und die Belegzellen stimulieren
- **enterochromaffine Zellen:** endokrine Zellen (Kap. 27.5.2), die Serotonin (regt Darmperistaltik an) bilden

Weibliche Brust

Die weibliche Brust ist während der Stillperiode voll entwickelt. Das von der Hypophyse gebildete Prolaktin sorgt für die Entwicklung der Brustdrüsen, hemmt gleichzeitig die GnRH-Produktion und somit die für den Zyklus wichtigen Hormone FSH/LH. Prolaktin wird bei Sport vermehrt gebildet (kann zu Zyklusstörungen führen), Prolaktin-Releasing-Hormon konnte bisher nicht nachgewiesen werden. Dopamin (auch Prolaktin-inhibierender Faktor [PIF] genannt) hemmt die Prolaktinbildung, außerdem stimuliert Oxytozin die Milchausschüttung (Prolaktin: Milchbildung/Oxytozin: Milchausschüttung).

Leber

Die Leber produziert in den Leberzellen (Hepatozyten) täglich ca. 700 ml Gallenflüssigkeit, die zu 82 % Wasser, Gallensalze (konjugierte Cholsäure), Bikarbonat, alkalische Phosphatasen (AP), Phospholipide, Bilirubin, Cholesterin und Abbauprodukte von Medikamenten enthält. Diese wird über die Gallenwege aus der Leber in die Gallenblase (zur Zwischenspeicherung, zusätzliche Eindickung durch Wasser-/NaCl-Resorption) und von dort bei Bedarf über den Sphinkter von Oddi ins Duodenum ausgeschüttet.

Exokrines Pankreas

98 % des Pankreas sezernieren exokrin (1,5–3 l täglich, wobei 60 g Eiweiß umgesetzt werden) **Verdauungssaft**, der Amylasen (Kohlenhydratspaltung), (Desoxy-)Ribonukleasen (Kohlenhydrat-/Nukleinsäurenspaltung), Lipasen (Fettspaltung), Proteasen (Eiweißspaltung) und Peptidasen (Eiweißspaltung) enthalt, in das Duodenum. Er ist durch Bikarbonat alkalisch (neutralisiert im Magen die Salzsäure, weil einerseits die Pankreasenzyme basisch wirksam sind, andererseits die Darmschleimhaut von der Magensäure geschädigt würde).

Nieren

Die Hauptfunktion der Nieren ist die exokrine Harnbildung mit Filtration und Rückresorption von wasserlöslichen Stoffen. Gesteuert wird dies u. a. von den Hormonen Aldosteron (Mineralkortikoid aus der NNR [Nebennierenrinde]) und Antidiuretisches Hormon (ADH; gebildet im Hypothalamus, ausgeschüttet vom HHL [Hypophysenhinterlappen]). Renin wird von der Niere aus dem juxtaglomerulären Apparat endokrin (bei arteriellem Hypotonus) in die afferente Arteriole und exokrin (bei Natriummangel) in den distalen Tubulus ausgeschüttet.

Prostata

Die Prostata mischt ihr Sekret (pH 6,4 [erhöht Überlebensfähigkeit der Spermien in der sauren Vagina], biogenes Amin [löst Bewegung der Spermien aus], Prostata-Spezifisches Antigen [= PSA; macht Ejakulat durch Eiweißspaltung dünnflüssiger]) ins Ejakulat (ca. 30 % Anteil der Prostata).

> **Cave**
>
> **PSA wird als Gewebemarker bestimmt, um Prostata-Karzinome zu entdecken, ist aber manchmal auch ohne tumoröses Geschehen erhöht, also falsch positiv!**

Testikel

Die Testikel stoßen bei der Ejakulation Spermien (ca. 40–600 Mio. Spermien in 3–5 ml Samenflüssigkeit) aus.

Ovar

Das Ovar schüttet im Rahmen des Zyklus jeden Monat eine reife Eizelle aus, welche von den Fimbrien der Tuba uterina aufgefangen und dann Richtung Uterus transportiert wird.

Uterusdrüsen

Die im Endometrium gelegenen Drüsenzellen sezernieren in der 2. Zyklushälfte (ab der 3. Woche) unter Progesteroneinfluss verstärkt glykogenreiches, schleimiges Sekret. Unter Progesteronabfall (keine Befruchtung der Eizelle) wird die Uterusschleimhaut abgestoßen (Menses), bei befruchteter Eizelle stellt das hCG derselben, später das der Plazenta, die weitere Uterusschleimhautproliferation sicher.

27.5.4 Nährstoffgewinnung (Verdauungstrakt)

Das Ziel eines gut funktionierenden Verdauungssystems ist einerseits die optimale Aufnahme von Nährstoffen aus der Nahrung und andererseits die Abwehr/Beseitigung von Giftstoffen aus der Nahrung. Insofern sollte die Nahrung hochwertig sein, und der Gastrointestinaltrakt sollte fähig sein, das Essen zu verdauen, zu absorbieren und die Giftstoffe zu eliminieren. Passiert das nicht, führt dies unweigerlich zu gesundheitlichen Problemen und einer geringen Vitalität des Patienten.

Es gibt ausnehmend viele Aspekte der Ernährungslehre, sodass an dieser Stelle keine allgemeingültigen Ernährungsratschläge gegeben werden können, sondern diese individuell auf die Dysfunktion des jeweiligen Patienten abgestimmt sein müssen.

Die embryologische Betrachtung des Verdauungssystems zeigt ▸ Tab. 27.5.

Mundhöhle (Cavum oris), Rachen (Pharynx)

Das Verdauungssystem setzt sich bereits in Gang, wenn man an leckere Speisen denkt, sie sieht oder riecht. Der Körper beginnt im Mund Speichel zu bilden (N. facialis [VII], N. glosso-pharyngeus [IX] und Ggl. cervicale superius) und regt so die Verdauungskette an, sodass Enzyme gebildet werden. In der Mundhöhle wird die Nahrung mechanisch zerkleinert, d. h., es sollte sorgfältig jeder Bissen gekaut werden. Regelmäßiges Essen (also immer

▸ **Tab. 27.5** Embryologische Betrachtung des Verdauungssystems.

embryologisch	Topografie (Region)	Arterien	Venen	Sympathikus	Parasympathikus	Mesenterien
Vorderdarm	Kopf- und Schlunddarm, Lippen, Mundhöhle bis Lungenknospe	verschiedene Arterien	verschiedene Venen	C 8–Th 1	N. vagus (X) links und rechts*	–
	ab Lungenknospe bis Leberknospe (Duo IIa)	Truncus coeliacus mit Ästen	V. lienalis (V. splenica)	Th 1–Th 9		ventrales und dorsales Mesenterium
Mitteldarm	ab Leberknospe (Duo IIb) bis Cannon-Böhm-Punkt	A. mesenterica superior	V. mesenterica superior	Th 6–Th 11	N. vagus (X) rechts	(nur) dorsales Mesenterium
Enddarm	ab Cannon-Böhm-Punkt bis zur Kloakenmembran	A. mesenterica inferior	V. mesenterica inferior	Th 12–L 2	S 2–S 4	–

* Der rechte N. vagus (X) innerviert mehr viszerale Strukturen als der linke N. vagus (X).

um die gleiche Zeit) veranlasst den Körper, schon vor dem Essen Verdauungsenzyme zu bilden, was eine optimale Verdauung fördert. Das wird u. a. gesteuert vom N. vagus (X). Die Zunge wird motorisch innerviert vom N. hypoglossus (XII). Sensibel (Tastwahrnehmung) und sensorisch (Geschmackswahrnehmung) wird die Zunge im hinteren ⅓ vom N. glosso-pharyngeus (IX) und die vorderen ⅔ vom N. facialis (VII) innerviert.

Speiseröhre (Ösophagus)

Der Ösophagus ist ein daumendicker, ca. 15–20 cm langer muskulöser Schlauch. Er tritt durch den Hiatus oesophageus des Zwerchfells in den Magen über und besitzt drei Engstellen, die sich auf bestimmte Hals- und Brustwirbel projizieren lassen:

- **obere Enge** (Constrictio pharyngo-oesophagealis): liegt hinter der Cartilago cricoidea (Ringknorpel = unterster Teil des Kehlkopfskeletts); ventral des Wirbelkörpers von C 6
- **mittlere Enge** (Constrictio partis thoracicae): liegt rechts des Aortenbogens und ventral der Brustwirbelkörper Th 4/Th 5
- **untere Enge** (Constrictio phrenica): Durchtritt durch das Diaphragma zum Bauchraum (Wechsel vom Ösophagus, Pars thoracica zur Pars abdominalis) und liegt ventral auf Höhe von Th 10/Th 11. Außerhalb des Schluckakts ist diese Enge permanent verschlossen.

Die Muskelfasern des Ösophagus verlaufen längs, zirkulär und schräg. Durch die Magendrehung in der Embryonalphase verstärkt sich diese Verdrehung der Muskelfasern zusätzlich, sodass der Ösophagus-Ein- und -Ausgang sich öffnen und verschließen kann. Ein gutes Öffnen und Schließen ist insbesondere am Ösophagus-Ausgang sehr wichtig, da ansonsten Mageninhalt und -säure zurück in die Speiseröhre laufen und dort die Ösophagusschleimhaut und den N. vagus (X) reizen können. Es kann so zu retrosternalen Schmerzen kommen (Reflux, „Sodbrennen“).

Magen (Gaster, Ventriculus)

Der in der Mundhöhle eingespeichelte Nahrungsbrei gelangt über den Ösophagus zur Kardia (Mageneingang, Innervation Th 5–Th 6). Hier beginnen bereits die Kardiadrüsen mit der Produktion von alkalischem Magenschleim.

Die innere Auskleidung des Magens ist die Magenschleimhaut. Täglich produziert sie 2–3 l enzymreichen Magensaft und gibt ihn in den Magen ab. Verschiedene Zellen der Magenschleimhaut erfüllen unterschiedliche Aufgaben.

Lokale Auslöser wie die mechanische Magendehnung durch den Speisebrei, Alkohol, Koffein, Proteine und Peptide in der Nahrung sowie eine Reizung des N. vagus (X) stimulieren die G-Zellen zur Ausschüttung von Gastrin (▶ **Abb. 27.3**). Gastrin wiederum regt die Hauptzellen zur Produktion u. a. von Pepsinogen an, was mittels der Magen-Salzsäure in Pepsin umgewandelt wird. Pepsin und die Magenperistaltik sorgen für eine Emulgierung und somit für eine Verdauung der Fette im Nahrungsbrei. Die Kohlenhydratverdauung, die bereits in der Mundhöhle begann, wird im Magen gehemmt, da die Salzsäure die α-Amylase zerstört. Gastrin wirkt ebenfalls aktivierend auf die Belegzellen, welche Magensäure und intrinsischen Faktor (er bindet an Vitamin B_{12}, damit dieses nicht im Magen und im oberen Dünndarm frühzeitig verdaut wird) produzieren.

Der Magen hat auch Speicherfunktion, er gibt nur „häppchenweise“ die vorverdaute Nahrung in das Duodenum ab. Dabei „rutschen“ Flüssigkeiten an der kleinen Kurvatur des Magens direkt hindurch zum Duodenum. Die „feste“ Nahrung muss erst auf eine Größe von ca. 2 mm zerkleinert werden und verbleibt somit länger im Magen. Kohlenhydrate passieren den Magen am schnellsten, es folgen Eiweiße, am langsamsten sind die Fette, sie werden portionsweise ins Duodenum weitergegeben. Auch hier wirkt das Gastrin, welches im Magen und im Duodenum gebildet wird, indem es die Peristaltik am Magenausgang verstärkt und die Gallenblase sowie das Pankreas zur Ausschüttung von Verdauungsenzymen veranlasst.

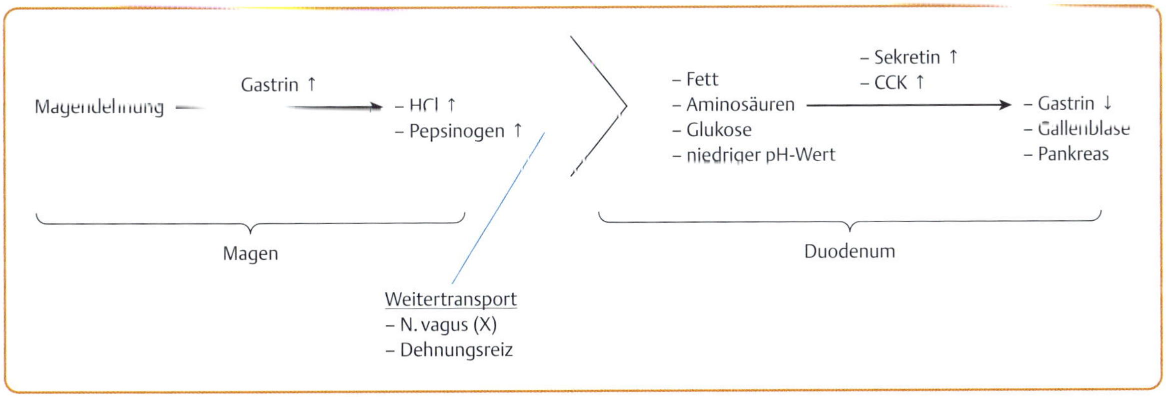

▶ **Abb. 27.3** Hormongesteuerte Verdauung im Magen.

Duodenum (Zwölffingerdarm)

Das Duodenum (Zwölffingerdarm; es hat die Länge von zwölf nebeneinandergelegten Fingern, ca. 30 cm) hat die Form eines „C". Der leicht schräg nach kranial verlaufende Abschnitt ist das Duo I, der vertikale Duo IIa und IIb. Die Unterteilung in zwei Abschnitte (a und b) wird vorgenommen, da embryologisch der Vorderdarm endet und der Mitteldarm beginnt (► **Tab. 27.5**). Der untere horizonale Abschnitt ist das Duo III und der aufsteigende bis zum duodeno-jejunalen Übergang ist das Duo IV.

Es gibt 3 wichtige **Sphinkteren** im Duodenum:

- Pylorus
- Papilla duodeni major (= Sphinkter von Oddi, auch Vater'sche Papille genannt), über die der Gallen- und der Pankreassaft in das Duodenum abgegeben werden
- Papilla duodeni minor

Darüber hinaus beschreiben manche Autoren den duodeno-jejunalen Übergang (DDJ) als funktionellen „Verschluss", obwohl hier weder ringförmige Muskulatur als Sphinkter angelegt ist noch ein strukturelles Korrelat eine solche Sphinkterfunktion kennzeichnen würde. In einigen Literaturstellen findet sich die Angabe, dass der Muskel von Treitz (M. suspensorius duodeni) den Winkel zwischen Duodenum und Jejunum schließen könnte, was bei der intraperitonealen Lage des duodeno-jejunalen Übergangs und der anatomischen Beschaffenheit (Muskelzellen im Ligament von Treitz) allerdings nicht als normaler Verschlussmechanismus geeignet scheint.

Gelangen Glukose, Aminosäuren, Fette des sauren Nahrungsbreis (pH-Wert unter 4,5) in das Duodenum, das daraufhin mechanisch gedehnt wird, schütten die I-Zellen Cholezystokinin, die S-Zellen Sekretin und die K- und L-Zellen Glukose-abhängiges Peptid aus.

Cholezystokinin (CCK)

- hemmt die Belegzellen im Magen, sodass die Salzsäure-(HCl-)Produktion gesenkt wird
- lässt die Gallenblase kontrahieren
- stimuliert die exokrinen Drüsen des Pankreas

Die Sekrete der Galle und des Pankreas gelangen hauptsächlich über die Papilla duodeni major (Sphinkter von Oddi) in das Duodenum. Das Cholezystokinin (CCK) öffnet diesen Schließmuskel, sodass Gallen- und Pankreassaft in das Duodenum fließen können.

Sekretin

- vermindert die Entleerungsrate des Magens
- stenosiert den Pylorus (Pförtner)
- verlangsamt die Magenperistaltik
- hemmt die Ausschüttung von Gastrin in den G-Zellen des Magens und des Duodenums (somit Hemmung der Salzsäure- und Pepsinogenproduktion sowie der Magenmotorik)
- veranlasst die Gallenblase zur Kontraktion
- regt die Brunner-Drüsen an, ihren alkalischen Schleim zu produzieren, sodass der saure Speisebrei in einen alkalischen Zustand versetzt wird
- regt die Produktion von Somatostatin im Hypothalamus und den D-Zellen des Pankreas und Magens an, was wiederum die Gastrinausschüttung senkt

Glukose-abhängiges Peptid (GIP)

- wirkt aktivierend auf das endokrine Pankreas, sodass Insulin und Glukagon ausgeschüttet werden (sie geben ein Sättigungsgefühl)
- hemmt die Produktion von Gastrin in den G-Zellen des Duodenums und Magens, was wiederum die Salzsäure- und Pepsinogenproduktion hemmt

Gallenblase

Die Gallenblase speichert die von der Leber produzierte Gallenflüssigkeit. Sie dient zur Verdauung von Fetten im Darm und trägt zur Neutralisierung des sauren Speisebreis bei. Die Hormone Cholezystokinin (CCK) und Sekretin, welche im Duodenum gebildet werden, veranlassen die Kontraktion der Gallenblase ebenso wie eine Reizung des N. vagus (X).

Pankreas

Das Pankreas stellt beim Menschen die wichtigste Verdauungsdrüse dar. Sie stellt täglich bis zu 2 l Verdauungssaft (pH 8–8,4, Pankreassaft) her. Das Zusammenspiel von Magen, Duodenum und Galle stimuliert das Pankreas, das als **exogene** Drüse („gibt Stoffe nach **außen** ab") die Verdauungsenzyme durch den Sphinkter von Oddi (Papilla duodeni major) in das Duodenum abgibt. Dort dienen sie zur Aufspaltung von Kohlenhydraten, Eiweißen und Fetten, damit sie besser von der Darmschleimhaut aufgenommen werden können. Die Pankreasenzyme werden erst aktiv durch den Kontakt mit dem alkalischen Gallensaft, wodurch der Speisebrei alkalisiert wird.

Als **endokrine** Drüse („gibt Stoffe nach **innen** ab") gibt das Pankreas Hormone (Insulin und Glukagon) direkt ins Blut ab, was den Blutzuckerspiegel reguliert.

Jejunum (Leerdarm) und Ileum (Krummdarm)

Jejunum und Ileum bilden zusammen den Dünndarm (Intestinum tenue, IT) mit einer Länge von 3–5 m. Er resorbiert Nahrungsbestandteile (Fette, Eiweiße, Kohlenhydrate, Salze, Vitamine und Wasser) und ist somit der Hauptort der Verdauung. Das Ileum hat zusätzlich eine immunologische Aufgabe (durch die Peyer-Plaques). Im terminalen Ileum werden die Gallensäure und der aus dem Magen kommende intrinsische Faktor für Vitamin B_{12} zum großen Teil resorbiert und der Leber wieder zur Verfügung gestellt **(enterohepatischer Kreislauf)**.

Wandaufbau des Dünndarms (vier Barrieren)

Der Dünndarm hat die Aufgabe, Nährstoffe in den Körper einzuschleusen, aber die Giftstoffe aus dem Körper möglichst herauszuhalten. Um einen guten Abwehrmechanismus gegen Krankheiten zu haben bzw. das Eindringen von Giftstoffen, Bakterien, Viren etc. zu verhindern, verfügt der typische Wandaufbau des Dünndarm über **vier Barrieren**, die in gutem Einklang stehen müssen:

- Die erste Barriere, um Giftstoffe nicht in den Körper aufzunehmen, ist die **Darmflora**.
- Die zweite Barriere ist die **Darmschleimhaut**.
- Die dritte Barriere ist die **Lamina propria**. Normalerweise berühren sich die Zellen (Tight-Junctions) in der Lamina und verhindern somit ein Eintreten von schädlichen großen Molekülen. Durch wiederholte Antibiotikagabe, falsche Ernährung, Medikamente, Alkohol, chronische Entzündungen (z. B. Morbus Crohn, Zöliakie), Laktoseintoleranz etc. kann es zu „Löchern" in der Darmwand („leaky gut") kommen. Symptome sind Blähungen, Durchfall, Verstopfungen, die evtl. begleitet werden von Anämie, Krämpfen, Ödemen und Gewichtsverlust. Weitere Symptome eines „leaky gut" können Akne, Allergien (insbesondere bei Kindern), Asthma, Neurodermitis und Arthritis sein.
- Die vierte Barriere ist das lymphatische Gewebe unter der Schleimhaut (Mukosa-assoziiertes lymphatisches Gewebe, englisch: „mucosa associated lymphoid tissue" = **MALT**). Dieses Gewebe wird im Magen-Darm-Bereich auch als **GALT** („gut associated lymphoid tissue, deutsch: Darm-assoziiertes lymphatisches Gewebe) bezeichnet. Ein Teil beinhaltet die Peyer-Plaques (verantwortlich für die Immunreaktion der Schleimhautoberflächen).

Kolon (Grimmdarm)

Das Kolon beginnt mit dem Zäkum (Blinddarm) und geht bis zum Rektum (Mastdarm). Es entzieht dem Speisebrei Wasser und Elektrolyte. Der aufsteigende Teil (Colon ascendens) wird an der hinteren Bauchwand fixiert durch die Faszie von Toldt und liegt somit sekundär retroperitoneal. Das Colon transversum liegt intraperitoneal, und das Colon descendens wird ebenfalls an der hinteren Bauchwand durch die Faszie von Toldt fixiert (sekundär retroperitoneal)

Das Kolon führt zwei Arten von Bewegungsmustern aus:

- **Kontraktionen der Ringmuskulatur**, wodurch das Kolon segmentiert wird, was den unverdaulichen Nahrungsrest zurückhält und mit Schleim vermischt. Dabei kann klebriger Kot an der Darmwand haften bleiben. Manchmal führt das sogar zum Rücktransport des Darminhalts.
- **Massenbewegungen**, die 2–3 × am Tag den Darminhalt weiter nach vorne schieben

27.5.5 Schlackenentsorgung (Entgiftungsorgane)

Der menschliche Organismus ist permanent von zahlreichen toxischen Stoffen (Rußpartikel, Feinstäube, Stickoxide, Industrieabgase, Elektrosmog, schadstoffbelastetes Wasser, flüchtigen Giften wie Lösungsmitteln, Chemikalien und Medikamenten, die in die Nahrungskette gelangt sind, z. B. Antibiotika bei der Tierhaltung) bedroht. Jederzeit können diese Stoffe über die Atemluft, Haut und den Darm in den Körper gelangen. Durch den zunehmenden globalen Reiseverkehr gelangen Viren, Bakterien, Parasiten etc. in alle Regionen der Welt und richten dort verheerende Schäden an Pflanzen, Tieren und den Menschen an.

Die Folge für den menschlichen Organismus ist eine Überforderung der Entgiftungsorgane, sodass die Giftstoffe im Fettgewebe (fettlösliche Stoffe) oder im Extrazellulärraum (wasserlösliche Stoffe) abgelagert werden müssen.

Des Weiteren entstehen bei Verdauungsprozessen im menschlichen Körper „Schlackenstoffe", die wiederum im Körper abgelagert werden können und dann zur Entstehung von Arteriosklerose (Gefäßverkalkung), Gicht (Harnsäureablagerung), Alzheimer-Demenz (Amyloide) etc. beitragen können.

Verstopfungen, Harnverhalt, Flüssigkeitsstau und Stagnation können zu Fäulnis und Vergiftungserscheinungen – wie in einem Abwasserrohr führen (s. Lymphsystem; Kap. 27.5.7). Leber, Nieren, Haut, Lunge und Darm müssen den menschlichen Organismus „rund um die Uhr" entgiften.

Leber

Der menschliche Organismus nimmt Stoffe auf, die nicht direkt über Lunge, Haut, Nieren (Harn) oder den Darm (Stuhl) wieder ausgeschieden werden können. Meist sind es Stoffe, die lipophil und damit schwer transformierbar sind. Diese für den Organismus fremden Stoffe (Toxine, Medikamente, Herbizide, Pestizide etc.) werden über die Nahrung aufgenommen, eingeschleust und müssen dann von der Leber umgewandelt werden, damit sie sich nicht im Organismus ablagern. Eine Ansammlung dieser Fremdstoffe könnte den menschlichen Organismus schädigen oder sogar tödlich wirken. Die Umwandlung dieser Substanzen findet überwiegend in der Leber statt. Hierfür gibt es zwei Phasen der **Biotransformation**:

- In der **Phase I** beginnt der Detoxifikationsprozess in der Leber durch Oxidations-, Reduktions- und Hydrolysereaktionen.
- Danach werden die Zwischenprodukte in der **Phase II** durch Konjugationsreaktionen, hauptsächlich mit Glutathion, weiter transformiert, sodass sie – nun stark hydrophil – über die Lunge, Haut oder Niere ausgeschieden werden können.

Durch die Transformation von Fremdstoffen werden nach der Leber-Phase I freie Radikale freigesetzt (oxidativer Stress).

Die beiden Phasen werden durch verschiedene Substanzen aktiviert bzw. gehemmt:

- **Phase I – Detoxifikation:**
  - aktivierende Substanzen: Drogen, Alkohol, Nikotin, Steroide, Koffein, „exogene Toxine" (Pestizide, Dioxin), Gegrilltes, Kohlsorten (Rosenkohl), Brokkoli, proteinreiche Nahrung, Zitrusfrüchte, Vitamin B_1, Vitamin C, Dill, Kümmel etc.
  - hemmende Substanzen: Benzodiazepin (Psychopharmaka), Antihistaminika, Magensäuresekretionsblocker, Rauchen, Nahrungsmittel (Grapefruit, roter Chili, Zwiebeln), Alterung, Toxine durch Störung der intestinalen Ökologie
- **Phase II – Detoxifikation:**
  - aktivierende Substanzen: orale Antikonzeptiva („Pille"), Kohlsorten (Rosenkohl), Brokkoli, Zitrusfrüchte, Glyzin, Cholin, Zystein, Methionin, Taurin, Betain, Folsäure und Vitamin B_{12}, Fischöl
  - hemmende Substanzen: Mangel an Selen, Vitamin B_2, B_5, B_{12}, Vitamin C, Glutathion (hochwirksames Antioxidans, in rohem Obst und Gemüse enthalten), Zink, zu proteinhaltige Nahrung

Säure-Basen-Haushalt

Der pH-Wert stellt das Maß des Säuregrades als Wert der gelösten Wasserstoff-Ionen (H^+-Ionen = Protonen) in einer Lösung dar. Je saurer eine Lösung ist, umso höher ist die H^+-Konzentration und desto niedriger liegt ihr pH-Wert (Übersäuerung, Azidose). Je basischer eine Lösung ist, umso niedriger ist die H^+-Konzentration und desto höher liegt ihr pH-Wert (Untersäuerung, Alkalose).

Die Höhe des pH-Werts im menschlichen Körper hängt u. a. vom Verhältnis zwischen Kohlendioxid (CO_2) und Bikarbonat (HCO_3^-) ab, weil die chemische Neutralisationsreaktion zwischen

$$CO_2 + H_2O \rightleftarrows H^+ + HCO_3^- \rightleftarrows H_2CO_3$$

pendelt und das Gleichgewicht dieser chemischen Reaktion durch Abatmung von CO_2 über die Lunge bzw. durch Ausscheidung von Bikarbonat über die Niere in die eine bzw. andere Richtung verschoben werden kann.

Der menschliche Organismus hat unterschiedliche pH-Werte:

- Blut-pH = 7,4 ± 0,05 (sehr konstant)
- Urin-pH = 4,5–8,0

Um den pH-Wert konstant zu halten, erfolgt die Regulation der Protonen über chemische Puffersysteme, die Protonen (positiv geladene Teilchen) bei einem Protonenmangel abgeben oder bei einem Protonenüberschuss aufnehmen können.

CO_2 ist das Endprodukt der Zellatmung. Gelangt es ins Blut, reagiert es dort mit dem Wasser (H_2O) des Blutes und wird zu einem geringen Teil umgewandelt in H^+ und HCO_3^- sowie ans Hämoglobin gebunden zur Lunge transportiert.

Lunge

In der Lunge kehrt sich der Vorgang um, sodass CO_2 abgeatmet werden kann. Kurzfristig kann eine vertiefte Atmung (CO_2-Partialdruck sinkt) die CO_2-Konzentration senken, aber langfristig muss die Niere (die am besten bei basischem Milieu arbeitet) alle durch den Stoffwechsel angefallenen Protonen ausscheiden.

„Tagaktive" Lunge: $H^+ + HCO_3^- \rightleftarrows CO_2 + H_2O$, das CO_2 wird über die Lunge abgeatmet.

Niere

Die Nieren trennen das Blut in Blutkörperchen und Serum (Primärharn). Im Primärharn befinden sich u. a. Säuren (Protonen) und Bikarbonat. Gibt es einen Säureüberschuss, so werden vermehrt Säuren ausgeschieden und das Bikarbonat rückresorbiert. Um die Nierenzellen vor der Säure zu schützen, wird den Säuren Ammoniak (NH_3) beigemischt. Es nimmt das H^+-Ion auf und scheidet es als NH_4^+ (Ammonium-Ion) aus. Um die Filterarbeit der Niere zu unterstützen, sollte viel Wasser getrunken werden. H^+ bzw. HCO_3^- wird je nach Bedarf (zu viel Säure bzw. zu viel Base) ausgeschieden.

„Nachtaktive" Niere: Da nachts die Lunge verringert CO_2 abatmet, ist nachts die Niere gefordert, Protonen abzugeben. Deswegen ist der morgendliche Urin saurer als tagsüber.

Als Zeichen für eine **Säurebelastung** des Gewebes gilt der tagsüber nicht regenerierende pH-Wert des Urins, also auch tagsüber saure Urin-pH-Werte (was bedeutet, dass die Niere auch tagsüber entsäuern muss, weil die Kapazität der Lunge zur Entsäuerung über die CO_2-Abatmung nicht aureicht).

! Beachte

Der Organismus versucht ständig, über die Puffersysteme eine Säure-Basen-Balance im Blut, im Bindegewebe und in den Zellen herzustellen. Dabei wird zur Not das Gewebe extrem übersäuert, um den lebensnotwendigen Blut-pH-Wert im engen Bereich von 7,37–7,43 konstant zu halten. Bereits ein Blut-pH-Wert, der um 0,2 von der Norm abweicht, ist mit dem Leben nicht mehr vereinbar, u. a. wegen des dann verhinderten Sauerstoff-Kohlendioxid-Transports im Blut.

Darm

Der Verdauungstrakt ist häufig übersäuert. Die Ursachen sind chronische Gärungen im Darm durch übermäßige Zufuhr von Kohlenhydraten und Eiweißen, Stress, Umweltbelastungen, Nieren-/Leberunterfunktion, Säureüberschuss bei Diabetes, metabolischem Syndrom und anderen Stoffwechselstörungen.

Zur Säurereduktion des Gewebes (steigert Vitalität und Stoffwechselaktivität) sind mehrere Maßnahmen zielführend:

- Stressreduktion (Stress ist der am stärksten übersäuernde Faktor!)
- ordnungstherapeutische Maßnahmen (geregelte/planbare Zeiten und Abläufe geben dem Organismus Struktur)
- alimentäre „Hygiene" in der Auswahl von Speisen und deren Menge

Haut

Mit dem Schweiß der Haut scheidet der menschliche Organismus neben Wasser und Elektrolyten (Na^+, Cl^-, K^+) auch körpereigene Giftstoffe (Harnstoff, Milchsäure) sowie in geringen Mengen auch körperfremde Giftstoffe (Schwermetalle) aus.

Die Haut speichert wasserlösliche Gifte wie organische Säuren, die aus dem Verzehr von Fleisch, Wurst und Eiern entstehen, Metallverbindungen und Bleisalze aus Farben oder Trinkwasser aus veralteten Bleirohren sowie Cadmium aus dem Zigarettenrauch im Bindegewebe, welches dann „übersäuert".

Entschlackende/entsäuernde Therapievorschläge:

- Sauna (60 °C; 20–40 Minuten)
- basisches Salzbad (100 g Natriumbikarbonat [Natron, $NaHCO_3$] in ein Vollbad; 30–60 Minuten)
- basisches Fußbad (30 g Natriumbikarbonat [Natron, $NaHCO_3$]; 30 Minuten)
- Bürsten der trockenen Haut in Richtung des Herzens

27.5.6 Atmung

Die Aufnahme von Sauerstoff aus der Luft, sein Transport zu den Zellen, die dortige Verbrennung in der Atmungskette und die Produktion und Abgabe von Kohlendioxid wird als Atmung bezeichnet. Man unterscheidet die innere Atmung (Zellniveau: Oxidation organischer Substanzen zur ATP-Erzeugung) und die äußere Atmung (Gasaustausch mit der Umwelt):

Durch Nase oder Mund wird über Pharynx, Larynx, Trachea und Bronchien die Atemluft zwischen der Umgebung und den Alveolen hin- und hertransportiert.

In den Alveolen findet durch deren dünne Membran der Austausch von Sauerstoff/Kohlendioxid zwischen dem Luftweg (Alveolarbläschen) und der Lungenkapillare statt. Dabei ist für die Atmung nur der Teil an Luft relevant, der auch die Alveolen erreicht. Die Luft, die in den Atemwegen hin- und herbewegt wird, nimmt nicht am Gasaustausch teil und wird deshalb auch als sog. „Totraumvolumen" bezeichnet.

Die Alveolen dehnen sich beim **Einatmen** durch den Unterdruck (von den sich hebenden Rippen und dem sich senkenden Zwerchfell) im Pleuraraum, der zwischen der Pleura parietalis (Rippenfell) und Pleura visceralis (Lungenfell) liegt, gegen ihre Oberflächenspannung (die vom Surfactant gesenkt wird) aus und werden so belüftet. Bei der **Ausatmung** senkt sich der Unterdruck im Pleuraraum, und die Alveolen entspannen sich, ihr Kollabieren wird durch den auch bei maximaler Ausatmung immer noch bestehenden Unterdruck im Pleuraraum sowie durch das Surfactant verhindert.

Die **Atemsteuerung** erfolgt über das im Stammhirn/Medulla oblongata gelegene Atemzentrum:

- DRG (dorsale respiratorische Gruppe): Inspirationsreiz für 2 Sekunden, dann 3 Sekunden Pause (passive Exspiration)
- VRG (ventrale respiratorische Gruppe): Innervation bei forcierter In- und Exspiration

Die Regelung der **Atemtiefe** erfolgt durch Spannungsrezeptoren der Alveolar- und Bronchialspannung, die über den N. vagus (X) auf den Nucleus solitarius wirken.

Die **Atemfrequenz** wird vom erhöhten Kohlendioxidpartialdruck (pCO_2) im Blut (sowie gesenkten Sauerstoffpartialdruck [pO_2] und Blut-pH) gesteigert. Dabei wird der Kohlendioxidpartialdruck im Blut zentral direkt von Chemorezeptoren im Atemzentrum und indirekt von Chemorezeptoren, die den Liquor-pH-Wert bestimmen, gemessen. Der Blut-pO_2 und Blut-pH werden von Chemorezeptoren am Glomus caroticum/aorticum bestimmt und über den N. glosso-pharyngeus (IX) zum Nucleus solitarius geleitet.

Bei Belastung werden die Großhirnrinde, das limbische System und der Hypothalamus aktiviert und stimulieren das Atemzentrum. Ebenso aktivieren Adrenalin, Schilddrüsenhormone und Kortikoide die Atmung.

Über die Atmung werden auch gasförmige Substanzen entgiftet, v. a. Ammoniak (NH_3) und Ketonkörper (z. B. bei diabetischer Stoffwechsellage) sowie schwefelhaltige Verbindungen. Daneben wird der Säure-Basen-Haushalt des Körpers über die Lunge (Abatmung von CO_2 beeinflusst das Kohlendioxid-Bikarbonat-Puffersystem [$H_2O + CO_2 \rightleftarrows H^+ + HCO_3^-$] und die Niere [Ausscheidung von HCO_3^- oder H^+] geregelt; Kap. 27.5.5). Über das Zwerchfell (forcierte kombinierte Thorax-/Bauchatmung) wird neben verbesserter Atmung auch der venös-lymphatische Körperkreislauf verbessert (Kap. 27.5.7). Das Zwerchfell als Motor der viszeralen Mobilität wird in Kap. 27.3.1 beschrieben.

Einflussnahmen sind möglich über folgende Strukturen:

- Atemwege: mimische Muskeln (N. facialis [VII]), Larynx (N. vagus [X] und N. laryngeus recurrens)

- Lunge: sympathisch Th 1–Th 5, parasympathisch N. vagus (X)
- Thoraxatmung: Th 1–Th 12, 1.–12. Rippe
- Zwerchfell: N. phrenicus (C 3–C 5), Th 6–Th 12
- psycho-neuro-endokrines System
- Metabolismus: Säure-Basen-Haushalt und Schadstoffe

27.5.7 Blut-/Lymphkreislauf

Das Kreislaufsystem besteht aus dem geschlossenen arteriell-venösen Kreislauf, in den das Herz als Verdrängungspumpe (s. u.) und das Zwerchfell als Saugpumpe eingelagert sind, sowie dem offenen Lymphgefäßsystem:

- **Arterien:** Dies sind alle Gefäße, die vom Herzen wegführen. In der (kräftigen) Gefäßwand liegen glatte Muskelzellen, die sympathisch innerviert sind.
- **Venen:** Dies sind alle Gefäße, die zum Herzen hinführen. Die dünne Gefäßwand wird durch das Blut bzw. externe Strukturen (z. B. M. subclavius, Zwerchfell) offen gehalten.
- **Lymphgefäße:** Sie fangen im Gewebe kapillär an und münden im Venenwinkel der linken bzw. rechten Halsseite. Die Gefäßwand enthält glatte Muskelzellen (sympathisch innerviert). Durch eine peristaltische Bewegung wird die Lymphe transportiert.

Das Kreislaufsystem besteht aus dem großen Körper- und dem kleinen Lungenkreislauf:

- **Großer Körperkreislauf:**
  - Die linke Herzkammer drückt das Blut in die Aorta und weiter in die sich verzweigenden Arterien/Arteriolen.
  - Arterielle Kapillaren versorgen das periphere Gewebe mit Sauerstoff und Nährstoffen. Circa 20 l Blutplasma treten täglich aus den Gefäßen ins Gewebe aus.
  - Venöse Kapillaren sammeln das Blut aus den peripheren Geweben und nehmen Kohlendioxid und Schlackenstoffe des Metabolismus mit zur „Entsorgung". Circa 18 l Blutplasma werden täglich rückresorbiert, die anderen 2 l werden zusammen mit Schlackenstoffen, Zellresten etc. vom Lymphgefäßsystem abtransportiert.
  - In den Venen wird das Blut etagenweise durch Pumpwirkung der Kopf-/Extremitätenmuskeln von Venenklappe zu Venenklappe Richtung Rumpf gepumpt. Gleiches gilt für die Lymphe in den Lymphgefäßen.
  - Dann wird das Blut vom Zwerchfell in die Vv. cavae gesaugt. Auf die im Centrum tendineum mit dem Zwerchfell verbundene untere Hohlvene (V. cava inferior) wirkt das Zwerchfell als Saugpumpe. Die Lymphe in den Lymphgefäßen wird durch die Zwerchfellwirkung auf den Ductus thoracicus abtransportiert.
  - Das Blut wird weiter zum rechten Herzvorhof transportiert, indem es ventilgesteuert aus den Hohlvenen angesaugt und dann über den rechten Vorhof und die rechte Herzkammer in die Lungenarterien gedrückt wird.
- **Kleiner Lungenkreislauf:**
  - Die rechte Herzkammer drückt das Blut in die Lungenarterie und weiter in die Lungengefäße.
  - In der Lunge finden die Abgabe von Kohlendioxid und die Sauerstoffaufnahme statt.
  - Dann wird das Blut weiter zum linken Herzvorhof transportiert, indem es ventilgesteuert aus den Lungenvenen angesaugt und dann über den linken Vorhof und die linke Herzkammer in die Aorta gedrückt wird.

Eine Besonderheit stellen die **Pfortaderkreislauf** dar. Ein Pfortadersystem verbindet zwei Kapillarsysteme:

- abdominal vom Darm zur Leber (um die Nährstoffe zur Verstoffwechselung und Speicherung sowie die Giftstoffe zur Entgiftung zur Leber zu transportieren)
- hypophysär vom Hypothalamus zur Hypophyse (wo v. a. die Releasing-Hormone des Hypothalamus wirken)

Die folgenden beiden Mechanismen sind für die Regulation des Kreislaufs verantwortlich.

Regulation des arteriellen Blutdrucks am Herzen

Um ausreichend Sauerstoff und Nährstoffe in die Körpergewebe zu transportieren, drückt die linke Herzkammer das Blut über die Aorta in die Körperarterien. Die sehr häufige Erkrankung des arteriellen Hypertonus birgt großes Risikopotenzial für einen Apoplex, einen Herzinfarkt, ein Nierenversagen oder eine Herzinsuffizienz (eine der häufigsten Todesursachen in Deutschland). Gründe für arteriellen Hypertonus sind:

- primärer arterieller Hypertonus („essenzieller Hypertonus") aus unbekannten Gründen
- sekundärer arterieller Hypertonus:
  - durch Nierenerkrankungen (aktiviertes RAAS = Renin-Angiotensin-Aldosteron-System; ▶ **Abb. 27.4**):
    - Minderperfusion bei Nierenarterienstenose
    - parenchymatöse Nierenerkrankungen (Zystenniere, chronische Pyelonephritis, Glomerulonephritis, Nierenzellkarzinom)
    - Reninom (Renin produzierender Tumor)
  - neurovegetativ (Sympathikus steigert Blutdruck):
    - psychiatrische Erkrankungen (Angststörungen)
    - chronische Schmerzen
- endokrine Störungen (hormonelle Blutdrucksteigerung):
  - vermehrtes Schilddrüsenhormon
  - vermehrtes Aldosteron
  - vermehrtes ADH (Antidiuretisches Hormon)
  - vermehrte Kortikoide (steigern Salzrückresorption)

- vermehrte Katecholamine (Noradrenalin/Adrenalin; aktivieren den Sympathikus)
- Östrogenmangel/Progesteronüberschuss
- Gefäßerkrankungen:
  - Aortenisthmusstenose, Aortenklappeninsuffizienz
  - Nierenarterienstenose
  - Arteriosklerose (Ursache für systolische Hypertonie sowie Folge eines arteriellen Hypertonus)
  - Kollagenosen
  - Vaskulitis

Regulation des venösen Sogs (Zwerchfell/Herz)

Der venöse Sog wird an 2 Stellen reguliert:

Die Sogregulation erfolgt zum einen im großen Kreislauf durch das **Zwerchfell** (Atemtiefe, also Zwerchfellhub), welches eine umso größere Saugwirkung auf die V. cava inferior ausübt, je größer der Zwerchfellhub ist. Zwerchfellhub bei

- reiner Thoraxatmung: ca. 10–12 cm Hubhöhe,
- kombinierter Thorax-/Bauchatmung: ca. 15–20 cm Hubhöhe,
- reiner Bauchatmung: ca. 1–4 cm Hubhöhe.

Deswegen ist eine gute kombinierte Atmung bei venös-lymphatischen Stauungen im großen Kreislauf so wichtig, aber bei den meisten Patienten mit venös-lymphatischer Stauungssymptomatik findet sich eine (flache) Bauchatmung.

Zum anderen findet die Sogregulation im kleinen und großen Kreislauf durch die **Sogleistung des Herzens** statt. Ventilgesteuert wird das Blut nach der Herzkontraktion bei der Wiedererschlaffung der Herzmuskulatur durch den Unterdruck in die Herzvorhöfe gesogen. Bei **Klappen- oder Herzinsuffizienz** ist dieser Mechanismus gestört, es kann zu Körperödemen (Rechtsherzinsuffizienz) oder Lungenödemen (Linksherzinsuffizienz) kommen (Rückwärtsversagen des Herzens). Gründe für eine Herzinsuffizienz sind die verringerte Kontraktionsfähigkeit (KHK [koronare Herzkrankheit], Herzinfarkt, Myokarditis), erhöhter Pumpwiderstand (arterieller Hypertonus, Aortenklappenstenose), erhöhtes Schlagvolumen (Aortenklappeninsuffizienz), Abnahme des Herzzeitvolumens (zu geringes Schlagvolumen [Tachykardie, VHF = Vorhofflimmern], zu niedrige Herzfrequenz [Bradykardie]).

Der Körper kompensiert eine Herzinsuffizienz durch folgende Mechanismen:

- neuroendokrin:
  - Sympathikusaktivierung und Katecholaminausschüttung (steigert Herzfrequenz und Kontraktionskraft, erhöht Afterload = Nachlast)
  - Aktivierung des RAAS (erhöht Vorlast)
  - ADH-Aktivierung (erhöht Vorlast)
  - Freisetzung natriuretischer Peptide (senken Plasmavolumen und Blutdruck)
- Remodeling (verändert das Herz strukturell, biochemisch und zellulär)
- Herzhypertrophie

27.5.8 Urogenitales System

Das urogenitale System wird funktionell sowie embryologisch unterschieden in den urinären (harnableitenden) und genitalen (Reproduktions-) Teil.

Das **Harnsystem** (Ausscheidung von Abfallstoffen und überflüssigem Wasser) teilt sich auf in:

- Nieren (Harnproduktion)
- Ureteren (Harnableitung)
- Harnblase (Sammelorgan für den Harn)
- Urethra (Urinentleerung nach außen)

Niere

Die Niere entsteht embryologisch aus zwei Anlagen:

- **metanephrogenes Blastem:** bildet die **Nephrone** (Bowman-Kapsel, proximaler Tubulus contortus, Henle-Schleife, distaler Tubulus contortus)
- **Ureterknospe:** bildet die extra- und intrarenalen **ableitenden Harnwege** (Verbindungsstücke, Sammelrohre, Papillengänge, Nierenkelche, Nierenbecken mit Aufzweigungen, Ureter)

Dabei stellen die **Nephrone** die Funktionseinheit der Niere dar (ca. 1 Mio. Nephrone pro Niere):

- Nierenkörperchen (Malpighi-Körperchen, arterielles Glomerulum und Bowman-Kapsel)
- Tubulussystem (proximaler Tubulus contortus, Henle-Schleife, distaler Tubulus contortus)

In den Nierenkörperchen wird kontinuierlich **Primärharn** aus den arteriellen Gefäßen abgefiltert (ca. 180 l täglich, blutplasmaähnliche Flüssigkeit ohne größere Moleküle/Zellbestandteile). Im Tubulussystem werden dann zahlreiche Stoffe resorbiert bzw. sezerniert und ein Großteil des Wassers resorbiert, wodurch der eigentliche **(Sekundär-)Harn** entsteht. Das Blut wird dabei ca. 300 × täglich durch die Nieren gespült.

Die **Sekretion/Resorption im Tubulussystem** umfasst folgende Stationen:

- proximaler Tubulus contortus, Pars convoluta:
  - Resorption großer Mengen Na^+, HCO_3^-, Glukose, Aminosäuren, Phosphat, Harnstoff, Harnsäure
  - Sekretion von H^+, NH_3, Harnsäure
- Henle-Schleife:
  - dünner, absteigender Teil: Konzentrierung des Harns unter Nutzung des Gegenstromprinzips, hier fast nur Wasserresorption
  - dünner, aufsteigender Teil: Konzentrierung des Harns unter Nutzung des Gegenstromprinzips, hier fast nur Na^+- und Cl^--Resorption

- distaler Tubulus contortus, Pars convoluta: Aldosteron-abhängige Konzentration des Harns, dann ADH-abhängiger Wasserentzug (Wasserpermeabilität des Sammelrohrs wird von ADH gesteuert)

Wasser und Cl^- werden passiv transportiert, während die meisten anderen Substanzen aktiv (Austausch mittels Pumpmechanismus [z. B. Na^+-H^+-Pumpe] unter Energieaufwand in den bzw. aus dem Tubulus) resorbiert bzw. sezerniert werden.

Fremdstoffe, insbesondere (verstoffwechselte) Medikamente, werden von der Niere über sog. **Carrier** (ABC = ATP-binding Cassette/SLC = Solute Carrier) ausgeschieden. Die gleichen Carrier kommen auch im Darm (Aufnahme von Fremdstoffen aus der Nahrung) und der Leber (Verstoffwechselung der im Darm aufgenommenen und über die Pfortader zur Leber transportierten Fremdstoffe) vor. Die Carrier sind dabei nicht spezifisch für eine einzelne Substanz, sondern transportieren alle Stoffe einer bestimmten chemischen Klasse (z. B. Säuren, Aminosäuren, Amine etc.), wobei der Carrier eine bestimmte Transportgrenze hat, also nicht unbegrenzt viele Stoffe pro Zeiteinheit transportieren kann (so kann ein Bus auch nur eine bestimmte Anzahl Fahrgäste gleichzeitig transportieren). Insbesondere bei mehreren gleichzeitig eingenommenen Stoffen (Medikamente, Vitamine, Ergänzungspräparate) kann es dazu führen, dass sich deren Wirkung gegenseitig beeinflusst (z. B. verstärkt), weil die Carrier der Niere ihre Transportgrenze erreicht haben und deswegen nicht die Gesamtmenge der Stoffe ausscheiden können. Die Restmenge dieser Stoffen zirkuliert dann weiterhin im Blut und entfaltet im Körper ihre Wirkung. Deswegen müssen die Wechselwirkungen verschiedener Präparate stets mit dem Patienten besprochen und abgewogen werden und ggf. die Dosierungen/Zeitpunkte der Einnahme angepasst werden (selbstverständlich in Rücksprache mit dem behandelnden Hausarzt).

Ein weiteres Beispiel für die begrenzte Transportfähigkeit der Carrier ist eine **Gichtattacke**, also die Entzündungsreaktion von Gelenken infolge verstärkter Harnsäuremenge im Körper (harnpflichtige Substanzen), die dann nicht ausreichend ausgeschieden wird und sich in Regionen besonders sauren Gewebes ablagert.

Harnstoff (100 % Filtration, 50 % Rückresorption; scheidet Stickstoff aus dem Körper aus), Kreatinin (100 % Filtration, 0 % Rückresorption), Harnsäure (100 % Filtration, 90 % Rückresorption, Sekretion) sind **harnpflichtige Substanzen**, die von der Niere zur Entgiftung ausgeschüttet werden:

- Die **Harnsäure** kann bei zu hoher Blutkonzentration oder bei niedrigem pH-Wert im Gewebe **kristallin ausfallen**, weil sie eine pH-abhängige (im sauren Milieu nur geringe) Wasserlöslichkeit hat.
- Das **Kalzium** ist im Blut zu 40 % an Albumin gebunden und wird nicht in den Primärharn filtriert. Die übrigen 60 % Kalzium werden zu ⅔ im proximalen Tubulus und zu ⅓ unter der Steuerung von PTH/Kalzitonin in der Henle-Schleife rückresorbiert.

Beachte

Eine Hyperkalzämie führt zu verminderter hormonell vermittelter Kalziumresorption, sodass die Kalziumausscheidung steigt. Daher kann der unreflektierte orale Kalziumkonsum u. U. zur unerwünschten vermehrten Kalziumausscheidung führen. Deswegen ist eine Osteoporosebehandlung nur nach Kenntnis der regulierenden Parameter (Serum-Kalzium, Serum-PTH, Serum-Kalzitonin, Kalziummenge im 24-Stunden-Urin) individuell auf diesen Patienten abgestimmt durchzuführen.

Das Schema in ▸ **Abb. 27.4** zeigt die Niere mit ihrem Wasser- und Elektrolythaushalt, den zugehörigen Steuerungsmechanismen und die hormonellen Regelstufen.

Die Niere liegt (in der Fascia perirenalis) primär retroperitoneal, ventral des Psoas. Bei Entzündungen der Niere sowie infolge traumatischer Ereignisse (insbesondere Beschleunigungs- oder Verzögerungstrauma) kommt es zu einer Entzündungsreaktion der Faszien von Niere und Psoas, infolge deren die Niere ihre Mobilität einbüßt und der Psoas seinen Tonus erhöht. Gleichzeitig führt dieses Ereignis zu afferenten Reizungen:

- Das **Nierengewebe** reizt parasympathisch seine N.-vagus-Afferenz, welche die OAA-Region muskulär beeinträchtigt (Kap. 12.1.2), und sympathisch die Region Th 9–L 1, in der sich der muskuläre Tonus erhöht, wodurch andere aus dieser Region versorgte Viszera beeinträchtigt werden können. In einzelnen Fällen haben Anatomen auch parasympathische Fasern der Niere vom sakralen Teil des Parasympathikus (S 2–S 4) gefunden.
- Die **Nierenfaszie** reizt den N. phrenicus (C 3–C 5), was zu einer muskulären Reaktion der autochthonen Muskeln von C 3–C 5 führt, und mechanisch kommt es zu einem Zug der Fascia perirenalis, der sich über das Lig. phrenico-renale auf Zwerchfell, Pleura, ATS, Pleurakuppel, Lig. cervico-pleurale bis C 6–C 7 (Kap. 12.1.2), welche ebenfalls muskulär reagiert, zieht. Dadurch wird wiederum das Zwerchfell (viszeraler Motor; Kap. 27.3.1) gereizt, wodurch es zu weiteren viszeralen Dysfunktionen kommen kann.

In der Summe kommt es durch die Dysfunktion der Niere zu HWS- und LWS-Verspannungen, ggf. mit begleitenden viszeralen Störungen.

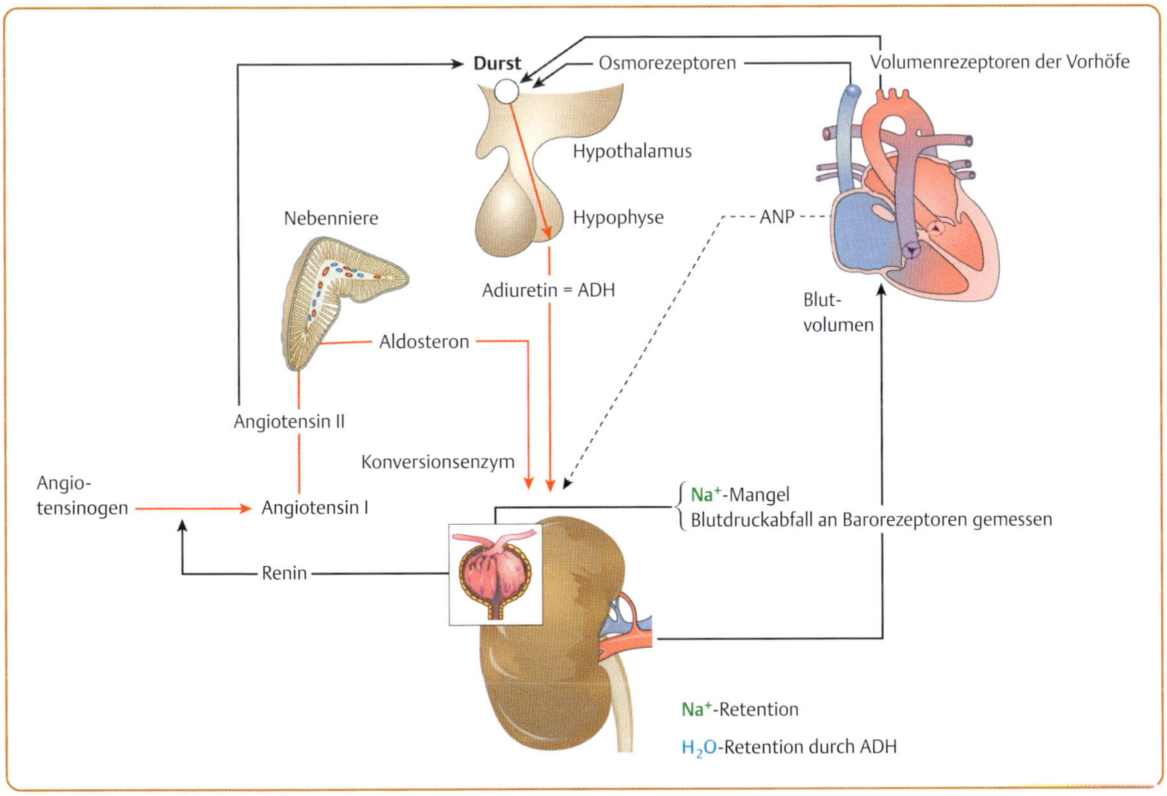

▸ **Abb. 27.4** Physiologie der Niere. Zusammenspiel von RAAS, ADH- und ANP-System. (Lang E. Physiologie für Heilpraktiker. Stuttgart: Haug; 2014: 175, Abb. 10.5)

Ureter

Der Ureter wird embryologisch ebenfalls aus der Ureterknospe als Ausbuchtung des Wolff-Gangs gebildet. Anatomisch gibt es drei (vier) Engstellen (mögliche Einengungen/Entrapments):

- Übergang Nierenbecken/Ureter
- Unterkreuzungsstelle der A. ovarica/A. testicularis
- Überkreuzungsstelle der Aa. iliacae externa und communis
- Übergang Ureter in Harnblasenwand

Diese Engstellen können abgehende Nierensteine aufhalten und so erhebliche kolikartige Schmerzen verursachen.

Die Innervation des Ureter kommt sympathisch von Th 9–L 1 und parasympathisch von S 2–S 4, zum Teil auch vom N. vagus (X).

Harnblase

Die Harnblase zählt zu den Beckenorganen und liegt ventral im kleinen Becken hinter den Ästen des Os pubis und der Symphysis pubica.

Sie wird von kaudal vom Perineum (S 2–S 4), von lateral durch die Lamina PVURS (= Lamina von Delbet) stabilisiert, ist über das Lig. pubo-vesicale mit dem Os pubis verbunden (welches bei Verkürzung den Füllungszustand der Harnblase begrenzt und so für gehäuften Harndrang sorgt), wird mit dem Nabel (Umbilicus) durch die Plica umbilicalis mediana (ehemaliger Urachus zum Lig. umbilicale medianum obliteriert) und die beiden Plicae umbilicales mediales (ehemalige A. umbilicalis zum linken und rechten Lig. umbilicale mediale obliteriert) verbunden und grenzt lateral an den M. obturator internus, welcher bei Reizung durch die Harnblase (z. B. bei Entzündungen) Spannung auf die Membrana obturatoria und damit auf den (die Adduktoren versorgenden) N. obturatorius auslösen kann.

Sympathisch wird die Harnblase von Th 12–L 2 versorgt, parasympathisch von S 2–S 4. Bei chronischen Blasenentzündungen kann es begleitend zu einer Entzündung der Excavatio vesico-uterina kommen, was eine schmerzhafte Peritonitis nach sich zieht.

Urethra

Die Urethra bringt bei entsprechendem Harndruck den Harn aus der Harnblase nach außen. Die **Blasenfüllung** wird ermöglicht durch die sympathische Erschlaffung der Blasenwandmuskulatur.

Die **Blasenentleerung** wird gesteuert durch den Parasympathikus, welcher bei aktivierten Dehnungsrezeptoren der Blasenwand dann die Blasenwandmuskulatur zur Kontraktion anregt. Infolgedessen fließt eine kleine Harnmenge in die Urethra, welche sich dehnt und dadurch zur

Erschlaffung des M. sphincter vesicae internus führt. Wenn auch der (willkürlich innervierte) M. sphincter vesicae externus erschlafft, kommt es zur Miktion.

Genitales System

Das genitale System dient der Reproduktion.

Weibliches Genitale

Es besteht bei der Frau aus der Vagina, dem Uterus, beiden Tubae uterinae mit den Fimbrien (als Auffangtrichter für die vom Ovar exokrin sezernierte Oozyte) und dem Ovar.

Nach kaudal stabilisiert das **Perineum** (S2–S4) die weiblichen Geschlechtsorgane, nach lateral die Lamina PVURS (= Lamina von Delbet), welche nach dorsal zum Lig. utero-sacrale verstärkt ist. Darüber hinaus wird der Uterus am Oberrand vom **Lig. teres uteri** (obliterierter Wolff-Gang, entspricht dem Samenleiter des Mannes, zieht zu den Labia majora) und dem **Lig. latum uteri** stabilisiert. Das Lig. latum uteri entsteht aus dem PPI (Peritoneum parietale inferius), indem sich der Uterus von unten ins Peritoneum hineinschiebt und so auf seiner Oberseite von PPI bedeckt wird. Seitlich liegen die Tubae uterinae im PPI, welches an ihnen davor und dahinter heruntersackt und so das doppelblättrige Lig. latum uteri bildet (▶ Abb. 27.5). Bei Dysfunktionen des Lig. latum uteri treten häufig Fertilitätsstörungen mechanischer Ursache auf, weil der Transport der Oozyte in der Tuba uterina beeinträchtigt wird. Daneben können neurovegetative sowie endokrine Reize (hierbei darf intensive sportliche Betätigung als Auslöser einer Prolaktinausschüttung mit reaktiver Unterdrückung der GnRH-/LH-/FSH-Ausschüttung nicht vergessen werden, die Patientin muss hierüber aufgeklärt werden) ebenso wie soziopsychische Belastungen Grund für eine Fertilitätsstörung der Frau sein.

Des Weiteren verläuft das **Lig. ovarii proprium** (enthält einen Ast der A. uterina) vom Tubenwinkel zum Ovar und das **Lig. suspensorium ovarii** (enthält die A./V. ovarica und den Plexus ovaricus) vom Ilium und der Psoasfaszie zum Ovar.

Bei Uterusentzündungen kann es zu einer begleitenden Entzündung der Excavatio recto-uterina (Douglas-Raum) kommen, was eine schmerzhafte Peritonitis nach sich zieht.

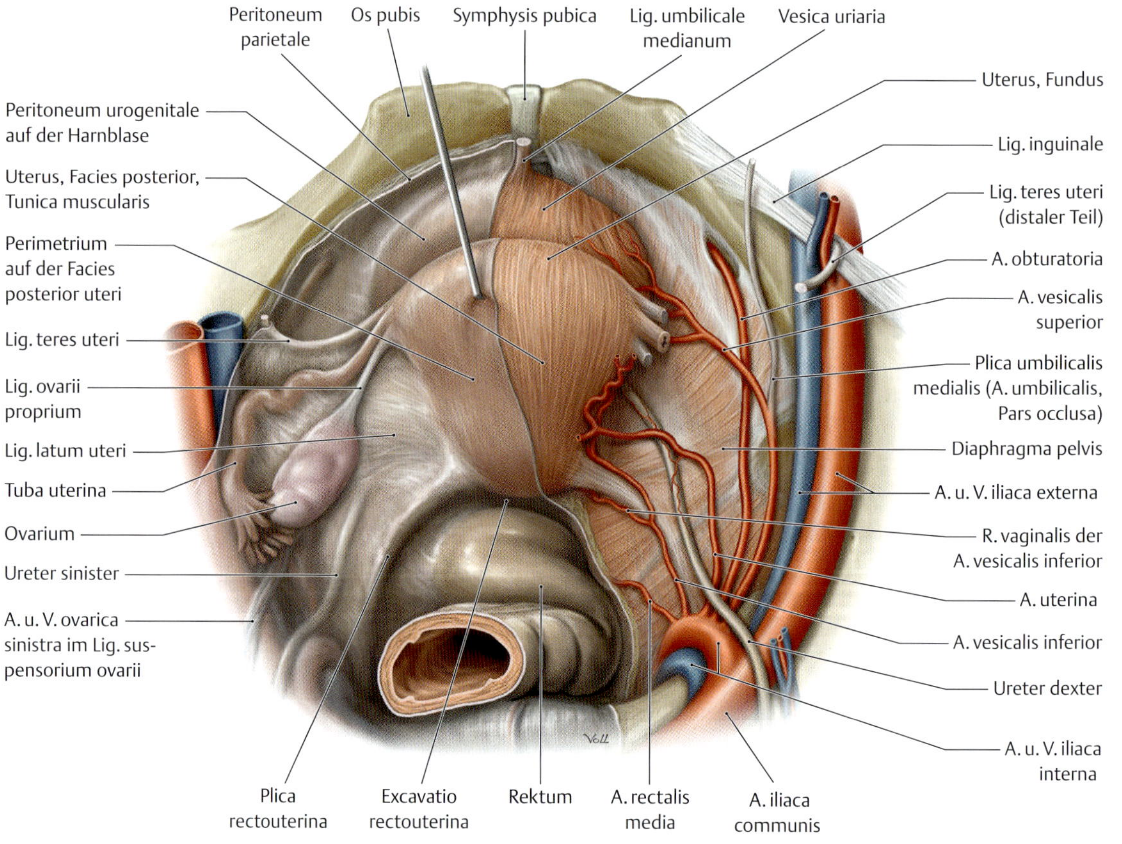

▶ **Abb. 27.5** Sicht in ein weibliches Becken von kranial, Peritoneum rechts größtenteils entfernt, sodass nur noch der Rektumstumpf sichtbar ist; Uterus nach ventral gezogen. Die A. uterina verläuft im Lig. latum uteri zum Uterus, wobei sie vom Ureter überkreuzt wird. (Schünke M, Schulte E, Schumacher U. Prometheus. LernAtlas der Anatomie. Innere Organe. Illustrationen von M. Voll und K. Wesker. 4. Aufl. Stuttgart: Thieme; 2015: 351, Abb. 5.17Ba)

Sympathisch werden die weiblichen Geschlechtsorgane von Th 12–L 2 versorgt, parasympathisch von S 2–S 4.

Die **endokrine Steuerung** ist zyklus- und befruchtungsabhängig und findet physiologischerweise folgendemaßen statt:

Die **Ovulation** (Eisprung) findet exakt 14 ± 1 Tag vor dem Einsetzen der nächsten Periodenblutung statt. Der Zeitraum zwischen der Periodenblutung und der nächsten Ovulation ist allerdings sehr variabel. Die Steuerung der zyklusabhängigen Veränderungen im weiblichen Urogenitaltrakt unterliegt der **Hypothalamus-Hypophysen-Achse**: Der Hypothalamus produziert Gonadotropin-Releasing-Hormon (**GnRH**), das die Sekretion der Gonadotropine **FSH** (Follikel-stimulierendes Hormon) und **LH** (Luteinisierendes Hormon) im Hypophysenvorderlappen kontrolliert. Im Zyklus wachsen anfangs 5–15 **Primordialfollikel** unter dem Einfluss von FSH (Follikel-stimulierendes Hormon). Nur einer von ihnen erreicht die volle Reife und wird als Oozyte ovuliert, die anderen gehen zugrunde. In der Wachstumsphase produziert das Ovar **Progesteron**, welches die Reifung der Eizelle unterstützt, sowie Östrogene, die die Uterusschleimhaut stimulieren (Proliferationsphase) und kurz vor der Ovulation durch einen hohen **Östrogenspiegel** die Hypophyse zur Ausschüttung von LH (Luteinisierendes Hormon) bringen. Das LH löst dann die Ovulation aus und der geplatzte Follikel wandelt sich in das **Corpus luteum** um, welches Progesteron produziert. Dies sorgt mit den Östrogenen für eine weitere Ausbildung der Uterusschleimhaut (Sekretionsphase). Ist nun eine Eizelle befruchtet und hat sich eingenistet, bildet diese **hCG** (humanes Choriongonadotropin) und verhindert die Degeneration des Corpus luteum, wodurch weiterhin Progesteron gebildet und damit eine Periodenblutung verhindert wird. Fand keine Befruchtung statt, so degeneriert das Corpus luteum zum **Corpus albicans**, welches kein Progesteron mehr bildet. Wegen des abfallenden Progesteronspiegels kommt es dann zur Periodenblutung (es kommt hierbei nicht zur Blutgerinnung, weil die hierzu nötigen Eiweiße von Enzymen abgebaut werden; der Blutverlust beträgt ca. 50–60 ml). Damit die Oozyte in die Tube wandert, legen sich die **Fimbrien** der Tube kurz vor der Ovulation auf die Oberfläche des Ovars. Durch die rhythmischen Kontraktionen der Tube entstehen wischende Bewegungen der Fimbrien, die die Oozyte in die Tube „hineinfegen". In der Tube wird die Oozyte durch die Kontraktionen der Wandmuskulatur in Richtung Uterushöhle weitertransportiert. Die **Befruchtung** der Eizelle findet normalerweise in der Pars ampullaris der Tube statt (ca. 6–12 Stunden nach der Ovulation). Nach der Befruchtung findet die **Furchung** (mehrere Zellteilungen) statt. Am 3. Tag nach der Befruchtung erreicht die Zygote im 12- bis 16-Zell-Stadium (Morula) die Uterushöhle. Die Zellen der **Morula** gliedern sich in einen äußeren (Trophoblast) und einen inneren (Embryoblast) Zellhaufen. Am 5.–6. Tag findet die Anheftung an die Schleimhaut statt, während der 2. Woche dann die **Invasion** der Uterusschleimhaut. Kommt es zu einer extrauterinen Einnistung der Eizelle, kann die Invasion zu einer lebensbedrohlichen Blutung der Mutter führen.

Bis zu 50 % der befruchteten Eizellen enden in der Frühphase der Entwicklung mit einem **Abort**, der mit der folgenden Periodenblutung zusammenfällt, sodass die Frau oft gar nicht bemerkt, dass sie schwanger war. Die Hälfte dieser Frühaborte geht auf Chromosomenstörungen zurück. Würden diese Früchte ausgetragen, kämen etwa 12 % der Kinder mit Fehlbildungen zur Welt, so aber sind es 2–3 %. Der Abort kommt dadurch zustande, dass die Frucht kein hCG produziert und deswegen der Progesteronspiegel abfällt und die Periodenblutung einsetzt.

Männliches Genitale

Beim Mann umgibt die Prostata die Urethra, sodass aufgrund einer Prostatavergrößerung Miktionsbeschwerden entstehen können. Die Prostata mischt bei der Ejakulation ihr Sekret mit den Spermien und aktiviert deren Beweglichkeit (Kap. 27.5.3). Die Ausführungsgänge der Prostata bzw. die Harnröhre (retrograd zur Harnblase) werden wechselhaft verschlossen, um das urinäre vom genitalen System „sauber" zu trennen.

Fertilitätsstörungen und Infertilität

Bei 15–30 % aller Partnerschaften stellt Infertilität ein Problem dar. Ursachen beim Mann sind eine zu geringe Anzahl der Spermien oder eine zu geringe Beweglichkeit derselben bzw. psychische Faktoren.

Ursachen bei Frauen sind u. a. ein Verschluss der Eileiter (durch Entzündungen oder Dysfunktionen des Lig. latum uteri), die Zusammensetzung des Zervixschleims, das Vorhandensein von Antikörpern gegen Spermatozoen sowie das Ausbleiben der Ovulation. Bei Dysfunktionen des **Lig. latum uteri** treten häufig Fertilitätsstörungen mechanischer Ursache auf, weil der Transport der Oozyte in der Tuba uterina beeinträchtigt wird. Daneben können neurovegetative sowie endokrine Reize (hierbei darf intensive sportliche Betätigung als Auslöser einer Prolaktinausschüttung mit reaktiver Unterdrückung der GnRH-/LH-/FSH-Ausschüttung nicht vergessen werden, die Patientin muss hierüber aufgeklärt werden) ebenso wie soziopsychische Belastungen Grund für eine Fertilitätsstörung der Frau sein.

Die Autoren möchten hier noch einmal ausdrücklich daran erinnern, dass **parietale Dysfunktionen** der Region Th 12–L 2 und des SIG über die reaktive neurovegetative Reizung zur Infertilität führen können und dass durch eine Korrektur alleine der parietalen Dysfunktionen häufig die Fertilität der Patientin wiederhergestellt wird, wodurch die Patientin aber auch (ungewollt, weil sie nicht damit rechnet) schwanger werden kann. Also sollte eine Patientin ggf. auf die Möglichkeit einer Schwangerschaft (bzw. die Notwendigkeit der Verhütung, um eine Schwangerschaft zu vermeiden) nach Behandlung der genannten parietalen Strukturen (Patientin kam beispielsweise wegen Rückenschmerzen) hingewiesen werden.

27.6 Topografie der Organe

Die topografische Gliederung der Organe ist insbesondere aus diagnostischer Sicht sinnvoll, weil mit den faszialen Tests regionale Beschwerden abgegrenzt werden müssen, um diese dann entsprechend dem jeweiligen Funktionskreis zu behandeln.

27.6.1 Kopf-/Halsorgane

- **Hypothalamus/Hypophyse:** s. Kap. 27.5.2 und Kap. 28.1.1
- **Epiphyse:** s. Kap. 27.5.2 und Kap. 28.1.2
- **Tränendrüse:** s. Kap. 27.5.3 und Kap. 28.1.3
- **Speicheldrüsen:** s. Kap. 27.5.3 und Kap. 28.1.4
- **Mundhöhle:** s. Kap. 27.5.4 und Kap. 28.1.5
- **Kehlkopf:** s. Kap. 27.5.6 und Kap. 28.1.6
- **Trachea:** s. Kap. 27.5.6 und Kap. 29.1.2
- **Ösophagus:** s. Kap. 27.5.4 und Kap. 29.1.1
- **Schilddrüse:** s. Kap. 27.5.2 und Kap. 28.1.9
- **Nebenschilddrüse:** s. Kap. 27.5.2 und Kap. 28.1.10

Im Kap. 28 sind die jeweiligen Dysfunktionen (Kap. 28.1), Untersuchungen (Kap. 28.2) und Behandlungen (Kap. 28.3) beschrieben.

27.6.2 Thoraxorgane

- **Ösophagus:** s. Kap. 27.5.4 und Kap. 29.1.1
- **Trachea:** s. Kap. 27.5.6 und Kap. 29.1.2
- **Thymus:** s. Kap. 29.1.3
- **Lunge:** s. Kap. 27.5.6 und Kap. 29.1.4
- **Herz:** s. Kap. 27.5.7 und Kap. 29.1.5

Im Kap. 29 sind die jeweiligen Dysfunktionen (Kap. 29.1), Untersuchungen (Kap. 29.2) und Behandlungen (Kap. 29.3) beschrieben.

27.6.3 Abdominalorgane

- **Magen:** s. Kap. 27.5.4 und Kap. 30.1.1
- **Duodenum:** s. Kap. 27.5.4 und Kap. 30.1.2
- **Milz:** s. Kap. 30.1.3
- **Pankreas:** s. Kap. 27.5.4 und Kap. 30.1.4
- **Leber:** s. Kap. 27.5.5 und Kap. 27.5.8 und Kap. 30.1.5
- **Gallenblase:** s. Kap. 27.5.4 und Kap. 30.1.6
- **Dünndarm:** s. Kap. 27.5.4 und Kap. 30.1.7
- **Kolon:** s. Kap. 27.5.4 und Kap. 30.1.8 bis Kap. 30.1.12
- **Nebenniere:** s. Kap. 27.5.2 und Kap. 30.1.13
- **Niere:** s. Kap. 27.5.5 und Kap. 30.1.14

Im Kap. 30 sind die jeweiligen Dysfunktionen (Kap. 30.1), Untersuchungen (Kap. 30.2) und Behandlungen (Kap. 30.3) beschrieben.

27.6.4 Beckenorgane

- **Harnblase:** s. Kap. 27.5.8 und Kap. 3.4.2
- **Uterus/Adnexe:** s. Kap. 27.5.8 und Kap. 3.4.6
- **Prostata/Testikel:** s. Kap. 27.5.8 und Kap. 3.4.7
- **Ureter:** s. Kap. 27.5.8 und Kap. 30.1.15

27.7 Übersicht zu behandlungsrelevanten Relationen der Organe

In der ▶ **Tab. 27.6** sind für die **Viszera** ihre jeweiligen Relationen in Bezug auf die sympathische/parasympathische, arterielle, venöse und lymphatische Ver- und Entsorgung mit ihrem Meridianbezug und den Kennmuskeln der Applied Kinesiology zur schnellen Übersicht aufgelistet.

▶ **Tab. 27.6** Übersicht zur Ver- und Entsorgung der Organe.

Organ	sympathisch	parasympathisch	arteriell	venös	lymphatisch	Meridian	Kennmuskel
Tränendrüse	C 8–Th 1	N. facialis (VII)	A. ophthalmica	V. ophthalmica	Venenwinkel	–	–
Speicheldrüsen	Ggl. cervicale superius	N. facialis (VII), N. glossopharyngeus (IX)	A. facialis	V. submentalis, V. sublingualis	Venenwinkel	–	–
Schilddrüse	C 8–Th 1, Ggll. cervicalia superius, medium und inferius	N. vagus (X) (mit C 0–C 2 und Sutura occipitomastoidea)	A. thyroidea	V. thyroidea	Venenwinkel	3E	M. infraspinatus
Nebenschilddrüse			A. carotis externa	V. jugularis interna		Lu	M. levator scapulae
Thymus			A. thoracica interna	V. brachiocephalica		3E	M. infraspinatus
Trachea	C 8–Th 5, Ggl. cervicale superius	N. vagus (X) (mit C 0–C 2 und Sutura occipitomastoidea)	A. thyroidea inferior	V. thyroidea inferior	Venenwinkel	Lu	M. deltoideus, M. serratus anterior
Ösophagus	Ggll. cervicalia medium und inferius, Ggl. thoracicum 1–5	N. vagus (X) (mit C 0–C 2 und Sutura occipitomastoidea)	A. oesophagea	Vv. azygos/hemiazygos und V. portae	Venenwinkel	Ma	Pars clavicularis des M. pectoralis major
Lunge	Ggll. cervicalia medium und inferius/Ggl. thoracicum 1–5	N. vagus (X) (mit C 0–C 2 und Sutura occipitomastoidea)	A. bronchialis	V. bronchialis	Venenwinkel	Lu	M. deltoideus, M. serratus anterior
Herz	Plexus pulmonalis, Plexus cardiacus	N. vagus (X) (mit C 0–C 2 und Sutura occipitomastoidea)	Aa. coronariae	Sinus coronarius	Venenwinkel	He	M. subscapularis
Magen	Th 6–Th 9, Ggl. thoracicum 6–9	N. vagus (X) (mit C 0–C 2 und Sutura occipitomastoidea)	Truncus coeliacus (Duodenum: auch A. mesenterica superior)	V. portae (V. lienalis)	Ductus thoracicus	Ma	Pars clavicularis des M. pectoralis major
Duodenum						Ma	M. rectus femoris, Bauchmuskeln
Milz						MP	M. triceps brachii
Pankreas	Ggl. coeliacum, Ggl. mesentericum superius (Plexus solaris)	N. vagus (X) (mit C 0–C 2 und Sutura occipitomastoidea)	Truncus coeliacus (Duodenum: auch A. mesenterica superior)	V. portae (V. lienalis)	Ductus thoracicus	MP	M. latissimus dorsi
Leber						Le	M. deltoideus, M. serratus anterior
Gallenblase						Gb	M. popliteus
Dünndarm	Th 10–Th 12, Ggl. thoracicum 10–12, Plexus mesentericus superior	N. vagus (X) (mit C 0–C 2 und Sutura occipitomastoidea)	A. mesenterica superior	V. portae (V. mesenterica superior)	Ductus thoracicus	Dü	M. rectus femoris/Bauchmuskeln
Ileozäkalklappe, Zäkum, Appendix vermiformis						–	–
Colon ascendens mit Flexura coli dextra						–	–
Colon transversum						Di	M. tensor fasciae latae

▸ **Tab. 27.6** Fortsetzung.

Organ	sympathisch	parasympathisch	arteriell	venös	lymphatisch	Meridian	Kennmuskel
Colon descendens mit Flexura coli sinistra	Th 12–L 2, Ggl. thoracicum 12 bis Ggl. lumbale, Plexus mesentericus inferior	Nn. splanchnici pelvici S 2–S 4	A. mesenterica inferior	V. portae (V. mesenterica superior)	Ductus thoracicus	–	–
Colon sigmoideum						–	–
Rektum			A. iliaca interna	V. iliaca interna		–	ischiokrurale Muskeln
Harnblase	Th 12–L 2, Ggl. thoracicum 12 bis Ggl. lumbale, Plexus mesentericus inferior	Nn. splanchnici pelvici S 2–S 4	Aa. iliacae communis und interna	Vv. iliacae communis und interna	Ductus thoracicus	Bl	M. tibialis anterior
Uterus, Adnexe						KS	–
Prostata, Testikel						KS	M. piriformis, Mm. glutei
Nebenniere	Th 9–L 1, Ggl. thoracicum 9–12, Ggl. lumbale 1	N. vagus (X)	Aorta abdominalis	rechts: V. cava inferior, links: V. renalis	–	KS	–
Niere		N. vagus (X)	A. renalis	V. renalis	–	Ni	M. iliopsoas
Ureter		S 2–S 4	A. iliaca communis	V. iliaca communis	–	–	–

Für **alle Organe** gilt es, folgende Zusammenhänge zu überprüfen und ggf. zu korrigieren (die deswegen nicht in der ▸ **Tab. 27.6** aufgeführt sind):

- zentrale neurovegetative/endokrine Steuerung: Hypothalamus/Hypophyse
- faszialer Einfluss: N. phrenicus (C 3–C 5)
- Matrix (= Interzellularsubstanz) optimieren: s. Kap. 27.2.2
- Organmotilität: jeweils zu testen/behandeln
- Embryologische Relationen: Gewebe gleichen embryologischen Ursprungs haben gegenseitige Einflüsse aufeinander, z. B. **Darm und Lunge** (Entoderm: Die Lungenknospe entsteht aus Zellansammlung des Darmrohrs).
- neurolymphatische Reflexpunkte (Chapman-Punkte): s. Kap. 35.3

Zum Verständnis der ▸ **Tab. 27.6** seien hier nochmals (s. Kap. 27.1.1) die beeinflussenden Strukturen auf den Sympathikus/Parasympathikus beschrieben:

- **Rückenmarks-Seitenhorn (C 8–L 2, S 2–S 4):** Durch Mobilisation/Manipulation der betroffenen Wirbelsegmente wird der Einfluss über den R. meningeus und R. dorsalis des Spinalnerven auf das Hinter-Seitenhorn weitergeleitet und erzeugt dort eine neurovegetative Antwort, welche über das Vorder-Seitenhorn und den R. communicans albus zum Truncus sympathicus bzw. zu den präaortalen/prävertebralen Ganglien zur Umschaltung weitergeleitet wird. Der R. communicans griseus verbindet den Truncus symphathicus mit dem R. ventralis des Spinalnerven, um die vegetative Information zu den Gefäßen etc. weiterzuleiten.
- **Truncus sympathicus:** Der Truncus sympathicus läuft ventral der Halswirbelquerfortsätze, Rippenköpfchen, des Psoas, Sakrum und Kokzyx und hat seine Umschaltung in den Sympathikusganglien auf Höhe von C 1/C 6/C 7 und der 1.–12. Rippe, des Psoas, des Sakrums und des Kokzyx, sodass eine Mobilisation/Manipulation sowie myofasziale/myotensive Techniken dort mechanischen Einfluss auf das betroffene Ganglion des Truncus sympathicus hat.
- **Parasympathische Umschaltung:** Diese liegt organnah in der jeweiligen Organfaszie, sodass die Mobilisation des jeweiligen Organs über den mechanischen Einfluss auf die Organfaszie neben einer Verbesserung der (arteriellen, venösen, lymphatischen, neurovegetativen) Ver-/Entsorgung des Organs auch eine Reizlinderung auf die parasympathische Umschaltung bewirkt.

28 Kopf- und Halsorgane

28.1 Dysfunktionen

Generell wird jedes Organ auf Mobilität, Lage, Größe, Tonus und Trophik palpiert. Die neurovegetativen Zonen (Gruppendysfunktionen zwischen C 8 und Th 1, N.-vagus-Reizung) sind ein Hinweis auf eine viszerale Störung (Kap. 12.1.2).

28.1.1 Dysfunktionen von Hypothalamus und Hypophyse

Probleme der Hypothalamus-Hypophysen-Regelkreise entstehen regelmäßig bei kranio-sakralen Dysfunktionen (Kap. 21.2). Daneben können Störungen von Hypothalamus und Hypophyse auch ausgelöst werden durch:

- Tumor:
  - Hypophysenadenom (loco typico oder versprengtes Gewebe im Schädelbasisknochen)
  - andere Tumoren, die das hormonproduzierende Gewebe des Hypothalamus/der Hypophyse durch ihren Wachstumsdruck zur Drosselung der Hormonproduktion bringen
  - andere Tumoren, die über die hormonellen Regelkreise die Hypothalamus-Hypophysen-Hormonproduktion drosseln
- Trauma:
  - Unfälle
  - Operationen
- vaskuläre Ursachen:
  - ischämische Hypophysennekrosen, z. B. bei Schockzuständen (Verbrennungsschock)
  - Kollaps unter der Geburt: Frühzeichen sind Agalaktie (fehlende Milchsekretion), sekundäre Amenorrhoe, kein Nachwachsen der rasierten Pubisregion nach der Geburt
- chronischer Stress: z. B. psychischer, physischer/mechanischer, chemischer, thermischer Stress

Klinische Symptome zeigen sich erst, wenn ca. 80 % des Hypophysenvorderlappens dysfunktionell oder zerstört sind. Sie entstehen durch die Herabsetzung der Hormone der jeweiligen peripheren Hormondrüse. Die hormonellen Partialfunktionen fallen oft in typischer Reihenfolge aus: Somatoliberin = Growth Hormone (Gh) → GnRH → TRH → CRH → MSH:

- Ausfall von Somatoliberin (Growth Hormone [Gh] im Wachstumsalter):
  - Zwergenwuchs
- Ausfall von Somatoliberin (Growth Hormone [Gh] im Erwachsenenalter):
  - Muskelmassenverlust
  - LDL-Cholesterin („low density lipoprotein“) kann erhöht und HDL-Cholesterin („high density lipoprotein“) kann erniedrig sein:
    - steigendes Arterioskleroserisiko
    - steigendes Osteoporoserisiko
  - abdominelle Fetteinlagerung
- Ausfall von GnRH → Gonadotropin:
  - sekundäre Amenorrhoe
  - Libido- und Potenzstörung
  - Schwinden der Sekundärbehaarung
  - Depression
  - Osteoporose
- Ausfall von TRH → TSH:
  - Kälteintoleranz
  - Bradykardie
  - Müdigkeit
- Ausfall von CRH → ACTH:
  - Adynamie
  - Gewichtsverlust
  - niedriger Blutdruck
- Ausfall von MSH:
  - Blässe
- Ausfall von Prolaktin (steht unter der Regulation von Dopamin, seine Sekretion wird jedoch von TRH stimuliert):
  - Agalaktie bei stillenden Müttern

Beachte

Bei Störungen des Hypothalamus und der Hypophyse sind folgende Symptome typisch (7 × A):

- **Achsel- und**
- **Augenbraunbehaarung verringern sich**
- **Amenorrhoe**
- **Agalaktie**
- **Apathie**
- **Adynamie**
- **alabasterfarbene Blässe**

28.1.2 Dysfunktionen der Epiphyse

Wenn Hypothalamus und Hypophyse dysfunktionell sind, dann setzt sich das meistens in andere Hirnareale fort, sodass nach einer bestimmten Zeit auch die Epiphyse dysfunktionell wird. Symptome sind ein gestörter Schlaf-Wach-Rhythmus und sexuelle Frühreife (Pubertas praecox) oder eine verspätet einsetzende Pubertät (Pubertas tarda).

28.1.3 Dysfunktionen der Tränendrüsen

Die Tränendrüsen geben als exokrine Drüsen ihre Tränenflüssigkeit an das Auge ab. Somit schützen sie das Auge vor Infektionen. Die Tränenflüssigkeit spült Fremdkörper aus, bildet eine Gleitschicht für das Augenlid, trägt abgestorbene Epithelzellen der Hornhaut ab und nimmt am Stoffwechsel der Hornhaut teil. Wird das Auge nur unvollständig mit Tränenflüssigkeit bedeckt, kommt es zu einem trockenen Auge. Das kann passieren, wenn die Tränendrüsen zu wenig Tränenflüssigkeit infolge eines verstopften Tränenkanals oder einer Störung der Zusammensetzung der Tränenflüssigkeit bilden. In beiden Fällen gehört eine augenärztliche Abklärung dazu.

Therapeutisch wird Einfluss auf die neurovegetative Steuerung genommen, sympathisch auf die Nerven des Ggl. cervicale superius und parasympathisch auf den N. facialis (VII).

Cave

Um eine Schädigung des Auges durch Austrocknung zu vermeiden, muss rechtzeitig an die Konsultation eines Augenarztes gedacht werden.

28.1.4 Dysfunktionen der Speicheldrüsen

Die Speicheldrüsen fügen der zerkleinerten Nahrung Flüssigkeit hinzu, und durch die Speichelenzyme beginnen die Verdauung sowie die Abwehr von Krankheitserregern bereits im Mund. Die Ausführungsgänge insbesondere der Unterkieferspeicheldrüsen (90 %) können durch Speichelsteine (mögliche Ursachen: Hyperkalzämie, Diabetes mellitus, Gicht etc.) verlegt werden. Dies ist die Ursache für eine anschließende Speicheldrüsenentzündung, da Keime nicht mehr optimal abtransportiert werden können. Wird zu wenig Speichel gebildet, kann die enzymatische Verdauung eingeschränkt sein. Auch kann die Gleitfähigkeit der Nahrung eingeschränkt sein, was ein Grund für eine Ösophagitis ist.

Neurovegetativ wird therapeutischer Einfluss auf Nerven des sympathischen Ggl. cervicale superius und die parasympathische Innervation aus dem N. facialis (VII) und N. glosso-pharyngeus (IX) genommen.

Eine Schwellung der Speicheldrüsen kann bereits im Kleinkindalter beginnen und sich bis ins Erwachsenenalter mit wiederkehrenden Entzündungen einhergehend fortsetzen. Aus schulmedizinischer Sicht werden oft Antibiotika eingesetzt. Manualtherapeutisch kommen lokale Drainagetechniken bei vorher freigemachtem Abfluss (ATS; Kap. 13.9) zum Einsatz.

Cave

Bei einer tumorösen Ursache können Drainagetechniken kontraindiziert sein. Deswegen sind die Absprache und Risikoabwägung mit dem behandelnden Arzt vor Behandlungsbeginn unbedingt notwendig.

28.1.5 Dysfunktionen der Mundhöhle

Die Mundhöhle wird nach ventral von den Lippen, kaudal von der Zunge und dem Mundbogen, dorsal vom Rachen und nach kranial vom Gaumen begrenzt.

An der dorsalen Grenze am weichen Gaumen liegt das Zäpfchen, welches bei einer Dysfunktion des N. glossopharyngeus (IX) abweichen kann. Der N. glosso-pharyngeus (IX) versorgt zusammen mit dem N. facialis (VII) sensibel und sensorisch die Zunge, motorisch der N. hypoglossus (XII). Bei einer **Glossodynie** werden diese 3 Bereiche untersucht und ggf. behandelt.

Beim Schluckakt wird das Hyoid durch die Mundbogenmuskulatur (N. facialis [VII]) nach vorne gezogen, sodass der Speisebrei von der Zunge gegen den harten Gaumen (Palatum durum) gedrückt wird. Durch kontrahieren des M. thyrohyoideus (Nerven aus der Ansa cervicalis profunda, C 1–C 3) schließt die Epiglottis den Kehlkopf und den Nasenrachenraum (schließende Muskeln werden innerviert vom N. vagus [X] und N. glosso-pharyngeus [IX]). Die Beförderung des Speisebreis in den Rachen erfolgt durch eine Kontraktion der Mm. hyoglossus und styloglossus (N. hypoglossus [XII]). Eine **Dysphagie** beruht auf einer Störung innerhalb dieses Vorgangs.

Die Zähne können selbst Auslöser für viele weitere Störungen (z. B. Migräne, rheumatische Beschwerden etc.) im Körper sein (Kap. 35.1).

28.1.6 Dysfunktionen des Kehlkopfes (Larynx)

Die Kehlkopfknorpel (embryologisch aus der 4.–6. Kiemenbogen entstanden) bilden den Kehlkopf.

Die Kehlkopfmuskeln werden innerviert von Ästen des N. vagus (X), der auch sensibel die Schleimhaut des Kehlkopfes versorgt. Der N. laryngeus recurrens sinister schlingt sich um den Aortenbogen. Bei ptosierten Organen (Magen, Milz, linke Niere, linke Kolonflexur) kann das linke Zwerchfell kaudal (Tiefstand) stehen, was einen Zug auf das Herz (über das Lig. phrenico-pericardiacum) nach kaudal ausüben kann. Dieser mechanische Zug nach kaudal könnte den N. laryngeus recurrens dexter irritieren, was zu chronischer Stimmbandreizung und/oder permanentem Räuspern führt. Der N. laryngeus recurrens dexter umschlingt die rechte A. subclavia. Die Symptome sind identisch.

Cave

Bei einer Schilddrüsenoperation kann der N. laryngeus recurrens geschädigt werden, was zu einer Lähmung oder Parese der Stimmbänder mit chronischer Heiserkeit führen kann.

28.1.7 Dysfunktionen der Trachea

Trachea und Ösophagus beginnen unterhalb des Kehlkopfes und werden aus topografischen Gründen hier genannt. Die genauere Beschreibung erfolgt im Kap. 29.1.2.

28.1.8 Dysfunktionen des Ösophagus

Trachea und Ösophagus beginnen unterhalb des Kehlkopfes und werden aus topografischen Gründen hier genannt. Die genauere Beschreibung erfolgt im Kap. 29.1.1.

28.1.9 Dysfunktionen der Schilddrüse

Störungen der Schilddrüse können verschiedene Gründe haben. Zum einen entstehen sie aus angeborenen und erworbenen Ursachen, zum anderen sind sie Folge einer Hypothalamus-Hypophysen-Dysfunktion. Ebenfalls können Spannungen der Halsfaszien (Lamina pretrachealis und Lamina prevertebralis) die zwischen ihnen liegende Schilddrüse beeinflussen:

- Hypothyreose:
  - angeboren
  - erworben:
    - Jodmangel
    - autoimmun (Hashimoto-Thyreoiditis, sie kann hypo-, eu- oder hyperthyreot sein)
    - medikamentös: Thyreostatika, Lithium, Amiodaron (Antiarrhythmikum zur Behandlung von Herzrhythmusstörungen)
    - Radiojodtherapie, Strumektomie
- Hyperthyreose:
  - immunogen (Morbus Basedow)
  - Mutation des TSH-Rezeptors
  - Adenome
  - medikamentös
  - Verunreinigung von Nahrungsmitteln durch Schilddrüsenhormone
  - Hashimoto-Thyreoiditis kann hypo-, eu- oder hyperthyreot sein.

Durch eine Dysfunktion der Schilddrüse können zahlreiche verschiede Symptome ausgelöst werden. Selbst wenn die laborchemische Untersuchung noch keine Auffälligkeiten zeigt, so gelten folgende Symptome (wenn sie anwesend sind) als subklinische Zeichen einer hormonellen Schilddrüsen-Dysfunktion:

Hypothyreose

- körperlicher und geistiger Leistungsabfall, Antriebsarmut, Müdigkeit, Depression
- zeitlich verlängerter Achillessehnenreflex
- hohe Kälteempfindlichkeit
- Die Haut ist trocken, kühl, teigig, blassgelb und schuppend.
- trockenes brüchiges Haar
- Obstipation (Verstopfung)
- Heiserkeit
- Bradykardie und Herzvergrößerung
- Zyklusstörung, Infertilität, vermehrte Aborte

Hyperthyreose

- Unruhe, Nervosität, Gereiztheit, Schlaflosigkeit, feinschlägiger Tremor („Es sind gereizte, schlecht gelaunte Menschen“)
- beschleunigte Herzfrequenz, Herzrhythmusstörungen, erhöhter Blutdruck
- Gewichtsverlust trotz Heißhungers
- warme und feuchte Haut
- Wärmeintoleranz: Schweißausbrüche, subfebrile Temperatur
- erhöhte Stuhlfrequenz
- Muskelschwäche
- Zyklusstörung, Infertilität

Des Weiteren kann durch Messen der Basaltemperaturkurve der Verdacht auf eine (sub-)klinische Schilddrüsen-Dysfunktion erhärtet bzw. entkräftet werden (Basaltemperatur sollte zwischen 36,4 und 36,8 °C liegen; laborchemischer Nachweis einer Schilddrüsen-Dysfunktion gelingt erst bei Basaltemperaturwerten < 36,0 °C oder > 37,2 °C).

Therapeutisch hat man einen Einfluss auf die neurovegetative Steuerung der Schilddrüse, sympathisch über das Ggl. cervicale superius und parasympathisch auf den N. vagus (X); außerdem mechanisch auf die Schilddrüse und ihre Infrastruktur über die mittleren und tiefen Halsfaszien.

28.1.10 Dysfunktionen der Nebenschilddrüse

Die Nebenschilddrüse liegt in direkter Nachbarschaft zur Schilddrüse. Beide werden sympathisch innerviert aus Nervenfasern des Ggl. cervicale medium und parasympathisch vom N. vagus (X). Eine Spannung der Halsfaszien (Lamina pretrachealis und Lamina prevertebralis) kann sowohl die Schilddrüse wie auch die Nebenschilddrüse beeinflussen.

28.2 Untersuchung der Organe

Generell wird jedes Organ auf Mobilität, Lage, Größe, Tonus und Trophik palpiert. Neurovegetative Zonen (Gruppendysfunktionen C 8–Th 1 sowie N. vagus [X] mit C 0–C 2) sind Hinweise auf eine viszerale Störung (Kap. 12.1.2).

28.2.1 Untersuchung von Hypothalamus und Hypophyse

Test auf Dysfunktion von Hypothalamus und Hypophyse

Zur Untersuchung werden die Symptome aus der Anamnese herangezogen (Kap. 28.1.1). Schulmedizinisch wird eine Blut- und Urinuntersuchung durchgeführt. Da das Labor aber erst bei einem hohen Schädigungsgrad pathologische Werte anzeigt, weisen subklinische Zeichen bereits auf eine Dysfunktion hinweisen.

Insbesondere (sub-)klinische Zeichen verschiedener peripherer Hormondrüsen (z. B. Dysmenorrhoe, Blutzuckerspiegelschwankungen, aggressive Phasen, Hitzewallungen und/oder Kältegefühl etc.) lassen eine Dysfunktion im Bereich von Hypothalamus und Hypophyse vermuten. Sie kann aber auch Folge einer Regulationsstörung aufgrund der primären Dysfunktion eines peripheren Drüsenorgans sein. Beispielsweise kann eine stressabhängige Störung der Nebennierenrinde über die Hypothalamus-Hypophysen-Achse auch zu Störungen an Pankreas, Ovar, Schilddrüse etc. führen.

28.2.2 Untersuchung der Epiphyse

Bei der Untersuchung werden die in Kap. 28.1.2 genannten Symptome erfragt. Zusätzliche Hinweise ergibt das Auffinden einer kranio-sakralen Dysfunktion.

28.2.3 Untersuchung der Tränendrüsen

Test von C 7 und Th 1

Hier liegen die sympathischen Fasern für das Ggl. stellatum.

- s. Kap. 10.2 und Kap. 12.2

Test von C 1

Der Wirbel kann das dort liegende Ggl. cervicale superius irritieren.

- s. Kap. 12.2

Test des N. facialis (VII)

- s. Kap. 31.7.1

28.2.4 Untersuchung der Speicheldrüsen

Test von C 7 und Th 1

Hier liegen die sympathischen Fasern für das Ggl. stellatum.

- s. Kap. 10.2 und Kap. 12.2

Test von C 1

Der Wirbel kann das dort liegende Ggl. cervicale superius mechanisch im Sinne eines Dehnungsreizes irritieren.

- s. Kap. 12.2

Test des N. facialis (VII)

- s. Kap. 31.7.1

Test des N. glosso-pharyngeus (IX)

- s. Kap. 31.7.1

Test der Sutura occipito-mastoidea

- s. Kap. 21.3

Test der ATS

- s. Kap. 13.9

28.2.5 Untersuchung der Mundhöhle

Test von C 1–C 3 (Ansa cervicalis profunda)

- s. Kap. 12.2

Test des N. facialis (VII)

- s. Kap. 31.7.1

Test des N. glosso-pharyngeus (IX)

- s. Kap. 31.7.1 (Sutura occipito-mastoidea)

Test des N. hypoglossus (XII)

- s. Kap. 31.7.1

28.2.6 Untersuchung des Kehlkopfes

Test des N. vagus (X)

- s. Kap. 12.2 (Irritation an C 0–C 2, Sutura occipito-mastoidea)

Test auf Zwerchfell-Tiefstand

- s. Kap. 11.6.3

28.2.7 Untersuchung der Trachea

- s. Kap. 29.2.2

28.2.8 Untersuchung des Ösophagus

- s. Kap. 29.2.1

28.2.9 Untersuchung der Schilddrüse

Test von C 7 und Th 1

Hier liegen die sympathischen Fasern für das Ggl. stellatum.

- s. Kap. 10.2 und Kap. 12.2

Test von C 1

Der Wirbel kann das dort liegende Ggl. cervicale superius irritieren.
- s. Kap. 12.2

Test des N. vagus (X)

- s. Kap. 12.2 (Irritation an C 0–C 2, Sutura occipito-mastoidea)

Palpation der Schilddrüse

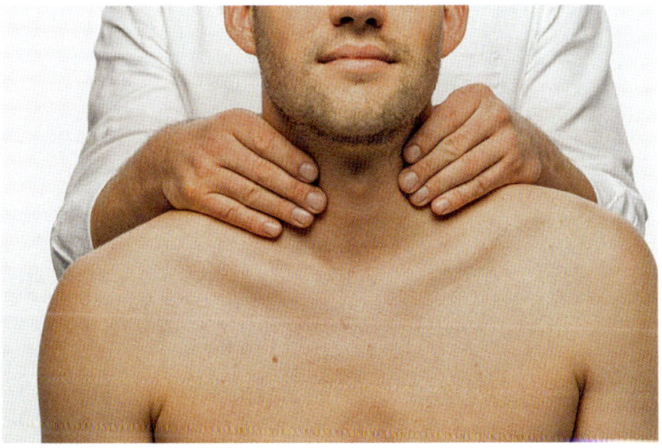

▶ **Abb. 28.1** Palpation der Schilddrüse.

Die Palpation bietet einen schnellen, kostengünstigen und ersten Anhaltspunkt für Veränderungen der Schilddrüse.

Dabei steht der Therapeut hinter dem Patienten und legt die Finger auf die Schilddrüse (ventral der Trachea auf Höhe von C 6–C 7) und lässt den Patienten schlucken (▶ **Abb. 28.1**). Werden morphologische Veränderungen an der Schilddrüse ertastet, dann ist eine sonografische Untersuchung anzuraten.

Messung der Basaltemperatur

Ein wichtiges Zeichen liefert die Messung der Basaltemperatur. Sie ist die Körpertemperatur, die ein Mensch morgens nach dem Aufwachen und vor dem Aufstehen hat. Gemessen wird mit einem Thermometer oral oder rektal, jeden Morgen vor dem Aufstehen. Der Normbereich liegt zwischen 36,4 und 36,8 °C. Um zyklusbedingte Schwankungen bei Frauen auszuschließen, sollte die Temperatur mindestens 6 Wochen lang gemessen werden.

Liegen die gemessen Werte überwiegend unterhalb von 36,4 °C besteht der Verdacht einer (subklinischen) Hypothyreose; liegen sie überwiegend oberhalb von 36,8 °C, liegt der Verdacht einer (subklinischen) Hyperthyreose vor. Zu den Symptomen s. Kap. 28.1.9.

Test der Halsfaszien

Die Verspannung der Fascia cervicalis, Lamina pretrachealis, kann an der Klavikula getestet werden (Kap. 13.4.1). Wenn die Klavikula in posteriorer Rotation (ACG anterior) steht, dann kommt die Lamina pretrachealis auf Zug, kann die Schild- und Nebenschilddrüse irritieren und das Hyoid kaudalisieren. Deshalb kann man auch das Hyoid auf seine Position (nach kaudal verschoben) prüfen, um einen Hinweis auf eine verspannte Lamina pretrachealis zu bekommen.

Bei einer SSB-Flexion oder Dysfunktion SSB-Vertical Strain Sphenoid Flexion (Kap. 21.2.3) verspannt sich die Lamina Pretrachealis und kranialisiert das Hyoid, was die Schild- und Nebenschilddrüse irritieren kann und die Klavikula nach anterior (ACG posterior) rotieren lässt (Kap. 13.4.1).

Eine Dysfunktion SSB-Flexion bewirkt oft ein Temporale-SSB-AR, welches das TMG cranialisiert. Dies spannt die Lamina pretrachealis an und cranialisiert so das Hyoid.

28.2.10 Untersuchung der Nebenschilddrüse

Test von C 7 und Th 1

Hier liegen die sympathischen Fasern für das Ggl. stellatum.
- s. Kap. 10.2 und Kap. 12.2

Test von C 1

Der Wirbel kann das dort liegende Ggl. cervicale superius irritieren.
- s. Kap. 12.2

Test des N. vagus (X)

- s. Kap. 12.2 (Irritation an C 0–C 2, Sutura occipito-mastoidea)

Test der Halsfaszien

- s. Kap. 28.2.9

28.3 Behandlung

Bei der Behandlung der HWS ist unter Safety-Aspekten (Kap. 33) insbesondere daran zu denken, dass bei Rotationsgriffen Scherkräfte auf die Intima der Gefäße (besonders der A. vertebralis) auftreten. Es sind mechanische Instabilitäten, vaskuläre und neurologische/neurovegetative Störungen zu berücksichtigen.

Infolge einer Blockade von C 8–Th 1 (▶ **Tab. 27.6**) kann das dazugehörige Organ sympathisch gestört sein, diese

Blockaden müssen korrigiert werden (Kap. 12.1.2). Zur Korrektur des Parasympathikus werden die OAA-Region und die Sutura occipito-mastoidea, die eine Engstelle für den N. vagus (X) darstellt, untersucht und ggf. korrigiert (Kap. 12.1.2, Kap. 12.1.4 und Kap. 19.2). Ebenfalls muss der Hypothalamus als übergeordnetes Zentrum des VNS untersucht (Kap. 28.2.1) und evtl. behandelt werden.

28.3.1 Behandlung von Hypothalamus/ Hypophyse

Die Therapie bei einer Unter- bzw. Überfunktion von Hypothalamus und Hypophyse unterscheidet sich nicht, da sie das Gleichgewicht der hormonell steuernden Systeme wiederherstellt.

Glabella-Tapping

Das Tapping soll die Epiphyse anregen.

Frontonasale Dekompression

- s. Kap. 19.3.1

Druck auf Proc. mastoideus oder Temporale-Lift

- Druck auf Proc. mastoideus (Mastoid Rock, soll anregen) **oder**
- Temporale-Lift (Earpull-Technik, soll beruhigen; Kap. 20.2.4)

Cave

Nach den unphysiologisch stimulierenden Techniken „Mastoid Rock“ bzw. „Alternierende Rotation der Temporalia“ ist sorgfältig darauf zu achten, keine Dysfunktion nach der Behandlung zurückzulassen!

SSB-Kontrolle

- s. Kap. 21.3

Rotation Temporale oder Temporale-Lift

- alternierende Rotation Temporale (soll anregen; Kap. 20.2.4) **oder**
- Temporale-Lift (Earpull-Technik, soll beruhigen; Kap. 20.2.4)

Cave

Nach den unphysiologisch stimulierenden Techniken „Mastoid Rock“ bzw. „Alternierende Rotation der Temporalia“ ist sorgfältig darauf zu achten, keine Dysfunktion nach der Behandlung zurückzulassen!

28.3.2 Behandlung der Epiphyse

Bei einer fortgeleiteten Dysfunktion von Hypothalamus und Hypophyse auf die Epiphyse muss dort der Behandlungsansatz erfolgen. Das bedeutet, dass die negativ beeinflussenden Faktoren wie Stress behandelt werden müssen.

28.3.3 Behandlung der Tränendrüsen

Behandlung von C 7 und Th 1

- s. Kap. 12.3 und Kap. 10.3

Behandlung von C 1

- s. Kap. 12.3

Behandlung des N. facialis (VII)

- s. Kap. 31.7.1

28.3.4 Behandlung der Speicheldrüsen

Behandlung von C 7 und Th 1

- s. Kap. 12.3 und Kap. 10.3

Behandlung von C 1

- s. Kap. 12.3

Behandlung des N. facialis (VII)

- s. Kap. 31.7.1

Behandlung des N. glosso-pharyngeus (IX)

- s. Kap. 31.7.1 (Sutura occipito-mastoidea)

Behandlung der Speicheldrüse

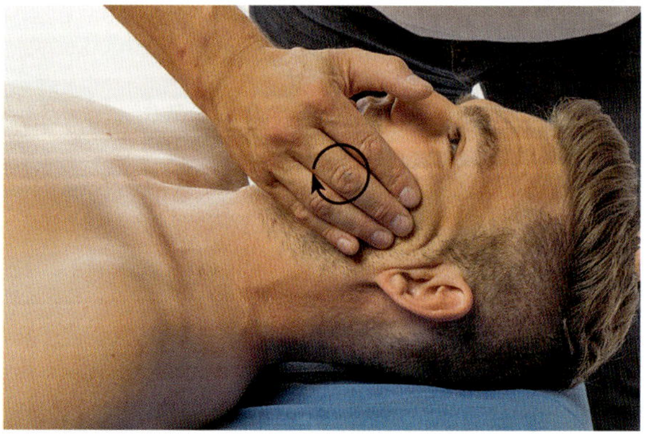

▶ **Abb. 28.2** Behandlung der Speicheldrüse, Drainage der Glandula parotis.

Der Patient liegt in Rückenlage. Der Behandler legt die palmare Seite seiner Hand auf die zu behandelnde Wange des Patienten und führt mit einem flächigen Druck auf die Speicheldrüse repetitiv eine kreisende Bewegung aus (► **Abb. 28.2**).

Behandlung der ATS

- s. Kap. 13.9

28.3.5 Behandlung der Mundhöhle

Behandlung von C 1–C 3

- s. Kap. 12.3

Behandlung des N. facialis (VII)

- s. Kap. 31.7.1

Behandlung des N. glosso-pharyngeus (IX)

- s. Kap. 31.7.1 (Sutura occipito-mastoidea)

Behandlung des N. hypoglossus (XII)

- s. Kap. 31.7.1

28.3.6 Behandlung des Kehlkopfes

Behandlung des N. vagus (X)

- s. Kap. 12.3 (Irritation an C 0–C 2/Sutura occipito-mastoidea)

Test auf Zwerchfell-Tiefstand

- s. Kap. 11.6.3

28.3.7 Behandlung der Trachea

- s. Kap. 29.3.2

28.3.8 Behandlung des Ösophagus

- s. Kap. 29.3.1

28.3.9 Behandlung der Schilddrüse

Beachte

Sollte bei der Palpation ein Befund ertastet worden sein, ist vor einer möglichen Behandlung eine laborchemische Abklärung und eine Sonografie erforderlich, da ein hormonproduzierender Tumor als Auslöser hinter den Symptomen stecken könnte.

Die Behandlung der Schilddrüse sollte an Hypothalamus und Hypophyse beginnen, da dort das TSH gebildet wird (Kap. 28.3.1). Bei Hyperthyreose muss des Weiteren der Sympathikus vorsichtig gedämpft werden.

Behandlung von C 7 und Th 1

- s. Kap. 12.3 und Kap. 10.3

Behandlung von C 1

- s. Kap. 12.3

Behandlung des N. vagus (X)

- s. Kap. 12.3 (Irritation an C 0–C 2/Sutura occipito-mastoidea)

Behandlung der Halsfaszie

Die Behandlung der Halsfaszie erfolgt, je nach Befund, über eine Korrektur der in Dysfunktion stehenden Klavikula (Kap. 13.5.1 und Kap. 13.5.2) oder über die Korrektur der SSB (Kap. 21.4).

28.3.10 Behandlung der Nebenschilddrüse

Die Behandlung der Nebenschilddrüse erfolgt identisch zur Schilddrüse (Kap. 28.3.1).

29 Thoraxorgane

29.1
Dysfunktionen

Generell wird jedes Organ auf Mobilität, Lage, Größe, Tonus und Trophik palpiert. Neurovegetative Zonen (Gruppendysfunktionen zwischen Th 1 und Th 5, N.-vagus-Reizung) sind ein Hinweis auf eine viszerale Störung (Kap. 12.1.2).

29.1.1 Dysfunktionen des Ösophagus

Ösophagitis

Die Ösophagitis ist eine Entzündung der Speiseröhre, wobei meistens deren Schleimhaut betroffen ist. Häufigste Form der Ösophagitis ist die **Refluxösophagitis** (meist mit Hiatushernie) mit den Symptomen Sodbrennen, Oberbauchdruck, Regurgitation und trockener Reizhusten.

Ursache kann auch eine neurovegetative Störung mit Peristaltikproblemen des Ösophagus sein. Auch harte, trockene und große Speisebrocken infolge einer Dysfunktion der Speicheldrüsen (Kap. 28.1.4), die dann zu wenig Speichel produzieren, sowie andere Gewebereize (z. B. bei Pfortader-Kongestion, Konsum von hochprozentigem Alkohol usw.) können Ursache einer Ösophagitis sein.

Sympathisch wird der Ösophagus aus Nerven des Ggl. stellatum (Querfortsatz C 7, 1. Rippenköpfchen, Test von C 7–Th 5; Kap. 12.2 und Kap. 10.2) sowie den thorakalen Grenzstrangganglien Th 2–Th 5 (2.–5. Rippenköpfchen) innerviert. Parasympathisch wird er vom N. vagus (X) versorgt.

Ösophagusvarizen

Ösophagusvarizen stellen eine große Gefahr für den Patienten dar, weil sie bei beginnender Blutung rasch (durch den hohen Blutverlust bei Ösophagusvarizenblutung) zum Tode führen können. Zur Pfortaderproblematik s. Kap. 30.1.16.

Ösophagusstenose und -spasmus

Es kann zu „Einklemmungen" des Speisebreis an den Ösophagusengstellen (Kap. 27.5.4) kommen, was dann zu retrosternalen Schmerzen und Dysphagie führen kann. Die Ösophagusengen liegen an folgenden Stellen:

- obere Enge (C 6)
- mittlere Enge (Th 4–Th 5)
- untere Enge (Th 10–Th 11)

Der Ösophagusspasmus ist ein gesteigerter Tonus mit Änderung seiner Peristaltik aufgrund einer N.-vagus-Reizung (X).

Hiatushernie (Zwerchfellhernie)

Bei der Hiatushernie treten Magenanteile durch den Hiatus oesophageus in den Brustkorb ein. Die Ursachen können strukturell sein, die Elastizität des bindegewebigen Halteapparats nimmt im Bereich der Kardia im Laufe des Lebens ab, sodass leichter Magenanteile durch den Hiatus treten können.

Die Zwerchfellhernie ist meistens ein Zufallsbefund, da 70–90 % der Patienten beschwerdefrei sind. Es können jedoch Symptome wie retrosternaler Schmerz, Druckgefühl, Schluckbeschwerden, Sodbrennen und Luftaufstoßen auftreten.

> **Cave**
> **Die epigastrischen Symptome können auch Hinweis auf einen Herzinfarkt sein!**

Häufigster Grund für eine Hiatushernie ist ein zu großes abdominales Volumen (alimentär bedingte Adipositas) oder eine Kongestion bei Zwerchfell-Dysfunktion.

Kardiaspasmus

Bei den Betroffenen findet man häufig eine intraartikuläre Blockade im Innervationsgebiet der Kardia (Th 5–Th 6). Eventuelle Symptome sind retrosternaler Schmerz, Dysphagie, Erbrechen (bei Säuglingen: Speien oder Spucken) und Gewichtsverlust.

29.1.2 Dysfunktionen der Trachea

Die Trachea liegt zwischen dem Kehlkopf und den beiden Hauptbronchien und ist in die Mundbogen- und Halsmuskulatur einbezogen. Die Bifurcatio tracheae liegt auf Höhe von Th 4–Th 5. Sie teilt sich in einen horizontalen (wegen der Lage des Herzens) und in einen vertikal verlaufenden Hauptbronchus. Die Trachea liegt hinter der Schilddrüse und vor dem Ösophagus, ist 10–15 cm lang und besitzt 16–20 Knorpelspangen.

Therapeutisch wird Einfluss auf die neurovegetative Steuerung, die sympathisch aus dem Ggl. stellatum (Querfortsatz C 7, 1. Rippenköpfchen) sowie den thorakalen Grenzstrangganglien Th 2–Th 5 (2.–5. Rippenköpfchen) und parasympathisch aus dem N. vagus (X) kommt, genommen.

29.1.3 Dysfunktionen des Thymus

Der Thymus (Bries) dient der Ausreifung und Differenzierung von T-Lymphozyten und somit der Immunabwehr. Er besteht nur bis zur Pubertät, danach verliert er seine Funktion, weil andere Organe wie die Milz die Vermehrung der T-Lymphozyten übernehmen, und verkümmert zu Fettgewebe. Der Thymus wird überwiegend von Nerven des Sympathikus aus dem Ggl. stellatum (Querfortsatz C 7, 1. Rippenköpfchen) innerviert.

Allerdings spielt der Thymus eine wichtige Rolle bei Entstehung der **Myasthenia gravis**, einer neuromuskulären Erkrankung mit Muskelschwäche: Im Thymus werden Antikörper gegen Acetylcholinrezeptoren gebildet, welche die nervale Übertragung an der muskulären Endplatte hemmen und so die Myasthenie auslösen.

29.1.4 Dysfunktionen der Lunge

Hauptaufgabe der Lunge ist die Aufnahme von Sauerstoff (O_2) aus der Luft und die Abgabe von Kohlendioxid (CO_2) als Endprodukt der Zellatmung. Die Lunge ist sowohl Versorgungs- als auch Entgiftungsorgan (Kap. 27.5.5 und Kap. 27.5.6).

Neurovegetativ wird die Lunge sympathisch aus den Nervenfasern des Ggl. stellatum und den thorakalen Grenzstrangganglien Th 2–Th 5 (2.–5. Rippenköpfchen) und parasympathisch aus dem N. vagus (X) gesteuert.

Für die Atmung relevant sind folgende Muskeln:

- **Atemmuskeln:**
  - inspiratorische Atemmuskeln:
    - Zwerchfell
    - Mm. scaleni
    - Mm. intercostales externi
  - exspiratorische Atemmuskeln:
    - Mm. intercostales interni und intimi
    - M. subcostalis
    - M. transversus thoracis
- **Atemhilfsmuskeln:**
  - inspiratorische Atemhilfsmuskeln:
    - Mm. levatores costarum
    - Mm. serrati anteriores, posteriores superiores et inferiores
    - M. pectoralis
    - M. sterno-cleido-mastoideus
    - M. erector spinae
  - exspiratorische Atemhilfsmuskeln:
    - M. latissimus dorsi
    - M. rectus, Mm. obliquus externus und internus abdominis, M. transversus abdominis
    - M. quadratus lumborum

Die Lunge besteht auf der linken Seite aus 2 Lungenlappen, unterteilt in 9 Lungensegmente mit jeweils eigenem/r Segmentbronchus, -arterie und -vene. Auf der rechten Seite bestehen die Lungen aus 3 Lungenlappen, unterteilt in 10 Segmente mit jeweils eigenem/r Segmentbronchus, -arterie und -vene. Eine segmentale Unterteilung findet man auch an der Leber. Chirurgisch wird dies zur Entfernung krankhafter Abschnitte genutzt, ganze Segmente können ohne aufwendige rekonstruktive Maßnahmen entfernt werden.

Die Lungenlappen werden durch Fissuren voneinander getrennt. Da bei einer lokalen Entzündung (z. B. Alveolitis, Bronchitis) Gewebemediatoren ausgeschüttet werden, kann es zu Gewebereizen mit Adhäsionskräften in Form von Wasserstoffbrückenbindungen kommen, sodass die Fissuren nicht mehr gut verschieblich sind („verklebte“ Fissuren). In gleicher Weise kann der Recessus costodiaphragmaticus infolge Pleuritis, eines Pleuraergusses, Pneumothorax oder einer Leber-Kongestion etc. „verkleben“.

Die optimale Funktion der Lunge setzt die einwandfreie Bewegung ihrer Umgebung voraus. Hierzu müssen alle einschränkenden Einflüsse (Brustwirbel-, Rippen- und Diaphragmabeweglichkeit) untersucht und ggf. behandelt werden. Ist ein Abdominalorgan irritiert, kann es über seine ligamentäre Anbindung an das Diaphragma dort eine Dysfunktion auslösen. Das kann wiederum negative Folgen für die Lunge haben, da sie über die Pleura mit dem Diaphragma verbunden ist. Fortgeleitet kann es zu einer Spannung der zerviko-pleuralen Bänder kommen (Kap. 12.1.2).

Die Lunge ist eingebunden in das hormonelle System, sodass eine dysfunktionelle Hypothalamus-Hypophysen-Nebennieren-Achse (meistens stressbedingt) über das ausgeschüttete Hormon Adrenalin eine Bronchodilatation bewirkt.

29.1.5 Dysfunktionen des Herzens

Herzerkrankungen können einen funktionellen oder strukturellen Ursprung haben, schwere strukturelle Vorschäden können eine Kontraindikation für eine therapeutische Behandlung darstellen (Kap. 33.6).

Funktionelle Herzprobleme sind meist sekundär, es muss die ursächliche Störung gefunden und behandelt werden.

Das Herz hat ein autonomes Erregungsleitungssystem, funktioniert also autark, auch ohne Beeinflussung durch das vegetative oder bewusste Nervensystem, mit einer Grundfrequenz (vergleichbar mit einem Automotor, der im Leerlauf weiterläuft, ohne auszugehen).

Der Sympathikus erhöht die Herzleistung (Schlagfrequenz und Kontraktionskraft), der Parasympathikus bremst sie über den N. vagus (X). Dabei geben alle zervikalen sowie die oberen 5 thorakalen Grenzstrangganglien sympathische Fasern an den Plexus cardiacus weiter, an den ebenfalls der N. vagus (X) Äste abgibt. Von ihm ziehen die Fasern weiter zum Herzen, wo sie allesamt zum Sinus- und AV-Knoten ziehen, die sympathischen Fasern ziehen außerdem zum Myokard und zu den Koronargefäßen (▶ Abb. 29.1). Über 80 % der Fasern des

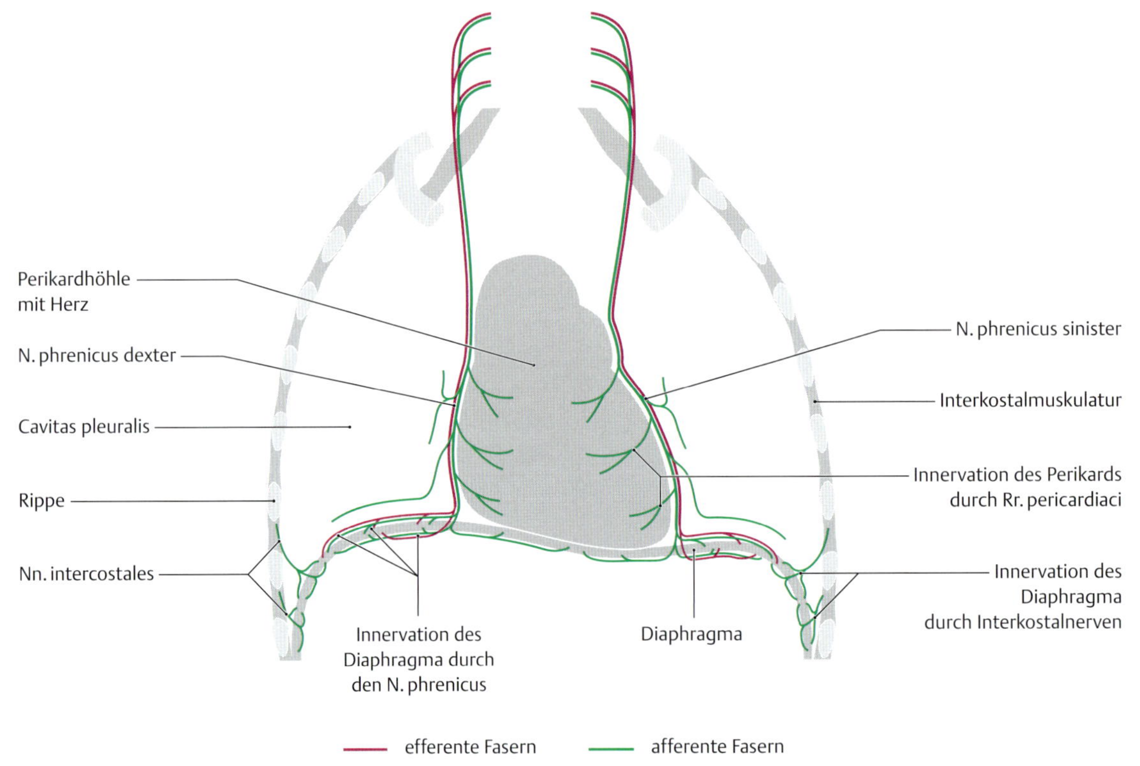

▶ **Abb. 29.1** Innervation des Herzbeutels, sensibles und motorisches Versorgungsgebiet des N. phrenicus. (Schünke M, Schulte E, Schumacher U. Prometheus. LernAtlas der Anatomie. Innere Organe. Illustrationen von M. Voll und K. Wesker. 4. Aufl. Stuttgart: Thieme; 2015: 99, Abb. 3.2Db)

rechten N. vagus (X) innervieren parasympathisch den Sinusknoten, der linke N. vagus (X) innerviert mit ca. 80 % seiner Fasern den AV-Knoten. So beeinflusst der rechte N. vagus (X; über den Sinusknoten) v. a. die Herzfrequenz, während der linke N. vagus (X; über den AV-Knoten) v. a. den Herzrhythmus beeinflusst.

Das Perikard ist kaudal verwachsen mit dem Zwerchfell (Lig. phrenico-pericardiacum), sodass Zwerchfell-Dysfunktionen direkten Einfluss auf das Herz haben können. Alle negativen Einflüsse auf die einwandfreie Funktion des Zwerchfells sind zu untersuchen und zu behandeln. Gleiches gilt für die umgebenden Strukturen des Perikards wie Pleura und Lunge.

Das Perikard wird sensibel innerviert vom N. phrenicus (C 3–C 5).

In der osteopathischen Literatur finden man häufig sog. „perikardiale Bänder“:

- Lig. vertebro-pericardiacum
- Lig. phrenico-pericardiacum
- Lig. sterno-pericardiacum

Außer beim Lig. phrenico-pericardiacum handelt es sich um fasziale „Verdickungen“ und nicht um Ligamente im histologischen Sinne.

Das Herz ist eingebunden in das hormonelle System, sodass eine dysfunktionelle Hypothalamus-Hypophysen-Nebennieren-Achse (meistens stressbedingt) über das ausgeschüttete Hormon Adrenalin eine verstärkte Schlagkraft des Herzens bewirkt.

29.2 Untersuchung

29.2.1 Untersuchung des Ösophagus

Ösophagitis

Test der Speicheldrüsen

- s. Kap. 28.2.4

Test von C 7–Th 5

- s. Kap. 12.2 und Kap. 10.2 (aufgrund der sympathischen Versorgung durch das Rückenmarks-Seitenhorn)

Test der 1.–5. Rippe

- s. Kap. 11.4

Test des N. vagus (X)

- s. Kap. 12.2 (Irritation an C 0–C 2, Sutura occipito-mastoidea)

Ösophagusspasmus

Test des N. vagus (X)

- s. Kap. 12.2 (Irritation an C 0–C 2, Sutura occipito-mastoidea)

Test von C 7–Th 5

- s. Kap. 12.2 und Kap. 10.2 (aufgrund der sympathischen Versorgung durch das Rückenmarks-Seitenhorn)

Test der 1.–5. Rippe

- s. Kap. 11.4

Test von C 6, Th 4–Th 5, Th 10–Th 11

- s. Kap. 12.2 und Kap. 10.2 (aufgrund der sympathischen Versorgung durch das Rückenmarks-Seitenhorn)

Hiatushernie (Zwerchfellhernie)

Hiatushernien selbst sind meist symptomfrei und müssen dann nicht behandelt werden. Allerdings verursachen sie sehr häufig eine Refluxösophagitis und müssen dann (als Ursache dieser Ösophagitis) bei Symptomen wie Sodbrennen, Luftaufstoßen etc. behandelt werden. Neben der ärztlichen Untersuchung muss zudem das Neurovegetativum untersucht und ggf. behandelt werden.

Test von C 7–Th 5

- s. Kap. 12.2 und Kap. 10.2 (aufgrund der sympathischen Versorgung durch das Rückenmarks-Seitenhorn)

Test der 1.–5. Rippe

- s. Kap. 11.4

Test des N. vagus (X)

- s. Kap. 12.2 (Irritation an C 0–C 2, Sutura occipito-mastoidea)

Kardiaspasmus

Test auf eine intraartikuläre Blockade Th 5–Th 6

- s. Kap. 10.2

Direkte Palpation

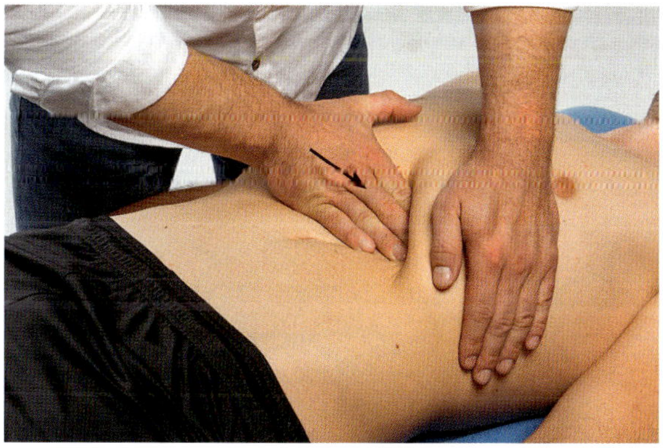

▶ **Abb. 29.2** Test auf Kardiaspasmus, direkte Palpation.

Der Patient liegt in Rückenlage, der Untersucher steht rechts seitlich neben dem Patienten. Mit der kranialen Hand umgreift er den linken Rippenbogen des Patienten und zieht ihn etwas zu sich hin, um die Region unterhalb des linken Rippenbogens zu entspannen. Mit den maximal extendierten Fingern der kaudalen Hand palpiert er unterhalb des linken Rippenbogens die Region der Kardia (▶ **Abb. 29.2**). Sie befindet sich links auf Höhe der Knorpel-Knochen-Grenze der 7. Rippe. Palpationsbefund bei Kardiaspasmus ist der hypertone bis spastische Muskel.

29.2.2 Untersuchung der Trachea

Test des N. vagus (X)

- s. Kap. 12.2 (Irritation an C 0–C 2, Sutura occipito-mastoidea)

Test von C 7–Th 5

- s. Kap. 12.2 und Kap. 10.2 (aufgrund der sympathischen Versorgung durch das Rückenmarks-Seitenhorn)

Test der 1.–5. Rippe

- s. Kap. 11.4

29.2.3 Untersuchung des Thymus

Test von C 7–Th 5

- s. Kap. 12.2 und Kap. 10.2 (aufgrund der sympathischen Versorgung durch das Rückenmarks-Seitenhorn)

Test der 1.–5. Rippe

- s. Kap. 11.4

29.2.4 Untersuchung der Lunge

Lungenperkussion

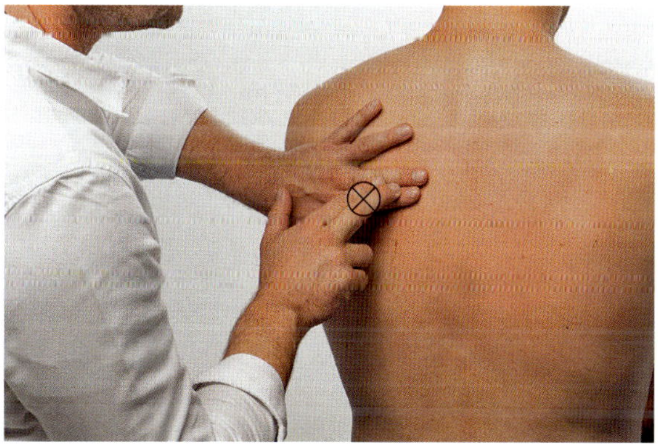

▶ **Abb. 29.3** Lungenperkussion.

Der Patient sitzt, der Untersucher legt seine flache Hand mit der palmaren Seite auf den Thorax des Patienten. Mit den Fingern der anderen Hand klopft er kurz und kräftig auf einen der auf dem Thorax liegenden Finger (▶ **Abb. 29.3**). Die anderen Finger sind abgespreizt, um den Klopfschall nicht zu dämmen. Er prüft eine Änderung des Klopfschalls bei der Ein- und Ausatmung. Getestet werden beide Lungenflügel von dorsal im Vergleich.

Beurteilung:

- Normales Lungengewebe hat einen **sonoren Klopfschall**.
- Findet sich ein **hypersonorer (tympanischer) Klopfschall** (ähnlich wie am Magen oder Darm), kann das neben einem Lungenemphysem (Überblähung, z. B. bei Asthmatikern) auch auf einen Pneumothorax (Luft zwischen Lunge und Pleura) hinweisen.
- Findet sich ein **hyposonorer Klopfschall** (Schenkelschall: Schall, der beim Klopfen auf den Oberschenkel entsteht), kann dies auf ein Lungenödem, einen Pleuraerguss oder eine Lobärpneumonie hinweisen.

Lungengrenzenbestimmung

Der Patient sitzt. Der Untersucher legt seine flache Hand mit der palmaren Seite auf den Thorax des Patienten. Mit den Fingern der anderen Hand klopft er kurz und kräftig auf einen der auf dem Thorax liegenden Finger. Die anderen Finger sind abgespreizt, um den Klopfschall nicht zu dämmen. Es wird von kranial nach kaudal auf der dorsalen Thoraxwand perkutiert und auf eine Änderung des Klopfschalls von sonor auf hyposonor (Schenkelschall) geachtet.

Beurteilung: Die Lungengrenzen sollten bei tiefer Ein- und Ausatmung bestimmt werden und mindestens 2–3 Querfinger verschieblich sein. Ist das nicht der Fall, kann das ein Hinweis auf eine Pathologie (Lungenemphysem, -erguss, Pneumothorax, Lungenkarzinom etc.) sein.

Atemfrequenz

Die normale Atemfrequenz liegt bei ca. 12–20 Atemzügen/Minute. Benötigt der Körper vermehrt Sauerstoff, kommt es zu schnellerer Atmung (**Tachypnoe**, ab 20 Atemzügen/Minute), bei der die Atemtiefe meist verringert ist. Das ist der Fall nach körperlicher Belastung, kann aber auch ein Hinweis für Fieber oder eine Herz-Lungen-Erkrankung sein. Benötigt der Körper vermindert Sauerstoff wie beim tiefen Schlaf oder bei der Meditation, ist die Atmung verlangsamt (**Bradypnoe**, bis 12 Atemzüge/Minute), es kann aber auch ein Hinweis auf eine Schädigung des Atemzentrums sein.

Inspektion

Bei der Inspektion des Brustkorbes ist auf die BWS zu achten. So kann eine BWS-Kyphose die Inspiration und eine BWS-Abflachung die Exspiration vermindern. Seitliche und rotatorische Verkrümmungen wie Skoliosen haben keinen stark negativen Einfluss auf die Lungenkapazität.

Eine thorakolumbale Lordose kann ein Hinweis auf einen Zwerchfell-Hochstand sein, während eine thorakolumbale Kyphose einen Hinweis auf einen Zwerchfell-Tiefstand sein kann (Kap. 11.6.3).

Ein in Inspirationsposition stehender Brustkorb (Fassthorax) kann ein Hinweis auf ein Emphysem sein. Eine Trichterbrust wird oft von einem stressbedingt dauerkontrahierten M. transversus thoracis ausgelöst.

Lungenauskultation

Bei der Lungenauskultation geht es um Atemgeräusche während der Aus- und Einatmung. Während der Untersuchung mittels Stethoskop am sitzenden/stehenden Patienten atmet dieser mit leicht geöffnetem Mund ein und aus. Man beginnt von dorsal nach ventral und von kranial nach kaudal, immer im Seitenvergleich.

Beurteilung: Man unterschiedet das (physiologische) Vesikuläratmen von pathologischen Atemgeräuschen:

- inspiratorische Rasselgeräusche:
  - **„feuchte" Rasselgeräusche:**
    - grobblasig: Lungenödem, Bronchiektasen
    - mittelblasig: Bronchitis
    - feinblasig: Pneumonie
  - **Knisterrasseln** tritt am Ende der Einatmung auf und ist meist in den unteren Lungenabschnitten zu hören: Lungenfibrose.
  - **Stridor:** Ein Stridor entsteht durch die Verlegung oder Verengung der Atemwege. Je kranialer die Verengung liegt, desto hochfrequenter ist das Geräusch (Pfeifen, Zischen); je kaudaler die Verengung liegt, desto niederfrequenter ist das Geräusch (Brummen, Schnarren). Die Therapie richtet sich nach der auslösenden Ursache.
- exspiratorische Rasselgeräusche:
  - **„Trockene" Rasselgeräusche:** Bei Schleimhautschwellung der Atemwege macht sich ein Pfeifen, Giemen oder Brummen bemerkbar: COPD, Asthma bronchiale.
- Bei einer **Pneumonie** ist oftmals nichts (pathologisches) oder feine, ohrnahe inspiratorische Rasselgeräusche zu hören.
- Inspiratorisch und exspiratorisch zu hörendes **„Knarren" und/oder „Reiben"** ist Zeichen für eine Pleuritis!
- **„Abgeleitete Geräusche" aus dem Abdomen:** Eventuell sind bei der Auskultation der Lunge fortgeleitete Geräusche aus dem Abdomen zu hören. Das lässt sich provozieren, indem der Patient auf seinen Bauch drückt und somit das Geräusch auslöst.

- (Physiologisches) **vesikuläres Atemgeräusch**: Es entsteht bei normaler Atmung, welche in der Lunge entsteht und an die Peripherie fortgeleitet wird und am Stethoskop zu hören ist.
- **Zentrale Atemgeräusche** entstehen durch die normale Atmung in den großen Atemwegen (Trachea und Bronchien) und werden an die Peripherie weitergeleitet. Es wird als scharfes hochfrequentes „Zischen" wahrgenommen.

Stimmfremitus

Der Patient sitzt/steht, der Untersucher legt beidseits seine Hände seitlich an den Brustkorb. Dann sagt der Patient mit lauter Stimme „99". Der Untersucher spürt die Vibration währenddessen am Brustkorb.
Beurteilung: Es gibt unterschiedliche Ausprägungen:

- **verstärkt spürbar:** Pneumonie, Stauungslunge, Bronchiektasen
- **abgeschwächt oder gar nicht spürbar:** kann ein Hinweis auf vermehrte Flüssigkeit im Pleuraspalt sein (Pleuraerguss, Pneumothorax)

Test des N. vagus (X)

- s. Kap. 12.2 (Irritation an C 0–C 2, Sutura occipito-mastoidea)

Test von C 7–Th 5

- s. Kap. 12.2 und Kap. 10.2 (aufgrund der sympathischen Versorgung durch das Rückenmarks-Seitenhorn)

Test der 1.–5. Rippe

- s. Kap. 11.4

Test des N. phrenicus

- s. Kap. 12.2 (C 3–C 5)

Test auf „Verklebungen" der Lungenfissuren

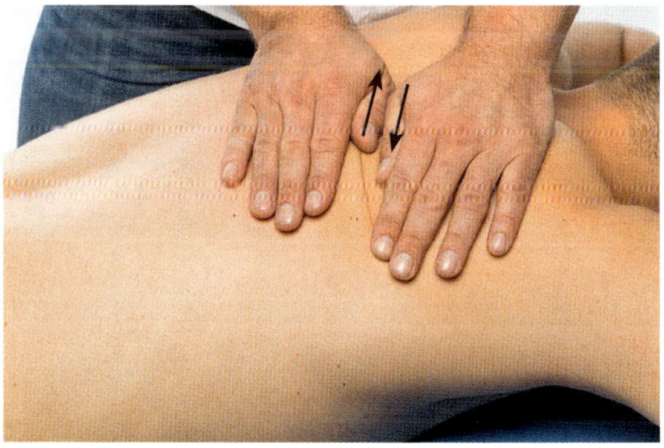

▶ **Abb. 29.4** Test auf „Verklebungen" der Lungenfissuren.

Die Lunge besitzt auf der linke Seite **eine** Fissur (Fissura obliqua pulmonis sinistri, Verlauf von der 4. zur 6. Rippe) und auf der rechten Seite zwei Fissuren (Fissura obliqua pulmonis dextri und Fissura horizontalis pulmonis dextri, im Verlauf der 4. Rippe).

Der Patient liegt in Bauchlage, der Untersucher legt beide Hände so auf die Lungenlappen, dass die zu untersuchende Fissur dazwischen liegt. Dann bewegt der Untersucher die eine Hand von sich weg und die andere Hand gleichzeitig zu sich hin und prüft die Verschieblichkeit der Lungenlappen gegeneinander (▶ **Abb. 29.4**). Spürt er verstärkten Gewebswiderstand, kann dies ein Hinweis auf eine „verklebte" Fissur sein.

Test auf „Verklebungen" des Recessus costodiaphragmaticus

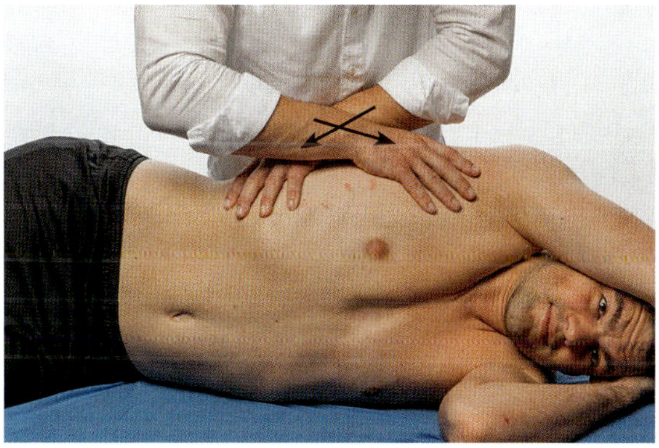

▶ **Abb. 29.5** Test auf „Verklebungen" des Recessus costodiaphragmaticus.

Der Patient liegt in Seitenlage, wobei die zu untersuchende Seite oben liegt, und streckt den oben liegenden Arm über seinen Kopf, sodass der Recessus costodiaphragmaticus gedehnt wird, unter den Therapeutenhänden findet sich dann eine stark erhöhte Gewebespannung (▶ **Abb. 29.5**). Dann atmet er tief ein, was keine Schmerzen im Bereich des Recessus costodiaphragmaticus ergeben darf. Stoppt der Patient die weitere Einatmung aufgrund eines starken Schmerzes im Bereich des Recessus costodiaphragmaticus, kann dies ein Hinweis auf eine „Verklebung" sein.

Test der Brustwirbel

- s. Kap. 10.2

Test der Rippen

- s. Kap. 11.4

Test des Diaphragmas

- s. Kap. 11.6.4

Test der Abdominalorgane

- s. Kap. 30.2

Test der zerviko-pleuralen Bänder

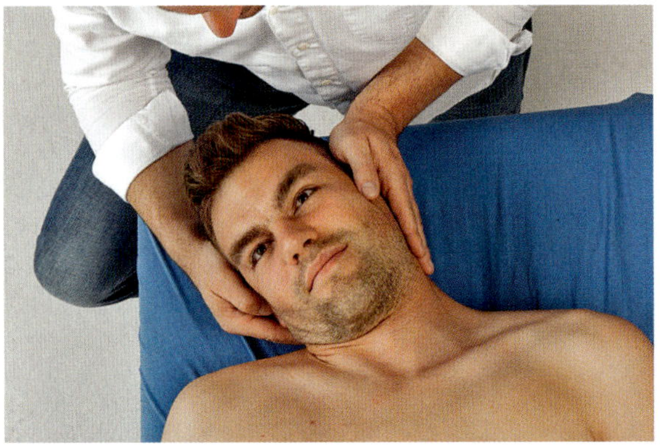

▶ **Abb. 29.6** Test der zerviko-pleuralen Bänder.

Der Patient liegt in Rückenlage bei flektierter HWS („Doppelkinn-Haltung"). Der Untersucher greift von kranial beidseits von lateral an den Schädel des Patienten und bewegt ihn in ausgeprägte Seitneigung Richtung des rechten Ohres (für die linken zerviko-pleuralen Bänder; ▶ **Abb. 29.6**) bzw. des linken Ohres (für die rechten zerviko-pleuralen Bänder). Dann atmet der Patient maximal ein, sodass sich das Zwerchfell und die Pleura nach kaudal bewegen.

Beurteilung: Normalerweise darf es keinen Zug über die zerviko-pleuralen Bänder (ligamentäre Verbindung von der Pleuraspitze zu C 6–C 7) zur HWS bzw. zum Kopf geben, bei der tiefen Einatmung darf sich der Kopf nicht zur getesteten Seite bewegen. Sind die linken zerviko-pleuralen Bänder restriktiv, wird der in Seitneigung rechts befindliche Kopf nach links gezogen; sind die rechten zerviko-pleuralen Bänder restriktiv, wird der in Seitneigung links befindliche Kopf nach rechts gezogen (Kap. 12.1.2).

Test Hypothalamus-Hypophyse-Nebenniere (NNM)

- s. Kap. 28.2.1 und Kap. 30.2.13

29.2.5 Untersuchung des Herzens

Perkussion

Der Patient sitzt, der Untersucher legt seine flache Hand mit der palmaren Seite auf den Thorax des Patienten. Mit den Fingern der anderen Hand klopft er kurz und kräftig auf einen der auf dem Thorax liegenden Finger. Die anderen Finger sind abgespreizt, um den Klopfschall nicht zu dämmen. Zur Bestimmung der Herzgröße wird von außen strahlenförmig an die Herzgrenzen perkutiert.

Beurteilung: Eine Vergrößerung über die linke Medio-Klavikular-Linie hinaus kann ein Hinweis auf ein hypertrophiertes Herz sein (Herzinsuffizienz). Eine Vergrößerung über die rechte Sternumhälfte hinaus kann ein Hinweis auf eine Rechtsherzinsuffizienz sein.

Blutdruck (in Ruhe)

Gemessen wird der Blutdruck in Ruhe. Zur Beurteilung können die Referenzwerte in ▶ **Tab. 29.1** herangezogen werden.

Pulsmessung

Der Ruhepuls liegt normalerweise zwischen 60 und 100 Schlägen/Minute. Es gibt folgende Abweichungen:

- **Bradykardie:** Herzfrequenz < 60 Schläge/Minute beim erwachsenen Menschen (bei Leistungssportlern physiologisch geringer). Ursachen können z. B. Hypothyreose, Unterkühlung, Herzrhythmus- und Erregungsleitungsstörungen sein.
- **Tachykardie:** Herzfrequenz > 100 Schläge/Minute beim erwachsenen Menschen. Bei Kleinkindern gelten andere Höchstwerte. Ursachen können z. B. Hyperthyreose, eine schnelle Herzfrequenz des Sinusknotens (hierzu muss unbedingt der rechte N. vagus (X), d. h. die rechte OAA-Region und rechte Sutura occipito-mastoidea, untersucht und ggf. behandelt werden), exogene Faktoren (Koffein, Nikotin, Medikamente, Drogen etc.) sein.
- **Vorhofflimmern/-flattern (VHF):** Hierbei handelt es sich um unkoordinierte, also unrhythmische Bewegungen der Vorhöfe mit unvollständiger Entleerung/Füllung, die paroxysmal oder persistierend auftreten können. Die **Gefahr** liegt in der **Thrombusbildung** bei verlangsamtem Blutstrom, der dann ein großes Potenzial zur Ausbildung arterieller Verschlüsse, insbesondere eines **Apoplex**, besitzt! Das VHF (Vorhofflimmern) kann symptomatisch oder asymptomatisch sein. Da es oft in Kombination mit anderen (Herz-)Erkrankungen (KHK = koronare Herzkrankheit, Myokarditis, Herzinsuffizienz, Klappenvitien, Störungen des Elektrolythaushalts, Schilddrüsenerkrankungen etc.) auftritt, sind diese **unbedingt anamnestisch abzuklären**. Therapeutisch wird entweder eine Kardioversion durchgeführt oder der Patient medikamentös eingestellt.

▶ **Tab. 29.1** Einteilung der Blutdruckwerte.

	Systole	Diastole
arterielle Hypotonie	< 100 mmHg	< 60 mmHg
Normalwerte	120–140 mmHg	< 80–90 mmHg
Hypertonie	> 140 mmHg	> 90 mmHg

Beachte

Bei einer Arrhythmia absoluta liegt eine Vorhoftachykardie mit oft hohen Vorhoffrequenzen vor. Solange es beim VHF (Vorhofflimmern) bleibt, besteht keine unmittelbare Gefahr, allerdings kann ein *Kammerflimmern* entstehen, welches unmittelbar tödlich endet, wenn nicht sofort eine Defibrillation durchgeführt wird, um den Herzrhythmus wiederherzustellen.

Auskultation des Herzens

Die Auskultation des Herzens findet mittels Stethoskop am sitzenden/liegenden Patienten statt (▸ **Abb. 29.7**). Falls die Atemgeräusche stören, sollte der Patient kurz die Luft anhalten.

Zu differenzieren ist zunächst zwischen den (physiologischen) Herztönen und den (beim Erwachsenen praktisch immer pathologischen, bei Kindern teilweise auch akzidentiellen) Herzgeräuschen. Das Punctum maximum ist der Ort, an dem das Herzgeräusch am deutlichsten zu hören ist (über der betreffenden Klappe bzw. am Erb-Punkt als Sammelpunkt aller Geräusche; ▸ **Tab. 29.2**). Die Lautstärke wird in Sechsteln ($^{1}/_{6}$–$^{6}/_{6}$) angegeben. Je nach Zeitpunkt des Auftretens in Relation zur Herzaktion bezeichnet man die Geräusche entweder als Systolikum (während einer Systole) oder Diastolikum (während einer Diastole).

- Herztöne:
  - 1. Herzton: gehört zum Mitralklappen- und Trikuspidalklappenschluss
  - 2. Herzton: gehört zum Aortenklappen- und Pulmonalklappenschluss
- Herzgeräusche:
  - Systolikum:
    - funktionelles Systolikum: leises Geräusch ohne Fortleitung/Schwirren
    - Mitralklappen-/Trikuspidalinsuffizienz: atemabhängig, lauter bei Druck auf Bauch
    - Aortenstenose/-sklerose: ggf. Fortleitung in A. carotis/Bauchaorta
  - Diastolikum:
    - Aorten-/Pulmonalinsuffizienz
    - Mitral-/Trikuspidalstenose

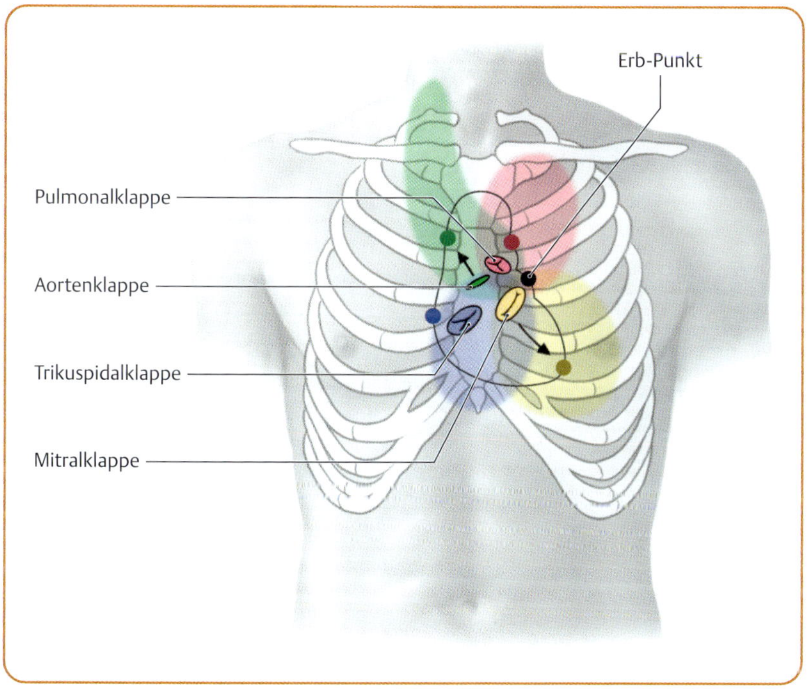

▸ **Abb. 29.7** Auskultationspunkte am Herzen, Projektion der Herzklappen auf den Thorax und Geräuschfelder (= Bereiche, in die ein pathologisches Strömungsgeräusch weitergeleitet wird). (Schünke M, Schulte E, Schumacher U. Prometheus. LernAtlas der Anatomie. Innere Organe. Illustrationen von M. Voll und K. Wesker. 4. Aufl. Stuttgart: Thieme; 2015: 109, Abb. 3.7C)

▸ **Tab. 29.2** Auskultationspunkte der Herztöne (ICR = Interkostalraum).

Auskultationspunkte	Herzklappen	Fortleitung	Merkspruch
2. ICR rechts	Aortenklappe	A. carotis/Bauchaorta	Anton
2. ICR links	Pulmonalklappe	–	Pullmann
3. ICR links	Erb-Punkt	–	–
4. ICR rechts	Trikuspidalklappe	–	trinkt
5. ICR links	Mitralklappe	–	Milch um 22:45

Herzgeräusche entstehen bei Klappenfehlern (Stenosen oder Insuffizienzen bzw. Kombinationen der beiden, ggf. mit Sklerosen). Selten gibt es auch bei Myokarditis, Perikarditis und Herzhypertrophien daraufhin auftretende Herzgeräusche.

Fortleitungen der Herzgeräusche kommen v. a. bei Aortenklappenfehlern vor. Das Herzgeräusch wird dann oft in die A. carotis bzw. die Bauchaorta fortgeleitet und kann auch dort auskultiert werden.

Beachte

Von manchen Autoren werden die Strömungsgeräusche der Nierenarterien, A. femoralis und A. subclavia, die aufgrund von Gefäßveränderungen (Stenosen) entstehen, ebenfalls fälschlicherweise als Fortleitungen bezeichnet, obwohl sie nichts mit dem Herzen zu tun haben.

Insbesondere nach **operativer Versorgung (einer Herzklappenproblematik)** hört man häufig Herzgeräusche, bei mechanischen Klappen auch ohne Stethoskop.

Test des N. vagus (X)

- s. Kap. 12.2 (Irritation an C 0–C 2, Sutura occipito-mastoidea)

Test von C 7–Th 5

- s. Kap. 12.3.2 und Kap. 10.2 (aufgrund der sympathischen Versorgung durch das Rückenmarks-Seitenhorn)

Test der 1.–5. Rippe

- s. Kap. 11.4

Test des N. phrenicus

- s. Kap. 12.2 (C 3–C 5)

Test der Lunge

- s. Kap. 29.2.4

Test des Diaphragmas

- s. Kap. 11.6.3

Test der Abdominalorgane

- s. Kap. 30.2

Test Hypothalamus-Hypophyse-Nebenniere (NNM)

- s. Kap. 28.2.1 und Kap. 30.2.13

29.3 Behandlung

Bei der Behandlung der Thoraxorgane ist unter Safety-Aspekten (Kap. 33) insbesondere daran zu denken, dass strukturelle Herzerkrankungen vorliegen können, welche die Belastbarkeit des hämodynamischen Systems des Patienten weit einschränken können, sodass evtl. flüssigkeitsbewegende Techniken (auch Zwerchfell- und neurovegetative Techniken etc.) kontraindiziert sein können. Es sind mechanische Instabilitäten, vaskuläre und neurologische/neurovegetative Störungen zu berücksichtigen.

Infolge einer oder mehrerer Brustwirbel- bzw. Rippenblockade(n) kann das zugehörige Organ gestört sein.

Zur Korrektur des parasympathischen Systems werden die OAA-Region und die Sutura occipito-mastoidea, die eine Engstelle für den N. vagus (X) darstellt, untersucht und ggf. korrigiert (Kap. 12.1.2, Kap. 12.1.4 und Kap. 19.2). Ebenfalls muss der Hypothalamus als übergeordnetes Zentrum des VNS untersucht und evtl. behandelt werden (Kap. 28.3.1). Blockaden und/oder Gruppendysfunktionen an der BWS können den Ductus thoracicus irritieren, der in direkter Nachbarschaft liegt, sodass der lymphatische Abfluss negativ beeinflusst wird. Diese Blockaden und/oder Gruppendysfunktionen müssen korrigiert werden (Kap. 10.3).

29.3.1 Behandlung des Ösophagus

Ösophagitis

Behandlung der Speicheldrüsen

- s. Kap. 29.2.1

Behandlung von C 7–Th 5

- s. Kap. 12.3 und Kap. 10.3

Behandlung der 1.–5. Rippe

- s. Kap. 11.5

Behandlung des N. vagus (X)

- s. Kap. 12.3 (Irritation an C 0–C 2/Sutura occipito-mastoidea)

Ösophagusspasmus

Behandlung des N. vagus (X)

- s. Kap. 12.3 (Irritation an C 0–C 2/Sutura occipito-mastoidea)

Behandlung von C 7–Th 5

- s. Kap. 12.3 und Kap. 10.3

Behandlung der 1.–5. Rippe

- s. Kap. 11.5

Behandlung von C 6, Th 4–Th 5, Th 10–Th 11

- s. Kap. 12.3 und Kap. 10.3

Hiatushernie (Zwerchfellhernie)

Behandlung von C 7–Th 5

- s. Kap. 12.3 und Kap. 10.3

Behandlung der 1.–5. Rippe

- s. Kap. 11.5

Test des N. vagus (X)

- s. Kap. 12.2 (Irritation an C 0–C 2, Sutura occipito-mastoidea)

Kardiaspasmus

Manipulation von Th 5–Th 6

- s. Kap. 10.3

Entspannung der Kardia

Der Patient liegt in Rückenlage. Der Behandler steht auf der rechten Seite des Patienten und greift mit der kranialen Hand von ventral auf den linken Rippenbogen des Patienten und drückt diesen nach kaudal, sodass etwas „Hautvorschub“ kaudal vom linken Rippenbogen entsteht. Die gestreckten Finger der kaudalen Hand schiebt der Behandler unter den linken Rippenbogen des Patienten in Richtung der Kardia (auf Höhe der Knorpel-Knochen-Grenze der 7. Rippe). Mit kreisenden Bewegungen seiner kaudalen Hand entspannt der Behandler die Region der Kardia.

29.3.2 Behandlung der Trachea

Behandlung des N. vagus (X)

- s. Kap. 12.3 (Irritation an C 0–C 2/Sutura occipito-mastoidea)

Behandlung von C 7–Th 5

- s. Kap. 12.3 und Kap. 10.3

Behandlung der 1.–5. Rippe

- s. Kap. 11.5

29.3.3 Behandlung des Thymus

Behandlung von C 7–Th 5

- s. Kap. 12.3 und Kap. 10.3

Behandlung der 1.–5. Rippe

- s. Kap. 11.5

29.3.4 Behandlung der Lunge

Die Lunge entwickelt sich aus dem Darmrohr, indem sich in der 3./4. Embryonalwoche ein entodermaler Lungendivertikel aus dem Vorderdarm abschnürt. Insofern besitzen Lunge und Darm embryologisch gesehen das gleiche Gewebe und können sich deshalb gegenseitig beeinflussen.

Behandlung des N. vagus (X)

- s. Kap. 12.3 (Irritation an C 0–C 2/Sutura occipito-mastoidea)

Behandlung von C 7–Th 5

- s. Kap. 12.3 und Kap. 10.3

Behandlung der 1.–5. Rippe

- s. Kap. 11.5

Behandlung des N. phrenicus

- s. Kap. 12.3

Behandlung einer „Verklebung“ der Lungenfissuren

Gewebe-Release

Der Patient liegt in Bauchlage. Der Behandler legt beide Hände auf die Lungenlappen, sodass die zu untersuchende Fissur dazwischen liegt. Dann bewegt der Behandler die eine Hand von sich weg und die andere Hand gleichzeitig zu sich hin, sodass ein Gewebe-Release entsteht.

Recoil-Technik

Der Patient liegt in Bauchlage. Der Behandler legt beide Hände so auf die Lungenlappen, sodass die zu untersuchende Fissur dazwischen liegt. Dann bewegt der Behandler die eine Hand von sich weg und die andere Hand gleichzeitig zu sich hin. Am Punkt des höchsten Gewebswiderstands bewegt der Behandler die Hand schnell weiter zu sich hin und die andere Hand schnell weiter von sich weg, sodass eine Schwingung in dem betroffenen Gewebe entsteht (Recoil).

Behandlung einer „Verklebung“ des Recessus costodiaphragmaticus

Der Patient liegt in Seitenlage, wobei die zu untersuchende Seite oben liegt, und streckt den oben liegenden Arm über seinen Kopf, sodass der Recessus costodiaphragmaticus gedehnt wird. Der Behandler steht hinter dem Patienten und überkreuzt seine Arme, sodass die kaudale Hand kranial des Recessus costodiaphragmaticus und die kraniale Hand kaudal des Recessus costodiaphragmaticus liegt. Dann atmet der Patient tief ein. An dem Punkt, an dem der Patient die Einatmung aufgrund von Schmerzen stoppen muss, schiebt der Behandler die kraniale Hand schnell weiter nach kranial und die kaudale Hand schnell weiter nach kaudal. Dadurch wird das betroffene Gewebe in Schwingung versetzt.

Behandlung der Brustwirbel

- s. Kap. 10.3

Behandlung der Rippen

- s. Kap. 11.5

Behandlung des Diaphragmas

- s. Kap. 11.6.4

Behandlung der subdiaphragmalen Organe

- s. Kap. 30.3

Behandlung des Herzens

- s. Kap. 29.3.5

Behandlung der zerviko-pleuralen Bänder

- s. Kap. 29.2.4

29.3.5 Behandlung des Herzens

Behandlung des N. vagus (X)

- s. Kap. 12.3 (Irritation an C 0–C 2/Sutura occipito-mastoidea)

Behandlung von C 7–Th 5

- s. Kap. 12.3 und Kap. 10.3

Behandlung der 1.–5. Rippe

- s. Kap. 11.5

Behandlung des Diaphragmas

- s. Kap. 11.6.4

Behandlung der subdiaphragmalen Organe

- s. Kap. 30.3

Behandlung der Lungen

- s. Kap. 29.3.4

Behandlung des N. phrenicus

- s. Kap. 12.3

Behandlung Hypothalamus-Hypophyse-Nebenniere (NNM)

- s. Kap. 28.3.1 und Kap. 30.3.13

30 Abdominalorgane

30.1 Dysfunktionen

Generell wird jedes Organ auf Mobilität, Lage, Größe, Tonus und Trophik palpiert. Die neurovegetativen Zonen (Gruppendysfunktionen zwischen Th 6 und Th 12, Reizungen des N.-vagus [X] bzw. von S 2–S 4 [für das linke Kolon]) sind ein Hinweis auf eine viszerale Störung (Kap. 7.1 und Kap. 31.4).

Beachte

Für die Behandlung aller Bauchorgane gilt: Bei allen intraperitonealen und sekundär retroperitonealen Organen laufen (bzw. liefen in der Embryonalentwicklung) die Gefäße (Arterien, Venen, Lymphbahnen) und Nerven in Mesenterien vom Hauptstamm über das PPP (Peritoneum parietale posterius) zum Organ und zurück, weswegen es unverzichtbarer Bestandteil der Behandlung ist. Nur ein funktionales PPP stellt die neurovaskuläre Ver-/Entsorgung der intra- und sekundär retroperitonealen Organe sicher.

30.1.1 Dysfunktionen des Magens

Der Magen hat verschiedene Aufgaben, insofern gibt es eine Reihe von allgemeinen Symptomen, die mit einer Magen-Dysfunktion zusammenhängen können. Hierzu gehören Völlegefühl, Übelkeit, Erbrechen, Schluckauf, retrosternaler Schmerz, epigastrischer Schmerz, Mundgeruch und Aufstoßen.

Der Magen dient als Zwischenspeicher für die Nahrung, die er dann vorverdaut und „häppchenweise“ an das Duodenum zur Verdauung weiterleitet:

- **Magen:** Eiweißverdauung, da die Enzyme der Eiweißverdauung am besten bei niedrigem pH-Wert arbeiten
- **Duodenum:** Fett- und Kohlenhydratverdauung, da deren Enzyme ein alkalisches Milieu erfordern

Der Magen hat eine „vorbereitende“ Funktion für die Verdauung, die hauptsächlich im Duodenum und Dünndarm stattfindet. Physiologischerweise wird in den Nebenzellen des Magens sowie den Kardia- und Pylorusdrüsen Muzin, also Schleim gebildet, welcher auch Bikarbonat (HCO_3^-) der Oberflächenepithelien integriert und so die Magenschleimhaut vor der aggressiven Salzsäure des Magens schützt.

Bei chronisch gestressten Menschen gibt der Hypothalamus **CRH** an die Hypophyse ab, die das „Stresshormon“ **ACTH** ausschüttet. ACTH wirkt auf die Belegzellen des Magens aktivierend, sodass vermehrt Salzsäure produziert wird. Diese vermehrte Salzsäure (in Relation zum Muzin) kann die Schleimhaut des Magens angreifen, sodass Bakterien (Helicobacter pylori), die die Fähigkeit haben, sich im sauren Milieu zu vermehren, leichter die gereizte Schleimhaut angreifen können. Diese rezidivierenden Magenschleimhautentzündungen (chronische Gastritis) können zum Magengeschwür (Ulkus) führen. Insofern ist die Vermeidung von chronischem Stress ein wichtiges Therapieziel bei der Magenbehandlung. Ähnlich wie ein Zuviel an aggressiver Salzsäure die Magenschleimhaut angreifen kann, verhält es sich mit den nichtsteroidalen Antirheumatika (NSAR) wie Aspirin, Diclofenac, Ibuprofen etc. Werden sie dauerhaft eingenommen, erhöhen sie das Risiko eines Magengeschwürs. Studien belegen, dass selektive Zyklooxygenase-2-Hemmer (COX-2-Hemmer) genauso verantwortlich für Magengeschwüre sein können wie die „herkömmlichen“ NSAR.

Eine weitere Aufgabe des Magens ist das Abtöten der Bakterien, die mit der Nahrung aufgenommen werden. Lange Zeit glaubte man, dass ein sehr stark saures Milieu **alle** Bakterien vernichten könne. Seit der Entdeckung des Helicobacter pylori im Jahr 1983 ist diese alte Lehrmeinung überholt ([13]; Kap. 30.1.2).

Parasympathisch wird der Magen vom N. vagus (X) innerviert und sympathisch von Nerven aus den thorakalen Ganglien Th 6–Th 9. Eine Schädigung des vegetativen und/oder enterischen Nervensystems kann zu einer Atonie des Magens führen.

Am Magen gibt es zwei Sphinkteren, die Kardia (Mageneingang, Innervation Th 5–Th 6; Kap. 29.2.1) und den Pylorus (Magenausgang, Innervation Th 7). Ein Symptom, welches bei Säuglingen auf einen Spasmus des Pylorus hinweist, ist „schwallartiges Erbrechen“.

Das **Omentum minus** war embryologisch Teil des ventralen Mesogastriums (Peritonealduplikatur) und erstreckt sich zwischen Magen, Duodenum und Leber. Es besteht aus 3 Abschnitten:

- **Lig. hepatoduodenale:** von der Leber zum Duodenum, in ihm verlaufen der Ductus choledochus, die V. portae und A. hepatica propria
- **Lig. hepatogastricum:** von der Leber zur kleinen Kurvatur des Magens, in ihm verlaufen die A. gastrica dextra (Ast der A. hepatica propria) und die A. gastrica sinistra (Ast der A. splenica aus dem Truncus coeliacus)
- **Lig. hepatooesophageale:** von der Leber zum Ösophagus

Bei Dysfunktionen von Magen, Duodenum bzw. Leber kommt es frequent zu Irritationen des Omentum minus mit störenden faszialen Spannungen.

30.1.2 Dysfunktionen des Duodenums

Das Duodenum muss den sauren pH-Wert des Speisebreis durch Beimischung von Bikarbonat (HCO_3^-) neutralisieren, da die Enzyme des Gallen- und Pankreassaftes am besten unter basischen Bedingungen arbeiten. Ist der Speisebrei jedoch zu sauer, kommt es zu einer Übersäuerung des Duodenums, sodass die Gallen- und Pankreasenzyme nicht gut arbeiten können. Da die Nahrung dann chemisch nicht gut aufgeschlossen ist, gelangt zu viel unverdauter Speisebrei vom Duodenum in den Dünndarm. Das führt u. a. zu folgenden Symptomen:

- Aminosäuremangel, da die Übersäuerung des Dünndarms zu viele unverdaute Proteinreste im Stuhl hinterlässt, die dann ausgeschieden werden
- resistenter Pilzbesiedlung im Darm (nicht im Magen)
- geschwollenem Gefühl im Oberbauch nach dem Essen durch Gasbildung im Magen und Dünndarm, somit häufigem Aufstoßen

Die Übersäuerung des Dünndarms mit schlechter Verdauung der Nahrung kann zur chronischen Kongestion des Dünndarms führen. Das wiederum kann eine von vielen Ursachen für die Entstehung eines „Trommelbauches“ sein.

Die Gallenblase und das Pankreas sezernieren ihre Verdauungssäfte über die Papilla duodeni major (= Vater'sche Papille) mit dem Schließmuskel „Sphinkter von Oddi“ (Innervation Th 8), das Pankreas zum Teil auch über die (inkonstant vorhandene) Papilla duodeni minor. Bei einem Spasmus der Papilla infolge einer Th 8-Blockade fließen die Sekrete nicht optimal ins Duodenum, und es kann zu Rückstauungen kommen, was wiederum zu rezidivierender Pankreatitis führen kann.

Das Duodenum wird unterteilt in Duo I (schräg nach kranial), Duo IIa/b (vertikaler Teil), Duo III (horizontal) und Duo IV (schräg nach kranial bis zum duodeno-jejunalen Übergang). Das Duo II teilt sich auf in Duo IIa und IIb, wobei der kraniale Teil (IIa) embryologisch zum Vorderdarm und der kaudale Teil (IIb) zum Mitteldarm gezählt wird (Kap. 27.5.4).

Der Duo-II- und Duo-III-Abschnitt liegen **sekundär retroperitoneal**. Der Duo-II-Abschnitt kann mit dem ebenfalls sekundär retroperitoneal liegenden Colon ascendens und/oder mit der primär retroperitoneal liegenden rechten Niere „verkleben“.

Neurovegetativ wird das Duodenum parasympathisch vom N. vagus (X) und sympathisch aus Nerven der thorakalen Ganglien Th 6–Th 9 versorgt.

30.1.3 Dysfunktionen der Milz

Die Milz entsteht als Mesenchymverdichtung zwischen den beiden Blättern des dorsalen Mesogastriums. Wegen der Magendrehung kommt es in der Region der linken Niere zur „Verklebung“ zwischen dem Peritoneum parietale posterius (PPP), und dem linken Blatt des Mesogastriums, sodass sich das Lig. phrenico-lienale bildet. Deshalb läuft die A. lienalis (auch A. splenica genannt) nach links retroperitoneal, bis sie dorsal ins Lig. phrenico-lienale eintritt und zur Milz zieht.

Die Milz dient der Vermehrung von Lymphozyten (größtes lymphatisches Organ) sowie der Speicherung der Monozyten, sodass sie eine wichtige Rolle bei der körperlichen Abwehr spielt. Ferner baut sie veraltete und defekte Erythrozyten und Thrombozyten ab. Die Milz liegt dorso-lateral des Magens. Sie besitzt nicht nur Relationen zum Magen, sondern auch zum Zwerchfell und zur Flexura coli sinistra.

Die V. lienalis wird häufig vom Oberrand des Pankreas umschlossen, d. h., bei Pankreas-Entzündung/-Kongestion (Kap. 30.1.2) kann es zu einem venösen Rückstau in die Milz mit einer Splenomegalie kommen.

Parasympathisch wird die Milz vom N. vagus (X) und sympathisch aus Nerven der thorakalen Ganglien Th 6–Th 9 innerviert.

Klinisch besteht bei Traumata die Gefahr eines Milzrisses, der aufgrund der kräftigen Kapsel der Milz auch zweizeitig (in zwei zeitversetzten Phasen) ablaufen kann, sodass noch ca. 4–6 Wochen nach dem stumpfen Bauchtrauma hochakut ein erheblicher, meist tödlich verlaufender Blutverlust auftreten kann.

Cave

Nach stumpfem Bauchtrauma, insbesondere linksseitig, ist eine Milzruptur stets schulmedizinisch (mittels Sonografie/Bauch-CT/-MRT) abzuklären, auch beim völlig asymptomatischen Patienten.

Physiologisch ist eine gesunde Milz nicht (direkt) tastbar, jede palpable Milz gilt als vergrößert. Allerdings kann man faszialen Kontakt mit der Milz aufnehmen und so Informationen zum Zustand der Milz palpieren.

30.1.4 Dysfunktionen des Pankreas

Das Pankreas liegt sekundär retroperitoneal auf Höhe von L 2 und ist kaum atemabhängig verschieblich. Es teilt sich auf in Kaput, Korpus und Kauda. Embryologisch entsteht das Pankreas aus einer ventralen und einer dorsalen Anlage, die sich später vereinigen und den Ductus pancreaticus (Wirsung-Gang) und den Ductus pancreaticus accessorius (Santorini-Gang) bilden. An der Papilla duodeni major (Sphinkter von Oddi, Innervation Th 8) als Schließmuskel mündet der Ductus pancreaticus ins Duodenum. Bei Blockade von Th 8 kann ein Spasmus dieses Schließmuskels entstehen, sodass Pankreas- und Gallensaft nicht optimal ins Duodenum abgegeben werden. Dieser Rückstau kann zu rezidivierenden Entzündungen des Pankreas bis hin zur Selbstverdauung des Pankreas führen.

Kommt es zur Malrotation des Duodenums bzw. des Ductus choledochus, entsteht ein das Duodenum umschließendes Pancreas anulare (weil dann das Duodenum von den beiden Pankreasanteilen umrahmt und umwachsen wird, wenn die beiden miteinander verschmelzen).

Neurovegetativ wird das Pankreas parasympathisch vom N. vagus (X) und sympathisch aus Nerven der thorakalen Ganglien Th 6–Th 9 versorgt.

30.1.5 Dysfunktionen der Leber

Die von der Dünndarmwand aufgenommenen Substanzen (Nährstoffe und Giftstoffe) der Nahrung werden von der V. portae (Pfortader) aufgenommen und zur Leber transportiert. Sie wird eingeteilt in 8 Segmente (mit je einem Ast des Gallengangs, der Pfortader und der A. hepatica propria, die alle durch das Omentum minus verlaufen).

Die Leber stellt das zentrale Stoffwechselorgan dar. Es werden Giftstoffe des Körpers in hydrophile Stoffe umgewandelt, damit sie von der Niere ausgeschieden werden können (Kap. 27.5.5). Ein Problem stellt extrem eiweißreiche Ernährung (z. B. bei Bodybuildern) dar. Die Eiweiße werden zu Aminosäuren abgebaut, wobei giftiges Ammoniak entsteht (über Stickoxide). Die Leber muss Ammoniak in Harnstoff umwandeln, damit es ausgeschieden werden kann. Bei einer unzureichenden Entgiftung reichert sich das Ammoniak im Gehirn an, wo es zu verschiedenen Symptomen wie Aufmerksamkeitsdefizit, Schlafstörungen, Vergesslichkeit, Verwirrtheit etc. kommt. Ist die Vergiftung weiter vorgeschritten, kann es zu Tremor, Desorientiertheit und Persönlichkeitsstörungen bis hin zu Bewusstseinsstörungen, dem sog. **Leberkoma**, kommen.

Die **häufigsten Lebererkrankungen** sind:

- Fettleber
- Hepatitis
- Leberzirrhose
- Leberkrebs/-metastasen

Lebererkrankungen können lange kompensiert werden, weswegen sie oft über einen langen Zeitraum unbemerkt bleiben (es zeigen sich nur allgemeine Symptome wie Müdigkeit, Leistungsschwäche etc.). Die Dekompensation der Leber ist dann spektakulär mit Bandschmerzen, Ikterus, Aszites, fortschreitend (v. a. bei Zirrhose, Leberkarzinom/-metastasen) auch Enzephalopathie mit schlechter Prognose.

Die Leber produziert (als exokrine Drüse) Gallenflüssigkeit, die in der Gallenblase zwischengelagert und über den Ductus choledochus an der Papilla duodeni major (Sphinkter von Oddi) in das Duodenum abgegeben wird (Kap. 27.5.3). Gallenflüssigkeit dient hauptsächlich der Emulgierung von Fetten. Gallenflüssigkeit, Vitamin B_{12} und andere Substanzen (einige Medikamente, Gifte etc.) werden später resorbiert und gelangen über die V. portae wieder zur Leber (**enterohepatischer Kreislauf**; Kap. 30.1.6).

Der kraniale Anteil der Leber bleibt verwachsen mit dem Zwerchfell (Area nuda mit den Ligg. triangularia sinistrum und dextrum und dem Lig. coronarium). Durch kaudalen Zug der Leber kann es über ihre Zwerchfellaufhängung zu einem Zwerchfell-Tiefstand kommen, der über das Lig. phrenico-pleurale kaudalen Zug der rechten Pleura mit kaudalem Zug auf die Ligg. cervico-pleuralia (Kap. 12.1.2, Kap. 13.8 und Kap. 13.9) ausübt.

Neurovegetativ wird die Leber parasympathisch vom N. vagus (X) und sympathisch aus Nerven der thorakalen Ganglien Th 6–Th 9 versorgt.

30.1.6 Dysfunktionen der Gallenblase

Die Leberzellen produzieren Gallenflüssigkeit, die in der Gallenblase zunächst eingedickt und dann zwischengelagert sowie danach durch den Ductus choledochus (der durch das Lig. hepatoduodenale [Anteil des Omentum minus] zieht) und durch den Sphinkter von Oddi ins Duodenum abgegeben wird. Die Gallenflüssigkeit setzt sich zusammen aus Gallensäure, Cholesterin, Hormonen, Phospholipiden etc. Kommt es zu einer veränderten Zusammensetzung der Gallenflüssigkeit (durch erhöhte Cholesterinwerte) und/oder zu einer Abflussstörung des Gallensaftes, können sich Gallensteine bilden. Verstopft dann ein Gallenstein – aus der Gallenblase kommend – den Gallengang, treten Gallenkoliken auf. Das Vorkommen von Gallensteinen wird familiär gehäuft beobachtet, ein Hinweis für eine genetische Disposition.

Neurovegetativ wird die Gallenblase parasympathisch vom N. vagus (X) und sympathisch aus Nerven der thorakalen Ganglien Th 6–Th 9 versorgt.

30.1.7 Dysfunktionen des Dünndarms

Der Dünndarm (Intestinum tenue) dient der Verdauung und der Resorption von Substanzen. Er muss Nährstoffe resorbieren und soll Giftstoffe aus dem Körper fernhalten. Hierzu dienen vier Barrieren (Kap. 27.5.4):

- Darmflora: Sie kann durch Antibiotikaeinnahme geschädigt sein.
- Darmschleim: Schädigung durch chronische Entzündungen, z. B. Zöliakie
- Lamina propria: Schädigung durch Antibiotika, Medikamente, Alkohol, chronische Entzündungen, sie verursachen „leaky gut"
- lymphatisches Gewebe

Bei einer Entzündung des Darms sind meistens auch der Magen und das Kolon beteiligt (Gastroenteritis). Sie kann toxisch, bakteriell, allergisch und/oder autoimmun bedingt sein. Gastroenteritiden gehen neben Durchfällen häufig mit Übelkeit und Bauchschmerzen einher. Um eine Schädigung der Nieren durch Dehydrierung (Antriebslosigkeit, Müdigkeit etc.) zu vermeiden, muss auf ausreichende Flüssigkeitszufuhr geachtet werden. Durch die lokale Entzündungsreaktionen der Darmschleimhaut werden Gewebemediatoren ausgeschüttet, die durch die Schichten der Darmwand diffundieren und mit der Organfaszie von benachbarten Organen „verkleben" (Adhäsionskräfte in Form von Wasserstoffbrückenbindungen). Folgende „Verklebungen" können auftreten:

- Dünndarm mit Zäkum
- Dünndarm mit Colon ascendens
- Dünndarm mit Colon descendens
- Dünndarm mit Uterus
- Dünndarm mit Harnblase

Bei einer Durchblutungsstörung des Darms kann es zu dumpfem Bauchschmerz, Flatulenz und Durchfällen kommen. Ferner kann der enterohepatische Kreislauf gestört sein. Eine Ptosierung des Dünndarms kann infolge von Hysterektomien, Alterung durch verringertes Kollagen im Bindegewebe etc. entstehen.

Neurovegetativ wird der Dünndarm parasympathisch vom N. vagus (X) und sympathisch aus Nerven der thorakalen Ganglien Th 10–Th 12 sowie dem Plexus solaris (= Ggl. coeliacum und Ggl. mesentericum superius) versorgt.

30.1.8 Dysfunktionen von Ileozäkalklappe, Zäkum und Appendix vermiformis

Das untere Ende des Ileums stülpt sich in das Zäkum und bildet somit die **Ileozäkalklappe** (Bauhin-Klappe). Sie stellt eine Barriere gegen das Eindringen von Bakterien in den weitgehend keimfreien Endteil des Dünndarms dar. Bei Blockade von Th 10 kann die Region der Ileozäkalklappe „spasmieren". Lokale Entzündungsreaktionen der Mukosa und/oder Muskularis sind verantwortlich für einen unvollständigen Ileozäkalklappenschluss. Das kann zur pH-Wert-Änderung und Änderung der Bakterienbesiedlung im terminalen Ileum führen.

Eine Invagination (Intussuszeption) des Ileums ins **Zäkum** kommt bei Säuglingen und Kindern häufig vor, im Erwachsenenalter allerdings kaum noch. Das Zäkum kann kongestioniert sein aufgrund

- venöser Abflussstörung der V. mesenterica superior,
- alimentär bedingter entzündlicher Reizung (Kap. 30.1.7).

Das Zäkum enthält in seiner Wand reichlich lymphatisches Gewebe (englisch: „gut associated lymphatic tissue", Darm-assoziiertes lymphatisches Gewebe = GALT) und spielt daher eine wichtige Rolle bei der Reaktion des Immunsystems auf Antigene, die über den Verdauungstrakt aufgenommen werden.

Das Zäkum kann bei zu kohlenhydrathaltiger Ernährung mit chemischen Gewebereizen reagieren. Das veranlasst eine Ausschüttung von Gewebemediatoren an der Mukosa, die eine lokale Entzündungsreaktion der Darmschleimhaut verursachen und außerdem durch die Muskelschichten des Darms diffundieren. Somit gelangen sie zwischen die Organfaszie (Peritoneum viscerale) des Zäkums und die Faszie des M. iliacus, was Adhäsionskräfte in Form von Wasserstoffbrückenbindungen freisetzt, sodass sich die Organfaszie des Zäkums mit der Faszie des M. iliacus verbindet.

Die **Appendix vermiformis** besteht größtenteils aus GALT („gut associated lymphatic tissue", deutsch: Darm-assoziiertes lymphatisches Gewebe).

Neurovegetativ wird das Zäkum parasympathisch vom N. vagus (X) und sympathisch aus Nerven der thorakalen Ganglien Th 10–Th 12 versorgt.

30.1.9 Dysfunktionen des Colon ascendens mit Flexura coli dextra

Das Mesenterium des **Colon ascendens** wird in der Embryonalentwicklung so gegen das PPP (Peritoneum parietale posterius) gedrückt, dass beide miteinander verschmelzen und die Faszie von Toldt bilden. Das Colon ascendens liegt sekundär retroperitoneal und kann mit dem ebenfalls sekundär retroperitoneal liegenden Duo IIa, Duo IIb und der rechten Niere „verkleben". Weiterhin kann das Colon ascendens mit dem Dünndarm „verkleben" (Kap. 30.1.7).

Die **Flexura coli dextra** liegt direkt kaudal der Leber. Bei Leber-Kongestion kann sich die Flexura verengen, weil ihr Winkel dann spitz wird. Durch das Lig. phrenicocolicum ist die rechte Kolonflexur mit dem Zwerchfell verbunden. Wird die Kolonflexur nach kaudal gezogen, kann das Zwerchfell tief stehen. Daraufhin kann es Zug über die Pleura (Lig. phrenico-pleurale) zum 6. und 7. Halswirbel (Lig. cervico-pleurale) geben (Kap. 12.1.2, Kap. 13.8 und Kap. 13.9).

Das Kolon unterscheidet sich im Gewebeaufbau vom Dünndarm, er ist bereits makroskopisch an den **Tänien** (drei Längsstreifen von Muskulatur) und den **Haustren** („Abschnürungen" durch zirkuläre, nicht propulsive, peristaltische Kontraktionen der Darmwand, fördern die Durchmischung des Chymus [Speisebrei im Darm]) zu erkennen. Die propulsive Peristaltik fördert mit ihrer peristaltischen Welle den Transport des Chymus Richtung Anus.

Neurovegetativ wird das Colon ascendens parasympathisch vom N. vagus (X) und sympathisch aus Nerven der thorakalen Ganglien Th 10–Th 12 sowie dem Plexus solaris (= Ggl. coeliacum und Ggl. mesentericum superius) versorgt.

30.1.10 Dysfunktionen des Colon transversum

Das Colon transversum liegt zwischen linker und rechter Kolonflexur. Im linken und letzten Drittel liegt der Cannon-Böhm-Punkt, an dem die in ▸ **Tab. 30.1** gezeigten Änderungen stattfinden.

▶ **Tab. 30.1** Änderungen am Cannon-Böhm-Punkt.

embryologisch	sympathisch	parasympathisch	arteriell	venös
vom Mittel- zum Enddarm	von Th 10–Th 12 zu Th 12–L 2	vom rechten N. vagus (X) zu den Nn. splanchnici pelvici (S 2–S 4)	von der A. mesenterica superior zur A. mesenterica inferior	von der V. mesenterica superior zur V. mesenterica inferior

Das Colon transversum liegt intraperitoneal und wird therapeutisch beeinflusst bzw. bewegt durch das Omentum majus, welches fest mit dem Colon transversum verbunden ist.

30.1.11 Dysfunktionen des Colon descendens mit Flexura coli sinistra

Das Mesenterium des Colon descendens wird in der Embryonalentwicklung gegen das PPP (Peritoneum parietale posterius) gedrückt, sodass beide miteinander verschmelzen und die Faszie von Toldt bilden. Es liegt sekundär retroperitoneal und kann mit der primär retroperitoneal liegenden linken Niere „verkleben". Ebenfalls kann das Colon descendens mit dem Dünndarm „verkleben" (Kap. 30.1.7).

Die **Flexura coli sinistra** ist über das Lig. phrenico colicum mit dem Zwerchfell verbunden. Wird die Kolonflexur nach kaudal gezogen, kann das Zwerchfell tief stehen. Daraufhin kann es einen Zug über die Pleura (Lig. phrenico-pleurale) zum 6. und 7. Halswirbel (Lig. cervico-pleurale) geben (Kap. 12.1.2, Kap. 13.8 und Kap. 13.9).

Neurovegetativ wird das Colon descendens parasympathisch von Nerven von S 2–S 4 und sympathisch aus Nerven der thorakalen und lumbalen Ganglien Th 12–L 2 versorgt.

30.1.12 Dysfunktionen des Colon sigmoideum

Das Colon sigmoideum (Sigmoid oder Sigma) ist S-förmig (daher der Name) und ca. 40 cm lang, beginnt an der oberen Apertur des kleinen Beckens und endet am Rektum. Das Sigmoid liegt intraperitoneal und besitzt das Mesocolon sigmoideum, in dem alle Nerven und Gefäße dieses Darmabschnitts verlaufen. An seinen Enden am Colon descendens (sekundär retroperitoneal) und am Rektum (infraperitoneal) ist es wegen seines Durchtritts durch das PPP (Peritoneum parietale posterius) relativ fixiert, dazwischen ist das Sigmoid **sehr beweglich**.

Funktionen des Kolons sind Wasserentzug und Weiterverdauung. Gewebereize der Mukosa des Colon sigmoideum werden durch zu geringe Trinkmenge (feste Stuhlkonsistenz reizt mechanisch) und/oder zu viel tierisches Eiweiß in der aufgenommenen Nahrung (reizt chemisch) ausgelöst. Der Gewebereiz veranlasst die Ausschüttung von Gewebemediatoren an der Mukosa, die eine lokale Entzündungsreaktion der Darmschleimhaut verursachen und außerdem durch die Muskelschichten des Darms diffundieren. Somit gelangen sie zwischen die Organfaszie (Peritoneum viscerale) des Sigmoids und die Faszie des Psoas, was Adhäsionskräfte in Form von Wasserstoffbrückenbindungen freisetzt. Die Organfaszie des Sigmoids verbindet sich mit der Faszie des Psoas, das Sigmoid „verklebt" mit dem Psoas. Das führt zum Hypertonus des Muskels, der sich daraufhin verkürzt und dadurch das Ilium nach posterior zieht.

Neurovegetativ wird das Colon descendens parasympathisch von Nerven aus S 2–S 4 und sympathisch aus Nerven der thorakalen und lumbalen Ganglien Th 12–L 2 versorgt.

30.1.13 Dysfunktionen der Nebenniere

> **Cave**
> **Besteht der Verdacht auf eine Nebennierenerkrankung wie Conn-Syndrom oder Morbus Cushing, sollte der Patient zuerst zum Endokrinologen geschickt werden, um diese schwerwiegenden Erkrankungen adäquat abzuklären und zu versorgen.**

Eine Dysfunktion der Nebenniere kann durch chronischen Stress über die Hypothalamus-Hypophysen-Nebennieren-Achse entstehen (Kap. 27.5.2). Der Übergang zwischen einer Dysfunktion und optimalen Funktion ist fließend.

Stressoren, die auf unseren Körper wirken, sind u. a. folgende:

- physischer Stress: Schlafmangel, körperliche Arbeit, Hypoglykämie, Schmerzen, niedriger Blutdruck
- chemischer Stress: Abgase, Medikamente, Sauerstoffmangel
- emotionaler Stress: Angst, Ärger, Arbeitsbelastung, „Stress"
- thermischer Stress: Hitze, Kälte

Zur **Behandlung bei Stress** sind folgende Regionen topografisch zu berücksichtigen:

- TMG
- Magen
- Nebenniere
- Hypothalamus und Hypophyse (VNS/endokrines System)
- kranio-sakrales System (sozio-psycho-neuro-endokrino-immunologisches System)

Therapeutisch ist neben der Anwendung von **ordnungstherapeutischen Maßnahmen** (Kap. 27.2) v.a. die Anwendung eines sog. **Stress-Tagebuches** sinnvoll: Der Patient soll hierbei für 4–6 Wochen jeden Abend die positiven und negativen Momente des Tages stichwortartig notieren. Zur Auswertung wird dann nach Ablauf des Zeitraumes eine Strichliste angefertigt, sodass schnell ersichtlich wird, welches die (1–3) häufigsten Stressoren über den beobachteten Zeitraum waren. An diesen Punkten lässt sich dann gezielt arbeiten, um die Stressbelastung für den Patienten zu reduzieren. Analog zum Pareto-Prinzip (der 80:20-Regel) der Wirtschaft (20 % der Faktoren sind für 80 % der Effektivität verantwortlich) muss, um große Effekte zu erzielen, an den beiden am häufigsten vorkommenden Faktoren angesetzt werden. Das Verändern zahlreicher kleiner Faktoren würde viel Mühe und Energie erfordern, in der Gesamtbilanz aber nur marginale Verbesserungen erbringen. **Also:** Es geht stets darum, die „großen" Faktoren zu verändern.

Neurovegetativ wird die Nebenniere parasympathisch vom N. vagus (X) und sympathisch aus Nerven der thorakalen und lumbalen Ganglien Th 9–L 1 versorgt.

30.1.14 Dysfunktionen der Niere

Die Nieren gleiten bei der Ein- und Ausatmung auf dem Psoas nach kaudo-lateral und kranio-medial. Bei einer **Nierenbeckenentzündung** entstehen chemische Gewebereize, die eine Ausschüttung von Gewebemediatoren zur Folge haben. Diese können durch das Gewebe des Harnleitersystems diffundieren und sog. „Verklebungen" zwischen der Nierenfaszie und der Faszie des Psoas auslösen. Das führt zu einem Hypertonus des Muskels, der sich daraufhin verkürzt und dadurch das Ilium nach posterior zieht und eine absteigende UFK verursachen kann (Kap. 2.4.2).

Durch ein **Beschleunigungs-/Verzögerungstrauma** (Schleudertrauma) kann es zur mechanischen Reizung der Nierenfaszie mit entsprechender „Verklebung" kommen. Grund hierfür ist die Tatsache, dass die Nieren aufgrund ihrer guten Durchblutung sowie des Primärharngehalts die größte Masse (Gewicht pro Volumen) haben. Der Trägheitssatz der Physik (große Massen sind träge) erklärt, dass Körper mit großer Masse bei einer Beschleunigung bzw. Verzögerung länger als Vergleichskörper mit geringerer Masse ihre ursprüngliche Geschwindigkeit beibehalten (Kap. 3.2.5). Deswegen „fährt" die Niere mit unveränderter Geschwindigkeit gegen die Nierenfaszie und reizt diese mechanisch, was zu einer Entzündungsreaktion mit anschließender „Verklebung" (mit der Faszie des Psoas oder des Colon descendens) führen und eine absteigende UFK (Kap. 2.4.2) zur Folge haben kann (Kap. 30.1.11). Ein Schleudertrauma kann auch zur aufsteigenden UFK führen, bei der es zum Zug von der nach ventral „geschleuderten" Niere über das Lig. phrenico-renalis auf das Zwerchfell kommt. Dieser mechanische Zug lässt das Zwerchfell tief stehen, welches wiederum Zug auf das Lig. phrenico-pleurale bis zu den Ligg. cervico-pleuralia an C 6–C 7 erzeugt (Kap. 12.1.2).

Die **rechte Niere** nennt man auch **„Verdauungsniere"**, weil aufgrund der räumlichen Nähe ein alimentär bedingter Reiz des Duodenums oder des Colon ascendens durch Diffusion der Gewebemediatoren von der Mukosa durch die Muskelschichten aufgrund der topografischen Nachbarschaft bis zur Nierenfaszie dringen kann. Diese „verklebt" dann mit den oben genannten Folgen mit der Faszie des Psoas.

Die **linke Niere** wird auch als **„gynäkologische Niere"** bezeichnet, weil durch die besonderen venösen Abflusswege des Ovars/Testikels (die linke V. renalis drainiert die V. testicularis/V. ovarica sinistra, welche rechtsseitig direkt in die V. cava inferior münden) ein Reiz der linken Niere stattfinden kann.

Über verschiedene Hormone ist die Niere als endo- und exokrine Drüse an vielen Stoffwechselvorgängen beteiligt, z. B. an der Blutdruckregulation, Bildung von roten Blutkörperchen (Erythropoetin) etc. (Kap. 27.5.2).

Zur **Blutdruckregulation** müssen die folgenden Organe mit untersucht und ggf. behandelt werden:

1. **Nierenarterien:** Kommt bei Nierenarterienstenose (z. B. infolge Verkalkung) weniger Blut in der Niere an, simuliert dies eine (nicht real existierende) Hypotonie und die Niere steigert über das RAAS den Blutdruck (meist zu stark = Hypertonie). Dies tritt häufiger auf als eine rein hormonell bedingte RAAS-Regulationsstörung.
2. **RAAS:** In der **Niere** wird Renin und in der **Leber** Angiotensinogen gebildet. In der **Lunge** erfolgt über ACE die Umwandlung in Angiotensin II, das u. a. in der **Nebennierenrinde** die Abgabe von Aldosteron stimuliert (▸ **Abb. 27.4**).

Neurovegetativ wird die Niere parasympathisch vom N. vagus (X) und von Nerven aus S 2–S 4 innerviert. Sympathisch wird sie aus Nerven der thorakalen und lumbalen Ganglien Th 9–L 1 versorgt.

30.1.15 Dysfunktionen des Ureters

Der Ureter verbindet die Niere und Harnblase miteinander. Dabei gibt es drei physiologische Engstellen in seinem Verlauf, an denen sich Nierensteine festsetzen können:

- obere Ureterenge: Übergang vom Nierenbecken zum Ureter
- mittlere Ureterenge: Überkreuzung der Aa. iliacae externa et communis
- untere Ureterenge: Durchtritt zur Harnblase

Der Truncus sympathicus verläuft direkt ventral auf dem Psoas (Ursprung: Th 12–L 5). Bei einem Hypertonus des Psoas (ISG-Fehlstellung [Kap. 2.3.2] oder Störungen des

Plexus lumbalis und N. femoralis, L 1–L 4) kann es zu Irritationen vom Ureter kommen.

Neurovegetativ wird der Ureter parasympathisch vom N. vagus (X) und von Nerven aus S 2–S 4 innerviert. Sympathisch wird er aus Nerven der thorakalen und lumbalen Ganglien Th 9–L 1 versorgt.

30.1.16 Venöse Rückflussstörungen aufgrund Pfortaderabflussstörungen

Die V. portae (Pfortader, Pforte = Tür) bringt nährstoffreiches und sauerstoffarmes Blut aus Magen, Pylorus, Dünndarm, Kolon, Milz und Gallenblase zur Leber. Dabei verbindet die Pfortader zwei Kapillarsysteme (Darm und Leber) miteinander, um schneller Nährstoffe zu verarbeiten und Giftstoffe zu eliminieren. Auf ihrem Weg zur Leber verläuft die V. portae durch das Lig. hepatoduodenale (Anteil des Omentum minus). Bei Spannungen des Omentum minus kann es (wie auch bei anderen Erkrankungen, z. B. Leberzirrhose) deswegen zum **Pfortaderhochdruck** kommen, welcher dann die drei **Kollateralkreisläufe der Pfortader** aktiviert (▶ Abb. 30.1):

- über Venen von Magen und unterem Ösophagusende **(Ösophagusvarizen)**: V. portae hepatis ← Vv. gastricae ← Vv. oesophageales → V. azygos/hemiazygos → V. cava superior

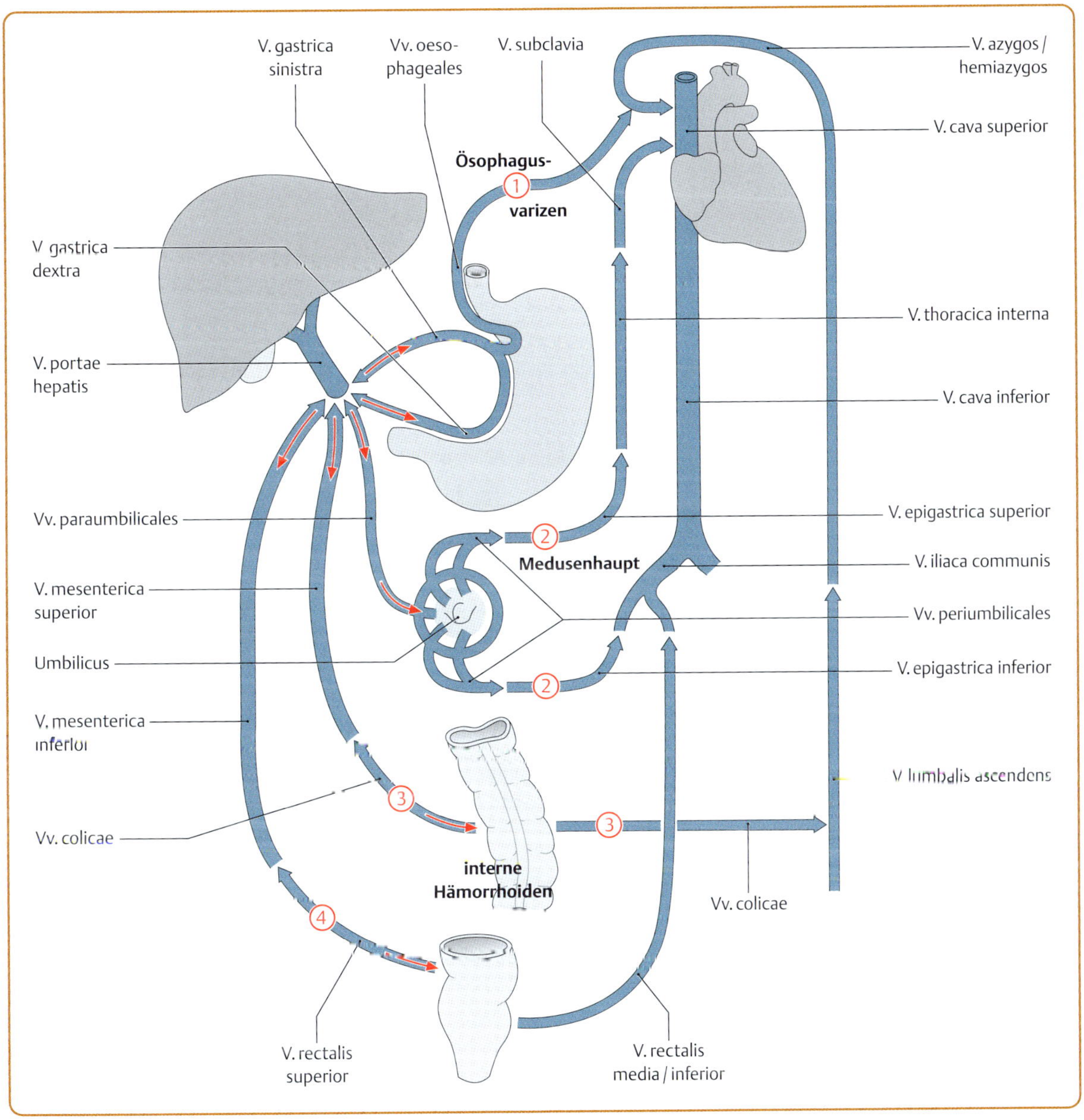

▶ **Abb. 30.1** Portokavale Anastomosen, venöse Umgehungsverläufe der V. portae hepatis ① über Venen von Magen und unterem Ösophagusende (Ösophagusvarizen), ② über Venen der ventralen Wand des Abdomens (Caput medusae), ③ über Venen der dorsalen Wand des Abdomens und ④ über den Venenplexus des Rektums (innere Hämorrhoiden). (Schünke M, Schulte E, Schumacher U. Prometheus. LernAtlas der Anatomie. Innere Organe. Illustrationen von M. Voll und K. Wesker. 4. Aufl. Stuttgart: Thieme; 2015: 219, Abb. 2.5B)

- über Venen der ventralen Wand des Abdomens:
  - V. portae hepatis ← V. umbilicalis (offener Anteil) ← Vv. paraumbilicales → V. epigastrica inferior → V. thoracica interna → V. cava superior oder
  - V. portae hepatis ← V. umbilicalis (offener Anteil) ← Vv. paraumbilicales → V. epigastrica superior → V. iliaca externa → V. cava inferior
  - Ein Abfluss paraumbilikaler Venen in die oberflächlichen Venen (selten!) der vorderen Bauchwand (V. thoracoepigastrica, V. thoracica lateralis, V. epigastrica superficialis) führt zur Erweiterung dieser Venen **(Caput medusae)**.
- über Venen der dorsalen Wand des Abdomens: V. portae hepatis ← V. mesenterica superior und inferior ← Vv. colicae → Vv. lumbales ascendentes → V. azygos/hemiazygos → V. cava superior
- über den Venenplexus des Rektums **(innere Hämorrhoiden)**: V. portae hepatis ← V. mesenterica inferior ← V. rectalis superior ← Vv. rectales media/inferior → V. iliaca interna → V. cava superior

An **Ursachen für Pfortaderhochdruck** werden unterschieden:

1. **prähepatischer Block** (Engstelle liegt vor der Leber):
   - Pankreatitis/Pankreaskarzinom
   - Omentum-minus-Spannung
   - septische Thrombose bei Nabelschnurinfektion des Neugeborenen
2. **intrahepatischer Block** (Engstelle liegt innerhalb der Leber):
   - präsinusoidal: Strömungshindernis in den Periportalfeldern (Morbus Wilson, biliäre Zirrhose, Schistosomiasis [Bilharziose, Wurminfektion] in den Tropen häufigster Grund für portale Hypertension)
   - sinusoidal: Strömungshindernis in den Sinus bei Zirrhose/aktiver chronischer Hepatitis
   - postsinusoidal: Verschluss nach den Sinus (häufigste Form des hepatischen Blocks) bei Zirrhose/chronischer Hepatitis sowie (selten) bei venösem Verschlusssyndrom
3. **posthepatischer Block** (Engstelle liegt nach der Leber):
   - Rechtsherzinsuffizienz
   - Budd-Chiari-Syndrom (Thrombose der großen Lebervenen)
   - Zwerchfell-Dysfunktion

Der Druck (3–6 mmHg) im Pfortadersystem kann steigen (> 12 mmHg), z. B. bei Leberzirrhose, Rechtsherzinsuffizienz, Fettleber, Pfortaderthrombose etc.

30.1.17 Lymphatische Abflussstörung der Bauchorgane

Die Bauchorgane drainieren ihre Lymphe in den unpaaren **Truncus intestinalis**, welcher die Lymphflüssigkeit aus den präaortalen Lymphknoten aufnimmt und an die Cisterna chyli weitergibt, die sich direkt vor Th 12 befindet. Von dort aus fließt die Lymphe im Ductus thoracicus, der sich direkt ventral auf der BWS befindet, nach kranial zum linken Venenwinkel, der direkt hinter dem linken SCG liegt.

30.1.18 Arterielle Durchblutungsstörung der unpaaren Bauchorgane

Die unpaaren Bauchorgane werden von drei präaortalen Arterien versorgt, die ventralseits aus der Aorta abdominalis unpaarig entspringen. Ihnen umlagert finden sich die sympathischen unpaaren Bauchaortenganglien (-plexus), das Ggl. coeliacum, Ggl. mesentericum superius und das Ggl. mesentericum inferius. Sie enthalten vegetative sympathische Fasern, die nicht im Truncus sympathicus, sondern erst an den unpaaren Bauchaortenganglien umschalten.

Truncus coeliacus

Der Truncus coeliacus entspringt nach dem Durchtritt der Aorta durch das Zwerchfell ins Abdomen auf Höhe von Th 12. Er besteht aus folgenden Arterien:

- **A. hepatica communis:** versorgt Leber, Gallenblase, Magen und Duodenum (bis Duo IIa)
- **A. lienalis:** versorgt Magen, Pankreas und Milz
- **A. gastrica sinistra:** unterer Ösophagus und Magen

Der Truncus coeliacus versorgt mit seinen Ästen die aus dem kaudalen Vorderdarm abstammenden Oberbauchorgane (embryologisch: kaudaler Vorderdarm).

A. mesenterica superior

Die A. mesenterica superior entspringt nach dem Durchtritt der Aorta durch das Zwerchfell ins Abdomen auf Höhe von Th 12, etwas kaudal des Truncus coeliacus. Sie versorgt das Duodenum (ab Duo IIb), den Dünndarm, das Zäkum sowie den Colon ascendens und Colon transversum bis zum Cannon-Böhm-Punkt (embryologisch: Mitteldarm).

A. mesenterica inferior

Die A. mesenterica inferior entspringt aus der Aorta abdominalis auf Höhe von L 3. Sie versorgt das letzte Drittel des Colon transversum (ab dem Cannon-Böhm-Punkt), Colon descendens, Colon sigmoideum und Rektum (embryologisch: Enddarm).

Ganglion coeliacum, Ganglia mesenterica superius und inferius

An den unpaaren Blutgefäßen lagern sich Fasern des sympathischen Grenzstranges an und bilden um den Truncus coeliacus herum das Ganglion coeliacum, um die A. mesenterica herum das Ganglion mesentericum superius (beide Ganglien bilden zusammen den Plexus solaris, das Sonnengeflecht, auf Höhe L 1) und um die A. mesenterica inferior herum das Ganglion mesentericum inferius (auf Höhe L 3). Hier findet die Umschaltung des 1. efferenten Neurons der Seitenhörner statt.

Die Axone ziehen zuvor ohne Umschaltung durch den sympathischen Grenzstrang hindurch zu den 3 Ganglien. Insofern sind die 3 Ganglien „ausgelagerte" sympathische Ganglien, da deren Umschaltung nicht im Grenzstrang stattfindet.

30.2 Untersuchung

30.2.1 Untersuchung des Magens

Test des N. vagus (X)

- s. Kap. 12.2 (Irritation an C 0–C 2, Sutura occipito-mastoidea)

Test von Th 6–Th 9

- s. Kap. 10.2 (aufgrund der sympathischen Versorgung durch das Rückenmarks-Seitenhorn)

Test der 6.–9. Rippen

- s. Kap. 11.4 (aufgrund des Truncus sympathicus)

Test auf chronischen Stress (Hypothalamus-Hypophyse-Nebenniere [NNM])

- s. Kap. 28.2.1 und Kap. 30.2.13

Test auf Magenatonie

- Vagusschwäche/Sympathikusüberschuss (Innervation) **und** Palpation Magentonus

Test auf Kardiaspasmus

- s. Kap. 29.2.1

Test auf Pylorusspasmus

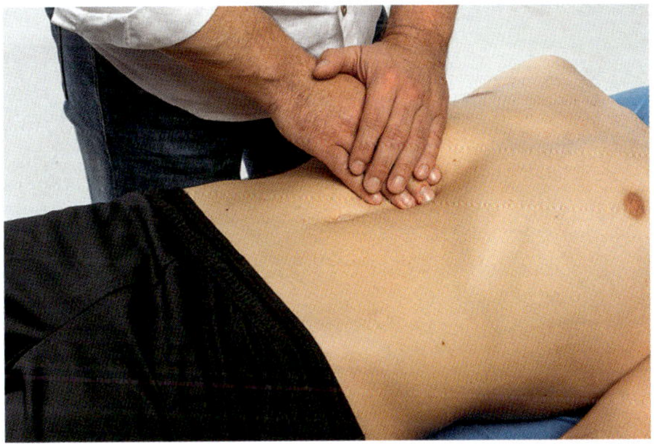

▶ **Abb. 30.2** Test auf Pylorusspasmus.

Der Patient liegt in Rückenlage, der Untersucher steht seitlich neben dem Patienten. Mit den Fingern palpiert er die Region des Pylorus (▶ **Abb. 30.2**). Er befindet sich auf der Hälfte der Strecke vom Proc. xiphoideus und Bauchnabel.

Beurteilung: Palpationsbefund bei Pylorusspasmus ist der hypertone bis spastische Muskel. Eventuelle Symptome sind Dysphagie, schwallartiges Erbrechen (bei Säuglingen) und Schmerzen im Oberbauch. Bei den Betroffenen findet man häufig eine intraartikuläre Blockade im Innervationsgebiet des Pylorus (Th 7).

Test des Omentum minus

Fasziale Technik

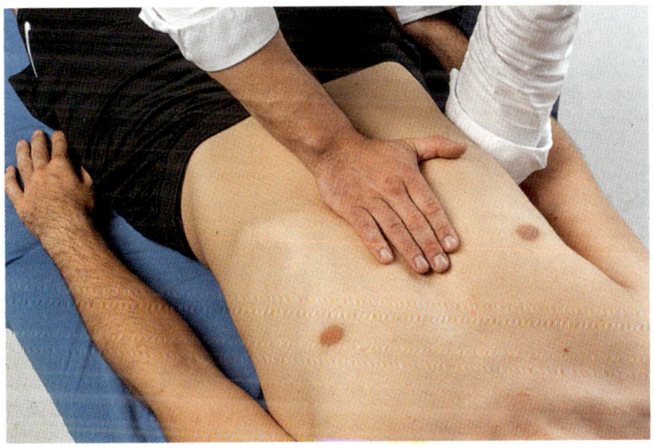

▶ **Abb. 30.3** Test des Omentum minus, fasziale Technik.

Der Patient liegt in Rückenlage, der Untersucher steht seitlich neben dem Patienten und legt die kaudale Hand auf die Region des epigastrischen Winkels. Dann nimmt er palpierend-fokussierend Kontakt mit dem Omentum minus auf und testet dessen Gewebespannung (▶ **Abb. 30.3**).

Direkte Technik

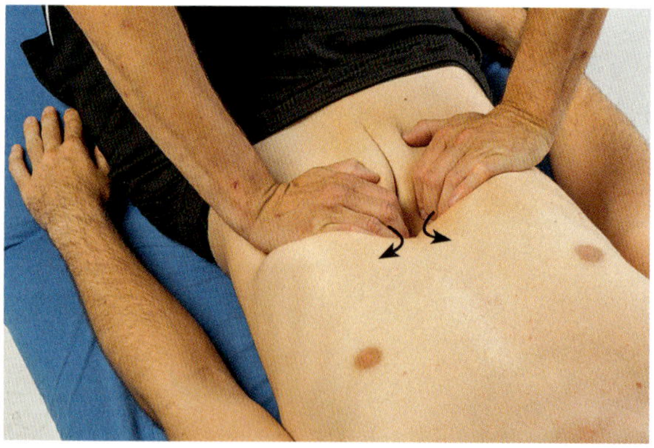

▸ **Abb. 30.4** Test des Omentum minus, direkte Technik mit Griff an der kleinen Kurvatur des Magens.

Der Patient liegt in Rückenlage. Der Untersucher steht rechts seitlich neben dem Patienten und umgreift mit den Fingerspitzen/-kuppen seiner kranialen Hand den medio-kaudalen Rand der Leber. Mit dem Daumen der kaudalen Hand umgreift er die kleine Kurvatur des Magens und bewegt diese nach postero-kaudal (Lig. hepatogastricum; ▸ **Abb. 30.4**).

Bei erhöhtem Gewebswiderstand besteht eine Behandlungsindikation zur Mobilisation, sofern keine Kontraindikationen vorliegen (Kap. 33.6).

Untersuchung der vegetativen Plexus

- s. Kap. 30.2.19

30.2.2 Untersuchung des Duodenums

Test des N. vagus (X)

- s. Kap. 12.2 (Irritation an C 0–C 2, Sutura occipito-mastoidea)

Test von Th 6–Th 9

- s. Kap. 10.2 (aufgrund der sympathischen Versorgung durch das Rückenmarks-Seitenhorn)

Test der 6.–9. Rippe

- s. Kap. 11.4

Test auf Spasmus des Sphinkters von Oddi

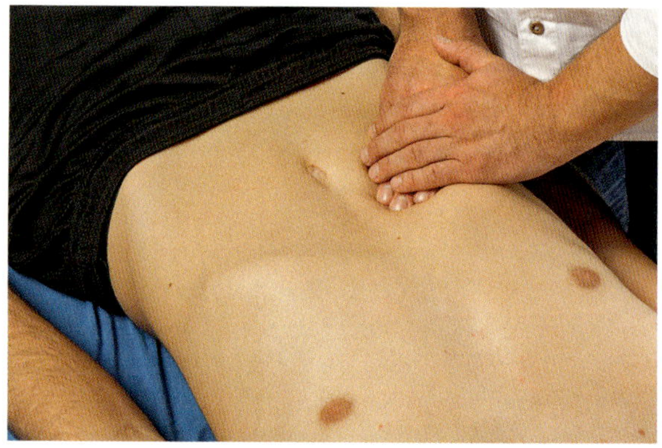

▸ **Abb. 30.5** Test auf Spasmus des Sphinkters von Oddi.

Der Patient liegt in Rückenlage. Der Untersucher steht seitlich neben dem Patienten und palpiert mit den Fingerspitzen die Region des Sphinkters von Oddi (▸ **Abb. 30.5**). Dieser befindet sich 3 Patientenfingerbreiten vom Bauchnabel aus in Richtung der rechten Schulter des Patienten.

Beurteilung: Palpationsbefund bei spasmiertem Sphinkter von Oddi ist der hypertone bis spastische Muskel. Bei den Betroffenen findet man häufig eine intraartikuläre Blockade im Innervationsgebiet des Sphinkters von Oddi (Th 8).

Test auf „Verklebung“ von Duodenum (Duo II) und Colon ascendens

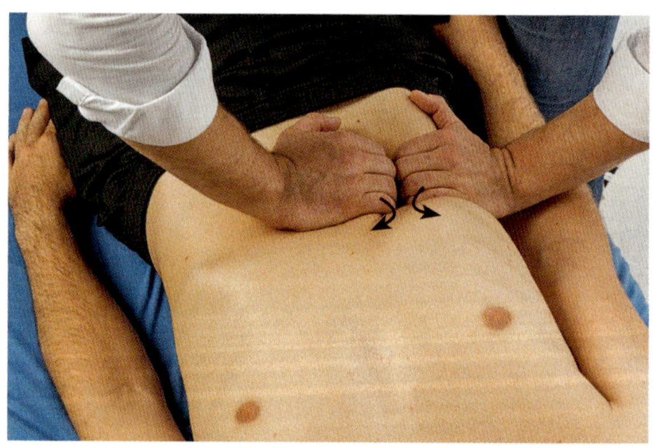

▸ **Abb. 30.6** Test auf „Verklebung“ von Duodenum (Duo II) und Colon ascendens.

Der Patient liegt in Rückenlage. Der Untersucher steht seitlich neben dem Patienten und palpiert mit den Fingerkuppen der einen Hand von ventral den vertikalen Teil des Duodenums (Duo IIa und IIb) und mit den Fingerkuppen der anderen Hand von ventral den medialen Rand des Colon ascendens. Dann gibt er leichten Druck nach dorsal in die Tiefe und trennt beide Organe durch Fingerkuppen-Flexion voneinander (▸ **Abb. 30.6**).

Bei erhöhtem Gewebswiderstand besteht eine Behandlungsindikation zur Mobilisation, sofern keine Kontraindikationen vorliegen.

Test auf „Verklebung" von Duodenum (Duo II) und rechter Niere

Der Patient liegt in Rückenlage. Der Untersucher steht auf der rechten Seite des Patienten und palpiert mit den Fingerkuppen der inneren Hand von ventral den vertikalen Teil des Duodenums (Duo IIa und IIb) und mit den Fingerkuppen der äußeren Hand von ventral den medialen Rand der rechten Niere. Dann gibt er einen leichten Druck nach dorsal in die Tiefe und trennt beide Organe durch Fingerkuppen-Flexion voneinander.

Bei erhöhtem Gewebswiderstand besteht eine Behandlungsindikation zur Mobilisation, sofern keine Kontraindikationen vorliegen.

Test des Omentum minus

Fasziale Technik

Der Patient liegt in Rückenlage, der Untersucher steht seitlich neben dem Patienten und legt die kaudale Hand auf die Region des epigastrischen Winkels. Dann nimmt er palpierend-fokussierend Kontakt mit dem Omentum minus auf und testet die Gewebespannung.

Direkte Technik

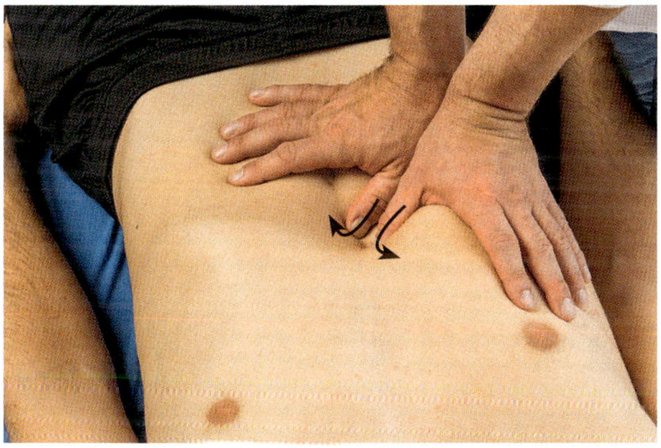

▶ **Abb. 30.7** Test des Omentum minus, direkte Technik mit Griff am Oberrand vom Duo I.

Der Patient liegt in Rückenlage, der Untersucher steht rechts seitlich neben dem Patienten und umgreift mit den Fingerkuppen seiner kranialen Hand den medio-kaudalen Rand der Leber. Mit dem Daumen der kaudalen Hand umgreift er den Oberrand vom Duo I und bewegt es nach postero-kaudal (Lig. hepatoduodenale; ▶ **Abb. 30.7**).

Bei erhöhtem Gewebswiderstand besteht eine Behandlungsindikation zur Mobilisation, sofern keine Kontraindikationen vorliegen (Kap. 33.6).

Test auf „Verklebungen" von Duo I und Duo IIa

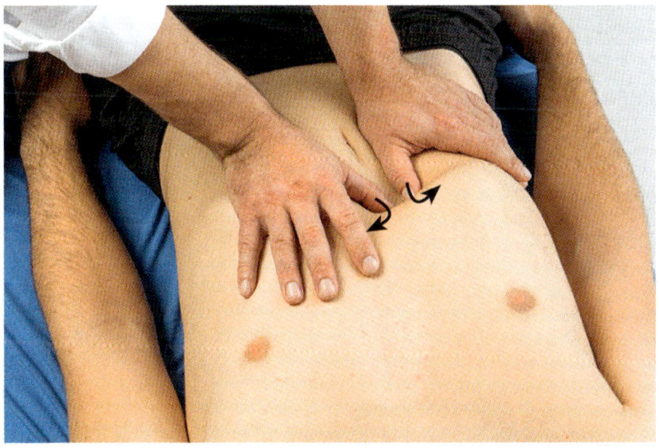

▶ **Abb. 30.8** Test auf „Verklebungen" von Duo I und Duo IIa.

Der Patient liegt in Rückenlage, der Untersucher steht links neben dem Patienten und palpiert mit dem Daumen der äußeren Hand den Unterrand vom Duo I und mit dem Daumen der inneren Hand den medialen Rand vom Duo IIa. Dann gibt er einen leichten Druck nach dorsal in die Tiefe und trennt beide Duodenalabschnitte, indem er den Daumen vom Duo I nach kranial und den Daumen vom Duo IIa nach lateral bewegt (▶ **Abb. 30.8**).

Bei erhöhtem Gewebswiderstand besteht eine Behandlungsindikation zur Mobilisation, sofern keine Kontraindikationen vorliegen.

Untersuchung der vegetativen Plexus

- s. Kap. 30.2.19

30.2.3 Untersuchung der Milz

Test des N. vagus (X)

- s. Kap. 12.2 (Irritation an C0–C2, Sutura occipito-mastoidea)

Test von Th 6–Th 9

- s. Kap. 10.2 (aufgrund der sympathischen Versorgung durch das Rückenmarks-Seitenhorn)

Test der 6.–9. Rippe

- s. Kap. 11.4

Test auf Zwerchfell-Tiefstand

- s. Kap. 11.6.3

Untersuchung der vegetativen Plexus

- s. Kap. 30.2.19

30.2.4 Untersuchung des Pankreas

Test des N. vagus (X)

- s. Kap. 12.2 (Irritation an C 0–C 2, Sutura occipito-mastoidea)

Test von Th 6–Th 9

- s. Kap. 10.2 (aufgrund der sympathischen Versorgung durch das Rückenmarks-Seitenhorn)

Test der 6.–9. Rippe

- s. Kap. 11.4

Test auf Spasmus des Sphinkters von Oddi

- s. Kap. 30.2.2

Untersuchung der vegetativen Plexus

- s. Kap. 30.2.19

30.2.5 Untersuchung der Leber

Test des N. vagus (X)

- s. Kap. 12.2 (Irritation an C 0–C 2, Sutura occipito-mastoidea)

Test von Th 6–Th 9

- s. Kap. 10.2 (aufgrund der sympathischen Versorgung durch das Rückenmarks-Seitenhorn)

Test der 6.–9. Rippe

- s. Kap. 11.4

Test auf Zwerchfell-Tiefstand

- s. Kap. 11.6.3

Untersuchung der vegetativen Plexus

- s. Kap. 30.2.19

30.2.6 Untersuchung der Gallenblase

Test des N. vagus (X)

- s. Kap. 12.2 (Irritation an C 0–C 2, Sutura occipito-mastoidea)

Test von Th 6–Th 9

- s. Kap. 10.2 (aufgrund der sympathischen Versorgung durch das Rückenmarks-Seitenhorn)

Test der 6.–9. Rippe

- s. Kap. 11.4

Test auf Spasmus des Sphinkters von Oddi

- s. Kap. 30.2.2

Test des Omentum minus

- s. Kap. 30.2.1

Untersuchung der vegetativen Plexus

- s. Kap. 30.2.19

30.2.7 Untersuchung des Dünndarms

Test des N. vagus (X)

- s. Kap. 12.2 (Irritation an C 0–C 2, Sutura occipito-mastoidea)

Test von Th 10–Th 12

- s. Kap. 10.2 (aufgrund der sympathischen Versorgung durch das Rückenmarks-Seitenhorn)

Test der 10.–12. Rippe

- s. Kap. 11.4

Test auf „Verklebungen" des Dünndarms

Folgende „Verklebungen" können auftreten:

- Dünndarm mit Zäkum
- Dünndarm mit Colon ascendens
- Dünndarm mit Colon descendens
- Dünndarm mit Uterus
- Dünndarm mit Harnblase

Dünndarm gegenüber Zäkum

Der Patient liegt in Rückenlage, der Untersucher steht auf der linken Seite des Patienten und palpiert mit gestreckten Fingern von ventral zwischen Dünndarm und Zäkum. Durch eine Fingerspitzen-Flexion zieht der Untersucher den Dünndarm nach medial in Richtung Bauchnabel vom Zäkum weg.

Bei erhöhtem Gewebswiderstand besteht eine Behandlungsindikation zur Mobilisation, sofern keine Kontraindikationen (insbesondere bakterielle Infektionen) vorliegen (Kap. 33.6).

Dünndarm gegenüber Colon ascendens

Der Patient liegt in Rückenlage, der Untersucher steht auf der linken Seite des Patienten und palpiert mit gestreckten Fingern von ventral zwischen Dünndarm und Colon ascendens. Durch eine Fingerspitzen-Flexion zieht der Untersucher den Dünndarm nach medial in Richtung Bauchnabel vom Colon ascendens weg.

Bei erhöhtem Gewebswiderstand besteht eine Behandlungsindikation zur Mobilisation, sofern keine Kontraindikationen (insbesondere bakterielle Infektionen) vorliegen (Kap. 33.6).

Dünndarm gegenüber Sigmoid

Der Patient liegt in Rückenlage, der Untersucher steht auf der rechten Seite des Patienten und palpiert mit gestreckten Fingern von ventral zwischen Dünndarm und Colon descendens. Durch Fingerspitzen-Flexion zieht der Untersucher den Dünndarm nach medial in Richtung Bauchnabel vom Colon descendens weg.

Bei erhöhtem Gewebswiderstand besteht eine Behandlungsindikation zur Mobilisation, sofern keine Kontraindikationen (insbesondere bakterielle Infektionen) vorliegen (Kap. 33.6).

Dünndarm gegenüber Uterus

Die Patientin kniet im Vierfüßlerstand, der Untersucher steht seitlich und legt eine Hand mit dem Thenar-Hypothenar-Bereich auf den Bauchnabel, mit den Fingerspitzen Richtung Symphysis pubica. Seine andere Hand legt er stabilisierend über beide SIPS und das Sakrum. Die ventrale Hand wird so weit kaudalisiert, dass die Fingerspitzen an die Pubis-Äste stoßen. Dann werden die Fingerspitzen flektiert, suchen den Uterus auf und drücken diesen in Richtung Sakrum.

Bei erhöhtem Gewebswiderstand besteht eine Behandlungsindikation zur Mobilisation, sofern keine Kontraindikationen vorliegen.

Dünndarm gegenüber Harnblase

Der Patient liegt in Rückenlage, der Untersucher steht seitlich neben dem Patienten und palpiert mit gestreckten Fingern von ventral zwischen Dünndarm und Harnblase. Durch eine Fingerspitzen-Flexion zieht der Untersucher den Dünndarm nach kranial in Richtung Bauchnabel von der Harnblase weg.

Bei erhöhtem Gewebswiderstand besteht eine Behandlungsindikation zur Mobilisation, sofern keine Kontraindikationen (insbesondere bakterielle Infektionen) vorliegen (Kap. 33.6).

Untersuchung der vegetativen Plexus

- s. Kap. 30.2.19

30.2.8 Untersuchung von Ileozäkalklappe, Zäkum und Appendix vermiformis

Test des N. vagus (X)

- s. Kap. 12.2 (Irritation an C0–C2, Sutura occipito-mastoidea)

Test von Th 10–Th 12

- s. Kap. 10.2 (aufgrund der sympathischen Versorgung durch das Rückenmarks-Seitenhorn)

Test der 10.–12. Rippe

- s. Kap. 11.4

Test auf eine geschlossene oder geöffnete Ileozäkalklappe

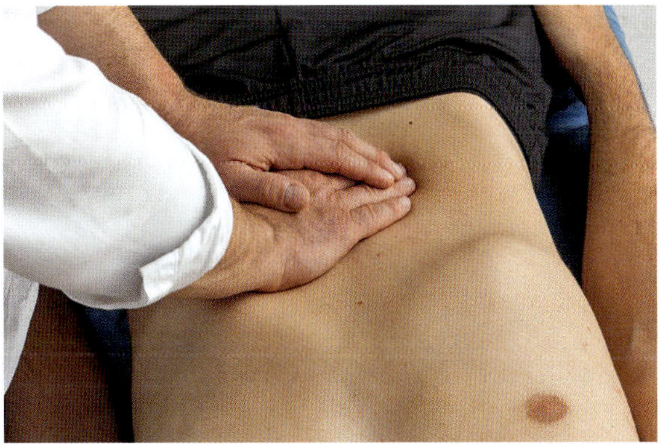

▶ **Abb. 30.9** Test auf eine geschlossene oder geöffnete Ileozäkalklappe.

Der Untersucher palpiert die Region der Ileozäkalklappe (▶ **Abb. 30.9**). Palpationsbefund bei geschlossener Ileozäkalklappe ist der hypertone bis spastische Muskel. Das Gewebe fühlt sich venös-lymphatisch geschwollen an, bei normalem bis vermindertem Tonus.

Symptome einer Ileozäkalklappeninvagination sind krampfartige Bauchschmerzen, Erbrechen und auffallende Blässe, bei Säuglingen schrilles Schreien mit Anziehen der Beine.

Test auf Kongestion des Zäkums

Das Zäkum kann kongestioniert sein bei venöser Abflussstörung oder alimentär bedingter entzündlicher Reizung.

Bei der direkten Palpation ist die Trophik des Zäkums durch eine vermehrte Flüssigkeitseinlagerung in die Mukosa/Muskelschicht verändert. Daher fühlt sich der Darmabschnitt weicher und „aufgequollen" an.

Test auf Zäkum-Verklebungen

Zäkum gegenüber M. iliacus

Der Patient liegt in Rückenlage, der Untersucher steht auf der linken Seite des Patienten und palpiert mit gestreckten Fingern von ventral zwischen Zäkum und M. iliacus. Durch eine Fingerspitzen-Flexion zieht der Untersucher das Zäkum nach medial in Richtung Bauchnabel vom M. iliacus weg.

Bei erhöhtem Gewebswiderstand besteht eine Behandlungsindikation zur Mobilisation, sofern keine Kontraindikationen (insbesondere bakterielle Infektionen) vorliegen (Kap. 33.6).

Zäkum gegenüber Dünndarm

Der Patient liegt in Rückenlage, der Untersucher steht auf der linken Seite des Patienten und palpiert mit gestreckten Fingern von ventral zwischen Dünndarm und Zäkum. Durch eine Fingerspitzen-Flexion zieht der Untersucher den Dünndarm nach medial in Richtung Bauchnabel vom Zäkum weg.

Bei erhöhtem Gewebswiderstand besteht eine Behandlungsindikation zur Mobilisation, sofern keine Kontraindikationen (insbesondere bakterielle Infektionen) vorliegen (Kap. 33.6).

Untersuchung der vegetativen Plexus

- s. Kap. 30.2.19

30.2.9 Untersuchung des Colon ascendens mit Flexura coli dextra

Test des N. vagus (X)

- s. Kap. 12.2 (Irritation an C 0–C 2, Sutura occipito-mastoidea)

Test von Th 10–Th 12

- s. Kap. 10.2 (aufgrund der sympathischen Versorgung durch das Rückenmarks-Seitenhorn)

Test der 10.–12. Rippe

- s. Kap. 11.4

Test auf „Verklebungen" von Colon ascendens, Duodenum (Duo II) und Dünndarm

- s. Kap. 30.2.2 und Kap. 30.2.7

Test auf „Verklebungen" der Flexura coli dextra

Der Patient sitzt in leicht flektierter Haltung, der Untersucher steht hinter dem Patienten und umfasst von dorsal mit den Fingern der rechten Hand den medialen Rand des Colon ascendens an der Flexura coli dextra und mit den Fingern der linken Hand den Unterrand des Colon transversum an der Flexura coli dextra. Dann gibt er einen leichten Druck nach dorsal in die Tiefe und trennt beide Kolonabschnitte, indem er die Finger der rechten Hand flektiert und somit das Colon ascendens nach lateral und durch eine Flexion der Finger der linken Hand das Colon transversum nach medial bewegt.

Bei erhöhtem Gewebswiderstand besteht eine Behandlungsindikation zur Mobilisation, sofern keine Kontraindikationen vorliegen.

Untersuchung des vegetativen Plexus

- s. Kap. 30.2.19

30.2.10 Untersuchung des Colon transversum

Test des N. vagus (X)

- s. Kap. 12.2 (Irritation an C 0–C 2, Sutura occipito-mastoidea)

Test von Th 10–Th 12

- s. Kap. 10.2 (aufgrund der sympathischen Versorgung durch das Rückenmarks-Seitenhorn)

Test der 10.–12. Rippe

- s. Kap. 11.4

Untersuchung der vegetativen Plexus

- s. Kap. 30.2.19

30.2.11 Untersuchung des Colon descendens mit Flexura coli sinistra

Test des Sakrums (S 2–S 4)

- s. Kap. 8.3

Test von Th 12–L 2

- s. Kap. 10.2 und Kap. 30.2 (aufgrund der sympathischen Versorgung durch das Rückenmarks-Seitenhorn)

Test der 12. Rippe

- s. Kap. 11.4

Test auf „Verklebung" von Colon descendens und Dünndarm

- s. Kap. 30.2.7

Test auf „Verklebungen" der Flexura coli sinistra

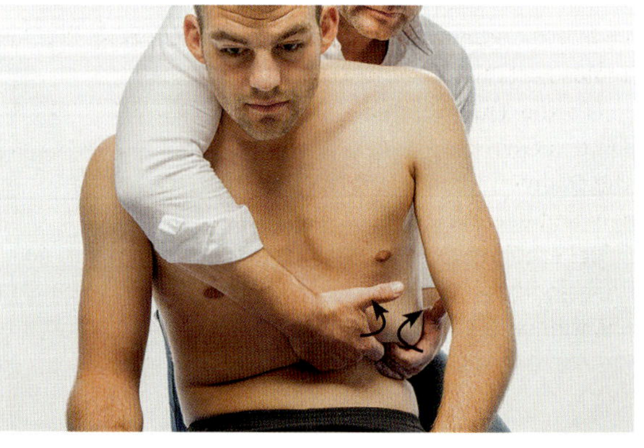

▸ **Abb. 30.10** Test auf „Verklebungen" der Flexura coli sinistra.

Der Patient sitzt in leicht flektierter Haltung, der Untersucher steht hinter dem Patienten und umfasst von dorsal mit den Fingern der linken Hand den medialen Rand des Colon descendens an der Flexura coli sinistra und mit den Fingern der rechten Hand den Unterrand des Colon transversum an der Flexura coli sinistra. Dann gibt er leichten Druck nach dorsal in die Tiefe und trennt beide Kolonabschnitte, indem er die Finger der linken Hand flektiert und so das Colon descendens nach lateral und durch eine Flexion der Finger der rechten Hand das Colon transversum nach medial bewegt (▸ **Abb. 30.10**).

Bei erhöhtem Gewebswiderstand besteht eine Behandlungsindikation zur Mobilisation, sofern keine Kontraindikationen vorliegen.

Untersuchung der vegetativen Plexus

- s. Kap. 30.2.19

30.2.12 Untersuchung des Colon sigmoideum

Test des Sakrums (S 2–S 4)

- s. Kap. 8.3

Test von Th 12–L 2

- s. Kap. 10.2 und Kap. 9.2 (aufgrund der sympathischen Versorgung durch das Rückenmarks-Seitenhorn)

Test der 12. Rippe

- s. Kap. 11.4

Test der Verschieblichkeit in Längs- und Querrichtung

Der Patient liegt in Rückenlage. Der Untersucher steht auf der rechten Seite des Patienten und greift mit den Fingerkuppen von ventral um das Sigmoid herum. Nun führt er eine Bewegung auf dem Sigmoid in der Weise durch, dass die Fingerkuppen auf dem Sigmoid zusammen in die Tiefe und dann die linke und rechte Hand auseinandergedrückt werden und so eine **Längsdehnung** des Sigmoids zustande kommt.

Für die **Querdehnung** des Sigmoids positioniert der Untersucher die Fingerkuppen lateral des Sigmoids und die Daumen medial und führt eine entgegengesetzte Bewegung beider Hände durch.

Bei erhöhtem Gewebswiderstand besteht eine Behandlungsindikation zur Mobilisation, sofern keine Kontraindikationen vorliegen.

Test des Sigmoids gegenüber dem Psoas

Der Patient liegt in Rückenlage. Der Untersucher steht auf der rechten Seite des Patienten und greift mit den Fingerkuppen von ventral um das Sigmoid herum, wobei die Daumen auf der anderen Seite des Sigmoids liegen. Dann bewegen beide Hände das auf dem Psoas liegende Sigmoid nach kranial bzw. nach kaudal.

Bei erhöhtem Gewebswiderstand besteht eine Behandlungsindikation zur Mobilisation, sofern keine Kontraindikationen vorliegen.

Untersuchung der vegetativen Plexus

- s. Kap. 30.2.19

30.2.13 Untersuchung der Nebenniere

Test des N. vagus (X)

- s. Kap. 12.2 (Irritation an C 0–C 2, Sutura occipito-mastoidea)

Test von Th 9–L 1

- s. Kap. 10.2 und Kap. 9.2 (aufgrund der sympathischen Versorgung durch das Rückenmarks-Seitenhorn)

Test der 9.–12. Rippe

- s. Kap. 11.4

Pupillenreaktionstest

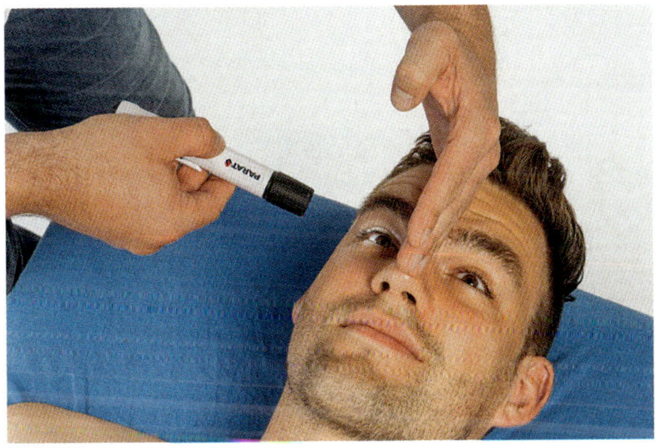

▸ **Abb. 30.11** Pupillenreaktionstest.

Der Patient liegt in Rückenlage, der Untersucher steht seitlich vom Patienten und leuchtet mit einer Diagnostikleuchte dem Patienten seitlich in die Pupille nur des einen Auges (▸ **Abb. 30.11**). Die Pupille des angestrahlten Auges verengt sich.

Bei einem chronisch gestressten Patienten verengt sich die Pupille zu stark, aufgrund des dadurch erzeugten Lichtmangels erweitert sich die Pupille sofort (wiederum zu viel), um sich daraufhin wieder zu stark zu verengen usw. Dies wird als „pumpende“ Pupille bezeichnet.

Dermographismustest (Red-Reflex-Test)

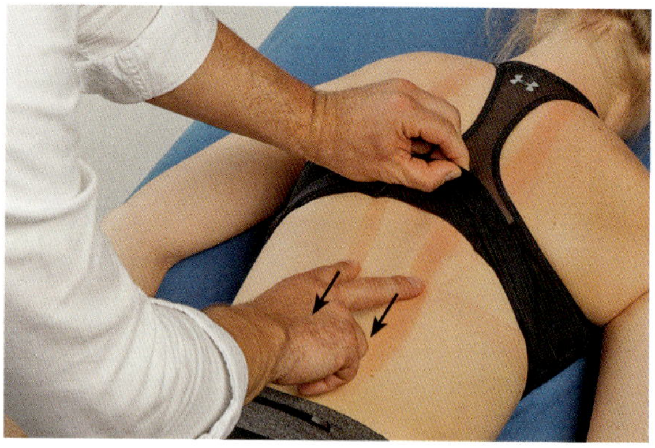

▸ **Abb. 30.12** Dermographismustest (Red-Reflex-Test).

Der Patient liegt in Bauchlage. Der Untersucher streicht mit dem Zeige- und Mittelfinger paravertebral entlang der Wirbelsäule von kranial nach kaudal (▸ **Abb. 30.12**).

Beurteilung:

- Physiologisch steht ein Dermographismus ruber, d. h., aufgrund einer Vasodilatation entstehen zwei rote Striche (Hautrötungen) über die ganze Linie auf der Haut (reaktive Hyperämie). Diese beiden Striche sollten nach ca. 60 Sekunden verschwunden sein.
- Pathologien:
  - **Red-Reflex:** Paravertebral sind über die ganze Linie deutlich länger als 60 Sekunden rote Striche zu sehen. Dies kann ein Hinweis auf akuten Stress sein.
  - **White-Reflex:** Paravertebral sind keine roten, sondern weiße Striche zu sehen, was ein Hinweis auf eine trophische Störung oder auf chronischen Stress ist.

Schellong-Test (Ragland-Zeichen)

Benötigt wird ein Blutdruckmessgerät.

Der Patient liegt 15 Minuten. Währenddessen werden alle 5 Minuten der Blutdruck und die Herzfrequenz gemessen. Aus diesen 3 Messwerten wird der Mittelwert gebildet. Dann muss sich der Patient für 10 Minuten hinstellen, und jede Minute werden Blutdruck und Herzfrequenz gemessen.

Beurteilung: Physiologisch ist, dass der systolische Blutdruck beim Hinstellen gegenüber dem Mittelwert im Liegen abfällt (um 10–30 %) und der diastolische Blutdruck (wobei ein Abfall bis 5 % auch physiologisch sein kann) und die Pulsfrequenz (um bis zu 50 %) steigen.

Erklärung: Beim Aufstehen aus der Liegeposition sollte das Nebennierenmark das Hormon Adrenalin ausschütten, um eine physiologisch benötigte Vasokonstriktion herbeizuführen. Damit einem nicht schwindelig wird, müssen beim Aufstehen der Puls und der diastolische Blutdruck steigen und der systolische Blutdruck fallen. Alle Abweichungen von der Norm können ein Hinweis auf Dysfunktionen der Nebenniere sein.

30.2.14 Untersuchung der Niere

Test des N. vagus (X)

- s. Kap. 12.2 (Irritation an C 0–C 2, Sutura occipito-mastoidea)

Test des Sakrums (S 2–S 4)

- s. Kap. 8.3

Test von Th 9–L 1

- s. Kap. 10.2 und Kap. 9.2 (aufgrund der sympathischen Versorgung durch das Rückenmarks-Seitenhorn)

Test der 9.–12. Rippe

- s. Kap. 11.4

Test der Mobilität der Niere

Test der latero-lateralen Mobilität der Niere

Der Patient liegt in Rückenlage, der Untersucher steht seitlich vom Patienten und umgreift mit den Fingern von lateral und den Daumen von medial die Niere und testet die Mobilität nach medial und lateral nacheinander für beide Nieren.

Bei erhöhtem Gewebswiderstand besteht eine Behandlungsindikation zur Mobilisation, sofern keine Kontraindikationen vorliegen.

Test der kranio-kaudalen Mobilität der Niere

Der Patient liegt in Rückenlage. Der Untersucher steht seitlich am Kopfende des Patienten und greift mit den Fingerspitzen auf die kontralaterale Seite der Niere, kaudal des unteren Nierenpoles und verschiebt sie durch Finger-Flexion nach kranial.

Bei erhöhtem Gewebswiderstand besteht eine Behandlungsindikation zur Mobilisation, sofern keine Kontraindikationen vorliegen.

Test auf Mobilität der Niere gegenüber dem Ureter

Der Patient liegt in Rückenlage und hat das Bein der zu untersuchenden Seite mit 45°-Hüft- und 90°-Knie-Flexion angestellt. Der Untersucher steht seitlich am Kopfende des Patienten. Er greift mit den Fingerspitzen auf die kontralaterale Seite, kaudal des unteren Nierenpoles, und fixiert die Niere mit den Fingern beider Hände nach kranial. Nun streckt der Patient langsam das Bein, indem er die Ferse über die Behandlungsbank schiebt.

Werden die Fingerspitzen des Untersuchers plötzlich nach unten gezogen, liegt eine Pathologie vor.

Test auf Mobilität der Niere gegenüber dem Colon ascendens und Colon descendens

Der Patient liegt in Rückenlage, der Untersucher steht seitlich vom Patienten und legt eine Handfläche hinter die Niere und die andere Hand auf den Bauch, ventralseits/vor/superfizial der Niere. Dann wird durch ein fasziales Listening die Spannung der Faszie von Toldt getestet.

Test auf „Verklebung" von rechter Niere und Duodenum

Der Patient liegt in Rückenlage, der Untersucher steht auf der rechten Seite des Patienten und palpiert mit den Fingerkuppen der innere Hand den vertikalen Teil des Duodenums (Duo IIa und IIb) und mit den Fingerkuppen der äußeren Hand den medialen Rand der rechten Niere. Dann gibt er einen leichten Druck nach dorsal in die Tiefe und trennt beide Organe durch Fingerkuppen-Flexion voneinander.

Bei erhöhtem Gewebswiderstand besteht eine Behandlungsindikation zur Mobilisation, sofern keine Kontraindikationen vorliegen.

Test auf Zwerchfell-Tiefstand

- s. Kap. 11.6.3

30.2.15 Untersuchung des Ureters

Test des N. vagus (X)

- s. Kap. 12.2 (Irritation an C 0–C 2, Sutura occipito-mastoidea)

Test des Sakrums (S 2–S 4)

- s. Kap. 8.3

Test von Th 9–L 1

- s. Kap. 10.2 und Kap. 9.2 (aufgrund der sympathischen Versorgung durch das Rückenmarks-Seitenhorn)

Test der 9.–12. Rippe

- s. Kap. 11.4

Test auf Hypertonus des Psoas

- s. Kap. 2.5.5

30.2.16 Untersuchung venöser Rückflussstörungen durch Dysfunktion der V. portae

Test des Omentum minus

- s. Kap. 30.2.1

Test auf Dysfunktion der Leber

- s. Kap. 30.2.5

Inspektion und Anamnese

- Beobachtung des Caput madusae
- Frage nach Symptomen zu internen Hämorrhoiden und Ösophagusvarizen

30.2.17 Untersuchung lymphatischer Abflussstörungen der Bauchorgane

Test auf Ductus thoracicus, Th 1–Th 12

- s. Kap. 10.2

Test des SCG

- s. Kap. 13.4.3

30.2.18 Untersuchung arterieller Durchblutungsstörungen der unpaaren Bauchorgane

Test von Th 12 und L 2

- s. Kap. 9.2 (aufgrund der sympathischen Versorgung durch das Rückenmarks-Seitenhorn)

Test des Omentum minus

- s. Kap. 30.2.1

30.2.19 Untersuchung der vegetativen Ganglien (Ganglion coeliacum und der Ganglia mesenterica superius und inferius)

Test von Th 12 und L 2

- Kap. 30.2 (aufgrund der sympathischen Versorgung durch das Rückenmarks-Seitenhorn)

Test des Omentum minus

- Kap. 30.2.1

Faszialer Test der unpaaren Ganglien

Der Patient liegt in Rückenlage, der Behandler steht seitlich neben dem Patienten und palpiert die die Ganglion coeliacum, Ganglion mesentericum superius (Höhe L 1) und Ganglion mesentericum inferius (Höhe L 3) auf Faszienbezüge, welche Hinweise auf eine vegetative Dysregulation des betreffenden Plexus sind.

30.3 Behandlung

Bei der Behandlung der Bauchorgane ist unter Safety-Aspekten (Kap. 33) insbesondere daran zu denken, dass schwerwiegende innere Erkrankungen vorliegen können.

Es sind mechanische Instabilitäten, vaskuläre und neurologische/neurovegetative Störungen zu berücksichtigen.

Beachte
Für die Behandlung aller Bauchorgane gilt: Bei allen intraperitonealen und sekundär retroperitonealen Organen laufen (bzw. liefen in der Embryonalentwicklung) die Gefäße (Arterien, Venen, Lymphbahnen) und Nerven in Mesenterien vom Hauptstamm über das PPP (Peritoneum parietale posterius) zum Organ und zurück, weswegen es unverzichtbarer Bestandteil der Behandlung ist. Nur ein funktionales PPP stellt die neurovaskuläre Ver-/Entsorgung der intra- und sekundär retroperitonealen Organe sicher.

Zur Korrektur des parasympathischen Systems werden die OAA-Region und die Sutura occipito-mastoidea, die eine Engstelle für den N. vagus (X) darstellt, untersucht und ggf. korrigiert (Kap. 19.2). Ab dem Cannon-Böhm-Punkt (linke Kolonflexur, linkes Kolon und Colon sigmoideum) wird zur Korrektur des parasympathischen Systems das Sakrum (Nn. splanchnici pelvici) untersucht und ggf. korrigiert (Kap. 8.4). Ebenfalls muss der Hypothalamus als übergeordnetes Zentrum des VNS untersucht und evtl. behandelt werden (Kap. 28.3.1).

Infolge einer oder mehrerer Blockade von Brust-/Lendenwirbeln und/oder einer oder mehrerer Rippen kann das dazugehörige Organ gestört sein (▶ **Tab. 27.6**). Blockaden und/oder Gruppendysfunktionen an der BWS können den **Ductus thoracicus** irritieren, der in direkter Nachbarschaft liegt, sodass der lymphatische Abfluss negativ beeinflusst wird. Diese Blockaden und/oder Gruppendysfunktionen müssen korrigiert werden (Kap. 10.3).

30.3.1 Behandlung des Magens

Behandlung des N. vagus (X)

- s. Kap. 12.3 (Irritation an C 0–C 2/Sutura occipito-mastoidea)

Behandlung von Th 6–Th 9

- s. Kap. 10.3

Behandlung der 6.–9. Rippe

- s. Kap. 11.5

Behandlung Hypothalamus-Hypophyse-Nebenniere (NNM)

- s. Kap. 28.3.1 und Kap. 30.3.13

Behandlung einer Magenatonie

Zuerst muss die neurovegetative Innervation behandelt werden.

Der Patient liegt in Seitenlage auf der rechten Seite. Der Behandler steht hinter dem Patienten und legt seine kraniale Hand lateral auf die unteren linken Rippen des Patienten. Mit der kaudalen Hand greift er mit Hautvorschub und der Zeigefingerseite voran unter den linken Rippenbogen.

Dann schiebt er die kraniale Hand, die lateral auf dem Rippenbogen liegt, von sich weg und die kaudale Hand, die unter dem linken Rippenbogen liegt, zu sich hin, sodass eine „Verwringung" entsteht. Lässt sich das Gewebe nicht weiter verwringen, bewegt der Behandler mit schneller Bewegung seine kraniale Hand von sich weg und seine kaudale Hand zu sich hin.

Behandlung eines Kardiaspasmus

- Kap. 29.3.1

Behandlung eines Pylorusspasmus

Manipulation von Th 7

- s. Kap. 10.3

Entspannung des Pylorus

Der Patient liegt in Rückenlage, der Behandler steht seitlich neben dem Patienten und palpiert mit den Fingern die Region des Pylorus. Dieser befindet sich auf der Hälfte der Strecke vom Proc. xiphoideus und Bauchnabel. Mit kreisenden Bewegungen seiner palpierenden Finger entspannt der Behandler die Region des Pylorus.

Behandlung des Omentum minus

Fasziale Technik

Der Patient liegt in Rückenlage. Der Behandler steht seitlich neben dem Patienten und legt die kaudale Hand auf die Region des epigastrischen Winkels. Dann nimmt er palpierend-fokussierend Kontakt mit dem Omentum minus auf und führt ein fasziales Release aus (Kap. 32.8).

Direkte Technik

Der Patient liegt in Rückenlage, der Behandler steht rechts seitlich neben dem Patienten und umgreift mit den Fingern seiner kranialen Hand den medio-kaudalen Rand der Leber. Mit dem Daumen der kaudalen Hand umgreift er die kleine Kurvatur des Magens und bewegt den Magen mit einer repetitiven Bewegung nach postero-kaudal (Lig. hepatogastricum).

Behandlung der vegetativen Ganglien

- s. Kap. 30.3.19

30.3.2 Behandlung des Duodenums

Behandlung des N. vagus (X)

- s. Kap. 12.3 (Irritation an C 0–C 2/Sutura occipito-mastoidea)

Behandlung von Th 6–Th 9

- s. Kap. 10.3

Behandlung der 6.–9. Rippe

- s. Kap. 11.5

Behandlung eines Spasmus des Sphinkters von Oddi

Manipulation von Th 8

- s. Kap. 10.3

Entspannung des Sphinkters von Oddi

Der Patient liegt in Rückenlage. Der Behandler steht seitlich neben dem Patienten und palpiert mit den Fingern die Region des Sphinkters von Oddi. Dieser befindet sich 3 Patientenfingerbreiten vom Bauchnabel aus in Richtung der rechten Schulter des Patienten. Mit kreisenden Bewegungen seiner palpierenden Finger entspannt der Behandler die Region des Sphinkters von Oddi.

Behandlung einer „Verklebung“ von Duodenum (Duo II) und Colon ascendens

Der Patient liegt in Rückenlage. Der Behandler steht neben dem Patienten und palpiert mit gestreckten Fingern von ventral zwischen dem Duo II und Colon ascendens. Durch Fingerspitzen-Flexion zieht der Behandler repetitiv das Duo II und das Colon ascendens auseinander.

Behandlung einer „Verklebung“ von Duodenum (Duo II) und rechter Niere

Der Patient liegt in Rückenlage. Der Behandler steht neben dem Patienten und palpiert mit gestreckten Fingern von ventral zwischen dem Duo II und der rechten Niere. Durch Fingerspitzen-Flexion zieht der Behandler repetitiv das Duo II und die rechte Niere auseinander.

Behandlung des Omentum minus

Fasziale Technik

Der Patient liegt in Rückenlage. Der Behandler steht seitlich neben dem Patienten und legt die kaudale Hand auf die Region des epigastrischen Winkels. Dann nimmt er palpierend-fokussierend Kontakt mit dem Omentum minus auf und führt ein fasziales Release aus (Kap. 32.8).

Direkte Technik

Der Patient liegt in Rückenlage. Der Behandler steht rechts seitlich neben dem Patienten und umgreift mit den Fingern seiner kranialen Hand den medio-kaudalen Rand der Leber. Mit dem Daumen der kaudalen Hand umgreift er den Oberrand vom Duo I und bewegt es nach postero-kaudal (Lig. hepatoduodenale).

Behandlung einer „Verklebung“ von Duo I und Duo IIa

Der Patient liegt in Rückenlage. Der Behandler steht neben dem Patienten und palpiert mit den Daumen von ventral zwischen Duo 1 und Duo IIa. Durch repetitive, gleichzeitige Bewegungen beider Daumen nach lateral zieht er die Abschnitte Duo I und Duo IIa auseinander.

Behandlung der vegetativen Ganglien

- s. Kap. 30.3.19

30.3.3 Behandlung der Milz

Behandlung des N. vagus (X)

- s. Kap. 12.3 (Irritation an C 0–C 2/Sutura occipito-mastoidea)

Behandlung von Th 6–Th 9

- s. Kap. 10.3

Behandlung der 6.–9. Rippe

- s. Kap. 11.5

Behandlung Zwerchfell-Tiefstand

- s. Kap. 11.6.4

Behandlung der vegetativen Ganglien

- s. Kap. 30.3.19

30.3.4 Behandlung des Pankreas

Behandlung des N. vagus (X)

- s. Kap. 12.3 (Irritation an C 0–C 2/Sutura occipito-mastoidea)

Behandlung von Th 6–Th 9

- s. Kap. 10.3

Behandlung der 6.–9. Rippe

- s. Kap. 11.5

Behandlung eines Spasmus des Sphinkters von Oddi

- s. Kap. 30.3.2

Behandlung der vegetativen Ganglien

- s. Kap. 30.3.19

30.3.5 Behandlung der Leber

Behandlung des N. vagus (X)

- s. Kap. 12.3 (Irritation an C 0–C 2/Sutura occipito-mastoidea)

Behandlung von Th 6–Th 9

- s. Kap. 10.3

Behandlung der 6.–9. Rippe

- s. Kap. 11.5

Behandlung Zwerchfell-Tiefstand

- s. Kap. 11.6.4

Kompression (Dekongestionierung)

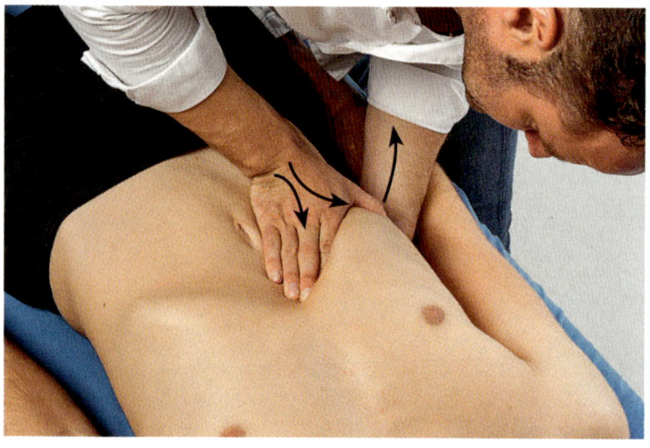

▶ **Abb. 30.13** Kompression (Dekongestionierung).

Mit der lateralen Hand wird der Rippenbogen von dorsal umfasst und diese Hand am gestreckten Arm des Therapeuten mittels Wirbelsäulen-Extension des Therapeuten deckenwärts bewegt, gleichzeitig übt der Therapeut mit seiner medialen Hand, die unterhalb des rechten Rippenbogens an den Leber-/Zwerchfellunterrand abgeformt liegt, einen Druck nach kranial (Richtung rechter Schulter des Patienten) aus, sodass die Leber komprimiert wird (▶ **Abb. 30.13**).

Behandlung der vegetativen Ganglien

- s. Kap. 30.3.19

30.3.6 Behandlung der Gallenblase

Behandlung des N. vagus (X)

- s. Kap. 12.3 (Irritation an C 0–C 2/Sutura occipito-mastoidea)

Behandlung von Th 6–Th 9

- s. Kap. 10.3

Behandlung der 6.–9. Rippe

- s. Kap. 11.5

Behandlung eines Spasmus des Sphinkters von Oddi

- s. Kap. 30.3.2

Behandlung der vegetativen Ganglien

- s. Kap. 30.3.19

30.3.7 Behandlung des Dünndarms

Behandlung des N. vagus (X)

- s. Kap. 12.3 (Irritation an C 0–C 2/Sutura occipito-mastoidea)

Behandlung von Th 10–Th 12

- s. Kap. 10.3

Behandlung der 10.–12. Rippe

- s. Kap. 11.5

Behandlung einer „Verklebung“ des Dünndarms

Mobilisation des Dünndarms gegenüber dem Zäkum

Der Patient liegt in Rückenlage, der Behandler steht auf der linken Seite des Patienten und palpiert mit gestreckten Fingern von ventral zwischen Dünndarm und Zäkum. Durch eine Fingerspitzen-Flexion zieht der Behandler repetitiv den Dünndarm nach medial in Richtung Bauchnabel vom Zäkum weg.

Mobilisation des Dünndarms gegenüber dem Colon ascendens

Der Patient liegt in Rückenlage, der Behandler steht auf der linken Seite des Patienten und palpiert mit gestreckten Fingern von ventral zwischen Dünndarm und Colon ascendens. Durch eine Fingerspitzen-Flexion zieht der Behandler repetitiv den Dünndarm nach medial in Richtung Bauchnabel vom Colon ascendens weg.

Mobilisation des Dünndarms gegenüber dem Colon descendens

Der Patient liegt in Rückenlage, der Behandler steht auf der rechten Seite des Patienten und palpiert mit gestreckten Fingern von ventral zwischen Dünndarm und Colon descendens. Durch eine Fingerspitzen-Flexion zieht der Behandler den Dünndarm nach medial in Richtung Bauchnabel vom Colon descendens weg.

Mobilisation des Dünndarms gegenüber dem Uterus

Die Patientin kniet im Vierfüßlerstand. Der Behandler steht seitlich und legt eine Hand mit dem Thenar-Hypothenar-Bereich auf den Bauchnabel, mit den Fingerspitzen Richtung Symphysis pubica. Seine andere Hand legt er stabilisierend über beide SIPS und das Sakrum. Die ventrale Hand wird so weit kaudalisiert, dass die Fingerspitzen an die Pubis-Äste stoßen. Dann werden die Fingerspitzen flektiert, suchen den Uterus auf und drücken diesen in Richtung Sakrum.

Mobilisation des Dünndarms gegenüber der Harnblase

Der Patient liegt in Rückenlage, der Behandler steht seitlich neben dem Patienten und palpiert mit gestreckten Fingern von ventral zwischen Dünndarm und Harnblase. Durch eine Fingerspitzen-Flexion zieht der Behandler den Dünndarm nach kranial in Richtung Bauchnabel von der Harnblase weg.

Behandlung der vegetativen Ganglien

- s. Kap. 30.3.19

30.3.8 Behandlung von Ileozäkalklappe, Zäkum und Appendix vermiformis

Behandlung des N. vagus (X)

- s. Kap. 12.3 (Irritation an C 0–C 2/Sutura occipito-mastoidea)

Behandlung von Th 10–Th 12

- s. Kap. 10.3

Behandlung der 10.–12. Rippe

- s. Kap. 11.5

Kongestion des Zäkums

- s. Kap. 3.4.1

Behandlung einer „Verklebung“ des Zäkums

Mobilisation des Zäkums gegenüber dem M. iliacus

Der Patient liegt in Rückenlage, der Behandler steht auf der linken Seite des Patienten und palpiert mit gestreckten Fingern von ventral zwischen Zäkum und M. iliacus. Durch eine Fingerspitzen-Flexion zieht der Behandler repetitiv das Zäkum nach medial in Richtung Bauchnabel vom M. iliacus weg.

Mobilisation des Zäkums gegenüber dem Dünndarm

Der Patient liegt in Rückenlage, der Behandler steht auf der linken Seite des Patienten und palpiert mit gestreckten Fingern von ventral zwischen Dünndarm und Zäkum. Durch eine Fingerspitzen-Flexion zieht der Behandler repetitiv den Dünndarm nach medial in Richtung Bauchnabel vom Zäkum weg.

Geschlossene oder geöffnete Ileozäkalklappe

- Bei geschlossener Ileozäkalklappe müssen der sympathische Trigger (Th 10)/allgemeiner Stress behandelt werden.
- Bei geöffneter Ileozäkalklappe muss der venös-lymphatische Abfluss der unpaaren Bauchorgane freigemacht werden (Kap. 30.2.17).

Behandlung der vegetativen Ganglien

- s. Kap. 30.3.19

30.3.9 Behandlung des Colon ascendens mit Flexura coli dextra

Behandlung des N. vagus (X)

- s. Kap. 12.3 (Irritation an C 0–C 2/Sutura occipito-mastoidea)

Behandlung von Th 10–Th 12

- s. Kap. 10.3

Behandlung der 10.–12. Rippe

- s. Kap. 11.5

Behandlung einer „Verklebung“ von Colon ascendens, Duodenum (Duo II) und Dünndarm

Der Patient liegt in Rückenlage, der Behandler steht auf der linken Seite des Patienten und palpiert mit gestreckten Fingern von ventral zwischen Dünndarm und Colon ascendens. Durch eine Fingerspitzen-Flexion zieht der Behandler repetitiv den Dünndarm nach medial in Richtung Bauchnabel vom Colon ascendens weg.

Behandlung einer „Verklebung“ der Flexura coli dextra

Der Patient sitzt in leicht flektierter Haltung, der Behandler steht hinter dem Patienten und umfasst von dorsal mit den Fingern der rechten Hand den medialen Rand des Colon ascendens an der Flexura coli dextra und mit den Fingern der linken Hand den Unterrand des Colon transversum an der Flexura coli dextra. Dann gibt er leichten Druck nach dorsal in die Tiefe und trennt mit einer repetitiven Bewegung beide Kolonabschnitte, indem er die Finger der rechten Hand flektiert und somit das Colon ascendens nach lateral und durch eine Flexion der Finger der linken Hand das Colon transversum nach medial bewegt.

Behandlung der vegetativen Ganglien

- s. Kap. 30.3.19

30.3.10 Behandlung des Colon transversum

Behandlung des N. vagus (X)

- s. Kap. 12.3 (Irritation an C 0–C 2/Sutura occipito-mastoidea)

Behandlung von Th 10–Th 12

- s. Kap. 10.3

Behandlung der 10.–12. Rippe

- s. Kap. 11.5

Mobilisation des Colon transversum

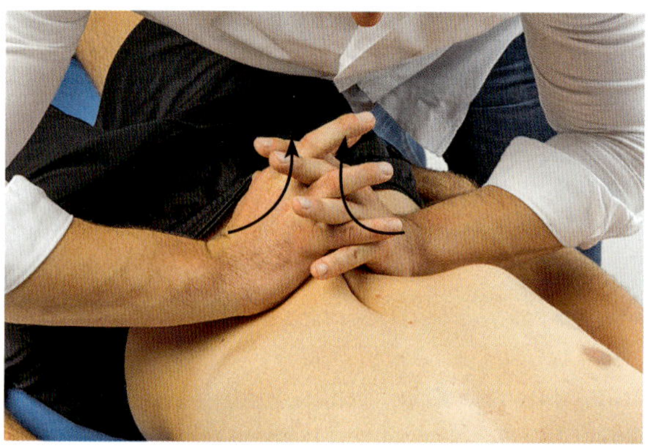

▸ **Abb. 30.14** Mobilisation des Colon transversum.

Der Patient liegt in Rückenlage, der Behandler steht seitlich neben dem Patienten und umgreift mit dem **Bet-Griff** das Omentum majus, sodass jeweils der Thenar und Hypothenar lateral des Omentum majus liegen. Dann werden beide Hände zusammengeführt und nach ventral bewegt (▸ **Abb. 30.14**). Das Omentum majus wird so zwischen die beiden Hände „geklemmt" und vom Abdomen abgehoben. Da das Colon transversum bindegewebig mit dem Omentum majus verbunden ist, wird er ebenfalls nach ventral abgehoben. Diese Bewegung führt der Behandler zur Mobilisation des Colon transversum ca. 6–8 × durch.

Behandlung der vegetativen Ganglien

- s. Kap. 30.3.19

30.3.11 Behandlung des Colon descendens mit Flexura coli sinistra

Behandlung des Sakrums (S 2–S 4)

- s. Kap. 8.4

Behandlung von Th 12–L 2

- s. Kap. 10.2 und Kap. 9.2

Behandlung der 12. Rippe

- s. Kap. 11.5

Behandlung einer „Verklebung" von Colon descendens und Dünndarm

Der Patient liegt in Rückenlage, der Behandler steht auf der rechten Seite des Patienten und palpiert mit gestreckten Fingern von ventral zwischen Dünndarm und Colon descendens. Durch eine Fingerspitzen-Flexion zieht der Behandler repetitiv den Dünndarm nach medial in Richtung Bauchnabel vom Colon descendens weg.

Behandlung einer „Verklebung" der Flexura coli sinistra

Der Patient sitzt in leicht flektierter Haltung, der Behandler steht hinter dem Patienten und umfasst von dorsal mit den Fingern der linken Hand den medialen Rand des Colon descendens an der Flexura coli sinistra und mit den Fingern der rechten Hand den Unterrand des Colon transversum an der Flexura coli sinistra. Dann gibt er einen leichten Druck nach dorsal in die Tiefe und trennt mit einer repetitiven Bewegung beide Kolonabschnitte, indem er die Finger der linken Hand flektiert und somit das Colon descendens nach lateral und durch eine Flexion der Finger der rechten Hand das Colon transversum nach medial bewegt.

Behandlung der vegetativen Ganglien

- s. Kap. 30.3.19

30.3.12 Behandlung des Colon sigmoideum

Behandlung des Sakrums (S 2–S 4)

- s. Kap. 8.4

Behandlung von Th 12–L 2

- s. Kap. 10.2 und Kap. 9.2

Behandlung der 12. Rippe

- s. Kap. 11.5

Längs- und Querdehnung

Der Patient liegt in Rückenlage, der Behandler steht auf der rechten Seite des Patienten und greift mit den gestreckten Fingern beider Hände auf das Sigmoid. Dann führt er eine Bewegung auf dem Sigmoid in der Weise durch, dass die Fingerkuppen auf dem Sigmoid zusammen in die Tiefe und auseinandergedrückt werden. So kommt eine Längsdehnung des Sigmoids zustande. Die Behandlung wird repetitiv ausgeführt.

Der Behandler legt die gestreckten Fingerkuppen quer zum Faserverlauf des Sigmoids auf und führt eine entgegengesetzte Bewegung beider Hände durch, wodurch das Sigmoid quer gedehnt wird. Diese Behandlung wird repetitiv ausgeführt.

Mobilisation des Colon sigmoideum gegenüber dem Psoas

Der Patient liegt in Rückenlage. Der Behandler steht auf der rechten Seite des Patienten und greift mit den Fingerkuppen von ventral und den Daumen von der anderen Seite um das Sigmoid herum. Dann bewegen beide Hände das auf dem Psoas liegende Sigmoid mit einer repetitiven Bewegung nach kranial bzw. nach kaudal.

Behandlung der vegetativen Ganglien

- s. Kap. 30.3.19

30.3.13 Behandlung der Nebenniere

Wie bei der Schilddrüse muss man bei einer Nebennieren-Dysfunktion zuerst den Hypothalamus und die Hypophyse therapieren (Kap. 30.1.4). Danach behandelt man die Nebenniere. Sind die Nebennieren durch chronischen Stress seit Längerem in Dysfunktion, so kann die Behandlung längere Zeit (evtl. bis zu 2 Jahre) dauern.

Behandlung des N. vagus (X)

- s. Kap. 12.3 (Irritation an C0–C2/Sutura occipito-mastoidea)

Behandlung von Th 9–L 1

- s. Kap. 10.2 und Kap. 9.2

Behandlung der 9.–12. Rippe

- s. Kap. 11.5

Nierenbehandlung

Diese ist erforderlich, da sich die Nebenniere in der gleichen Organfaszie befindet wie die Niere:

- s. Kap. 30.3.14

Verhaltensmaßnahmen

- Koffein, Teein, Nikotin, raffinierten Zucker und andere Genussgifte sowie den chronischen Stress reduzieren.

30.3.14 Behandlung der Niere

Behandlung des N. vagus (X)

- s. Kap. 12.3 (Irritation an C0–C2/Sutura occipito-mastoidea)

Behandlung des Sakrums (S 2–S 4)

- s. Kap. 8.4

Behandlung von Th 9–L 1

- s. Kap. 10.2 und Kap. 9.2

Behandlung der 9.–12. Rippe

- s. Kap. 11.4

Mobilisation der Niere

Latero-laterale Mobilisation

Der Patient liegt in Rückenlage, der Behandler steht seitlich vom Patienten und umgreift mit den Fingern von lateral und den Daumen von medial die Niere und gibt dann einen repetitiven Druck auf die Niere nach medial und lateral.

Kranio-kaudale Mobilisation

Der Patient liegt in Rückenlage, der Behandler steht seitlich am Kopfende des Patienten und greift mit den Fingerspitzen auf die kontralaterale Seite, kaudal des unteren Nierenpoles und verschiebt die Niere durch Finger-Flexion repetitiv nach kranial.

Mobilisation der Niere gegenüber dem Ureter

Der Patient liegt in Rückenlage und hat das Bein der zu behandelnden Seite mit 45°-Hüft- und 90°-Knie-Flexion angestellt. Der Behandler steht seitlich am Kopfende des Patienten und greift mit den Fingerspitzen auf die kontralaterale Seite, kaudal des unteren Nierenpoles und fixiert die Niere mit den Fingern beider Hände nach kranial. Nun streckt der Patient langsam das Bein, indem die Ferse über die Behandlungsbank nach kaudal geschoben wird. Dies wird ca. 5 × wiederholt.

Mobilisation der Niere gegenüber dem Colon ascendens und Colon descendens

Der Patient liegt in Rückenlage, der Behandler steht seitlich vom Patienten und legt eine Handfläche hinter die Niere und die andere Hand auf den Bauch, ventral der Niere. Durch ein fasziales Unwinding wird die „Verklebung“ korrigiert.

Mobilisation der rechten Niere gegenüber dem Duodenum (Duo II)
Der Patient liegt in Rückenlage, der Behandler steht auf der rechten Seite des Patienten und palpiert mit den Fingerkuppen der innere Hand den vertikalen Teil des Duodenums (Duo IIa und IIb) und mit den Fingerkuppen der äußeren Hand den medialen Rand der rechten Niere. Dann gibt er einen leichten Druck nach dorsal in die Tiefe und trennt mit einer repetitiven Bewegung beide Organe durch Fingerkuppen-Flexion voneinander.

30.3.15 Behandlung des Ureters

Behandlung des N. vagus (X)

- s. Kap. 12.3 (Irritation an C 0–C 2/Sutura occipito-mastoidea)

Behandlung des Sakrums (S 2–S 4)

- s. Kap. 8.4

Behandlung von Th 9–L 1

- s. Kap. 10.2 und Kap. 9.2

Behandlung der 9.–12. Rippe

- s. Kap. 11.5

Behandlung eines hypertonen Psoas

Behandlung der Niere
- s. Kap. 30.3.14

Neurologie des Psoas (Plexus lumbalis und N. femoralis, L 1–L 4)
- s. Kap. 30.1.15

30.3.16 Behandlung venöser Rückflussstörungen durch Dysfunktion der V. portae

Behandlung des Omentum minus

Fasziale Technik
Der Patient liegt in Rückenlage. Der Behandler steht seitlich neben dem Patienten und legt die kaudale Hand auf die Region des epigastrischen Winkels. Dann nimmt er palpierend-fokussierend Kontakt mit dem Omentum minus auf und führt ein fasziales Release aus (Kap. 32.8).

Direkte Technik
Der Patient liegt in Rückenlage, der Behandler steht rechts seitlich neben dem Patienten und umgreift mit den Fingern seiner kranialen Hand den medio-kaudalen Rand der Leber. Mit dem Daumen der kaudalen Hand umgreift er die kleine Kurvatur des Magens und bewegt den Magen mit einer repetitiven Bewegung nach postero-kaudal (Lig. hepatogastricum).

Behandlung der Leber

- s. Kap. 30.3.5

30.3.17 Behandlung lymphatischer Abflussstörungen der Bauchorgane

Behandlung der BWS (Ductus thoracicus, Th 1–Th 12)

- s. Kap. 10.3

Behandlung des SCG und der Klavikula

- s. Kap. 13.5

Behandlung Th 1–Th 2 und 1.–2. Rippe

- s. Kap. 10.3 und Kap. 9.3

30.3.18 Behandlung arterieller Durchblutungsstörungen der unpaaren Bauchorgane

Behandlung von Th 12–L 2

- s. Kap. 9.3

Behandlung des Omentum minus

Fasziale Technik
Der Patient liegt in Rückenlage. Der Behandler steht seitlich neben dem Patienten und legt die kaudale Hand auf die Region des epigastrischen Winkels. Dann nimmt er palpierend-fokussierend Kontakt mit dem Omentum minus auf und führt ein fasziales Release aus (Kap. 32.8).

Direkte Technik
Der Patient liegt in Rückenlage, der Behandler steht rechts seitlich neben dem Patienten und umgreift mit den Fingern seiner kranialen Hand den medio-kaudalen Rand der Leber. Mit dem Daumen der kaudalen Hand umgreift er die kleine Kurvatur des Magens und bewegt den Magen mit einer repetitiven Bewegung nach postero-kaudal (Lig. hepatogastricum).

Verbesserung der Durchblutung des Magens

Vibrationen
Der Patient liegt in Rückenlage, der Behandler steht rechts seitlich vom Patienten und umgreift mit der kranialen Hand den linken Rippenbogen des Patienten und drückt diesen nach kaudo-medial, um das Gewebe unterhalb des Rippenbogens zu entspannen. Mit der Zeigefingerseite der kaudalen Hand palpiert der Behandler unterhalb des Rippenbogens in Richtung des Magens. Mit einer repetitiven Bewegung der kaudalen Hand bringt der Behandler eine Vibration in Richtung Magen.

Mobilisation in 3 Ebenen

Der Patient liegt auf der rechten Seite, sodass die zu behandelnde Seite oben liegt, der Behandler steht hinter dem Patienten und legt seine gestreckten Hände nebeneinander jeweils

1. auf den linken Rippenbogen (Sagittalebene),
2. ventral auf den Rippenbogen (Frontalebene),
3. unter den Rippenbogen (Transversalebene).

Dann führt er mit leichtem Druck eine kreisende mobilisierende Bewegung für jeweils 2 Minuten aus.

Pumptechnik/Kompression auf den Magen

Der Patient liegt auf der rechten Seite, sodass die zu behandelnde Seite oben liegt. Der Behandler steht hinter dem Patienten. Mit der linken Hand greift der Behandler unter den linken Rippenbogen, die rechte Hand des Behandlers liegt von dorsal auf den linken unteren Rippen des Patienten. Bei der Einatmung gibt der Behandler mit der linken Hand einen Druck nach dorso-kranial auf den Magen, während die rechte Hand einen stützenden Druck nach ventral gibt. Diese „pumpende" Technik auf Magen wird ca. 6–8 × wiederholt.

Verbesserung der Durchblutung des Duodenums

Längs- und Querdehnung

Der Patient liegt in Rückenlage. Der Behandler steht seitlich vom Patienten und greift mit den gestreckten Fingern beider Hände auf das Duodenum. Nun führt er eine Bewegung auf dem Duodenum in der Weise durch, dass die Fingerkuppen auf dem Duodenum zusammen in die Tiefe und auseinandergedrückt werden. So kommt eine Längsdehnung des Organs zustande. Die Behandlung wird repetitiv ausgeführt.

Der Behandler legt die gestreckten Fingerkuppen quer zum Faserverlauf des Duodenums auf und führt eine entgegengesetzte Bewegung beider Hände durch, wodurch das Duodenum quer gedehnt wird. Die Behandlung wird repetitiv ausgeführt.

Verbesserung der Durchblutung der Leber

Mobilisation in 3 Ebenen

Der Patient liegt auf der linken Seite, sodass die zu behandelnde Seite oben liegt. Der Behandler steht hinter dem Patienten und legt seine gestreckten Hände nebeneinander jeweils

1. auf den rechten Rippenbogen (Sagittalebene),
2. ventral auf den Rippenbogen (Frontalebene),
3. unter den Rippenbogen (Transversalebene).

Dann führt er jeweils 2 Minuten mit leichtem Druck eine kreisende mobilisierende Bewegung aus.

Pumptechnik/Kompression auf die Leber

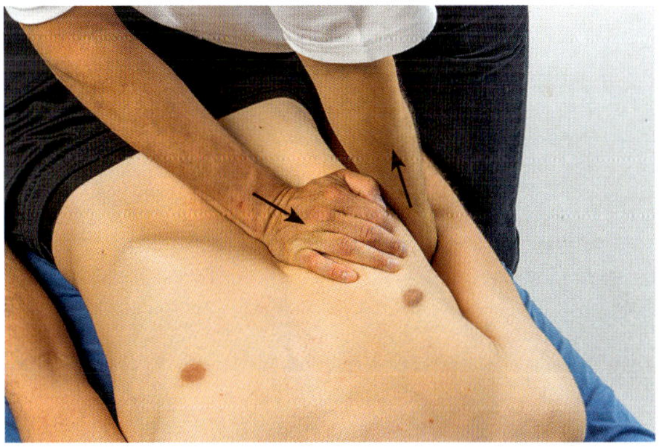

▸ **Abb. 30.15** Pumptechnik/Kompression auf die Leber.

Der Patient liegt in Rückenlage, der Therapeut steht an der rechten Seite des Patienten. Mit der rechten Hand greift der Behandler unterhalb des rechten Rippenbogens in den rechten Oberbauch, die linke Hand des Behandlers liegt von dorsal auf den rechten unteren Rippen des Patienten. Bei der Einatmung gibt der Behandler mit der rechten Hand einen Druck nach dorso-kranial auf die Leber, während die linke Hand einen stützenden Druck nach ventral gibt (▸ **Abb. 30.15**). Diese „pumpende/komprimierende" Technik auf die Leber wird ca. 6–8 × wiederholt.

Verbesserung der Durchblutung des Dünndarms

Längs- und Querdehnung

Der Patient liegt in Rückenlage, der Behandler steht seitlich vom Patienten und greift mit den gestreckten Fingern beider Hände auf den Dünndarm. Nun führt er eine Bewegung auf dem Dünndarm in der Weise durch, dass die Fingerkuppen auf dem Dünndarm zusammen in die Tiefe und auseinandergedrückt werden. So kommt eine Längsdehnung des Organs zustande. Die Behandlung wird repetitiv ausgeführt.

Der Behandler legt die gestreckten Fingerkuppen quer zum Faserverlauf des Dünndarms auf und führt eine entgegengesetzte Bewegung beider Hände durch, wodurch der Dünndarm quer gedehnt wird. Die Behandlung wird repetitiv ausgeführt.

Verbesserung der Durchblutung des Kolons

Längs- und Querdehnung

Der Patient liegt in Rückenlage, der Behandler steht seitlich vom Patienten und greift mit den gestreckten Fingern beider Hände auf das Kolon. Nun führt er eine Bewegung auf das Kolon in der Weise durch, dass die Fingerkuppen auf das Kolon zusammen in die Tiefe und auseinandergedrückt werden (▸ **Abb. 30.16**). Somit kommt eine Längsdehnung des Organs zustande. Die Behandlung wird repetitiv ausgeführt.

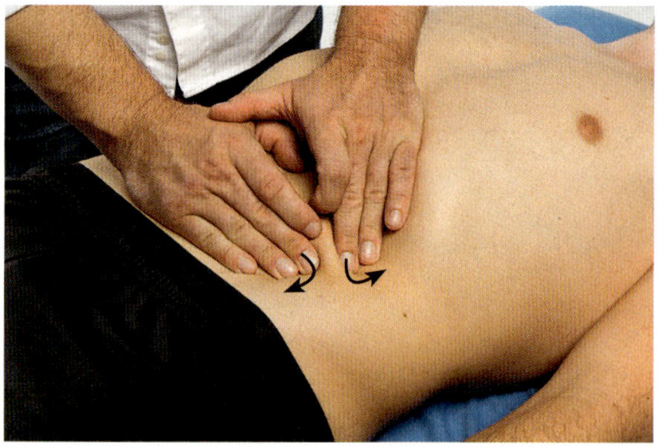

▸ **Abb. 30.16** Verbesserung der Durchblutung des Kolons, Längsdehnung.

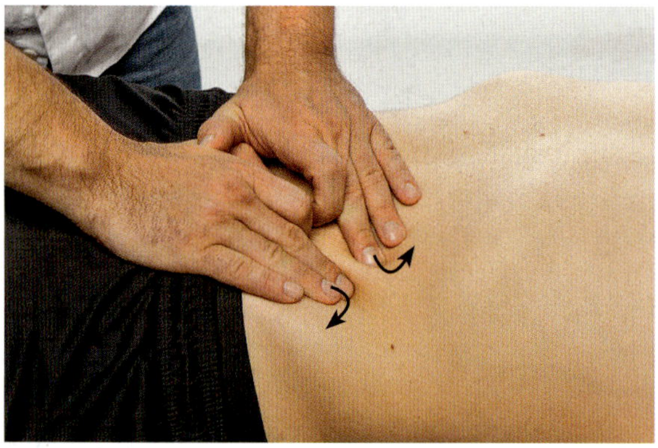

▸ **Abb. 30.17** Verbesserung der Durchblutung des Kolons, Querdehnung.

Der Behandler legt die gestreckten Fingerkuppen quer zum Faserverlauf des Kolons auf und führt eine entgegengesetzte Bewegung beider Hände durch (▸ **Abb. 30.17**), wodurch das Kolon quer gedehnt wird. Die Behandlung wird repetitiv ausgeführt.

30.3.19 Behandlung der vegetativen Ganglien (Ganglion coeliacum, Ganglion mesentericum superius und inferius)

Behandlung von Th 12–L 2

- s. Kap. 9.3

Behandlung des Omentum minus

Fasziale Technik

Der Patient liegt in Rückenlage. Der Behandler steht seitlich neben dem Patienten und legt die kaudale Hand auf die Region des epigastrischen Winkels. Dann nimmt er palpierend-fokussierend Kontakt mit dem Omentum minus auf und führt ein fasziales Release aus (Kap. 32.8).

Direkte Technik

Der Patient liegt in Rückenlage, der Behandler steht rechts seitlich neben dem Patienten und umgreift mit den Fingern seiner kranialen Hand den medio-kaudalen Rand der Leber. Mit dem Daumen der kaudalen Hand umgreift er die kleine Kurvatur des Magens und bewegt den Magen mit einer repetitiven Bewegung nach postero-kaudal (Lig. hepatogastricum).

Behandlung der vegetativen Ganglien

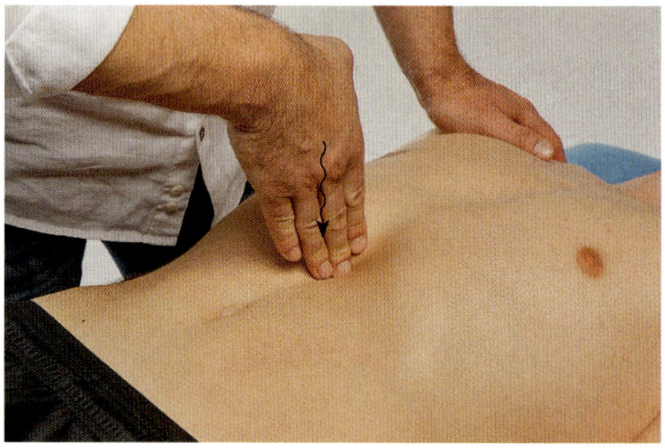

▸ **Abb. 30.18** Behandlung der vegetativen Plexus, Anregung.

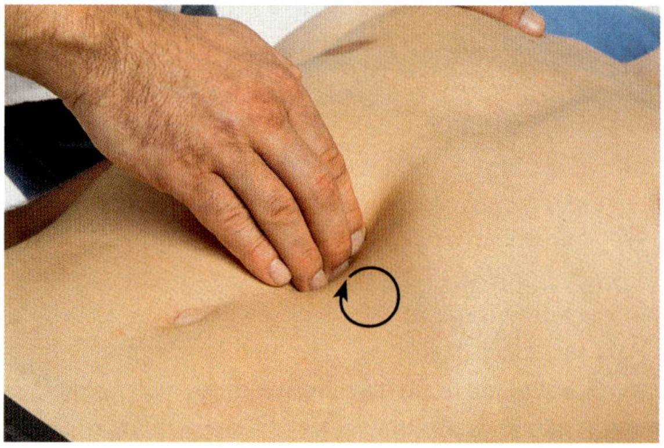

▸ **Abb. 30.19** Behandlung der vegetativen Plexus, Entspannung.

Der Patient liegt in Rückenlage, der Behandler steht seitlich neben dem Patienten und palpiert den zu behandelnden vegetativen Plexus (Ganglion coeliacum auf Höhe Th 12, Ganglion mesentericum superius auf Höhe L 1 und Ganglion mesentericum inferius auf Höhe L 3):

- **Anregung:** Mit gestreckten Fingern vibriert der Behandler ca. 2 Minuten von ventral nach dorsal in Richtung des zu behandelnden Plexus (▸ **Abb. 30.18**).
- **Entspannung:** Der Behandler palpiert den zu behandelnden Plexus und führt mit leichtem Druck in die Tiefe ca. 2 Minuten eine kreisende Bewegung durch (▸ **Abb. 30.19**).

Teil 5
Nervensystem, Faszien und Safety-Tests sowie weitere Behandlungsstrategien

31 Nervensystem

Das Nervensystem kontrolliert größtenteils unbewusst (95–99 %), zum Teil auch bewusst (1–5 %) unseren Körper und ist daher für die normale Funktion unseres Körpers von großer Bedeutung, da Störungen des Nervensystems dieses regelrechte Funktionieren sofort mehr oder minder stark behindern.

Um zu verstehen, wie es zu Funktionsstörungen unseres Nervensystems kommt, betrachten die Autoren zunächst die Entwicklung und Gliederung des Nervensystems und im Anschluss (mit Verweisen auf die übrigen Kapitel dieses Buches) die Integration des Nervensystems in die Behandlung.

31.1 Allgemeine Bemerkungen

Das Nervensystem wird unterschiedlich gegliedert:

- **afferente/efferente Signalleitung:**
  - Als **Afferenz** bezeichnet man die aus der Peripherie zum Nervensystem hin geleitete nervale Information, die von peripheren Sensoren (Spannungs-, Chemo-, Druckrezeptoren etc.) zum ZNS gelangt. Afferenzen werden auch als **sensible/sensorische Nerven** bezeichnet.
  - Als **Efferenz** bezeichnet man die vom ZNS in die Peripherie laufende nervale Information, welche eine periphere Reaktion (z. B. Kontraktion eines Muskels) aufgrund einer ZNS-Aktion bewirkt. Efferenzen werden auch als **motorische Nerven** bezeichnet.
  - Dabei gibt es rein afferente (sensible/sensorische) Nerven, rein efferente (motorische) Nerven und gemischte (afferente und efferente) Nerven. Um dies zu veranschaulichen, bietet sich der Vergleich zwischen einer Autobahn (Fahrt nur in eine Richtung erlaubt) und einer Landstraße (Fahrt in beide Richtungen erlaubt) an.
- **ZNS und peripheres Nervensystem (PNS):**
  - Das **ZNS** besteht aus Gehirn und Rückenmark, seine Zellen sind durch die Blut-Hirn-Schranke (Kap. 17.2.3) geschützt.
  - Das **PNS** besteht aus den peripheren Nerven inklusive der Hirnnerven, sie sind nicht mehr von der Blut-Hirn-Schranke geschützt.
  - Diese oft gebrauchte, übliche Gliederung ist (mit Ausnahme des Schutzes durch die Blut-Hirn-Schranke; Kap. 17.2.3) rein topografisch, nicht funktionell. So liegen die Zellkerne der efferenten peripheren Nerven (α-Motoneurone) im Vorderhorn des Rückenmarks, also im ZNS, aber die Zellkerne der afferenten Nerven größtenteils in den Spinalganglien (pseudounipolare Nervenzellen), also im PNS.
  - Terminologie: Ein Tractus (Bahn) im ZNS entspricht dem Nervus (Nerv) im PNS, ein Nucleus (Kern) im ZNS dem Ganglion im PNS.
- **animales und vegetatives Nervensystem (VNS):**
  - Das **animale (oder somatische) Nervensystem** steuert die willkürlichen Prozesse.
  - Das **VNS** reguliert die Vitalfunktionen ohne primären Einfluss des Willens und Bewusstseins und steuert die unwillkürlichen Prozesse (die zwar willkürlich beeinflussbar sind, aber nicht der bewussten Steuerung unterliegen, sondern „von alleine" funktionieren, z. B. Atmung).
  - Die in der Literatur gebräuchliche Untergliederung des peripheren in das vegetative und animale (somatische) Nervensystem ist so nicht korrekt, weil insbesondere das VNS einer ausgeprägten zentralen Steuerung (Hypothalamus) unterliegt.

! Beachte

Das empfindliche ZNS „schwimmt im LCS" und ist so gut vor mechanischen Störeinflüssen (Stoßdämpfersystem; Kap. 17.2.5 und Kap. 19) und durch die Blut-Hirn-Schranke vor den meisten Noxen und Infektionen durch Bakterien oder Viren geschützt (Kap. 17.2.3).

31.2 Embryologische Entwicklung des Nervensystems

Die folgende embryonale Entwicklung des Nervensystems wird in verschiedene Abschnitte untergliedert, um die Übersicht der einzelnen Systeme zu behalten.

31.2.1 Entwicklung des Neuralrohrs aus dem Neuroektoderm

Das Nervensystem stammt vom Ektoderm (Neuroektoderm) ab. In der 3. Woche bildet sich die Neuralplatte, die sich rasch zur Neuralrinne auffaltet und zum Neuralrohr schließt. Die kraniale Öffnung des Neuralrohrs (Neuroporus anterior) schließt sich um den 24. Tag, die kaudale Öffnung (Neuroporus posterior) um den 26. Tag.

Nach dem Schluss des Neuralrohrs entstehen Neuroblasten (primitive Nervenzellen), die sich ans Neuralepithel anlagern und die Mantelschicht bilden. Die **Mantelschicht** bildet die graue Substanz des Rückenmarks, sie enthält die Zellkerne der Nervenzellen und ist im Querschnitt schmetterlingsförmig. Die **Marginalzone** des Rückenmarks enthält die Nervenfasern und wird durch die Myelinisierung der Nervenfasern zur weißen Substanz.

Auf jeder Seite des Neuralrohrs entsteht eine ventrale und eine dorsale Verdickung, da ständig neue Neuroblasten in die Mantelschicht einwandern.

Grundplatte (ventral: motorisch) und Flügelplatte (dorsal: sensibel)

Die ventralen Verdickungen enthalten als **Grundplatten** die Zellen des motorischen Vorderhorns (motorische Vorderwurzel des Spinalnerven), die dorsalen Verdickungen enthalten als **Flügelplatten** die sensiblen Hinterhornareale.

Grund- und Flügelplatte sind anatomisch durch den auf der Innenseite des Neuralrohrs entstehenden Sulcus limitans voneinander abgegrenzt. In der Mantelschicht grenzt das Seitenhorn die Grund- und Flügelplatte ab, es enthält dorsal viszerosensible und ventral viszeromotorische Kernareale.

Entwicklung der Neuralleiste

Die Neuralleiste bildet eine Zone zwischen Neuralrohr und Oberflächenektoderm, die nach Schluss des Neuralrohrs als Einzelzellen nach lateral auswandern und sich im gesamten Körper verteilen. Aus Neuralleistenzellen gehen die Hirnnerven und sensible Nerven inklusive der Spinalganglien, des Nebennierenmarks, der Pigmentzellen der Haut, der vegetativen Ganglien und Nerven sowie Schwann'sche Zellen hervor.

31.2.2 Entwicklung der Spinalganglien und Spinalnerven

Beidseits des Neuralrohrs bilden die Neuralleisten die segmental angeordneten **Spinalganglien**, die den Zellkörper der peripheren sensiblen Nerven enthalten und sich (pseudounipolar) in 2 Richtungen verzweigen:

- nach zentral in den dorsalen Abschnitt des Neuralrohrs: entweder in die Flügelplatte, um dort umzuschalten, oder in die Marginalschicht, um zu höheren Zentren aufzusteigen (sensible Hinterwurzel des Spinalnerven)
- nach peripher, lagern sich (Richtung Spinalnerv) der motorischen Vorderwurzel des Spinalnerven an, laufen weiter zu den sensiblen Rezeptororganen

Der **Spinalnerv** teilt sich nach ca. 1 cm in mehrere Äste:

- **dorsaler Ast:** gemischt (afferent und efferent), bleibt monosegmental, versorgt die dorsale (autochthone) Rückenmuskulatur, den lateralen Teil der Zwischenwirbelgelenke (Facettengelenk) sowie die Haut des Rückens
- **ventraler Ast:** gemischt (afferent und efferent), bildet Plexus, versorgt die Extremitäten, die ventrale Leibeswand sowie die Plexus cervicalis, brachialis und lumbosacralis
- **weißer kommunizierender Ast:** verbindet den Spinalnerv und den Truncus sympathicus, enthält präganglionäre vegetative Fasern
- **grauer kommunizierender Ast:** verbindet den Truncus sympathicus und den Spinalnerv, über den die Informationen in die Peripherie weitergeleitet werden, enthält postganglionäre vegetative Fasern
- **meningealer Ast:** rein afferent, bleibt monosegmental, versorgt die Meningen, den medialen Teil der Zwischenwirbelgelenke (Facettengelenk), das Periost des Spinalkanals sowie den hinteren Teil des Anulus fibrosus disci intervertebralis

31.2.3 Entwicklung der Hirn-/Rückenmarkshäute

Die Hirn- und Rückenmarkshäute entwickeln sich durch Verdickung des lockeren embryonalen Bindegewebes, welches das Neuralrohr umgibt, zur kapselartigen Hüllschicht. Die äußere Schicht bildet die Dura mater, die innere Schicht die Leptomeninx, die aus der Arachnoidea und Pia mater besteht. In der Leptomeninx bilden sich flüssigkeitsgefüllte Hohlräume, die zum Subarachnoidalraum zusammenfließen.

> **! Beachte**
> **Die Liquorzirkulation beginnt in der 5. Embryonalwoche.**

Wachstum von Rückenmark, Rückenmarkshäuten und Spinalkanal

Im 3. Monat erstreckt sich das Rückenmark über die gesamte Länge des Embryos, die Spinalnerven treten jeweils durch das Foramen intervertebrale ihres Ursprungssegments aus. Weil die Wirbelsäule schneller wächst als das Neuralrohr, verlagert sich das untere Ende des Rückenmarks immer weiter nach kranial (bei Geburt Höhe L3, beim Erwachsenen Höhe L1/L2). Aufgrund dieses Wachstums verlaufen die Spinalnerven schräg nach unten vom Ursprungssegment des Rückenmarks zum Ursprungssegment der Wirbelsäule.

Der **Durasack** umgibt die Spinalnervenwurzeln, bleibt mit der Wirbelsäule verbunden und ist am Ende des Neuralkanals am Kokzyx verwachsen. Das **Filum terminale** ist eine Fortsetzung der Pia mater (zwischen dem Ende des Rückenmarks und dem Periost des Kokzyx).

Fehlbildungen beim Neuralrohrschluss

Fehlbildungen kommen durch Störungen des Neuralrohrschlusses zustande:

- Spina bifida occulta: bei 10 % ansonsten gesunder Menschen in der Lumbosakralregion
- Spina bifida cystica: Meningozele, Myelomeningozele, Myeloschisis (Rachischisis)

Entwicklung der Hirnbläschen als Differenzierung des Neuralrohrs

Das kraniale Ende des Neuralrohrs weist frühzeitig 3 Erweiterungen auf, die **primären Hirnbläschen**:
- Vorderhirn (Prosenzephalon)
- Mittelhirn (Mesenzephalon)
- Rautenhirn (Rhombenzephalon)

Differenzierung der Hirnbläschen

Von der 5. Woche an gliedert sich das **Vorderhirn** in zwei Abschnitte, nämlich die paarigen Endhirnbläschen (Prosenzephalon) sowie das Zwischenhirn (Dienzephalon), das **Mittelhirn** (Mesenzephalon) verändert sich dabei nicht, und das **Rautenhirn** gliedert sich in das Nachhirn (Metenzephalon) und das verlängerte Mark = Medulla oblongata (Myelenzephalon), wodurch fünf sekundäre Hirnbläschen entstanden sind.

Wegen des starken Wachstums krümmt sich die Hirnanlage ähnlich wie der gesamte Embryonalkörper in der 4. Woche stark auf, wodurch die **Hirnbeugen** entstehen:
- Die stärkste Beugung liegt als **Scheitelbeuge** im Mittelhirnabschnitt.
- Am Übergang vom Rautenhirn ins Rückenmark liegt die **Nackenbeuge**.
- Etwas später entsteht am Metenzephalon durch ungleichmäßiges Wachstum die nach ventral vorspringende **Brückenbeuge**, durch deren Ausbildung das Dach des Nachhirns zu einer dünnen Membran wird.

Der Sulcus limitans reicht kranial nur bis zur Übergangszone zwischen Mittel- und Vorderhirn, sodass die Grund- und Flügelplatte nur im Mittel- und Rautenhirn deutlich voneinander zu unterscheiden sind.

31.2.4 Entwicklung der einzelnen Hirnabschnitte

Die Entwicklung der einzelnen Hirnabschnitte (von kaudal nach kranial) verläuft folgendermaßen: Das **Rautenhirn** (Rhombenzephalon) wird durch die Nackenbeuge vom Rückenmark abgegrenzt, die Grenze ist später jedoch besser durch die Lokalisation der oberen zervikalen Spinalnervenwurzeln zu identifizieren, sie liegt etwa in Höhe des Foramen magnum. Es teilt sich in das **Myelenzephalon**, das zur Medulla oblongata wird, und das **Metenzephalon**, das das Kleinhirn (Zerebellum) und den Pons (Brücke) bildet. Der Hohlraum des Rhombenzephalons wird zum 4. Ventrikel, der nach kaudal in den Canalis centralis des Rückenmarks übergeht.

Sensible Hinterstrangbahn

Kaudal ähnelt das Myelenzephalon dem Rückenmark, allerdings wandern Zellen aus der Flügelplatte in die Marginalplatte ein und bilden abgegrenzte Kerne, medial den Nucleus gracilis und lateral den Nucleus cuneatus, die Anschluss an die gleichnamigen Rückenmarksbahnen (Tractus) bekommen, die **Hinterstrangbahnen** (epikritische und propriozeptive Sensibilität).

Motorische Pyramidenbahn (Vorderstrangbahn)

In den ventralen Abschnitt wachsen die kortikospinalen Bahnen (motorische Pyramidenbahnen) der sich entwickelnden Hirnrinde ein und bilden die beiden Pyramiden.

Der kraniale Abschnitt des Myelenzephalons verbreitert sich und flacht, besonders gegenüber der Brückenbeuge, ab. So werden die Seitenwände dieses Hirnbläschens nach außen verlagert, wodurch die Flügelplatte zunehmend nach lateral verlagert wird. Dadurch liegen die **sensorischen Kerne** lateral, die **motorischen Kerne** medial.

Derivate der (motorischen) Grundplatte

Die Neuroblasten der Grundplatte entwickeln sich zu **motorischen Kerngruppen**, die drei Säulen bilden:
- somatomotorische Kerne (medial): N. hypoglossus (XII)
- branchialmotorische Kerne (intermediär): N. glosso-pharyngeus (IX), N. vagus (X), N. accessorius (XI) (Branchialnerven = Kiemenbogennerven)
- viszeromotorische Kerne (lateral): Eingeweideefferenzen: N. glosso-pharyngeus (IX), N. vagus (X)

Derivate der (sensiblen) Flügelplatte

Die Neuroblasten der Flügelplatte entwickeln sich zu **sensorischen Kerngruppen**, die vier Säulen bilden (von medial nach lateral):
- viszerosensible Kerne (medial): Eingeweideafferenzen: N. vagus (X)
- branchialsensible Kerne: Geschmacksfasern: N. facialis (VII), N. glosso-pharyngeus (IX), N. vagus (X)
- somatosensible Kerne: Gesichtshaut: N. trigeminus (V)
- spezielle somatische Afferenzen aus dem Ohr: N. vestibulo-cochlearis (VIII)

Verbindungen zwischen Zerebellum und Großhirn

Einige der Neuroblasten verlassen die Flügelplatte und wandern nach ventral, um dort die **Olive** (bindet das Zerebellum in die Bahnen von der Großhirnhemisphäre zum Rückenmark ein) zu bilden.

Das Metenzephalon bildet v. a. das Zerebellum und den Pons. Wie im Myelenzephalon findet eine Verlagerung der Seitwände nach außen statt, wodurch die Grundplatte in eine mediale Lage kommt, während die Flügelplatte dorso-lateral liegt.

Die **Grundplatte** bildet **drei motorische Kerngebiete**:

- somatomotorische Kerne (medial): N. abducens (VI)
- branchialmotorische Kerne (intermediär): N. trigeminus (V), N. facialis (VII)
- viszeromotorische Kerne (lateral): N. facialis (VII)

Die **Flügelplatte** bildet **drei sensible Kerngebiete**:

- viszerosensible Kerne (medial): N. vagus (X)
- branchialsensible Kerne (intermediär): N. glosso-pharyngeus (IX), N. vagus (X)
- somatosensible Kerne (lateral): N. trigeminus (V), N. vestibulo-cochlearis (VIII)

Das **Zerebellum** wird von einer paarigen Verdichtung des **dorsalen Teils der Flügelplatte**, den Kleinhirnwülsten, gebildet (und ist deswegen sensibel). Sie verwachsen in der Mittellinie zum Kleinhirnwurm und stülpen sich nach kaudal wachsend über den Pons und die Medulla oblongata hinweg.

Neuroblasten schwärmen zentrifugal aus und bilden die Kleinhirnrinde, während die in der Markzone zurückbleibenden Zellen die zentralen Kleinhirnkerne (Nucleus dentatus, Dachkerne) bilden.

Die Nervenzellen des Zerebellum treten über drei mächtige Faserstränge, die **Kleinhirnstiele** (Pedunculi cerebellares), mit den übrigen Hirnabschnitten in Verbindung:

- oberer Kleinhirnstiel: Mittelhirn (Mesenzephalon)
- mittlerer Kleinhirnstiel: Rautenhirn (Rhombenzephalon)
- unterer Kleinhirnstiel: Medulla oblongata und Rückenmark (Myelenzephalon und Medulla spinalis)

Der **Pons** bildet sich als prominenter Faserwulst auf der Ventralseite des Rhombenzephalon aus und enthält Fasern, die Kleinhirn und Rhombenzephalon (und damit weiter in Richtung des späteren Großhirns) verbinden. Man kann so die drei in ▸ **Tab. 31.1** aufgeführten Bahnsysteme zwischen dem Zerebellum und dem übrigen Gehirn unterscheiden.

Das **Kleinhirn** dient als Kontrollinstanz für die Koordination und Feinabstimmung sowie die unbewusste Planung und das Erlernen von Bewegungsabläufen. Es ist hierzu afferent (Gleichgewichtsorgan, Olive, Rezeptoren der Muskelspindeln, Golgi-Sehnenorgan, Gelenkkapsel) und efferent (Thalamus, Nucleus ruber, Formatio reticularis, Vestibulariskerne) mit dem übrigen Nervensystem verknüpft (s. auch Kap. 31.3.1).

31.2.5 Entwicklung des Mittelhirns

Zellen aus der **Flügelplatte** wandern ins Dach des Mittelhirns ein und bilden das Tectum (Vierhügelplatte = **Metathalamus**), dessen vier Kerngebiete zum visuellen (Colliculi superiores) bzw. auditiven (Colliculi inferiores) System gehören und (sensibel) in die Seh- bzw. Hörbahn eingeschaltet sind.

Kerngebiete und Bahnen des Mittelhirns und ihre Funktionen

Es gibt Bahnen, die die **Reflexe der Sinnesorgane** aus dem Tectum an die sensomotorischen Systeme übermittelt (Tractus tectospinalis, Tractus tectonuclearis). Zur Angliederung des VNS und des extrapyramidalmotorischen Systems dient der Tractus tectoreticularis zur **Formatio reticularis**.

In der Grundplatte differenzieren sich die Haube **(Tegmentum)**, in der sich der **Nucleus ruber** (Schaltstation zwischen Großhirn und Rückenmark sowie Kleinhirn und Rückenmark), die **Formatio reticularis** (zahlreiche Aufgaben: extrapyramidalmotorisches System, vegetative Steuerungen, Weckreaktion der Großhirnrinde [wie ein Spot-Scheinwerfer fokussiert sie die Aufmerksamkeit]) und Kerne des **III.** (N. oculomotorius) und **IV.** (N. trochlearis) **Hirnnerven** ausbilden, die **Substantia nigra** (Schaltstation des subkortikalen extrapyramidalmotorischen Systems), die **Hirnstiele** (Crura cerebri), die durch Projektionsbahnen aus der Großhirnrinde (kortikopontine, kortikobulbäre, kortikospinale Fasergruppen) gebildet werden, und die **Schleifenbahnen** (Lemniscus medialis und lateralis), die die Oberflächen- und Tiefensensibilität von Rumpf und Extremitäten (Lemniscus medialis) zum Thalamus bzw. Erregungen aus dem Hörorgan (Lemniscus lateralis) zum Kniehöcker leiten (s. auch Kap. 31.3.2).

▸ **Tab. 31.1** Bahnsysteme zwischen dem Zerebellum und dem übrigen Gehirn.

	phylogenetischer Bezug	anatomischer Abschnitt	Funktionen/Verbindungen
Vestibulozerebellum	ältester Teil	Lobus flocculonodularis	Gleichgewichtsregulation
Spinozerebellum	alter Teil	Lobus anterior cerebelli	Rückenmark und extrapyramidalmotorisches System
Pontozerebellum	jüngster Teil	Lobus posterior cerebelli	Pons und Großhirnrinde, Pyramidenbahnsystem

▶ **Tab. 31.2** Sensible Bahnverbindungen des Thalamus.

Bahn	Funktionskreis
Tractus mamillothalamicus	limbisches System, Frontalhirn, Corpus mammillare
Tractus bulbothalamicus/thalamocorticalis	Lemniscus medialis (epikritische Oberflächen-/Tiefensensibilität)
Tractus spinothalamicus anterior/lateralis	Lemniscus medialis (protopathische Oberflächensensibilität)
Tractus nucleothalamicus	Sensibilität des Kopfes, Geschmack (N. trigeminus [V])
Tractus cerebellothalamicus/cerebellorubralis	Korrelation zwischen Klein- und Großhirnmotorik
Tractus pallidothalamicus	Verbindung zum extrapyramidalmotorischen System

31.2.6 Entwicklung des Vorderhirns

Das Vorderhirn (Prosenzephalon) bildet nach der Vorwölbung der Augenbläschen am 22. Tag (Anlage von Retina und Sehnerv) weiter kranial die beiden Endhirnbläschen als Anlage der Großhirnhemisphären **(Telenzephalon)**, deren Hohlräume sich zu den Seitenventrikeln differenzieren, sowie weiter kaudal das **Dienzephalon**, welches dem Telenzephalon räumlich und funktionell vorgeschaltet und eine wichtige Zwischenstation für alle afferenten und efferenten Bahnen der Großhirnrinde ist.

Da der Sulcus limitans im Mittelhirn endet, kann ab hier (im Vorderhirn) **keine** deutliche Trennung von Grund- und Flügelplatte gemacht werden.

31.2.7 Sensible Bahnen des Rückenmarks

Die sensiblen Bahnverbindungen des Thalamus zeigt die ▶ Tab. 31.2.

Sensibilität

Die **Oberflächensensibilität** gliedert sich in die protopathische (grober Druck, Berührung, Temperatur, Schmerz) und die epikritische (gnostische = Tastsinn mit exakter Lokalisation und Diskriminierung in spitz/stumpf) Oberflächensensibilität. Die **Tiefensensibilität** (Informationen über die Lage und Stellung des Rumpfes und der Extremitäten über Muskel-, Sehnen- und Gelenkrezeptoren) umfasst die propriozeptive Sensibilität.

Die **aufsteigenden Bahnen** sind die Vorderseitenstrangbahn (Tractus spinothalamicus anterior) für die protopathische Oberflächensensibilität und die Hinterstrangbahn (Fasciculus gracilis [medial = untere Körperhälfte] und Fasciculus cuneatus [lateral = obere Körperhälfte]) für die epikritische Oberflächen- und die Tiefensensibilität.

Sensible Rezeptoren des Körpers

Die sensiblen Rezeptoren sind verschiedenen Regionen im Körper zugeordnet:

- **Epidermis:** Merkel-Tastscheiben (Druckrezeptor, epikritische Sensibilität), freie Nervenendigungen (Thermo-/Schmerzrezeptor)
- **Dermis:** Meissner-Tastkörperchen (Berührungsrezeptor [Geschwindigkeit], epikritische Sensibilität), Ruffini-Körperchen (Druckrezeptoren, protopathische Sensibilität), freie Nervenendigungen (Thermo-/Schmerzrezeptor)
- **Subkutis:** (Vater-)Pacini-Körperchen (Vibrationsrezeptoren (Beschleunigung), protopathische Sensibilität), Ruffini-Körperchen (Druckrezeptoren, protopathische Sensibilität)
- **Gelenkkapsel:** Ruffini-Körperchen (Druckrezeptoren, Tiefensensibilität)
- **Muskel:** Muskelspindel (Dehnungsrezeptor, Tiefensensibilität)
- **Sehne:** Golgi-Sehnenorgan (Dehnungsrezeptor, Tiefensensibilität)

31.2.8 Entwicklung des Zwischenhirns

Im **Dienzephalon** (in der lateralen Wand des 3. Ventrikels) entwickeln sich auf jeder Seite Kerngebiete, die zum Epi-, Hypo-, Meta- und Thalamus werden.

Der **Thalamus** entwickelt sich sehr schnell und engt dadurch den 3. Ventrikel stark ein. Er bildet eine der größten und am stärksten differenzierten Kernansammlungen des ZNS (über 150 einzelne Kerne). Seine Aufgabe besteht in der verarbeitenden und „filternden" Verschaltung **aller Afferenzen** (mit Ausnahme des Riechhirns) zur Großhirnrinde und zu den subkortikalen Kernen **(„Tor des Bewusstseins")**.

31.2.9 Entwicklung des Metathalamus

Der Metathalamus (Vierhügelplatte) beinhaltet vier Kerngebiete, die zum visuellen (Colliculi superiores) bzw. auditiven (Colliculi inferiores) System gehören und in die **Seh- bzw. Hörbahn** eingeschaltet sind.

31.2.10 Entwicklung des Epithalamus

Der Epithalamus **(Corpus pineale)** spielt über die Freisetzung von Melatonin eine Schlüsselrolle bei der zirkadianen und zirkannualen Rhythmik, der **„biologischen Uhr"**.

Dabei gibt die Retina die Hell-Dunkel-Informationen an die Epiphyse weiter, die lichtabhängig dosiert **Melatonin** freisetzen kann und so den Wach-Schlaf-Rhythmus steuert. Melatonin wird von der Epiphyse über 12 Stunden täglich synthetisiert, anschließend wiederum 12 Stunden abgebaut. Melatonin seinerseits hemmt die gonadotrope Aktivität des Hypophysenvorderlappens (s. auch Kap. 31.3.1).

31.2.11 Entwicklung des Hypothalamus

Der Hypothalamus als **oberstes Kontrollzentrum** des VNS und endokrinen Systems besteht aus vier Kerngruppen (s. auch Kap. 31.3.1):

- **rostrale Kerngruppe:** regelt den Wasserhaushalt über die Bildung von Adiuretin und Oxytozin
- **mediale Kerngruppe:** beeinflusst die Wasseraufnahme (Durstzentrum) und Sexualfunktionen (Sexualzentrum)
- **laterale und kaudale Kerngruppe:** stimuliert die allgemeine Aktivität und Aggressionsbereitschaft (dynamogene Areale), erregt das gesamte VNS unspezifisch ergotrop (Wärme-/Kreislaufregulation, Grundumsatz, Zuckerstoffwechsel)
- **dorsale Kerngruppe:** beeinflusst die Nahrungsaufnahme (Fresszentrum) und Stoffwechselprozesse, vorwiegend trophotrop

31.2.12 Entwicklung der Hypophyse (HVL und HHL)

Die Hypophyse entwickelt sich aus zwei Anlagen:

- Adenohypophyse = Hypophysenvorderlappen, HVL (aus dem ektodermalen Epithel der Mundbucht)
- Neurohypophyse = Hypophysenhinterlappen, HHL (aus einer divertikelartigen Ausstülpung des Zwischenhirns)

Am 24. Tag stülpt sich aus dem Dach der ektodermalen Mundbucht ein Divertikel (Rathke-Tasche) aus (▶ **Abb. 31.1a**), das nach dorsal wächst und mit dem Boden des Zwischenhirns Kontakt bekommt, der sich zu einer schlauchförmigen Tasche (Infundibulum) vertieft, aus der die Neurohypophyse hervorgeht (▶ **Abb. 31.1b**). Der Verbindungsstiel der Rathke-Tasche läuft zwischen den Verknorpelungszonen des Sphenoids. In der 6. Woche obliteriert der epitheliale Gang, der die Rathke-Tasche mit dem Mundhöhlenepithel verbindet (▶ **Abb. 31.1d**). Bleiben Reste dieses Stiels bestehen, kommt es zur Rachendachhypophyse, in seltenen Fällen findet man auch versprengtes Hypophysenvorderlappengewebe in der Sella turcica oder im Sphenoid. Die Zellen der Vorderwand der Rathke-Tasche proliferieren und bilden die Hypophysenvorderlappen, während aus dem Infundibulum der Hypophysenstiel und der Hypophysenhinterlappen entstehen (▶ **Abb. 31.1e**). Dann wachsen vom Hypothalamus Nervenfasern in den Hypophysenhinterlappen ein und bilden somit die Grundlage für die Neurosekretion.

31.2.13 Entwicklung Großhirn/Falx cerebri

Das **Telenzephalon** besteht aus einem medianen Teil, von dem die **Großhirnhemisphären** seitlich abgehen. Diese dehnen sich bald ballonartig aus und überdecken nacheinander Zwischen-, Mittel- und Rautenhirn, um dann in der Medianlinie zusammenzutreffen, wo sie sich gegenseitig abflachen und das zwischen ihnen gelegene Mesenchym zur **Falx cerebri** verdichten, die somit eine **Verdopplung der Dura mater** darstellt.

Basalkerne

Ende der 6. Woche wird am (ventralen) Boden der Endhirnbläschen eine Anschwellung sichtbar, das Corpus striatum (Streifenkörper). **Putamen** und **Nucleus caudatus** sowie **Pallidum** und **Nucleus subthalamicus** werden als Basalkerne (früher Basalganglien) bezeichnet, im weiteren Sinne rechnen auch das Corpus amygdaloideum (Mandelkern) und Klaustrum zu den Basalkernen. Nucleus caudatus und Putamen bilden das **Corpus striatum**, Putamen und Pallidum den **Nucleus lentiformis**. Das Cor-

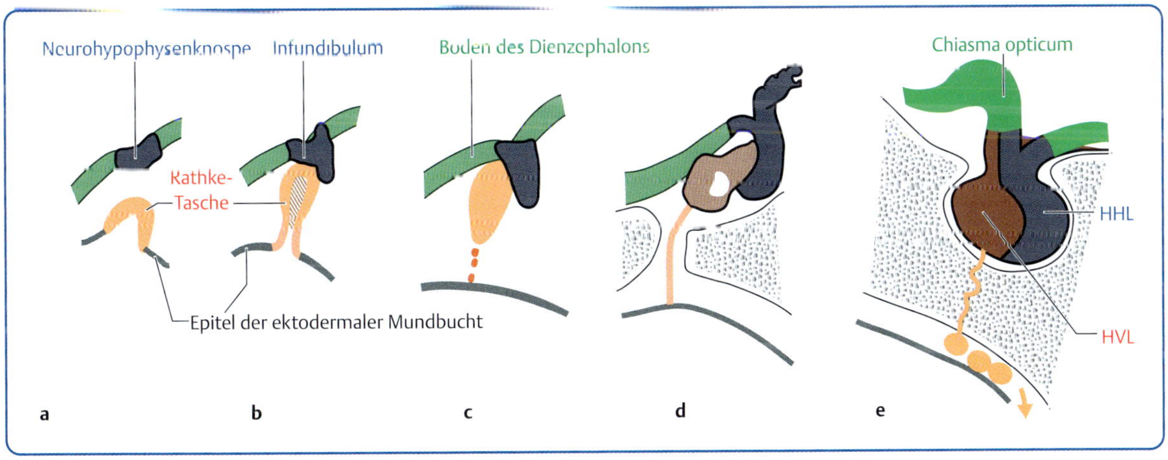

▶ **Abb. 31.1** Entwicklung des Hypothalamus und der Hypophyse.

pus striatum erhält Afferenzen aus dem Kortex, dem Thalamus, der Substantia nigra, der Formatio reticularis und gibt Efferenzen an das Pallidum und die Substantia nigra ab.

Nigrostriatale Bahnen hemmen den inhibitorischen Einfluss des Striatums auf die Motorik (daher fördert die Substantia nigra die Motorik). Bei vielen Wirbeltieren ist das Corpus striatum der alleinige Impulsgeber für die Motorik, beim Menschen ordnet sich das Striatum der Großhirnrinde unter, dient also der **Regulation der Motorik**. Die nigrostriatalen Bahnen sind mit dem sekundären motorischen Kortex und dem Thalamus verbunden, nicht mit dem primären motorischen Kortex. Weil sie den primär motorischen Kortex nicht direkt beeinflussen können, wird ihre Funktion bei der **Bahnung** (Auslösung) und **Modulation** (Beendigung) von Bewegungen vermutet (Pallidum und Substantia nigra greifen über die ventralen Thalamuskerne in die Kortexaktivität ein).

Limbisches System

Das limbische System ist für die Verarbeitung von Emotionen (und Triebverhalten) verantwortlich **(„emotionales Machtzentrum" im Gehirn)** und wird anatomisch aus einem Doppelring um Basalkerne und Thalamus aus phylogenetisch sehr alten Strukturen (Allokortex und medial gelegenen subkortikalen Strukturen) gebildet:

- **Hippocampus:** Gedächtnisbildung, auch vegetativ/emotional
- **Fornix cerebri:** Übertragung vom Kurzzeit- ins Langzeitgedächtnis
- **Corpus mammillare:** Gedächtnisbildung, auch Sexualfunktion
- **Gyrus cinguli:** vegetativ, psycho-/lokomotorischer Antrieb
- **Amygdala:** emotionale Gedächtnisbildung, auch vegetativ

Capsula interna

Da die Hemisphären hier langsamer wachsen als in den übrigen Abschnitten, nehmen sie ein C-förmiges Aussehen an, während die Seitenventrikel ein Vorder-, Hinter- und Unterhorn bekommen. Wenn die Hemisphären die hintere Schädelbegrenzung erreicht haben, kehrt das hintere Ende um und bildet den Lobus temporalis, wobei sie das Unterhorn der Seitenventrikel mit sich nehmen.

Wenn sich die **Großhirnrinde** differenziert, bilden sich zahlreiche Projektionsbahnen, die vom oder zum Kortex laufen und dabei durch das **Corpus striatum** hindurchwachsen und es in den Nucleus caudatus (innen gelegen) und das Putamen (außen gelegen) teilen. Alle hier auf engem Raum gebündelten Fasern zusammen werden als **Capsula interna** bezeichnet, die ebenfalls (durch das Wachstum der Großhirnhemisphären) ein C-förmiges Aussehen bekommt.

Der **Nucleus caudatus** verlängert sich nach dorsal und bekommt ein birnenförmiges Aussehen, fast wie der Seitenventrikel. Das birnenförmige Kaput und der lang gestreckte Korpus des Nucleus caudatus liegen am Boden des Vorderhorns und Mittelteils des Seitenventrikels, während die U-förmig gekrümmte Kauda im Dach des Unterhorns verläuft und den Temporallappen erreicht.

Kommissurenbahnen

Bei der Differenzierung der Großhirnhemisphären entstehen Faserbündel, die beide Hemisphären miteinander verbinden, die Kommissurenbahnen. Zu nennen sind hier die folgenden:

- **Lamina terminalis:** rostrales Ende des Prosenzephalons, zwischen Deckplatte des Zwischenhirns und Chiasma opticum gelegen
- **Commissura anterior:** verbindet die Riechbahnen
- **Commissura hippocampalis:** verbindet den Hippocampus
- **Corpus callosum:** verbindet neokortikale Gebiete
- **Chiasma opticum:** verbindet Teile der Sehbahn

! Beachte
Die Kommissurenbahnen verbinden die gleichen Zentren der verschiedenen Hirnhälften. Assoziationsbahnen verbinden verschiedene Zentren der gleichen Hirnhälfte.

Großhirnrinde

Bei der **Differenzierung** der Großhirnrinde schwärmen die Neuroblasten in die Marginalzone aus, sodass hier (außen) die graue Substanz entsteht, während die Nervenfasern innen bleiben und die weiße Substanz bilden (also umgekehrt im Vergleich zum Rückenmark).

Die Oberfläche der Hemisphären ist zunächst glatt, mit zunehmendem Wachstum wird aber mehr Raum benötigt, und es entstehen **Sulci** und **Gyri**, die das Volumen des Gehirns erheblich vergrößern, ohne eine Vergrößerung des Kopfes zu benötigen.

Der im **Bereich des Striatums** gelegene Rindenabschnitt wächst langsamer als die übrigen Hemisphären, wird von diesen überlagert und verschwindet in der Tiefe (sie ist mit den Basalkernen fest verwachsen, allerdings durch das Klaustrum von diesen anatomisch getrennt), die **Inselrinde** (Insula Reilii), zu deren Aufgaben sprachvermitteltes Denken, emotionale Bewertung von Schmerzen, Geschmacks-/Geruchsinterpretation und Empathie gehören.

Funktionen der Großhirnrinde

Funktionell wird die Großhirnrinde wie folgt gegliedert:

- Lobus frontalis: motorische Funktion
- Lobus parietalis: sensorische Funktion
- Lobus occipitalis: optische Funktion

- Lobus temporalis superior: akustische Funktion
- Lobus temporalis: Langzeitgedächtnis
- limbisches System: Kurzzeitgedächtnis, affektive Tönung der Sinneseindrücke: Motivation, Aggression und deren vegetative Reaktion
- Unterseite von Frontal- und Temporallappen: Antrieb, Ausdauer, Persönlichkeitsbewusstsein, schöpferische Ideenbildung etc.

31.2.14 Entwicklung des peripheren Nervensystems

Das PNS besteht aus dem Spinal- und Hirnnerven sowie dem autonomen (vegetativen) Nervensystem.

Hirnnerven

Die 12 Hirnnerven bilden sich während der 5. und 6. Woche aus und werden embryologisch in drei Gruppen eingeteilt:

1. **somatisch efferente Nerven** (entsprechen den motorischen Vorderwurzeln der Spinalnerven):
   - N. oculomotorius (III), motorischer Teil
   - N. trochlearis (IV)
   - N. abducens (VI)
   - N. accessorius (XI)
   - N. hypoglossus (XII)
2. **Kiemenbogennerven:**
   - N. trigeminus (V)
   - N. facialis (VII)
   - N. glosso-pharyngeus (IX)
   - N. vagus (X)
3. **spezielle sensorische Hirnteile/Nerven:**
   - Tractus olfactorius (I)
   - N. opticus (II)
   - N. vestibulo-cochlearis (VIII)

Die Hirnnerven sind verschiedenen Hirnabschnitten zugeordnet (► **Tab. 31.3**).

► **Tab. 31.3** Zuordnung der Hirnabschnitte zu den Hirnnerven.

Hirnabschnitt	Hirnnerv	Qualität	Ganglion	Herkunft Ganglion: Neuralleiste
Telenzephalon	I	sensorisch	–	–
Dienzephalon	II	sensorisch	–	–
Mesenzephalon	III	viszeroefferent	Ggl. ciliare	Vorder- und Mittelhirn
		somatomotorisch	–	–
	IV	somatomotorisch	–	–
Metenzephalon	V	branchialsensibel	Ggl. trigeminale	Vorder- und Mittelhirn, Trigeminusplakode
		branchialmotorisch	–	–
	VI	somatomotorisch	–	–
	VII	–	Ggl. superius	Rautenhirn, 1. epipharyngeale Plakode
		sensorisch, Geschmack	Ggl. inferius (Ggl. geniculatum)	Rautenhirn
		viszeroefferent	Ggl. sphenopalatinum	Rautenhirn
		viszeroefferent	Ggl. submandibulare	Rautenhirn
		branchialmotorisch	–	–
	VIII	sensorisch	Ggl. vestibulo-cochleare	Ohrplakode statt Neuralleiste
Myelenzephalon	IX	branchialsensibel	Ggl. superius	Rautenhirn
		sensorisch, Geschmack	Ggl. inferius (Ggl. petrosum)	2. epipharyngeale Plakode
		viszeroefferent	Ggl. oticum	Rautenhirn
		branchialmotorisch	–	–
	X	branchialsensibel	Ggl. superius	Rautenhirn
		viszeroafferent	Ggl. inferius (Ggl. nodosum)	Rautenhirn, 3.–4. epipharyngeale Plakode
		viszeroefferent	parasympathisch	Rautenhirn
		branchialmotorisch	–	–
	XI	somatomotorisch	–	–
	XII	somatomotorisch	–	–

Somatoefferente Nerven

- Der **N. hypoglossus (XII)** entwickelt sich durch Verschmelzung der Vorderwurzeln von 3–4 okzipitalen Nerven und versorgt motorisch die Zunge.
- Der **N. abducens (VI)** versorgt den M. rectus lateralis oculi, der aus 3 präotischen Myotomen entsteht.
- Der **N. trochlearis (IV)** versorgt den M. obliquus superior oculi (obwohl er ein rein motorischer Nerv ist, entsteht er im dorsalen Abschnitt des Hirnstammes).
- Der **N. oculomotorius (III)** versorgt die Mm. recti superior, inferior, medialis oculi und den M. obliquus inferior, die aus dem 1. präotischen Myotom hervorgehen.

Kiemenbogennerven

Die Kiemenbogennerven entwickeln sich embryologisch aus den Schlund- bzw. Kiemenbögen (▸ **Abb. 31.2**):

- Der **N. trigeminus (V)** als Nerv des 1. Kiemenbogens ist hauptsächlich sensorisch und versorgt die Kopfhaut und die Schleimhäute sensibel, seine motorischen Fasern versorgen die Kaumuskulatur sowie die anderen Muskeln, die aus dem Mandibularbogen hervorgehen.
- Der **N. facialis (VII)** als Nerv des 2. Kiemenbogens ist hauptsächlich motorisch und versorgt die mimische Muskulatur, viszeromotorisch die peripheren autonomen Kopfganglien, sensorisch die Geschmacksknospen der vorderen ⅔ der Zunge (N. petrosus major/Chorda tympani).
- Der **N. glosso-pharyngeus (IX)** als Nerv des 3. Kiemenbogens versorgt motorisch den M. stylopharyngeus, viszeromotorisch die Ohr- und Zungenspeicheldrüsen (Ggl. oticum), sensorisch ist er für die die allgemeine Sensibilität der Zunge und die Geschmacksknospen des hinteren Zungendrittels verantwortlich.
- Der **N. vagus (X)** als Nerv des 4.–6. Kiemenbogens versorgt den M. cricothyroideus und die Pharynxkonstriktoren (N. laryngeus superior) sowie die Larynxmuskeln (N. laryngeus recurrens), viszeromotorisch und viszerosensibel die Lungen, das Herz sowie den Vorder- und Mitteldarm.
- Der **N. accessorius (XI)** bildet sich aus 2 Anteilen: Der kraniale Teil ist die Fortsetzung des N. vagus (X; Nucleus ambiguus) und versorgt embryologisch den weichen Gaumen, der spinale Teil stammt aus den oberen 5–6 Zervikalsegmenten und versorgt embryologisch den M. sterno-cleido-mastoideus und M. trapezius.

Beachte

In der weiteren Entwicklung vermischen sich die Fasern beider Anteile, sodass eine Vagusafferenz auch eine efferente Tonusänderung im M. sterno-cleido-mastoideus und M. trapezius bewirkt.

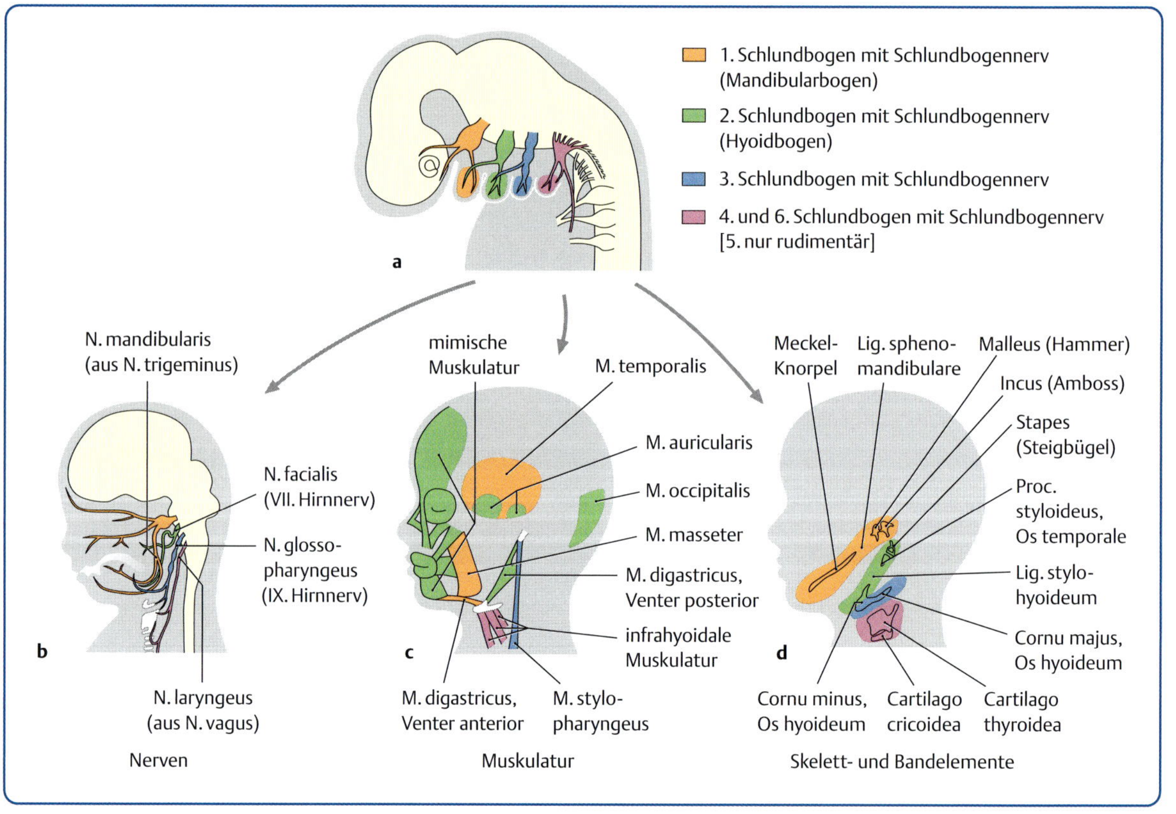

▸ **Abb. 31.2** System der Schlund- bzw. Kiemenbögen, **a** Anlage der embryonalen Schlundbögen mit den dazugehörigen Schlundbogennerven, **b** definitive Verläufe der späteren Hirnnerven V, VII, IX und X, **c** muskuläre Abkömmlinge der Schlundbögen, **d** skelettale Abkömmlinge der Schlundbögen. (Schünke M, Schulte E, Schumacher U. Prometheus. LernAtlas der Anatomie. Allgemeine Anatomie und Bewegungssystem. Illustrationen von M. Voll und K. Wesker. 4. Aufl. Stuttgart: Thieme; 2014: 11, Abb. 1.5Ea–d)

Spezielle sensorische Hirnteile/Nerven

- Der **Bulbus olfactorius (I)** stellt einen ausgelagerten Hirnteil dar, dessen Axone sich zu 18–20 Bündeln zusammenfassen, um welche sich die Lamina cribrosa ossis ethmoidalis entwickelt.
- Der **N. opticus (II)** besteht aus mehr als 1 Mio. Nervenfasern und ist ein Hirnteil.
- Der **N. vestibulo-cochlearis (VIII)** besteht aus 2 Bündeln, dem N. vestibularis (Gleichgewichtsorgan), der im Ggl. vestibulare umgeschaltet wird, und dem N. cochlearis (Hörorgan).

Spinalnerven

Beidseits des Neuralrohrs bilden sich aus der Neuralleiste die segmental angeordneten **Spinalganglien**, die den Zellkörper der peripheren sensiblen Nerven enthalten und sich (pseudounipolar) in 2 Richtungen verzweigen:

- nach zentral in den dorsalen Abschnitt des Neuralrohrs: entweder in die Flügelplatte, um dort umzuschalten, oder in die Marginalschicht, um zu höheren Zentren aufzusteigen (sensible Hinterwurzel des Spinalnerven)
- nach peripher, lagert sich der motorischen Vorderwurzel in Richtung des Spinalnerven an, läuft weiter zu den sensiblen Rezeptororganen

Der **Spinalnerv** (▸ **Abb. 31.3**) teilt sich nach ca. 1 cm in mehrere Äste (s. auch Kap. 31.2.2):

- **dorsaler Ast:** ist gemischt (afferent und efferent), bleibt monosegmental, versorgt die dorsale (autochthone) Rückenmuskulatur, den lateralen Teil der Zwischenwirbelgelenke (Facettengelenk) sowie die Haut des Rückens
- **ventraler Ast:** ist gemischt (afferent und efferent), bildet Plexus, versorgt die Extremitäten, die ventrale Leibeswand sowie die Plexus cervicalis, brachialis und lumbosacralis
- **weißer kommunizierender Ast:** verbindet den Spinalnerv und Truncus sympathicus, enthält präganglionäre vegetative Fasern
- **grauer kommunizierender Ast:** verbindet den Truncus sympathicus und den Spinalnerv, über den die Informationen in die Peripherie weitergeleitet werden, enthält postganglionäre vegetative Fasern
- **meningealer Ast:** rein afferent, bleibt monosegmental, versorgt die Meningen, den medialen Teil der Zwischenwirbelgelenke (Facettengelenk), das Periost des Spinalkanals sowie den hinteren Teil des Anulus fibrosus disci intervertebralis

31.3 Zentrales Nervensystem

31.3.1 Aufbau und Zentren

Das ZNS gliedert sich in verschiedene Abschnitte. Folgende Einteilung folgt der **embryologischen Entwicklung** (Kap. 31.2) und erklärt viele Funktionen des ZNS im Detail:

- Großhirn
- Zwischenhirn
- Mittelhirn
- Rautenhirn
- Medulla oblongata
- Rückenmark

Die **phylogenetische Einteilung** grenzt den ältesten Teil des Nervensystems, den Hirnstamm, von den übrigen, jüngeren Teilen ab:

- Großhirn
- Zwischenhirn
- Hirnstamm
- Kleinhirn
- Rückenmark

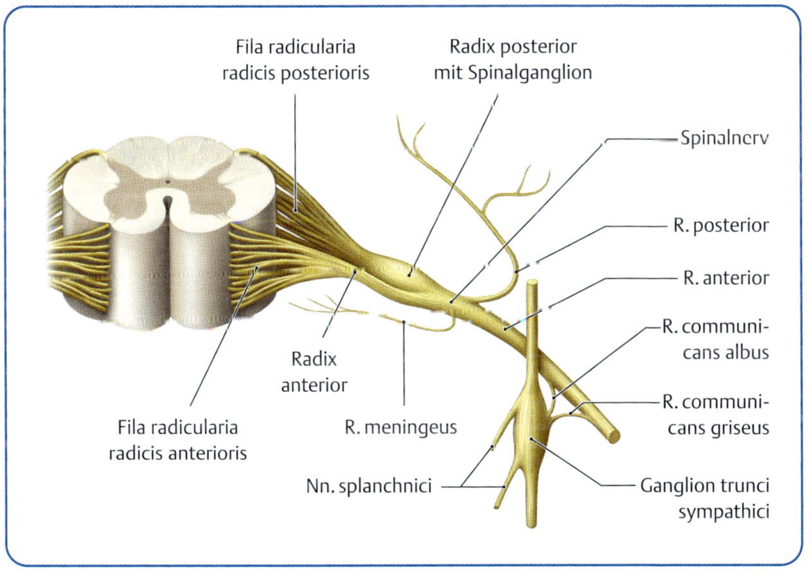

▸ **Abb. 31.3** Aufbau eines Rückenmarkssegments mit Spinalnerv. (Schünke M, Schulte E, Schumacher U. Prometheus. LernAtlas der Anatomie. Hals, Kopf und Neuroanatomie. Illustrationen von M. Voll und K. Wesker. 4. Aufl. Stuttgart: Thieme; 2015: 394, Abb. 11.1B)

Die **psychofunktionelle Einteilung** grenzt den bewussten Teil des Nervensystems, das Großhirn, vom unbewusst arbeitenden Stammhirn ab:

- Großhirn
- Stammhirn
- Kleinhirn
- Rückenmark

Wieder andere Einteilungen unterscheiden motorische und sensible sowie (diese) kontrollierende Systeme:

- **motorische Systeme:**
  - Pyramidenbahn
  - extrapyramidalmotorisches System (EPMS)
- **sensible Systeme:**
  - Vorderseitenstrangbahn
  - Hinterstrangbahn
  - Kleinhirnseitenstrangbahnen

Für die **funktionelle Betrachtung** ist ein Zusammenfassen verschiedener Hirnareale aus Zwischenhirn und Hirnstamm sinnvoll:

- Basalkerne
- limbisches System
- Thalamus
- Hypothalamus
- Hypophyse
- Epiphyse
- Vierhügelplatte
- Kleinhirn

Pyramidenbahn

Die Pyramidenbahn (**„Bahn der Willkürmotorik"**) verbindet die motorische Großhirnrinde (Cortex frontalis) direkt mit dem Vorderhorn des Rückenmarks (α-Motoneuron). Auf ihrem Verlauf passieren sie die Capsula interna und ziehen zum Hirnstamm/Rückenmark zum 2. Neuron (α-Motoneuron) oder zu den motorischen Kernen des Zwischenhirns (Thalamus, Nucleus ruber, Nucleus olivaris, Formatio reticularis). Die meisten Teile der Pyramidenbahn kreuzen auf Höhe der Medulla oblongata auf die Gegenseite (Tractus corticospinalis lateralis), ein kleinerer Teil zieht ungekreuzt (Tractus corticospinalis anterior) zum Rückenmarkssegment hinab und kreuzt dort.

! Beachte

Die Teile der Pyramidenbahn, die zu den Hirnnerven ziehen, kreuzen zum großen Teil im Hirnstamm, einige Teile aber auch nicht. Deswegen sind bei der zentralen Fazialisparese noch der Lidschluss und das Stirnrunzeln möglich (da auch ipsilateral versorgt), die mimische Mundbewegung (Lächeln, Wangen aufblasen) aber nicht. Bei der peripheren Fazialisparese sind auch Lidschluss und Stirnrunzeln nicht möglich.

Das **extrapyramidalmotorische System (EPMS)** nimmt Einfluss auf die motorischen Zellen des Vorderhorns im Rückenmark (α-/γ-Motoneuron) und bringt die Steuerung der Motorik durch die Basalkerne und das Kleinhirn in das motorische System ein.

Neurofunktionell hängen beide Systeme eng zusammen, klinisch ist folgende Untergliederung wichtig:

- Pyramidenbahnschädigungen führen zur **Bewegungsunfähigkeit**, meist als Spastik.
- Schädigungen des extrapyramidalmotorischen Systems führen zur **gestörten Durchführung** von Bewegungen, z. B. zu Dystonie, Rigor, Tremor, Hypokinese, Chorea, Tics, Myoklonus, Ballismus, Akathisie.

Vorderseitenstrang- und Hinterstrangbahn

Die aufsteigenden Bahnen sind die **Vorderseitenstrangbahn** (läuft kontralateral als 2. Neuron zum Thalamus; spinothalamisches System oder extralemniskales System = Thermo-/Nozizeption) und die **Hinterstrangbahn** (läuft ipsilateral als 1. Neuron, schaltet in Medulla oblongata um und kreuzt dort zur Gegenseite; Lemniskusbahn = Mechanozeptoren).

Dadurch kommt es bei halbseitigen Rückenmarksschädigungen (Brown-Séquard-Syndrom) zum gleichseitigen Ausfall der Motorik und Somatosensorik (Mechano- und Propriozeption) sowie zum gegenseitigen Ausfall der Thermo- und Nozizeption.

Kleinhirnseitenstrangbahnen

Die Kleinhirnseitenstrangbahnen führen propriozeptive Informationen ins Kleinhirn.

Basalkerne

Die Basalkerne (früher: Basalganglien) bestehen aus:

- **Corpus striatum:** Afferenzen aus Kortex, Thalamus, Substantia nigra, Formatio reticularis sowie Efferenzen an Pallidum und Substantia nigra**:**
  - Putamen
  - Nucleus caudatus
- **Nucleus lentiformis:**
  - Putamen
  - Pallidum
- **Nucleus subthalamicus**
- **Amygdala (Corpus amygdaloideum):** entwicklungsgeschichtlich, nicht funktionell
- **Klaustrum:** entwicklungsgeschichtlich, nicht funktionell
- **nigrostriatale Bahnen:** hemmen den inhibitorischen Einfluss des Striatums auf die Motorik (daher fördert die Substantia nigra die Motorik), bei einem Verlust der Substantia nigra von > 50 % entsteht Morbus Parkinson.

Beachte

Die Basalkerne filtern und prozessieren motorische und komplexe (integrative) Handlungen (stellen also einen Bewusstseinsfilter dar, steuern aber auch komplexe motorische Abläufe).

Limbisches System

Das limbische System ist für die Verarbeitung von Emotionen (und Triebverhalten) verantwortlich (**„emotionales Machtzentrum" im Gehirn**) und wird anatomisch aus einem Doppelring um Basalkerne und Thalamus aus phylogenetisch sehr alten Strukturen (Allokortex und medial gelegenen subkortikalen Strukturen) gebildet (▶ **Abb. 31.4**):

- **Hippocampus:** Gedächtnisbildung, auch vegetativ/emotional
- **Fornix cerebri:** Übertragung vom Kurzzeit- ins Langzeitgedächtnis
- **Corpus mammillare:** Gedächtnisbildung, auch Sexualfunktion
- **Gyrus cinguli:** vegetativ, psycho-/lokomotorischer Antrieb
- **Amygdala (Corpus amygdaloideum):** emotionale Gedächtnisbildung, auch vegetativ

Thalamus

Der Thalamus **(„Tor des Bewusstseins")** bildet eine der größten und am stärksten differenzierten Kernansammlungen des ZNS (über 150 einzelne Kerne), seine Aufgabe besteht in der verarbeitenden und „filternden" Verschaltung **aller Afferenzen** (mit Ausnahme des Riechhirns) zu Großhirnrinde und subkortikalen Kernen.

Hypothalamus

Der Hypothalamus als oberstes Kontrollzentrum des vegetativen Nervensystems (VNS) und des endokrinen Systems besteht aus vier Kerngruppen (Kap. 27.1 und Kap. 27.5.2):

- **rostrale Kerngruppe:** regelt den Wasserhaushalt über die Bildung von Adiuretin und Oxytozin
- **mediale Kerngruppe:** beeinflusst die Wasseraufnahme (Durstzentrum) und Sexualfunktionen (Sexualzentrum)
- **laterale und kaudale Kerngruppe:** stimuliert die allgemeine Aktivität und Aggressionsbereitschaft (dynamogene Areale), erregt das gesamte VNS unspezifisch **ergotrop** (Wärme-/Kreislaufregulation, Grundumsatz, Zuckerstoffwechsel)
- **dorsale Kerngruppe:** beeinflusst die Nahrungsaufnahme (Fresszentrum) und Stoffwechselprozesse, vorwiegend **trophotrop**

Hypophyse

Die **Hypophyse** entwickelt sich aus zwei Anlagen (Kap. 27.1, Kap. 27.5.2 und Kap. 31.2.12):

- Adenohypophyse = Hypophysenvorderlappen (HVL)
- Neurohypophyse = Hypophysenhinterlappen (HHL)

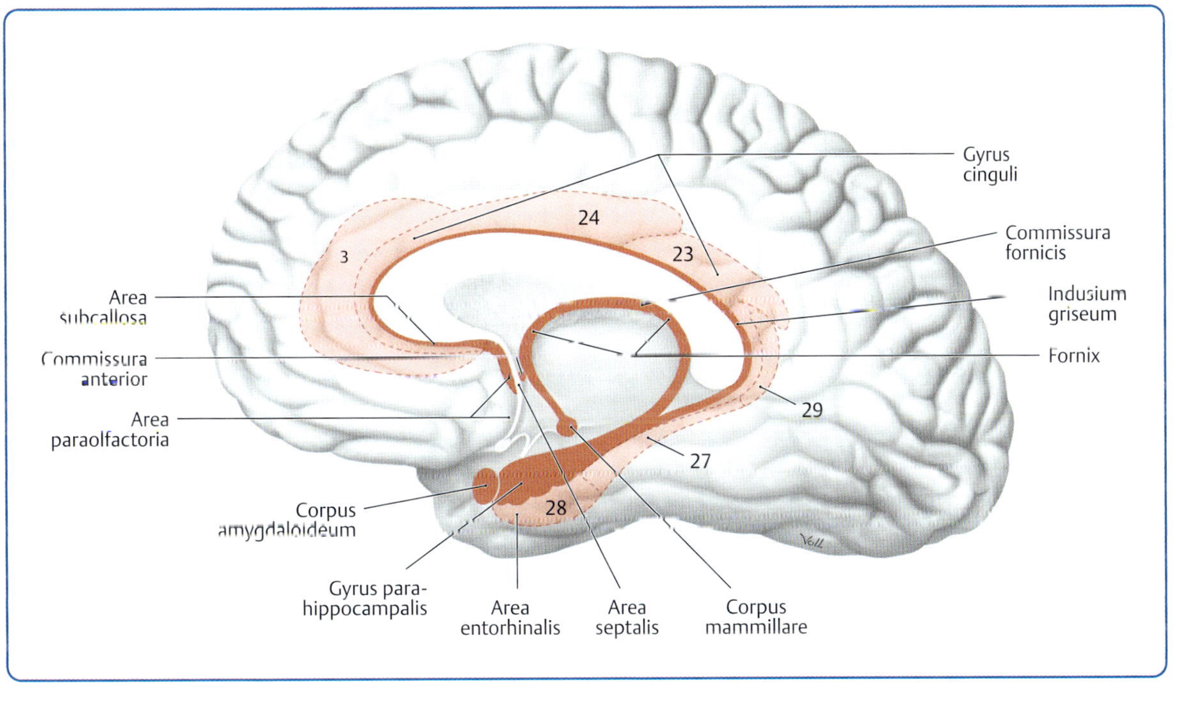

▶ **Abb. 31.4** Limbisches System, Ansicht von medial auf die rechte Hirnhälfte. (Schünke M, Schulte E, Schumacher U. Prometheus. LernAtlas der Anatomie. Hals, Kopf und Neuroanatomie. Illustrationen von M. Voll und K. Wesker. 4. Aufl. Stuttgart: Thieme; 2015: 492, Abb. 13.25A)

Epithalamus

Der Epithalamus **(Corpus pineale)** spielt über die Freisetzung von Melatonin eine Schlüsselrolle bei der zirkadianen und zirkannualen Rhythmik, der **„biologischen Uhr"**.

Dabei gibt die Retina die Hell-Dunkel-Informationen an die Epiphyse weiter, die lichtabhängig dosiert **Melatonin** freisetzen kann und so den Wach-Schlaf-Rhythmus steuert. Melatonin wird von der Epiphyse über 12 Stunden täglich synthetisiert, anschließend wiederum 12 Stunden abgebaut. Melatonin seinerseits hemmt die gonadotrope Aktivität des Hypophysenvorderlappens.

Metathalamus

Der Metathalamus (Vierhügelplatte) beinhaltet vier Kerngebiete, die zum visuellen (Colliculi superiores) bzw. auditiven (Colliculi inferiores) System gehören und in die **Seh- bzw. Hörbahn** eingeschaltet sind.

Kleinhirn

Das Kleinhirn dient als Kontrollinstanz für die Koordination und Feinabstimmung sowie das unbewusste Planen und Erlernen von Bewegungsabläufen. Es ist hierzu afferent (Gleichgewichtsorgan, Olive, Rezeptoren der Muskelspindeln, Golgi-Sehnenorgan, Gelenkkapsel) und efferent (Thalamus, Nucleus ruber, Formatio reticularis, Vestibulariskerne) mit dem übrigen Nervensystem verknüpft.

Automatisierte, erlernte Bewegungsabläufe (Fingerbewegung beim Klavierspielen, Skilaufen etc.) werden vom Kleinhirn gespeichert. Gleichgewicht und Stützmotorik werden vom Kleinhirn gesteuert, darüber hinaus werden **kognitive Leistungen** (Affekt, Verhalten, Dyslexie u. a.) vom Kleinhirn erbracht.

31.3.2 Steuerung des ZNS

Die Steuerung des ZNS erfolgt in mehreren Abschnitten:

- segmentaler Regelkreis
- Steuerung von Hirnstamm/Kleinhirn (unbewusst)
- Steuerung des Kortex (Großhirnhemisphären; bewusst)

Segmentaler Regelkreis

Beim segmentalen Regelkreis wird die afferente Information vom Rückenmarkshinterhorn entweder monosynaptisch direkt auf das α-Motoneuron des entsprechenden Vorderhorns umgeschaltet oder auf Höhe des gleichen Segments polysynaptisch über Interneurone weitergeleitet (beispielsweise viszerale Reflexantworten).

Steuerung von Hirnstamm/Kleinhirn

Bei der **unbewussten Steuerung** über Hirnstamm/Kleinhirn werden die afferenten Informationen über entsprechende aufsteigende Bahnen zu den Zentren von Hirnstamm/Kleinhirn weitergeleitet, dort verarbeitet und efferent über die absteigenden Bahnen wieder zum Vorderhorn des Rückenmarks ans α-/γ-Motoneuron oder ans Vorder-Seitenhorn des Rückenmarks zur vegetativen Reaktion weitergeleitet.

Es gibt Bahnen, die die **Reflexe der Sinnesorgane** aus der Vierhügelplatte (dem Tectum) an die sensomotorischen Systeme übermitteln (Tractus tectospinalis, Tractus tectonuclearis). Zur Angliederung des VNS und des extrapyramidalmotorischen Systems dient der Tractus tectoreticularis zur **Formatio reticularis**.

Im **Tegmentum** befinden sich der **Nucleus ruber** (Schaltstation zwischen Großhirn und Rückenmark sowie Kleinhirn und Rückenmark), die **Formatio reticularis** (zahlreiche Aufgaben: extrapyramidalmotorisches System, vegetative Steuerungen, Weckreaktion der Großhirnrinde [wie ein Spot-Scheinwerfer fokussiert sie die Aufmerksamkeit]) und Kerne des **III.** (N. oculomotorius) und **IV.** (N. trochlearis) **Hirnnerven**.

Die **Substantia nigra** stellt die Schaltstation des subkortikalen extrapyramidalmotorischen Systems dar. Die **Hirnstiele** (Crura cerebri) und die **Schleifenbahnen** (Lemniscus medialis und lateralis) leiten die Oberflächen- und Tiefensensibilität von Rumpf und Extremitäten (Lemniscus medialis) zum Thalamus bzw. Erregungen aus dem Hörorgan (Lemniscus lateralis) zum Kniehöcker.

Steuerung des Kortex

Bei der **bewussten Steuerung** über die Großhirnhemisphären werden die afferenten Informationen über entsprechende aufsteigende Bahnen zu den Zentren von Hirnstamm/Kleinhirn weitergeleitet, dort verarbeitet und afferent über den **Thalamus** ans Großhirn weitergeleitet, dann efferent über die absteigenden Bahnen wieder zum Vorderhorn des Rückenmarks ans α-/γ-Motoneuron oder ans Vorder-Seitenhorn des Rückenmarks zur vegetativen Reaktion weitergeleitet.

31.3.3 Neurologische Symptomatik

Vaskuläre Störungen

Neben den Irritationen nervaler Strukturen sind auch verschiedene vaskuläre Störungen verantwortlich für eine neurologische Symptomatik. Hierbei kommen insbesondere folgende Gefäße infrage:

- **A. vertebro-basiliaris:** Sie versorgen das Zerebellum sowie das Gleichgewichtsorgan, das Innenohr und die Sehbahn. Mögliche Symptome sind:
  - Gleichgewichtsstörungen/Schwindel
  - Hörstörungen/Ohrgeräusche
  - Sehstörungen
- **Aa. carotis communis/interna:** Bei Stenosen dieser Gefäße erhöht sich das Risiko für einen (weißen) Apoplex (s. u.), weil die entsprechenden Versorgungsgebiete dann nicht ausreichend versorgt werden.
- **Vv. azygos/hemiazygos:** Sie setzen die Vv. lumbales ascendentes nach kranial fort (links: V. hemiazygos/rechts: V. azygos) und münden in die V. cava superior, weswegen sie einen Kollateralkreislauf für das V.-cava-System bilden können.
- **Plexus venosus vertebralis internus:** Bei venöser Abflussstauung kann es zum Rückstau in den Plexus venosus vertebralis internus kommen. Da aber die äußeren Strukturen (Dura mater und Canalis vertebralis) **nicht** nachgeben, wird der Druck der geschwollenen Venen auf das Rückenmark erhöht und kann zu lumbalen neurologischen Symptomen, ähnlich wie bei einer Spinalkanalstenose, führen.

Zerebrale Thrombose

Thrombosen können an allen möglichen Stellen im ZNS auftreten und dann je nach betroffenem Gebiet entsprechende Ausfallerscheinungen erzeugen. Zur Differenzierung sei hier auf die Lehrbücher der Neurologie verwiesen und daran erinnert, einen Patienten mit unklarer neurologischer Symptomatik eher zu schnell als zu spät der fachärztlichen Abklärung zuzuführen.

Apoplex

Für Ursache und Auswirkung eines Apoplex müssen unterschieden werden:

- **Intrakranielle Blutung (roter Apoplex):** Beim „roten" Apoplex entstehen die neurologischen Ausfallserscheinungen aufgrund des Drucks der Blutung auf das Nervensystem, welches druckbedingt nicht mehr ausreichend durchblutet wird, weil seine Gefäße „abgedrückt" werden, und so unter Sauerstoffmangel und Nährstoffdefizit leidet:
  - **SAB (Subarachnoidalblutung):** Ursache ist meist die Ruptur eines intrakranialen Aneurysmas (irreversible Verdünnung der Gefäßwand, welches dadurch plötzlich platzen kann und dann zur Hirnblutung führt), erzeugt plötzlich heftigste Kopfschmerzen mit Meningismus und Nackensteife sowie Bewusstseinsstörungen.
  - **EDB (epidurale Blutung):** Folge eines SHT mit Blutung in den Duraraum, entweder durch Riss eines Sinus durae matris oder (häufiger) durch Ruptur der A. meningea media.
- **Intrakranielle Ischämie (weißer Apoplex):** Beim „weißen" Apoplex entstehen die neurologischen Ausfallserscheinungen aufgrund der Minderversorgung des Nervensystems, welchem dann Sauerstoff, Blutglukose und andere Nähr- sowie Mineralstoffe fehlen. Sie machen die Mehrheit der Apoplexien (80–85 %) aus.

Die Ursachen für die Nervenschädigung sind also mittelbar die gleichen (Sauerstoff-/Nährstoffmangel des Nervengewebes), allerdings einmal durch einen Verschluss des versorgenden Gefäßes (weißer Apoplex) und einmal durch Druck auf das Gewebe (roter Apoplex).

Tumoren verursachen (vergleichbar mit einer Hirnblutung) Druck auf die ZNS-versorgenden Gefäße und damit eine Minderversorgung des betroffenen Hirnareals.

Hydrozephalus

Beim Hydrozephalus (Wasserkopf) sind der innere bzw. äußere Liquorfluss gestört, was die Liquorräume erweitert und zum Teil schwere neurologische Symptome hervorrufen kann. Vorrangiges Behandlungsziel ist die Normalisierung des Liquordrucks, um eine Hirndrucksymptomatik zu verhindern. Zum Hydrozephalus s. auch Kap. 21.2 (SSB-Torsion/SSB-Seitneigung-Rotatation).

31.4 Vegetatives Nervensystem

Das VNS wird zentral vom Hypothalamus (endokrin danach Hypophyse) gesteuert (Kap. 27.1 und Kap. 31.2) und teilt sich in zwei Komponenten, den Sympathikus und den Parasympathikus (▶ **Abb. 31.5**).

31.4.1 Sympathikus

Der Sympathikus besteht aus:

- Truncus sympathicus: sympathischer Grenzstrang
- unpaare präaortale Ganglien: Ggll. coeliacum, mesentericum superius und inferius
- Plexus: Plexus cardiacus, oesophageus, pulmonalis

Der **Truncus sympathicus** (sympathischer Grenzstrang) entsteht in der 5. Woche aus Neuralleistenzellen, die paravertebral paarige Ganglien ausbilden und sich durch longitudinale Fasern miteinander verbinden.

Die **präganglionären Fasern** ziehen vom Rückenmark (Vorderwurzel) über den R. communicans albus zum Grenzstrang, werden dort umgeschaltet und ziehen über den R. communicans griseus zurück zum Spinalnerven, um die Erfolgsorgane zu erreichen. Einige Fasern schalten nicht im Grenzstrang um (z. B. Nn. splanchnici), sondern ziehen weiter zu den präaortalen Ganglien oder einem anderen orthosympathischen Niveau innerhalb des Grenzstranges. Die Ganglien liegen also stets **organfern**.

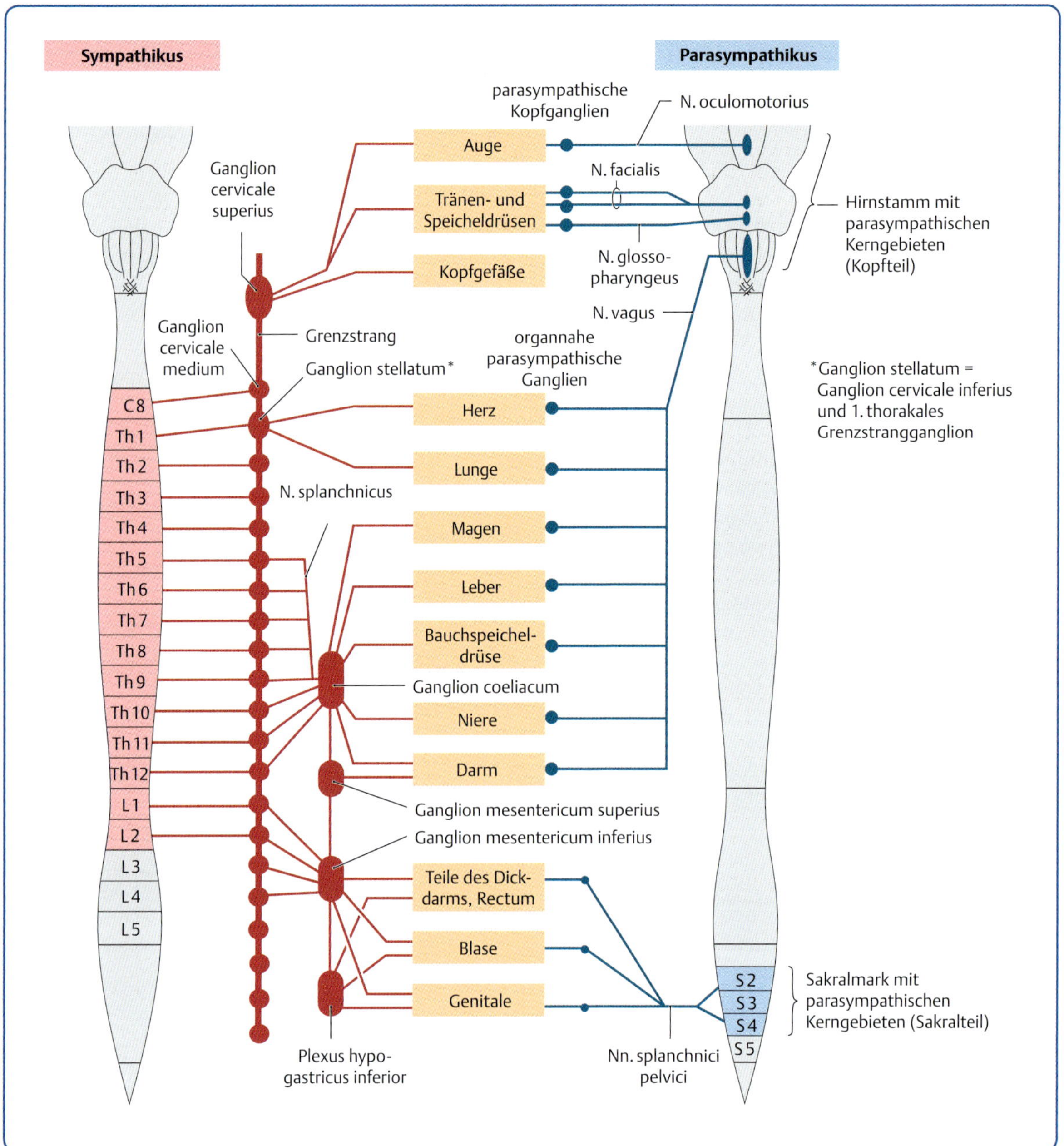

▸ **Abb. 31.5** Aufbau des VNS. (Schünke M, Schulte E, Schumacher U. Prometheus. LernAtlas der Anatomie. Hals, Kopf und Neuroanatomie. Illustrationen von M. Voll und K. Wesker. 4. Aufl. Stuttgart: Thieme; 2015: 296, Abb. 3.1A)

31.4.2 Parasympathikus

Die präganglionären Fasern des Parasympathikus kommen aus:

- N. oculomotorius (III): Pupillenverengung, Akkommodation
- N. facialis (VII): Tränen-, Speicheldrüsen ohne Ohrspeicheldrüse
- N. glosso-pharyngeus (IX): Ohrspeicheldrüse, Lippendrüsen
- N. vagus (X): Herz, Lunge, Niere, Vorder-/Mitteldarm
- S2–S4: Enddarm, Urogenitalsystem

Hier liegt das Ganglion also stets in der Faszie (in der Nähe) des **Erfolgsorgans**.

31.4.3 (Zentrale) Steuereinheiten des vegetativen Nervensystems

Die vegetativen Informationen werden von den Kerngebieten des III., VII., IX., X. Hirnnerven (parasympathisch), dem Seitenhorn des Rückenmarks in den Bereichen C8–L2 (sympathisch) und S2–S4 (parasympathisch) umgeschaltet und dann zum PNS weitergegeben.

Auf Rückenmarksebene gibt es in den entsprechenden Segmenten (C8–L2 und S2–S4) folgende Afferenzen/Efferenzen:

- **Somatische Afferenz:** Informationen gelangen aus der Peripherie über den Spinalnerv, seine sensible Hinterwurzel (mit dem Spinalganglion als Ort der Zellkörper) zum Hinterhorn. Dort erfolgt entweder die Umschaltung oder die Weiterleitung in den Rückenmarksbahnen.
- **Viszerale Afferenz** (C8–L2/S2–S4): Informationen gelangen aus der Peripherie über den Spinalnerven, seine sensible Hinterwurzel (mit dem Spinalganglion als Ort der Zellkörper) zum Hinter-Seitenhorn. Dort erfolgt entweder die Umschaltung oder die Weiterleitung in den Rückenmarksbahnen (Kap. 31.4).
- **Viszerale Efferenz** (C8–L2/S2–S4): Zentrale Information wird über die motorische Vorderwurzel und den R. communicans albus zum Truncus sympathicus weitergeleitet, dort umgeschaltet, dann im R. communicans griseus zurück zum Spinalnerven und mit dessen Fasern weiter zum Erfolgsorgan geleitet.
- **Somatische Efferenz:** Zentrale Information wird über die motorische Vorderwurzel zur motorischen Endplatte des Muskels geleitet.

31.4.4 Enterisches Nervensystem

Das enterische Nervensystem, auch als **„Bauchgehirn"** bezeichnet, liegt in der muskulären Wand des Verdauungstrakts (intramural) und besitzt mit ca. 100 Mio. Nervenzellen ca. 4–5 × so viele Nervenzellen wie das menschliche Rückenmark. Es wird vom 1. Neuron des VNS angesteuert.

Das intramurale System (2. Neuron) unterteilt sich wie folgt (► Abb. 31.6):

- **Plexus submucosus** (Meissner-Plexus): innerviert die Drüsen und die Lamina muscularis mucosae
- **Plexus myentericus** (Auerbach-Plexus): innerviert die Muskelschicht des Darms

> **Beachte**
> **Die *Cajal-Zellen* (spezialisierte Muskelzellen der Darmwand) können eigenständig (völlig unabhängig von Neuronen) die Muskelkontraktionen der Darmwand auslösen, wirken also als autonomes System (entfernt vergleichbar mit dem Erregungsleitungssystem des Herzens).**

Wenn die Zellen der Neuralleiste nicht bis in die Wand des distalen Kolons eingewandert sind, fehlt hier die vegetative Innervation, es kommt zu extremer Dilatation und Hypertrophie des Kolons, dem kongenitalen **aganglionären Megakolon** (Morbus Hirschsprung), mit Stuhlverhaltung und Auftreibung des Abdomens.

31.5 Hirnnerven

Die zwölf Hirnnerven werden zum peripheren Nervensystem gezählt (► Abb. 31.7).

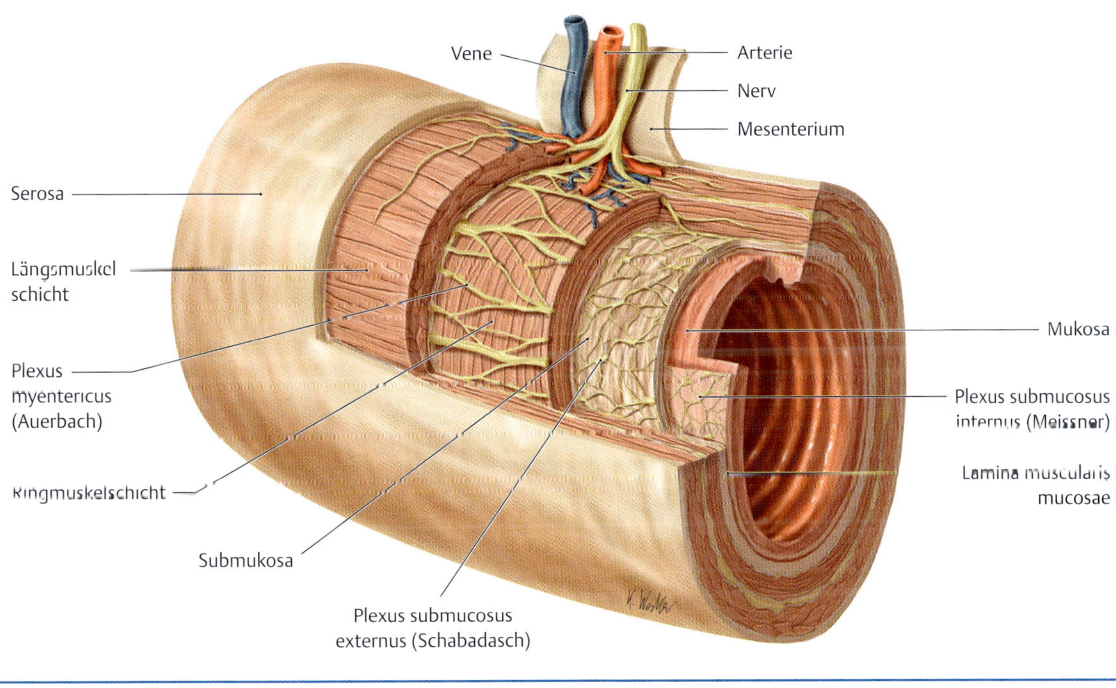

► **Abb. 31.6** Enterisches Nervensystem. (Schünke M, Schulte E, Schumacher U. Prometheus. LernAtlas der Anatomie. Hals, Kopf und Neuroanatomie. Illustrationen von M. Voll und K. Wesker. 4. Aufl. Stuttgart: Thieme; 2015: 304, Abb. 3.5A)

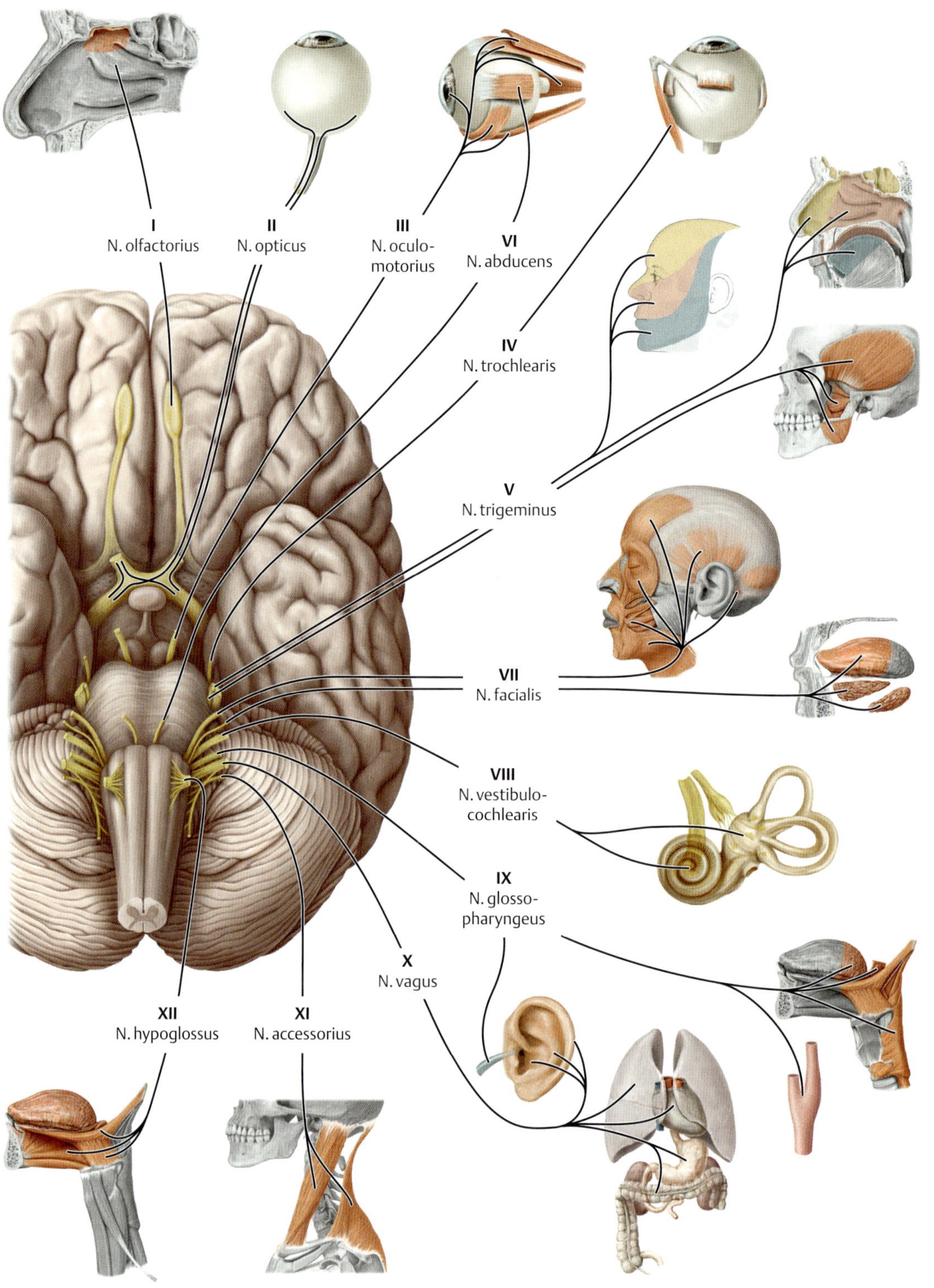

▸ **Abb. 31.7** Hirnnerven. (Schünke M, Schulte E, Schumacher U. Prometheus. LernAtlas der Anatomie. Hals, Kopf und Neuroanatomie. Illustrationen von M. Voll und K. Wesker. 4. Aufl. Stuttgart: Thieme; 2015: 113, Abb. 4.10A)

31.5.1 Gliederung

Gegliedert sind sie in folgende Gruppen (Kap. 31.2.14):

Somatoefferente Nerven

- **N. hypoglossus (XII):** versorgt motorisch die Zunge
- **N. abducens (VI):** versorgt den M. rectus lateralis oculi
- **N. trochlearis (IV):** versorgt den M. obliquus superior oculi
- **N. oculomotorius (III):** versorgt die Mm. recti superior, inferior, medialis oculi und den M. obliquus inferior

Kiemenbogennerven

- **N. trigeminus (V):** hauptsächlich sensorisch, versorgt die Kopfhaut und die Schleimhäute sensibel; motorische Fasern: versorgen die Kaumuskulatur sowie die anderen Muskeln, die aus dem Mandibularbogen hervorgehen
- **N. facialis (VII):** hauptsächlich motorisch, versorgt die mimische Muskulatur, viszeromotorisch die peripheren autonomen Kopfganglien, sensorisch die Geschmacksknospen der vorderen ⅔ der Zunge (N. petrosus major/Chorda tympani)
- **N. glosso-pharyngeus (IX):** versorgt motorisch den M. stylopharyngeus, viszeromotorisch die Ohr- und Zungenspeicheldrüsen (Ggl. oticum), sensorisch: allgemeine Sensibilität der Zunge und die Geschmacksknospen des hinteren Zungendrittels
- **N. vagus (X):** versorgt den M. cricothyroideus und die Pharynxkonstriktoren (N. laryngeus superior) sowie die Larynxmuskeln (N. laryngeus recurrens), viszeromotorisch und viszerosensibel die Lungen, das Herz sowie den Vorder- und Mitteldarm
- **N. accessorius (XI):** Fortsetzung des N. vagus (X), versorgt mit diesem den M. sterno-cleido-mastoideus und M. trapezius

Spezielle sensorische Hirnteile/Nerven

- **Bulbus olfactorius (I):** ausgelagerter Hirnteil, Axone mit bis zu 18–20 Bündeln, umgeben von der Lamina cribrosa ossis ethmoidalis
- **N. opticus (II):** besteht aus mehr als 1 Mio. Nervenfasern und ist ein Hirnteil
- **N. vestibulo-cochlearis (VIII):** besteht aus dem N. vestibularis (Gleichgewichtsorgan), der im Ggl. vestibulare umgeschaltet wird, und dem N. cochlearis (Hörorgan)

31.5.2 Funktion

Entstehung, Versorgungsgebiete und unterschiedlichen Funktionen der Hirnnerven werden auch im Kap. 25 und Kap. 31.2.14 beschrieben.

Spezifische Zusammenhänge finden sich darüber hinaus in den folgenden Kapiteln:

- **X:** s. Kap. 12.1.2 und Kap. 25; mit Herz: s. Kap. 12.1.4 und Kap. 29.1.5
- **IX–XII:** s. Kap. 12.1.2, Kap. 12.1.4 und Kap. 19.2 (Foramen jugulare/Sutura occipito-mastoidea)
- **V:** s. Kap. 21.2.3 (SSB-Lateral Strain) und Kap. 25
- **III–VI:** s. Kap. 20.1.1 (Sphenoid)
- **III–XII:** s. Kap. 20.1.1 (Temporale)
- **II:** Kap. 16.2 und Kap. 25
- **IX–X:** s. Kap. 27.5.6 (Atmung)

31.5.3 Pathologie

Bei einigen Hirnnerven lagern sich im Verlauf noch zusätzliche andere Nerventeile an bzw. zweigen im Verlauf bestimmte Nerventeile ab, sodass anhand der Symptomatik die Stelle der Schädigung genau bestimmt werden kann.

Ein gutes Beispiel hierfür ist der **N. facialis (VII)**, bei welchem je nach Lokalisation unterschiedliche klinische Ausfallbilder entstehen:

Periphere Fazialisparese

Bei einer peripheren Fazialisparese kommt es **immer** zur Störung der mimischen Muskulatur einer Gesichtshälfte (herabhängende Mundwinkel, Probleme beim Trinken, unvollständiger Lidschluss, Gesichtsasymmetrie, eingeschränkte Mimik). Zusätzlich bestehen folgende Störungen:

- seitengleiche Geschmacksstörungen in den beiden vorderen Zungendritteln und verminderte Speichelsekretion in Ruhe, wenn die Schädigung vor dem Abgang der Chorda tympani liegt
- ipsilaterale Hyperakusis (erhöhte Geräuschempfindlichkeit), wenn die Schädigung vor dem Abgang des N. stapedius liegt
- reduzierte Tränensekretion, wenn die Schädigung vor dem Abgang des N. petrosus major liegt

Zentrale Fazialisparese

Bei einer zentralen Fazialisparese kommt es zur supranukleären Parese, bei der (wegen beidseitiger Versorgung des ersten Neurons) Lidschluss und Stirnrunzeln erhalten sind, und „nur“ die mimische Mundbewegung ausgefallen ist.

Deswegen sind bei der zentralen Fazialisparese noch Lidschluss und Stirnrunzeln möglich (da auch ipsilateral versorgt), die mimische Mundbewegung (Lächeln/Wangen aufblasen) aber nicht. Bei der peripheren Fazialisparese sind auch Lidschluss und Stirnrunzeln nicht möglich.

31.5.4 Durchtrittsstellen

Die Durchtrittsstellen der Gefäße und Hirnnerven durch die Schädelbasis sind in Kap. 20.1.3 beschrieben.

31.5.5 Testung

Die Testung der Hirnnerven wird im Kap. 31.7 beschrieben.

31.6 Rückenmark, Kerne und Bahnen

Das Rückenmark unterteilt sich in eine (innen gelegene) grauen Substanz (welche die Zellkörper der Nervenzellen enthält) und in eine (außen gelegene) weiße Substanz (welche die auf- und absteigenden Nervenbahnen zum und vom Gehirn enthält):

- motorische Bahnen:
  - Pyramidenbahn
  - extrapyramidalmotorisches System (EPMS)
- sensible Bahnen:
  - Vorderseitenstrangbahn
  - Hinterstrangbahn
  - Kleinhirnseitenstrangbahnen

Die **Pyramidenbahn** („Bahn der Willkürmotorik") verbindet die motorische Großhirnrinde (Cortex frontalis) direkt mit dem Vorderhorn des Rückenmarks (α-Motoneuron). In ihrem Verlauf passieren sie die Capsula interna und ziehen zum Hirnstamm/Rückenmark zum 2. Neuron (α-Motoneuron) oder zu den motorischen Kernen des Zwischenhirns (Thalamus, Nucleus ruber, Nucleus olivaris, Formatio reticularis). Die meisten Teile der Pyramidenbahn kreuzen auf Höhe der Medulla oblongata auf die Gegenseite (Tractus corticospinalis lateralis), ein kleinerer Teil zieht ungekreuzt (Tractus corticospinalis anterior) zum Rückenmarkssegment hinab und kreuzt dort (▸ **Abb. 31.8**). Die Teile der Pyramidenbahn, die zu den Hirnnerven ziehen, kreuzen zum großen Teil im Hirnstamm, einige Teile aber auch nicht. Deswegen sind bei der zentralen Fazialisparese noch der Lidschluss und das Stirnrunzeln möglich (da auch ipsilateral versorgt), die mimische Mundbewegung (Lächeln, Wangen aufblasen) aber nicht. Bei der peripheren Fazialisparese sind auch Lidschluss und Stirnrunzeln nicht möglich.

Das **EPMS (extrapyramidalmotorische System)** nimmt Einfluss auf die motorischen Zellen des Vorderhorns im Rückenmark (α-/γ-Motoneuron) und bringt die Steuerung der Motorik durch die Basalkerne und das Kleinhirn in das motorische System ein. Neurofunktionell hängen beide Systeme eng zusammen, klinisch ist folgende Untergliederung wichtig:

- Pyramidenbahnschädigungen führen zur **Bewegungsunfähigkeit**, meist als Spastik.
- Schädigungen des extrapyramidalmotorischen Systems führen zur **gestörten Durchführung** von Bewegungen, z. B. zu Dystonie, Rigor, Tremor, Hypokinese, Chorea, Tics, Myoklonus, Ballismus, Akathisie.

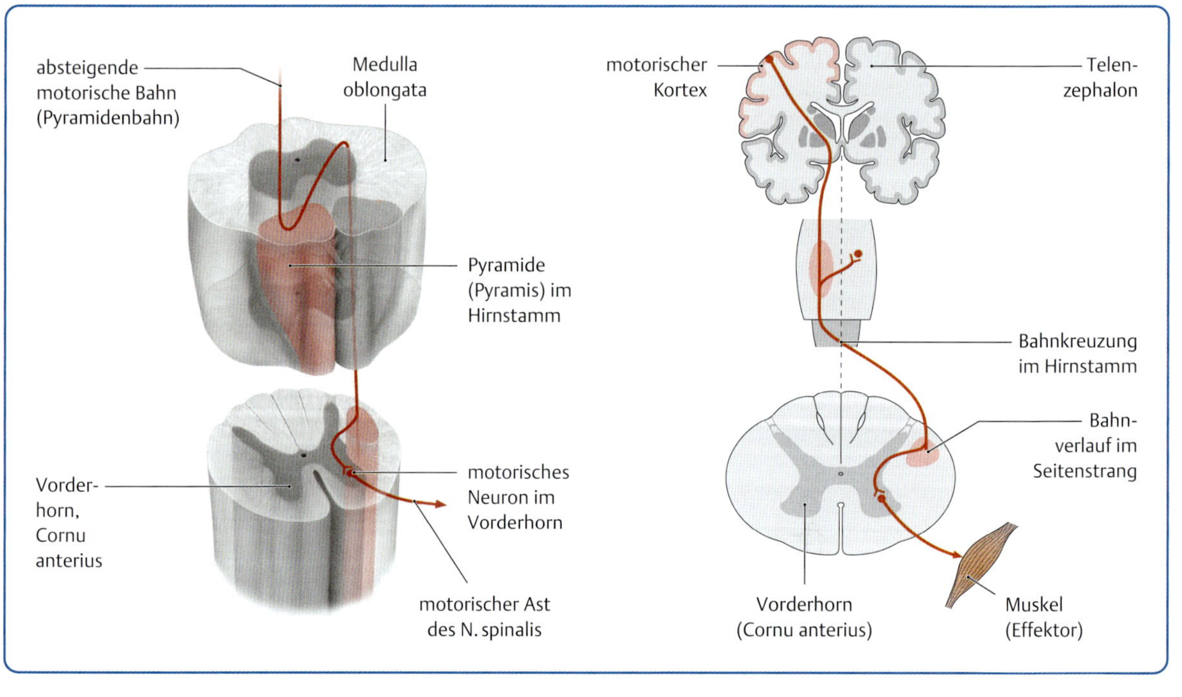

▸ **Abb. 31.8** Pyramidenbahn oder motorische Vorderseitenstrangbahn. (Schünke M, Schulte E, Schumacher U. Prometheus. LernAtlas der Anatomie. Hals, Kopf und Neuroanatomie. Illustrationen von M. Voll und K. Wesker. 4. Aufl. Stuttgart: Thieme; 2015: 281, Abb. 1.8Ca)

Es gibt folgende **sensible Bahnen**:

- **Vorderseitenstrangbahn:** läuft kontralateral als 2. Neuron zum Thalamus, leitet die protopathische Oberflächensensibilität; spinothalamisches System oder extralemniskales System (Thermo-/Nozizeption)
- **Hinterstrangbahn:** läuft ipsilateral als 1. Neuron, schaltet in der Medulla oblongata um und kreuzt dort zur Gegenseite; Lemniskusbahn (Mechanozeptoren). Dadurch kommt es bei halbseitigen Rückenmarksschädigungen (Brown-Séquard-Syndrom) zum gleichseitigen Ausfall der Motorik und Somatosensorik (Mechano- und Propriozeption; epikritische Oberflächen- und die Tiefensensibilität) sowie zum gegenseitigen Ausfall der Thermo- und Nozizeption (Fasciculus gracilis [medial = untere Körperhälfte] und Fasciculus cuneatus [lateral = obere Körperhälfte]).
- **Kleinhirnseitenstrangbahnen:** führen propriozeptive Informationen ins Kleinhirn

Auf Rückenmarksebene gibt es in den entsprechenden Segmenten (C 8–L 2 und S 2–S 4) in der grauen Substanz das (somato-)sensible Hinterhorn, das (viszero-)sensible Hinter-Seitenhorn, das (viszero-)motorische Vorder-Seitenhorn sowie das (somato-)motorische Vorderhorn des Rückenmarks. Im zervikalen und lumbo-sakralen Mark (außerhalb der viszeralen Segmente mit Seitenhorn) liegen „nur" ein (somato-)sensibles Hinterhorn und ein (somato-)motorisches Vorderhorn, aber **kein** (viszerales) Seitenhorn (s. auch Kap. 31.4.3):

- **Somatische Afferenz:** Informationen gelangen aus der Peripherie über den Spinalnerven, seine sensible Hinterwurzel (mit dem Spinalganglion als Ort der Zellkörper) zum Hinterhorn. Dort erfolgt entweder die Umschaltung oder die Weiterleitung in den Rückenmarksbahnen.
- **Viszerale Afferenz** (C 8–L 2/S 2–S 4): Informationen gelangen aus der Peripherie über den Spinalnerv, seine sensible Hinterwurzel (mit dem Spinalganglion als Ort der Zellkörper) zum Hinter-Seitenhorn. Dort erfolgt entweder die Umschaltung oder die Weiterleitung in den Rückenmarksbahnen (Kap. 31.4).
- **Viszerale Efferenz** (C 8–L 2/S 2–S 4): Zentrale Information wird über die motorische Vorderwurzel und den R. communicans albus zum Truncus sympathicus weitergeleitet, dort umgeschaltet, dann im R. communicans griseus zurück zum Spinalnerv und mit dessen Fasern weiter zum Erfolgsorgan geleitet.
- **Somatische Efferenz:** Zentrale Information wird über die motorische Vorderwurzel zur motorischen Endplatte des Muskels geleitet.

Die Zuleitung afferenter Informationen zum Rückenmark erfolgt über die (sensible) Hinterwurzel **(Radix dorsalis)**, die Ausgabe efferenter Informationen vom Rückenmark erfolgt über die (motorische) Vorderwurzel **(Radix ventralis)**. Ab deren Treffpunkt (Spinalnerv, ca. 1 cm lang) sind die Faserqualitäten gemischt, also (bis auf einige Ausnahmen) nicht mehr rein afferent/efferent.

31.7 Peripheres Nervensystem

Das PNS beinhaltet die Hirnnerven sowie die Spinalnerven und ihre weitere Aufteilung, also alle Anteile des Nervensystems, außer dem Gehirn und Rückenmark (ZNS).

31.7.1 Test der Hirnnerven

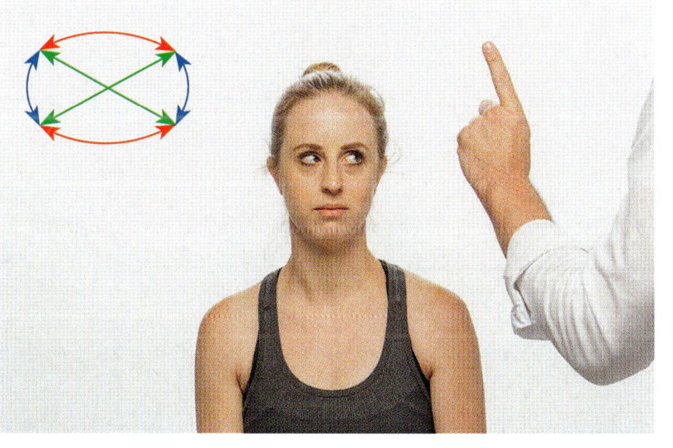

▸ **Abb. 31.9** Test der Hirnnerven II, III, IV und VI. Der Blick des Patienten folgt dem Finger des Therapeuten von rechts nach links, oben nach unten und diagonal (s. Schema).

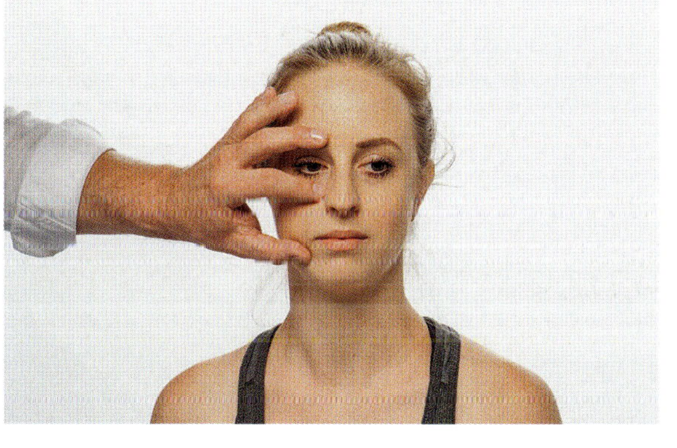

▸ **Abb. 31.10** Test des N. trigeminus (V).

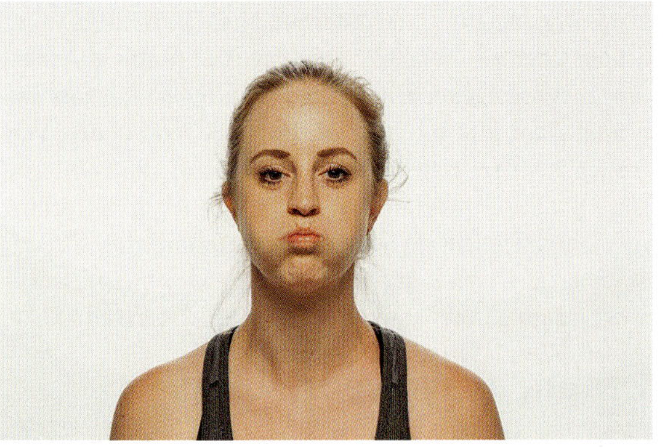

▶ **Abb. 31.11** Test des N. facialis (VII).

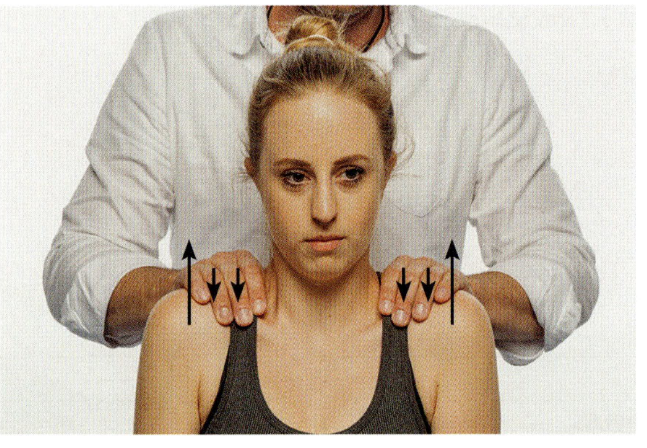

▶ **Abb. 31.12** Test des N. accessorius (XI), M. sterno-cleido-mastoideus und M. trapezius.

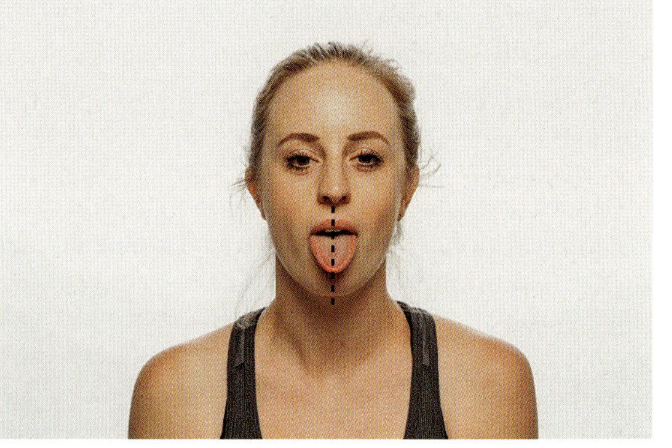

▶ **Abb. 31.13** Test des N. hypoglossus (XII).

Die Hirnnerven (Kap. 31.5) können orientierend wie in ▶ Tab. 31.4 gezeigt getestet werden.

Die Zuleitung afferenter Informationen zum Rückenmark erfolgt über die (sensible) Hinterwurzel **(Radix dorsalis)**, die Ausgabe efferenter Informationen vom Rückenmark erfolgt über die (motorische) Vorderwurzel **(Radix ventralis)**.

Beidseits des Neuralrohrs bilden sich aus der Neuralleiste die segmental angeordneten **Spinalganglien**, die den Zellkörper der peripheren sensiblen Nerven enthalten und sich (pseudounipolar) in 2 Richtungen verzweigen:

- nach zentral in den dorsalen Abschnitt des Neuralrohrs: entweder in die Flügelplatte, um dort umzuschalten, oder in die Marginalschicht, um zu höheren Zentren aufzusteigen (sensible Hinterwurzel des Spinalnerven)
- nach peripher, lagert sich der motorischen Vorderwurzel in Richtung des Spinalnerven an, läuft weiter zu den sensiblen Rezeptororganen

▶ **Tab. 31.4** Testung der Hirnnerven.

Hirnnerv	Befunde/Tests
I	Gibt es Störungen bei der Geruchsempfindung/beim Riechen?
II, III, IV, VI	Sehstörungen bekannt, Akkommodation prüfen, Finger-Folge-Versuch (▶ **Abb. 31.9**), Gesichtsfeldausfälle, Pupillenreaktion direkt/indirekt, Nystagmus
V	Nervenaustrittspunkte, Palpation der Kaumuskulatur (▶ **Abb. 31.10**), Masseter-Reflex (evtl. Kornealreflex)
VII	Wangen aufblasen, Lidschluss, Palpation der mimischen Muskeln (▶ **Abb. 31.11**), Tränensekretion, Glabellareflex, Geschmack vordere ⅔ der Zunge, evtl. Hyperakusis
VIII	leise Sprechen/Flüstern, nach Hörstörungen und Gleichgewichtsstörungen/Schwindel fragen
IX	Geschmack hinteres ⅓ der Zunge, Würgereflex, Sensibilität hinteres Zungendrittel
X	Reaktion Herz (Herzrasen/-stolpern), Atmung, Darm (Obstipation/Diarrhoe), Abweichung Gaumensegel, Heiserkeit
XI	Palpation des M. sterno-cleido-mastoideus/M. trapezius (▶ **Abb. 31.12**), Schulter gegen Widerstand hochziehen
XII	Zunge herausstrecken – Abweichung zur kranken Seite? (▶ **Abb. 31.13**), Zungenmotorik

31.7.2 Einfluss auf die Spinalganglien und den Spinalnerv

Der **Spinalnerv** (▸ **Abb. 31.3**) teilt sich nach ca. 1 cm in mehrere Äste (s. auch Kap. 31.2.2):

- **dorsaler Ast:** ist gemischt (afferent und efferent), bleibt monosegmental, versorgt die dorsale (autochthone) Rückenmuskulatur, den lateralen Teil der Zwischenwirbelgelenke (Facettengelenk) sowie die Haut des Rückens
- **ventraler Ast:** ist gemischt (afferent und efferent), bildet Plexus, versorgt die Extremitäten, die ventrale Leibeswand sowie die Plexus cervicalis, brachialis und lumbosacralis
- **weißer kommunizierender Ast:** verbindet den Spinalnerven und den Truncus sympathicus, enthält präganglionäre vegetative Fasern
- **grauer kommunizierender Ast:** verbindet den Truncus sympathicus und den Spinalnerv, über den die Informationen in die Peripherie weitergeleitet werden, enthält postganglionäre vegetative Fasern
- **meningealer Ast:** rein afferent, bleibt monosegmental, versorgt die Meningen, den medialen Teil der Zwischenwirbelgelenke (Facettengelenk), das Periost des Spinalkanals sowie den hinteren Teil des Anulus fibrosus disci intervertebralis

Die Facettengelenke bilden so (über den R. dorsalis und R. meningeus) eine direkte Möglichkeit, „mechanischen" Einfluss auf das betroffene Rückenmarkssegment zu nehmen (▸ **Abb. 31.14**).

31.7.3 Testung der Funktion des PNS

Um die Funktion des PNS zu prüfen, sind folgende Faktoren zu untersuchen:

- **Ausfallgebiet:**
  - segmentale Störung: Schmerzen/Sensibilitätsstörungen im Verlauf des Segments (Dermatom)
  - peripher-nervöse Störung: Schmerzen/Sensibilitätsstörungen im Verlauf des peripheren Nerven (Versorgungsgebiet des peripheren Nerven)

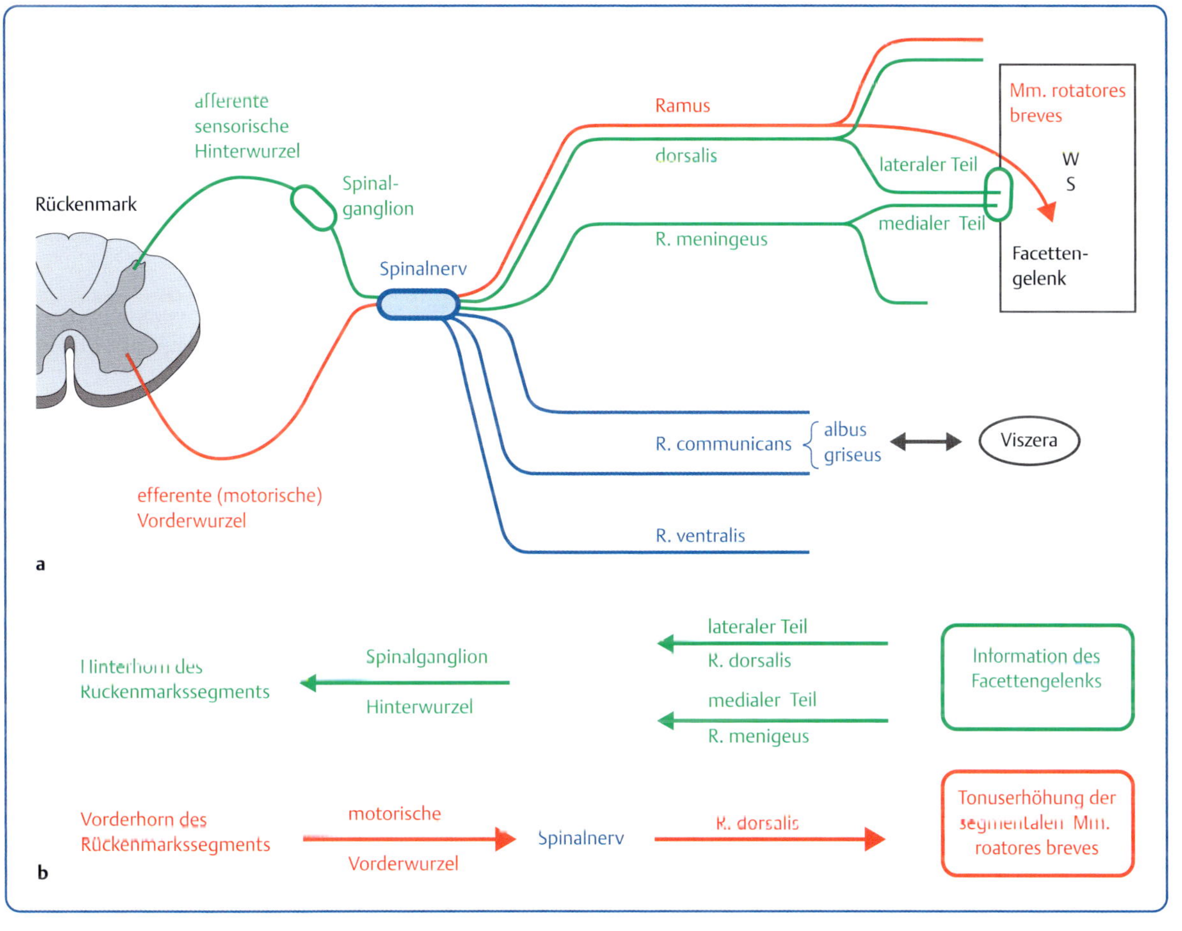

▸ **Abb. 31.14** Verbindung Facettengelenke, Nervensystem, R. meningeus. **a** Spinalnerv mit seinen Wurzeln und Ästen sowie Innervation der Facettengelenke, **b** Reflexbogen vom Facettengelenk zur autochthonen Muskulatur (WS = Wirbelsäule).

- **Qualitäten der Nervenstörung:**
  - Schmerzlokalisation: Dermatom oder Versorgungsgebiet des peripheren Nerven
  - Sensibilitätsstörung: Art und Lokalisation; Parästhesie, Anästhesie, Hyperästhesie
  - Muskelkraft: Paresegrad, welche Muskeln?
  - (Muskeleigen-)Reflexe: normal, Abschwächung, gesteigert

! Beachte

Einige Reflexe sind inkonstant, sodass insbesondere eine einseitige Abschwächung/ein Reflexausfall zu beachten ist.

Nervendehnungstests

Zur weiteren Differenzierung gibt es (spezielle) Nervendehnungstests, die in Kap. 33.4.5 näher beschrieben sind.

Test in Hüft-Flexion

- **Lasègue-Test, Straight Leg Raise (SLR):** Dehnung des **N. ischiadicus**, durch Hüft-Flexion (maximale Dehnung bei 60°-Hüft-Flexion) des gestreckten Beins nerval einschießender Schmerz im gesamten Verlaufsgebiet des N. ischiadicus
- **Bragard-Test:** wie SLR, am Schmerzpunkt um 10° reduzierte Hüft-Flexion, in dieser Position zusätzlich aktive Dorsal-Flexion, bei Wiederauftreten des Schmerzes wahrscheinliche **Nervenwurzelreizung**
- **Bonnet-Test:** wie SLR, am Schmerzpunkt um 10° reduzierte Hüft-Flexion, in dieser Position zusätzlich passive Hüft-IR, bei Wiederauftreten des Schmerzes wahrscheinliche **Reizung des M. piriformis**
- **Kernig-/Brudzinski-Test:** wie SLR, am Schmerzpunkt um 10° reduzierte Hüft-Flexion, in dieser Position zusätzlich aktive Kopf-Flexion, bei Wiederauftreten des Schmerzes wahrscheinliche **Meningenreizung**

Test in Hüft-Extension

- **umgekehrter Lasègue-Test:** Dehnungstest des **N. femoralis**, durch Hüft-Extension nerval einschießender Schmerz im gesamten Verlaufsgebiet des N. femoralis

Peripher-neurologische Störungen der unteren Extremität

Differenzialdiagnostik

Zur richtigen Beurteilung peripher-neurologischer Störungen ist die korrekte Differenzierung zwischen radikulären, pseudoradikulären und peripher-nervösen Geschehen essenziell:

- **radikuläre Störung:** durch Kompression (oder anderweitige Reizung) der Nervenwurzel/des Spinalnerven ausgelöst, bewirkt segmentale Symptome (Schmerzen, Sensibilitätsstörungen, Kraftminderung, Reflexabschwächung)
- **pseudoradikuläre Störung:** durch Facettengelenks-/ISG- oder Triggerpunktreizung hervorgerufener lokaler Rückenschmerz mit zeitweiser Ausstrahlung in ein Arm/Bein ohne neurologische Ausfälle (Kraftminderung, Reflexabschwächung, Sensibilitätsstörungen)
- **peripher-nervöse Störung:** durch periphere Nervenreizung ausgelöste neurologische Symptomatik (Schmerzen, Sensibilitätsstörungen, Kraftminderung, Reflexabschwächung) im Verlaufsgebiet des betroffenen peripheren Nerven

Die ▸ Tab. 31.5 zeigt die zu den jeweiligen Segmenten der LWS gehörigen Kennmuskeln, Reflexe und Dermatome, deren Sensibilität gestört sein kann:

▸ **Tab. 31.5** Kennmuskeln, Reflexe und Dermatome der Segmente L 1–S 5.

Segment	Kennmuskel	Muskeltest	Reflex/Nerv	Sensibilität
L 1	Psoas	Hüftbeugung	Kremasterreflex	suprainguinal und dorsales Band
L 2	Hüftadduktoren	Hüft-Adduktion	Kremasterreflex	infrainguinal Oberschenkel und dorsales Band
L 3	M. quadriceps	Knie-Extension	Adduktorenreflex/ N. obturatorius	vom Trochanter major zum Knie ziehend
L 4	M. tibialis anterior	Dorsal-Flexion des Fußes	Quadrizepssehnenreflex/ N. femoralis	lateraler Oberschenkel, Patella, medialer Unterschenkel, medialer Fußrand
L 5	Großzehenheber	Großzehen-Extension	M. tibialis posterior/ N. tibialis	lateraler Unterschenkel, Fußrücken, Großzehe
S 1	Fußbeuger	Plantar-Extension des Fußes	Trizepssehnenreflex/ N. tibialis	Fossa poplitea, dorso-lateraler Unterschenkel, Fußaußenrand
S 2	Zehenbeuger	Zehen-Flexion	–	Skrotum, dorsaler Oberschenkel, dorso-medialer Unterschenkel
S 3	–	–	Analreflex	Reithose
S 4	–	–	Analreflex	perianal
S 5	–	–	Analreflex	anal

Krafttest der unteren Extremität und Reflexe

Es werden die Kennmuskeln im Seitenvergleich getestet:

- Psoas (► **Abb. 31.15**)
- Hüftadduktoren (► **Abb. 31.16**)
- M. quadriceps (► **Abb. 31.17**)
- M. tibialis anterior (► **Abb. 31.18**)
- Großzehenheber (► **Abb. 31.19**)
- Fußbeuger (► **Abb. 31.20**)

Eine einseitige Schwäche des Muskels kann ein Hinweis auf ein neurologisches Problem sein. Der motorische Ausfall bzw. Kraftverlust bedarf der sofortigen ärztlichen Abklärung (Kap. 33.4.4).

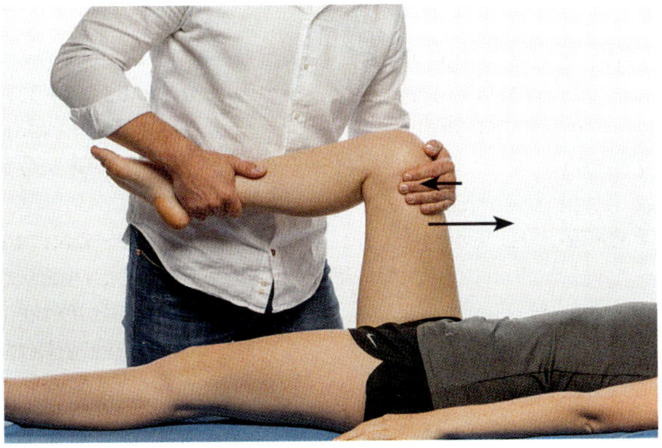

► **Abb. 31.15** Test des Psoas **(L 1)**.

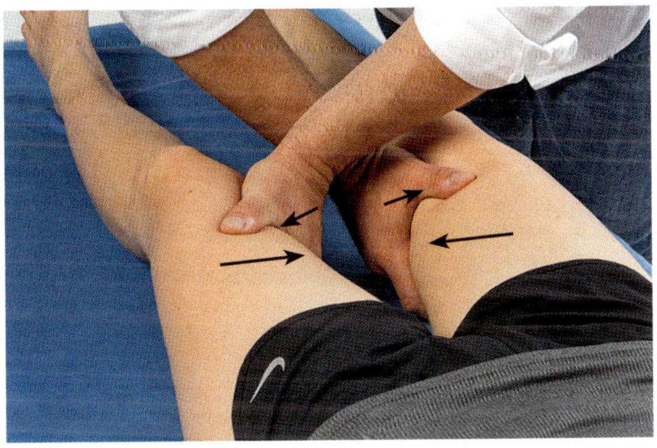

► **Abb. 31.16** Test der Hüftadduktoren **(L 2)**.

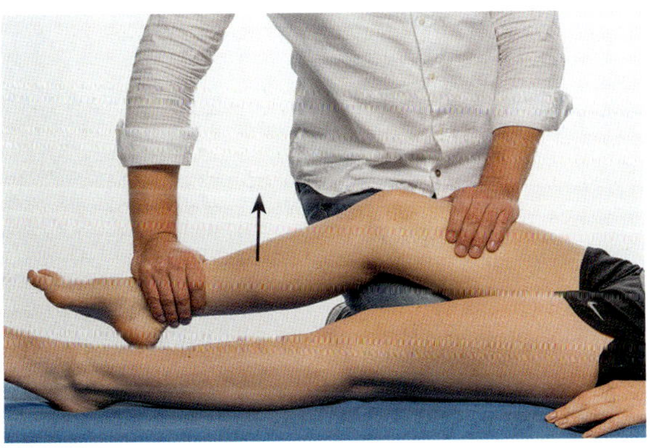

► **Abb. 31.17** Test des M. quadriceps femoris **(L 3)**.

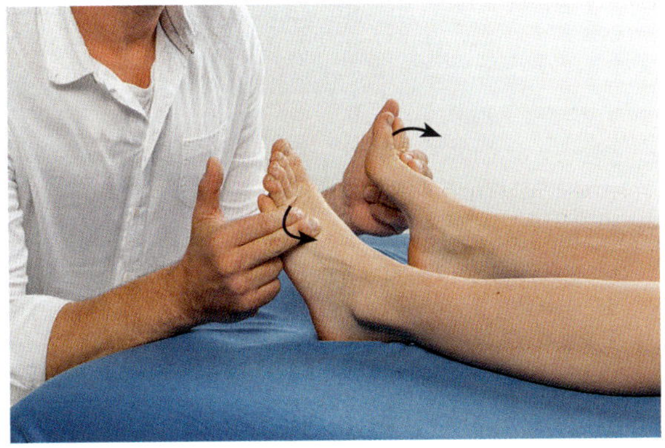

► **Abb. 31.18** Test des M. tibialis anterior **(L 4)**.

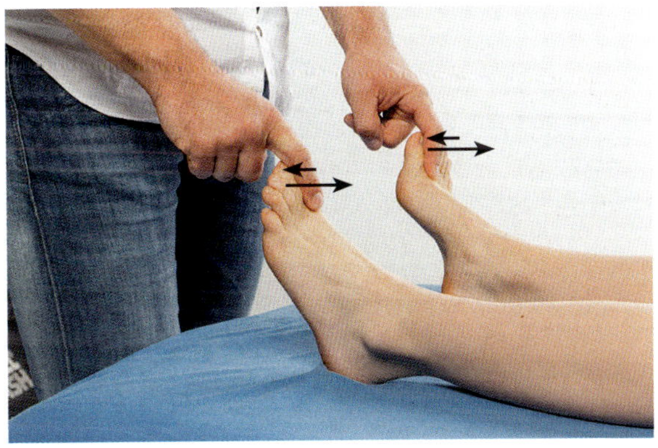

► **Abb. 31.19** Test der Großzehenheber **(L 5)**.

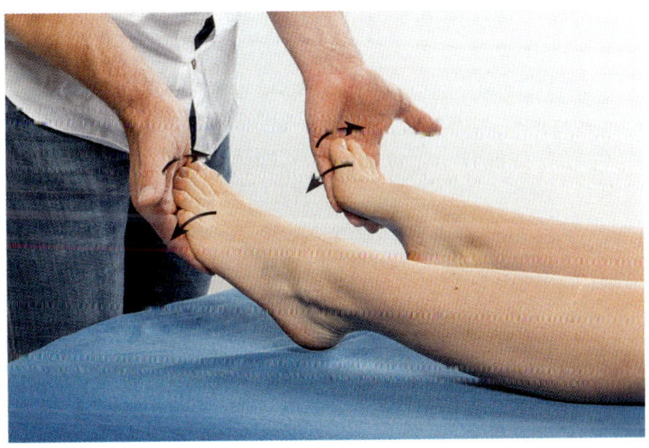

► **Abb. 31.20** Test der Zehenbeuger **(S 1)**.

Peripher-neurologische Störungen der oberen Extremität

Differenzialdiagnostik

An der oberen Extremität müssen neurologische Störungen auf drei Ebenen unterschieden werden:

1. **Zervikale Nervenwurzel:** Es ist sensibel jeweils „nur" ein (bis anderthalb) Finger betroffen, palmar- und dorsalseitig:
   - **C 5:** Daumen und radiale Handkante
   - **C 6:** Zeigefinger und ulnare Daumenseite
   - **C 7:** Mittelfinger
   - **C 8:** Ringfinger und radiale Kleinfingerseite
   - **Th 1:** Kleinfinger und ulnare Handkante
2. **Plexus brachialis (TOKS = Thoracic-outlet-Kompressions-Syndrom):** Teile oder der gesamte Plexus können betroffen sein (Kap. 13.8), oft liegt allerdings keine Plexus-brachialis-Reizung, sondern eine venöse Rückflussstörung der V. brachialis/V. subclavia vor, welche durch den venösen Rückstau eine Gewebeschwellung im betroffenen Arm verursacht, die dann wiederum zu einer nervalen Reizung führt:
   - **Skalenuslücke:** Die Skalenuslücken werden vom M. sterno-cleido-mastoideus und M. scalenus anterior bzw. M. scalenus anterior und medius gebildet, sie machen < 10 % der TOKS-Problematiken aus:
     - **Vordere Skalenuslücke:** Zwischen M. sterno-cleido-mastoideus und M. scalenus anterior können bei Kontraktur eines oder beider Muskeln die V. subclavia und der N. phrenicus komprimiert werden.
     - **Hintere Skalenuslücke:** Zwischen M. scalenus anterior und M. scalenus medius können bei Kontraktur eines oder beider Muskeln die A. subclavia und der Plexus brachialis komprimiert werden.
   - **Kosto-klavikuläre Enge:** Zwischen 1. Rippe und Klavikula können die V. und A. subclavia sowie der Plexus brachialis komprimiert werden. Dysfunktionen treten hier sehr häufig auf (85–90 %), weil sowohl die 1. Rippe als auch die Klavikula bei vielen mechanischen UFK mitbetroffen sind.
     - **Klavikula-Dysfunktionen:** Durch parietale Dysfunktionen der oberen Extremität mit Schulter-Protraktion (senkt die Klavikula) bzw. mit ACG-Beteiligung (Kap. 13.2.1) oder eine viszerale UFK der Thorax-/Bauchorgane mit Fortleitung zur ATS (Kap. 13.9) senkt sich die Klavikula und schränkt so den kosto-klavikulären Durchtritt der V. und A. subclavis sowie des Plexus brachialis räumlich ein.
     - **Dysfunktion der 1. Rippe:** Bei Blockade der 1. Rippe hebt sich diese ventralseitig an und engt so den Raum zwischen Klavikula und 1. Rippe ein, was zu einer Kompression der V. und A. subclavia sowie des Plexus brachialis führen kann.
     - **Gemeinsame Dysfunktionen von Klavikula und 1. Rippe:** Dies potenziert die Kompression von V./A. subclavia und Plexus brachialis aufgrund der beschriebenen Zusammenhänge (s. o.).
   - **korako-thorako-pektorale Pforte:** Zwischen dem Proc. coracoideus der Skapula, den oberen Rippen (Thorax) und dem M. pectoralis minor kann es, besonders bei dessen Verkürzung, in < 5 % zur Komprimierung von V./A. subclavia und Plexus brachialis kommen.
3. **Periphere Nervenläsion:** Es liegen neurologische Ausfälle im Versorgungsgebiet des betroffenen Nerven vor (▸ **Abb. 31.21**):
   - **N. radialis (C 5–Th 1):** Der N. radialis kann an mehreren Stellen von einem Kompressionssyndrom betroffen sein:
     - **Radialislähmung:** Durch Nervenreizung im Axillabereich („Krückenlähmung") kommt es zur **Fallhand, mit** Ausfall des Trizepssehnenreflexes (TSR) und Radiusperiostreflexes (RPR).
     - **Sulcus-radialis-Lähmung:** Durch Nervenreizung am Unterarm („Parkbanklähmung") kommt es zur klassischen **Fallhand**, aber **nicht** zum Ausfall des Trizepssehnenreflexes.
     - **Supinatorlogensyndrom:** Durch Einengung des Radialisnerven in der Supinatorloge kann es zur Extensions-Schwäche der Finger (besonders des 3. und 4.) kommen sowie zur Ermüdung der Supinationsbewegung, aber **nicht** zu Sensibilitätsstörungen.
   - **N. ulnaris (C 8–Th 1):** Der N. ulnaris kann an mehreren Stellen von einem Kompressionssyndrom betroffen sein:
     - **Sulcus-ulnaris:** Eine Schädigung des Ulnarisnerven im Ellenbogenbereich erzeugt beim versuchten Faustschluss die **Krallenhand**. Daneben besteht eine Sensibilitätsstörung der Ring- und Kleinfinger-Palmarseite.
     - **Loge von Guyon:** Der N. ulnaris kann bei Überbeanspruchung des Handgelenks (z. B. Radfahren) in der Loge von Guyon gereizt werden, was Sensibilitätsstörungen des Kleinfingers sowie (langfristig) möglicherweise eine Schwäche der Mm. interossei palmares zur Folge haben kann. Da die langen Unterarmmuskeln von Unterarmästen des N. ulnaris versorgt werden, sind sie klinisch nicht betroffen. Es entsteht deshalb bei einem Tunnel-von-Guyon-Syndrom **keine Krallenhand.**
   - **N. medianus (C 5–Th 1):** Der N. medianus kann an mehreren Stellen von einem Kompressionssyndrom betroffen sein:

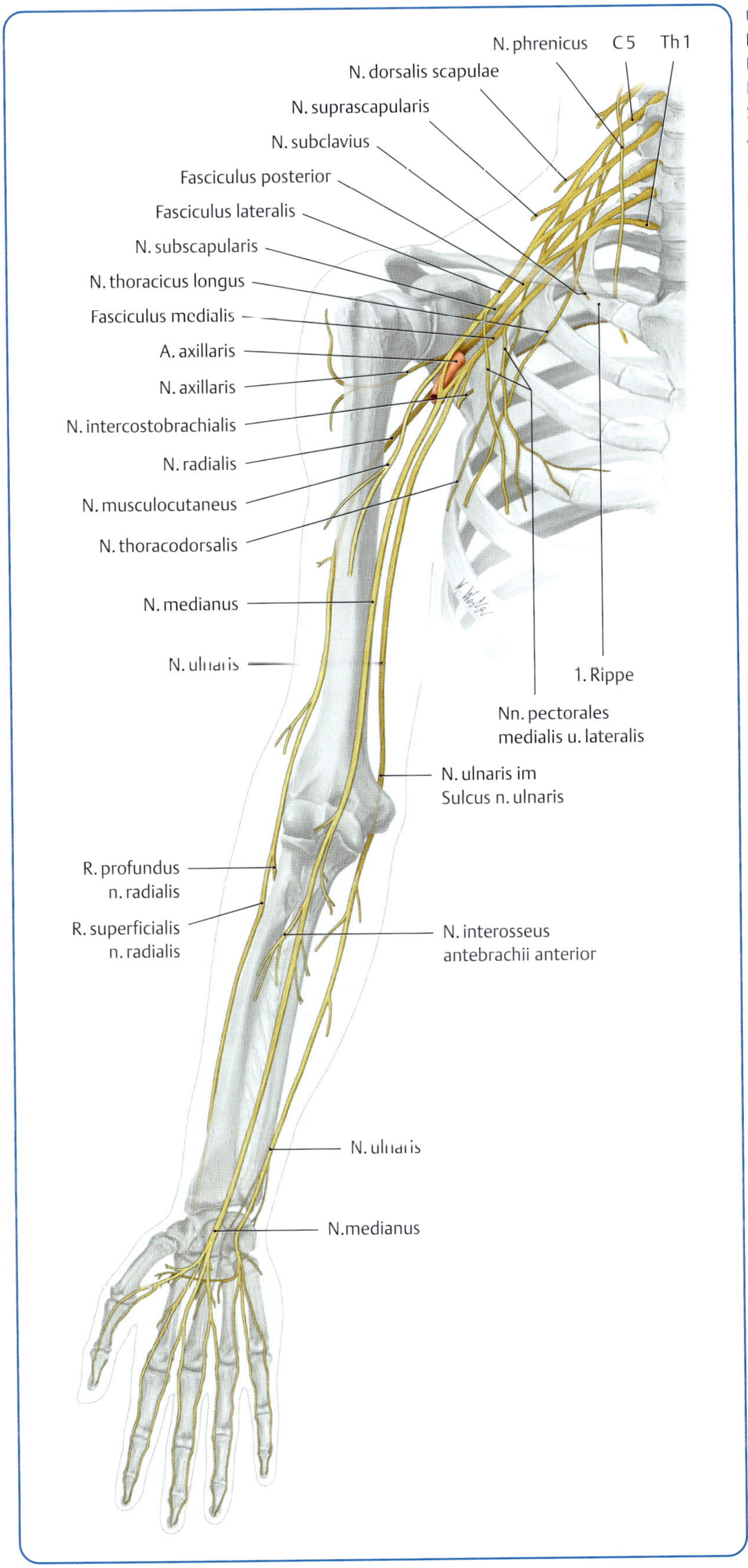

▶ **Abb. 31.21** Übersicht über die Äste des Plexus brachialis für die motorische Innervation der Muskulatur der oberen Extremität. (Schünke M, Schulte E, Schumacher U. Prometheus. LernAtlas der Anatomie. Allgemeine Anatomie und Bewegungssystem. Illustrationen von M. Voll und K. Wesker. 4. Aufl. Stuttgart: Thieme; 2014: 299, Abb. 2.1D)

- **Proximale Medianusschädigung** (M. pronator teres): Diese erzeugt beim versuchten Faustschluss die **Schwurhand**, weil sich die Daumen-, Zeige- und Mittelfingerbeuger nicht mehr aktivieren lassen. Daneben besteht eine Sensibilitätsstörung von Daumen-, Zeige- und Mittelfinger-Palmarseite.
- **Karpaltunnelsyndrom (CTS):** Der häufigste Grund für ein Karpaltunnelsyndrom (Kap. 13.1.1) ist ein TOKS (s. o. und Kap. 13.8), weil durch eine Abflussstörung der V. subclavia ein venöser Rückstau in die gesamte obere Extremität entsteht und infolgedessen die gestauten Gewebe anschwellen: Im Karpaltunnel schwellen so alle Strukturen an, und der N. medianus bekommt verstärkten Druck, was seine Durchblutung verschlechtert und somit seine Sauerstoff- und Nährstoffversorgung einschränkt und deshalb neurologische Symptome auslöst. Dies sind Sensibilitätsstörungen von Daumen-, Zeige- und Mittelfinger-Palmarseite. Außerdem ist hierbei der muskuläre Teil betroffen, der ausschließlich vom Handballen versorgt wird **(M. opponens pollicis)**. Da die langen Unterarmflexoren von Unterarmästen des N. medianus versorgt werden, sind sie klinisch nicht betroffen. Es entsteht deshalb bei einem Karpaltunnelsyndrom (CTS) **keine Schwurhand**.

Die ▸ **Tab. 31.6** zeigt die zu den jeweiligen Segmenten der HWS gehörigen Kennmuskeln, Reflexe und Dermatome, deren Sensibilität gestört sein kann.

Die Störungen des **vegetativen und enterischen Nervensystems** (Kap. 31.4) äußern sich durch Gruppendysfunktionen am axialen System im Bereich der neurovegetativen Zonen (mit Seitenhorn des Rückenmarks, also C 8–L 2 und S 2–S 4) über mehrere Segmente sowie durch die entsprechenden Funktionsstörungen der jeweiligen Viszera. Mit einem **Inhibitionstest** (Kap. 32.3) kann das ursächliche Organ meist schnell und unkompliziert herausgefunden werden.

Krafttest der oberen Extremität und Reflexe

Es werden die Kennmuskeln im Seitenvergleich getestet:

- M. levator scapulae (▸ **Abb. 31.22**)
- Zwerchfell (▸ **Abb. 31.23**)
- M. deltoideus (▸ **Abb. 31.24**)
- M. biceps brachii (▸ **Abb. 31.25**)
- M. triceps brachii (▸ **Abb. 31.26**)
- M. adductor pollicis/M. abductor digiti minimi (▸ **Abb. 31.27**)
- Mm. interossei (▸ **Abb. 31.28**)

Eine einseitige Schwäche des Muskels kann ein Hinweis auf ein neurologisches Problem sein. Der motorische Ausfall bzw. Kraftverlust bedarf der sofortigen ärztlichen Abklärung (Kap. 33.4.4).

▸ **Tab. 31.6** Kennmuskeln, Reflexe und Dermatome der Segmente C 1–Th 2.

Segment	Kennmuskel	Muskeltest	Reflex/Nerv	Sensibilität
C 1	kurze Rotatoren von Okziput, Atlas und Axis	kleines Ja	–	–
C 2	kurze Rotatoren von Okziput, Atlas und Axis	großes Ja	–	Okziput, hinter dem Ohr
C 3	M. levator scapulae	Schulter hochziehen	–	gesamter Hals
C 4	Zwerchfell	Atemfunktion	–	kraniale Schulter, „Goldkettchen“
C 5	M. deltoideus	Abduktion Arm/ Schulter	Brachioradialisreflex/ N. radialis	laterale Schulter über M. deltoideus
C 6	M. biceps brachii	Unterarm-Flexion	Bizepssehnenreflex/ N. musculocutaneus	Radialseite Ober-/Unterarm, Hand: Daumen
C 7	M. triceps brachii	Unterarm-Extension	Trizepssehnenreflex/ N. radialis	Handmitte, 2.–4. Finger
C 8	M. abductor pollicis/ M. abductor digiti minimi	Abduktion Pollex in Extension Abduktion Digitus minimus	–	ulnare Handkante, Kleinfinger
Th 1	Mm. interossei	gespreizte Finger Adduktion	–	Ulnarseite Unterarm
Th 2	–	–	–	Ulnarseite Oberarm

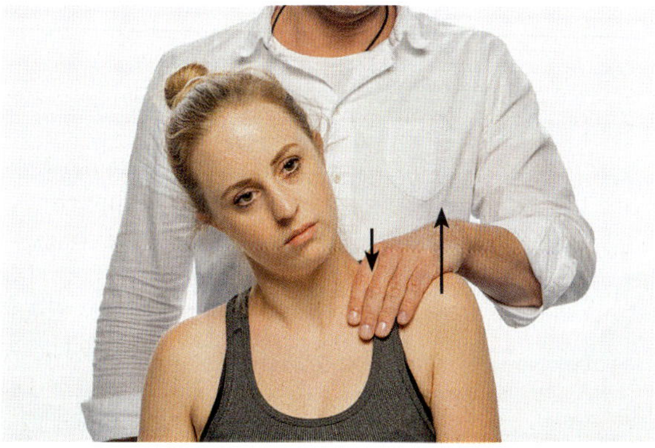

► **Abb. 31.22** Test des M. levator scapulae **(C 3)**.

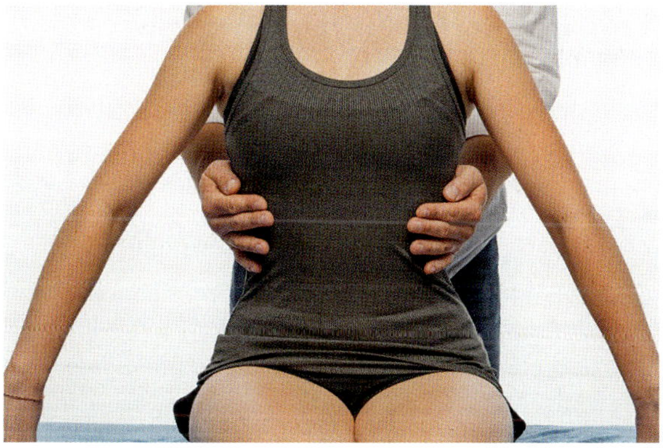

► **Abb. 31.23** Test des Zwerchfells **(C 4)**.

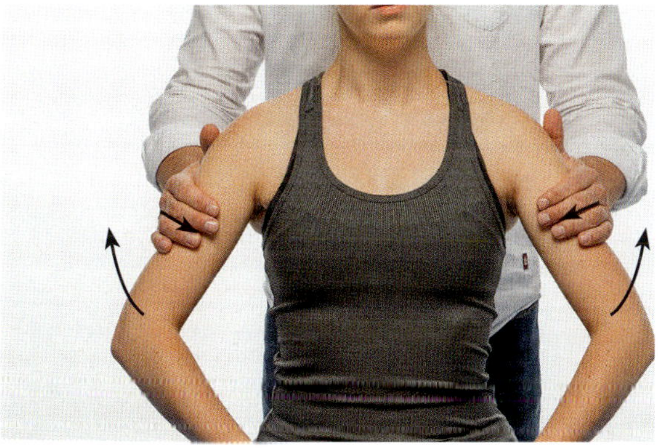

► **Abb. 31.24** Test des M. deltoideus **(C 5)**.

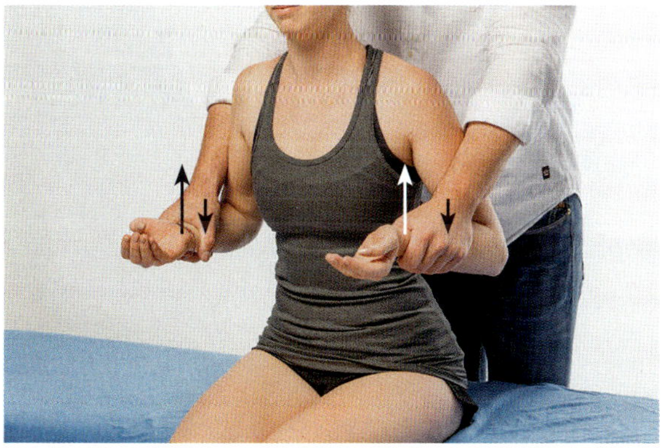

► **Abb. 31.25** Test des M. biceps brachii **(C 6)**.

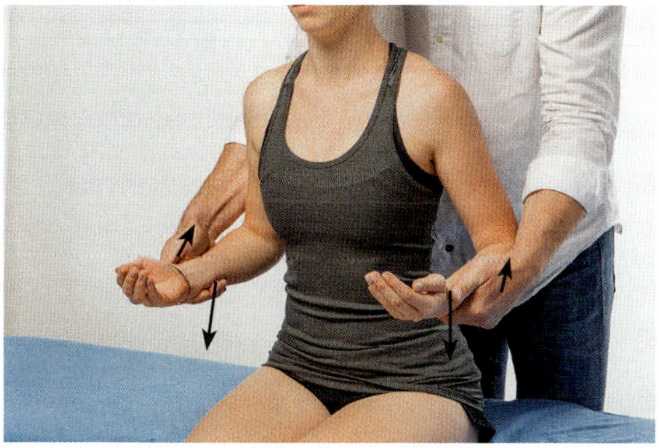

► **Abb. 31.26** Test des M. triceps brachii **(C 7)**.

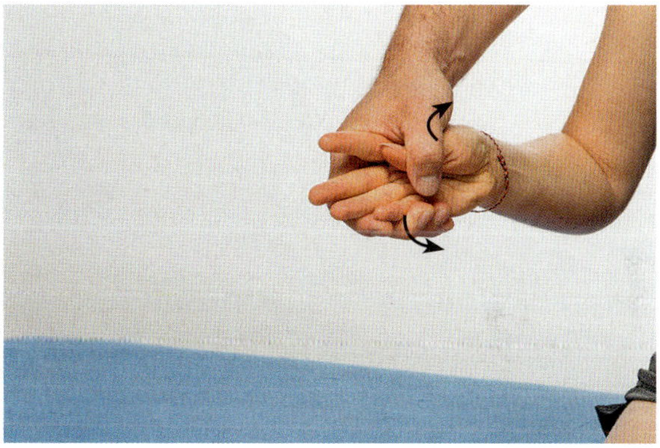

► **Abb. 31.27** Test des M. abductor pollicis und M. abductor digiti minimi **(C 8)**, Fingeröffnung gegen den Widerstand der Hand des Therapeuten.

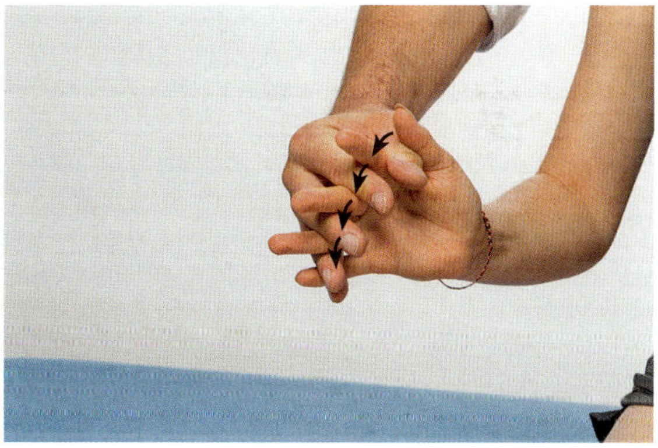

► **Abb. 31.28** Test der Mm. interossei **(Th 1)**, Fingerschluss gegen den Widerstand der Finger des Therapeuten.

31.8

Nervensystem, Psyche, somato-emotionale Relationen

Die überwiegenden Aufgaben erledigt das Nervensystem unbewusst (zu 95–99 %), lediglich ein kleiner Teil (1–5 %) der nervalen Reaktionen geschieht bewusst.

Konzentrationsübungen und **Meditation** sind geeignet, den bewussten Anteil der nervalen Prozesse zu steigern. Auch ein ausgeglichener Metabolismus (Stoffwechsel) sowie ausreichend Schlaf sind hierfür wichtig. In Stresssituationen „re-agiert" der Organismus nur noch, um sein Überleben zu sichern, sodass auch Stress zu vermeiden ist, soll der bewusste Anteil erhöht werden (Kap. 30.1.13).

Zu den Zusammenhängen des sozio-psycho-neuro-endokrino-immunologischen Systems s. Kap. 27.1, zu den faszialen Relationen der emotionalen Faktoren s. Kap. 32.9.

31.9

Polyneuropathien, Myopathien, entzündliche/toxische Erkrankungen des Nervensystems

Des Weiteren können Funktionsstörungen des Nervensystems durch Myopathien, Polyneuropathien, entzündliche (bakterielle und/oder virale) und toxische Prozesse im Nervensystem ausgelöst werden:

- **Myopathien:** Muskelerkrankungen (meist der Skelettmuskulatur) mit Schwäche, **ohne** Sensibilitätsstörungen aufgrund genetischer, entzündlich-autoimmuner oder toxischer (Alkohol) Genese.
- **Polyneuropathien:** multilokuläre nervale Störung des PNS aus verschiedenen Gründen mit folgenden Zeichen:
  - anamnestisch veränderte Sensibilität (gesteigert/vermindert)
  - symmetrisch trockene Haut
  - fehlender Triceps-surae-Reflex (TSR)
  - gestörte Vibrationswahrnehmung
  - gestörte Feinpunktsensibilität (Semmes-Weinstein-Test)
  - „strumpf-/handschuhförmige" Sensibilitätsstörungen
  - ggf. Biopsie des N. suralis
- **Entzündliche Erkrankungen des Nervensystems:** Entzündungen des ZNS können durch unterschiedliche Ursachen ausgelöst werden:
  - bakteriell: Listerien, Borrelien, Treponema
  - viral: Tollwut, Masern, Röteln, Mumps, FSME (Frühsommer-Meningoenzephalitis), Prionen
  - autoimmun: ED = Encephalitis disseminata ≈ MS = Multiple Sklerose
- **Toxische Erkrankungen:** Durch verschiedene Toxine, die das ZNS erreichen, kann eine Entzündung desselben ausgelöst werden, etwa durch (inhalativ über den N. olfactorius [I]) unter Umgehung der Blut-Hirn-Schranke ins ZNS verbrachte Lösungsmittel (z. B. Desinfektionsmittel, Farben-/Lösungsmittel etc.) oder Schwermetalle (Amalgamausbohrung ohne Dampfsperre, metallverarbeitende Industrie, Autowerkstatt etc.).
- **Störungen der Blut-Hirn-Schranke** (Kap. 17.2.3) können zu Entzündungsprozessen im Gehirn führen, aber auch durch ebensolche ausgelöst werden.

31.10

Neurologische Leitsymptome

Die Kenntnis neurologischer Leitsymptome ist in der Begegnung des Therapeuten mit dem Patienten von weitreichender Bedeutung und beeinflusst das weitere Vorgehen sowie die Therapieplanung (zu den einzelnen Regionen s. auch Kap. 33.4).

Darüber hinaus sind anatomische Kenntnisse über die Lage der Organe und deren Verknüpfungen mit anderen Strukturen mit den dazugehörigen Ausstrahlungen für die richtige Einordnung und Interpretation der Symptome sowohl bei der Anamnese wie auch während der osteopathischen Therapie wichtig.

Bei der Begegnung äußert der Patient seine Beschwerden in seiner eigenen wahrgenommenen Lokalisation, Intensität und Dauer, welche nicht immer der anatomischen Situation entspricht. Im Folgenden werden 3 wichtige Leitsymptome aufgeführt.

31.10.1 Leitsymptom Kopfschmerzen

Kopfschmerzen anfallsartig

- Migräne
- Clusterkopfschmerz
- Trigeminusneuralgie
- Glaukom
- Bluthochdruckkrisen (Phäochromozytom)

Kopfschmerzen schlagartig

- Subarachnoidalblutung (SAB)
- intrazerebrale Blutung (ICB)
- Liquorabflussstörung
- Hustenkopfschmerz

Kopfschmerzen chronisch/Dauerkopfschmerz

- HWS-Syndrom
- Schulterpathologien
- Sinusitis
- Spannungskopfschmerz

Hypertoner Dauerkopfschmerz

- Hirntumor
- medikamenteninduzierter Kopfschmerz
- Zahn- und Kiefererkrankungen
- Fehlsichtigkeiten
- Meningitis
- Liquorzirkulationsstörungen/Hydrozephalus
- Sinusvenenthrombose
- posttraumatischer Kopfschmerz
- Schlafmangel
- Hypoglykämie
- Dissektion der A. carotis/A. vertebralis
- Arteriitis temporalis Horton

31.10.2 Leitsymptom Schwindel

Der Patient äußert das Symptom Schwindel in vielfältiger Weise, z. B. als verschwommenes Sehen, Schwarzwerden vor den Augen, Unsicherheit, Fallneigung und Schwanken, Gefühl, hochgehoben zu werden oder im Boden zu versinken, Gangataxie. Eine genaue Nachfrage ist hier von hoher Evidenz und führt zur genaueren Untersuchung der sensorischen Systeme: visuelles System, Vestibularorgan und Tiefensensibilität (Stellung des Körpers im Raum, Muskeltonus). Ist die Sinnesverarbeitung zwischen den drei Systemen unstimmig, entstehen die genannten Symptome.

Schweregefühl, schwankender Gang, Schwarzwerden vor den Augen, Unsicherheit, Schwäche

- Atlas-Blockade
- nach SHT (Schädel-Hirn-Trauma)
- Angstzustände mit Hyperventilation
- Hypoglykämie
- Ischämie (Durchblutungsstörung, Hypotonie)
- Anämie (z. B. Hämoglobin < 8 mg/dl, Vegetarier)

Gangataxie, andauernder oder anfallsweiser Dreh-, Schwankschwindel mit Gangstörung, Übelkeit, Nystagmus, Erbrechen, Tinnitus, Hörverschlechterung

- Hirntumoren
- Meningitis
- Ischämie
- SHT
- Epilepsie
- MS (Multiple Sklerose) = ED (Encephalitis disseminata)
- Migräne
- psychogener Schwindel
- Drogen, Alkohol, Medikamente

31.10.3 Leitsymptom Gangstörung

Bei der Begegnung des Patienten mit dem Therapeuten spielt die Beurteilung der Posturologie und die Ganganalyse, insbesondere die Betrachtung der Standbein- und Spielbeinphase, eine große Rolle. Letztendlich führen Gangstörungen zu Schonhaltungen und zu einer Beeinträchtigung der gesamten Körperhaltung. Dabei werden neurologische, orthopädische und psychogene Gangstörungen sichtbar.

Neurologische Gangstörungen

- periphere Nervenlähmungen („Steppergang“)
- Bandscheibenvorfälle/Spinalkanalstenosen
- Hirntumoren
- Hydrozephalus
- Apoplex (Wernicke-Mann-Gangbild)
- intrakranielle Blutung
- Rückenmarksverletzungen und Tumoren
- Alkohol- und Drogenabusus
- Morbus Parkinson
- MS (Multiple Sklerose) = ED (Encephalitis disseminata)
- Avitaminosen
- (diabetische) Polyneuropathie (PNP)

Orthopädische Gangstörungen durch degenerative, entzündliche und traumatische Veränderungen der Knochen, Gelenke, Bänder und Muskeln

- Arthrosen (Gelenkdegeneration)
- Arthritiden (Gelenkentzündung)
- Ankylosen (Gelenkversteifungen)
- Arthrodese (operative Gelenkversteifung)
- rheumatischer Formenkreis der Erkrankung

Psychogene Gangstörungen

Unverarbeitete biografische Faktoren, sekundärer Krankheitsgewinn oder psychosomatische Ursachen können sich in einer psychogenen Gangstörung widerspiegeln. Es besteht eine hohe Komorbidität mit psychiatrischen Erkrankungen wie Angststörungen und Depression.

31.11 Untersuchung des Nervensystems

Die Untersuchung des Nervensystems ist wie folgt gegliedert:

31.11.1 ZNS-Tests

Babinski-/Oppenheim-/Léri-Zeichen

- s. Kap. 33.4.2

Sinneswahrnehmungen

- s. Kap. 31.7

31.11.2 PNS-Tests

Lasègue-/Bragard-/Bonnet-/Kernig-/Brudzinski-/umgekehrter Lasègue-Test

- s. Kap. 31.7

Schmerz/Sensibilitätsstörungen/Parese/Reflex

- s. Kap. 31.7

Segmentaler, pseudoradikulär, peripherer Nerv

- s. Kap. 31.7

Entrapments (Thoracic-outlet-Kompressions-, Karpaltunnelsyndrom etc.)

- s. Kap. 31.7

Hirnnerventests

- s. Kap. 31.7

31.11.3 Tests des vegetativen Nervensystems

- Herz/Atmung (Frequenz, Tiefe)
- Temperatur, Hunger
- Stressreaktion
- etc.

31.11.4 Test des enterischen Nervensystems

Die Funktionsabläufe des Magen-Darm-Trakts (Anamnese!) werden maßgeblich vom enterischen Nervensystem gesteuert, und das „Bauchgefühl" im psychoemotionalen Sinne situiert sich ebenfalls hier. Bei Nicht-Funktion (strukturell) kann es zum Morbus Hirschsprung kommen.

Das enterische Nervensystem stellt das sog. „Bauchgehirn" dar, 90 % sind Afferenzen zum Gehirn, nur 10 % werden efferent vom Hirn gesteuert.

31.11.5 Psycho-emotionale Tests

- Stimmungsbild
- adäquate Reaktion auf psychosoziale Reize
- Stressreaktion
- etc.

32 Faszien

32.1 Allgemeine Bemerkungen

Die Faszien (► **Abb. 32.1**) sind bindegewebige Umhüllungen von Gewebeschichten (Muskeln, Organe, Nervensystem etc.), welche in der schulmedizinischen Anatomie als störende Gewebe zuerst präparatorisch entfernt wurden, um die darin befindlichen Gewebeschichten sowie die in ihnen verlaufenden Nerven und Gefäße (Arterien, Venen, Lymphgefäße) sowie deren Verlauf freizulegen und zu studieren. Dabei haben Faszien die Eigenschaft, die verschiedenen Gewebe des Körpers einerseits voneinander zu trennen und sie andererseits miteinander zu verbinden.

Heutzutage weiß man, dass die Faszien über ihren mechanischen Spannungszustand sowie ihren biochemischen Zustand zahlreiche Informationen des Körpers speichern und weiterleiten und durch ihren Aufbau und ihre Verteilung mit für die sog. Grundregulation (nach Pischinger) mit Einfluss auf das endokrine System, die Mineralstoff-/Spurenelementversorgung und die Toxinentsorgung zuständig sind (Kap. 27.2).

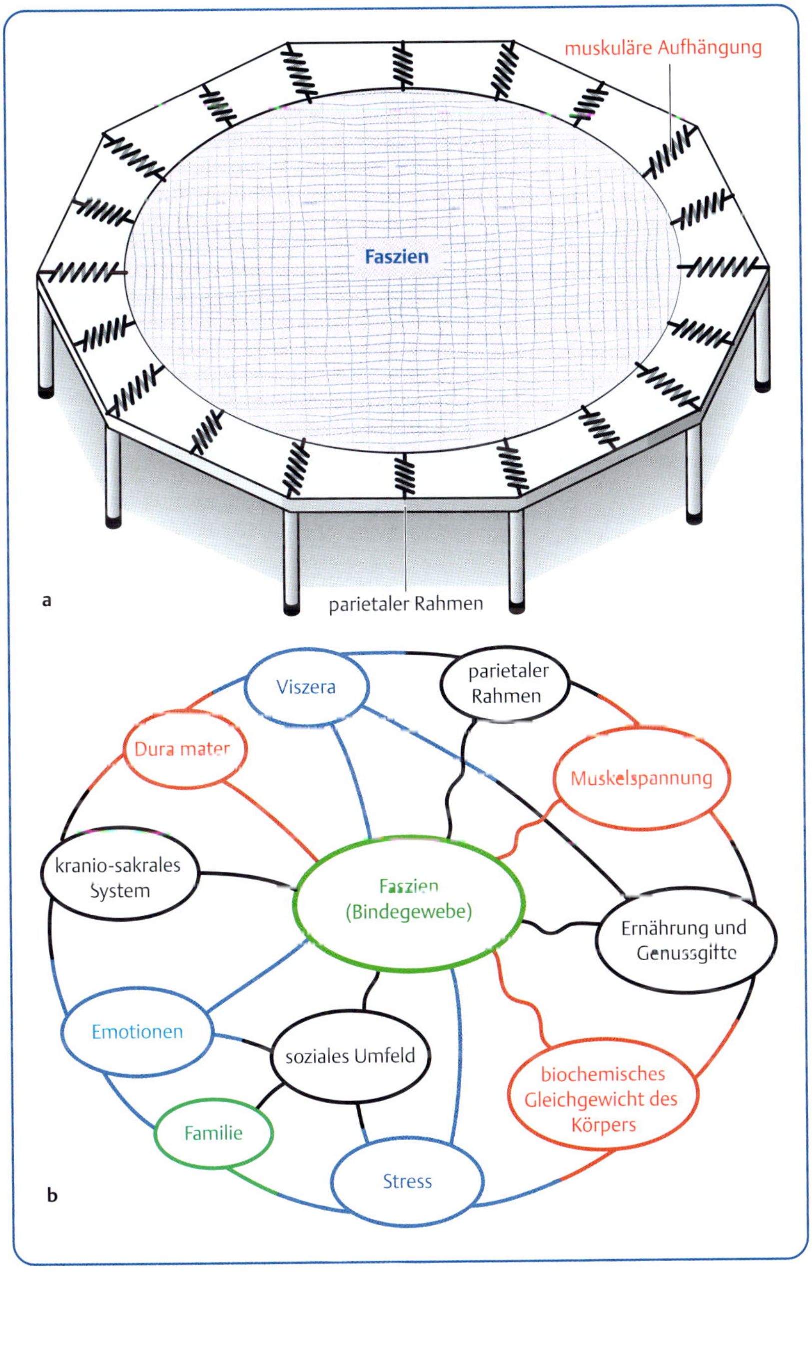

► **Abb. 32.1** **a** Faszien, **b** Einflüsse auf Faszien.

Innerhalb der **Faszienbehandlung** gibt es verschiedene Therapieansätze, stellvertretend seien hier die klassische Bindegewebsmassage, das Rolfing, das Fasziendistorsionsmodell (FDM), fasziale Entwirrungstechniken (Listening-, Unwinding- oder Écoute-Techniken), die kranio-sakrale Behandlung (membranöses System, insbesondere Dura mater), die viszeralen Behandlungstechniken, die Behandlung von emotionalen Spannungen über die Faszien (SER = Somato Emotional Release) oder der Körperquerstrukturen (die für die „Aufrichtung und Versteifung" der Körperfaszien sorgen) genannt.

An **UFK** sind im Zusammenhang mit den Faszien vor allen anderen die Kommunikation der Körperquerstrukturen miteinander und mit den longitudinalen Fasziensystemen sowie die viszeralen Ketten von den Bauchorganen über das Zwerchfell und die Pleura zur ATS (Apertura thoracica superior) und zum kosto-klavikulären Passagebereich der Gefäß-Nerven-Strukturen der oberen Extremität zu nennen.

Auch im Zusammenhang mit (systemischen) entzündlichen Erkrankungen spielen die Faszien, v. a. der Gewebe-pH, eine Rolle, denn bei einer Gewebeübersäuerung wird die lokale Entzündungsreaktion potenziert.

32.2 Faszien, Anatomie und Inhalt (Gewebe plus AVLN)

Die bindegewebigen Faszien enthalten in ihrem Verlauf die „Infrastruktur" der Gewebe, d. h. Strukturen, die die arterielle, venöse, lymphatische und nervale Ver- und Entsorgung der Gewebe ermöglichen. Dabei werden diese verschiedenen Gewebe des Körpers von den Faszien einerseits voneinander getrennt und andererseits miteinander verbunden. Deswegen sorgen Retraktionen innerhalb der Faszien sowohl für eine gestörte Ver-/Entsorgung des Gewebes als auch für eine gestörte Funktion des entsprechenden Gewebes, weil es sich unter mechanischer Spannung befindet.

! Beachte

Um die physiologische Funktion des Gewebes wiederherzustellen, muss die Spannung der zugehörigen Faszien normalisiert werden.

Je nach **Ursache der faszialen Retraktion** kommen unterschiedliche (lokale und globale) Behandlungstechniken zum Einsatz:

- mechanische Dysfunktion der faszialen Anheftung
- fortgeleitete fasziale Spannung von anderen, verbundenen Faszien (z. B. bei den Körperquerstrukturen)
- Entzündungsreaktion im betroffenen Gewebe
- Tumoren (Training bei Muskeln, Fett bei Fehlernährung, Gravidität, entzündlich bedingte Schwellung, Malignome) im betroffenen Gewebe
- veränderter pH-Wert des Gewebes
- gestörte Nährstoffversorgung des Gewebes
- gestörte Schlackenentsorgung des Gewebes
- veränderte Durchblutungssituation
- Reaktion des Gewebes auf emotionale Auslöser

32.3 Faszien(spannungs)modelle und Inhibitionstest

32.3.1 Fasziendistorsionsmodell

Das FDM geht auf Stephen Typaldos D.O. zurück, der eine Therapieform zur Behandlung von Faszien entwickelte. Er führte, um zu einer Diagnose zu gelangen, die klinischen Befunde des Patienten mit der Körpersprache des Patienten und seiner eigenen Palpation zusammen, was dann eine gezielte Therapie der Faszien zur Folge hatte. Seit 1991 entdeckte er auf diese Weise immer wieder „Störungsformen" in den Faszien, sodass er zum Schluss auf sechs verschiedene sog. **„Fasziendistorsionen"** kam ([23], [24]):

1. **Triggerband:** Der Patient beschreibt mit mehreren Fingern einen „ziehenden" Schmerz entlang einer Linie. Der Behandler zieht mit seinem Daumen genau diese beschriebene Linie entlang und „repariert" somit dieses Triggerband.
2. **Continuum Distorsion:** Sie entstehen an gelenknahen Übergangszonen vom Knochen auf die Faszie, auf die der Patient mit seiner Fingerspitze deutet. Therapeutisch wird mit großem Druck des Daumens auf die gestörte Stelle gedrückt.
3. **Faltdistorsion:** Das betroffene Gelenk wird von dem Patienten in die Hand genommen und bewegt oder massiert. Die gelenknahen Faszien sind aufgrund des Traumas gestört, sodass der Behandler je nach Traumaeinwirkung das Gelenk unter Traktion oder Kompression bringt.
4. **Hernierter Triggerpunkt:** Mit mehreren Fingern zeigt der Patient auf das schmerzende Areal, in dem der Behandler ebenfalls mit großem Druck das „ausgetretene Gewebe durch die Bruchpforte zurückschiebt".
5. **Zylinderdistorsion:** Der Patient streicht, knetet, reibt etc. auf dem schmerzenden Hautareal hin und her. Die Therapie ist in diesem Fall unterschiedlich. Es können Bürsten, Schröpfgläser, Akupunkturmatten etc. zum Einsatz kommen.
6. **Tektonische Fixation:** Die Körpersprache ist ähnlich der Faltdistorsion. Diese Distorsion ist eine Folge begleitender Distorsionen, die zuerst abgebaut werden müssen. Zum Lösen der „verklebten" Gelenkflächen werden die betroffenen Regionen mobilisiert, geschröpft etc.

32.3.2 Tensegrity-Modell

Das Tensegrity-Modell stammt aus der Technik und wurde von Richard Buckminster Fuller sowie Kenneth Snelson entwickelt. Es handelt sich dabei um ein stabiles Stabwerk, in dem sich die Stäbe untereinander nicht berühren, sondern durch Zugelemente miteinander verbunden sind. Ein Speichenrad verbindet die festen Bögen der Nabe und der Felge, dünne Speichen übertragen die Zugkräfte. Dadurch wird eine Eigenstabilität ermöglicht: Es kann sich verformen und danach wieder von selbst in seine Ausgangsposition zurückkehren.

Am menschlichen Körper werden sowohl der Aufbau der einzelnen Zellen (Zellmembranen) als auch die Konformität der Gewebe (insbesondere der Faszien, Bänder, Muskeln und Knochen) auf die Betrachtung als Tensegrity-Modell projiziert und damit die Stabilität der Körpergewebe auf Druck-/Zugbelastungen erklärt.

32.3.3 Inhibitionstest

Der Inhibitionstest dient dazu, zwischen verschiedenen möglichen Ursachen einer UFK die für den konkreten Einzelfall verantwortliche Ursache herauszufinden. Es werden dazu nacheinander die verschiedenen möglichen Ursachen jeweils einzeln faszial inhibiert und dann an den Folge-Dysfunktionen jeweils überprüft, ob diese aufgrund der Inhibition verschwinden oder nicht. Die Ursache für diese UFK ist dort gefunden, wo die Folge-Dysfunktion durch Inhibition der Ursache verschwunden ist.

Im folgenden Beispiel sei dies exemplarisch erläutert: Der Patient kommt mit **thorakolumbalen Beschwerden** (Folge-Dysfunktion). Als **möglichen Ursachen** kommen (nach Ausführung eines abdominal-faszialen Local Listening als Suchtest; ▸ Abb. 32.3) Irritationen des Sigmoids, der linken Niere, des linken Psoas sowie des Colon descendens infrage, die jeweils (über ihre neurologische/neurovegetative Relation) eine Irritation des TLÜ verursachen können. Um die **tatsächlicher Ursache** zu bestimmen, wird unter Prüfung des TLÜ nun eine mögliche Ursache nach der anderen inhibiert und die Reaktion auf den TLÜ beobachtet.

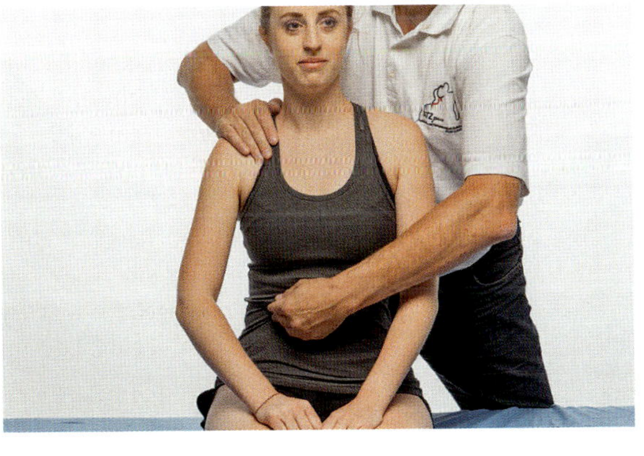

▸ **Abb. 32.2** Inhibitionstest im Sitzen.

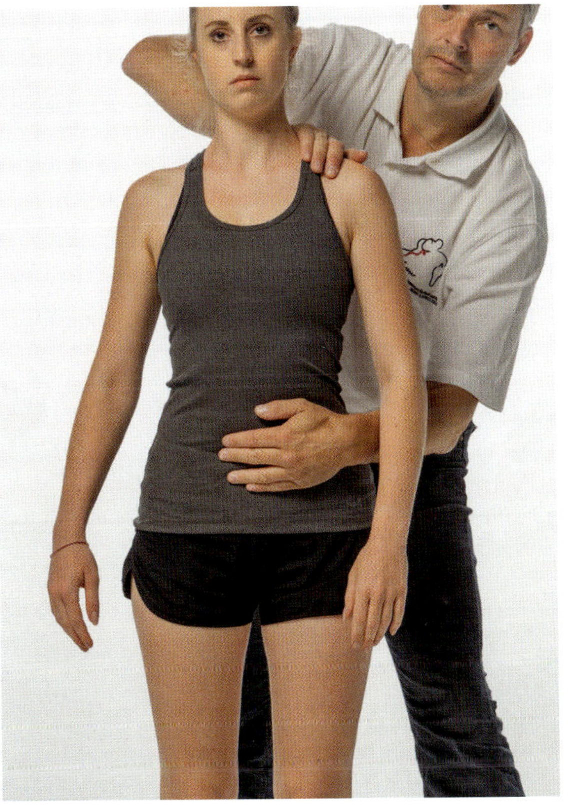

▸ **Abb. 32.3** Inhibitionstest im Stand.

Prüfung des TLÜ, darunter:

- Inhibition Sigmoid: keine Veränderung am TLÜ
- Inhibition Psoas: keine Veränderung am TLÜ
- Inhibition linke Niere (▸ **Abb. 32.2**): Dysfunktion am TLÜ aufgehoben
- Inhibition Colon descendens: keine Veränderung am TLÜ

Das Ergebnis des Inhibitionstests zeigt, dass (in diesem Fall) die linke Niere ursächlich für die Dysfunktion des TLÜ ist. Zur Behandlung des TLÜ wäre in diesem Beispiel also die linke Niere zu korrigieren.

Insbesondere bei **Schulterbeschwerden** kommt der Inhibitionstest regelmäßig zum Einsatz (Differenzierung TOKS; Kap. 13.8).

Schwerpunkt der Behandlung war für Rollin Becker D.O. (Schüler von W. G. Sutherland), darauf zu achten, dass der Patient selber seine Heilung aktiviert. Er sah die therapeutische Aufgabe darin, den Patienten (passiv) bei der Suche nach seiner Selbstheilung zu begleiten. Hieraus hat sein Schüler, James Jealous D.O., dann das Konzept der **biodynamischen Methodologie** entwickelt.

32.4
Organfaszien (Pleura, Perikard, Peritoneum)

Der Aufbau und die Bedeutung des Bindegewebes und der Interzellularsubstanz für die Stabilität und die Ver-/Entsorgung von Zellverbänden (z. B. Organen) sind in Kap. 27.2 erläutert.

Aufgaben der Organfaszien (▸ **Abb. 32.4**) sind:

- Infrastruktur AVLN (Arterien, Venen, Lymphbahnen, Nerven)
- Organfunktion
- parasympathische Umschaltung
- Stabilität und Mobilität der Organe
- Informationsaustausch (Interzellularsubstanz)
- N. phrenicus, C 3–C 5 und Zwerchfell (viszeraler Motor; Kap. 27.3.1)

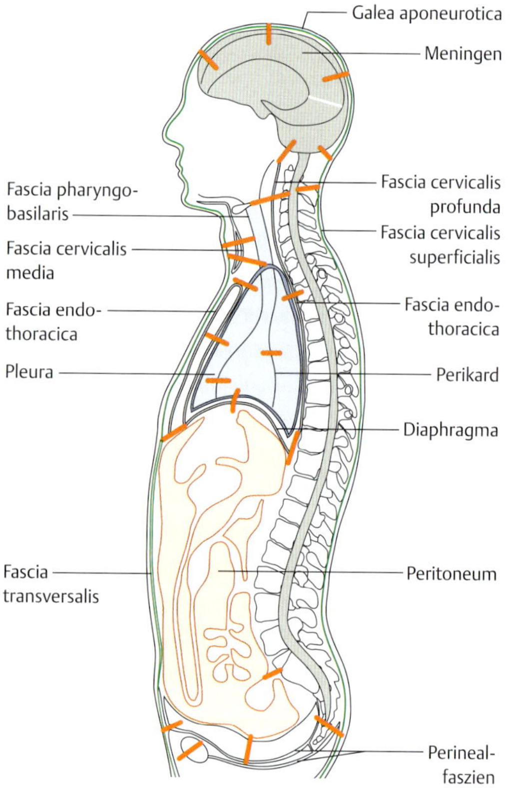

▸ **Abb. 32.4** Allgemeine Anordnung der Faszien und ihre Verbindungen untereinander. (Corts M. Diagnoseleitfaden Osteopathie. 2. Aufl. Stuttgart: Haug; 2017:182, Abb. 6.3)

32.5
Dura mater

Die Dura mater umhüllt das ZNS. Sie stellt für das empfindliche Nervensystem als äußere Hülle, in der flüssigkeitsgelagert das ZNS „schwimmt", einerseits die Begrenzung, andererseits die Bahnen der Infrastruktur und somit eine der Grundlagen für die Funktion unseres Nervensystems bereit:

- Die Dura mater bildet Duplikaturen, die **Sinus durae matres**, in denen mit dem venösen Blut die Schlackenstoffe und Toxine aus dem Hirn abgeleitet werden.
- Die in der Dura mater gelegenen **Plexus choroidei** (in beiden Seitenventrikeln und dem 3. sowie 4. Ventrikel) produzieren den LCS, in welchem das ZNS „schwimmend" gelagert und so vor äußeren mechanischen Störungen perfekt geschützt ist.
- Die Dura mater ist aufgrund ihres anatomischen Aufbaus nicht dehnfähig, sodass sich ein Zug an ihren Anheftungsstellen (Okziput, C 2, Sakrumbasis) unmittelbar auf die (anderen) Anheftungen auswirkt (eine parietale Nutations-Dysfunktion des Sakrums erzeugt einen duralen Zug am Okziput [und an C 2] nach kaudal, was im kranio-sakralen System eine SSB-E zur Folge hat).
- Die Dura mater bildet **fünf intrakranielle Septen**, welche verschiedene Hirnbereiche trennen und an ihrem Platz halten (▸ **Abb. 32.5**):
  - Tentorium cerebelli: Einfluss auf die Hirnnerven III, IV und V, bildet Teile des Sinus cavernosus, über Diaphragma sellae auf Hypophysenstiel
  - Falx cerebri: Einfluss auf Corpus callosum, Sinus rectus, Crista galli, Tentorium cerebelli, kann ganz/teilweise verknöchern
  - Falx cerebelli: Einfluss auf Sinus rectus, Zerebellum, Tentorium cerebelli, Foramen jugulare
  - Diaphragma sellae: Einfluss auf Hypophysenstiel, Sinus coronarius, bildet Durasack, der die Hypophyse umgibt
  - Tentorium bulbi olfactorii (inkonstant): Einfluss auf den Bulbus olfactorius (I)
- Die kraniale Dura mater wird **sensibel innerviert**:
  - ventral: N. ophthalmicus n. trigemini (V_1)
  - lateral: N. trigeminus (V)
  - dorsal: N. vagus (X) und Rr. meningei C 1–C 3
- Die spinale Dura mater wird **sensibel innerviert**: Rr. meningei des betroffenen Segments
- Die spinale Dura mater ist im Okzipitalbereich mit dem **Lig. nuchae** verwachsen, weswegen sich Nackenkopfschmerzen aus der Interaktion von Reizungen des Lig. nuchae und der zervikalen Dura mater ergeben können.
- Die spinale Dura mater ist (über die Hofmann-Bänder) mit dem **Lig. longitudinale posterius** im Bereich C 7–L 5 verwachsen (um den Durasack zu stützen und zu schützen), weswegen durale Reizzustände und Reizungen des Lig. longitudinale posterius interagieren und Lumbalgien (mit)verursachen können.

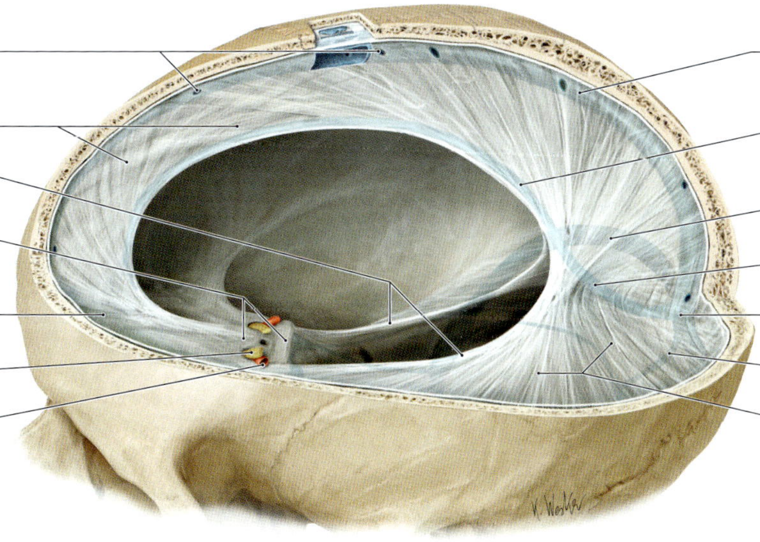

▸ **Abb. 32.5** Durasepten. (Schünke M, Schulte E, Schumacher U. Prometheus. LernAtlas der Anatomie. Kopf, Hals und Neuroanatomie. Illustrationen von M. Voll und K. Wesker. 4. Aufl. Stuttgart: Thieme; 2015: 308, Abb. 4.2B)

32.6

Körperquerstrukturen

Von Bedeutung ist die ständige gegenseitige Kommunikation der Körperquerstrukturen (horizontal verlaufende, nicht flach ebene Strukturen, die ständig miteinander kommunizieren und die gemeinsam mit ihrer Spannung die Körperfaszien aufrichten; ▸ Abb. 17.2):

- Tentorium cerebelli
- Hyoid
- ATS (Apertura thoracica superior)
- Zwerchfell
- Perineum
- Fußgewölbe

32.7

Matrix/Interzellularsubstanz/ Grundregulation

Die Faszien bestehen aus Bindegewebe, welches wenige Zellkörper und viel Interzellularsubstanz enthält (Kap. 27.2). Sie bilden auch den größten Flüssigkeitsspeicher des menschlichen Körpers und somit ein Reservoir von Mineralstoffen und Spurenelementen. Der Gewebe-pH (Säuregrad des Gewebes) spielt eine entscheidende Rolle für den Gewebestoffwechsel und die Intensität von Entzündungsreaktionen (Kap. 27.2.3).

Fluide (= fluidale) Techniken beruhen in der Untersuchung und Behandlung auf einer Bewegung der Körperflüssigkeiten (Kap. 19.3.10). Im engeren Sinne werden hier die kranio-sakralen Aspekte des Liquorflusses betrachtet, im weiteren Sinne auch der Lymphfluss und Flüssigkeitsbewegungen im Körper generell (also im Glomerulum der Niere ebenso wie innerhalb der Zellen, insbesondere auch innerhalb der Trias aus Gefäßen, Matrix und Zellen).

32.8

Fasziale Release-Techniken

Dysfunktionen des faszialen Systems werden mit sog. Release-Techniken behandelt. Mit verschiedenen Handgriffen (ein-/beidhändig) nimmt der Therapeut Kontakt mit der entsprechenden Faszie auf und löst dann deren Spannung:

- **Einhändiger Kontakt:** Der Therapeut legt seine Hand ventral beim Patienten auf und kontaktiert die Faszie, indem er die entsprechende Gewebsschicht palpiert.
- **Beidhändiger Kontakt:**
  1. Der Therapeut legt seine Hände (übereinander, um mit der oberen Hand die untere zu führen und so die Palpationsfähigkeit der Kontakthand zu verstärken) ventral beim Patienten auf und kontaktiert die Faszie, indem er die entsprechende Gewebsschicht palpiert.
  2. Der Therapeut legt eine Hand ventral beim Patienten auf und kontaktiert die Faszie, indem er die entsprechende Gewebsschicht palpiert, was von der anderen Hand, die dorsal des Patienten liegt, verstärkt wird (zwischen beiden Händen fokussiert der Therapeut auf die Faszie, sodass die hintere Hand wie ein Parabolspiegel wirkt; ▸ Abb. 32.6, ▸ Abb. 32.7).

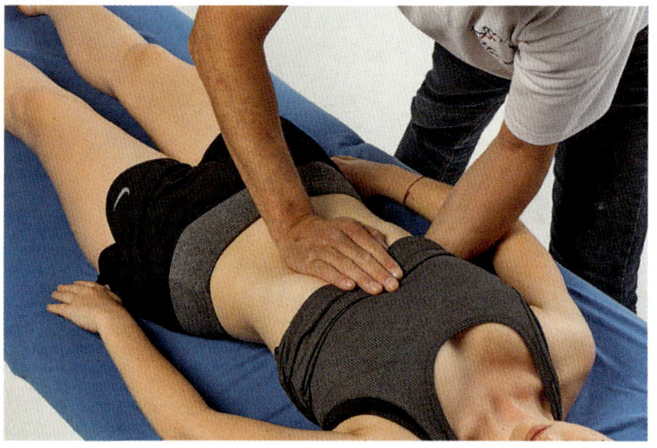

▶ **Abb. 32.6** Fasziale Release-Techniken, Thoraxbereich.

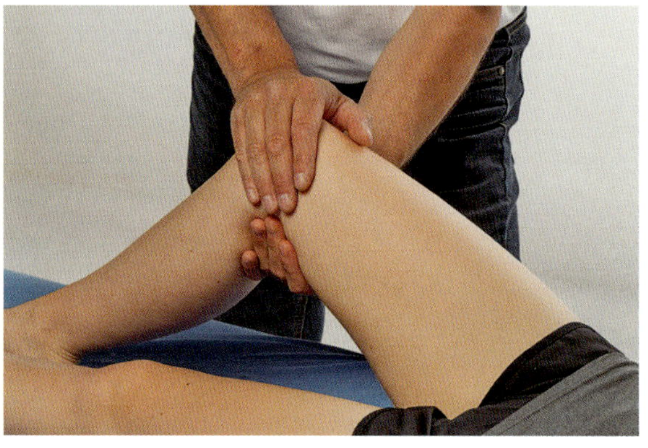

▶ **Abb. 32.7** Fasziale Release-Techniken, Kniebereich.

Es gibt folgende Release-Techniken:

- **Point-of-Balance-Technik:** Am „Point of Balance" ist die Spannung der Faszie und der Fluida am geringsten. Dieser Punkt wird aufgesucht und gehalten, damit sich die Strukturen normalisieren können (auch als **Positional-Release-Technik** bezeichnet).
- **Unwinding-Technik:** Bei diesen Techniken nimmt der Therapeut Kontakt mit der Faszie auf und folgt der Gewebespannung, um sie herabzusetzen. Im Gegensatz zur Point-of-Balance-Technik wird bei der Unwinding-Technik ständig der (sich ändernden) Gewebespannung gefolgt.
- **Recoil-Technik:** Mit einer Recoil-Technik kann eine Unwinding-Technik am Ende unterstützt werden, indem ein verstärkender Impuls in die korrigierende Richtung gesetzt wird.
- **Fluide/fluidale Technik:** Mit fluiden Techniken wird innerhalb der Faszie ein Flüssigkeitsimpuls gesetzt, welcher die Matrix anregt und so die Funktionalität der Faszie optimiert.

Beachte

Die Behandlung der Faszie erfordert, dass die Infrastruktur (Matrix, parietale Kontakte) ihre Aufgaben erfüllen kann, hierauf muss der Therapeut sein Augenmerk legen, um erfolgreich zu arbeiten.

32.9 Emotionale Traumata (SER = Somato Emotional Release/ SE = Somatic Experiencing)

Der Zusammenhang von körperlichen und emotionalen Zuständen muss generell in der Arbeit mit Patienten berücksichtigt werden. Emotionale Belastungen können sowohl durch ein emotionales als auch durch ein körperliches Ereignis ausgelöst werden, Gleiches gilt für körperliche Symptome. Die Verwebung der beiden Systeme kommt auch im sozio-psycho-neuro-endokrino-immunologischen System (Kap. 27.1) zum Ausdruck.

Von John Upledger wurde der Begriff des Somato Emotional Release geprägt, von Peter Levine der Begriff des Somatic Experiencing.

32.9.1 Somato Emotional Release (SER)

Die Kommunikation mit dem Körper und der Psyche mit den Händen des Therapeuten wird auch als „Körper-Psychotherapie" bezeichnet. Oft bietet die körperliche Behandlung für den Patienten einen leichteren Zugang zu seinen emotionalen Ereignissen, die der Körper in die Faszien eingebettet hat, als es die Psychotherapie (welche aus Sicht des Patienten für ihn nicht notwendig ist) bietet. Kommt es während der Behandlung (infolge gelöster faszialer Spannung) zu einem emotionalen Release, geht es dem Patienten anschließend sowohl auf emotionaler als auch auf körperlicher Ebene besser.

32.9.2 Somatic Experiencing (SE)

Da ein Trauma auf das (unwillkürliche) Stammhirn wirkt, können posttraumatisch diese emotionalen Ereignisse nicht auf der Verstandsebene bewältigt werden, vielmehr müssen die autonomen Prozesse in die Therapiearbeit mit eingebettet werden. Dabei ist es wichtig, zu verstehen, dass das primär erlebte Trauma von Patient zu Patient mit unterschiedlichen individuellen Reaktionsmustern verarbeitet wird (z. B. mit Verdrängung, Flucht, Erstarrung, Dissoziation, Kampf etc.), je nach Persönlichkeit des Patienten. Solange das Trauma nicht abgearbeitet wurde, befindet sich der Patient (zumindest teilweise) noch in der Traumasituation und reagiert dementsprechend auf äußere Reize. Beispiele hierfür sind Angst, nach einem Unfall wieder Auto zu fahren, Unbehagen bei Menschenansammlungen, Höhenangst usw., in denen der Patient sein Trauma wieder und wieder erlebt. Das Somatic Experiencing baut zuerst unterstützende Ressourcen auf, um dann wohldosiert am Trauma zu arbeiten. Hier ist es sehr wichtig, die richtige Dosierung zu finden: Es muss am Trauma gearbeitet werden, aber zu viel Energie würde eine Retraumatisierung (durch erneute Überforderung) bedeuten und könnte den Patienten weiter schädigen.

Das Trauma muss bei beiden Ansätzen nicht konkret erinnert werden (was passieren kann, es ist aber nicht notwendige Voraussetzung), sondern über die (beim Somato Emotional Release mehr körperlich, beim Somatic Experiencing mehr gesprächslenkend gebahnte) Wahrnehmung von Stimmung, Gefühlen, Körperzuständen, Haltung, Bewegungen werden Traumaanteile mit dem Bewusstsein verbunden, um sie aufzulösen. Gerade der körperliche Zugang kann dabei dem Patienten helfen, seine Traumatisierung zu bewältigen.

„Der Zusammenhang zwischen Störungen des emotionalen Erlebens und Verarbeitens auf der einen Seite und körperlichen Beschwerden auf der anderen Seite ist der Schulmedizin als ‚Psychosomatik' bekannt.

Die Osteopathie betrachtet die Faszien als das System, welches emotionale Belastungen aufnimmt und konserviert. Der Osteopath ***J. E. Upledger*** *bezeichnet das Lösen solcher faszialen Dysfunktionen als* ***‚Somato-Emotional Release'****. Durch die Anwendung von faszialen Techniken können emotionale Blockaden gelöst werden, andererseits allerdings auch psychische Belastungen beim Patienten wieder ausgelöst werden.*
Cave: *Aus diesem Grund ist es wichtig, bei Anwendung dieser Techniken als Therapeut entweder selbst das Freiwerden psychischer Belastungen professionell auffangen zu können oder aber mit entsprechenden Therapeuten eng zusammenzuarbeiten, sodass Patienten in ihrer Emotionalität begleitet werden können."*

(Hinkelthein u. Zalpour 2011)

33 Safety

Zu jeder vollständigen Untersuchung des Patienten gehören eine vollständige Anamnese und das Abklären aller möglichen Kontraindikationen. Zur individuellen Statuserhebung werden auch Safety- und Provokationstests ausgeführt, welche bei positivem Ergebnis die anschließenden Behandlungstechniken einschränken oder vollständig verbieten können.

Beachte
Der Schutz des Patienten ist das höchste Gebot: „Safety first!"

Die vorliegend aufgeführten Tests erheben nicht den Anspruch auf Vollständigkeit, dennoch sind die Autoren der Meinung, dass die aufgeführten Tests in der alltäglichen Arbeit am Patienten ausreichend sind, um eine Patientengefährdung zu vermeiden.

Helle, nachklingende und/oder länger anhaltende Schmerzen als Reaktion auf den ausgeführten Test sind ein dringender Hinweis auf eine Entzündungsreaktion, deren Ursache und Ausmaß einer genauen Abklärung bedürfen, um eine absolute Kontraindikation für die Behandlung vorher auszuschließen.

In den folgenden Kapiteln werden die aus Safety-Gründen wichtigen (Red-Flag-)Fragen und die Safety-relevanten Untersuchungen (nach mechanischen, vaskulären, neurologischen, metabolischen und psychischen ausgewählten Gesichtspunkten gegliedert) aufgezeigt.

Zur Ergänzung der hier aufgezeigten Safety-Fragen und -Tests sind unterstützende technische (laborchemische, bildgebende, elektrophysiologische und weitere) Untersuchungen je nach Anamnese- und Befundlage hinzuzuziehen.

33.1 Anamnese/Red-Flag-Fragen

Die Anamnese dient dazu, den Zustand des Patienten mit seinem Wohlbefinden und seinen Beschwerden zu erfassen, dabei sind der Krankheitsverlauf der akuten Probleme ebenso zu berücksichtigen wie Vorerkrankungen und alte Verletzungen sowie bestehende, chronische Gesundheitsbeeinträchtigungen. Hierzu gehören:

- **spezielle (Akut-)Anamnese:**
  - **akute Beschwerden** (Art, Lokalisation, Zeitraum, Verlauf, Auslöser)
  - **bisherige Therapien** (Art, Erfolg)
  - **Red-Flag** (Ziel: akute neurologische/Herz-Kreislauf-Erkrankungen sowie Tumoren, Frakturen, Schwangerschaft zu erkennen, um folgende Kontraindikationen zu beachten):
    - Schmerzen Kiefer-/Schulter-/Armregion links, Thorax-/Abdominalschmerzen (v. a. epigastrisch)
    - (akute) Atemnot und/oder Herzrasen unklarer Genese
    - (plötzliche) Orientierungslosigkeit, Gedächtnisverlust, Sinnesverlust, Krampfanfälle
    - Koliken
    - Fieber mit starkem Schwitzen/Frieren
    - starke innere Unruhe
    - unbeabsichtigter Gewichtsverlust (ohne sonstige Erklärung)
    - (starke) Ruheschmerzen
    - nicht schmerzbedingte Muskelschwäche
    - Skelettverformungen (mit und ohne Trauma) als Hinweis auf Fraktur, ggf. infolge Osteoporose
- **allgemeine Anamnese:**
  - Alter, Größe, Gewicht, (Geschlecht)
  - Vorerkrankungen, Traumata, Operationen, Kinderkrankheiten
  - Familien- und Sozialstatus
  - Medikamente, Genussgifte (Alkohol, Nikotin, sonstige)
  - gynäkologische, zahnärztliche, kieferorthopädische Anamnese
  - bisherige Therapien (inkl. Hilfsmittel-/Orthesenversorgung)
  - bisherige Krankheitsverläufe

33.2 Mechanische Safety-Tests

Generell gehören zu den mechanischen Safety-Tests:

- Traktion (testet v. a. Gelenkkapseln, Ligamente und Muskeln)
- Kompression (testet v. a. Knochen und Gelenke auf Frakturen und Arthrosen)
- Klopftest (testet v. a. Knochen und Gelenke auf Entzündungen)
- Instabilitätstest (testet v. a. Gelenkkapseln und Ligamente)

Diese werden jeweils so ausgeführt, dass die zu testende Struktur unter Traktion/Kompression kommt.

33.2.1 Traktionstest

Grundsätzlich wird ein Traktionstest so ausgeführt, dass die zu testende(n) Struktur(en) gedehnt und diese Spannung etwa 30 Sekunden aufrechterhalten wird (um die anfängliche Schutzspannung der Muskulatur aufzuheben und die passiven Strukturen zu testen). Es können dumpfe oder helle Schmerzen auftreten.

Beurteilung:

- Verspürt der Patient während der Traktion einen **sofortigen** Schmerz im zu testenden Wirbelsegment, kann dies ein Hinweis auf ein akutes Problem sein.
- Verspürt der Patient während der Traktion einen **langsam zunehmenden** Schmerz im zu testenden Wirbelsegment, kann dies ein Hinweis auf ein kapsulo-ligamentäres oder chronisches Problem sein.
- Verspürt der Patient einen **scharfen, stechenden** Schmerz beim **Loslassen** im zu testenden Wirbelsegment, kann dies Hinweis auf eine Kompressionsfraktur des Wirbelkörpers sein.

Traktionstest der BWS/LWS

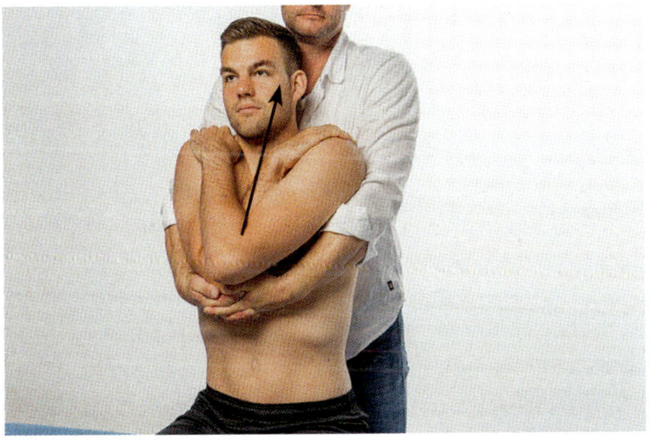

▸ **Abb. 33.1** Traktionstest der BWS/LWS.

Der Patient sitzt (in der Wirbelsäule nicht extrem flektiert oder extendiert). Seine Füße stehen auf dem Boden, und die Arme liegen überkreuzt mit den Händen auf den gegenüberliegenden Schultern, um den Körper zu stabilisieren. Der Untersucher steht hinter dem Patienten und umgreift mit dem **Bet-Griff** den darunterliegenden Ellenbogen des Patienten. Dann lehnt sich der Untersucher zurück, sodass eine Traktion auf die Wirbelsäule aufkommt (▸ Abb. 33.1). Diese Traktion von kranial nach kaudal wird je nach zu testendem Wirbelsäulenabschnitt dosiert, d. h., je kaudaler die zu testenden Wirbel sind (z. B. LWS), umso stärker muss sich der Untersucher zurücklehnen.

Traktionstest der HWS

Für die HWS wird der Test wie oben beschrieben ausgeführt, mit dem Unterschied, dass der Untersucher den Kopf des Patienten umgreift, sodass beide Daumen beidseits am Proc. mastoideus und beide Thenare beidseits am Unterrand der Mandibula liegen. Dann zieht der Untersucher beide Hände beidseits mit sanftem Zug in Richtung Zimmerdecke und erreicht somit eine Traktion auf die HWS. Diese Traktion von kranial nach kaudal wird je nach zu testendem Wirbelsäulenabschnitt dosiert, d. h., je kaudaler die zu testenden Wirbel sind, umso stärker zieht der Untersucher den Patientenkopf in Richtung Zimmerdecke.

Traktionstest von Okziput (C 0) und Atlas (C 1)

Der Patient liegt in Rückenlage. Der Untersucher steht am Kopfende hinter dem Patienten und legt beide Hände beidseits an die Kondylen des Okziputs. Mit einer Flexion der anliegenden Finger in ihren Grundgelenken führt er eine Traktion des Okziputs (C 0) gegenüber dem Atlas (C 1) aus. Der Kopf des Patienten bewegt sich in eine „Doppelkinnhaltung". Treten dabei neurologische Symptome (z. B. Schwindel, Übelkeit, Nystagmus etc.) auf, kann eine vertebro-basiläre Insuffizienz vorliegen.

Für alle anderen Regionen greift der Untersucher das zu testende Gelenk von proximal und distal und zieht es so auseinander, dass eine Distraktion im betroffenen Gelenk entsteht.

33.2.2 Kompressionstest

Ein Kompressionstest wird so ausgeführt, dass die zu testende(n) Struktur(en) komprimiert und diese Spannung fur 30 Sekunden (um die anfängliche Schutzspannung der Muskulatur aufzuheben und die passiven Strukturen zu testen) gehalten wird. Dabei können dumpfe oder helle Schmerzen auftreten.

Beurteilung:

- Verspürt der Patient **dumpfe** Schmerzen während der Kompression der zu testenden Struktur, kann dies ein Hinweis auf eine Arthrose sein.
- Verspürt der Patient einen **hellen** Schmerz während der Kompression der zu testenden Struktur, kann dies ein Hinweis auf eine Fraktur oder (bakterielle) Entzündung sein.

Kompressionstest der BWS/LWS

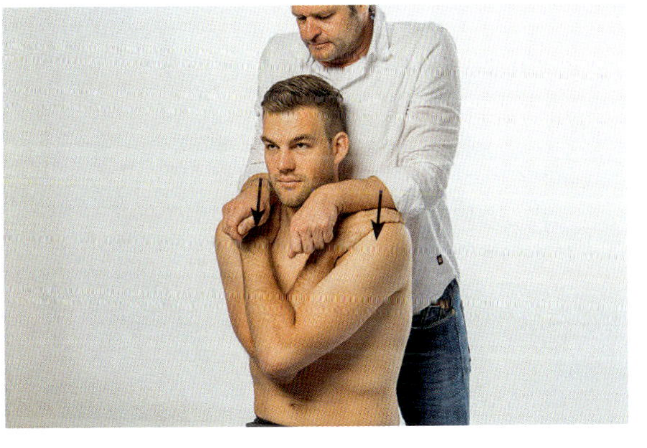

▸ **Abb. 33.2** Kompressionstest der BWS/LWS.

Der Patient sitzt (in der Wirbelsäule nicht extrem flektiert oder extendiert). Seine Füße stehen auf dem Boden und die Arme liegen überkreuzt mit den Händen auf den gegenüberliegenden Schultern, um den Körper zu stabilisieren. Der Untersucher steht hinter dem Patienten und legt seine vor dem Körper verschränkten Arme von oben auf die Schultern des Patienten. Dann gibt er mit seinen Armen Druck auf die Patientenschultern in Richtung der Sitzfläche (▶ **Abb. 33.2**). Diese Kompression von kranial nach kaudal wird je nach zu testendem Wirbelsäulenabschnitt dosiert, d. h., je kaudaler die zu testenden Wirbel sind (z. B. LWS), umso größer muss der Druck von kranial gegeben werden. Durch Druckverlagerung nach links und nach rechts kann der Untersucher die linke und die rechte Facettengelenksseite untersuchen.

Kompressionstest der HWS

Für die HWS wird der Test wie oben beschrieben ausgeführt, mit dem Unterschied, dass der Patient die HWS leicht flektiert, d. h. eine „Doppelkinnhaltung" ausführt. Der Untersucher steht hinter dem Patienten und legt seine im **Bet-Griff** gefalteten Hände auf den Kopf des Patienten und gibt einen sanften und dosierten Druck von kranial nach kaudal. Diese Kompression von kranial nach kaudal wird je nach zu testendem Wirbelsäulenabschnitt dosiert, d. h., je kaudaler die zu testenden Wirbel sind, umso größer muss der Druck von kranial gegeben werden. Durch Druckverlagerung nach links und nach rechts kann der Untersucher die linke und die rechte Facettengelenksseite untersuchen.

Für alle anderen Regionen greift der Untersucher das zu testende Gelenk von proximal und distal und drückt es so zusammen, dass eine Kompression im betroffenen Gelenk entsteht.

33.2.3 Klopftest

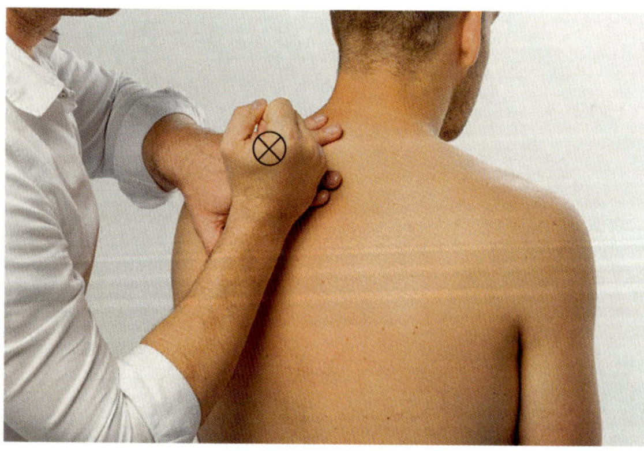

▶ **Abb. 33.3** Klopftest.

Der Patient sitzt, der Untersucher steht hinter dem Patienten. Mit der Faust der einen Hand klopft der Untersucher gegen die maximal extendierten Zeige- und Mittelfinger der anderen Hand. Diese beiden Finger liegen auf dem jeweils zu testenden Proc. spinosus des Wirbels (▶ **Abb. 33.3**). In dieser Weise testet der Untersucher segmentweise klopfend die gesamte BWS und LWS.

Verspürt der Patient einen **sofortigen hellen** Schmerz im getesteten Wirbelsäulenabschnitt, kann dies ein Hinweis auf eine segmentale Entzündung sein.

33.2.4 Instabilitätstest

Stair-Step-Test

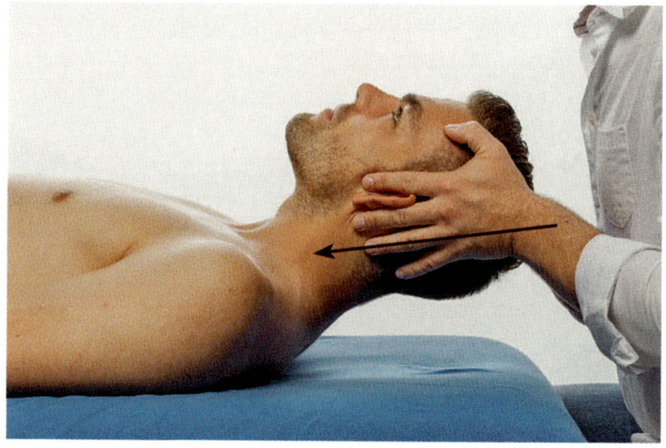

▶ **Abb. 33.4** Stair-Step-Test.

Der Patient liegt in Rückenlage, der Untersucher steht am Kopfende hinter dem Patienten und umfasst dessen Kopf, sodass seine Ring- und Kleinfinger hinter, seine Zeige- und Mittelfinger vor dem Ohr und seine Daumen beidseits auf den Parietalia liegen. Nun gibt er auf den Kopf des Patienten dosierten Druck nach kaudal (▶ **Abb. 33.4**). Normalerweise verschiebt sich der Kopf beim Kaudalisieren in 4 „Stufen" nach ventral.

Beurteilung:

- Wenn eine „Stufe" zu schnell geht, ist das ein Hinweis auf eine Hypermobilität (bei z. B. Bandinstabilität) in diesem Wirbelsegment.
- Wenn eine „Stufe" zu schwer geht, dann ist das ein Hinweis auf eine Hypomobilität (Dysfunktion des Wirbels) in diesem Segment.

Test der OAA-Region

Der Patient liegt in Rückenlage, der Untersucher steht am Kopfende hinter dem Patienten, legt seine Zeige- und Mittelfinger beidseits von dorsal auf den Arcus vertebrae des Atlas (C 1) und translatiert diesen nach ventral. Mit beiden Ringfingern palpiert er am Okziput den Tonus der kurzen Nackenmuskeln und danach am Arcus vertebrae des Axis (C 2) auf Bandinstabilität.

Beurteilung:

- Geprüft wird der Tonus der kurzen Nackenmuskeln zwischen Atlas und Okziput. Bei normotonen Nackenmuskeln bleibt der Kopf bei Ventralisierung des Atlas (C 1) weiter auf der Liege. Hebt sich der Kopf bei der Ventralisierung des Atlas von der Liege an, sind die kurzen Nackenmuskeln kontrakt.

- Dann prüft der Untersucher die ligamentäre Stabilität zwischen Atlas (C 1) und Axis (C 2). Bei Ventralisierung von C 1 muss C 2 ebenfalls sofort ventralisieren (dies ist ein Zeichen, dass das Lig. transversum atlantis den Dens axis gut am Arcus anterior von C 1 fixiert). Wenn sich C 2 nicht sofort bei der Ventralisierung von C 1 mitbewegt, liegt eine Instabilität dieses Ligaments vor, was eine Kontraindikation zur weiteren Behandlung der OAA-Region darstellt.

33.3 Vaskuläre Safety-Tests

Zu den vaskulären Safety-Tests gehört die Überprüfung der Ver-/Entsorgung der arteriellen, venösen und lymphatischen Systeme.

33.3.1 Test von De Kleyn und Nieuwenhuis (A.-vertebralis-Test)

Dies ist ein viel beschriebener Test zur Provokation der A. vertebralis, welcher in der heutigen Zeit als obsolet zu bezeichnen ist, weil er eine große Gefahr der (vielfach zweizeitigen) Intimaschädigung der A. vertebralis beinhaltet, die bis zu zwei Jahre nach Ausführung des Tests noch zu einem Folgeschaden, insbesondere einem Apoplex, führen kann.

Außerdem kann eine Dysfunktion der A. vertebralis/ A. basilaris auch klinisch bei Hypertonie der kurzen Nackenmuskeln in Kombination mit klinischen Beschwerden (Schwindel, Gleichgewichtsstörungen, Ohrgeräusche, Hör-, Sehstörungen) sowie bildgebend mittels (Doppler-) Sonografie und MRT diagnostiziert werden, sodass eine „invasive" klinische Untersuchung mit diesem Test nicht mehr als gerechtfertigt anzusehen ist.

33.4 Neurologische Safety-Tests

Zu den neurologischen Safety-Tests gehören peripher-neurologische und zentral-neurologische Tests.

33.4.1 Peripher-neurologische Tests

Test der Hirnnerven

Die Hirnnerven (Kap. 31.5) können orientierend wie in ▶ **Tab. 33.1** gezeigt getestet werden.

Test der peripheren Nerven

Diese werden getestet auf (Kap. 31.7.3):

- Schmerzen im Nervenverlauf
- Sensibilitätsstörungen
- Paresen (Kraftminderung)
- Reflexausfälle/-abschwächungen

Im Einzelnen werden diese Tests weiter in Kap. 33.4.4 beschrieben.

33.4.2 Zentral-neurologische Reflexe

Das Fortbestehen zentral-neurologischer Reflexe über das 1. Lebensjahr hinaus weist auf einen zentral-neurologischen Nervenschaden, meist in der Pyramidenbahn, hin:

Babinski-Zeichen

Der Babinski-Reflex wird ausgelöst, indem der Untersucher mit einem spitzen Gegenstand (Unterseite des Reflexhammers) an der lateralen Ferse des Patientenfußes beginnend über die laterale Außenseite und bogenförmig bis zum Metatarsale I streicht. Es ist pathologisch, wenn die Großzehe des jeweiligen Fußes eine Dorsal-Flexion ausführt.

▶ **Tab. 33.1** Testung der Hirnnerven.

Hirnnerv	Befunde/Tests
I	Gibt es Störungen bei der Geruchsempfindung/beim Riechen?
II, III, IV, VI	Sehstörungen bekannt, Akkommodation prüfen, Finger-Folge-Versuch (▶ **Abb. 31.9**), Gesichtsfeldausfälle, Pupillenreaktion direkt/indirekt, Nystagmus
V	Nervenaustrittspunkte, Palpation der Kaumuskulatur (▶ **Abb. 31.10**), M.-masseter-Reflex (evtl. Kornealreflex)
VII	Wangen aufblasen, Lidschluss, Palpation der mimischen Muskeln (▶ **Abb. 31.11**), Tränensekretion, Glabellareflex, Geschmack vordere ⅔ der Zunge, evtl. Hyperakusis
VIII	leise Sprechen/Flüstern, nach Hörstörungen und Gleichgewichtsstörungen/Schwindel fragen
IX	Geschmack hinteres ⅓ der Zunge, Würgereflex, Sensibilität hinteres Zungendrittel
X	Reaktion Herz (Herzrasen/-stolpern), Atmung, Darm (Obstipation/Diarrhoe), Abweichung Gaumensegel, Heiserkeit
XI	Palpation des M. sterno-cleido-mastoideus/M. trapezius (▶ **Abb. 31.12**), Schulter gegen Widerstand hochziehen
XII	Zunge herausstrecken – Abweichung zur kranken Seite? (▶ **Abb. 31.13**), Zungenmotorik

Gordon-Zeichen

Das Kneten der Wadenmuskulatur als alternativer Auslöser einer Dorsal-Flexion der Großzehen (analog zum Babinski-Zeichen).

Léri-Zeichen

Bei passivem Faustschluss mit Palmar-Flexion der Hand soll auch der Ellenbogen (passiv) flektieren. Bleibt der Ellenbogen extendiert, liegt eine zentral-neurologische Pathologie vor. Der Test nach Léri wird auch als Babinski-Test (Pyramidenbahntest) der oberen Extremität bezeichnet.

Oppenheim-Zeichen

Durch forciertes Ausstreichen der Tibiavorderkante von kranial nach kaudal bewegt sich die Großzehe in Dorsal-Flexion mit Spreizen der übrigen Zehen.

33.4.3 Weitere zentral-neurologische Tests

Test von Hautant

Der Patient sitzt mit geschlossenen Augen und um 90° antevertierten Armen. Seine beiden Ellenbogen sind maximal gestreckt, und seine Arme maximal supiniert. Diese Position soll der Patient 30 Sekunden halten.

Beurteilung:

- Bewegt sich ein Arm nach lateral, liegt ein Zerebellumproblem vor.
- Bewegt sich ein Arm nach medial, handelt es sich um ein extrapyramidalmotorisches Problem.
- Bewegt sich ein Arm nach unten, ist dies ein Hinweis auf ein pyramidalmotorisches Problem.

Durchführung wie oben, wobei der Kopf extendiert und nach links und rechts rotiert wird.

Beurteilung: Bewegen sich beide Arme in die entgegengesetzte Richtung der Kopf-Rotation, liegt ein vestibuläres Problem vor.

Durchführung wie eingangs beschrieben, wobei der Patient auf einem Drehstuhl sitzt.

Beurteilung: Bewegen sich die Arme während des Drehens, liegt ein propriozeptives Problem vor.

Horner-Syndrom (Horner-Trias)

Dieses Symptomenbild wurde von dem Schweizer Augenarzt Johann Friedrich Horner 1869 beschrieben [9]. Ursächlich ist eine Schädigung von sympathischen Nervenfasern, welche die Kopforgane versorgen. Typischerweise zeigt der Patient folgende Trias:

- Miosis (Pupillenverengung)
- Ptosis (Herabhängen des Augenlides)
- Enophthalmus (Zurückziehen des Augapfels in die Orbita)

Ursachen der Schädigung können postoperativ, Dissektionen z. B. der A. carotis communis, Tumoren (Bronchialkarzinom), Stellatumblockade (durchgeführt z. B. bei Migräne), Schilddrüsen- und Ösophagustumoren etc. sein. Um eine schwerwiegende Pathologie als Ursache des Horner-Syndroms auszuschließen, muss es genau abgeklärt werden und stellt zuvor eine absolute Kontraindikation zur Behandlung dar.

Unterberger-Tretversuch

Zum Test von Störungen des Vestibulärapparats soll der Patient mit geschlossenen Augen 50 Schritte (ca. 2 Minuten) auf der Stelle treten. Weicht er (um seine Körperachse drehend) von der Stelle (meist zur erkrankten Seite) um mehr als 45° ab, gilt der Test als positiv.

Führt der Patient während oben beschriebener Testausführung eine maximale HWS-Extension und -Rotation aus, kann er zu einer Seite taumeln, was ein Hinweis auf eine Insuffizienz der A. vertebralis sein kann.

Romberg-Versuch

Der Patient steht mit eng zusammengestellten Beinen und parallel gestellten Füßen. Die Augen sind geschlossenen und beide Arme sind gestreckt und um 90° anteflektiert mit maximal supinierten Händen.

Beurteilung:

- Der Test ist negativ, wenn der Patient ruhig und ohne Fallneigung steht.
- Der Test ist positiv, wenn der Patient eine Fallneigung hat (Kleinhirnschädigung). Ist die Fallneigung immer zur gleichen Seite gerichtet, wird der Kopf des Patienten erst nach links und danach nach rechts rotiert. Verändert sich jetzt die Fallneigung, liegt ein Problem des Gleichgewichtsapparats vor.

Finger-Nase-Versuch/Finger-Finger-Versuch

Dies sind Koordinationstests. Der Patient steht erst mit geöffneten, dann mit geschlossenen Augen und soll mit dem Zeigefinger in einer Ausholbewegung schnell seine Nasenspitze bzw. den gegenüberliegenden Zeigefinger berühren. Verfehlt der Finger sein Ziel, liegt eine Koordinationsstörung vor. Beobachtet man beim Patienten zunehmendes Zittern, je dichter er dem Ziel kommt (Intensionstremor), ist dies ein Hinweis auf Funktionsstörung des Kleinhirns.

Diadochokinese

Der Patient steht mit beidseits um 90° flektierten Ellenbogen und führt beidseits mit den Händen eine schnelle Supinations- und Pronationsbewegung durch. Die Fähigkeit der schnellen Umlenkbewegung mit den Händen kann gänzlich fehlen, in der Ausführung eingeschränkt oder verlangsamt sein. Es sind Hinweise auf Hirnerkrankungen wie Morbus Parkinson, Apoplex oder Zerebellumerkrankungen.

33.4.4 Test des peripheren Nervensystems (segmentale/periphere Nervenreizung)

Sensibilitätstest

Die Kenntnis des Verlaufs der Dermatome sowie der peripheren Nerven ist von großer Bedeutung. Gibt ein Patient neurologische Symptome wie Parästhesien etc. an, lässt sich anhand des Schmerzverlaufs die Höhe des betroffenen Wirbelsegments/der Nervenwurzel, der betroffene periphere Nerv sowie der gereizte Muskel ablesen.

Am Wirbelsegment kann die Bedrängung der Nervenwurzel durch strukturelle Schäden (Bandscheibenproblematik, Entrapment eines Nerven im Foramen) oder durch intraartikuläre Blockade ausgelöst werden. Dies ist genau zu untersuchen und zu differenzieren.

Man muss darüber hinaus unterscheiden, ob die Symptome neurologischen oder muskulären Ursprungs sind. Diesbezüglich muss man die Dermatome und peripheren Nervenverläufe in Abgrenzung vom Verlauf der Muskeln an den Extremitäten kennen, um den Schmerzverlauf der entsprechenden auslösenden Struktur richtig zuordnen zu können.

Zum Sensibilitätstest wird beidseits und gleichzeitig mit den Fingerkuppen über die Haut des Patienten gestrichen und die Wahrnehmung (seitengleiche Empfindlichkeit bzw. einseitige Abschwächung/Verstärkung) beurteilt.

Krafttest der unteren Extremität und Reflexe

Es werden die Kennmuskeln im Seitenvergleich getestet (▶ Tab. 33.2). Eine einseitige Schwäche des Muskels kann ein Hinweis auf ein neurologisches Problem sein. Der motorische Ausfall bzw. Kraftverlust bedarf der sofortigen ärztlichen Abklärung, weil die Gefahr einer irreversiblen Druckschädigung des Nerven mit dauerhafter Parese gegeben ist!

Ebenso wird die Antwort des monosynaptischen Reflexbogens als seitengleich normale Reaktion, einseitige Abschwächung (peripher-neurologische Störung) bzw. gesteigerte Reflexantwort (zentralnervöse Störung, metabolische Störung [Hypoglykämie/Hypokalzämie], medikamentös induziert) überprüft und beurteilt.

Krafttest der oberen Extremität und Reflexe

Es werden die Kennmuskeln im Seitenvergleich getestet (▶ Tab. 33.3). Eine einseitige Schwäche des Muskels kann ein Hinweis auf ein neurologisches Problem sein. Der motorische Ausfall bzw. Kraftverlust bedarf der sofortigen ärztlichen Abklärung, weil die Gefahr einer irreversiblen Druckschädigung des Nerven mit dauerhafter Parese gegeben ist!

Ebenso wird die Antwort des monosynaptischen Reflexbogens als seitengleich normale Reaktion, einseitige Abschwächung (peripher-neurologische Störung) bzw. gesteigerte Reflexantwort (zentralnervöse Störung, metabolische Störung [Hypoglykämie/Hypokalzämie], medikamentös induziert) überprüft und beurteilt.

▶ **Tab. 33.2** Kennmuskeln, Reflexe und Dermatome der Segmente L 1–S 1.

Segment	Kennmuskel	Muskeltest	Reflex/Nerv	Sensibilität
L 1	Psoas	Beugung des Hüftgelenks	–	Leiste
L 2	Hüftadduktoren	Adduktion des Hüftgelenks	–	Oberschenkel, mediales Knie
L 3	M. quadriceps femoris	Extension des Kniegelenks	–	Oberschenkel, ventrales Knie
L 4	M. tibialis anterior	Dorsal-Flexion mit Supination des Fußes, ohne das Großzehen-Grundgelenk zu extendieren	Quadrizepssehnenreflex bzw. Patellarsehnenreflex/ N. femoralis	Oberschenkel, laterales Knie bis medialer Fuß
L 5	M. extensor hallucis longus	Extension des Großzehen-Grundgelenks	Tibialis-posterior-Reflex (Trizepssehnenreflex)/ N. tibialis	dorso-laterales Knie, Unterschenkel bis Großzehe
S 1	M. gastrocnemius	Plantar-Extension des Fußes	Achillessehnenreflex/ N. tibialis	dorsales Knie, Unterschenkel, Fuß (außer Großzehe)

▸ **Tab. 33.3** Kennmuskeln, Reflexe und Dermatome der Segmente C 1–C 8.

Segment	Kennmuskel	Muskeltest	Reflex/Nerv	Sensibilität
C 1	kurze Rotatoren von Okziput, Atlas und Axis	kleines Ja	–	–
C 2	kurze Rotatoren von Okziput, Atlas und Axis	großes Ja	–	Okziput, hinter Ohr
C 3	M. levator scapulae	Schulter hochziehen	–	gesamter Hals
C 4	Zwerchfell	Atemfunktion	–	kraniale Schulter, „Goldkettchen"
C 5	M. deltoideus	Abduktion Arm/Schulter	Radialisperiostreflex (Brachioradialisreflex)/ N. brachioradiales	laterale Schulter über M. deltoideus
C 6	M. biceps brachii	Unterarm-Flexion	Bizepssehnenreflex/ N. musculocutaneus	Radialseite Ober-/Unterarm, Hand: Daumen
C 7	M. triceps brachii	Unterarm-Extension	Trizepssehnenreflex/ N. radialis	Handmitte, 2.–4. Finger
C 8	M. adductor pollicis, M. abductor digiti minimi	Adduktion Daumen in Extension, Abduktion Kleinfinger	–	ulnare Handkante, Kleinfinger

33.4.5 Nervendehnungstests mit Differenzierung

Lasègue-Test (Straight Leg Raise, SLR)

Der Patient liegt in Rückenlage, der Untersucher steht seitlich neben dem Patienten. Mit der kranialen Hand gibt der Untersucher proximal der Patella des zu untersuchenden Beins Druck auf den distalen Oberschenkel, um eine Knie-Flexion des Patienten zu verhindern. Die kaudale Hand des Untersuchers umgreift die Ferse des zu untersuchenden Beins von dorsal und hebt das maximal extendierte Bein des Patienten langsam bis 60°-Hüftgelenks-Flexion (hier maximale Nervendehnung, darüber hinaus „nur noch" Dehnung der ischiokruralen Muskeln) an.

Beurteilung: Dieser Test kann einen Dehnungsschmerz im Bereich der Spinalnervenwurzeln L 4–S 2 (N. ischiadicus) auslösen, was ein Hinweis auf eine Reizung im Bereich der Nervenwurzel (z. B. beim Bandscheibenvorfall), Meningitis oder Ischiadikusreizung durch Druck im Verlauf (Hüft-Innenrotatoren) sein kann.

Bragard-Test

Ausführung zunächst wie beim SLR (s. o.). Ergibt sich ein positives Lasègue-Zeichen, bewegt der Untersucher das zu testende Bein um ca. 10° zurück in Richtung der Behandlungsbank, sodass der einsschießende Schmerz bzw. die Parästhesie nachlässt. Dann führt der Untersucher mit der kranialen Hand (die vorher am distalen Oberschenkel lag) eine Dorsal-Flexion im OSG durch.

Beurteilung: Verspürt der Patient **erneut** einen stechenden Schmerz oder Parästhesien im getesteten Bein, ist dies Zeichen einer Nervenwurzelreizung.

Bonnet-Test (Test auf Piriformis-Syndrom)

Bei ca. 15 % (nach Rauber u. Kopsch 2003) der untersuchten Menschen liegt eine hohe Teilung des N. ischiadicus vor, wobei der N. peroneus communis durch den M. piriformis geht, sodass man unterscheiden muss, ob die Symptomatik von einer Einklemmung der Spinalnervenwurzeln am Wirbelsegment oder durch eine Einklemmung im M. piriformis entsteht.

Ausführung zunächst wie beim SLR (s. o.). Ergibt sich ein positives Lasègue-Zeichen, bewegt der Untersucher das zu testende Bein um ca. 10° in Richtung der Behandlungsbank, sodass der stechende Schmerz bzw. die Parästhesien nachlassen. Dann führt der Untersucher das zu testende Bein in eine Hüftgelenks-Adduktion und -IR.

Beurteilung: Verspürt der Patient **erneut** einen stechenden Schmerz oder Parästhesien in dem getesteten Bein, ist dies Zeichen einer Komprimierung des N. ischiadicus im M. piriformis.

Test von Kernig/Brudzinski (Meningenreizung)

Ein positiver SLR kann ebenfalls ein Hinweis auf eine Meningitis sein.

Ausführung zunächst wie beim SLR (s. o.). Ergibt sich ein positives Lasègue-Zeichen, bewegt der Untersucher das zu testende Bein um ca. 10° in Richtung der Behandlungsbank, sodass der stechende Schmerz bzw. die Parästhesien nachlassen. Dann flektiert der Patient seinen Kopf, damit Zug auf die Dura mater kommt.

Beurteilung: Verspürt der Patient **erneut** einen stechenden Schmerz im Lumbalbereich oder Parästhesien im getesteten Bein, ist dies Zeichen eines meningealen Reizzustands, z. B. im Rahmen einer Hirnhautentzündung (Meningitis).

33.4.6 Reflexe

Die Muskeleigenreflexe der Extremitäten werden im Seitenvergleich getestet.

Reflexe der obere Extremität

Bizepssehnenreflex
Der Patient sitzt oder liegt. Der Untersucher flektiert leicht den Ellenbogen des zu untersuchenden Arms des Patienten und schlägt mit dem Reflexhammer auf die Sehne des M. biceps brachii, sodass es bei einer erfolgreichen Auslösung zu einer Kontraktion des Muskels kommt. Es wird das Wirbelsegment **C 5/C 6** getestet.

Extensor-digitorum-Reflex (Braunecker-Effenberg-Reflex)
Der Patient sitzt oder liegt und flektiert leicht die zu untersuchenden Finger. Dann schlägt der Untersucher mit dem Reflexhammer auf die Sehne des M. extensor digitorum, sodass es bei einer erfolgreichen Auslösung zu einer Kontraktion des Muskels kommt. Es wird das Wirbelsegment **C 6/C 7** getestet.

Trizepssehnenreflex
Der Patient sitzt oder liegt. Der Untersucher flektiert leicht den Ellenbogen des zu untersuchenden Arms des Patienten und schlägt mit dem Reflexhammer etwas kranial des Olekranons auf die Sehne des M. triceps brachii, sodass es bei einer erfolgreichen Auslösung zu einer Kontraktion des Muskels kommt. Es wird das Wirbelsegment **C 7/C 8** getestet.

Reflexe der untere Extremität

Quadrizepssehnenreflex
Der Patient sitzt. Der Untersucher schlägt dem Patienten mit dem Reflexhammer auf die Sehne des M. quadriceps (auf die Patellasehne), sodass es bei einer erfolgreichen Auslösung zu einer Kontraktion des Muskels kommt. Es wird das Wirbelsegment **L 3/L 4** getestet.

Tibialis-posterior-Reflex
Der Tibialis-posterior-Reflex wird durch einen Schlag mit dem Reflexhammer auf die Sehne des M. tibialis posterior ausgelöst und testet das Wirbelsegment **L 4/L 5**. Der Reflex des M. tibialis posterior ist inkonstant, sodass nur die einseitige Abschwächung oder ein Ausfall als pathologisch zu werten ist.

Triceps-surae-Reflex (TSR), früher: Achillessehnenreflex (ASR)
Der Achillessehnenreflex wird durch einen Schlag mit dem Reflexhammer auf die Achillessehne ausgelöst und testet das Wirbelsegment **L 5/S 1**.

33.5 Test (rheumatisch-)entzündlicher, metabolischer Veränderungen und psychischer Einflussfaktoren

33.5.1 Tests auf Gewebeentzündungen

Bakterielle Entzündung

- Schwellung, Rötung, Überwärmung
- Bestimmung der Entzündungsparameter (Labor)
- anamnestisch: (hoch)akuter Verlauf

(Aseptische) Entzündungsreaktion

- mechanische Auslöser:
  - Zerrung, Prellung, mechanische Dysfunktion, Chirurgie (Wundheilung), struktureller Gewebeschaden
  - anamnestisch: Abklärung eines Traumas, klinisch-mechanische Untersuchung
- chemische Auslöser:
  - Gewebe-pH-Wert, Verätzungen, Insektenstiche/-bisse, alimentär, stressbedingt
  - anamnestisch: Stressanamnese/-tagebuch, Ernährung, klinischer Blick, Urin-pH-Testung (Kap. 27.5.5)
- andere physikalische Auslöser:
  - Sonnenbrand, Erfrierung, Verbrennung
  - anamnestisch: Traumaexposition?
- metabolische (Stoffwechsel-)Störungen:
  - anamnestisch: oft wechselnde Lokalisation und Intensität, oft Schilderung dramatischer Beschwerden
  - klinisch: Kongestion, Befund korreliert nicht mit geschilderter Beschwerdeintensität, gestörte Matrix (Kap. 27.2)
- unbekannte (rheumatische) Auslöser:
  - anamnestisch: oft wechselnde Lokalisation und Intensität, oft Schilderung dramatischer Beschwerden
  - klinisch: Kongestion, Befund korreliert nicht mit geschilderter Beschwerdeintensität, gestörte Matrix (Kap. 27.2)

33.5.2 Tests auf psychische Genese

- anamnestisch: oft wechselnde Lokalisation und Intensität, oft Schilderung dramatischer Beschwerden
- klinisch: Befund korreliert nicht mit geschilderter Beschwerdeintensität, teilweise keine mechanischen Dysfunktionen zu finden
- oft typische psychologische Muster (Projektion, Verdrängung etc.)

Dabei ist auf die Motivation und Symptombildung des Patienten besonders zu achten (▶ **Abb. 33.5**):

- **Simulation:** Hierbei handelt es sich um bewusste Täuschung, wobei das subjektive Erleben und die geklagten Beschwerden symptomatisch nicht stimmig sind.

		Motivation	
		bewusst	unbewusst
Symptom-bildung	absichtlich	Simulation, Aggravation	artifizielle Störung, Verdeutlichung
	unabsichtlich		somatoforme Störung

▶ **Abb. 33.5** Vier-Felder-Zuordnung zur Motivation und Symptombildung.

- **Aggravation:** Dies ist eine bewusste Täuschung, wobei das subjektive Erleben und die geklagten Beschwerden in abgeschwächter Form nicht stimmig sind, da eine gezielte Steuerung der Symptome stattfindet.
- **Artifizielle Störung:** Bei diesem absichtlichen Erzeugen und Vortäuschen von körperlichen und/oder psychischen Symptomen tritt kein erkennbares Motiv zutage. Die Simulation sollte von der artifiziellen Störung abgegrenzt werden. Im Gegensatz zur artifiziellen Störung liegt bei Patienten, die simulieren, ein bestimmtes Anliegen (z. B. Wunsch nach Berentung) zugrunde.
- **Verdeutlichung:** Hierbei handelt es sich um einen nicht bewussten Versuch, das Gegenüber vom Vorhandensein einer tatsächlichen (schweren) Beeinträchtigung zu überzeugen, z. B. aufgrund bestehender Interaktionsschwierigkeiten, die teilweise auch vom Verhalten des Gegenübers abhängig sind.
- **Somatoforme Störung:** Als somatoforme Störung bezeichnet man körperliche Beschwerden, für die keine organische Ursache gefunden werden kann. Dabei geht man davon aus, dass sich die Patienten die Schmerzen und Beschwerden nicht einbilden. Eher erzeugen sie die Symptomatik nicht absichtlich, sondern die Symptomatik besteht einfach ohne erkennbare körperliche Ursache. Die Abklärung kann zum sog. Therapeuten-Hopping führen. Die körperlichen Beschwerden bei somatoformen Störungen scheinen sich als unbewusster Lösungsversuch eines inneren (psychischen) Konflikts herauszubilden.

33.6 Viszerale Safety-Tests

Zu den viszeralen Untersuchungen gehören folgende Tests:

- Ist eine Entzündungsreaktion vorhanden? (s. Kap. 33.5)
- Liegt eine normale Organfunktion vor? Beispiel Herz: Frequenz, Rhythmus sowie Blutdruck (s. Kap. 28 bis Kap. 30)
- Erfolgt der venös-lymphatische Abfluss regulär? (s. Kap. 27.5.7)
- Ist die neurovegetative Versorgung regulär gewährleistet? (s. Kap. 27.1)
- Besteht eine reguläre arterielle Versorgung?
- Funktioniert das Zwerchfell regulär? (s. Kap. 27.3.1)
- Liegt eine reguläre fasziale Funktion (inkl. Organfaszien) vor? (s. Kap. 32.4)
- Gegebenenfalls werden unterstützende/ergänzende technische Befunde (z. B. Echokardiogramm, Echokardiografie etc.) erhoben.

33.6.1 Grand Abdominal Manöver

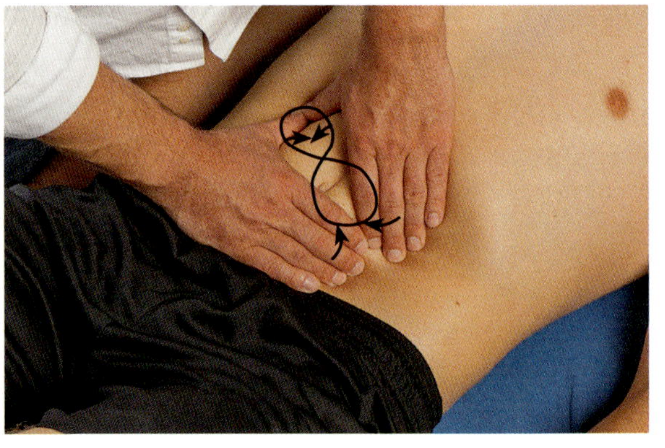

▶ **Abb. 33.6** Grand Abdominal Manöver.

Der Therapeut steht seitlich neben dem in Rückenlage befindlichen Patienten und legt beide Hände so auf das Abdomen des Patienten, dass beide Daumen auf der dem Therapeuten zugewandten und die anderen Finger beider Hände auf der gegenüberliegenden Seite situiert sind. Nun wird mit den Händen die Form einer liegenden Acht (∞) so bewegt, dass die Daumen bzw. Fingerspitzen vom Mittelpunkt der liegenden Acht jeweils eine Hälfte dieser Figur bewegen (▶ **Abb. 33.6**). Dabei wird bei Erreichen des lateralen Abdomen-Teils die Daumen- bzw. Fingerspitze tiefer in das Abdomen eingebracht und dann wie mit einem Schöpfgriff der abdominale Inhalt von lateral nach medial mobilisiert.

33.6.2 Viszeraler Loslassschmerz

Der Patient liegt in Rückenlage, der Untersucher steht seitlich neben dem Patienten und komprimiert mit seinen Händen von ventral kommend das Abdomen des Patienten. Dann lässt er diese Kompression schnell los, was keinen Schmerz auslösen darf.

33.6.3 Test der Niere auf Klopfschmerz

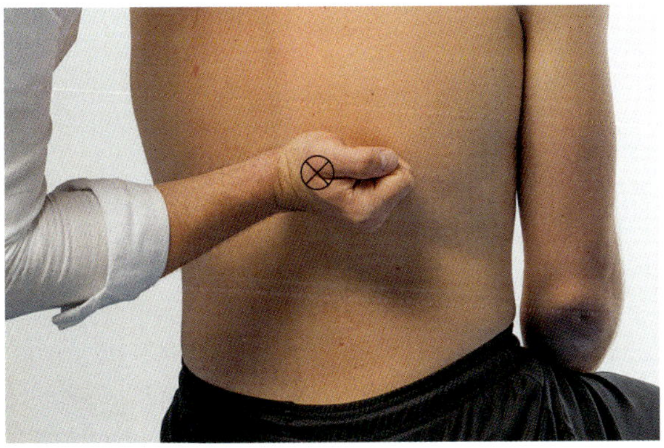

► **Abb. 33.7** Test der Niere auf Klopfschmerz.

Der Patient sitzt, der Untersucher klopft mit der Faust von dorsal-lateral beidseits auf das Nierenlager (► **Abb. 33.7**), was keine Schmerzen verursachen darf.

33.6.4 Test der Niere auf Druckschmerz

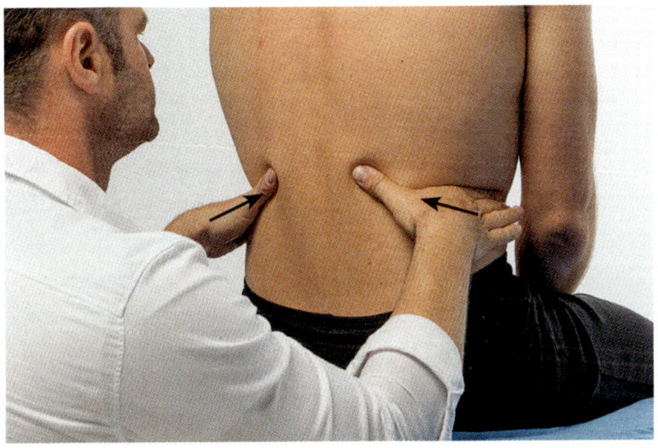

► **Abb. 33.8** Test der Niere auf Druckschmerz.

Der Untersucher steht hinter dem sitzenden Patienten. Mit der Schwimmhaut beider Hände gibt der Untersucher beidseits kaudal der Rippenbögen einen Druck von lateral in Richtung der Nierenlager (► **Abb. 33.8**). Dieser Druck darf beidseits nicht schmerzhaft sein.

34 Ganganalyse

In den bisherigen Kapiteln wurde die Physiologie und Pathophysiologie (Dysfunktionen) der Körperregionen aus parietaler, viszeraler, kranio-sakraler und faszialer Sicht betrachtet. In diesem Kapitel wird das physiologische Zusammenspiel der einzelnen parietalen Bereiche beim Gehen analysiert. Daraus kann der Leser schlussfolgern, welche Bewegungen des Gangbildes physiologisch bzw. bei bestimmten Dysfunktionen möglich sind und wo dabei Einschränkungen bestehen.

34.1 Modelle zur Ganganalyse

In der Ganganalyse wird nach 2 Modellen gearbeitet:

34.1.1 Gangzyklus mit Standbein-/Spielbeinphasen (Stand-/Schwungphase)

Hierbei wird unterschieden zwischen der Stand- und Schwungphase:

- **Doppelbelastungsphase:** Dabei sind beide Füße am Boden und beide Beine tragen das Körpergewicht zu gleichen Teilen.
- **Standbeinphase (60 %):** Dabei ist der betreffende Fuß am Boden und das betreffende Bein trägt das Körpergewicht.
- **Spielbein(Schwung)-Phase (40 %):** Dabei ist der betreffende Fuß in der Luft und das betreffende Bein schwingt nach vorne.

34.1.2 Gangzyklus der unteren Extremität (nach Perry)

Der Gangzyklus nach Perry ist unterteilt in 8 Phasen ([16], [17]):

1. **initialer Kontakt (IC):** Vorbereitung für die Stoßdämpfung, die Ferse setzt auf
2. **Stoßdämpfungsphase (LR):** Stoßdämpfung, Körperstabilität sicherstellen bei Gewichtsverlagerung auf dieses Bein, Vorwärtsbewegung des Körpers, der andere Fuß hebt sich (▸ **Abb. 34.1**)
3. **mittlere Standphase (MSt):** Vorwärtsbewegung des Körpers bis über den feststehenden Fuß (▸ **Abb. 34.2**), Bein- und Körperstabilität gewährleisten, die Abduktoren stabilisieren das Becken (sonst: Trendelenburg-Hinken)
4. **terminale Standphase (TSt):** Vorwärtsbewegung des Körpers über das Standbein hinaus, der andere Fuß bekommt initialen Kontakt (IC) (▸ **Abb. 34.3**)
5. **Vorschwungphase (PSw):** vorbereitende Bewegung des Beins für die Schwungphase, der andere Fuß erreicht die Stoßdämpfungsphase (LR) (▸ **Abb. 34.4**)
6. **initiale Schwungphase (ISw):** Abheben des Fußes vom Boden, nach vorne Bewegen des Schwungbeins, der andere Fuß erreicht die mittlere Standphase (MSt) (▸ **Abb. 34.5**)
7. **mittlere Schwungphase (MSw):** weiteres nach vorne Bewegen des Schwungbeins, bis die Tibia vertikal steht, Sicherung des Fuß-Boden-Abstands
8. **terminale Schwungphase (TSw):** Abschluss des Nach-vorn-Bewegens des Schwungbeins, Vorbereitung auf 1. Phase (initialer Kontakt [IC] = Stand)

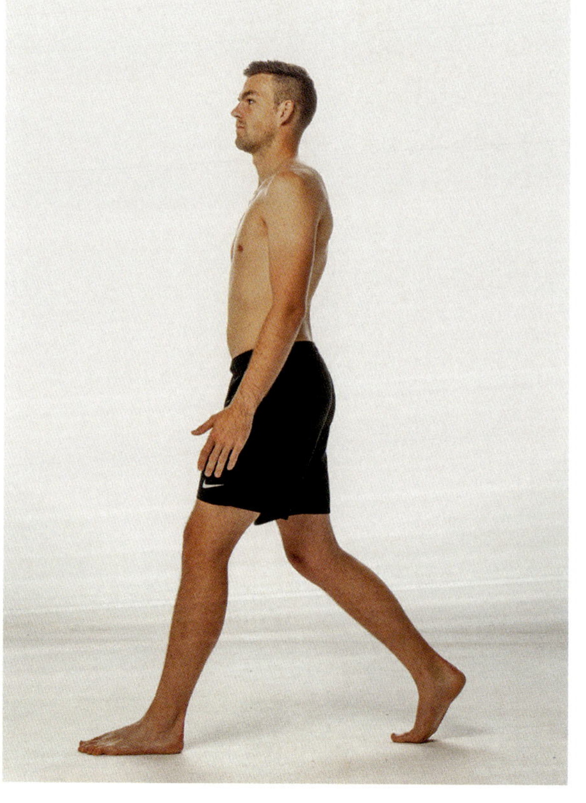

▸ **Abb. 34.1** Gangphase 2, Stoßdämpfungsphase.

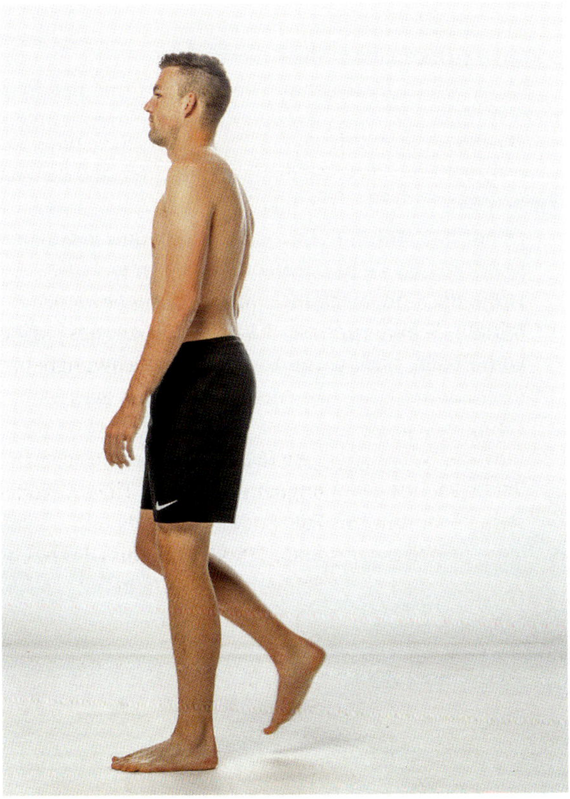

▶ **Abb. 34.2** Gangphase 3, mittlere Standphase.

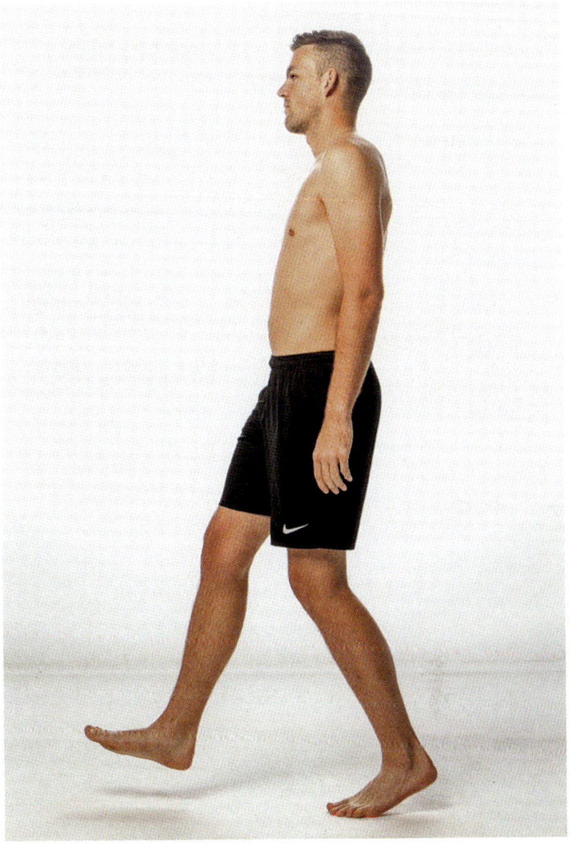

▶ **Abb. 34.4** Gangphase 5, Vorschwungphase.

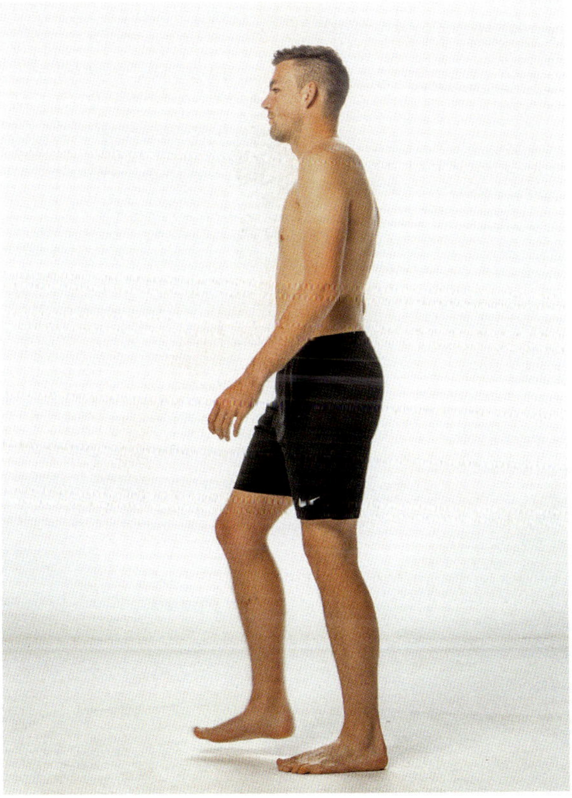

▶ **Abb. 34.3** Gangphase 4, terminale Standphase.

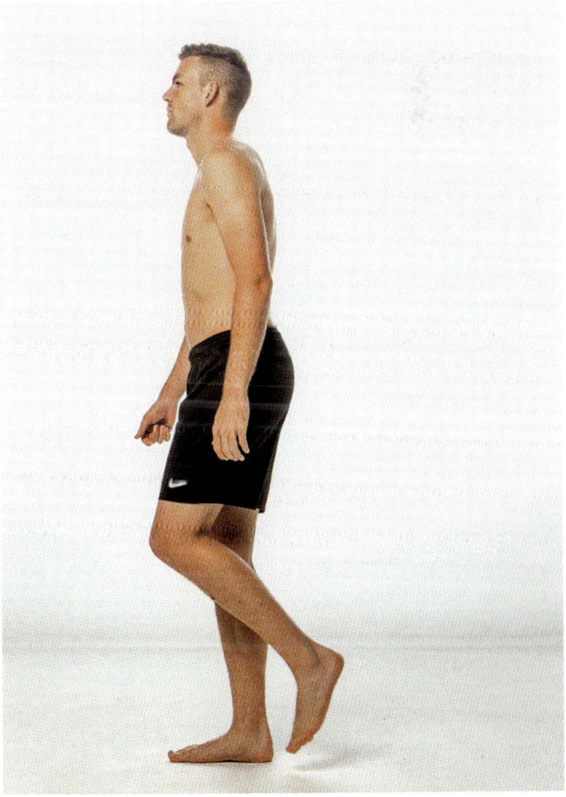

▶ **Abb. 34.5** Gangphase 6, initiale Schwungphase.

34.2 Bewegungsanalyse des gesamten Körpers im Gangbild

Die Bewegungsanalyse des gesamten Körpers im Gangbild wird in der ▸ **Tab. 34.1** dargestellt.

Der **Fuß** macht während des Gangzyklus folgende Bewegungsabläufe:

- Beim Aufsetzen der Ferse (initialer Kontakt [IC] gemäß Perry) befindet sich der Fuß in Dorsal-Flexion (OSG) und Valgus-Position (USG).
- Dann bewegt sich das USG über die Neutralstellung in eine Varus-Position und das OSG über die Neutralstellung in eine Plantar-Extensions-Position.
- Zum Abfußen (initiale Schwungphase [ISw]) wird der Fuß im USG wieder über die Neutralstellung in eine Valgus-Position bewegt, um dann im OSG mit maximaler Plantar-Extension das Abdrücken auf den kräftigen 1. Strahl (Metatarsale I/Großzehe) zu fokussieren.

Beachte

Damit das Abrollen des Fußes problemlos erfolgen kann, dürfen im gesamten Komplex (Fuß, Knie, Hüfte, ISG, SIG, LWS) nirgendwo Dysfunktionen vorliegen. Jede Dysfunktion (egal, an welcher Lokalisation) würde diese physiologische Abrollbewegung verhindern und so eine Gangbildstörung verursachen.

▸ **Tab. 34.1** Bewegungsanalyse des gesamten Körpers im Gangbild.

betrachtete Gelenke/ Region	Standbeinphase links/ Spielbeinphase rechts	Doppelbelastungsphase	Standbeinphase rechts/ Spielbeinphase links
Schädelbasis/SSB	SSB-Torsion re.		SSB-Torsion li.
Okziput/Atlas (C 0/C 1)	C 0 S_RR		C 0 S_LR
Atlas/Axis (C 1/C 2)	C 1 R_R		C 1 R_L
HWS (C 2–C 7)	C 2–C 7 RS_L		C 2–C 7 RS_R
Schulterpartie	Protraktion li./Retraktion re.		Protraktion re./Retraktion li.
CTÜ/Th 1	mittige Position beibehaltend		mittige Position beibehaltend
Thorax (Th 1–Th 12), Rippe 1–12	BWS RS_L, Rippen-Rotation re.		BWS RS_R, Rippen-Rotation li.
TLÜ/Th 12	mittige Position beibehaltend		mittige Position beibehaltend
LWS (L 1–L 5)	LWS S_RR	Neutralposition	LWS S_LR
Sakrum/SIG	Sakrum L/L		Sakrum R/R
Ilium/ISG	Ilium Posterior li./Ilium Anterior re.		Ilium Posterior re./Ilium Anterior li.
Hüftgelenke	Hüft-Flexion li./Hüft-Extension re.		Hüft-Flexion re./Hüft-Extension li.
Kniegelenke	Knie-Flexion/Tibia-IR li. **sowie** Knie-Extension/Tibia-AR re.		Knie-Flexion/Tibia-IR re. **sowie** Knie-Extension/Tibia-AR li.
PTFG	ventro-lateral li./dorso-medial re.		ventro-lateral re./dorso-medial li.
Fibula	kranial li./kaudal re.		kranial re./kaudal li.
DTFG	dorso-medial li./ventro-lateral re.		dorso-medial re./ventro-lateral li.
OSG	Dorsal-Flexion li./Plantar-Extension re.		Dorsal-Flexion re./Plantar-Extension li.
USG	Valgus li./Varus re.		Valgus re./Varus li.
Fuß	Tibia-IR li./Tibia-AR re.		Tibia-IR re./Tibia-AR li.
Chopart-Gelenklinie	Navikulare-AR des mit Kuboid-IR li. **sowie** Navikulare-IR mit Kuboid-AR re.		Navikulare-AR des mit Kuboid-IR re. **sowie** Navikulare-IR mit Kuboid-AR li.

35 Weitere Behandlungsansätze

Hier werden weitere Ansätze zur Behandlung aus den Bereichen der energetischen Medizin/Schwingungsmedizin, den Naturheilverfahren sowie spezielle osteopathische Methoden in ihren Grundlagen erörtert, um diese bei Bedarf in das Behandlungskonzept für den Patienten zu integrieren. Dabei soll der Leser in das Prinzip dieser Methoden eingeführt werden, um den Patienten entsprechend weiterleiten zu können, oder er kann sich in diesen Methoden weiter fortbilden, um sein persönliches Behandlungsspektrum zu erweitern.

35.1 Energetische und Schwingungsmedizin

Energetische Medizin beschreibt schulmedizinisch unerklärte (nicht: unbekannte) Behandlungsansätze, die mit einer Steuerung des Energieflusses erklärbar sind.

Hierzu zählen die **Traditionelle Chinesische Medizin (TCM)**, die **Reflexzonenarbeit**, **Homöopathie** und **Bioresonanz** (Letztere wird auch als Schwingungsmedizin bezeichnet).

35.1.1 Traditionelle Chinesische Medizin

In der TCM werden verschiedene Verfahren (Arzneimittel, Akupunktur, Moxibustion, Massageverfahren, Bewegungstherapie, Diätetik) unterschieden. Zentraler Punkt der TCM ist das sog **Qi**, die Lebensenergie. Das Qi zu erhalten und seinen Fluss durch den Körper (hin zu allen Geweben) zu optimieren, ist das Ziel der TCM-Behandlung. Verschiedene Aspekte kommen hierbei zum Einsatz:

- **Qigong** ist eine Meditations-/Konzentrations- und Bewegungsform zur Stärkung des Qi und seines Flusses.
- Das **Yin-Yang-Prinzip** ist das Prinzip funktioneller Gegensätze, die sich gleichzeitig gegenseitig bedingen (kein Yin ohne Yang/kein Yang ohne Yin). Beispiele sind etwa Tag und Nacht oder Bewegung und Ruhe. Das Yin-Yang-Prinzip ist vergleichbar mit 2 Waagschalen, die sich im Gleichgewicht befinden sollen: Ist die eine zu leicht, bedeutet dies, dass die andere zu schwer ist, und das Gleichgewicht wird wiederhergestellt, indem aus der zu schweren Waagschale etwas in die zu leichte umgelagert wird. Yin-Organe werden dabei auch als Speicherorgane (Lunge, Leber, Milz) und Yang-Organe als Hohlorgane (z. B. Magen, Darm) bezeichnet.
- Die **Fünf-Elemente-Lehre** ist die Beschreibung der 5 Elemente Holz, Feuer, Erde, Metall, Wasser, welche sich in einem Kreislauf befinden und sich gegenseitig regulieren:
  - Evolution: Das betroffene Element fördert das Nachfolgende.
  - Involution: Das betroffene Element stoppt das Vorherige.
  - Opposition: Das betroffene Element hemmt das Übernächste.

Den 5 Elementen sind dabei auch Organe (Meridiane), Jahreszeiten, Emotionen sowie Klimafaktoren zugeordnet (▶ Tab. 35.1).

Im System der Fünf-Elemente-Lehre bedeutet dies, dass beispielsweise das Herz folgendermaßen beeinflusst wird:

- **Leber** regt an (fördert) **Herz**.
- **Milz/Pankreas** beruhigt **Herz**.
- **Niere** hemmt **Herz**.

Die TCM kennt für den Fluss des Qi die sog. **Meridiane** (Leitungsbahnen). Es werden klassisch 12 ordentliche und 8 außerordentliche Meridiane beschrieben. Alle ordentlichen Meridiane beginnen/enden an den Händen/Füßen (▶ Abb. 35.1). Es gibt jeweils 6 Yin- und 6 Yang-Meridiane:

- **Yin**: Di, Ma, Dü, Bl, 3E, Gb
- **Yang**: Lu, MP, He, Ni, KS, Le

▶ **Tab. 35.1** Zuordnung der 5 Elemente zu den Organen (Meridianen), Jahreszeiten, Emotionen sowie Klimafaktoren.

Element	Organ	Jahreszeit	Emotion	Klimafaktor
Holz	Le Gb	Frühling	Zorn, Ärger, Wut	Wind (Feng)
Feuer	He Dü	Sommer	Freude	Hitze (Re)
Erde	MP Ma	Spätsommer	Sorge	Feuchtigkeit (Shi)
Metall	Lu Di	Herbst	Trauer, Depression	Trockenheit (Zao)
Wasser	Ni Bl	Winter	Furcht, Angst	Kälte (Han)

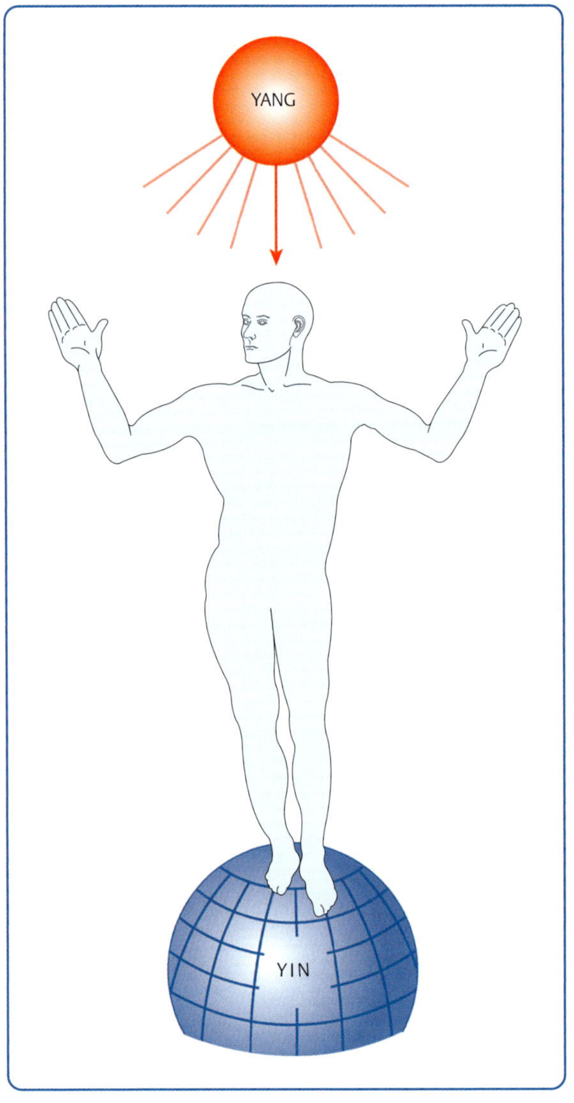

▸ **Abb. 35.1** Yin- und Yang-Meridiane. (Fleckenstein J, Trinczek K. QuickStart Akupunktur. Stuttgart: Karl F. Haug; 2012)

Dabei zirkuliert das Qi nach folgendem **Meridianregellauf**:

- 3:00–5:00 Uhr: Lu (Yang)
- 5:00–7:00 Uhr: Di (Yin)
- 7:00–9:00 Uhr: Ma (Yin)
- 9:00–11:00 Uhr: MP (Yang)
- 11:00–13:00 Uhr: He (Yang)
- 13:00–15:00 Uhr: Dü (Yin)
- 15:00–17:00 Uhr: Bl (Yin)
- 17:00–19:00 Uhr: Ni (Yang)
- 19:00–21:00 Uhr: KS (Yang)
- 21:00–23:00 Uhr: 3E (Yin)
- 23:00–1:00 Uhr: Gb (Yin)
- 1:00–3:00 Uhr: Le (Yang)

Während dieser „Organzeit" hat der betreffende Meridian die meiste Energie, genau 12 Stunden zeitversetzt hat er seinen geringsten Energiegehalt.

Beachte

Insbesondere Probleme, die zu einer regelmäßigen Zeit auftreten (Patient wird jede Nacht um 3:00 Uhr wach, unabhängig davon, wann er zu Bett gegangen und eingeschlafen ist), lassen Störungen des Energieflusses vermuten und sollten gezielt mit untersucht und behandelt werden.

Zuordnung der Organmeridiane zum viszeralen System

Die Organmeridiane sind nicht 1:1 mit den Organen im Sinne der westlichen Medizin vergleichbar. Ihre Zuordnung ist der ▸ **Tab. 35.2** zu entnehmen.

▸ **Tab. 35.2** Organmeridiane und ihre Zuordnung zu den Organen.

Meridian	Organe (Viszera)
Lu (Lunge) = Yin	Glandula parathyroidea, Lunge
Di (Dickdarm) = Yang	Ileozäkalklappe, Zäkum, Colon ascendens, Colon transversum, Colon descendens, Colon sigmoideum
Ma (Magen) = Yang	Nasennebenhöhlen, Ösophagus, Magen, Duodenum
MP (Milz/Pankreas) = Yin	Milz, Pankreas
He (Herz) = Yin	Herz
Dü (Dünndarm) = Yang	Jejunum, Ileum
Bl (Blase) = Yang	Harnblase
Ni (Niere) = Yin	Niere
KS (Kreislauf/Sexus) = Yin	Nebenniere, Prostata, Uterus/Ovar
3E (Dreifach-Erwärmer) = Yang	Schilddrüse, Thymus
Gb (Gallenblase) = Yang	Gallenblase
Le (Leber) = Yin	Leber

Zuordnung der Meridian-/Akupunkturpunkte zum parietalen System

Die nachfolgenden Tabellen zeigen parietale Strukturen und ihre zugehörigen Meridian-/Akupunkturpunkte, sodass eine **Relation** zwischen Dysfunktionen des parietalen/kranio-sakralen Systems und Energieflussstörungen/Akupunkturpunkten erkannt werden kann:

- Kopfbereich (▶ **Tab. 35.3**)
- Wirbelsäule (HWS, BWS und LWS) und angrenzende Strukturen (▶ **Tab. 35.4**)
- Beckenregion (▶ **Tab. 35.5**)
- obere Extremität (▶ **Tab. 35.6**)
- untere Extremität (▶ **Tab. 35.7**)

Beispiel: So beeinflusst das MC-2 den Meisterpunkt für Schmerzen/Thalamus-Punkt Di-4 und umgekehrt.

▶ **Tab. 35.3** Zuordnung der Meridian-/Akupunkturpunkte zum Kopfbereich.

parietale Struktur	Meridianpunkte
Frontale	Gb 13–16, Bl 2–6, LG 22–24
Parietale	Gb 4, Gb 9, Gb 17–18, Ma 8, Bl 7–8
Sutura sagittalis	LG 20–21
Okziput	Gb 19–20, Bl 9, LG 16–19
Sutura occipito-mastoidea	Gb 12
Proc. mastoideus	3E 17–19
Temporale	Gb 3, Gb 6–7, Gb 10–11, 3E 20–22
Sutura squamosa	Gb 5, Gb 8
Zygomatikum	Gb 1, Ma 1–2, 3E 23
Nasale	Bl 1
Maxilla	Di 19–20, Ma 3, Dü 18, LG 26–27
TMG	Dü 19
Mandibula	Gb 2, Ma 4–7, KG 24
Hyoid	KG 23

▶ **Tab. 35.4** Zuordnung der Meridian-/Akupunkturpunkte zur Wirbelsäule (HWS, BWS und LWS) und zu angrenzenden Strukturen.

parietale Struktur	Meridianpunkte	parietale Struktur	Meridianpunkte	parietale Struktur	Meridianpunkte	parietale Struktur	Meridianpunkte
Atlas	Bl 10	Th 11	Bl 20, LG 6	Sakro-Kokzygeal-Gelenk	Bl 35	–	–
C 7	LG 14	Th 12	Bl 21	Sakro-Kokzygeal-Gelenk	–	1. ICR	Ma 14, Ni 26
Th 1	Bl 11, LG 13	L 1	Bl 22, LG 5	2. Rippe	Bl 41	2. ICR	Ma 15, MP 20, Ni 25
Th 2	Bl 12	L 2	Bl 23, LG 4	3. Rippe	Bl 42	3. ICR	Ma 16, MP 19, Ni 24
Th 3	Bl 13, LG 12	L 3	Bl 24	4. Rippe	Bl 43	4. ICR	Gb 22–23, Ma 17,
Th 4	Bl 14	L 4	Bl 25, LG 3	5. Rippe	Bl 44	–	MP 18, Ni 23, KS 1
Th 5	Bl 15, LG 11	L 5	Bl 26	6. Rippe	Bl 45	5. ICR	Ma 18, MP 17, Ni 22
Th 6	Bl 16, LG 10	S 1–S 2, SIG	Bl 27–28	7. Rippe	Bl 46	6. ICR	Le 14, MP 21
Th 7	Bl 17, LG 9	–	Bl 31–32	9. Rippe	Bl 47	7. ICR	Gb 24, Ma 19
Th 8	Bl 18	S 3–S 4	Bl 29–30	10. Rippe	Bl 48	–	–
Th 9	LG 8	–	Bl 33–34	11. Rippe	Bl 49	–	–
Th 10	Bl 19, LG 7	Hiatus sacralis	LG 2	12. Rippe	Bl 50	–	–

▶ **Tab. 35.5** Zuordnung der Meridian-/Akupunkturpunkte zur Beckenregion.

parietale Struktur	Meridianpunkte	parietale Struktur	Meridianpunkte
Fossa suprasternalis	KG 22	–	–
Sternum	KG 17–21	–	–
Linea alba	KG 2–7, KG 9–16	–	–
Umbilicus	KG 8	–	–
Rektusscheidenrand	Ma 20–30, Ni 12–21	M. quadratus lumborum	Bl 51–52
Symphysis pubica	Ni 11	Foramen ischiadicum suprapiriforme	Bl 53
Os ischiium	Le 10–11	M. piriformis	Bl 54
SIAS	Gb 27	Perineum	LG 1, KG 1
SIAI	Gb 28	–	–

▶ **Tab. 35.6** Zuordnung der Meridian-/Akupunkturpunkte zur oberen Extremität.

parietale Struktur	Meridianpunkte	parietale Struktur	Meridianpunkte	parietale Struktur	Meridianpunkte
M. sterno-cleido-mastoideus	Di 17–18, Ma 9–11, Dü 16–17, 3E 16	Epicondylus medialis	He 3	Metakarpale I	Lu 10
SCG	Ni 27	Epicondylus lateralis	Di 12	Metakarpale II	Di 3–4
Klavikula	Lu 2, Ma 12–13	Olekranon	Dü 8	Metakarpale III	KS 8
ACG	Di 16	Ellenbeuge	KS 3	Metakarpale IV	3E 3
M. trapezius	Gb 21, 3E 15, Dü 14–15	Radiuskopf	Lu 5, Di 11	Metakarpale V	He 8, Dü 3
Skapula	Dü 10–13	Radius	Lu 6–8, Di 6–10	Daumen	Lu 11
M. deltoideus	Di 15	Membrana interossea brachii	KS 4–6, 3E 5–9	Zeigefinger	Di 1–2
Axilla	He 1, Dü 9	Ulna	He 4–7, Dü 4–7	Mittelfinger	KS 9
M. biceps brachii	Lu 3–4, Di 13–14, He 2, KS 2	Os scaphoideum	Lu 9, Di 5	Ringfinger	3E 1–2
Humerus	3E 10–14	Os lunatum	KS 7, 3E 4	Kleinfinger	He 9, Dü 1–2

▶ **Tab. 35.7** Zuordnung der Meridian-/Akupunkturpunkte zur unteren Extremität.

parietale Struktur	Meridianpunkte	parietale Struktur	Meridianpunkte	parietale Struktur	Meridianpunkte
Femurkopf	MP 12–13	Membrana interossea cruris	Ma 40, Bl 57	Metatarsale I	Le 3, MP 3–4
Trochanter major	Ma 31	Fibula	Gb 35–39	Metatarsale II	Ma 43
Femur	Ma 32–34, MP 10–11, Bl 37–38	M. triceps surae	Bl 58–60, Ni 3–5, Ni 7–9	Metatarsale III	Ni 1
Tractus iliotibialis	Gb 31–32	Talus	Gb 40, Le 4, Ma 41, MP 5	Metatarsale IV	Gb 41–42
medialer Kniege-lenksspalt	Le 8–9	Kalkaneus	Bl 61–62	Metatarsale V	Bl 64–65
lateraler Kniege-lenksspalt	Gb 33, Ma 35, Bl 39	Kalkaneo-Kuboidal-Gelenk	Bl 63	Großzehe	MP 1–2, Le 1–2
Fossa poplitea	Bl 40, Ni 10	Navikulare	Ma 42	2. Zehe	Ma 44–45
PTFG	Gb 34	Kuneo-Navikular-Gelenk I	Ni 2	4. Zehe	Gb 43–44
Tibia	Le 5–7, Ni 6, MP 6–9, Ma 36–39	–	–	Kleinzehe	Bl 66–67

Mit der Zuordnung von parietalen Strukturen und Meridian-/Akupunkturpunkten lässt sich in beiden Richtungen arbeiten:

- Liegt eine parietale Dysfunktion vor, stört sie den entsprechenden Akupunkturpunkt.
- Liegt eine Energieflussstörung vor, stört sie die parietale Struktur.

Das bedeutet, dass jede (intraartikuläre) Blockade an Händen und Füßen die Akupunkturmeridiane stört, was weitreichende Folgen für den Körper hat und somit unbedingt gelöst werden muss.

35.1.2 Reflexzonen

Eine weitere wichtige Einflussgröße der Hände und Füße auf den Körper sind die Reflexzonen (Hand-/Fußreflexzonen, Ohrreflexzonen, Gesichtsreflexzonen), welche den gesamten Körper auf Zonen der Hand, des Fußes, des Ohres und des Gesichts abbilden und darüber beeinflussen:

- **Fußreflexzonen:** Die Wirbelsäule bildet sich entlang des 1. Strahls ab (Großzehe entspricht Kopf).
  - Der CTÜ bildet sich am Großzehen-Grundgelenk ab.
  - Der TLÜ bildet sich am Gelenk zwischen dem Metatarsale I und Kuneiforme I ab.
  - Der LSÜ/SIG bildet sich im Bereich des Navikulare und Kalkaneus ab.
  - Die Schulter liegt am Kleinzehen-Grundgelenk.
  - Der Ellenbogen liegt am Köpfchen des Metatarsale V.
  - Die Schulter-Nacken-Muskulatur (insbesondere der **M. trapezius**) korrespondiert über die Zehen-Grundgelenks-Reihe.
- **Handreflexzonen:** Die Wirbelsäule bildet sich entlang des Daumens (Kopf) über das Os scaphoideum Richtung Os lunatum ab:
  - Der CTÜ liegt im Bereich des Daumen-Grundgelenks.
  - TLÜ und LWS liegen am Os scaphoideum.
  - LSÜ und die SIG liegen am Os lunatum.

Nicht zu vergessen ist dabei, dass auch diese Beziehungen bilateral sind, also chronische parietale/viszerale Beschwerden mechanische Störungen der Füße oder Verschwielungen zur Folge haben können, umgekehrt aber auch Fußblockaden für entsprechende Beschwerden des parietalen/viszeralen Systems sorgen können und **oft übersehen** werden.

35.1.3 Ohrakupunktur und Ohrdiagnostik

Die (französische) Ohrakupunktur und Ohrdiagnostik (Nogier-Reflex) stellt ein mächtiges ergänzendes Werkzeug zur Diagnostik (und ggf. auch Therapie) dar. Prof. R. Leriche entdeckte bei einem Patienten postoperativ (arteriovenöses Aneurysma) bei vegetativen Reizen bzw. vegetativer Hautstimulation eine reproduzierbare verstärkte Pulsation (persönlicher Bericht vom 14.8.1941, [1]).

Dr. P. Nogier entdeckte eine Pulsänderung bei mechanischer Stimulation pathologischer Ohrpunkte (▶ Abb. 35.2), die er als **Reflex auriculo-cardiale (RAC)** bezeichnete, da er dieses Phänomen für einen kardial ausgelösten Reflex hielt. Der RAC ist ein sympathischer Hautreflex, der ohne Ermüdungstendenz wiederholt auslösbar ist und eine veränderte Pulsqualität (Puls fühlt sich härter an) hervorruft [1].

B. Bricot und Dr. P. Nogier haben den RAC weiter untersucht: Der RAC ist eine hämodynamische Reaktion. Arterielles und venöses System sind durch Kapillaren sowie durch AV-Shunts verbunden. Die AV-Shunts werden vom VNS gesteuert.

Hämodynamisch sind die **Pulswelle der Gefäßwand** (Ausbreitung: 5–10 m/s) vom **Blutdurchfluss** nach dem Waggonprinzip (Ausbreitung: 0,5–100 mm/s) zu unterscheiden. Die Pulswelle breitet sich umso schneller aus, je starrer die Gefäßwand (Arteriosklerose) und je kleiner der Gefäßdurchmesser (Arteriole) sind. Die Pulswelle läuft bis zu den Arteriolen, wo sie durch den erhöhten Flusswiderstand reflektiert wird und so **stehende Wel-**

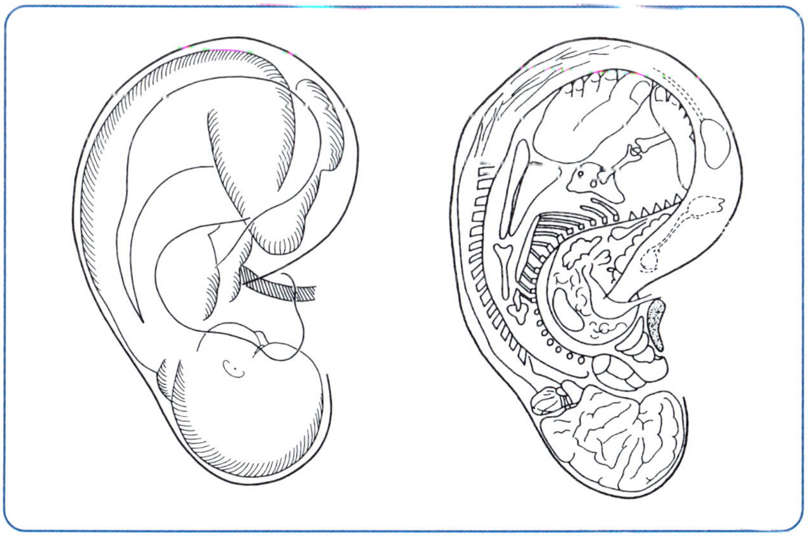

▶ **Abb. 35.2** Stimulation pathologischer Ohrpunkte (RAC). (Strittmatter B. Taschenatlas Ohrakupunktur nach Nogier/Bahr. 6. Aufl. Stuttgart: Karl F. Haug; 2016 und Strittmatter B. Der Störherd und seine Entstörung. 2. Aufl. Stuttgart: Hippokrates; 2005)

len bildet. Die Bäuche (Maxima) und Täler (Minima) dieser stehenden Wellen sind als **Puls** zu testen. Infolge einer Arteriolenverengung bzw. eines AV-Shunt-Schlusses verkürzt sich die Gefäßlänge, wodurch eine neue stehende Welle entsteht. Diese (und damit die Maxima und Minima) liegt leicht verschoben, wodurch sich auch der Puls minimal verschiebt. Diese **Pulsverschiebung** ist als **RAC** (= Nogier-Reflex) palpabel.

Der **RAC** (= Nogier-Reflex) wird idealerweise am Radialispuls mit leichtem Druck (10 g/cm^2) palpiert: Bei **positivem RAC** wird der **Puls härter, gespannter und von größerer Fülle** wahrgenommen.

35.1.4 Chakrenlehre

Aus der indischen Medizin stammen der Ayurveda und die Chakrenlehre. Ayurveda, das „Wissen vom Leben", ist ein ganzheitlicher Ansatz, der Massage-/Reinigungstechniken, Pflanzenheilkunde, Ernährungs- und Bewegungslehre (Yogapraxis) beinhaltet. Es gibt drei Doshas (Lebensprinzipien):

- Vata (Bewegungsprinzip): Wind/Luft/Wasser
- Pitta (Stoffwechselprinzip): Feuer/Wasser
- Kapha (Strukturprinzip): Erde/Wasser

Als **Chakra** (Kreis, Rad) bezeichnet man die Energiezentren im tantrischen Hinduismus und Yoga, welche den physischen Körper und den Astralkörper verbinden. Es gibt 7 Hauptchakren entlang der Wirbelsäule (▶ **Abb. 35.3**). Die Chakren entsprechen auch den geistigen Entwicklungsstufen des Menschen. Es gibt Zuordnungen von Körperquerstrukturen (Kap. 17.7 und Kap. 32.6) zu den Chakren:

- Scheitelchakra
- Tentorium cerebelli und Stirnchakra
- ATS (Apertura thoracis superior) und Halschakra
- Herzchakra
- Zwerchfell und Milzchakra
- Zwerchfell und Nabelchakra
- Perineum und Wurzelchakra

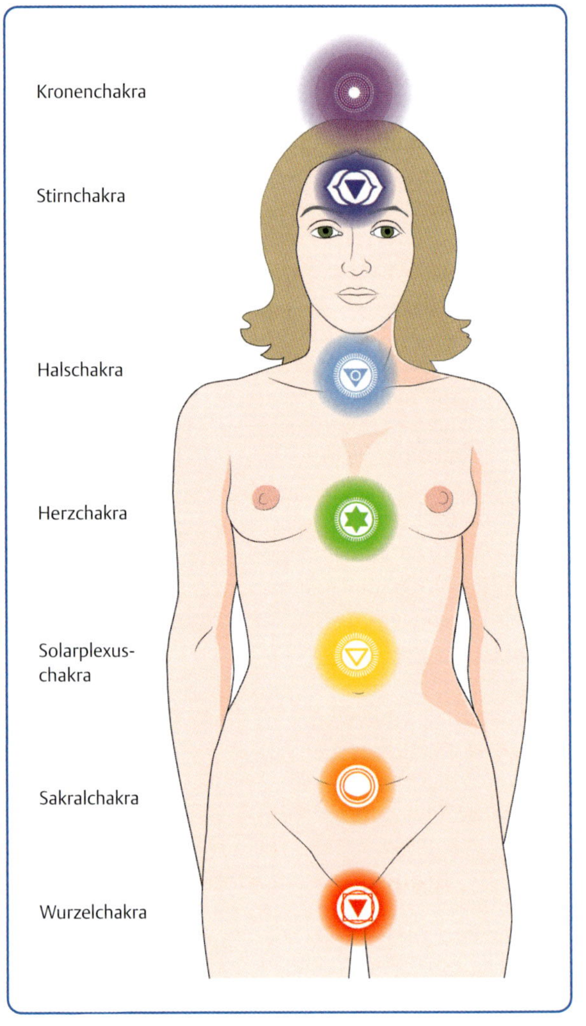

▶ **Abb. 35.3** Chakren harmonisieren: Die Chakren dienen als Energietransformationszentren, weswegen sie zu Beginn einer Bioresonanzsitzung harmonisiert werden. Die Rotationsrichtung der Chakren ist bei Männern und Frauen genau entgegengesetzt. Yogis nutzen Sprach-Mantras zur Harmonisierung (gesprochene Schwingung = exogene Bioresonanz).

35.1.5 Homöopathie

In der Homöopathie (Samuel Hahnemann, 1755–1843) geht man davon aus, dass „Gleiches mit Gleichem" behandelt werden kann. Basis ist das **„Prinzip der Ähnlichkeit"** (similia similibus curentur). Dabei werden höchste Verdünnungen eines Wirkstoffes hergestellt, der bei hoher Dosierung der Krankheit entsprechende Symptome hervorrufen würde. Außerdem wird das Konzept durch Konstitutionstypen (Patienteneigenschaften) ergänzt.

Je stärker die Ursubstanz verdünnt wird, desto stärker ist die Wirkung der Verdünnungsstufe (der Potenz = potentere Wirksamkeit). In höheren Potenzen ist chemisch kein Wirkstoff mehr nachweisbar. Potenzen von Homöopathika werden nach **Verdünnungsreihen** (D-/C-/LM-Potenzen) angegeben. Präparate in hohen Potenzen werden nur einmalig gegeben, während niedrige Potenzen teilweise alle 10–15 Minuten verabreicht werden. Eine Ausnahme bilden die LM-Hochpotenzen.

Indikator der Heilung ist nicht die Besserung einzelner Symptome, sondern die Verschiebung der Hauptmanifestation zu weniger lebensbedrohlichen Formen (Drei-Ebenen-Modell).

W. Langreder berichtet über die erheblich gesteigerte Effektivität von Homöopathika, wenn jeweils Linkshändern eine ungerade bzw. Rechtshändern eine gerade Anzahl von Globuli/Tropfen verabreicht wird.

35.1.6 Schwingungsmedizin (Bioresonanz)

Die Schwingungsmedizin (Bioresonanz) ist ein Verfahren zur Diagnostik und Therapie von gestörtem Schwingungsverhalten des Körpers. Dabei unterscheiden sich in der Anwendung folgende Schwingungen:

- vorwiegend **exogene Schwingungen** nach Paul Schmidt [6]
- ausschließlich **endogene Schwingungen** nach Frank Morell [14]

Das Resonanzverhalten des Körpers auf vorgegebene (Sinus-)Schwingungen wird überprüft. Das Bioresonanzverhalten des Körpers funktioniert dekadisch, also in Zehnerpotenzen. Dabei ist ein Frequenzgrundwert (z. B. 15,2) bestimmten Systemen (N. obturatorius, V. fibularis [peronealis] sinistra, Fimbriae tubae uterinae, Vesicula seminalis dextra, Kuneiforme II rechts, Akupunkturpunkte: Bl 1 und Gb 5) zugeordnet. Erkennt nun die Schwingungsmedizin eine gestörte Resonanz auf den Frequenzgrundwert 15,2, so kann dies an allen genannten Strukturen liegen.

Störungen beginnen meist sehr hochfrequent, mit zunehmender Dauer der Resonanzstörung wird die Schwingung immer niederfrequenter, dabei behält sie ihren Frequenzgrundwert bei, in diesem Beispiel: 15,2 × Schwingungsdekade (100 GHz > 10 GHz > 1 GHz > 100 MHz > 10 MHz > 1 MHZ > 100 kHz > 10 kHz > 1 kHz > 100 Hz > 10 Hz > 1 Hz). Je niederfrequenter die Schwingungsstörung wird, desto mehr exazerbieren die Beschwerden:

- Die **Somatisierungsgrenze** (schulmedizinische Nachweisgrenze) liegt dabei bei der Stufe um **100 kHz**.
- Die **Harmonisierungszeit** (in der die Resonanzstörung korrigiert werden kann) **nimmt** dabei mit sinkender Potenz der Schwingungsdekade **stark zu**.

Da die Chakren (Kap. 35.1.4) als Energietransformationszentren dienen, müssen sie zu Beginn einer Schwingungstherapie kontrolliert und (zumeist) harmonisiert werden. Die Rotationsrichtung der einzelnen Chakren ist bei Männern und Frauen jeweils entgegengesetzt. Yogis nutzen Sprach-Mantras (gesprochene Schwingung = exogene Schwingung) zur Harmonisierung.

35.1.7 Aromatherapie

Die Aromatherapie wird seit dem Altertum angewendet (nach dem Neuen Testament brachten die Heiligen Drei Könige dem Christkind Weihrauch und Myrrhe), der römische Geschichtsschreiber Plinius berichtet, dass Krankenräume mit Minzblättern gereinigt wurden, und das Parfum (lat. „per fumum" = durch den Rauch) basiert ebenfalls auf Anwendung von Geruchsstoffen.

Die heutige Aromatherapie basiert auf R.-M. Gattefossé, der 1910 mit Lavendelöl seine Verbrennungen nach einer Explosion im Labor erstversorgte und damit eine rasche und vollständige Wundheilung erreichen konnte [22], was ihn zu weiteren Forschungen veranlasste.

Die Besonderheit bei der Anwendung von **Aromaölen** liegt darin, dass sie über das Riechhirn (N. olfactorius [I]) direkt ins limbische System (Emotionen/vegetative Steuerungen; s. Kap. 27.1, Kap. 31.2 bis Kap. 31.3, jeweils Abschnitt Thalamus) weitergeleitet werden. Das Riechhirn ist das einzige System, welches **nicht** über den Thalamus läuft und dort umgeschaltet/beeinflusst wird, sondern direkt auf die anderen Hirnzentren wirkt.

35.1.8 Zahnschema

Der wechselseitige Einfluss der Zähne auf den Körper (Sinnesorgane, Gelenke, Rückenmarkssegmente, Wirbel, Organe) und umgekehrt wird in der ▸ **Abb. 35.4** wiedergegeben.

Beispielsweise sind beim bleibenden Gebiss die Zähne 26 und 27 (6. und 7. Zahn im zweiten Quadranten, also oben links) sowie 34 und 35 (4. und 5. Zahn im dritten Quadranten, also unten links) den Organen Milz und Magen links, den Wirbeln und Rückenmarkssegmenten Th 11–L 1, dem TMG und Kniegelenk sowie der Kieferhöhle zugeordnet.

Meridian	He	Ma	MP	Lu	Di	Le	Bl	Ni	Ni	Bl	Le	Di	Lu	MP	Ma	He
Wirbel	C7–Th1 Th5–Th6 S1–S2	Th11–L1	Th11–L1	C5–C7 Th3–Th4 L4–L5	C5–C7 Th3–Th4 L4–L5	Th9–Th10	L2–L3 S3–S5 SCxG	L2–L3 S3–S5 SCxG	L2–L3 S3–S5 SCxG	L2–L3 S3–S5 SCxG	Th9–Th10	C5–C7 Th3–Th4 L4–L5	C5–C7 Th3–Th4 L4–L5	Th11–L1	Th11–L1	C7–Th1 Th5–Th6 S1–S2
Gelenk	Schulter/Ellenbogen/Hand/Fuß	TMG Knie	TMG Knie	Schulter/Ellenbogen/Hand/Fuß	Schulter/Ellenbogen/Hand/Fuß	Hüfte/Knie/Fuß	Sakrum/Knie/Fuß	Sakrum/Knie/Fuß	Sakrum/Knie/Fuß	Sakrum/Knie/Fuß	Hüfte/Knie/Fuß	Schulter/Ellenbogen/Hand/Fuß	Schulter/Ellenbogen/Hand/Fuß	TMG Knie	TMG Knie	Schulter/Ellenbogen/Hand/Fuß
Endokrin	HVL	Nebenschild drüse	Schilddrüse	Thymus	HHL	HHL	Epiphyse	Epiphyse	Epiphyse	Epiphyse	HHL	HHL	Thymus	Schilddrüse	Nebenschild drüse	HVL
Psyche	besessen/sehr aktiv/unruhig/sympathikoton	unsicher/verbohrt/intolerant/engstirnig	unsicher/verbohrt/intolerant/engstirnig	kreativ/relaxierend-resignierend/depressiv	kreativ/relaxierend-resignierend/depressiv	aggressiv/wütig/ aktiv/impulsiv	ängstlich/willensstark/bewältigend	ängstlich/willensstark/bewältigend	ängstlich/willensstark/bewältigend	ängstlich/willensstark/bewältigend	aggressiv/wütig/aktiv/impulsiv	kreativ/relaxierend-resignierend/depressiv	kreativ/relaxierend-resignierend/depressiv	unsicher/verbohrt/intolerant/engstirnig	unsicher/verbohrt/intolerant/engstirnig	besessen/sehr aktiv/unruhig/sympathikoton
Hirnnerv	VIII/IX/XII	IX/XII	IX/XII	I/V	I/V	II	I	I	I	I	II	I/V	I/V	IX/XII	IX/XII	VIII/IX/XII
Zahn	**18**	**17**	**16**	**15**	**14**	**13**	**12**	**11**	**21**	**22**	**23**	**24**	**25**	**26**	**27**	**28**
	rechts															links
Zahn	**48**	**47**	**46**	**45**	**44**	**43**	**42**	**41**	**31**	**32**	**33**	**34**	**35**	**36**	**37**	**38**
Hirnnerv	V/X/XII	V/X/XI	V/X/XI	VIII/X/XII	VIII/X/XII	III/IV/V/VI/VII/XI	S2–S4 parasympathisch	S2–S4 parasympathisch	S2–S4 parasympathisch	S2–S4 parasympathisch	III/IV/V/VI/VII/XI	VIII/X/XII	VIII/X/XII	V/X/XI	V/X/XI	V/X/XII
Psyche	besessen/sehr aktiv/unruhig/sympathikoton	kreativ/relaxierend-resignierend/depressiv	kreativ/relaxierend-resignierend/depressiv	unsicher/verbohrt/intolerant/engstirnig	unsicher/verbohrt/intolerant/engstirnig	aggressiv/wütig/aktiv/impulsiv	ängstlich/willensstark/bewältigend	ängstlich/willensstark/bewältigend	ängstlich/willensstark/bewältigend	ängstlich/willensstark/bewältigend	aggressiv/wütig/aktiv/impulsiv	unsicher/verbohrt/intolerant/engstirnig	unsicher/verbohrt/intolerant/engstirnig	kreativ/relaxierend-resignierend/depressiv	kreativ/relaxierend-resignierend/depressiv	besessen/sehr aktiv/unruhig/sympathikoton
Endokrin	periphere Nerven	Arterien	Venen	Lymphgefäße	Gonaden	Gonaden	Nebenniere	Nebenniere	Nebenniere	Nebenniere	Gonaden	Gonaden	Lymphgefäße	Venen	Arterien	periphere Nerven
Gelenk	Schulter/Ellenbogen/Hand/Fuß	Schulter/Ellenbogen/Hand/Fuß	Schulter/Ellenbogen/Hand/Fuß	TMG Knie	TMG Knie	Hüfte/Knie/Fuß	Sakrum/Knie/Fuß	Sakrum/Knie/Fuß	Sakrum/Knie/Fuß	Sakrum/Knie/Fuß	Hüfte/Knie/Fuß	TMG Knie	TMG Knie	Schulter/Ellenbogen/Hand/Fuß	Schulter/Ellenbogen/Hand/Fuß	Schulter/Ellenbogen/Hand/Fuß
Wirbel	C7–Th1 Th5–Th6 S1–S2	C5–C7 Th2–Th4 L4–L5	C5–C7 Th2–Th4 L4–L5	Th11–L1	Th11–L1	Th8–Th10	L2–L3 S4–S5 SCxG	L2–L3 S4–S5 SCxG	L2–L3 S4–S5 SCxG	L2–L3 S4–S5 SCxG	Th8–Th10	Th11–L1	Th11–L1	C5–C7 Th2–Th4 L4–L5	C5–C7 Th2–Th4 L4–L5	C7–Th1 Th5–Th6 S1–S2
Meridian	Dü	Lu	Di	Ma	MP	Gb	Ni	Bl	Bl	Ni	Gb	MP	Ma	Di	Lu	Dü

▸ **Abb. 35.4** Wechselbeziehungen zwischen den Zähnen und dem Organismus.

35.2
Naturheilverfahren

In den Naturheilverfahren (nach Hufeland) gibt es folgende tragende Säulen:

- **Ordnungstherapie:** äußere und innere Struktur zur Stärkung des vegetativen, emotionellen und psychischen Gleichgewichts
- **physikalische Therapie:** Bewegungstherapie, Hydro- und Balneotherapie, Massagen, manuelle Therapie
- **Phytotherapie:** pflanzliche Präparate (Extrakte oder Pflanzenteile) mit nachgewiesener Wirkung (s. u.)
- **ausleitende Verfahren:** „Entgiftung“ des Körpers von belastenden Substanzen (Kap. 27.2)
- **Diätetik:** optimierte Versorgung des Körpers mit Nährstoffen bei gleichzeitiger Entschlackung durch das Fehlen von stoffwechselbelastenden Substanzen (Kap. 27.2.3, Kap. 27.5.4 und Kap. 27.5.5)

Im Folgenden geben die Autoren einige Beispiele für die **Anwendung von Phytotherapie**:

- **Efeuextrakt** (als Saft oder Tee):
  - Efeu ist giftig, deswegen Efeuextrakt benutzen.
  - Anwendung: Husten, wirkt schleimlösend
- **Thymian** (als Saft oder Tee):
  - Zubereitung: Frischen Thymian oder getrocknete Thymianblätter mit heißem Wasser aufgießen und ca. 10 Minuten ziehen lassen.
  - Anwendung: Husten, wirkt schleimlösend
- **Salbei** (als Saft oder Tee):
  - Zubereitung: Frischen Salbei oder getrocknete Salbeiblätter mit heißem Wasser aufgießen und ca. 10 Minuten ziehen lassen.
  - Anwendung: Halsschmerzen
- **Schöllkraut:**
  - Anwendung: stärkt Leber und Galle
- **Echinacea** (Sonnenhut):
  - Anwendung: stärkt das Immunsystem
- **Löwenzahn** (als Tee):
  - Zubereitung: Frischen Löwenzahn (Wurzel, Blätter und Blüten) mit heißem Wasser aufgießen und ca. 10 Minuten ziehen lassen.
  - Anwendung: entschlackend, reinigt Darm und Nieren-/Blasensystem
- **Brennnessel** (als Tee, im Salat, als Tinktur):
  - Anwendung: entschlackend, entgiftet
- **Zwiebel** (Saft, als Gemüse, Salatbeilage):
  - Anwendung: stark antientzündlich
- **Fenchel** (als Salat, Gemüse):
  - Anwendung: Blähungen
- **Ingwerwurzel** (als Tee, frisch, geraspelt, im Salat, gekocht):
  - Anwendung: stark antientzündlich
- **Johanniskraut** (Hypericum perforatum):
  - Anwendung: Antidepressivum (Cave: Photosensibilität)
- **Kalmuswurzel** (als Tee):
  - Zubereitung: 1 Teelöffel Kalmuswurzel in einen Trinkbecher geben, dann mit kaltem Wasser (nicht erhitzt, sonst wird der Wirkstoff zerstört) aufgießen und 8 Stunden lang ziehen lassen. Täglich einen Becher für minimal 3 Wochen und maximal 8 Wochen trinken.
  - Anwendung: Sodbrennen
- **Koriander** (als Tee, Tinktur, Blätter im Salat oder auf Essen):
  - Anwendung: entschlackend, öffnet Blut-Hirn-Schranke
- **Lavendel** (als Tee, Gewürz, Duftstoff):
  - Anwendung: beruhigt, entspannt, antientzündlich
- **Meerrettichwurzel:**
  - Anwendung: antientzündlich, analgetisch
- **Nelken** (Öl, gekocht):
  - Anwendung: verdauungsfördernd, zahnschmerzlindernd, antientzündlich
- **Afrikanische Schwarzbohne** (Griffonia):
  - Die Aminosäure L-Tryptophan wird abgebaut zu 5-Hydroxytryptophan (5-HTP), das reichlich in den Samen der Afrikanischen Schwarzbohne vorkommt. 5-HTP wird in Serotonin („Glückshormon“) und dann in Melatonin („Schlafhormon“) umgewandelt. Durch chronischen Stress kann diese Umwandlung gestört sein.
  - Anwendung: Depression
- **Soja:**
  - enthält Phytohormone sowie alle essenziellen Aminosäuren
  - Anwendung: Wechseljahresbeschwerden
- **Weihrauch** (als Pulver, Tinktur, Rauch):
  - Anwendung: stark antientzündliche Wirkung
- **Zimt** (als Gewürz):
  - Anwendung: antibakteriell, blutzuckersenkend
- **Teufelskralle** (Harpagophytum):
  - Salbe 3 × täglich dünn (da die Haut nur wenig Wirkstoff aufnehmen kann) auf das betroffene Gelenk auftragen. Ob die Salbe ihre Wirkung zeigt oder nicht, stellt sich erst nach ca. 3 Wochen heraus.
  - Anwendung: Gelenkarthrose
- **Gefleckter Schierling** (Conium maculatum):
  - Salbe 3 × täglich dünn (da die Haut nur wenig Wirkstoff aufnehmen kann) auf die betroffene Handfläche auftragen. Ob die Salbe ihre Wirkung zeigt oder nicht, stellt sich erst nach ca. 3 Wochen heraus.
  - Anwendung: Dupuytren
- **Süßwasseralge** (Chlorella):
  - Giftstoffe, z. B. Schwermetalle, werden mit Chlorella aus den Zellen des menschlichen Organismus heraustransportiert. Chlorella enthält kein Jod und kann auch bei Schilddrüsenproblemen genommen werden. Therapeutisch kommen hauptsächlich 2 Darreichungsformen zum Einsatz: Chlorella vulgaris (transportiert nicht so effektiv die Schwermetalle aus dem Körper, wird aber meistens besser vertra-

gen) und Chlorella pyrenoidosa (wirkt effektiver, kann evtl. am Beginn etwas schlechter vertragen werden).
- Anwendung: Schwermetallausleitung (insbesondere bei Amalgam)

- **Mariendistel:**
  - Mariendistel ist eines der wenigen Präparate, die die Leber sogar vor dem Gift des Knollenblätterpilzes schützen.
  - Anwendung: Schutz der Leber vor Giftstoffen, auch vor alkoholtoxischer Wirkung

35.3 Spezielle osteopathische Methoden

Es gibt eine Reihe von speziellen osteopathischen Methoden, deren Prinzipien im Folgenden beschrieben werden, ohne näher auf Details einzugehen:

- **MET (Muscle-Energy-Techniken):** Die MET nach Fred Mitchell D.O. beinhalten für die jeweilige Dysfunktion eine bestimmte Positionierung des Patienten, in der dieser dann zu einer Muskelanspannung gegen die Haltekraft des Therapeuten aufgefordert wird, um damit die Dysfunktion zu korrigieren. Sie stellen eine neuromuskuläre Mobilisationstechnik als Alternative zur HVLA-Manipulation dar.
- **Strain-and-Counterstrain-Techniken:** Diese Techniken basieren auf der Erfahrung von Lawrence Jones D.O., der bei Patienten Dysfunktionen durch muskuläre Kontraktion (Spasmen) dadurch korrigierte, dass er den Patienten unter Kontrolle eines **Tenderpoints** in die entsprechende korrektive Haltung brachte, die der Auslöserichtung des Spasmus entgegengesetzt war, und diese ca. 90(–180) Sekunden hielt.
- **Triggerpunkt-Techniken:** Es gibt verschiedene Triggerpunkt-Techniken, die über die Arbeit am Triggerpunkt die zugehörige Dysfunktion korrigieren.
- **Chapman-Zonen:** Es handelt sich um neurolymphatische Reflexzonen, die der Diagnostik und Therapie des entsprechenden Gebiets dienen, indem sie mit leichtem Druck (maximal 10 g/cm²) kreisend ausmassiert werden (beschrieben von Frank Chapman D.O.). Die Lokalisation der Chapman-Punkte zeigt ▶ **Abb. 35.5.** Die vorderen Punkte sind mehr diagnostisch, die hinteren Punkte mehr therapeutisch zu nutzen.
- **Biodynamik:** Die Biodynamik (biodynamische Osteopathie) wurde von James Jealous D.O. begründet. Er beschreibt die Biodynamik als Weiterentwicklung der kranio-sakralen Osteopathie, weil der PRM alle Dimensionen heutiger Heilmethoden verbinde. Dabei steht die „Tide“ als Diagnose- und Behandlungsbezug im Mittelpunkt, ohne direkten Kraftaufwand am Gewebe. Dadurch solle mehr **„Gespür“** als durch Palpation er-

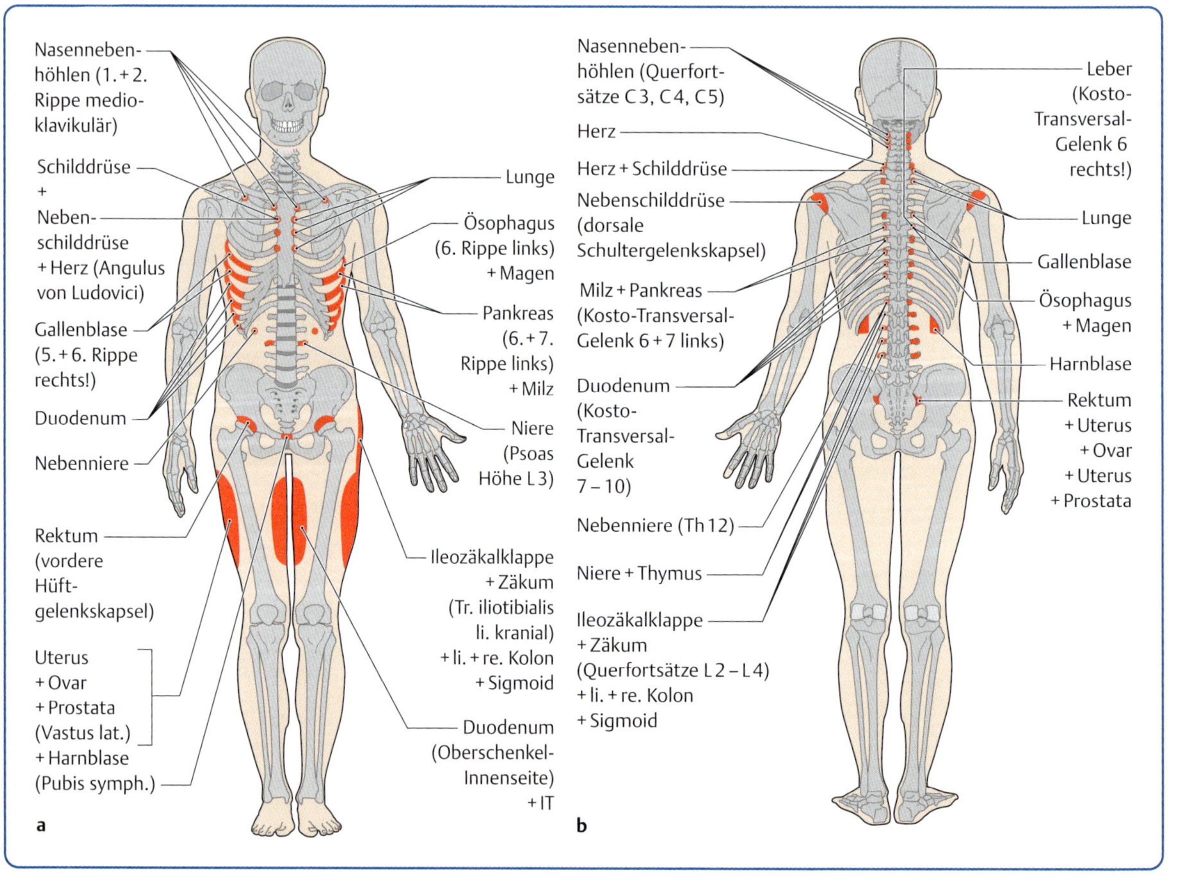

▶ **Abb. 35.5** Lokalisation der Chapman-Punkte.

reicht werden. Mit der „dynamischen Stille" soll zeitlose Heilung erreicht werden, der PRM erschaffe ständig eine neue, lebendige Matrix, die „Tide" versorge den Körper mit der Kraft des Lebens.

Somit stellt insbesondere die Biodynamik eine Form der Annäherung an die Matrix (Kap. 27.2) dar.

Aus Sicht der Autoren gibt es als Kritikpunkt zu bedenken, dass sich eine Methode, die alles in Heilung brächte, sehr schnell herumsprechen würde, denn sie würde alle anderen Methoden überflüssig machen. Vielmehr sind die Autoren aus ihrer täglichen Praxiserfahrung der Ansicht, dass für jeden Patienten „sein" individuelles Problem erfasst und korrigiert werden muss, und zwar auf den Ebenen, die nicht physiologisch funktionieren. Dies soll so ursächlich wie möglich geschehen und so sanft wie möglich, aber dabei den zur Korrektur notwendigen Input geben.

Beschließen möchten die Autoren dieses Buch mit dem weisen Spruch „Wer heilt, hat recht".

Insofern wünschen die Autoren allen Lesern eine Bereicherung ihrer täglichen Arbeit und ein gutes Händchen zum Wohle ihrer Patienten.

Teil 6
Anhang

36 Entrapments und Anastomosen

Eine Übersicht der Entrapments und Anastomosen zeigt ▶ Tab. 36.1.

▶ **Tab. 36.1** Übersicht der Entrapments und Anastomosen.

anatomische Struktur	Lokalisation und Beschreibung
Organ-Entrapments	
Ösophagus	Kehlkopf (Ringknorpel) (C 6), linker Bronchus/Aorta (Th 4), Zwerchfelldurchtritt (Th 10–Th 11)
Ureter	Nierenbecken (L 1–L 3), Kreuzung A./V. iliaca communis (S 1–S 3), Eintritt in die Harnblasenwand
Ductus deferens/Lig. teres uteri	A./V. iliaca communis, Ureter
Ductus choledochus	Sphinkter von Oddi, Omentum minus
Hypophysenstiel	Sinus cavernosus, Chiasma opticum
arterielle Entrapments	
Aortenisthmusstenose	zwischen Abgang der A. subclavia links und Mündung des Ductus arteriosus (Botalli), Persistenz der Stenose nach Geburt (präduktale Stenose) oder Stenose hinter Anheftung des Lig. arteriosus (Botalli) beim Erwachsenen
A. occipitalis	durchbohrt den Ursprung des M. trapezius; A. carotis externa → A. occipitalis → R. mastoideus, R. auricularis, R. sterno-cleido-mastoideus, R. occipitalis (Hinterhauptschwarte)
A. maxillaris	tritt durch die Kaumuskeln in die Fossa infratemporalis; A. maxillaris → A. meningea media, A. spheno-palatina (Schleimhaut der Nasennebenhöhle und Nasenhöhle)
A. ophthalmica	windet sich um den N. opticus (II), welcher seinerseits von einer (aus A. carotis interna) Durascheide umgeben ist und somit bei venösen Abflussstörungen beeinträchtigt wird
A. choroidea anterior	unterkreuzt den Tractus opticus
A. subclavia	Einengungen: **a** hintere Skalenuslücke (zwischen Mm. scalenus anterior und medius), **b** zwischen Klavikula und 1. Rippe (mit M. subclavius); Äste: A. axillaris, A. thoracica interna, A. thyroidea, A. vertebralis → A. basilaris → A. cerebri posterior
A. transversa cervicis (aus A. subclavia)	in der hinteren Skalenuslücke; versorgt lange Nackenmuskeln sowie dorsale Schultergürtelmuskeln (M. trapezius etc.)
A. axillaris	Einengungen: M. pectoralis minor und 1. Rippe
A. epigastrica superior	kosto-sternaler Zwerchfelldurchtritt (Larrey-Spalte)
A. thoracica interna	M. transversus thoracis (kaudal der 3. Rippe)
A. suprascapularis (aus A. subclavia)	vom Lig. transversum scapulae am Übergang vom M. supraspinatus zum M. infraspinatus
A. cervicalis profunda (aus A. subclavia)	Einengungen: **a** hintere Skalenuslücke, **b** zwischen Querfortsatz C 7 und Rippe1, **c** Durchtritt durch M. semispinalis
A. brachialis	am Eintritt in die Ellenbeuge von Aponeurosis m. bicipitis bedeckt; vom N. medianus überkreuzt (Höhe Ansatz M. brachioradialis)
A. radialis (aus A. ulnaris)	Einengungen: **a** im Bereich des Os trapezium, **b** zwischen den beiden Köpfen des M. interosseus dorsalis I
A. interossea posterior	beim Durchtritt durch die Membrana interossea am Unterarm
A. ulnaris	zwischen Knochen und M. pronator teres
A. intercostalis	**rechts:** zwischen Wirbelkörper und Ösophagus, Ductus thoracicus, V. azygos, Truncus sympathicus; **links:** zwischen Wirbelkörper und Truncus sympathicus, V. hemiazygos
A. subcostalis	zwischen M. quadratus lumborum und Niere sowie zwischen M. transversus abdominis und M. obliquus internus abdominis; 12. „Interkostalarterie“
Aorta abdominalis	Durchtritt durch das Zwerchfell (Hiatus aorticus)
A. lumbalis	zwischen M. transversus abdominis und M. obliquus internus abdominis nach ventral verlaufend
A. suprarenalis media dextra	zwischen V. cava inferior und Wirbelkörper
A. renalis	**rechts:** zwischen V. cava inferior, V. renalis, Pankreaskopf und Wirbelkörper; **links:** zwischen V. renalis, Pankreaskörper, V. lienalis und Wirbelkörper

▶ **Tab. 36.1** Fortsetzung.

anatomische Struktur	Lokalisation und Beschreibung
A. testicularis	**rechts:** ventral der V. cava inferior, **beidseits:** auf Psoas, überkreuzt N. genito-femoralis, Ureter, A. iliaca communis (zum Samenstrang)
A. ovarica	**rechts:** ventral der V. cava inferior; **beidseits:** auf Psoas, überkreuzt N. genito-femoralis, Ureter, A. und V. iliaca externa, im Lig. suspensorium ovarii zum Lig. latum uteri, in diesem überkreuzt sie erneut den Ureter
A. hepatica propria (aus A. hepatica communis aus Truncus coeliacus)	im Omentum minus (Lig. hepatoduodenale)
A. pancreatico-duodenalis superior	**posterior:** zwischen Pankreaskopf und Ductus choledochus; **anterior:** zwischen Pars descendens duodeni und Pankreaskopf
Aa. gastrica sinistra/dextra	im Omentum minus (an dessen Rand sie verlaufen)
Aa. gastro-omentalis sinistra/dextra	im Omentum majus (an dessen Rand sie verlaufen); A. gastro-omentalis sinistra: auch im Lig. gastro-lienale
A. gastrica posterior	im Lig. phrenico-gastricum; aus A. lienalis aus Truncus coeliacus, versorgt Fundus, Kardia
A. mesenterica superior	zwischen Aorta und A. lienalis (nahe der Ursprungsstelle der A. mesenterica superior) sowie Radix mesenterii
A. iliaca communis	zwischen Ureter und Sakrum
A. obturatoria (aus A. iliaca interna)	im Foramen obturatorium sowie Canalis obturatorius
A. pudenda interna	im Canalis pudendalis (Alcock-Kanal)
A. glutea superior	im Foramen suprapiriforme (Teil des Foramen ischiadicum majus)
A. uterina	überkreuzt im Lig. latum uteri den Ureter, biegt dann nach kranial um
A. iliaca externa	unter dem Lig. inguinale
A. epigastrica inferior	in der Rektusscheide (M. rectus abdominis)
A. femoralis	zwischen M. sartorius, M. vastus medialis, M. adductor longus, im Adduktorenkanal (Hiatus adductorius)
A. poplitea	hintere Kniegelenkskapselwand, Lig. obliquum popliteum, M. popliteus, N. tibialis überkreuzt die Arterie im Kniekehle von proximal-lateral nach distal-medial (!)
A. tibialis anterior	Membrana interossea des Unterschenkel, bildet funktionelle Schere mit dem Lig. von Barkow
A. tibialis posterior	Sehnenbogen des M. soleus
A. fibularis	im M. flexor hallucis longus, im distalen Teil der Membrana interossea
A. vertebralis	im Foramen transversarium, durch das sie umgebende V.-vertebralis-Geflecht sowie im Foramen transversarium durch mechanische Störung
venöse Entrapments	
V. hemiazygos	zwischen Th 7 und Th 9 sowie Aorta, Ösophagus, Ductus thoracicus
V. jugularis interna	im Foramen jugulare, in der Gefäß-Nerven-Scheide mit A. carotis communis und N. vagus (X), Schilddrüse
Sinus cavernosus	Hypophysenstiel, N. oculomotorius (III), N. trochlearis (IV), N. abducens (VI), Chiasma opticum, Hirnstamm
V. subclavia	vordere Skalenuslücke (M. sterno-cleido-mastoideus, M. scalenus anterior), kosto-klavikuläre Enge
V. axillaris	korako-thorako-pektorale Pforte
V. cephalica	Rinne zwischen M. pectoralis major und M. deltoideus, durchbohrt Fascia clavipectoralis
V. basilica	Sulcus bicipitalis medialis, dann durch die Fascia brachii
V. cava inferior	Foramen v. cavae im Centrum tendineum des Diaphragmas sowie im Sulcus v. cavae der Leber, zwischen BWS und Pankreaskopf, Duodenum (Duo II, Duo II), Radix mesenterii
V. renalis sinistra	zwischen Aorta abdominalis und Pankreas, Duodenum (Duo III, Duo IV)
V. ovarica/testicularis sinistra	Mündung in linke V. renalis, dort Verengung durch Änderung des Winkels möglich
V. iliaca communis sinistra	unterkreuzt Radix des Mesocolon sigmoideum, Vasa recta, später die A. iliaca communis dextra
V. obturatoria	im Canalis obturatorius

▶ **Tab. 36.1** Fortsetzung.

anatomische Struktur	Lokalisation und Beschreibung
V. pudenda interna	im Canalis pudendalis (Alcock-Kanal)
V. iliaca externa	kreuzt Ureter und A. iliaca interna sowie Lig. teres uteri bzw. Ductus deferens
V. femoralis	unter dem Lig. inguinale sowie im Adduktorenkanal
V. portae	intrahepatisch, im Omentum minus (Lig. hepatoduodenale), zwischen Brustwirbelkörper und Pankreaskopf/-körper
V. mesenterica superior	zwischen Duodenum (Duo III) und Jejunum bzw. Pankreas und Brustwirbelkörper
V. lienalis	im Oberrand des Pankreas eingebettet
lymphatische Entrapments	
Ductus thoracicus	zwischen TLÜ und Crura diaphragmatica sowie in der oberen Thoraxapertur
nervale Entrapments	
N. olfactorius (I)	in der Lamina cribrosa
N. opticus (II)	in der Orbita, Canalis opticus, am Sinus cavernosus (Chiasma opticum)
N. oculomotorius (III)	in der Orbita, im Sinus cavernosus sowie im M. rectus lateralis oculi
N. trochlearis (IV)	in der Orbita, im Sinus cavernosus
N. trigeminus (V)	an der Impressio trigeminalis der Felsenbeinspitze Duradurchtritt
N. ophthalmicus (V_1)	Orbita, Foramen ethmoidale anterius/posterius (N. ethmoidalis anterior/posterior)
N. maxillaris (V_2)	Foramen rotundum, Orbita, Foramen lacerum (N. petrosus major), Foramen sphenopalatinum (Nn. nasales), Foramen palatinum (Nn. palatini)
N. mandibularis (V_3)	Foramen ovale, Foramen spinosum (R. meningeus), M. pterygoideus lateralis und M. buccinator (N. buccalis), Foramen mandibulae (N. alveolis inferior)
N. abducens (VI)	in der Orbita, im Sinus cavernosus sowie im M. rectus lateralis
N. facialis (VII)	Foramen stylomastoideum, Canalis facialis (Felsenbein), Glandula parotis
N. vestibulo-cochlearis (VIII)	Porus acusticus internus
N. glosso-pharyngeus (IX)	Foramen jugulare, Paukenhöhle (N. tympanicus)
N. vagus (X)	zwischen A. subclavia und V. subclavia, Foramen jugulare, zwischen Aorta und Hauptbronchus, Zwerchfell (Hiatus oesophageus)
N. accessorius (XI)	Foramen jugulare, Foramen magnum (Rr. spinales)
N. hypoglossus (XII)	Canalis hypoglossi
N. suboccipitalis (C 1)	zwischen A. vertebralis und Arcus posterior atlantis
N. occipitalis major (C 2)	durchbohrt den M. trapezius
N. phrenicus	M. scalenus anterior (Thoracic-inlet-Syndrom), Zwerchfell (rechts: Foramen v. cavae; links: variabel, oft Hiatus oesophageus)
Plexus brachialis	TOKS: hintere Skalenuslücke, kosto-klavikuläre Enge, korako-thorako-pektorale Pforte
N. dorsalis scapulae	durchbohrt den M. scalenus medius
N. thoracicus longus	durchbohrt den M. scalenus medius
N. suprascapularis	unter Lig. transversum scapulae in der Incisura scapulae
Nn. pectorales medialis/lateralis	durchbohren die Fascia clavipectoralis
N. musculocutaneus	durchbohrt den M. coracobrachialis
Nn. cutanei brachii/antebrachii medialis	durchbohren die Armfaszie
N. medianus	beide Stämme umschlingen die A. axillaris, M. pronator teres, überkreuzt A. brachialis, Karpaltunnel
N. ulnaris	Sulcus n. ulnaris, Epicondylus medialis humeri, Tunnel von Guyon
N. radialis	Sulcus n. radialis, Hautäste durchbohren M. triceps
Nn. intercostales	dorsale Hautäste: zwischen Mm. thoracicus longus und iliocostalis; ventrale Äste (1.–6. Rippe): zwischen M. thoracicus trensversus und Vasa thoracica interna; ventrale Äste (7.–11. Rippe): Rippenursprünge des Zwerchfells sowie Mm. transversus abdominis/obliquus internus abdominis und Rippenknorpel
N. iliohypogastricus	durchbohrt den Psoas, zwischen Psoas und Niere

▶ **Tab. 36.1** Fortsetzung.

anatomische Struktur	Lokalisation und Beschreibung
N. ilioinguinalis	zwischen Psoas und Niere, dann M. quadratus lumborum und Niere
N. genito-femoralis	durchbohrt den Psoas, läuft im Leistenkanal
N. cutaneus femoris lateralis	unter dem Leistenband, hat sensible Äste zum Peritoneum
N. obturatorius internus	im Canalis obturatorius
N. femoralis	zwischen Psoas/Fascia iliaca, unter dem Leistenband, Adduktorenkanal
N. ischiadicus	durchbohrt zu 12–30 % den M. piriformis
N. peroneus communis	Wadenbeinköpfchen, zwischen M. biceps femoris und M. gastrocnemius
N. peroneus superficialis	zwischen den Köpfen der Mm. peronei longus/brevis
N. tibialis	unter dem Arcus tendineus m. solei, kreuzt A. tibialis posterior
N. pudendus	im Canalis pudendalis (Alcock-Kanal)
Parasympathikus	OAA-Region, Sutura occipito-mastoidea, Sakrum, Lamina PVURS (= Lamina von Delbet), Perineum
Orthosympathikus	OAA-Region, C 6, Th 7–1. Rippe, Kosto-Transversal-Gelenk, Plexus solaris, Psoas, Kokzyx
arterielle Anastomosen	
A. coronaria sinistra	mit A. coronaria dextra über den R. circumflexus
A. temporalis superficialis	mit A. carotis interna über den R. frontalis, A. supraorbitalis
A. maxillaris	mit A. lacrimalis über den R. frontalis
A. carotis interna, Pars cavernosa	mit Pars cerebralis über die A. hypophysialis superior und inferior (beide Hypophysen-hinterlappen; Hypophysenvorderlappen wird über Portalvenen mit Blut versorgt)
A. dorsalis nasi (aus A. ophthalmica)	mit A. angularis (aus A. facialis)
A. subclavia	mit A. iliaca externa über die A. thoracica interna, A. epigastrica superior und inferior (!); mit A. axillaris über die A. suprascapularis mit A. subscapularis
A. radialis	mit A. ulnaris über den Arcus palmaris profundus und superficialis, die einander anastomosieren
Aorta abdominalis	mit A. iliaca externa über A. epigastrica inferior mit Aa. lumbales
A. ovarica	mit A. uterina
A. gastrica sinistra (aus Truncus coeliacus)	mit A. gastrica dextra (aus A. hepatica propria aus A. hepatica communis aus Truncus coeliacus)
A. gastro-omentalis sinistra (aus A. lienalis aus Truncus coeliacus)	mit A. gastro-omentalis dextra (aus A. gastro-duodenalis aus A. hepatica communis aus Truncus coeliacus)
A. glutea inferior (aus A. iliaca interna)	mit A. glutea superior (aus A. iliaca interna) und A. circumflexa femoris (aus A. femoralis)
A. uterina (aus A. iliaca interna)	mit A. ovarica (aus Aorta abdominalis)
Aa. circumflexa femoris medialis und lateralis (aus A. femoralis)	–
venöse Anastomosen	
V. cava superior	mit V. cava inferior über das Azygos-/Hemiazygossystem; mit V. cava inferior über das Vv.-columnae-vertebralis-System
V. facialis und V. retromandibularis	über zahlreiche Äste
Sinus durae matris	drainieren in die V. jugularis interna (!)
portokavale Anastomosen	**a** V. mesenterica inferior und V. rectalis in V. iliaca interna, **b** Plexus oesophageus in Vv. hemiazygos/azygos und V. brachiocephalica, **c** V. umbilicalis in Lig. teres hepatis in die Vv. epigastricae superior/inferior
nervale Anastomosen	
N. vagus (X)	mit N. accessorius (XI) im Nucleus ambiguus; embryologisch teilt sich der N. accessorius (XI) in einen kranialen Teil, der mit dem N. vagus (X) anastomosiert, und in einen kaudalen Teil, der den M. sterno-cleido-mastoideus und M. trapezius versorgt, weswegen Vagusafferenzen (Organe) eine Hypertonie im M. sterno-cleido-mastoideus und M. trapezius verursachen können

▶ **Tab. 36.1** Fortsetzung.

anatomische Struktur	Lokalisation und Beschreibung
N. vagus (X)	mit N. glosso-pharyngeus (IX)/Truncus sympathicus über R. auricularis/Rr. pharyngei sowie Plexus cardiacus und Plexus pulmonalis
N. phrenicus	mit N. subclavius, weswegen fasziale Spannungen am Körper (Organe) ein Thoracic-inlet- und -outlet-Syndrom mit Durchblutungsstörung am Arm (Soto-Hall-Test) verursachen können
N. facialis (VII)	mit N. trigeminus (V), N. glosso-pharyngeus (IX), N. vagus (X), Plexus cervicalis über N. intermedius n. facialis zum N. lingualis n. mandibularis, Plexus tympanicus n. glosso-pharyngei, R. auricularis n. vagi, R. colli zum N. transversus colli
N. glosso-pharyngeus (IX)	mit Halsgrenzstrang, N. trigeminus (V), N. vagus (X) zum Glomus caroticum sowie Rr. pharyngei, Ggl. oticum mit N. auriculotemporalis n. mandibularis, R. auricularis n. vagi
N. hypoglossus (XII)	mit Plexus cervicalis über Ansa cervicalis und R. thyrohyoideus C 1
N. occipitalis major (C 2)	mit N. occipitalis tertius (C 3)
N. phrenicus	mit Ggl. coeliacum und Ggl. stellatum über Rr. phrenico-abdominales
N. cutaneus brachii medialis (Plexus brachialis)	mit N. intercostobrachialis (Th 2–Th 3)

37 Abkürzungen

A./Aa.	*Arteria/Arteriae*
ABC	*ATP-binding Cassette*
ABP	*androgenbindendes Protein*
ACH	*Acetylcholin*
ALS	*amyotrophe Lateralsklerose*
ATS	*Apertura thoracis superior*
ABD	*Abduktion*
ACE	*Angiotensin-Converting-Enzym*
ACG	*Akromio-Klavikular-Gelenk*
ACTH	*adrenokortikotropes Hormon, Adrenokortikotropin*
ADD	*Adduktion*
ADH	*antidiuretisches Hormon*
AIL	*Angulus inferior lateralis*
ANP	*atriales natriuretisches Peptid*
AP	*alkalische Phosphatasen*
AR	*Außenrotation*
ASR	*Achillessehnenreflex*
ATP	*Adenosintriphosphat*
ATS	*Apertura thoracis superior*
AV-Knoten	*Atrio-Ventrikular-Knoten*
AVLN	*Arterien, Venen, Lymphbahnen, Nerven*
AV-Shunt	*atrio-venöser Shunt*
bds.	*beidseits*
BWK	*Brustwirbelkörper*
BWS	*Brustwirbelsäule*
C 1–C 7	*Zervikalwirbel 1–7*
C.B.R.	*Cranial Base Release*
CCK	*Cholezystokinin*
CCÜ	*kranio-zervikaler Übergang*
CMD	*„cranio-mandibular dysfunction", kranio-mandibuläre Dysfunktion*
COX-2-Hemmer	*Zyklooxygenase-2-Hemmer*
CRH	*„corticotropin releasing hormone", Kortikotropin-Releasing-Hormon*
CRI	*„cranial rhythmic impulse", kranio-sakraler Rhythmus*
CT	*Computertomogramm*
CTS	*Karpaltunnelsyndrom*
CTÜ	*zerviko-thorakaler Übergang*
CV-4	*Kompression des 4. Ventrikels*
DDJ	*duodeno-jejunaler Übergang*
DHEA	*Dehydroepiandrosteron*
DRG	*dorsale respiratorische Gruppe*
DTFG	*distales Tibio-Fibular-Gelenk*
Duo I–IV	*Duodenalabschnitte I–IV*
E	*Extension*
EC	*enterochromaffine Zellen*
ECL-Zelle	*enterochromaffin-ähnliche Zelle*
ED	*Encephalitis disseminata*
EDB	*epidurale Blutung*
EPMS	*extrapyramidalmotorisches System*
EPO	*Erythropoetin*
ERS$_x$	*Extension, Rotation und Seitneigung* *Rechts oder Links*
ES$_x$R	*Extension, Seitneigung* *Rechts oder Links* *und Rotation*
EV-4	*Erweiterung des 4. Ventrikels*
Ext.	*Extension*
F	*Flexion*
FDM	*Fasziendistorsionsmodell*
Flex.	*Flexion*
FPS	*femoropatellares Schmerzsyndrom*
FSH	*Follikel-stimulierendes Hormon*
FSME	*Frühsommer-Meningoenzephalitis*
FRS$_x$	*Flexion, Rotation und Seitneigung* *Rechts oder Links*
FS$_x$R	*Flexion, Seitneigung* *Rechts oder Links* *und Rotation*
GALT	*„gut associated lymphoid tissue", Darm-assoziiertes lymphatisches Gewebe*
Ggl./Ggll.	*Ganglion/Ganglia*
Gh	*Growth Hormone*
GHG	*Gleno-Humeral-Gelenk*
GhIH	*Growth-Hormone-(Release-)Inhibiting-Hormon*
GhRH	*Growth-Hormone-Releasing-Hormon*
GIP	*Glukose-abhängiges Peptid*
GLP-1	*Glucagon-like Peptide 1*
GnRH	*Gonadotropin-Releasing-Hormon*
GRP	*Gastrin Releasing Peptide*
hCG	*humanes Choriongonadotropin*
HCl	*Salzsäure*
HDL	*„high density lipoprotein", Lipoprotein hoher Dichte*
HHL	*Hypophysenhinterlappen*
5-HTP	*5-Hydroxytryptophan*
HVL	*Hypophysenvorderlappen*
HVLA	*„high velocity low amplitude"*
HWS	*Halswirbelsäule*
IC	*initialer Kontakt*
ICB	*intrazerebrale Blutung*
ICR	*Interkostalraum*
IF	*intrinsischer Faktor*
IgE	*Immunglobulin-E*
IGF-1	*Insulin-like Growth Factor 1*
IH	*inhibierende Hormone*
IR	*Innenrotation*
ISG	*Ilio-Sakral-Gelenk*
ISP	*M. infraspinatus*
ISw	*initiale Schwungphase*
IT	*Intestinum tenue*
KHK	*koronare Herzkrankheit*
KISS-Syndrom	*Kopfgelenk-induzierte Symmetrie-Störung*
l	*Links*
L 1–L 5	*Lumbalwirbel 1–5*
Lamina PVURS	*Lamina pubo-vesico-utero-recto-sacralis*
LBH-Region	*Lenden-Becken-Hüft-Region*

L.B.S.	*lange Bizepssehne*
LCS	*Liquor cerebro-spinalis*
LDL	*„low density lipoprotein", Lipoprotein niedriger Dichte*
LH	*Luteinisierendes Hormon*
li.	*links*
Lig./Ligg.	*Ligamentum/Ligamenta*
LR	*Stoßdämpfungsphase*
LSS	*Lig. sacro-spinale*
LST	*Lig. sacro-tuberale*
LSÜ	*lumbo-sakraler Übergang*
LWS	*Lendenwirbelsäule*
M./Mm.	*Musculus/Musculi*
MALT	*„mucosa associated lymphoid tissue", Mukosa-assoziiertes lymphatisches Gewebe*
MBP	*Major Basic Protein*
MET	*Muscle-Energy-Techniken*
MPL	*M. peroneus longus*
MRT	*Magnetresonanztomogramm*
MS	*Multiple Sklerose*
MSH	*Melanozyten-stimulierendes Hormon*
MSt	*mittlere Standphase*
MSw	*mittlere Schwungphase*
MTA	*mittlere transversale Achse*
MTP	*M. tibialis posterior*
N	*Neutral, Neutralposition*
N./Nn.	*Nervus/Nervi*
NN	*Nebenniere*
NNM	*Nebennierenmark*
NNR	*Nebennierenrinde*
NSAR	*nichtsteroidale Antirheumatika*
NS_xR	*Neutralposition, Seitneigung $_{Rechts\ oder\ Links}$ und Rotation*
OAA	*Okziput, Atlas und Axis*
OK	*Oberkiefer*
OSG	*oberes Sprunggelenk*
OTA	*obere transversale Achse*
pCO_2	*Kohlendioxidpartialdruck*
PIF	*Prolaktin-inhibierender Faktor*
PNP	*Polyneuropathie*
PNS	*peripheres Nervensystem*
pO_2	*Sauerstoffpartialdruck*
PPA	*Peritoneum parietale anterius*
PPI	*Peritoneum parietale inferius*
PP	*Pankreatisches Polypeptid*
PPP	*Peritoneum parietale posterius*
PRL-RH	*Prolaktin-Releasing-Hormon*
PTFG	*proximales Tibio-Fibular-Gelenk*
PTH	*Parathormon*
PRM	*primär respiratorischer Mechanismus*
Proc./Procc.	*Processus/Processus*
PSA	*Prostata-spezifisches Antigen*
PSw	*Vorschwungphase*
R	*Rotation*
$_R$	*Rechts*
R./Rr.	*Ramus/Rami*
RAAS	*Renin-Angiotensin-Aldosteron-System*
RAC	*Reflex auriculo-cardiale, Nogier-Reflex*
RPR	*Radiusperiostreflex*
re.	*rechts*
RH	*Releasing Hormone*
RM	*Rotatorenmanschettenmuskeln*
RS-Biomechanik	*Rotations-Seitneigungs-Biomechanik*
S	*Seitneigung*
S 1–S 5	*Sakralwirbel 1–5*
SA	*Schräge Achse*
SAB	*Sakrum Anterior Bilateral*
SAB	*Subarachnoidalblutung*
SAG	*Subakromial-Gelenk*
SAU	*Sakrum Anterior Unilateral*
SCG	*Sterno-Klavikular-Gelenk*
SC_xG	*Sakro-Kokzygeal-Gelenk*
SCM	*M. sterno-cleido-mastoideus*
ScThGl	*skapulo-thorakales Gleitlager*
SE	*Somatic Experiencing*
SER	*Somato Emotional Release*
SH	*Stimulierende Hormone*
SHT	*Schädel-Hirn-Trauma*
SIAI	*Spina iliaca anterior inferior*
SIAS	*Spina iliaca anterior superior*
SIG	*Sakro-Iliakal-Gelenk*
SIPS	*Spina iliaca posterior superior*
SKS	*Spinalkanalstenose*
SLC	*Solute Carrier*
SLR	*Straight Leg Raise*
SPB	*Sakrum Posterior Bilateral*
SPU	*Sakrum Posterior Unilateral*
SR-Biomechanik	*Seitneigungs-Rotations-Biomechanik*
SSB	*Synchondrosis Spheno-Basilaris*
SSB-E	*Extension der Synchondrosis Spheno-Basilaris*
SSB-F	*Flexion der Synchondrosis Spheno-Basilaris*
SSC	*M. subscapularis*
SSP	*M. supraspinatus (SSP)*
STH	*Somatotropin*
$(f)T_3$	*(freies) Trijodthyronin*
$(f)T_4$	*(freies) Thyroxin*
TCM	*Traditionelle Chinesische Medizin*
Th 1–12	*Thorakalwirbel 1–12*
TLÜ	*thorako-lumbaler Übergang*
TM	*M. teres minor*
TMG	*Temporo-Mandibular-Gelenk*
TNF-α	*Tumornekrosefaktor-α*
TOKS	*Thoracic-outlet-Kompressions-Syndrom*
TRH	*Thyreotropin-Releasing-Hormon*
TSH	*Thyreoidea-stimulierendes Hormon, Thyreotropin*
TSR	*Trizepssehnenreflex*
TSR	*Triceps-surae-Reflex (früher: Achillessehnenreflex)*
TSt	*terminale Standphase*
TSw	*terminale Schwungphase*

UFK *Ursache-Folge(n)-Kette(n)*
UK *Unterkiefer*
USG *unteres Sprunggelenk*
UTA *untere transversale Achse*
UV-Strahlung *ultraviolette Strahlung*
V./Vv. *Vena/Venae*
VHF *Vorhofflimmern*
VNS *vegetatives Nervensystem*
VRG *ventrale respiratorische Gruppe*
ZNS *zentrales Nervensystem*

38 Literatur

[1] Bahr F, Strittmatter B, Hrsg. Das große Buch der Ohrakupunktur. 2. Aufl. Stuttgart: Haug; 2014

[2] Eden KC. Complications of cervical ribs and first thoracic rib abnormalities. Br J Surg 1939; 27:111–139

[3] FACT – Federative Committee on Anatomical Terminology. Terminologica Anatomica. International Anatomical Terminology. Stuttgart: Thieme; 1998

[4] Fryette HH. Principles of osteopathic technique (1918). Indianapolis: American Academy of Osteopathy; 1966

[5] Gowers WR. Occupational neuroses. In: Gowers WR, ed. A Manual of Diseases of the Nervous System, Vol. 2. 2nd ed. London: Churchill; 1892: 710–730

[6] Heimes D. Bioresonanz nach Paul Schmidt: Einführung – Geräte – Anwendung. Baunach: Spurbuchverlag; 2017

[7] Hinkelthein E. The effectiveness of osteopathic treatment for reduction of postoperative lymphoedema after hip or knee arthroplasty. London, UK: British College of Naturopathy and Osteopathy; 2001

[8] Hinkelthein E, Zalpour C. Diagnose- und Therapiekonzepte in der Osteopathie. 2. Aufl. Berlin, Heidelberg: Springer; 2011

[9] Horner FJ. Ueber eine Form von Ptosis. Klin Monbl Augenheilkd 1869; 7: 193–198

[10] Iliff JJ, Wang M, Liao Y, et al. A paravascular pathway facilitates CSF flow through the brain parenchyma and the clearance of interstitial solutes, including amyloid β. Sci Transl Med 2012; 4(147): 147ra111. doi: 10.1126/scitranslmed.3003748

[11] Leder S. Funktionsstörungen erkennen und behandeln. 4. Aufl. Balingen: Spitta; 2016

[12] Lovett RW. A contribution to the study of the mechanics of the spine. Am J Anat 1903; 2: 457–462

[13] Marshall BJ, Warren JR. Unidentified curved bacilli in the stomach patients with gastritis and peptic ulceration. Lancet 1984; 1(8390): 1311–1315

[14] Morell F. MORA-Therapie: Patienteneigene und Farblichtschwingungen – Konzept und Praxis. Heidelberg: Haug; 2000

[15] Pecina MM, Krmpotic-Nemanic J, Markiewitz AD. Tunnel syndromes. Boca Raton, Florida: CRC Press; 1991

[16] Perry J. Gait Analysis, Normal and Pathological Function. Monterey, CA: Slack Incorporated; 1992

[17] Perry J. Ganganalyse, Norm und Pathologie des Gehens. München: Urban & Fischer; 2003

[18] Pischinger A. Das System der Grundregulation: Grundlagen einer ganzheitsbiologischen Medizin. 12. Aufl. Stuttgart: Haug; 2014

[19] Pöttner M, Hrsg. Das große Still-Kompendium: Autobiografie, Philosophie der Osteopathie, Philosophie und mechanische Prinzipien der Osteopathie, Forschung und Praxis. Pähl: Jolandos; 2005

[20] Poore GV. Writer's cramp, its pathology and treatment. Practitioner 1873; 10: 341–350

[21] Rauber A., Kopsch F. Anatomie des Menschen. Bd. 1, Bewegungsapparat. 3. Aufl. Stuttgart: Thieme; 2003

[22] Russell J, Ed. American Cancer Society. American Cancer Society's Guide to Complementary and Alternative Cancer Methods. 2nd ed Atlanta, Georgia: American Cancer Society; 2009

[23] Typaldos S. Orthopathic Medicine: The Unification of Orthopedics with Osteopathy Through the Fascial Distortion Model. 3rd ed. Brewer, ME: OGHP; 1999

[24] Typaldos S. Faszien Distorsions Modell: Die Verbindung von Orthopädie und Osteopathie nach Typaldos. 4. Aufl. München: naturmed Fachbuchvertrieb; 2011

[25] Urschel HC Jr. The history of surgery for thorax-outlet-syndrome. Chest Surg Clin North Am 2000; 10(1): 183–188

[26] World Health Organization (WHO). Verfassung der Weltgesundheitsorganisation (Stand am 8. Mai 2014). Im Internet: https://www.admin.ch/ch/d/sr/i8/0.810.1.de.pdf, Stand: 17. Juli 2018

[27] Wright JS. The neurovascular syndrom produced by hyperabduction of the arms. Am Heart J 1940; 29: 1–19

Sachverzeichnis

A

B

S